临床外科疾病诊疗学

李兴泽　主编

U0304765

云南出版集团公司
云南科技出版社
·昆明·

图书在版编目（ＣＩＰ）数据

临床外科疾病诊疗学 / 李兴泽主编. -- 昆明 ：云
南科技出版社，2017.8
ISBN 978-7-5587-0786-5

Ⅰ．①临… Ⅱ．①李… Ⅲ．①外科－疾病－诊疗
Ⅳ．①R6

中国版本图书馆CIP数据核字(2017)第204853号

临床外科疾病诊疗学

李兴泽　主编

责任编辑：王建明　蒋朋美
责任校对：张舒园
责任印制：蒋丽芬
封面设计：张明亮

书　　号：978-7-5587-0786-5
印　　刷：长春市墨尊文化传媒有限公司
开　　本：889mm×1194mm　　1 / 16
印　　张：28.5
字　　数：680千字
版　　次：2020年8月第1版　2020年8月第1次印刷
定　　价：98.00元

出版发行：云南出版集团公司云南科技出版社
地址：昆明市环城西路609号
网址：http://www.ynkjph.com/
电话：0871-64190889

《临床外科疾病诊疗学》
编委会

主　编

李兴泽　甘肃省白银市会宁县中医医院

副主编

万学谦　甘肃省白银市会宁县中医医院

张　伟　甘肃省白银市会宁县中医医院

编　委

石　鑫　甘肃省白银市会宁县党岘中心卫生院

前　言

近年来随着边缘学科的兴起，临床外科发展十分迅速，临床外科诊疗技术日新月异，新业务、新技术不断涌现。医疗质量和安全是患者最关心的问题，这就要求医务人员在工作中既要考虑诊断是否正确和全面，又要考虑治疗是否有效和彻底；既要诊疗便捷，又要尽力避免因医疗措施不当给患者带来不必要的心理、生理痛苦损害或事故。临床医师只有不断地学习本学科前沿知识，才能与时俱进，不断创新，跟上医学发展潮流，从而提高诊疗水平和规范医疗行为，更好地为患者解除病痛。因此，广大医务工作者迫切需要一本规范、新颖、全面、实用的临床工作参考书。为此编者编写了《临床外科疾病诊疗学》一书，希望本书对提高临床外科诊疗水平、启发临床科研思路起到一定的指导作用。

本书共有十七章，以文字简练、内容新颖、重点突出、实用性强为特点，为临床外科医师提供最新、最全面的专业参考。

由于临床外科诊疗内容日新月异，加上编者水平有限，书中不足之处在所难免，希望读者见谅，并予指导。

目　录

第一章 常见的外科诊疗技术

第一节 穿刺技术

穿刺是将穿刺针刺入体腔抽取分泌物做化验，向体腔注入气体或造影剂作造影检查，或向体腔内注入药物的一种诊疗技术。目的是抽血化验，输血、输液及置入导管做血管造影。

一、静脉穿刺术

（一）股静脉穿刺术

1.适应证　外周皮下浅静脉穿刺困难，而又急需采血、输液、输血等；需经股静脉插管作下腔静脉造影检查者；需经股静脉插管测定中心静脉压者。

2.操作方法　患者仰卧位，穿刺侧大腿放平，稍外旋外展。消毒皮肤后在腹股沟韧带内、中 1/3 交界处下方二横指、股动脉搏动内侧作为穿刺点，单纯采血时可用连接普通针头的注射器斜向脐部进针，用于插管时用带针芯的穿刺针，边进针边抽吸，如抽得血液，表示进入股静脉，再进针 0.5 cm 即可进行采血或插管。

穿刺完毕，拔出针头，重新消毒皮肤，盖无菌干棉球，手指压迫 1～2 分钟，胶布固定。

（二）颈外静脉穿刺术

1.适应证　重危患者，四肢浅静脉穿刺困难，而又急需采血、输液、输血者。

2.操作方法　患者平卧位，两肩胛间垫一小枕，使颈部过伸，面部转向对侧，助手协助固定头部，操作者立于患者头侧。皮肤消毒，操作者左拇指、食指或食指、中指将皮肤轻轻绷紧，右手持连接针头注射器或穿刺针，于颈外静脉旁刺入皮肤至颈外静脉，边进针边抽吸，见有回血时，再进针 0.5 cm～1 cm，即可进行采血或插管。

穿刺完毕，拔出针头，重新消毒皮肤，盖无菌干棉球，手指压迫 1～2 分钟，胶布固定。

（三）锁骨下静脉穿刺术

1.适应证　需行肠道外全营养或中心静脉压测定者；或需长期输液而外周静脉因硬化、塌陷等穿刺困难者。

2.操作方法　病员仰卧，头低 15～30 度，两肩胛间垫一薄枕，使两肩后垂，面部转向对侧，一般从右侧穿刺，于锁骨中点下一横处作为穿刺点。皮肤消毒局部浸润麻醉后，将连接在注射器上的 14～16 号的穿刺针刺入皮肤，使与胸壁额面平行，即针头与胸壁平面约呈 15 度角朝向同侧胸锁关节后方进针，于锁骨与第 1 肋骨的间隙内走行，边抽吸边推进，一般达 4 cm～6 cm 即可抽得暗红色血液，再进针 0.5 cm～1 cm，取下注射器用拇指按住针尾，以免发生空气栓塞，再迅速将预先选定的硅胶管经穿刺针置入 12 cm～15 cm，此时硅胶管尖端即可达上腔静脉。拔去穿刺针，接上输液管，开始输液，并将导管固定于皮肤上，涂以抗生素油膏，盖无菌敷料包扎。

进行此项操作应特别注意无菌操作，操作者戴无菌手套操作，术区铺盖无菌孔巾。

二、股动脉穿刺术

（一）适应证

用于抢救患者时经股动脉输血、血浆、高渗糖；或经股动脉插管用药进行下肢疾病的诊断和治疗等。

（二）穿刺目的

1. 需采集动脉血液标本或某些特殊检查。

2. 急救时需加压输血输液。

3. 用于区域性化疗。

（三）物品准备

治疗盘内放置：无菌持物钳浸于消毒溶液罐内，2～2.5% 碘酊，70～75% 酒精或安尔碘等消毒液，无菌纱布及罐、消毒棉签，0.1% 肾上腺素、笔、砂轮、注射器、针头、抗凝剂、试管、弯盘、注射器针头回收器，需要时备输液或输血用物

（四）操作步骤编辑

1. 准备洗手、戴口罩。

2. 备齐用物携至床旁，查对床号、姓名、治疗项目等，向患者或者家属解释股动脉注射目的、方法。

3. 协助患者取仰卧位，下肢伸直略外展外旋。

4. 检查注射器的包装、有效期等，再次查对，常规消毒穿刺部位皮肤。

5. 术者消毒左手中指和食指，在腹股沟韧带下方内侧，左手食指和中指触及股动脉搏动最明显处并固定，右手持注射器垂直刺入动脉或者与动脉走向呈 40 度角刺入。见回血后用右手固定注射器，左手抽动活塞，按需要采集标本或者接上输血输液 器。

6. 抽血或输入完毕，迅速拔针，局部用 3～5 根梢毒棉签或纱布加压按 5 分钟以上。

7. 协助患者取舒适卧位，整理用物。

8. 消毒洗手。

（五）注意事项

1. 严格执行无菌技术操作原则及查对制度。

2. 如采集血气标本，应备肝素，并防止注射 22 内混入空气，针头拔出后即插入橡皮塞或软木塞，立即送检。

3. 如抽出暗红色血液，即示误入静动脉，应立即拔针，加压 5 分钟以上止血。

三、脓肿穿刺术

（一）一般脓肿穿刺术

1. 适应证 急性蜂窝组织炎、疑有脓肿形成者；深部脓肿引流之前作为切开引流标志；需与结核性脓肿鉴别者；结核性脓肿需穿刺抽吸注药者。

2. 操作方法 取适当体位，皮肤消毒，如需选用较粗针头穿刺则用 1% 普鲁卡因局部浸润麻醉。将脓肿波动最明显处或隆起肿胀明显处作为穿刺点，左手拇、食指按压固定，垂直刺入，直达脓腔，回抽便可有脓液抽出，如无脓液抽出，可稍改变方向或作深浅调整。抽出脓液后，观察脓液颜色、性状，必要时留取标本涂片送检或作细菌培养和药敏试验。需做脓肿切开引流

时，留置针头，以便切开时沿针体切入，敞开引流。

（二）盆腔脓肿穿刺术

1.适应证 用于盆腔脓肿的诊断；作为盆腔脓肿的切开引流指导。

2.操作方法 盆腔脓肿穿刺有两种途径可供选择。

经直肠穿刺术：一般取截石位，0.1%氯已定消毒会阴部，拉钩扩开肛门，消毒直肠内，术者左食指进入直肠内，触及脓肿向肠腔内膨出处，再用连接9号针头10 cm长的注射器，斜向膨出处刺入，直达脓腔。如拟同时切开引流，也可先行肛门周围阻滞麻醉，然后扩肛，左手食指伸入直肠内，右手持连接针头的注射器刺入脓肿，抽出脓液后以此针头为引导，行肠内切开引流术。

经阴道穿刺法：0.1%氯已定会阴阴道内消毒，左手食、中指伸入阴道内，右手持连接10 cm长9号针头的注射器，于阴道后穹隆膨出处进针达脓腔后可有阻力突然消失感。如需同时经阴道切开引流，则留置针头作为切开的引导。

四、胸、腹腔穿刺术

（一）胸膜腔穿刺术

胸膜腔穿刺的简称。胸穿就是用穿刺针从胸壁的肋骨间隙穿入至胸膜腔(肺与胸壁之间)，抽取胸膜腔内的液体。在结核等病理情况下出现大量胸水时，胸穿可以作为一种治疗手段。抽取的胸水进行相关检查，可以鉴别胸水的性质即癌性胸水、结核性胸水等，因此胸穿有可作为一种诊断方法。常用、简单、有效。

1.适应证

(1) 外伤性血气胸。

(2) 诊断性穿刺。

(3) 胸腔积液。

2.操作步骤

(1) 体位：患者取座位，患侧手臂举过头；或反坐于靠背椅上，交叉两臂在椅背上，重病者可卧床，床头抬高，作侧胸穿刺。

(2) 定位：术者站在患儿患侧，选择叩诊实音且位置偏低的部位，必要时用甲紫做记号。

(3) 消毒：按常规用碘酒与酒精进行局部皮肤消毒。

(4) 局麻：1%普鲁卡因或2%利多卡因局部麻醉皮内、皮下及肋间肌，按照进针、回抽(无回血)、注药，直至回抽有液体为止，无菌纱布压迫撤麻药针。

(5) 穿刺：左手食指将准备进针的肋骨上缘皮肤绷紧，右手持尾部连有橡皮管的穿刺针，先用止血钳夹紧橡皮管，在肋间隙下一肋骨的上缘垂直穿刺进针2～3 cm，有阻力消失感表示已达胸腔。

(6) 抽液：将橡皮管尾端再接一50 ml空针筒，放开止血钳缓缓抽吸液体，抽满液体后先用止血钳夹住橡皮管再移去注射器，将液体送检或注入器皿中，如此反复抽吸计量。穿刺完毕后，无菌纱布紧压针眼，在负压状态下连同注射器将针迅速拔出。用消毒纱布盖住针孔，以胶布固定。

3. 注意事项

(1) 操作前应向患者说明穿刺目的，消除顾虑；对精神紧张者，可于术前适量应用镇静药。

(2) 操作中应密切观察患者的反应，如有头晕、面色苍白、出汗、心悸、胸部压迫感或剧痛、昏厥等胸膜过敏反应；或出现连续性咳嗽、气短、咳泡沫痰等现象时，立即停止抽液，并皮下注射 0.1% 肾上腺素 0.3 ～ 0.5 ml，或进行其他对症处理。

(3) 一次抽液不应过多、过快，诊断性抽液，50 ～ 100 ml 即可；减压抽液，首次不超过 600 ml，以后每次不超过 1 000 ml；如为脓胸，每次尽量抽尽。疑为化脓性感染时，助手用无菌试管留取标本，行涂片革兰染色镜检、细菌培养及药敏试验。检查瘤细胞，至少需 100 ml，并应立即送检，以免细胞自溶。

(4) 操作中要防止空气进入胸腔，始终保持胸腔负压。

(5) 应避免在第 9 肋间以下穿刺，以免穿透膈肌损伤腹腔脏器。

(6) 恶性胸腔积液，可注射抗肿瘤药或注射硬化剂诱发化学性胸膜炎，促使脏层与壁层胸膜粘连，闭合胸腔，防止胸液重新积聚。具体方法是于抽液 500 ～ 1 200 ml 后，将药物加生理盐水 20 ～ 30 ml 稀释后注入。推入药物后回抽胸液，再推入，反复 2 ～ 3 次，拔出穿刺针覆盖固定后，嘱患者卧床 2 ～ 4 小时，并不断变换体位，使药物在胸腔内均匀涂布。如注入药物刺激性强，可致胸痛，应在术前给布桂嗪等镇痛剂。

(二) 腹腔穿刺术

1. 适应证 急腹症诊断不明疑有腹腔内出血；腹水过多为了减轻腹内压，了解腹腔积液性质；腹腔内注射药物。

2. 操作方法 穿刺前排尽膀胱。平卧位，稍侧身向穿刺侧，在脐与髂前上棘连线中外 1/3 处为穿刺点，也可取脐与趾骨联合中点偏左或右 1 cm 为穿刺点消毒皮肤，用连接 9 号普通针头的注射器垂直刺入腹腔，通过腹腔时有落空感，进腹后即可抽吸，如无液体，再边退边抽，或稍改变方向及调整深浅。若为抽吸腹水减压，让患者取半卧位，局部浸润麻醉后，用较粗的穿刺针连接橡皮管进行穿刺抽吸。

拔针后，局部皮肤重新消毒，盖无菌干棉球，用胶布固定。

五、其他穿刺术

(一) 浅表肿块穿刺术

1. 适应证 体表皮下、肌肉等浅表软组织内肿块，如血肿、积液、乳腺积乳囊肿，诊断不明者，可穿刺协助诊断；各种肿瘤需穿刺抽吸组织进行细胞学检查者。

2. 操作方法 取适当体位，备好所需其他物品，如涂片用的玻璃片等。皮肤消毒，选用较粗穿刺针，穿刺时应先用 1% 普鲁卡因局部浸润麻醉。左手固定肿块，右手持穿刺针垂直刺入肿块内。如为实质性肿瘤，可用右手用力回抽针芯，造成针筒内较大负压，吸取肿块内适量组织后即可拔针，拔针前应消除负压；如无组织吸入针筒内，可加大负压前使针头反复在肿块内进退数次，或改变穿刺方向，直至获得抽取物为止。

穿刺完毕后拔针，重新皮肤消毒，盖无菌干棉球，胶布固定。

将抽吸物进行分析，以便对肿块性质进行诊断，如为新鲜血液，肿块可能为血管瘤；如为不凝固血液可见于局部血肿；如为淡黄色透明液体，可能系囊肿或滑囊积液；如为血性颗粒组织碎屑，恶性肿瘤可能性较大。若需进行细胞学检查，将抽吸物分别推于 1～4 张玻璃片上，在最短的时间内，以较快的速度进行涂片或推片。推片时用力应先大后小，以便标本均匀地有层次地分布在玻璃片上。

（二）淋巴结穿刺术

1.适应证 对于颈部、腋窝、腹股沟等处肿大且质地较硬的淋巴结进行细

胞学检查；淋巴结核化脓须抽吸注药者。

2.操作方法 取适当体位,皮肤消毒,用 10 ml 干燥注射器连接适当规格的注射针头,右手拇、食指固定淋巴结，左手持注射器，刺入淋巴结中央，回抽针芯使成负压，即可将少量组织或液体抽入针头内，持续数秒钟后消除负压，拔出针头，即刻将抽吸的组织或液体涂于玻璃片上，做细胞学检查。

如果细胞学检查见到朗汉斯巨细胞或有干酪样物质，表示系结核性淋巴结肿大；如果见到其他明显异常细胞，则淋巴结转移癌或其他恶性淋巴瘤的可能性较大。

（三）膀胱穿刺术

1.适应证 经导尿失败的急性尿潴留患者，需暂时排出尿液缓解膀胱的压力者。

2.操作方法 清洁下腹皮肤，消毒铺巾，不必麻醉，下腹正中耻骨联合上二横指为穿刺点。术者右手持连接橡皮管的穿刺针，垂直刺入，有落空感后同时有尿液排出。抽吸速度不宜太快。若需保留时，需采用大号穿刺针，由穿刺针内插入适当的导管，以便长时间引流尿液。有时也可用 50 ml 注射器连接 9 号注射针头穿刺抽吸。

拔针后，皮肤重新消毒，盖无菌干棉球，胶布固定。

（四）关节腔穿刺术

1.适应证 急性化脓性关节炎或其他关节病变伴有积液者；关节腔积液需抽出送检、细菌培养以求明确诊断者；关节腔内需注药者。

2.操作方法 各关节腔穿刺需有相应的体位，避免刺伤血管神经，同时需要进行严格的皮肤消毒，所用穿刺器具必须绝对无菌，严格执行无菌操作规则。穿刺完毕后，皮肤须重新消毒，盖无菌干棉球，胶布固定。

肩关节穿刺：患侧上肢轻度外展外旋，肘关节处于屈曲位，皮肤消毒后，于肱骨小结节与肩胛骨喙突的中点，或喙突顶端外下方垂直进针，刺入关节腔。

肘关节穿刺：患侧肘关节屈曲 90 度，皮肤消毒后，在肘关节后面尺骨鹰嘴外侧沟进针，向前向内刺入关节腔；也可从尺骨鹰嘴上方，经肱三头肌腱向前下方刺入关节腔。

腕关节穿刺：腕关节伸直位，皮肤消毒，于腕关节背面、伸长拇肌腱尺侧，即鼻烟窝尺侧、桡骨远端进针，近乎垂直刺入关节腔。

髋关节穿刺：平卧位，皮肤消毒后，在髂前上棘与耻骨结节连线中点，腹股沟韧带下一横指，股动脉搏动外侧 1 cm 处为穿刺点，垂直刺入约 6 cm～8 cm，即可进入关节腔。穿刺时应注意勿损伤股内侧的股动脉、股神经。

膝关节穿刺：取关节伸直位，皮肤消毒后，分别在髌骨上缘水平作一横线，外侧缘作一垂直线，在两线交叉点进针刺入关节腔。

踝关节穿刺：踝关节背伸 100 度，皮肤消毒后于关节前方，外踝尖端上方 2 cm，再向内

1.5 cm 为穿刺点，稍向内、向下方向刺入关节腔。

（五）前列腺穿刺术

1. 适应证　对于不能确定疾病性质的前列腺肿块，需抽吸组织做细胞学检查者；前列腺局部需注射药物者。

2. 操作方法　穿刺途径通常有两种。

经直肠穿刺法：术前两日起口服肠道杀菌药物，术前晚进流质饮食，穿刺前做清洁灌肠。取膝胸卧位，一般应在肛门周围阻滞麻醉下进行，0.1% 氯己定（洗必泰）消毒会阴，助手用拉钩协助扩开肛门，消毒直肠内，伸入左食指，触及前列腺肿块处，再次消毒直肠黏膜，右手持连接 9 号针头 10 厘米长的干燥注射器，斜向前列腺肿块进针，达肿块后边抽吸边退针。拔针后立即用干棉球按压针孔 5 分钟，防止出血。同时将抽出的组织物立即涂片推片送检。术后连续口服肠道杀菌药 3 天。

经会阴穿刺法：取膝胸卧位，用 0.1% 氯己定消毒会阴，左手食指伸入直肠，触及前列腺拟穿刺处，作为穿刺时的引导。1% 普鲁卡因局部浸润麻醉，由会阴中线刺入，进针方向与直肠内指尖相对应。采集方法与直肠穿刺方法相同。

需药物注射时，则可将预先备好的药物注入前列腺组织内。

第二节　切开引流术

切开引流是治疗外科化脓性感染疾病的最主要方法之一，任何抗菌药物的治疗都不能代替脓肿切开引流术。切开引流的基本原则是：及时切开、宁早勿晚，引流彻底，保持通畅。

切开引流的主要步骤为：麻醉、切开、排出脓液、填塞引流物、用敷料包扎固定。

切开引流应根据情况及时正确地换药，才能尽快使创口愈合。

一、脓肿切开引流术

（一）浅表脓肿切开引流术

1. 适应证　表浅脓肿形成，查有波动者，应切开引流。

2. 术前准备

(1) 合理应用抗菌药物。

(2) 多发性脓肿，全身情况较差者，应注意改善全身状况。

3. 麻醉　局麻。小儿可用氯胺酮分离麻醉或辅加硫喷妥钠肌肉注射作为基础麻醉。

4. 手术步骤

在表浅脓肿隆起外用 1% 普鲁卡因作皮肤浸润麻醉。用尖刃刀刀先将脓肿切开一小口，再把刀翻转，使刀刃朝上，由里向外挑开脓肿壁，排出脓液。随后用手指或止血钳伸入脓腔，探查脓腔大小，并分开脓腔间隔。根据脓肿大小，在止血钳引导下，向两端延长切口，达到脓腔连边缘，把脓肿完全切开。如脓肿较大，或因局部解剖关系，不宜作大切口者，可以作对口引流，使引流通畅。最后，用止血钳把凡士林纱布条一直送到脓腔底部，另一端留在脓腔外，垫放干纱布包扎。

5. 术中注意事项

(1) 表浅脓肿切开后常有渗血，若无活动性出血，一般用凡士林纱布条填塞脓腔压迫即可止血，不要用止血钳钳夹，以免损伤组织。

(2) 放置引流时，应把凡士林纱布的一端一直放到脓腔底，不要放在脓腔口阻塞脓腔，影响通畅引流。引流条的外段应予摊开，使切口两边缘全部隔开，不要只注意隔开切口的中央部分，以免切口两端过早愈合，使引流口缩小，影响引流。

6. 术后处理 术后第2日起更换敷料，拔除引流条，检查引流情况，并重新放置引流条后包扎。

(二) 深部脓肿切开引流技术

1. 适应证 大腿深部、臀部、胸大肌下、腰肌深层等处脓肿，往往病灶位置较深，体表仅有肿胀压痛，不能扪及明显波动，可行脓肿穿刺证实后，再及时切开引流。

2. 操作方法 取适当体位，碘酒、酒精皮肤消毒，铺无菌孔巾。局部浸润麻醉，先用连接10 cm长9号针头的注射器试穿，证实已形成脓肿后，留置针头于病灶处，然后用刀切皮肤、皮下组织，钝性分开肌肉纤维，手指探查分开纤维膈，排尽脓液，填塞凡士林纱布，用以引流和止血。最后包扎固定。

(三) 颌下脓肿切开引流术

1. 适应证 颌下三角脓肿切开引流术适用于黏膜肿胀明显，有波动感者。

2. 禁忌证 全身衰竭的患者应先纠正全身情况后或纠正全身情况的同时切开引流。

3. 术前准备

(1) 备皮：作常规颌下区手术的皮肤准备，小儿在紧急情况下可不备皮。

(2) 抗生素：术前应用广谱抗生素。

(3) 确诊：发病4 d以后，局部有凹陷性水肿。B超或穿刺检查，证实有脓肿形成。

4. 麻醉和体位

(1) 麻醉：局麻或强化加局麻。

(2) 体位：采用仰卧位，头偏向健侧，肩部垫高。

5. 操作方法 患者取仰卧位，头部尽量后仰，充分显露患处。用碘酒、酒精皮肤消毒，铺无菌孔巾。局部浸润麻醉，于切口肿胀最明显处、距下颌骨下缘2 cm，并与其平行做切口长约2 cm～4 cm，切开皮肤和颈阔肌，用血管钳向舌下方向分离至脓腔，排出脓液，填塞凡士林纱布引流，敷料包扎固定。

(四) 乳房脓肿切开引流术

1. 适应证 急性乳腺炎已经形成脓肿，即应切开。

2. 麻醉 一般用局麻，如脓肿大而深者，应采用静脉麻醉。

3. 手术步骤

(1) 切口：在脓肿最低部位，以乳头为中心，行放射状切口，避免损伤乳腺管以致发生乳瘘。位于乳晕部位的脓肿，应沿乳晕边缘作弧形切口。深在乳房后的脓肿，则沿乳房下皱襞作弧形切口。如脓肿较大而引流不畅者，须作对口引流。

(2) 排脓引流：切开皮肤和皮下组织后，用止血钳作钝性分离。进入脓腔后撑开，使脓液流出，然后用手指伸入脓腔探查，并分离纤维间隔，必要时向低位扩大切口以防脓液残留；需要时作对口引流。最后冲洗脓腔，放置软橡胶管或香烟引流。如切口有出血，可和油纱布填塞止血，外加灭菌纱布包扎。

4. 术后处理

(1) 术后用绷带托起乳房，避免下垂，有助于改善局部血液循环。

(2) 哺乳期应暂停吮吸哺乳。改用吸乳器定时吸尽乳汁。如有漏乳或自愿断乳者，可口服乙菧酚 5 mg 每日 3 次，3～5 日即可。

(3) 术后每 1～2 日更换敷料，保证有效引流，防止残留脓腔、经久不愈或切口闭合过早。

(4) 感染严重伴全身中毒症者，应积极控制感染，给予全身支持疗法。

（五）髂窝脓肿切开引流术

1. 适应证　髂窝脓肿一旦形成，即应切开引流。

2. 术前准备

(1) 术前应仔细询问病史与体检，并作穿刺，需与阑尾脓肿、腰椎结核冷脓肿、髂骨骨髓炎和急性化脓性髋关节炎等鉴别。

(2) 合理应用抗生素。

(3) 注意支持疗法，如输血、输液，纠正贫血和水、电解质平衡失调等。

3. 麻醉

(1) 成人可用椎管内麻醉 (腰麻或硬膜外麻醉) 或局部浸润麻醉。

(2) 小儿可用氯胺酮肌肉注射麻醉或采用骶管麻醉、硬膜外麻醉及局麻。

4. 操作方法　取仰卧位，用碘酒、酒精皮肤消毒，铺无菌孔巾。一般可于局部浸润麻醉下手术，必要时在硬脊膜外腔阻滞麻醉下进行于腹股沟韧带上方 2 cm 处作 4 cm～5 cm 长的斜切口，切开皮肤、皮下组织及腹外斜肌腱膜，用血管钳钝性分开腹内斜肌和腹横肌，再小心地将腹膜向内推开，注意勿损伤腹膜或腹腔脏器，穿刺抽得脓液后，顺针道作一小切口，手指伸入脓腔内了解脓腔大小，分离间隔，尽量排净脓液，必要时再适当扩大切口，冲洗脓腔后，放入凡士林纱布或烟卷引流。

注意术后患侧下肢应处于髋关节伸直位，防止屈曲畸形，必要时做皮肤牵引，牵引解除后，嘱患者早日下床活动。

5. 术中注意事项

(1) 用手指钝性分离推开腹膜时，注意操作要轻柔，不要分破腹膜；一旦发现腹膜破损，应立即行间断缝合修补，以免脓液流入腹腔，使感染蔓延。

(2) 切勿盲目用尖刀插入脓腔内切开脓腔壁，或用止血钳深入脓腔内，张开钳子盲目作分离操作，以免误伤髂窝部大血管，造成不易处理的大出血。

6. 术后处理

(1) 继续全身应用抗生素与支持疗法。

(2) 将脓腔内的香烟引流在术后第 2 日开始于换药时逐步松动向外拔出一小段，并予剪除。随脓液减少，可拔出引流条，或更换凡士林纱布条引流。胶皮管引流可接床旁瓶 (袋) 中，如脓液减少到每日 10 ml 以下，用生理盐水冲洗脓腔，也只容纳 10 ml 左右，即可拔管，改用凡士林纱布条引流。

(3) 如果引流不畅，临床表现分泌物少而症状不缓解，应在换药时戴上消毒手套探查脓腔，分开纤维间隔，或重新扩大引流。

(4) 注意患肢功能，鼓励患者早期活动患侧下肢，及早伸直髋关节；必要时做患肢皮牵引，以矫正髋关节屈曲畸形。

(六) 盆腔脓肿切开引流术

1. 适应证

(1) 盆腔脓肿引流术 - 经腹部切开引流术：用于位置较高，不宜经直肠或阴道引流的盆腔脓肿。对于上达腹部的巨大盆腔脓肿，也应经腹部切开引流。某些情况，如急性阑尾炎穿孔等，经腹部切开引流尚可同时处理原发病灶。本手术在直视下进行，因此比较安全可靠。

(2) 盆腔脓肿引流术 - 经直肠切开引流术：低位盆腔脓肿可经直肠前壁切开引流。操作较简单，引流和重力方向一致，因而疗效较好。但本手术是一种盲目操作，有损伤肠管引起肠瘘的可能。故要求在切开直肠壁以前，先确定肿块有波动感，并穿刺证实有脓液。否则，应将患者送回病房，继续行非手术疗法。

(3) 盆腔脓肿引流术 - 经阴道切开引流术：对已婚妇女的盆腔脓肿，可经阴道后穹窿切开引流；未婚者，仍应经直肠切开引流。

2. 操作方法 手术入路有经直肠、经阴道、经腹部三种。现将常用的经直肠切开引流和经阴道切开引流介绍如下。

经直肠切开引流术：首先用温盐水清洁灌肠，再排尽尿液，必要时留置导尿管，以免误将胀大的膀胱作为脓肿切开。一般采取截石位，用 0.1% 氯已定 (洗必泰) 消毒会阴部皮肤，铺巾。肛门周围区域阻滞麻醉 (必要时可用低位蛛网膜下隙阻滞麻醉)。先作直肠指诊，进一步了解脓肿位置，然后用双食指进行"背靠背"肛门扩张，使肛门充分松弛，用两只直钩扩开肛管，在直肠前壁突出的肿块部位作试验性穿刺和抽吸。如抽出脓液，保留针头于原处，用尖刀沿针头穿刺部位刺入脓腔，注意刺入时勿过深，然后再用血管钳顶住槽状导尿管头端，沿切口插入脓腔内，退向血管钳，任脓液流出，最后将此管用胶布固定于肛门周围皮肤上，以防滑脱。引流管末端连接引流瓶。

术后取半座位，以利引流，一般 2～3 天后拔除引流管，必要时肛门指诊在手指引导下再次插入。

经阴道切开引流术：已婚女性直肠子宫凹陷部脓肿时，可经阴道后穹窿切开引流。取截石位，0.1% 氯已定消毒会阴部皮肤及阴道黏膜，用连接 10 cm 长 9 号针头的注射器，穿刺阴道后穹窿部，若抽出脓液，取下注射器，留置针头固定，然后用尖刀顺针头切开脓腔，或用血管饼刺入脓腔，最后用血管钳顶住槽状尿管头端，插入脓腔内。

术后处理同经直肠切开引流术。

(七) 肛门直肠周围脓肿切开引流术

1. 适应证 肛门及直肠周围各种深、浅部脓肿。

2. 操作方法 根据脓肿所处的位置不同，手术切口及步骤有所不同。

现将几种常用的肛门直肠周围脓肿切开引流方法介绍如下。

肛门周围皮下脓肿切开引流术：取截石位，也可取侧卧位。用 0.1% 氯已定对肛门周围皮肤消毒，铺无菌孔巾。局部浸润麻醉或区域阻滞麻醉，在波动最明显处做放射状切口，切口长度与脓肿大小相当，切开皮肤、皮下组织至脓腔，放出脓液，脓腔较深时，用手指伸入脓腔内分离纤维膈，并仔细扣摸原发灶内口，往往内口在齿状线附近，此时可将内口至切口间组织切开，敞开引流，裂口内填入凡士林纱条。

术后两天换药，清洁创口后重新放入凡士林纱条，以后根据情况确定换药间隔时间。

术后应保持大便通畅，大便前后分别用 1∶5 000 高锰酸钾液坐浴。

直肠黏膜下脓肿切开引流术：术前一日进流质饮食。取膝胸卧位或截石位，用 0.1% 氯已定对肛门会阴部皮肤消毒，一般不必麻醉，用二只拉钩或肛门镜扩开肛门，显露脓肿，于脓肿隆起处用尖刀作一纵行小切口，再用血管钳钝性分离，扩大切口，放出脓液，并剪除周围边缘部分黏膜以利于引流，如无渗血不必填引流物。

坐骨直肠窝脓肿切开引流术：取截石位，用 0.1% 氯已定对肛门周围皮肤消毒，铺无菌孔巾。一般采用局部浸润麻醉，于波动明显处或肿胀最显著处距肛门 2.5 cm 做前后方向稍弯曲的切口，长度与脓肿相当，切开皮肤、皮下组织，用血管钳钝性分离，进入脓腔，扩大脓腔切口，手指伸入脓腔探查，朝向肛门直肠方向分离，排尽脓液，放入凡士林纱条引流。

术后 2 天开始换药，以后根据情况，确定换药间隔时间。

骨盆直肠间隙脓肿切开引流术：术前一天进流质饮食。取截石位或膝胸卧位，用 0.1% 氯已定消毒肛门周围皮肤，铺无菌孔巾。一般采用肛门周围阻滞麻醉，也可采用鞍麻。有以下两种方法供选择：①外引流术。距肛门 3 cm 肛门后外侧平行切口，切口要足够大，切开皮肤、皮下组织后，用止血钳向深部分离，分离方向应与肛管直肠纵轴平行，逐渐接近脓肿，刺入脓腔使脓液流出。位于肛提肌以上脓肿，应顺纤维方向将肛提肌分开。其他步骤参阅坐骨直肠窝脓肿切开引流术。②内引流术。对于高位、肛提肌以上的脓肿，经肛门指诊证实脓肿已突向肠腔者，可行直肠内引流，其操作方法大致与直肠黏膜下脓肿引流术相同，但脓腔内可填凡士林纱条并通过肛门引流。

行内引流者术后 2 天扩开肛门观察直肠内伤口情况，必要时再重新放入适当凡士林纱条。

术后保持大便通畅，每天用 1∶5 000 高锰酸钾液坐浴二次，排便前后分别再坐浴一次。

二、其他切开引流术

（一）痈切开引流术

1. 适应证　位于颈后、背部等处的痈，经用大量抗生素治疗无效者，应及时切开引流，以防炎症继续沿皮下组织间隙扩散。

2. 术前准备

(1) 术前应治疗并发症（如糖尿病，结核病等）。

(2) 合理应用抗生素，防止炎症扩散。

(3) 对重危患者或合并败血症者，应积极提高全身抵抗力（如输液、输血等）。

3. 麻醉

(1) 全麻：氯胺酮或硫喷妥钠静脉麻醉。

(2) 局部浸润麻醉。

4. 操作方法 取适当体位，一般颈后痈、背部痈取仰卧位。用碘酒、酒精皮肤消毒，铺无菌孔巾。局部浸润麻醉或区域阻滞麻醉。于病变区做"＋"、"＋＋"或"Y"形切口，长度要达痈的边缘，切至深筋膜浅面，然后自深筋膜浅面横行解剖，分离皮下炎性组织，使皮下组织外翻，并尽量剪除坏死组织，用过氧化氢液、生理盐水冲洗，填塞凡士林纱布压迫止血，覆盖厚纱布敷料，包扎固定。

如果病变范围广泛，可考虑将全部病变组织自深筋膜浅面切除，创面经湿敷、清洁换药，待肉芽组织健康后植皮，以便尽早封闭创面。

5. 注意事项

(1) 切开引流的操作应十分轻柔，不要用力挤压，以免炎症扩散。后颈部的痈切开引流时，更须注意，以免炎症沿枕静脉扩散至颅内海绵窦，引起海绵窦炎。

(2) 作＋形或＋＋形切开时，应将炎性浸润部分完全切开，以免炎症继续扩大，浸润部分逐渐坏死。

(3) 较大的出血点可用细线结扎。渗血用纱布压迫止血即可，以免结扎线过多，形成异物，加重炎症，影响创面愈合。

6. 术后处理

(1) 术后 2～3 日，取出填塞在伤口内的纱布条，用过氧化氢或 1∶1 000 新洁尔灭溶液清洗伤口，用凡士林纱布条引流后包扎。

(2) 观察创面待健康肉芽组织生长后，用胶布拉拢两侧皮肤，以缩小创面，加快创面愈合。如创面大，可在创面清洁后作皮片移植。

(3) 全身应用抗生素，注意加强营养。

(二) 甲沟炎切开引流术

1. 适应证 经抗菌消炎、清洁换药治疗无效的甲沟感染，并形成脓肿或虽未形成脓肿，但局部肿胀明显者。

2. 操作方法 取适当体位，一般取座位，精神紧张者取平仰位，患侧肢体外展。用碘酒、酒精皮肤消毒，铺无菌孔巾。指根神经阻滞麻醉，于病变侧甲沟切开皮肤，潜行分离附着在甲根上的皮肤和脓肿壁，如甲下积脓，则剪除一部分指甲，然后于切口内填入小块凡士林纱条；若为双侧甲沟炎，则双侧甲沟皮肤均需切开、分离，掀起形成皮瓣，填入凡士林纱条，用无菌敷料包扎。

如有甲下广泛积脓，应行拔甲术，足趾甲沟炎多由于嵌甲造成，可行嵌甲根治术。

(三) 脓性指头炎切开引流术

1. 适应证 手指末节指腹皮下软组织感染，已形成脓肿者；或虽未形成脓肿，但局部肿胀明显，剧痛影响睡眠者，也应及早切开减压，解除疼痛，预防骨髓炎发生。

2. 操作方法 取适当体位，用碘酒、酒精皮肤消毒，铺无菌孔巾。指根部神经阻滞麻醉，于患指末节侧面偏掌侧纵行切开，切口近端不应超过指间关节横纹处，用刀切开皮肤至脓腔、切断脓腔内所有纵行纤维索，血管钳分离，放出脓液或炎性组织液，切开时勿太靠近指骨，以免损伤指骨基底部的屈指深肌腱。用生理盐水冲洗脓腔，填入凡士林纱条引流。如脓腔较大，则需做对口引流。

(四) 化脓性腱鞘炎切开引流术

1. 适应证 手指腱鞘内急性化脓性感染所致的患指明显肿胀、疼痛者。

2. 操作方法 取适当体位，用碘酒、酒精皮肤消毒，铺无菌孔巾。指根部神经阻滞麻醉或腕部神经阻滞麻醉。第 2、3、4 指化脓性腱鞘炎时，可于手指一侧做纵向切口；拇指、小指化脓性腱鞘炎时可分别于拇指桡侧或小指尺侧做切口。于肿胀最明显处切开皮肤、皮下组织，再仔细分离、切开肿胀的腱鞘，注意勿损伤血管、神经、肌腱，放出脓液或炎性渗出物，用生理盐水冲洗干净，于腱鞘外、皮下组织层放置橡皮条引流，注意不要放在腱鞘内，术后 24 小时拔除。必要时可于切口皮下放置两条细硅胶管，术后定时用青霉素或其他抗生素生理盐水冲洗，24 小时后拔除硅胶管。

注意术后应将患侧肢体抬高，急性炎症控制后，应尽早练习手指伸屈活动，以防肌腱粘连。

(五) 掌间隙感染切开引流术

1. 适应证 掌中间隙感染一旦形成脓肿，应及时引流，以免破坏手部解剖结构而影响功能。

2. 术前准备

(1) 根据病情合理选用抗生素。

(2) 对严重手部感染，全身情况衰弱者，应注意改善全身情况，提高身体抵抗力。

(3) 手部较深脓肿切开时，宜用止血带控制止血，使手术野清晰，保证手术安全。

3. 麻醉

(1) 脓性指头炎切开引流术或甲下积脓拔甲术，一般采用指根神经阻滞麻醉。麻醉剂内不可加用肾上腺素，以免小动脉痉挛，造成手指血运障碍。

(2) 掌间隙脓肿、化脓性腱鞘炎或手部滑囊炎切开引流时，采用臂丛神经或腕部神经阻滞麻醉；也可采用氯胺酮静脉麻醉。

4. 手术步骤 取适当体位，用碘酒、酒精皮肤消毒，铺无菌孔巾。一般采用腕部神经阻滞麻醉或局部浸润麻醉。如为掌中间隙感染，在掌远侧横纹处第 3、4 掌骨间做横或纵切口；如为鱼际间隙感染，在大鱼际肿胀最明显处做切口，也可在拇、食指间指蹼背侧缘做切口。切开皮肤、皮下组织至脓腔，注意勿损伤血管、神经、肌腱。生理盐水冲洗脓腔，填塞凡士林纱条或等渗盐水纱条引流，无菌敷料包扎。

注意术后应将患肢抬高，并将手固定在功能位置，即腕部稍背屈、尺屈，指关节半屈状，拇指屈向中线与中指相对。一旦肿胀消退，应及早进行手指伸屈活动，防止肌腱粘连。

值得注意的是，由于掌面组织坚韧致密，而手背组织相对疏松，故手背组织往往肿胀更明显，切不可误认为手背感染而于手背处切开引流。

5. 术中注意事项

(1) 手背结缔组织松弛，当手掌感染时易引起手背肿胀，诊断时应注意，不要误诊而行手背切开。

(2) 手掌部切口的选择，必须考虑到痊愈后的手部功能。跨过横纹的纵形切口，不但会引起手掌瘢痕挛缩，还可引起疼痛；近侧纵切口可能损伤掌浅弓，应注意避免。

(3) 切开掌中间隙时，不要损伤手指腱鞘的近端，以免感染扩散。

6. 术后处理

(1) 手部感染切开引流后，应注意仔细换药。先用 1 : 5 000 高锰酸钾溶液浸泡伤口，一面嘱患者轻轻活动患手或患指，一面用无菌棉花清洗伤口，以利脓腔中残留脓汁排出，然后用干纱布把患手皮肤擦干，并用酒精消毒，用胶皮片或凡士林纱布条引流后包扎。

(2) 一般术后 3 ～ 5 日即可拔除引流条。待红肿消退，疼痛减轻后，即应开始作手指功能锻炼，以免肌腱粘连、瘢痕挛缩而造成功能障碍。

第三节 换药技术

一、概述

伤口换药又称伤口更换敷料。伤口换药一词通俗易懂，延用已久，故目前大多数医院仍习惯采用伤口换药这一说法，简称换药。

伤口换药是一门技术性较强的基本操作技术，而有些医务人员错误地认为换药是一种简单、机械、没有什么技术含量的工作。因为每一位患者的伤口性质、局部情况、全身条件都是不同的，若千篇一律的采用一个模式换药，势必使某些伤口延迟愈合或长期不愈，不但给患者增加了肉体痛苦，还加重了患者的经济负担。

每一位真正训练有素的外科医师都非常注重换药这一基本技术操作。处置得当，伤口可很快愈合，反之伤口可长期不愈或变成慢性窦道。

(一) 伤口换药的目的

一般说来，伤口换药的主要目的有以下五个方面：

1. 了解和观察伤口愈合情况，以便酌情给予相应的治疗和处理。

2. 清洁伤口，去除异物、渗液或脓液，减少细菌的繁殖和分泌物对局部组织的刺激。

3. 伤口局部外用药物，促使炎症局限，或加速伤口肉芽生长及上皮组织扩展，促进伤口尽早愈合。

4. 包扎固定患部，是局部得到充分休息，减少患者痛苦。

5. 保持局部温度适宜，促进局部血液循环，改善局部环境，为伤口愈合创造有利条件。

(二) 伤口换药的适应证

伤口换药主要用于以下各种情况。

1. 无菌手术及污染性手术术后 3 ～ 4 天检查刀口局部愈合情况，观察伤口有无感染。

2. 估计手术后有刀口出血、渗血可能者，或外层敷料已被血液或渗液浸透者。

3. 位于肢体的伤口包扎后出现患肢浮肿、胀痛，皮肤颜色青紫，局部有受压情况者。

4. 伤口内安放引流物需要松动、部分拔除或全部拔出者。

5. 已化脓感染，需要定时清除坏死组织、脓液和异物者。

6. 局部敷料松脱、移位、错位，或包扎、固定失去应有作用者。

7. 缝合伤口已愈合，需要拆除切口缝线者。

8. 定时局部外用药物治疗者。

9. 创面准备，需要对其局部进行清洁、湿敷者。

10. 管渗出物过多着。

11. 便污染或鼻、眼、口分泌物污染、浸湿附近伤口敷料者。

（三）伤口的基本形态特征

伤口是指由于外科手术、暴力作用、物理性刺激、化学物质侵蚀、微生物感染等原因所致的人体浅表组织损伤或缺损。由于致伤原因、方式、程度不同，伤口形态各异。一般说来典型的伤口形态可分为创口、创底、创缘和创腔。

临床上习惯手术后缝合的伤口称为缝合伤口或闭合性伤口，缝合伤口已不具备典型的伤口形态特征。将组织明显打开或有深层组织缺损的伤口称为凹陷性伤口，凹陷性伤口具有典型的伤口形态特征。

此外，临床上许多医师又习惯将损伤表浅的伤口，如皮肤擦伤、烧伤，称为创面；将长期不愈的皮肤凹陷性缺损创面称为溃疡。

还有一些损伤深达组织深部，伤口长期不愈，形成一细长管道，其内常有许多纤维瘢痕组织增生，一端开口于皮肤表面，另一端为深在的盲端，临床习惯上称之为窦道。

另有一些伤口，一端开口与皮肤表面，另一端与体腔或脏器相通，习惯上将这类伤口称为瘘管。

二、换药常用物品及其用途

（一）一般物品及其用途

换药治疗中，经常需用以下物品，可根据不同情况酌情准备和选用。

1. 棉球　有干棉球和药液棉球两种。干棉球用于擦拭、吸取渗出物或脓液。药液棉球浸有酒精、碘酒、氯己定或苯扎溴铵（新洁尔灭），用于消毒皮肤，也可制成生理盐水棉球，用于蘸洗创面或创腔。

2. 纱布　有干纱布和药液纱布两种。干纱布用于覆盖创面，起到保护伤口、吸附和引流渗液的作用，根据需要将纱布剪裁成适当大小再折叠成数层；药液纱布为浸有生理盐水、'抗生素或酒精等药液的纱布，用于清洗创面、创面湿敷或创面湿裹。有时还可用凡士林制成油质纱布，覆盖于分泌物较少的创面上，以保护创面，有利于上皮生长，同时避免敷料与创面紧密粘连，有利于换药时敷料的解除。也可制成其他油质纱布，用于覆盖创面。

3. 引流物　多为凡士林或其他药液制成的细长纱条，用于伤口填塞引流。另外，还有橡皮条、橡胶引流管等各种引流物。

4. 棉垫　用两层纱布，中间垫以脱脂棉花，四周折起做成。用于面积较大的创面覆盖和包扎固定，也可根据创面不同形状和大小，制成相应形状大小的棉垫，如正方形、长方形、梯形等，称为特质棉垫。

5. 纸垫　用两层纱布，中间垫以医用高级卫生纸，周围折起做成。可代替棉垫，以降低棉质品消耗，但通气性不如棉垫好，主要用于伤口渗出物较多，需频繁更换敷料的伤口。

6. 绷带　根据宽窄不同，有宽绷带（约 8 cm）和窄绷带（约 5 cm）之分，用于包扎固定伤口。

7. 胶布　用于粘贴、固定敷料于身体上，通常预先裁割成 1 cm 宽的长条备用。

8.胸腹带 分别用于包扎固定胸部或腹部伤口。

9.无菌治疗巾或孔巾 用于覆盖伤口周围，实施治疗操作时用。

（二）常用引流物及其用途

引流形式多样，用途各异，需根据具体情况酌情选用。

1.橡皮引流条 多用损破手套剪割做成。橡皮条柔软，对组织刺激性小，清洗干净后，放入 0.1% 苯扎溴铵或 70% 酒精中浸泡备用。使用时用生理盐水冲洗干净。橡皮条多用于浅表脓肿切开后、脓性指头炎切开后、表浅肿瘤切除后使用，也常用于头皮、阴囊等部位手术切口皮下。

2.纱布引流条 有干纱布引流和药液纱布引流条。干纱布引流多用于伤口肉芽水肿时填塞创口。药液纱布引流条有凡士林纱布引流条、盐水纱布引流条或抗生素纱布引流条，制备时用绷带按需要剪裁，除去四边短线头，高压灭菌。

制作凡士林纱布条时，将凡士林涂抹于纱布条上，不要太多，以免纱布条网眼被封闭，通常纱布与凡士林重量之比为 1∶4 为宜，然后高压灭菌备用。凡士林纱布条油腻，引流效果差，有时甚至阻碍引流，一般用于脓肿切开填塞脓腔，起到压迫止血作用。还可以用于分泌物较少的浅表创面，利于保护肉芽组织和上皮生长。

盐水纱布条或抗生素纱布条，制作方法是将高压灭菌的纱布条用生理盐水或抗生素溶液浸湿即可，用于各种感染的脓腔引流。也可以用高渗盐水制成高渗盐水纱布条，用于肉芽组织水肿的创面。

关于纱布引流效果，实验对比证明：盐水纱布吸附引流作用最强，干纱布次之，凡士林纱布引流作用最差。

3.橡胶引流管 有乳胶管和硅胶管两种。乳胶管有刺激局部肉芽组织增生作用，硅胶管对人体组织刺激性较小。橡胶引流多用于深部脓肿，使用时可于前端剪 2 个或 3 个侧孔，通过引流管定时进行脓腔冲洗。也可连接负压引流瓶持续负压吸引。

（三）常用药物制剂及其用途

换药室常常准备一些外用药物制剂，用于皮肤消毒或伤口冲洗、湿敷填塞等。

1.70% 酒精 酒精可使细菌蛋白体凝固而起到杀菌作用，多用于皮肤消毒。70% 的浓度杀菌力最强，80% 酒精使细菌外膜及周围蛋白体过快凝固，阻碍酒精再渗透入细菌内部，反而降低了杀菌作用；浓度为 60% 时，不能及时凝固细菌外膜及周围蛋白体，杀菌作用相应降低。

2.1% ～ 2% 碘酊 碘与细菌的蛋白质发生氧化作用，使细菌迅速失去活力，起到快速杀菌作用，多用于皮肤消毒。其细菌作用大小与浓度高低呈正比。对组织有刺激性和腐蚀性，因此多用浓度较低的溶液，不宜用于儿童和较稚嫩的皮肤组织。消毒时先涂擦皮肤，使其自然晾干后，再用 70% 的酒精擦去，否则，长时间存留于皮肤上可刺激局部，而发生皮肤水泡。

3.0.1% 苯扎溴铵 为一种有机季胺盐阳离子表面活性消毒剂，破坏细菌细胞膜及细菌内部物质，具有较强的杀菌作用，多用于皮肤消毒，因为其对组织无刺激性，故也可以用于黏膜的消毒和伤口内冲洗。每 1 000 ml 液体中加入 5 克医用亚硝酸钠，可用于器械如刀片、剪刀、缝合针等锐利器械浸泡消毒，浸泡时间为 30 分钟以上。每周更换一次药液。

4.0.1% 氯己定 为一种新型的阳离子表面活性消毒剂，杀菌原理同苯扎溴铵，其杀菌作用比苯扎溴铵大 3 倍，因此，具有强大的杀菌作用，可用于皮肤黏膜的消毒，也可用来浸泡锐利器械，时间为 30 分钟。

0.05% 的浓度溶液可用于冲洗感染伤口。

5. 盐水　有生理盐水和高渗盐水两种。生理盐水有促进肉芽组织生长的作用，对组织无不良刺激。可用生理盐水制成生理盐水棉球，用于清洁创面、去除分泌物，也可制成生理盐水纱布，用作创面湿敷。解除伤口敷料时，若敷料与伤口粘贴较紧，也可用生理盐水湿润后再揭除，以减轻疼痛。高渗盐水浓度为具有较强的局部脱水作用，可用其制成高渗盐水纱布，用于水肿创面的湿敷，具有减轻肉芽水肿的作用。高渗盐水对组织有一定的刺激作用，不能用于新鲜伤口。

6.3% 过氧化氢　又称 3% 过氧化氢溶液，与组织接触后分解释放出氧，具有杀菌、除臭作用。过氧化氢多用于冲洗污染较重的外伤性伤口、严重感染化脓性伤口、腐败或恶臭伤口，尤其适用于厌氧菌感染伤口。去除伤口敷料时，若敷料与伤口黏结过紧，也要用于过氧化氢浸润，以便敷料揭除。过氧化氢对组织有一定烧灼性，不能用于眼部冲洗。

7.0.02% 高锰酸钾溶液　高锰酸钾有缓慢释放氧的作用，有除臭、杀菌、防腐作用，多用于冲洗伤口、会阴和坐浴等，也常用于严重化脓性感染的伤口和创面湿敷。注意使用时应于临用前用蒸馏水配制。让患者带回家使用时，也可用温开水配制。

8.2% 龙胆紫　又称甲紫，具有杀菌和收敛作用，多用于浅表皮肤擦伤消毒，促进结痂愈合，因无明显刺激性，也常用于黏膜溃疡。

9. 聚维酮溶液 (PVP-I)　具有良好杀菌作用，为近年西方国家所推荐的消毒剂，用 1% 的溶液制成药液纱布，可用于感染创面的湿敷，包括绿脓杆菌感染创面、烧伤感染创面，还可用于慢性溃疡创面和癌性溃疡创面。

10.10% 硝酸银溶液　具有腐蚀和杀菌作用，用于腐蚀慢性窦道内不健康的肉芽组织，使其坏死、脱落，促进窦道愈合。用后需用生理盐水棉球擦洗干净，以防损伤伤口周围正常皮肤。

11. 抗生素溶液　常用者为 1% 新青霉素 II 和庆大霉素混合液，也可用 2% 杆菌肽溶液。最好根据创面脓液培养和细菌敏感试验选用配制抗生素溶液，制成药液纱布行创面湿敷。肉芽创面植皮前用抗生素液纱布湿敷，对于减少创面细菌数量，控制炎症，提高植皮成活率具有重要意义。抗生素溶液应于使用前临时配制。

12. 凡士林纱布　具有创面引流，不使敷料与创面黏着、保护创面、降低换药时疼痛程度的作用，对于刚刚切开引流的脓肿填塞，还有压迫止血作用。凡士林纱布多用于伤口内填塞引流，肉芽水肿时不宜使用凡士林纱布填塞或创面覆盖。

13. 鱼肝油纱布　有加强局部组织营养、促进结缔组织生长、加速上皮组织扩展的作用。常用于填塞愈合缓慢的伤口。

14.10% 氧化锌软膏　以凡士林为基质配制而成，有保护组织及收敛作用，多用于肠瘘或胆瘘换药使用，用时涂于瘘口周围皮肤表面，以保护皮肤免受瘘口内流出物的侵蚀。还可作为皮肤湿疹的外用药使用。

15.10% 鱼石脂软膏　以凡士林为基质配制而成，有消炎退肿作用，多用于各种皮肤炎症、肿痛、疖肿早期，用时涂于患处。已形成脓肿或脓肿已破溃者不宜使用。

16. 碘胺嘧啶银　为我国烧伤领域广泛采用的烧伤创面外用药，多用于 n 度烧伤创面。使用时可用蒸馏水调制成糊剂，涂于创面；也可配制成 10% 的混悬液，涂刷创面；还可配制成

1% ～ 5% 溶液，浸湿纱布制成药液纱布，然后将该纱布覆盖于烧伤创面上，称为半暴露疗法。

三、换药前准备

(一) 患者的准备

1. 换药时间最好安排在患者进餐后或饮水后，并排空大小便。

2. 使患者了解换药的目的和意义，消除患者的紧张心理，取得患者的合作。

3. 对大伤口或敏感部位换药时，如有较大痛苦，可预先使用止痛剂。

4. 按照伤口的部位，采取不同的体位，使伤口暴露充分，患者舒适，又便于工作人员操作。对于精神特别紧张者，应取卧位，以防发生晕厥和其他意外。

5. 对于正在输液、用氧的患者，告诉他们注意尽量不转动肢体或面部，以防牵动穿刺针或鼻导管脱出。

(二) 操作者的准备

换药操作之前，操作人员要进行以下准备工作。

1. 戴工作帽　无论任何时间、任何季节，操作者均应戴帽子，女同志应将头发掩于帽内，防治头发上的灰尘落入伤口内。

2. 戴口罩　佩戴口罩以免说话时飞沫污染伤口。

3. 穿工作服　穿工作服的目的是防止脓血、药液等污染工作人员衣服，不要求工作服无菌。

4. 手的清洁　首先剪短指甲，用肥皂水仔细清洗双手，如果将双手放在消毒液内浸泡 1 ～ 2 分钟更好。每换一个患者，均应重新进行清洗双手一次。对感染较重的伤口，也可戴手套进行换药操作。

5. 了解伤口情况　换药前应对伤口情况有大体了解，以便决定夹取物品种类和多少。

(三) 器械物品的准备

换药前针对每个患者情况，将所用器械或物品准备齐全，以免换药过程中将患者搁置一边，再去临时准备缺少的器械物品，而延误了换药时间。

1. 门诊换药物品准备　在门诊换药室换药时，应为每个患者准备一份所有器械及物品，包括三只换药碗、换药镊、血管钳、剪刀、探针、棉球、纱布、引流物等敷料，并备好常用药物制剂。

2. 病房换药物品准备　如果在病房需要到床边换药，可将所需器械、物品置于换药车上，移送到床边进行换药。通常可为每个患者事先常规准备一个无菌换药包，其中包括换药碗 (盘) 三个 (一个用于盛放无菌纱布、凡士林纱布等敷料，另一个用于盛入酒精棉球、引流物等污秽物品)、换药镊二把 (有齿、无齿各一把或血管钳、换药镊各一把) 供换药时操作使用，一定数量纱布敷料，根据伤口需要可再添加相应的剪刀、手术刀、探针、刮匙、咬骨钳、引流物、其他药物制剂等。对较深的伤口，还应准备注射器、尿管等，以备冲洗伤口用。

3. 物品取顺序　夹取物品放入换药碗时，应按一定次序夹取，即先用者后取，后用者先取；先取干的，后取湿的；先取无刺激性的，后取有刺激性的，同时注意放入碗内的位置适当，尤其注意不可使盐水棉球、酒精棉球、碘酒棉球、引流物等物品挨靠在一起。以上物品夹取齐后，再夹取镊子、剪刀、探针等操作时所用的器械。

四、换药步骤

（一）敷料的解除

1. 去除胶布或绷带　揭除胶布时应由外向里，勿乱拉硬扯，以免牵动伤口引起疼痛，如胶布粘及毛发，可用剪刀将毛发及胶布一起剪除，如为绷带缠绕固定敷料时，可用剪刀一次性横断剪除。

2. 取下纱布敷料　如为感染伤口，一般可先用手取下覆盖伤口的外层敷料，再用换药镊取下紧贴伤口的内层敷料和伤口内引流物。如为缝合伤口，应用镊子夹住内层敷料的一端，顺伤口方向反折拉向另一端，以近乎平行的方向逐渐揭除纱布敷料，不可向上拉，也不可从伤口的一侧拉向另一侧，如为植皮区伤口，则按植皮区边缘的走行方向揭除。内层敷料与创面干结痂时（例如烧伤创面）可保留干结成痂部分，待其自然愈合脱落，而仅将未干结成痂的潮湿部分剪除。敷料被血液或脓液浸透与伤口紧密黏着时，可用生理盐水或 3% 过氧化氢浸湿后再揭去，以免引起伤口疼痛。手指伤口痛觉特别敏感，必要时将手指浸入生理盐水或 0.5% 利多卡因溶液内，使内层敷料充分湿润松动后，再揭除敷料。

取下污物敷料应先放在弯盘内，待换药操作完毕后再统一处理，移送指定地点，不得随地丢弃。

（二）伤口周围皮肤清洁消毒

伤口内层敷料揭除后，进行伤口周围皮肤清洁消毒。缝合伤口与感染伤口局部清洁消毒擦拭顺序有所不同，应加以注意。

1. 缝合伤口的清洁消毒　皮肤缝合伤口清洁消毒时，一般用 0.1% 氯已定棉球或 70% 酒精棉球自伤口中心部开始擦拭，然后逐渐向外，消毒范围一般应达伤口外 10 cm 以上。缝合伤口如有感染、化脓，则按感染性伤口局部清洁消毒。

2. 感染性伤口的清洁消毒　感染性伤口属开放性伤口，多为脓肿切开引流术后、外伤后伤口感染或手术后切口感染，也可为慢性窦道、瘘管或皮肤的慢性溃疡等。一般先用 0.1% 氯已定或 70% 酒精棉球清洁消毒伤口周围皮肤，顺序为自伤口周围 10 cm 处开始，作圆圈状向心性擦拭，逐渐移向伤口边缘，如此进行 2 或 3 遍，或直至伤口周围皮肤擦拭清洁为止，注意消毒皮肤的棉球不得进入伤口内。

（三）伤口分泌物分析

缝合伤口内层敷料揭除后，如发现局部有渗液、分泌物，或直接为感染性伤口，则应根据分泌物颜色、性状、气味等加以分析，以便决定下一步处理及指导临床用药。

1. 浆液　是由创面毛细淋巴管或血管渗出的液体，为淡黄色、澄明、无臭味、较稀薄的渗液，多见于烧伤面的水泡或皮肤擦伤后的浆液性渗出。少量渗出时有保护创面作用，大量渗出时，应及时清除干净，防止创面感染。

2. 脓液　是由死亡破碎的白细胞和坏死组织组成的，为一种混合物。由于感染的细菌不同，脓液的性状、颜色、气味也不相同。

金葡菌感染：脓液较稠厚，呈浅黄色或黄白色、无臭味。

链球菌感染：脓液呈浅红色，有腥臭味、性状较稀薄，量较多，厌氧性链球菌感染多数有恶臭味。

肺炎球菌感染：初期较稀薄，继而变为稠厚，甚至成乳酪状，一般无臭味。

大肠杆菌感染：单纯大肠杆菌感染无臭味，但常和其他致病菌混合感染，脓液稠厚，有粪臭味。

变形杆菌感染：脓液较稀薄，有特殊臭味。

绿脓杆菌感染：脓液稀薄，量多，呈水样物，有特殊蓝绿色，有生姜气味或甜腥味。

以上仅是根据脓液性状、颜色、气味初步判断何种细菌感染，

以此作为选择应用抗菌药物的依据。然而，如有条件最好做脓液细菌培养及药物敏感试验，确切判定何种细菌感染及细菌对何种抗菌药物敏感，真正达到合理用药。采取脓液标本的方法为：解除伤口内层敷料后，不经任何清洁、消毒，将细菌培养无菌试管的橡胶塞及其内的无菌棉签取出，取出时注意勿使棉签触及管口及其他任何物品；用无菌棉签蘸取伤口内适量脓液；再将无菌试管口端移至点燃的酒精灯火焰上烧烤数秒钟；最后将已蘸取脓液的棉签放入试管内，塞紧橡胶塞，即可移送细菌室。

（四）伤口的处理缝合伤口的处理

1. 缝合伤口换药时可根据以下不同情况进行相应处理。

(1) 伤口情况正常：无菌手术缝合后伤口或外伤清创缝合术后伤口，一般可于术后 3 天检视伤口，观察伤口愈合情况及无有异常。如伤口仅轻度水肿和压痛，无明显红肿、无渗出物，提示伤口情况基本正常。处理：可直接覆盖干纱布敷料，然后用胶布或绷带妥善包扎固定即可。

(2) 去除引流物：有些伤口术后放置引流物，一般应在术后 24～48 小时内去除，遇特殊情况可延至术后 72 小时去除。处理：如为橡皮条引流，拔除时可用镊子夹住橡皮条缓缓抽出，再用镊子夹一棉球在伤口区适当按压，使伤口内残留液体尽量排除；如为橡胶管负压吸引，应先解除负压，然后再拔除引流管。

(3) 伤口缝线反应：主要表现为针眼周围及缝线下组织轻度红肿，为组织对缝线的一种异物反应的处理：用浸有 70% 酒精纱布裹敷后包扎固定即可，每日或间日换药。

(4) 针眼脓疱：多因缝线反应进一步发展，形成小的针眼脓肿，表现为针眼明显红、肿或挤压时有脓性分泌物自针眼内溢出。处理：用棉签挤压针眼，使脓液溢出，如有较大脓疱可提前拆除该处缝线，若全部缝线针眼均有较大脓疱，可间断拆除缝线，然后用浸有 70% 酒精纱布裹敷后包扎固定。如此换药每日一次，直至炎症消退为止。

(5) 血清肿：为伤口内血清样渗出物潴留，主要表现为伤口肿胀、轻度压痛，穿刺抽出淡黄色澄清液体。处理：拆除一针缝线，扩开少许伤口，放出积液，并放橡皮条引流，覆盖纱布敷料，适当加压包扎。渗出停止后，及时去除引流条。

(6) 血肿：为伤口内不同程度的出血淤积于伤口内，一般可形成血凝块，表现为切口肿胀、轻度压痛，或伤口内有暗红色陈旧血性物流出。处理：拆除一针缝线，敞开伤口，用刮匙刮除血肿，或用棉球蘸除血凝块，然后放置橡皮条或凡士林纱条引流。此后酌情换药，适时去除引流条。如估计切口内血肿较少时，也可先不做特殊处理，让其自行吸收。

(7) 脂肪液化坏死：多见于肥胖患者腹部手术后，表现为切口内有水样溢出，或水样物混有油珠，扪之伤口部有波动感或凹陷感，无明显压痛。处理：拆除一针缝线，敞开伤口，放凡士林纱布引流，此后适时换药。

(8) 伤口感染：无菌手术缝合伤口或外伤后清创缝合伤口均有感染的可能，主要表现为伤口红肿、压痛，化脓时可扪及波动，或见脓液自切口内流出，也可见缝线将皮肤明显切割或刀口裂开。患者可伴有发热、刀口跳痛等症状。处理：及早拆除部分缝线或全部缝线，敞开伤口放出脓液，冲洗伤口内，放置适当引流物，此后按感染性伤口定时换药。

2. 感染伤口的处理 感染性伤口换药的目的主要为清除坏死组织及脓液，改善局部环境，促进创面愈合。换药时可针对以下不同情况区别对待，酌情处理。

(1) 清除脓液及坏死组织：可用生理盐水棉球擦净创口内脓液，脓液较多时也可用干棉球或干纱布吸附并擦净，然后再清除坏死组织。清除坏死组织之前，须对组织是否坏死予以正确辨认：皮肤坏死时最初为苍白色或皮革样变，逐渐变为暗紫色或黑色；肌肉坏死时呈紫红色或紫黑色，无出血，无收缩，无弹性；肌腱坏死时呈微黄色或灰白色，无光泽，无韧性或呈糜烂状；骨坏死时颜色暗褐、骨断端不出血。处理：应将各种坏死组织逐一剪除，直至断端新鲜或出血。

(2) 新鲜肉芽：多见于外伤后数天无明显感染的伤口，肉芽颜色鲜红，表面有细小颗粒突起，分泌物少，无水肿，触之易出血，周围皮肤轻度水肿，但无明显炎症。处理：用生理盐水棉球轻轻擦拭伤口内，拭净分泌物，放入凡士林纱条引流，然后再覆盖纱布敷料包扎。如伤口较深，旋转凡士林纱条时注意使创腔填塞略松一些，创口填塞略紧些，以免创口过早闭合。有时还可于伤口底部放凡士林纱条，而创口处放干纱布，以便促进底部肉芽生长，抑制创口肉芽生长过快，而且干纱布可起到良好吸附引流的作用。

(3) 健康肉芽：多见于伤口感染后局部适当处理的伤口，肉芽颜色较红，质地硬无水肿，擦拭时可有出血，生长平衡，表面没有明显突出和凹陷，分泌物较少，伤口周围皮肤平坦，创缘不高出周围皮肤平面，创口边缘皮肤向创口内生长。处理：清除创面分泌物，填塞凡士林纱条引流，覆盖无菌纱布敷料。如肉芽有生长过快倾向，可适当加压包扎；如肉芽生长已充满创腔，创面仍较广泛者，可行植皮术。

(4) 水肿性肉芽：多因伤口感染、病程较长、局部处理不当所致，表现为伤口内肉芽水肿，分泌物多，颜色淡红色或苍白，呈现"水汪汪"外观，伤口较深时分泌物更多，肉芽灰暗而表面光滑，无颗粒；伤口较浅时肉芽表层高出皮面，触之极软有移动，无出血。处理：肉芽水肿较轻时，可于创口内直接填塞干纱布，以吸附肉芽内水分，抑制肉芽生长；如肉芽水肿明显，可用 3% ～ 5% 高渗盐水纱布填塞或湿裹，每日换药 2 次，即可达到清除肉芽水肿的目的，又可起到清洁引流作用。

(5) 弛缓性肉芽：多见于损伤范围较广的感染性伤口、局部炎症未及时控制或血循环不良、全身营养状态不佳等情况，表现为肉芽紫暗、分泌物少、无光泽、无生机、表面颗粒不明显、触之不易出血，有时肉芽表面附有一层灰白纤维素性膜，周围皮肤紫暗色。处理：可用 40℃温热生理盐水行局部皮肤及伤口内湿敷，6 小时一次，设法使局部保持一定温度，促进血液循环，控制局部炎症；对全身营养不良者，在加强伤口局部处理的同时，积极改善全身营养状态，调节饮食，或少量多次输血。

(6) 溃疡性肉芽：多见于小腿慢性溃疡、褥疮、烧伤后疤痕破溃、放射治疗后溃疡，主要表现为创面肉芽灰暗、无光泽、有时呈紫黑色坏死状，创面周围组织水肿，皮肤颜色灰暗、粗糙无弹性，创缘疤痕增生，触之坚韧，无上皮组织长入。处理：局部血循环不良者，应卧床休息，抬高患肢，局部湿热敷，注重改善局部营养，促进创面愈合；若创面经久不愈或创面皮肤缺损较广的顽固性溃疡应酌情采取相应措施。

（五）覆盖敷料

创面处理完毕后，根据伤口具体情况，覆盖一定厚度的无菌纱布敷料或棉垫。估计渗液较多时，应多覆盖敷料，反之少覆盖敷料；冬季为了保暖可多覆盖敷料，夏季则宜少覆盖敷料。覆盖敷料后，可用胶布或绷带予以适当固定。上肢换药后，应将肘关节屈曲、配合托板，用绷带悬吊。对某些特殊部位，根据情况可用夹板或石膏托固定。

换药完毕后，如是住院患者，经治医生应将伤口情况、是否留

置引流、下次换药时间应注意事项记录在病历上。如果是门诊患者，交代有关注意事项，并约好下次换药时间。

（六）污物及污染器械的处理

1. 污物处理　将从伤口取下的敷料和清洁、消毒伤口用过的棉球等污物随时放入弯盘内，待换药完毕后倒入污物桶，最后再统一送往指定地点。凡特殊感染伤口取下的敷料需装入塑料袋中，移至指定地点进行焚烧。未沾染脓血的表层敷料如需回收应放在5%来苏液内浸泡2小时，搅拌清洗，晾干后高压蒸汽灭菌备用。

2. 污染器械处理　可先将污染器械放置于1：400的"84消毒液"内浸泡1小时，然后在流水中刷洗、擦拭干净，晾干后再高压蒸汽灭菌或消毒浸泡备用。

五、换药技术

（一）浸泡疗法

浸泡疗法是指将患处浸泡于药液中，更好地达到伤口引流、消炎的目的。对于内层敷料紧密粘连的伤口实行浸泡，还可以起到松解敷料，减轻揭去敷料时伤口疼痛的作用。本方法非常适用于四肢严重感染的伤口。

方法：根据伤口部位，选用搪瓷缸、泡手桶或特制的浸泡槽等容器。先用1：200的"84消毒液"冲洗处理所用容器。用无菌生理盐水作为浸泡液，可加入适当抗生素；需用量较大时也可用1：5000氯己定液或1：5000高锰酸钾溶液作为浸泡液。首先去除伤口敷料，将患肢浸入其中，如果伤口与内层敷料黏结较紧密，可去除外层敷料后直接放入药液。浸泡过程中，随时清除脓液、坏死组织，浸泡时间一般为20～30分钟，移出后用无菌干纱布擦拭干净，根据伤口情况再进行其他处理。

感染特别严重的伤口，可每日浸泡一次，一般较为严重的感染伤口可2～3天浸泡一次。

（二）暴露疗法

换药时，也常采用一定时间的暴露，达到去除伤口周围皮肤潮湿、减轻肉芽水肿、控制细菌感染（特别是绿脓杆菌）的目的。主要适用于伤口周围皮肤受分泌物浸泡而发生潮湿、糜烂、湿疹样变或伤口边缘皮肤泛白、创面肉芽组织水肿或绿脓杆菌感染的创面，也适用于烧伤创面。

方法：暴露时应保持清洁、干燥，将伤口敷料揭去后，生理盐水棉球擦净创面分泌物，让伤口自然暴露于空气中，使创面及周围皮肤水分自然蒸发。冬季应注意保暖，必要时可用一烤灯置于患处，也可用电吹风机微热风吹拂创面。暴露时间长短根据伤口情况酌情决定，一般为10～30分钟。暴露完毕后，伤口周围常规消毒，创面或伤口再用生理盐水擦拭一遍，根据伤

口肉芽生长情况酌情进行相应处理。对烧伤患者，特别是头面部、颈部、躯干、会阴部创面，可采用长时间暴露疗法，使创面尽快干燥，形成干痂、减少细菌感染，待其痂下愈合。

（三）湿敷疗法

湿敷疗法适用于创面肉芽水肿或感染严重的伤口，也常用于肉芽创面植皮的术前准备，可以起到减轻肉芽水肿程度、保持创面清洁及控制炎症的作用。

方法：一般伤口可用生理盐水加入适当抗生素为药液，创面肉芽水肿者可用 3%～5% 盐水作为药液，将无菌干纱布浸入药液中，然后取出纱布，拧去多余水分，以不滴水为度，将纱布直接覆盖在伤口上，纱布一般选 16～20 层。为了减少药液蒸发，保持有效湿度，可在湿纱布上加盖一层与湿纱布大小相当的凡士林纱布。一般 6 小时更换一次，待肉芽水肿消退、创面清洁后改为常规换药或其他操作处理。

（四）湿纱布裹敷疗法

湿纱布裹敷多用于感染严重的伤口或肉芽水肿的创面，有时还可用于防止感染。所用药液一般为生理盐水加入适当抗生素，也可用 70% 酒精或 2%～5% 磺胺嘧啶银作为药液。

方法：用于伤口感染和肉芽水肿时，可用生理盐水加适量庆大霉素或阿米卡星，配制成混合液，然后将干纱布浸入药液内，取出后拧去多余水分，不滴水为度，以 10～20 层药液纱布裹敷于创面，其上覆盖一层凡士林纱布，最后再覆盖适当干纱布敷料，适当加压包扎，每日更换一次。

70% 酒精湿纱布多用于切口缝合后预防感染，或切口缝合后红肿、缝线反应、针眼脓疱者，起到消毒、杀菌、促进蒸发、减轻局部水肿程度的作用。

2%～5% 磺胺嘧啶银是由无菌蒸馏水加入磺胺嘧啶银配制而成的混悬液，为Ⅱ度烧伤创面首选外用药物，具有良好的防治感染的作用，一般可用浸有磺胺嘧啶银的 2 或 3 层纱布贴敷于烧伤创面，再覆盖一定的无菌干纱布敷料，适当加压包扎，4～5 天换药一次，换药时如内层敷料干燥与创面粘连紧密，不必揭除，直至痂下愈合，内层敷料便可自然脱落。

（五）伤口胶布拉拢技术

对于一些伤口表浅、创面肉芽健康、分泌物少、周围皮肤正常且移动性好的患者，采用伤口拉拢技术，可加速伤口愈合。当伤口边缘被拉拢时伤口张力减小，加速伤口收缩，从而有利于结缔组织及上皮组织生长加快，促进伤口愈合，多用于腹部、乳腺伤口或截肢后残端伤口等。

方法：剪制蝶形胶布，将蝶形胶布接触伤口的狭窄部分在酒精灯火上烤灼、灭菌。先将蝶形胶布的一端粘贴于伤口一侧皮肤上，右手适当拉向另一侧；同时将伤口另一侧皮肤推向对侧，贴紧胶布，最后覆盖适当敷料，妥善包扎固定。根据情况，也可先于伤口处覆盖少许无菌干纱布，然后再进行胶布拉拢。

2～3 天换药一次，必要时重新进行蝶形胶布拉拢粘贴。

六、换药过程中常见意外情况的处理

换药过程中有时出现一些意外情况，最常见者为伤口急性大量出血和患者晕厥。

（一）伤口急性大量出血

换药时，有的患者可发生伤口急性大量出血，主要原因为伤口靠近大血管，操作时动作粗暴，损伤血管而致大量出血。也可因炎性侵蚀，血管壁变得脆弱，少加压擦拭即致血管破裂引出急性大量出血。

预防：靠近大血管部位的伤口，如颈部、髂窝部伤口换药操作时，应特别小心，动作稳准轻快，做到心中有数，切忌动作粗暴、深浅无度。对于存在潜在出血危险者，更应予以特别注意。

治疗：伤口内突然大量出血，往往因周围炎性组织包绕，血管断端收缩不良而难以自行停止。又因血管周围组织水肿脆弱，缝线结扎止血易切割组织，不宜奏效，因此，伤口突然大量出血时，首选止血措施应为局部压迫，以求血管栓塞而停止出血。若为肢体出血，可行加压包扎止血。如此压迫出血，一般均能奏效。

（二）晕厥

晕厥（又称昏厥），是换药过程中最常见的意外情况。表现为突然发生的短暂的意识丧失，是由于神经反射致暂时脑缺血所引起，常见于精神紧张、恐惧、体质虚弱的患者，也常见于患者陪护人员。发作时头晕、眼黑、面色苍白、出冷汗，继而不能维持姿势张力而昏倒，脉搏细数、血压下降，持续数秒至数分钟。有些人错误地将晕厥称为休克，是极不正确的，休克是各种原因所致的机体微循环功能障碍和组织血液灌注不足。

预防：为了防止换药过程中出现晕厥，应于饱餐后或大量饮水后换药；换药时应安排患者于合适体位；复杂伤口或脓血及坏死组织脱落较多的伤口，最好不让患者直视伤口或脓血及坏死组织，减少恶性视觉刺激。

治疗：患者或出现头晕、眼黑、面色苍白等最初症状时，即可置患者于头低足高位，解开衣领、衣扣，保持呼吸道通畅，并给少量饮水，很快即可恢复正常。出现神志不清、脉搏细数者，可静脉注射 50% 葡萄糖 40 ml。

七、伤口延迟愈合的原因及处理

伤口延迟愈合的原因有多种，有全身因素，也有局部因素，或二者兼有。因此，伤口长期不愈时，要针对具体情况进行具体分析，找出伤口不愈的原因并对症处理。

（一）引流不畅

引流不畅是伤口长期不愈合最常见原因，主要因为创腔较大、创口较小，呈烧瓶状改变，使脓液及脓腔内坏死组织不能充分引流，创口内无健康肉芽组织生长，而致伤口长期不愈。有的可形成一细长的盲端管道，即窦道。最常见的部位为臀部脓肿切开引流后、乳房脓肿切开引流后或其他深部脓肿切开引流后，也可见于外伤后（特别是刺伤）局部感染等。

处理：扩大切开创口，充分敞开引流，使创腔口大底小。创腔较深时注意引流物的选择，可于创腔底部松散填塞凡士林纱布，而创腔上部及创口填塞干纱布引流，如此填塞及起到吸附引流作用，又有利于底部肉芽组织生长，同时抑制创腔上部及创口肉芽组织生长过快而致创口过早缩小，防止窦道形成。

（二）异物存留

各种外伤和手术后刀口感染，伤口长期不愈，大部分原因为异物存留，常见于腹部手术后切口感染、缝线线结残留，或四肢软组织损伤后铁片、木屑、鱼骨、泥沙存留。此外，还有的为手术时将碎纱布条、橡皮条之类的东西遗留于切口内，也可致伤口长期不愈。异物存留是造成窦道的主要原因之一。

处理：手术后切口感染缝线反应所致伤口长期不愈，用血管钳插入伤口底部试行夹出缝线线结，或用刮匙连同伤口内不健康的肉芽组织一起刮除。伤口仍不愈合者，说明深层仍有缝线不能排出，则可扩大切开伤口，直视下将所有炎症累积的缝线全部清除，并去除不健康的肉芽组织，通过换药让伤口慢慢愈合。形成窦道者，也可将窦道及异物彻底切除，然后缝合切口。

外伤后铁片、木屑、鱼骨、泥沙等异物存留时，可扩大创口，直视下将异物取出，也可用血管钳插入伤口内，凭感觉寻及异物后取出，创口内放引流物，适时清洁换药，伤口即可慢慢愈合。

（三）慢性骨髓炎

慢性骨髓炎，亦是伤口长期不愈合的常见原因之自体骨虽不属外来异物，但如果失去活性变为死骨片，机体也将产生排异反应，致伤口长期不愈。最常见于手部挤压伤或动物咬伤后形成的慢性骨髓炎，也可见于足外伤或其他浅表层部位损伤后骨质暴露坏死。实践证明，许多骨髓炎早期 X 线摄片往往无阳性改变，而换药时直视可见病变处骨膜脱落、骨质松脱、颜色暗紫；晚期 X 线摄片可间骨质疏松或游离骨片等改变。

处理：经血管钳探针探查或直视下有骨质坏死时，应将死骨彻底清除，直至骨断端有新鲜出血为止，此后逐渐培养创口肉芽，待肉芽充满创口后，可望上皮长入，伤口愈合。上皮长入困难者可行植皮术。

（四）坏死组织存留

伤口内如有坏死肌肉、肌腱、脂肪组织存留，也将明显影响伤口愈合。

处理：首先应正确区别辨认何为坏死组织，然后将坏死组织彻底清除，以利肉芽组织生长。

（五）局部血运不良

伤口周围局部血运不良将影响伤口愈合，已被大量临床实践证实。血运不良则局部组织得不到足够营养，伤口愈合必将延迟，表现为肉芽紫暗、触之无出血、分泌物较少。最常见于下肢静脉曲张，瘢痕性溃疡或烧伤后残余创面等。

处理：下肢静脉曲张时改变局部血运的最佳方法为卧床休息，抬高患肢，以利静脉回流，减轻局部瘀血、缺氧。必要时应行大隐静脉高位结扎加曲张静脉分段剥脱，阻止静脉血逆流和瘀血。

各种原因所致的瘢痕性溃疡或烧伤后残余创面长期不愈者，可施行局部湿敷，以改善局部微循环，促进肉芽组织生长和上皮长入。上皮长入困难时，可将肉芽组织刮除，施行游离植皮术。

（六）伤口性质特殊

有些伤口如恶性肿瘤破溃、结核性脓肿破溃等未及时识别，处理方法错误，也可为伤口长期不愈的原因。

处理：疑为特殊伤口时，应做活组织检查或分泌物涂片检查，明确诊断，以便采取相应的治疗方法。

（七）换药技术

由于换药技术不当，也可致伤口长期不愈，常见原因有消毒液使用不当，如伤口误用碘酒、石炭酸，可严重损伤伤口内肉芽，抑制创缘上皮长入；如肉芽水肿高出皮肤的肉芽未及时刮除或削平，也影响上皮长入；换药间隔时间太长或换药次数过频；引流物选择或填充不当等。

处理：针对不同原因酌情处理，例如避免刺激性大的消毒液进入伤口内；肉芽水肿创面及时用高渗盐水湿敷；高出皮肤面的肉芽未及时刮除或削平，适当调整换药时间间隔，选择适当的引流物。

（八）蛋白质缺乏症

蛋白质是伤口愈合的基本物质，蛋白质缺乏时，不但失去组织愈合的基本条件，而且常因血管内渗透压降低，水分渗入组织间隙，使局部组织水肿而影响伤口愈合。

处理：当蛋白质缺乏时，应及时补充足够蛋白质，可以通过口服，也可以通过静脉补给。口服补给蛋白质最合乎生理要求，而且

经济实惠，正常人每日每公斤体重需要进食 2～3 克，即可满足每天生理需要，但当蛋白质缺乏时，则要适当增加蛋白质进食量。如同时应用某些激素，可间接促进蛋白质合成，最常用者为苯丙酸诺龙 25 mg，肌肉注射，每周 1～2 次。

（九）维生素缺乏

维生素 C 缺乏时，成纤维细胞合成受阻，因而影响伤口愈合。外科患者的血浆中维生素 C 含量偏低，因此，补充维生素 C 很有必要，以促进伤口愈合。维生素 A 和 B 缺乏时，也对伤口愈合产生不良影响。维生素 A 是维持上皮组织正常功能状态必需物质，并可促进上皮的生长，使创口加速愈合；维生素 B 参与蛋白质和脂肪的代谢，并参与许多酶的合成及转移。

处理：维生素缺乏时，临床上一般可通过口服补给。有的也可通过静脉补给。

（十）糖尿病

临床实践证明，糖尿病未控制的患者伤口很难愈合，这是由于糖尿病时，周围组织循环不良影响伤口愈合，还可能是由于白细胞游动不良，炎症不能有效控制而影响伤口愈合。实践证明，糖尿病已控制的患者，伤口愈合基本正常。

处理：糖尿病患者伤口长期不愈时，应求助内科医生设法控制糖尿病，因为控制糖尿病对于促进伤口愈合是相当重要的。

第四节 清创缝合术

开放性损伤一般是指机体遭受外力作用，局部皮肤或黏膜破损，深部组织与外界相通的机械性损伤。这类损伤往往需要进行外科清创缝合术，才能使伤口闭合，达到防止伤口感染，使功能和外形得到恢复的目的。

开放性损伤的伤口一般易被细菌污染，属于污染伤口。但是由于时间较短，细菌尚未进入伤口深部组织，也未引起大量繁殖，此时如争取时间尽早处理伤口，通过一系列措施可使污染伤口变为清洁伤口，促使伤口一期愈合。这种处理开放性组织的方法，称为清创缝合术。

清创缝合术主要包括清洁消毒伤口周围皮肤、去除伤口内异物、清理失活组织、重建修复被损伤组织、消灭无效腔和闭合伤口等步骤。正确的清创术是防止伤口感染、缩短疗程、恢复最大功能和最佳外形的根本保证。

一、清创缝合术前准备与术后处理原则

(一) 患者的准备

开放性浅表组织损伤，在进行清创缝合术之前，应进行适当的术前准备，特别是遇有较复杂的外伤时更应如此，如果患者伴有内脏或其他严重损伤，并威胁到生命时，处理原则应为救命第一，治伤第二。术前准备主要包括以下几方面。

1. 全面查体 患者来院后不要只片面看到浅表外伤的局部情况而急于行清创缝合术，应先进行体格检查，即要察看伤口局部，又要结合病史检查全身情况，特必是要注意检查患者血压、脉搏、呼吸等生命体征，注意患者是否有颅脑损伤、心肺损伤及腹腔内更严重的复合伤存在。如果存在这些严重情况，抢救生命则是当务之急。要避免只顾处理局部而忽略了全身情况，使病情迅速恶化。

当然，较简单的、小范围的损伤，不一定进行全面体格检查，可先进行清创缝合后，再酌情进行其他检查。

2. 纠正休克 已陷入休克的患者，一般可先简单控制伤口出血或加压包扎后，立即给予纠正休克治疗，迅速开通静脉给予输液、输血，使血压恢复正常或接近正常后再进行清创缝合术。如果休克是由伤口出血造成，可在输液、输血的同时，进行止血、清创等其他处理。

3. 麻醉选择

一般伤口可选择局部浸润麻醉，手指或足趾损伤可选用神经阻滞麻醉，伤情复杂，伴有神经、血管损伤、手术时间较长者，则采用全麻或其他相应麻醉。此时应与麻醉人员及时联系，共同协商确定麻醉方法。

4. 术前准备 一般外伤清创缝合前都应对受伤部位进行适当准备，四肢损伤时及时将患肢暂时抬高，利于静脉回流，减少出血。初步清洗伤口周围污物、泥沙，剔除局部毛发，修剪指 (趾) 甲。需要皮肤移植时，供皮区应用毛刷蘸肥皂水彻底刷洗，使局部皮肤清洁。

(二) 器械及物品的准备

体表损伤可有多种多样，术前要充分作好各种器械及物品 (材料、药品等) 的准备。一般说来清创室应常备普通清创缝合器械包。特殊情况需要时，再备相应的器械及材料，如大血管损伤时应备吻合血管用的精细器械和无损伤针线；骨折时应备内固定器材、夹板或石膏绷带；四肢严重损伤时应备驱血带、橡皮止血带或气囊止血带；手外伤伴有骨折时应备咬骨钳、克氏针、螺丝钉等物品。

(三) 术后处理原则

各种体表开放性组织损伤清创缝合术后处理可遵循以下原则进行，以便使患者达到顺利康复的目的。

1. 体位 四肢损伤时，最好使受伤部位处于高于心脏的位置，有利于静脉回流，减轻水肿和疼痛。

2. 应用抗生素 对复杂外伤或污染较重的伤口，应用大剂量抗生素，预防感染，有时术前、术中即开始应用，以保证伤口内所渗出的血液中含有足够浓度的抗生素。

3. 局部制动 对于某些受伤肢或体合并重要血管、神经、肌腱、骨骼损伤者，应采取必要的外固定制动，防止修复组织的撕裂。

4. 镇静止痛 术后伤口疼痛明显者，应予以止痛或镇静剂治疗。

5. 伤口换药 伤口清创缝合后应酌情及时换药，一般未置引流物的缝合伤口可于术后 3 天第一次换药，检查伤口；置放引流物的缝合伤口，可于术后 24～48 小时第一次换药，以便及时去除引流物，以后根据情况适时换药。

二、清创缝合步骤

尽管各种损伤部位不同，但清创缝合步骤基本相似，现将一般部位损伤清创缝合的基本步骤介绍如下。

(一) 准备材料

无菌软毛刷、消毒肥皂水、无菌生理盐水、无菌纱布敷料，1‰新洁尔灭溶液、3% 过氧化氢溶液、0.5% 碘附溶液、丙泊酚注射液、2% 利多卡因注射液。

(二) 操作步骤及内容

1. 全麻 (兔耳) 丙泊酚全麻成功后，将兔仰卧位或俯卧位绑扎固定于手术台上。

2. 备皮。

3. 皮肤切口局麻 切开前练习局麻 (按局麻浸润麻、阻滞麻要求操作)(麻醉药：2% 利多卡因注射液)；

4. 切开

(1) 于兔大腿内侧或外侧、兔背部作一长约 6 cm 以上不规则伤口，深达肌层；

(2) 切开后伤口局麻 (利多卡因)；

(3) 伤口局麻后，以沙粒、土涂抹于伤口内，造成伤口污染。

5. 皮肤清洗 用无菌纱布覆盖伤口，脱去伤口周围毛发，更换伤口无菌纱布，用无菌软毛刷及肥皂液刷洗伤口周围皮肤 2～3 次，清洁皮肤污物，每次用生理盐水冲洗，直至清洁干净。更换覆盖伤口的无菌纱布，注意勿让冲洗液流入伤口，以免加重伤口污染。

6. 伤口的清洗 揭去覆盖伤口的纱布，用无菌生理盐水冲洗伤口，用无菌棉球清理伤口内污物。用 3% 过氧化氢溶液冲洗伤口，1‰新洁尔灭溶液冲洗伤口，生理盐水冲洗伤口。擦干皮肤，碘附伤口周围消毒，(铺无菌巾保护术野。)

7. 皮肤的清创，清理伤口 修整伤口边缘皮肤，由表及里彻底清除失去血供的皮肤、组织、异物、血肿、失去活力的组织 (筋膜、肌肉)；仔细探查有无重要的神经、血管损伤、彻底止血。

8. 再次冲洗 彻底清创后，用 1‰新洁尔灭溶液冲洗伤口，生理盐水冲洗伤口，(更换手术器械及手套，伤口周围皮肤重新消毒，铺无菌巾)。

9. 伤口的缝合

(1) 结扎或缝扎活动性出血点。

(2) 根据伤口污染情况及受伤时间，或考虑有无破伤风可能，决定伤口是否缝合。间断缝合深筋膜、皮下组织及皮肤，勿留无效腔，闭合伤口。根据创腔的情况决定是否放置橡皮片引流。

(3) 伤口用无菌纱布覆盖。

(三) 注意事项

1. 严格遵守无菌操作原则，重视外科基本操作技术、彻底清洗伤口周围皮肤污垢及异物。

2. 由浅入深、仔细探查、认真操作，识别组织活力及血供，彻底清除伤口内血肿、异物及失去活力的组织，尽可能保留重要的血管、神经等重要组织。

3.合并神经、血管损伤者应予以妥善修复。

4.严密止血，逐层缝合，避免残留无效腔。

5.创腔放置引流问题：以受伤时间及伤口污染情况判断，对伤口污染重，破伤风的可能性较大或拿不准时，伤口不可缝合；创腔渗出物较多的应在低位放置橡皮片引流。

三、头皮损伤清创缝合术

头皮组织共有5层，依次为皮肤、皮下组织、帽状腱膜、腱膜下疏松结缔组织和骨膜。其中前三层紧密相连，宛如一层，很难分离，所以头皮撕脱伤时多在帽状腱膜下撕脱。因皮下组织层紧密而坚韧，有许多短的纤维间隔，内含脂肪小叶，缺少弹性，因此层分布着丰富的血管神经，故头皮损伤时，即使裂口很小，也可有较多的出血；这是由于大量纤维组织间隔，牵拉血管不宜闭缩，致伤口出血不易自行停止的缘故。正因为皮下组织层内血循环丰富，所以当头皮撕脱时尽管只有较少的蒂部与本体相连，但是进行原位缝合后，仍可通过相连的部分充分供血，保证营养而使被撕脱的头皮成活。

由于头皮血运丰富，头皮损伤24小时仍可行清创缝合术，争取达到一期愈合。

（一）术前准备

1.先剃除头发，简单清洗局部及周围血迹。

2.大面积头皮撕脱者，往往失血较多，患者有不同程度的休克，可先给予输液、输血、纠正休克，待情况好转后再行手术治疗。

若出血不止，应立即采取相应的紧急止血措施，或一边抢救休克，一边进行清创缝合术。

3.头皮撕脱伤游离头皮回植者，需将撕脱的头皮剃去头发，用肥皂水及清水刷洗干净，然后用生理盐水冲洗，浸泡于含有抗生素的生理盐水中10分钟后取出备用。

4.一般可选用局部浸润麻醉，必要时可用头皮阻滞麻醉。

（二）操作要点

1.清创时创缘切除边缘不应超过2毫米，切除时减少毛囊损伤和破坏，应按毛发方向切入，皮肤创缘较整齐者，可不做创缘皮肤切除。

2.头皮小面积损伤时，可在帽状腱膜下作潜行分离，增加头皮的移动性，再拉拢缝合。头皮缺损较大时，应用局部皮瓣修复或近距离皮瓣移植修复。皮肤缺损过多时也可用皮片移植修复，留线尾打包加压包扎。

3.较大面积头皮撕脱时，如尚有一部分与本体相连，清创后给予原位缝合，仍然可以全部成活或部分成活，这是由于头皮动脉自周围向颅顶汇集，血管间有丰富的吻合支，相连部分可供应撕脱头皮的营养。缝合完毕，适当放置橡皮条引流。

4.大面积头皮完全撕脱时，将经抗生素盐水浸泡的离体头皮，用剪刀修剪成中厚皮片，再按撕脱缺损的形状行原位回植，周边间断缝合固定，保留线尾，于皮片适当戳孔，利于排出皮片下积液，最后于植皮区打包加压包扎。

（三）术后处理

1.术后取半卧位，抬高头部，以利血液回流。

2.放置橡皮条引流者术后24小时拔除。此后适时换药，如发现头皮部分坏死，则及时清除，待肉芽创面清洁、新鲜后再行游离植皮，以尽早封闭创面。

3. 术后应用抗生素，预防感染。

4. 肌肉注射破伤风抗毒素 1 500 单位。

四、面部损伤清创缝合术

面部是人体裸露部位，易遭受损伤，损伤后对人体的生理功能及容貌均有较大影响。面部血管丰富，组织再生能力与抗感染能力较强，因此面部外伤 48 小时后，如无明显感染，仍可进行清创缝合术。

（一）术前准备

1. 局部检查　注意有无面部表情异常，有无下颌关节张闭口障碍，如有复杂颌面部骨折，应请有关专科医师协助处理。

2. 邻近发际处的面部损伤，应剃除部分毛发。

3. 一般可选用局部浸润麻醉。

（二）操作要点

1. 深部组织修复　颊部贯通伤无组织缺损时，将失活组织切除后，可直接将穿通处黏膜、肌肉、皮肤分层缝合。面颊部皮肤缺损时可作游离皮肤移植或皮瓣移植修复。颊部全层组织缺损时，清创后将创缘皮肤与口腔黏膜相对缝合，先消灭创缘创面所遗留的洞穿缺损，二期再作整形修复治疗。

面部伤口的皮肤缝合一定要精细，创缘要对齐，缝合要平整，一般选用小针细线，缝合时特别注意针距均匀，一般为 2 mm ～ 3 mm；边距宽窄一致，一般为 2 mm ～ 3 mm。在眼睑、鼻、唇、耳等处，更要做精细缝合。

2. 皮肤缺损修复　如缺损较少，可皮下潜行分离伤口创缘皮肤拉拢缝合。耳前皮肤缺损时可用耳后皮瓣移植修复，供瓣区再用中厚皮片移植修复。下颌角处皮肤缺损可用颈侧部皮瓣移植修复。

如为皮肤撕脱离体，可将撕下的皮肤瓣修剪成全厚皮或中厚皮片，回植缺损处，周边缝合、打包加压固定。撕脱的皮肤已丢失或毁损严重不能利用时，则可切取全厚或中厚皮片移植修复。

术后伤口距离眼、口、鼻较远者，可覆盖敷料加压包扎；距离较近者，为防止分泌物浸渍污染，可将伤口暴露。

（三）术后处理

1. 保持局部清洁，防止眼、口、鼻分泌物污染伤口。

2. 适当应用抗生素，防治感染。

3. 肌肉注射破伤风抗毒素 1 500 单位。

4. 尽早拆除缝线，以防缝线瘢痕形成。

五、手外伤清创缝合术

手是主要的劳动器官，可以完成各种复杂而又精细的动作。手指具有极为丰富的神经末梢，触觉最敏感，并有实物感，可以用手摸索物体形态、软硬度等，盲人即用它来识物认字，故称为第二副眼睛。手外伤时如何尽量保存手的完整性，对保护手的功能具有重要意义。

（一）术前准备

1. 局部检查　初步检查手损伤情况，了解手指伸屈功能，有无肌腱、骨骼损伤等，以便制订手术方案。

2. 剪短患侧指甲。

3. 一般情况可选用局部浸润麻醉。　手指可选用指神经阻滞麻醉，手指、手掌、手背复杂损伤时可用腕部神经阻滞麻醉或臂丛神经阻滞麻醉。

（二）操作要点

1. 患肢外展70～90度，放在特制小桌或支撑板上，用肥皂水刷洗伤口周围皮肤，消毒铺巾。如需在其他部位切取皮片或远距皮瓣移植，也需对供区皮肤消毒，铺无菌巾。

2. 复杂手外伤时，手术意在止血带下进行，以减少出血、保持术野清晰。常规按一定顺序清理伤口内失活组织。

3. 修复特殊组织　肌腱损伤者，如伤口污染不严重，争取一期吻合；神经损伤时如无缺损短缩，亦应一期修复；骨折时正确对位并应用螺丝钉或克氏针作内固定。

4. 皮肤伤口闭合　手外伤时如何采取正确的处理方法，使伤口闭合，对手的功能恢复将产生非常重要的影响。因此皮肤伤口的闭合要根据不同情况，采取不同的措施。

直接缝合：无皮肤缺损时，可将创口皮肤边缘直接拉拢缝合，必要时伤口内放橡皮条引流，跨越关节的伤口就做"Z"形处理。

皮片移植：皮肤缺损较多不易拉拢缝合时，可于股部切取大张中厚皮片移植修复，注意皮片移植时应戳口引流并打包加压包扎，或单纯覆盖厚层敷料加压包扎；如皮肤大面积撕脱，可将撕脱的皮肤切下，用鼓式切皮机切取成中厚皮片，回植原处，缝合固定，打包加压包扎。

皮瓣移植：皮肤缺损裸露肌腱、骨骼时，可根据不同部位应用各种皮瓣移植修复。

（三）术后处理

1. 抬高患肢，以利血液回流，减轻水肿或疼痛。

2. 适当应用抗生素，预防感染。

3. 施行血管、神经、肌腱、骨折内固定修复者，应给予一定的外固定制动。

4. 适当应用镇静止痛。

5. 应用远距离皮瓣修复时，一般于术后2～3周断蒂，并作局部修整缝合。

六、特殊原因损伤的局部处理

特殊原因所致损伤，其局部处理与一般外伤有所不同，其他治疗可参照一般性损伤。

（一）小面积烧烫伤

本章所讲的小面积损伤时指损伤面积较小、深度在Ⅱ度以下者。其最常见于原因为热损伤，包括火焰燃烧伤、热液烫伤等；还有化学烧伤，包括酸、碱等化学物质所致损伤。

1. 热源损伤的处理

(1) 损伤后，可将受伤部位立即浸入冷水中浸泡，或用自来水冲洗，起到局部降温、收缩毛细血管、减轻渗出肿胀和疼痛的作用，还可达到局部清洁目的。冷水浸泡或自来水冲洗30～60分钟后，再用生理盐水冲洗局部，完整的水泡可保留，破溃的水泡可剪除泡皮，然后用无菌凡士林纱布和厚层敷料适当加压包扎。根据敷料渗透情况，适时换药。

(2) 半暴露方法，可用 5% ～ 10% 磺胺嘧啶银混悬液湿无菌纱布，贴敷于烧伤创面上，任其暴露在烧伤创面上，保持自然干燥，以便成痂，继而痂下愈合。

2. 酸或碱烧伤的处理　酸碱烧伤应立即用大量清水冲洗创面，最好用流动的自来水冲洗 60 分钟以上，既可冲洗干净残留于创面的化学物质以免对组织的继续损伤，又可起到局部清洁作用。最后用生理盐水冲洗。其他处理同一般热力烧伤。对眼部化学烧伤者，彻底冲洗后，可再涂用抗生素油膏。

（二）火器伤

火器伤是指人体受到子弹、弹片的作用后发生的损伤，即有一般外力损伤的特点，也有热力烧伤的病理改变，伤口较小，但伤道周围损伤较广泛，常为贯通伤，可伴有血管、神经、内脏等重要组织损伤。有时为非贯通伤，易发生异物存留和并发感染。

1. 初期处理

(1) 认真检查伤道，是否伴有血管、神经、内脏等损伤，以便决定适当的处理方法。

(2) 彻底清创、切除伤道及周围失活组织。清创后原则上不作一期缝合，使伤口保持开放，用浸有抗生素的纱布疏松充填伤口，包扎固定。

2. 后续治疗　初期处理 4 ～ 5 天后检查伤口，如无明显水肿、感染，可行延期缝合；伤道较深者，需放置适当的引流物。如初期处理后发生伤口轻度感染，肉芽仍较健康、血供良好，肉芽底部不硬，创缘对合无张力者，可将肉芽及深层组织一并切除，造成新的创面，在进行拉拢缝合。

（三）刺伤

刺伤是指人体被尖锐的器物如铁钉、7 尺果刀、刺刀、刮刀、木刺等所致的损伤，损伤特点是伤口较小、伤道较深、伤口易封闭，因带入铁锈、泥土等其他异物，极易发生感染特别易发生厌氧菌感染。

处理：

1. 仔细探查伤口的深度和方向，彻底清创，去除异物，切除被污染的组织，先后用过氧化氢、生理盐水冲洗，伤口表浅者可行一期缝合。

2. 伤口较小而伤道较深者，或有其他重要组织损伤时，则应适当扩大切开伤口探查，清除异物，修复损伤组织，彻底冲洗后，再逐层缝合，必要时伤口内放负压引流管或其他引流物。

3. 有些伤口污染较重清创后不必一期缝合，于伤口内松散填塞浸有抗生素液的纱布，包扎固定，2 ～ 3 天后打开敷料，如无感染，再予以延期缝合。

（四）狗咬伤

一般狗咬伤时，伤口形状不规则、深浅不一，易发生感染；若为疯狗咬伤，除有一般狗咬伤后的特点外，还有发生狂犬病的可能。

处理：立即用生理盐水反复冲洗伤口，洗净沾污的唾液。若伤口仅为齿痕者，局部可涂以碘酒、不包扎。若伤口较深，则因遵循外科处理原则进行清创处理，彻底切除被咬伤的组织。敞开引流暂不缝合伤口，也可将多处伤口按一定形状统一划区切除，清创后将伤口缝合。若怀疑或确定是疯狗咬伤，伤口彻底清理后不作一期缝合，并在伤口周围注射狂犬病免疫血清，同时按规定注射狂犬疫苗。

（五）牲口咬伤

最常见为驴咬伤。驴性倔犟，俗有"死咬不放，驴咬对口"之说。被牲口咬伤后，伤口大而不规则，撕裂严重，易发生感染。

处理：按照外科清创缝合原则进行伤口局部处理。皮肤组织缺损时，可利用周围正常皮肤转移皮瓣修复。血管、神经、肌腱损伤时，给予相应的皮瓣移植修复。

（六）毒蛇咬伤

蛇类分布较广，被毒蛇咬伤后，蛇的毒素注入人体，可引起神经、血液中毒，严重者可引起死亡。

处理：

1. 立即绑扎肢体，在咬伤近侧 5 cm ～ 10 cm 处用止血带或绷带绑扎，达到阻滞静脉和淋巴回流的目的，然后挤压伤口周围，排出毒液。同时服用有效蛇药，半小时后解除绑扎。

2. 局部用冷水或冰湿敷降温，可减少毒素吸收。

3. 清洗、消毒局部皮肤，以伤口为中心做"+"或"#"形切开，使毒液流出。

4. 同时配合胰蛋白酶、抗毒血清注射及一般支持疗法等综合治疗。

（七）蜂蜇伤

最常见者为蜜蜂或黄蜂蜇伤，伤后局部红肿、疼痛，数小时后即消退。一般无全身症状，有的可发生荨麻疹、水肿等过敏表现。

处理：

1. 伤后即用碱性溶液，如 3% 氨水、肥皂水、3% 碳酸氢钠溶液冲洗局部中和。

2. 用手挤压伤口处，促使毒液排出。也可采用民间火罐拔毒。

3. 疼痛明显者用 1% 普鲁卡因伤口周围封闭注射。

4. 局部剧痒或有其他过敏症状者，给予抗组胺药治疗。

第五节　其他诊疗技术

一、选择性血管造影

最常应用 Seldinger 经股动脉穿刺法，或根据需要经肱动脉、腋动脉或锁骨下动脉穿刺插管，行腹腔内脏器、脑、盆腔、四肢、冠状动脉等造影。

（一）选择性腹部动脉造影

可选择的动脉有：腹腔动脉、肠系膜上动脉、肠系膜下动脉、肝动脉、脾动脉、胃左动脉等。

主要用于：

1. 消化道出血的诊断和定位。出血速度超过 0.5 ml/min 即可显影。

2. 肝、脾、胰、肾等的出血以及肿瘤、囊肿等占位性病变。

3. 肠系膜动脉急性阻塞和慢性缺血综合征。

4. 腹部血管的血管瘤、动静脉畸形等的诊断与定位。

5. 通过脾动脉或肠系膜上动脉造影显示门静脉等。

（二）选择性冠状动脉造影

用于确定冠状动脉硬化及其阻塞病变的部位、范围和严重程度，对决定冠状动脉旁路移植术指征和手术方法有重要价值。

（三）选择性脑血管造影

主要用于颅内肿瘤、脓肿、血肿、动脉瘤、动静脉畸形、动脉阻塞性病变以及颅脑外伤后等的诊断和定位。

二、介入治疗

介入治疗是指在 X 线影像监视下应用穿刺针穿刺或导管插入体腔内，采集标本，灌注药物等进行诊断和治疗的技术。

分为：血管性和非血管性两类。

血管性介入治疗是指将导管插入血管腔内，根据造影确定的病变部位、范围和性质，进行血管栓塞、血管成形、药物灌注、溶栓术、内支架置放和异物取出等治疗。

（一）选择性动脉栓塞术

术前应先作选择性动脉造影以确定病变性质、部位和范围等，然后将导管置于拟栓塞的血管部位，经注入少量造影剂证实位置合适后，再经导管注入栓塞物。

用于栓塞物主要有自体血凝块、吸收性明胶海绵、碘油乳剂、聚乙烯醇、不锈钢圈等。

主要作用：

1. 脏器如胃、十二指肠、肝、骨盆等的病变或损伤引起的急性动脉性出血的止血。

2. 肝、肾、盆腔脏器等原发或转移性肿瘤的姑息治疗，可控制出血、减轻疼痛，使肿瘤缩小，灌注化疗药物。

3. 治疗动静脉畸形或异常。

4. 作为某些手术前的处理，以减少手术出血。

不良反应：

选择性动脉栓塞术的反应与栓塞部位和范围有关。多见腹痛、恶心、呕吐等胃肠道反应以及头痛、发热等全身反应，异位栓塞、并发感染致脓毒血症等是较严重的并发症。

（二）灌注药物治疗

主要适用于：

1. 消化道出血，常用药物为血管升压素、生长抑素等。

2. 恶性肿瘤的抗癌药物灌注，常用药物为氟尿嘧啶、表柔比星、丝裂霉素等。

3. 溶栓治疗，常用药物如链激酶、尿激酶、蝮蛇抗栓酶等。

4. 肠缺血如肠系膜血管闭塞以及周围血管痉挛性疾病，常用药物如罂粟碱、妥拉唑啉等。

（三）非血管性介入治疗

1. 经皮穿刺活组织检查。

2. 经皮穿刺抽吸引流或造瘘术。

3. 胆道及泌尿道的介入性取石、碎石。

4. 管道狭窄的扩张及支撑导管或内支架管置放。

三、内镜外科

（一）纤维胃镜、十二指肠镜

对于食管、胃、十二指肠的炎症、糜烂、溃疡、息肉、肿瘤、憩室、静脉曲张等均可直接观察和做必要处理。

对胃癌、食管癌、十二指肠癌可直接活检，对上消化道出血可迅速做出定位诊断和病因诊断。

其他治疗：

1. 经内镜电凝切除：用于治疗息肉等良性病变。

2. 经内镜下止血　包括有：

主要用于食管曲张静脉破裂出血时紧急止血。

注射硬化剂：硬化剂注射是在内镜下，配合应用特殊的外套管，向曲张静脉内或其周围注射硬化剂，以使血管内血栓形成并机化，以及静脉周围水肿、纤维增生使静脉瘪陷，从而达到止血的目的。常用硬化剂有 5% 氨基乙醇油醇(EO)、5% 鱼肝油酸钠。硬化剂注射止血效果较确切，且可反复注射。

食管曲张静脉结扎术是采用特殊的装置将橡皮圈套扎在曲张静脉基部，此方法也简单有效。

3. 逆行胰胆管造影及 Oddi 括约肌切开术　逆行胰胆管造影 (ERCP) 是目前胰腺癌主要诊断手段，在梗阻性黄疸的鉴别诊断中有重要意义。它同时对胆道的肿瘤、结石、炎症、狭窄等都有较高的诊断价值。

（二）纤维结肠镜

纤维结肠镜可检查整个结肠，甚至可达末端回肠 20 ～ 50 cm。

适用于：

1. 原因不明的下消化道出血的定位和诊断。

2. 结肠良性或恶性新生物，可明确病变范围，并取活检以确定其性质。

3. 对单发结肠息肉可用电凝圈套摘除，对多发息肉可明确其范围以便动态观察。

4. 对钡灌肠不能确诊的如溃疡性结肠炎等可协助诊断。

5. 结肠癌术后复查。

并发症：

最主要和严重的并发症是穿孔，穿孔多发生在乙状结肠与降结肠交界和结肠脾区等处。

（三）纤维胆道镜

纤维胆道镜可以进入三级甚至更细的胆管。

作用：

1. 直接观察胆道内部情况。

2. 可以通过取石钳、取石网、活检钳等通过 T 管窦道清除肝内外胆管结石。

3. 可以进行活组织检查以明确肝内外胆管狭窄的性质以及发现肿瘤。

并发症：发热、窦道穿破、膈下及肝下胆汁积聚等。

（四）泌尿系统内镜

在传统的硬性膀胱镜基础上，近年来又发明了输尿管肾盂镜、经皮肾镜及可曲性的纤维膀胱尿道镜等。

（五）关节腔内镜

可以通过小切口在直视下对关节内的组织和病变进行诊断，并完成手术。

目前已用于髋、膝、肩、肘、距小腿（踝）等关节。

四、超声诊断和介入超声学

（一）超声

超声是频率超过 2 万 Hz 的声波。超声诊断就是利用超声的物理特性，使用仪器将超声在人体中传播时发生的各种信号用波形、曲线或图像的方式显示，用以诊断疾病。目前超声诊断常用的是脉冲反射法，即是将超声发射到体内在组织中传播时，遇到声阻抗不同的界面，便发生反射。

常用的超声仪器类型：

1.A 型超声诊断仪 亦称超声示波仪。

2.B 型超声诊断仪 亦称超声显像仪，应用最广泛。

3.M 型超声心动图仪 主要对心血管疾病的诊断具有特殊的意义。

4.D 型超声血流仪 是应用多普勒效应探测血液流动和脏器活动。

超声诊断在外科的应用：

1. 腹部 主要是 B 型超声用来进行肝、脾、肾、胰等实质脏器和胆道系统的检查。可观察这些脏器的大小、形态、位置，测定其径线值。对诊断和区别各种囊性、均质或非均质实质性占位病变有重要意义。B 型超声对观察胆囊的大小、形态、功能，诊断结石、炎症、肿瘤均有重要价值。

2. 心血管 包括 A 型、B 型、M 型、D 型超声等方法，可用来观察心脏形态和各种结构的连续关系。探查瓣膜活动状态，测定腔室大小，故可对先天性心脏疾病、房室瓣膜和心室腱索疾病、心腔内占位、心室壁改变以及心包腔积液等提供很有价值的诊断学依据。

D 型超声可用于血管疾病如颈动脉、四肢动脉狭窄和阻塞性疾病，可显示出狭窄和阻塞部位。

3. 甲状腺及乳腺超声 可显示有无肿物及肿物的囊性或实性，测定肿物的大小，确定其与周围组织的关系；肿物的分布及边界。可有助于区分肿物的良恶性。

4. 泌尿生殖系 可观察脏器大小、形态、结构、位置；鉴别囊性或实性性占位病变，用来确诊多囊肾、肾结石、肾积水；还可以测定膀胱容量和残余尿量；可对膀胱肿瘤和结石做出诊断；通过伸入在直肠内的探头，可获得前列腺、后尿道等疾病的诊断。

（二）介入超声

指应用超声显像设备通过介入性方法达到诊断目的的技术，主要有：

1. 超声引导下穿刺活检和标本采集。

2. 超声引导下经皮穿刺造影。

3. 超声引导下经皮穿刺引流术或治疗。

4. 内镜超声。

5. 术中超声。

五、放射性核素诊断

当放射性药物进入人体后，放射性核素集聚在某些脏器和组织后参与某些代谢过程，或流经某些通道。通过放射性探测器在体表测定放射性活度和变化，便可判断体内某组织和脏器的解剖和生理改变。临床应用的放射性核素和放射性药物中 ^{99m}Tc 应用最广泛。放射性核素诊断技术几乎应用到全身各个系统。

在外科的应用：

（一）甲状腺：

主要用于甲状腺结节的功能判断和良恶性的鉴别诊断。

甲状腺扫描可发现异位甲状腺及不易摸清的甲状腺肿大。

（二）肝胆系统

主要包括肝实质、胆道、肝血池和肝内肿瘤显影。

主要用于：

1. 诊断肝内占位性病变。

2. 了解肝脏大小、形态、位置及判断上腹部包块与肝脏关系。

3. 肝血池显影是诊断肝血管瘤的重要方法。

（三）肾脏

常用的是放射性核素图和肾显影技术，用以判断肾功能、尿路梗阻和移植肾功能的监测。

（四）骨

原发性骨恶性肿瘤在放射性核素骨显影中的阳性率达 70%～90%，且常较 X 线平片更早期发现肿瘤病灶。

骨转移性肿瘤放射性核素显影阳性率较高。

（五）神经系统

脑扫描较广泛，对脑肿瘤显影阳性率达 78%～97%，对脑血栓、脑出血、脑脓肿以及颅脑损伤的诊断均有帮助。

（六）心血管及肺

可用于冠心病、心肌梗死以及肺动脉栓塞等的诊断。

六、电子计算机 X 线断层扫描（CT）

CT 是电子计算机技术和 X 线照相技术相结合的产物。CT 扫描是一种体层照相。它利用的仍是 X 线，与 X 线照相不同的是，接收透射过体层面 X 线的不是胶片，而是高灵敏度的检测器。

（一）头颅检查

是颅脑病变的首选方法，可诊断脑肿瘤、脑血管病并发症（梗死或出血）、脑脓肿、脑外伤、寄生虫病及先天发育畸形。

（二）腹部

CT 可以详细、清晰地显示肝胰脾肾的解剖形态和实质结构，可扫出大部分原发性或转移性、良性或恶性肿瘤，诊断的正确率可达 90%，对梗阻性黄疸和肝细胞性黄疸的鉴别诊断，对胰腺疾病、胆总管下端病变，对腹腔肿块及腹膜后肿块的发现及鉴别诊断，CT 均优于 B 超检查。

（三）胸部

CT 可以分辨密度差异很小的软组织，因而对纵隔病变、肺内小病灶的检出有较高的诊断价值。

（四）盆部

CT 可用于膀胱、子宫及附件肿瘤的诊断，并能检出盆腔淋巴结转移。为了增加病变组织与正常组织显示密度的差异，可采用静脉注射碘造影剂加强对比的方法，以提高分辨能力。

（李兴泽）

第二章 颈部常见疾病

第一节 颈部疾病

一、颈淋巴结结核

颈淋巴结结核中医称为"瘰疬"，多见于儿童，好发于颈部及耳后，起病缓慢，初起时可见颈部一侧或两侧结核如豆，皮色不变，推之能动，不觉疼痛；以后逐渐增大，肿块与皮肤粘连，推之不能活动，累累如串珠状，如液化成脓时，按之有波动感，皮色转暗红；后期如溃破，脓水清稀，夹有破絮状物质，疮面苍白，四周皮肤紫暗，可形成窦道，伴食欲不佳，潮热，盗汗，面色苍白，头晕，全身不适感觉。结核杆菌大多经扁桃体、龋齿侵入，少数继发于肺或支气管的结核病变。但只有在人体抗病能力低下时，才能引起发病。确诊可依据结核菌素试验及摄胸片。

（一）临床表现和诊断

随着结核原发灶在不同部位，颈淋巴结结核可以发生在颏下、颌下、两侧颈部。初期为一个或数个淋巴结，常呈串状，质地硬、边界清，与皮肤及周围组织无粘连，活动度大，无触痛；继则淋巴结推动的结节样团块；晚期干酪样坏死，形成寒性脓肿，有波动感，破溃后形成经久不愈的窦道和溃疡，流出豆渣样或稀薄的脓液，窦道和溃疡创面呈暗红色，皮肤呈浅表萎缩，肉芽苍白。随着患者抵抗能力的增强和有效的抗结核治疗。病变可钙化，局部形成不规则的瘢痕。

当溃破的淋巴结继发细菌感染时，可见急性化脓性感染的症状和体征。

在结核性淋巴结炎发病过程中，少数患者可有低热、盗汗、食欲不振、消瘦等全身中毒症状。

根据结核病接触史或自身结核病史，全身的结核病中毒症状，局部的症状，体征，颈淋巴结核的诊断应无困难，尤其是寒性脓肿破溃形成经久不愈的窦道时，诊断应无大疑问。若诊断困难时，可行胸部透视，有无肺部结核。儿童可做结核菌素试验，协助诊断，当仅有颈部淋巴结肿大，诊断有困难时，可行淋巴结穿刺或切取活检。

在怀疑颈淋巴结结核时，应考虑到与以下疾病相鉴别。

1.慢性淋巴结炎　颈淋巴结结核早期很难与慢性淋巴结炎相鉴别。两者都可以没有明显的全身症状。在引起慢性淋巴结炎的原发感染灶消失后，淋巴结肿大可以长期存在。

2.恶性淋巴瘤　恶性淋巴瘤往往还伴随颈部以外身体其他部位的肿大淋巴结，还常伴有脾大、肝大，血常规检查都可以有淋巴细胞增多。

3.颈部淋巴结转移癌　该淋巴结往往质硬、生长较快，融合成团者有时固定、活动度小，压痛不明显，多无红、热表现。

（二）治疗

1.全身治疗　适当注意休息及营养，应用抗结核药物，口服异烟肼1～2年，若伴有其他病变时，应加用利福平、乙胺丁醇、链霉素等。

2.局部治疗

(1) 封闭疗法：脓肿尚未形成时，可做 0.5% 异烟肼 6 ml 加 0.5% 普鲁卡因 10 ml，于淋巴结作封闭治疗，每周 2 次。

(2) 放射治疗：适用于淋巴结病变范围较广、界限不甚清楚、临床上无液化者，多数淋巴结可钙化。但过强、过多的照射，反可使病变淋巴结液化、破溃、溃疡，应引起注意。

(3) 抽除脓液，局部给药：形成寒性脓肿时，可在无菌条件下将脓液吸净，并向脓腔内注入5%异烟肼 6 ml 和 10% 链霉素 2 ml，每周 2 次。

(4) 手术摘除：对单发、无混合感染，较大可活动的淋巴结，可行手术摘除。

(5) 清创：对寒性脓肿形成的窦道及溃疡无继发感染者，可行刮除术，将结核组织全部刮净，然后在脓腔内置链霉素，伤口不加缝合。

(6) 切开引流：当寒性脓肿继发感染时，应先切开引流，控制感染，以后再考虑清创术。

二、颈部肿块

颈部肿块可以是颈部或非颈部疾病的共同表现。据统计，恶性肿瘤、甲状腺疾患及炎症、先天性疾病和良性肿瘤各占颈部肿块的1/3。其中恶性肿瘤占有相当比例，所以颈部肿块的鉴别诊断就具有重要意义。

（一）肿瘤

1.原发性肿瘤 良性肿瘤有甲状腺瘤、舌下囊肿、血管瘤等。恶性肿瘤有甲状腺癌、恶性淋巴瘤 (包括霍奇金病、非霍奇金淋巴瘤)、唾液腺癌等。

2.转移性肿瘤 原发病灶多在口腔、鼻咽部、甲状腺、肺、纵隔、乳房、胃肠道、胰腺等处。

（二）炎症

急性、慢性淋巴结炎，淋巴结结核，唾液腺炎，软组织化脓性感染等。

（三）先天性畸形

甲状舌管囊肿或瘘、胸腺咽管囊肿或瘘、囊状淋巴管瘤 (囊状水瘤)、颏下皮样囊肿等。

根据肿块的部位 (表 2-1)，结合病史和检查发现，综合分析，才能明确诊断。病史询问要详细，体格检查要仔细、全面，不要只注意局部。根据以上线索，选择适当的辅助检查，必要时可穿刺或切取活组织检查。

表 2-1 颈部各区常见肿块

部位	单发性肿块	多发性肿块
颌下颏下区	颌下腺炎、颏下皮样囊肿	急、慢性淋巴结炎
颈前正中区	甲状舌管囊肿、各种甲状腺疾病	
颈侧区	胸腺咽管囊肿、囊状淋巴管瘤、颈动脉体瘤、血管瘤	急、慢性淋巴结炎、淋巴结结核、转移性肿瘤、恶性淋巴瘤
锁骨上窝	纤维瘤、脂肪瘤	转移性肿瘤、淋巴结结核
颈后区	腮腺炎、腮腺多形性腺瘤或癌	急、慢性淋巴结炎
腮腺区	单发性肿块	

（四）几种常见的颈部肿块

1. 慢性淋巴结炎　多继发于头、面、颈部的炎症病灶。肿大的淋巴结散见于颈侧区或颌下、颏下区。在寻找原发病灶时，应特别注意肿大淋巴结的淋巴接纳区域。常需要与恶性病变鉴别，必要时应切除肿大的淋巴结做病理检查。

2. 转移性肿瘤　约占颈部恶性肿瘤的 3/4，在颈部肿块中，发病率仅次于慢性淋巴结炎和甲状腺疾病。原发癌灶绝大部分 (85%) 在头颈部，尤以鼻咽癌和甲状腺癌转移最为多见。锁骨上窝转移性淋巴结的原发灶，多在胸腹部 (肺、纵隔、乳房、胃肠道、胰腺等)；但胃肠道、胰腺癌肿多经胸导管转移至左锁骨上淋巴结。

3. 恶性淋巴瘤　包括霍奇金病和非霍奇金淋巴瘤，来源于淋巴组织恶性增生的实体瘤，多见于男性青壮年。肿大的淋巴结常先出现于一侧或两侧颈侧区，以后相互粘连成团，生长迅速。需依靠淋巴结病理检查确定诊断。

4. 甲状舌管囊肿　是与甲状腺发育有关的先天性畸形。胚胎期，甲状腺是由口底向颈部伸展的甲状腺舌管下端发生的。甲状腺舌管通常在胎儿 6 周左右自行闭锁，若甲状腺舌管退化不全，即可形成先天性囊肿，感染破溃后成为甲状舌管瘘。本病多见于 15 岁以下儿童，男性为女性的 2 倍。表现为在颈前区中线、舌骨下方有直径 1～2 cm 的圆形肿块。境界清楚，表面光滑，有囊性感，并能随吞咽或伸、缩舌而上下移动。治疗宜手术切除，需切除一段舌骨以彻底清除囊壁或窦道，并向上分离至舌根部，以免复发。

三、颈部软组织

（一）病因

长期低头工作，头经常处于前屈的姿势，使颈椎间盘前方受压，髓核后移，刺激纤维环及后纵韧带，从而产生不适症状。亦可由于超时限活动损伤或急性颈部损伤未得到良好治疗所致。

（二）临床表现

1. 颈部急性软组织损伤　是指由于各种机械外力因素所引起的颈部肌肉、肌腱、韧带的不同程度损伤，以局部疼痛、肿胀、功能活动受限为主要特征。颈部急性软组织损伤：有颈部疼痛，疼痛可向枕、肩、臂部放射、受伤肌群肿胀、活动受限，颈部僵硬。

2. 颈部慢性软组织劳损　相对于急性软组织损伤的慢性软组织劳损，则是由于长时间在电脑前写作，低头工作，由于颈部经常处于前屈的姿势，肌肉长久绷紧，就会发生疲劳、充血、水肿，纤维退化就会发生比较早，局部容易发生无菌性炎症，疼痛难受。颈部好发的部位，常在提肩胛肌附着点的两端，肩胛骨的内上角，引起肩周炎 (落枕) 和枕大神经痛。

(1)"落枕"："落枕"是肩胛骨内上角的肌腱炎，俗称"落枕"，是肩周炎的一种，肩胛骨的内上角是提肩胛肌，小菱形肌和斜方肌等肌肉的下方附着点，(上方止点在枕外粗隆)，由于长时间的伏案工作，容易劳损，肌腱发炎时可以引起俗称"落枕"，是由附着在它上面的肌肉的无菌性炎症引起。其症状有颈部肌肉发僵，疼痛的时候转颈部困难，疼痛可以沿着提肩胛小菱形肌向颈部放射，常常误诊为颈椎病。

(2)枕大神经疼：枕大神经痛是由于枕外粗隆骨隆起地方，按之有压痛，肩周炎时附着在粗隆部的肌肉发炎，发炎肌肉痉挛收缩致枕大神经和其伴行血管被卡压所致枕项部和颅顶后半侧部麻木、酸胀以及头颈部活动受限、有时伴有头疼头晕乏力。

由于长期卡压必然导致该区域神经体液供应障碍，平衡失调，慢性无菌性炎症，进而组织增殖硬化粘连，特别在疲劳、天气变化、湿冷等因素刺激作用下，都能加剧对血管神经的卡压和粘连程度，产生各种各样的临床症状和体征。

（三）检查

1. 颈部急性软组织损伤检查　颈部向一侧偏斜，受伤肌群痉挛，有压痛点及触及肿胀肌纤维索条，作颈部活动检查，可确定受伤肌群，胸锁乳突肌和斜方肌受伤时，头颈转动活动受限；斜方肌损伤时，耸肩疼痛加重。有的可见邻近神经受压症状。需要做 X 线检查，以除外合并颈椎和椎间盘损伤。

2. 颈部慢性软组织损伤检查　落枕检查：压痛点在肩胛骨内上角。

（四）治疗

1. 颈部急性软组织损伤　止痛，颈部制动，必要时可局部封闭治疗。

2. 颈部慢性软组织损伤

(1)"落枕"：止痛，选吃一种消炎止痛药：如扶他林或布洛芬等，在止点上方垂直它的肌纤维左右拨动按摩一二分钟以后，症状即可以缓解，也可以在局部压痛点处贴麝香壮骨膏，再做向后伸展的椅子操，可以治疗和预防。

(2) 枕大神经痛：解除枕大神经行程中的压迫是治疗枕大神经痛的关键。

①消除瘀血水肿，放松痉挛肌肉，从而减轻症状　疼痛时显著可用扶他林或卡马西平。局部用法斯通或油精按摩风池旁的枕外粗隆骨隆起地方，按摩以后觉得很轻松。

②封闭治疗　如 1%～2% 普鲁卡因 2 毫升加得宝松 1 毫升在枕外粗隆骨隆处封闭，症状可缓解。

③枕大神经的运动医疗体操　通过颈部各方向的放松性运动，活跃颈椎区域血液循环，消除瘀血水肿，同时牵伸颈部韧带，放松痉挛肌肉，从而减轻症状；增强颈部肌肉，增强其对疲劳的耐受能力，改善颈椎的稳定性，从而巩固治疗效果，防止反复发作。辅助做叶氏椅子操，能很有效防治由于颈椎活动频繁，使神经在关节肌肉韧带等走行转折处或骨纤维孔、纤维管道内受到长期的慢性刺激，而产生慢性水肿、纤维化等病理损伤。

四、甲状舌管囊肿和瘘管

甲状舌管囊肿和瘘管是胚胎期甲状腺发生过程中的甲状舌管闭合不全，或有上皮残留而形成。本病多位于舌盲孔至胸骨上切迹间的颈中线上，偶有偏离中线。

（一）临床表现

本病好发于青少年，成年较少。部位皆居颈中线位，大多在舌骨与甲状腺之间，仅 1/5 病例位于舌骨之上部位。

（二）影像学检查

1.X 线用探针穿入囊肿或瘘管注入造影剂，可以了解其走向和长度，明确诊断。

2.B 超可探及低回声区及导管。

（三）治疗

将囊肿或瘘管完全切除，婴儿或儿童的甲状舌管囊肿可暂不处理，至成年后再予以切除。如果瘘管穿过舌骨应将舌骨与瘘管连着处切除。

五、鳃源性囊肿与瘘

鳃源性囊肿与瘘是由于各对腮裂未完全退化的组织发育而成，向外开口形成瘘管或窦道，无外口时形成囊肿。瘘管较囊肿为多见，大多数在婴儿时期发现；而囊肿则出现较晚，在儿童或青年时期发生。男女的发病率并无差别。

（一）病理

鳃囊肿和瘘管的内层为复层鳞状上皮细胞，其中可见毛囊、皮质腺和汗腺，部分囊肿和瘘管的内层为柱状或细毛状上皮细胞，与呼吸道上皮相同。囊内容物的性质根据各种内层上皮细胞而不同，内层细胞如为鳞状上皮细胞，则囊内容物为浑浊的水样或乳状液体；如为柱状上皮细胞，则内容为黏稠的液体。发生感染时，内容物就变成脓性，液体中多含有大量的胆固醇。

（二）临床表现

约50%的患者在出生后即可见，余者亦在出生后数年内发现，成人少见。囊肿常自限生长，约15 cm。位于下颌角与胸骨切迹之间，胸锁乳突肌前缘，上1/3处为多。囊肿软，有波动，基底部活动受限。并发感染时，可有相应细菌感染表现，有时可伴迷走神经压迫症状。穿刺囊肿，可为清亮黏液。外瘘，瘘口较小，仅有少量黏液分泌物间歇性排出。

（三）影像学检查

1.B超可提示囊性。

2.CT可进一步明确肿块性质及与周围组织器官关系。

（四）治疗

手术是唯一治疗方法。需切除全部囊肿瘘管。直达内口端予以切断缝扎。

六、颈部囊状水瘤

囊状水瘤为源于淋巴组织的先天性疾病。胚胎时期，颈囊发育成淋巴系统的过程中，部分淋巴组织发生迷走，并形成囊状水瘤。多数做出生后即出现，90%发生在2岁以前，成年后出现者较少。本病虽属良性，但在生长过程中可向颈部各处伸展。壁薄，覆有内皮细胞。囊液为透明微黄色的淋巴液。

（一）临床表现

多数做出生后即出现，90%发生在2岁以前，成年后出现者较少。多位于颈后三角区，囊肿大小不一，较小时，无症状而不被发现，较大时可占据整个颈侧部，向上达颊部及腮腺区，向前超过颈正中线，向下达锁骨下窝和腋窝，向后达肩部。囊肿质柔软，有弹性，多为多房性，囊壁甚薄，囊内为清亮液体，透光试验阳性。尽管囊肿很大，除出现头颈部活动略受限外，很少出现压迫症状。若继发感染或囊内出血时，囊肿迅速增大，可伴局部疼痛。

（二）治疗

囊状淋巴管病以手术治疗为佳。

第二节 甲状腺疾病

一、单纯性甲状腺肿

单纯性甲状腺肿又称非毒性甲状腺肿，是由于缺碘、碘过量、致甲状腺肿物质或先天性缺陷等因素，导致甲状腺激素生成障碍或需求增加，使甲状腺激素相对不足、垂体分泌 TSH 增多致甲状腺代偿性肿大，但不伴有甲状腺功能异常。肿大甲状腺组织继而不规则增生和再生，出现结节则称结节性甲状腺肿。分为地方性和散发性甲状腺肿。

(一) 病因

单纯性甲状腺肿的病因可分为三类：

1. 甲状腺素原料 (碘) 缺乏 环境缺碘是引起单纯性甲状腺肿 (simple goiter) 的主要因素。高原、山区土壤中的碘盐被冲洗流失，以致饮水和食物中含碘量不足，因此，这部分区域的居民患此病的较多，故又称"地方性甲状腺肿" (endemic goiter)。由于碘的摄入不足，无法合成足够量的甲状腺素，便反馈性地引起垂体 TSH 分泌增高并刺激甲状腺增生和代偿性肿大。初期，因缺碘时间较短，增生、扩张的滤泡较为均匀地散布在腺体各部，形成弥散性甲状腺肿，随着缺碘时间延长，病变继续发展，扩张的滤泡便聚集成多个大小不等的结节，形成结节性甲状腺肿 (nodular goiter)。有的结节因血液供应不良发生退行性变时，还可引起囊肿或纤维化、钙化等改变。

2. 甲状腺素 需要量增高青春发育期、妊娠期或绝经期的妇女，由于对甲状腺素的需要量暂时性增高，有时也可发生轻度弥散性甲状腺肿，叫作生理性甲状腺肿。这种甲状腺肿大常在成年或妊娠以后自行缩小。

3. 甲状腺素合成和分泌的障碍。

(二) 临床表现

女性多见，一般无全身症状。甲状腺不同程度地肿大，能随吞咽上下活动。病程早期，甲状腺呈对称、弥散性肿大，腺体表面光滑，质地柔软，随吞咽上下移动。随后，在肿大腺体的一侧或两侧可扪及多个 (或单个) 结节；通常存在多年，增长缓慢。当发生囊肿样变的结节内并发囊内出血时，可引起结节迅速增大。甲状腺不同程度的肿大和肿大结节对周围器官引起的压迫症状是本病主要的临床表现。单纯性甲状腺肿体积较大时可压迫气管、食管和喉返神经，出现气管弯曲、移位和气道狭窄影响呼吸。开始只在剧烈活动时感觉气促，发展严重时，甚至休息睡觉也有呼吸困难。受压过久还可使气管软骨变性、软化。少数喉返神经或食管受压的患者可出现声音嘶哑或吞咽困难。

病程长久、体积巨大的甲状腺肿，可下垂于颈下胸骨前方。甲状腺肿向胸骨后延伸生长形成胸骨后甲状腺肿，易压迫气管和食管，还可能压迫颈深部大静脉，引起头颈部静脉回流障碍，出现面部青紫、肿胀及颈胸部表浅静脉怒张。

此外，结节性甲状腺肿可继发甲亢，也可发生恶变。

（三）诊断

检查发现甲状腺肿大或结节比较容易，但临床上更需要判断甲状腺肿及结节的性质，这就需要仔细收集病史，认真检查，对于居住于高原山区缺碘地带的甲状腺肿患者或家属中有类似病情者常能及时做出地方性甲状腺肿的诊断。

（四）预防

全国各地已普遍进行了甲状腺肿的普查和防治工作，发病率已大大降低。

在流行地区，甲状腺肿的集体预防极为重要，一般补充加碘盐。

（五）治疗

1. 青春发育期或妊娠期的生理性甲状腺肿，可以不给药物治疗，应多食含碘丰富的海带，紫菜等。

2. 20 岁以前年轻人弥散性单纯性甲状腺肿者，可给以少量甲状腺素，以抑制垂体前叶促甲状腺激素的分泌。常用剂量为 15 ～ 30 mg，每日两次，口服，3 ～ 6 个月为一疗程。

3. 如有以下情况者，应及时行手术治疗，施行甲状腺大部切除术。

(1) 已发展成结节性甲状腺肿者

(2) 压迫气管、食管、喉返神经或交感神经节而引起临床症状者。

(3) 胸骨后甲状腺肿。

(4) 巨大甲状腺肿，影响工作生活者。

(5) 结节性甲状腺肿继发有功能亢进者。

(6) 结节性甲状腺肿疑有恶变者。

二、甲状腺功能亢进

甲状腺功能亢进（甲亢，hyperthyroidism）是由各种原因引起循环中甲状腺素异常增多而出现以全身代谢亢进为主要特征的疾病总称，分为：原发性、继发性和高功能腺瘤三类。①原发性甲亢最常见，是指在甲状腺肿大的同时，出现功能亢进症状。患者年龄多在 20 ～ 40 岁之间。表现为腺体弥散性、两侧对称肿大，常伴有眼球突出，故又称"突眼性甲状腺肿"(exophthalmic goiter)。②继发性甲亢较少见，如继发于结节性甲状腺肿的甲亢，患者先有结节性甲状腺肿多年，以后才出现功能亢进症状。发病年龄多在 40 岁以上。腺体呈结节状肿大，两侧多不对称，无突眼，容易发生心肌损害。③高功能腺瘤，少见，甲状腺内有单或多个自主性高功能结节，无突眼，结节周围的甲状腺组织呈萎缩改变。

（一）分类

按引起甲亢的原因可分为：原发性、继发性和高功能腺瘤三类。

1. 原发性甲亢　最常见，是指在甲状腺肿大的同时，出现功能亢进症状。患者年龄多在 20 ～ 40 岁之间。腺体肿大为弥散性，两侧对称，常伴有眼球突出，故又称"突眼性甲状腺肿"。

2. 继发性甲亢　较少见，如继发于结节性甲状腺肿的甲亢，患者先有结节性甲状腺肿多年，以后才出现功能亢进症状。发病年龄多在 40 岁以上。腺体呈结节状肿大，两侧多不对称，无眼球突出，容易发生心肌损害。

3. 高功能腺瘤　少见，甲状腺内有单发的自主性高功能结节，结节周围的甲状腺组织呈萎缩改变。患者无眼球突出。

（二）临床表现

甲状腺激素是促进新陈代谢，促进机体氧化还原反应，代谢亢进需要机体增加进食；胃肠活动增强，出现便次增多；虽然进食增多，但氧化反应增强，机体能量消耗增多，患者表现体重减少；产热增多表现怕热出汗，个别患者出现低热；甲状腺激素增多刺激交感神经兴奋，临床表现心悸、心动过速，失眠，对周围事物敏感，情绪波动，甚至焦虑。

甲亢患者长期没有得到合适治疗，会引起消瘦和甲亢性心脏病。患者消瘦常常容易患急性传染病感染致残或死亡。甲亢性心脏病引起心脏扩大，心律失常、心房纤颤和心力衰竭，患者丧失劳动力，甚至死亡。

（三）诊断

甲亢常用的特殊检查方法如下：

1. 基础代谢率测定 可根据脉压和脉率计算，或用基础代谢率测定器测定。后者较可靠，但前者简便。常用计算公式为：基础代谢率 =(脉率 + 脉压)-111(脉压单位为 mmHg)。测定基础代谢率要在完全安静、空腹时进行。正常值为 ±10%；增高至 +20% ～ 30% 为轻度甲亢，+30% ～ 60% 为中度，+60% 以上为重度。

2. 甲状腺摄碘率的测定 正常甲状腺 24 小时内摄取的碘量为人体总量的 30% ～ 40%。如果在 2 小时内甲状腺摄取碘量超过人体总量的 25%，或在 24 小时内超过人体总量的 50%，且碘高峰提前出现，均可诊断甲亢。

3. 血清中 T_3 和 T_4 含量的测定 甲亢时，血清 T_3 可高于正常 4 倍左右，而 T_4 仅为正常的 2 倍半，因此，T_3 测定对甲亢的诊断具有较高的敏感性。

（四）治疗

手术是治疗甲亢的主要方法之一。手术的痊愈率达 90% ～ 95%，手术死亡率低于 1%。手术治疗的缺点是有一定的并发症和约 4% ～ 5% 的患者术后甲亢复发，也有少数患者术后发生甲状腺功能减退。

手术行双侧甲状腺次全切除术，手术可选择常规或微创方式。切除腺体量，应根据腺体大小或甲亢程度决定。通常需切除腺体的 80% ～ 90%，并同时切除峡部；每侧残留腺体以如成人拇指末节大小为恰当 (约 3 ～ 4 g)。腺体切除过少容易引起复发，过多又易发生甲状腺功能低下。保留两叶腺体背面部分，有助于保护喉返神经和甲状旁腺。

1. 术前准备 为了避免甲亢患者在基础代谢率高亢的情况下进行手术的危险，术前应采取充分而完善的准备以保证手术顺利进行和预防术后并发症的发生。

(1) 一般准备：对精神过度紧张或失眠者可适当应用镇静和安眠药以消除患者的恐惧心情。心率过快者，可口服利舍平 0.25 mg 或普萘洛尔 (心得安)10 mg，每日 3 次。发生心力衰竭者，应予以洋地黄制剂。

(2) 术前检查：除全面体格检查和必要的化验检查外，还应包括：

1) 颈部摄片，了解有无气管受压或移位；

2) 心电图检查；

3) 喉镜检查，确定声带功能；

4) 测定基础代谢率，了解甲亢程度。

(3) 药物准备：是术前准备的重要环节。

1) 抗甲状腺药物加碘剂：可先用硫脲类药物，待甲亢症状得到基本控制后，即改服 2 周碘剂，再进行手术。由于硫脲类药物能使甲状腺肿大和动脉性充血，手术时极易发生出血，增加了手术的困难和危险，因此，服用硫脲类药物后必须加用碘剂 2 周待甲状腺缩小变硬，血管数减少后手术。此法安全可靠，但准备时间较长。

2) 单用碘剂：适合症状不重，以及继发性甲亢和高功能腺瘤患者。开始即用碘剂，2～3 周后甲亢症状得到基本控制 (患者情绪稳定，睡眠良好，体重增加，脉率＜ 90 次 / 分以下，基础代谢率＜ +20%)，便可进行手术。但少数患者，服用碘剂 2 周后，症状减轻不明显，此时，可在继续服用碘剂的同时，加用硫氧嘧啶类药物，直至症状基本控制，停用硫氧嘧啶类药物后，继续单独服用碘剂 1～2 周，再进行手术。

碘剂的作用在于抑制蛋白水解酶，减少甲状腺球蛋白的分解，从而抑制甲状腺素的释放，碘剂还能减少甲状腺的血流量，使腺体充血减少，因而缩小变硬。常用的碘剂是复方碘化钾溶液，每日 3 次；从 3 滴开始，以后逐日每次增加一滴，至每次 16 滴为止，然后维持此剂量，以两周为宜。但由于碘剂只抑制甲状腺素释放，而不抑制其合成，因此一旦停服碘剂后，贮存于甲状腺滤泡内的甲状腺球蛋白大量分解，甲亢症状可重新出现，甚至比原来更为严重。因此，凡不准备施行手术者，不要服用碘剂。

3) 普萘洛尔：对于常规应用碘剂或合并应用硫氧嘧啶类药物不能耐受或无效者，有主张单用普萘洛尔或与碘剂合用作术前准备。此外，术前不用阿托品，以免引起心动过速。

2. 手术和手术后注意事项

(1) 麻醉通常采用气管插管全身麻醉。

(2) 手术操作应轻柔、细致，认真止血、注意保护甲状旁腺和喉返神经。

(3) 术后观察和护理术后当日应密切注意患者呼吸、体温、脉搏、血压的变化，预防甲亢危象发生。如脉率过快、体温升高应充分注意，可肌肉注射苯巴比妥钠或冬眠合剂 II 号。患者采用半卧位，以利呼吸和引流切口内积血；帮助患者及时排出痰液，保持呼吸道通畅。此外患者术后要继续服用复方碘化钾溶液，每日 3 次，每次 10 滴，共 1 周左右。

3. 手术的主要并发症

(1) 术后呼吸困难和窒息：是术后最严重的并发症，多发生在术后 48 小时内，如不及时发现、处理，则可危及患者生命。常见原因为：

①出血及血肿压迫气管：多因手术时止血 (特别是腺体断面止血) 不完善，偶尔为血管结扎线滑脱所引起。

②喉头水肿：主要是手术创伤所致，也可因气管插管引起。

③气管塌陷：是气管壁长期受肿大甲状腺压迫，发生软化，切除甲状腺体的大部分后软化的气管壁失去支撑的结果。

④双侧喉返神经损伤。

以呼吸困难为主要临床表现。轻者呼吸困难有时临床不易发现，中度者往往坐立不安、烦躁，重者可有端坐呼吸、吸气性三凹征，甚至口唇、指端发绀和窒息。

手术后近期出现呼吸困难，如还有颈部肿胀，切口渗出鲜血时，多为切口内出血所引起。

发现上述情况时，必须立即行床旁抢救，及时剪开缝线，敞开切口，迅速除去血肿；如此时患者呼吸仍无改善，则应立即施行气管插管；情况好转后，再送手术室作进一步的检查、止血和其他处理。因此，术后应常规地在患者床旁放置无菌的气管插管和手套，以备急用。

(2) 喉返神经损伤：发生率约 0.5%。大多数是因手术处理甲状腺下极时，不慎将喉返神经切断、缝扎或牵拉造成永久性或暂时性损伤所致。少数也可由血肿或瘢痕组织压迫或牵拉而发生。损伤的后果与损伤的性质 (永久性或暂时性) 和范围 (单侧或双侧) 密切相关。喉返神经含支配声带的运动神经纤维，一侧喉返神经损伤，大都引起声嘶，术后虽可由健侧声带代偿性地向患侧过度内收而恢复发音，但喉镜检查显示患侧声带依然不能内收，因此不能恢复其原有的音色。双侧喉返神经损伤，视其损伤全支、前支或后支等不同的平面，可导致失声或严重的呼吸困难，甚至窒息，需立即作气管切开。由于手术切断、缝扎、牵拉等直接损伤喉返神经者，术中立即出现症状。而因血肿压迫、瘢痕组织牵拉等所致者，则可在术后数日才出现症状。切断、缝扎引起者属永久性损伤，牵拉、血肿压迫所致则多为暂时性，经理疗等及时处理后，一般可能在 3～6 个月内逐渐恢复。

(3) 喉上神经损伤：多发生于处理甲状腺上极时，离腺体太远，分离不仔细和将神经与周围组织一同大束结扎所引起。喉上神经分内 (感觉)、外 (运动) 两支。若损伤外支会使环甲肌瘫痪，引起声带松弛、音调降低。内支损伤，则喉部黏膜感觉丧失，进食特别是饮水时，容易误咽发生呛咳。一般经理疗后可自行恢复。

(4) 甲状旁腺功能减退：因手术时误伤及甲状旁腺或其血液供给受累所致，血钙浓度下降至 2.0 mmol/L 以下，严重者可降至 1.0～1.5 mmol/L，神经肌肉的应激性显著增高，多在术后 1～3 天出现症状，起初多数患者只有面部、唇部或手足部的针刺样麻木感或强直感，严重者可出现面肌和手足伴有疼痛的持续性痉挛，每天发作多次，每次持续 10～20 分钟或更长，严重者可发生喉和膈肌痉挛，引起窒息死亡。经过 2～3 周后，未受损伤的甲状旁腺增大或血供恢复，起到代偿作用，症状便可消失。切除甲状腺时，注意保留腺体背面部分的完整。切下甲状腺标本时要立即仔细检查其背面甲状旁腺有无误切，发现时设法移植到胸锁乳突肌中等，均是避免此并发症发生的关键。

发生手足抽搐后，应限制肉类、乳品和蛋类等食品 (因含磷较高，影响钙的吸收)。抽搐发作时，立即静脉注射 10% 葡萄糖酸钙或氯化钙 10～20 ml。症状轻者可口服葡萄糖酸钙或乳酸钙 2～4 g，每日 3 次；症状较重或长期不能恢复者，可加服维生素 D_3，每日 5 万～10 万 U，以促进钙在肠道内的吸收。口服双氢速甾醇 (双氢速变固醇)(DTIO) 油剂能明显提高血中钙含量，降低神经肌肉的应激性。定期检测血钙，以调整钙剂的用量。永久性甲状旁腺功能减退者，可用同种异体甲状旁腺移植。

(5) 甲状腺危象：是甲亢术后的严重并发症，是因甲状腺素过量释放引起的暴发性肾上腺素能兴奋现象。临床观察发现，危象发生与术前准备不够、甲亢症状未能很好控制及手术应激有关，充分的术前准备和轻柔的手术操作是预防的关键。患者主要表现为：高热 (＞ 39℃)、脉快 (＞ 120 次 / 分)，同时合并神经、循环及消化系统严重功能紊乱如烦躁、谵妄、大汗、呕吐、腹泻等。若不及时处理，可迅速发展至昏迷、虚脱、休克甚至死亡，死亡率约 20%～30%。

治疗包括:

1) 一般治疗:应用镇静剂、降温、充分供氧、补充能量、维持水、电解质及酸碱平衡等。镇静剂常用苯巴比妥钠 100 mg,或冬眠合剂 II 号半量,肌内注射 6 ~ 8 小时 1 次;降温可用退热剂、冬眠药物和物理降温等综合方法,保持患者体温在 37℃左右;静脉输入大量葡萄糖溶液补充能量,吸氧,以减轻组织的缺氧。

2) 碘剂:口服复方碘化钾溶液,首次为 3 ~ 5 ml,或紧急时用 10% 碘化钠 5 ~ 10 ml 加入 10% 葡萄糖溶液 500 ml 中静脉滴注,以降低血液中甲状腺素水平。

3) 肾上腺素能阻滞剂:可选用利舍平 1 ~ 2 mg 肌肉注射或胍乙啶 10 ~ 20 mg 口服。前者用药 4 ~ 8 小时后危象可有所减轻,后者在 12 小时后起效。还可用普萘洛尔 5 mg 加 5% ~ 10% 葡萄糖溶液 100 ml 静脉滴注。

4) 氢化可的松:每日 200 ~ 400 mg,分次静脉滴注,以拮抗过多甲状腺素的反应。

三、甲状腺炎

(一) 亚急性甲状腺炎 (subacute thyroiditis)

又称 De Quervain 甲状腺炎 (thyroiditis) 或巨细胞性甲状腺炎。常继发于病毒性上呼吸道感染,是颈前肿块和甲状腺疼痛的常见原因。病毒感染可能使部分甲状腺滤泡破坏和上皮脱落引起甲状腺异物反应和多形核白细胞、淋巴细胞及异物巨细胞浸润,并在病变滤泡周围出现巨细胞性肉芽肿是其特征。多见于 30 ~ 40 岁女性。

1. 病因 尚未完全阐明,一般认为和病毒感染有关。证据有:

发病前患者常有上呼吸道感染史,发病常随季节变动且具有一定的流行性。

患者血中有病毒抗体存在 (抗体的效价高度和病期相一致),最常见的是柯萨奇病毒抗体,其次是腺病毒抗体、流感病毒抗体、腮腺炎病毒抗体等。虽然已有报告,从亚急性甲状腺炎患者的甲状腺组织中分离出腮腺炎病毒,但亚急性甲状腺炎的原因是病毒的确实证据尚未找到。

另外,中国人、日本人的亚急性甲状腺炎与 HLA-Bw35 有关联,提示对病毒的易感染性具有遗传因素,但也有患者与上述 HLA-Bw35 无关。

2. 发病机制 目前认为本病的病因多与病毒感染有关,在本病发病前有上呼吸道感染病史,或感冒病史或腮腺炎病史等,患者可常有发热、咽痛周身不爽、乏力及肌肉酸痛等症状,且白细胞数不增多。从患者甲状腺组织中可检出腮腺炎病毒等,并且可治患者血中检出多种病毒的抗体,如柯萨奇病毒、流感病毒腺病病毒及腮腺炎病毒抗体等,少数无特殊感染史的患者可检出其他病毒及抗体等,且其滴度的高低变化多与病程有关。

本病属于自身免疫性疾病的看法也有存在,因为有报告 35.1% ~ 42.0% 的患者可检出抗甲状腺抗原抗体和抗微粒体抗体,但其滴度都不高,很可能系亚急性甲状腺炎损伤所致尚不能肯定是其病因,只能说明在亚急性甲状腺炎时,存在有暂时性的免疫系统功能障碍仍有待深入研究。

甲状腺可呈弥散性或结节性肿大,可达正常大小一倍之多,但不会太大,切面可见透明胶质散在有灰色病灶区。早期镜下多有滤泡上皮细胞消失局部上皮细胞及滤泡周围间隙有中性炎细胞浸润,甲状腺上皮细胞可有变性与坏死。早期呈局灶性炎性反应,胶质减少。亚急性甲状腺炎的典型病理变化为甲状腺组织细胞围绕胶原块形成巨细胞,多数滤泡形成巨细胞此时胶质明显减少以后滤泡上皮再生巨细胞逐渐减少和消失，结果滤泡结构变异，不易识别晚期炎症逐渐减轻，并有淋巴细胞浸润。恢复期滤泡再生及纤维化病变可与结核结节相似，故可称为假结核性甲状腺炎，即 pseudotuberculousthyroiditis 由于其病理变化之故临床上本病的病程中可发生甲状腺功能亢进或功能减退与功能正常表现皆为暂时性。

3. 病理改变　甲状腺肿大，质地较实。切面仍可见到透明的胶质，其中有散在的灰色病灶。显微镜下见病变甲状腺腺泡为肉芽肿组织替代，其中有大量慢性炎症细胞、组织细胞和吞有胶性颗粒的巨细胞形成，病变与结核结节相似，故有肉芽肿性或巨细胞性甲状腺炎之称。

肉眼观：甲状腺呈不均匀结节状轻 - 中度增大，质实，橡皮样。切面病变呈灰白或淡黄 * 色，可见坏死或疤痕，常与周围组织有粘连。

光镜下：病变呈灶性分布，范围大小不一，发展不一致，部分滤泡被破坏，胶质外溢，引起类似结核结节的肉芽肿形成，并有多量的嗜中性粒细胞及不等量的嗜酸性粒细胞、淋巴细胞和浆细胞浸润，可形成微小脓肿，伴异物巨细胞反应，但无干酪样坏死。愈复期巨噬细胞消失，滤泡上皮细胞再生、间质纤维化、疤痕形成。

4. 临床表现　多数表现为甲状腺突然肿胀、发硬、吞咽困难及疼痛，并向患侧耳颞处放射。常始于甲状腺的一侧，很快向腺体其他部位扩展。患者可有发热，血沉增快。病程约为 3 个月，愈后甲状腺功能多不减退。

5. 诊断　病前 1～2 周有上呼吸道感染史。病后 1 周内因部分滤泡破坏可表现基础代谢率略高，血清 T_3、T_4 浓度升高，但甲状腺摄取 ^{131}I 量显著降低（分离现象）和泼尼松实验治疗有效有助于诊断。

6. 治疗　泼尼松每日 4 次，每次 5 mg，2 周后减量，全程 1～2 个月；同时加用甲状腺干制剂，效果较好。停药后如果复发，则给予放射治疗，效果较持久。抗生素无效。

(二) 慢性淋巴细胞性甲状腺炎

又称桥本 (Hashimoto) 甲状腺炎，是一种自身免疫性疾病，也是甲状腺功能减退最常见的原因。由于自身抗体的损害，病变甲状腺组织被大量淋巴细胞、浆细胞和纤维化所取代。血清中可检出甲状腺过氧化物酶抗体 (TPOAb) 和甲状腺球蛋白抗体 (TgAb) 等多种抗体。组织学显示甲状腺滤泡广泛被淋巴细胞和浆细胞浸润，并形成淋巴滤泡及生发中心，本病多为 30～50 岁女性。

1. 类型

(1) 假性甲亢：少数患者可有甲亢的临床表现，如心悸、多汗、神经过敏等，但甲状腺功能检查无甲亢证据，TGAb、TMAb 阳性。这种患者无须抗甲状腺药物治疗，症状可自行消失。

(2) 桥本甲亢：患者伴发甲亢，部分病例还可有浸润性突眼、黏液性水肿等。可有典型的甲亢表现。循环抗体滴度较高。这类患者甲亢状态可持续数年，常需要抗甲状腺药物治疗，但剂量不宜过大，要注意药物性甲减发生。手术切除或放射性核素治疗均不适宜，易发生永久性甲减。

(3) 突眼型：本病可发生浸润性突眼，其甲状腺功能可正常、亢进或减退。眶后肌有淋巴细胞浸润、水肿。血清 TGAb 和 TMAb 均为阳性。

(4) 亚急性甲状腺炎型：少数患者发病较急，伴发热，甲状腺迅速增大，伴局部疼痛和压痛，血沉加快，但摄碘率正常或增高，甲状腺抗体高滴度限性。

(5)青少年型：青少年甲状腺肿中，桥本甲状腺炎约占 40%，其甲状腺较小，甲状腺功能正常，甲状腺抗体滴度又较低，临床诊断较困难。有部分患者甲状腺肿增大较迅速，称青少年增生型。部分患者可合并甲状腺功能减退。

2. 病因病理　根据近年来许多临床和实验资料证明本病是一种自身免疫性疾病，在多数患者的血清和甲状腺组织内含有针对甲状腺抗原的抗体，已知的主要有甲状腺球蛋白抗体 (TGA)、甲状腺微粒体抗体 (MCA)、甲状腺细胞表面抗体 (FCA)、甲状腺胶质第二成分 (CA2) 等。前两者具有临床实用价值。正常人血清中甲状腺球蛋白抗体值为 1:32，很少超过 1:256，微粒体抗体值在 1:4 以下；

而在慢性淋巴细胞性甲状腺炎患者的血清中，这两种抗体值可分别高达 1:2 500 和 1:640 以上。究竟何种原因使甲状腺产生自身抗体，多数人认为由于免疫耐受性遭受破坏所致，归纳起来有两点，一是靶器官因某种原因引起抗原性改变，使自己变成"非己"而加以排斥；另一是免疫活性细胞发生突变，抑制 T 细胞减少，B 细胞失却抑制而更活跃，产生过量的抗体。

当抗体抗原结合时，形成的抗原抗体复合体覆盖在甲状腺细胞表面，K 细胞与之结合而受到激活。K 细胞是一种杀伤淋巴细胞，具有抗体依赖性细胞介导免疫的细胞毒作用，激活后释出细胞毒，造成甲状腺细胞的破坏。此外，对这些免疫异常的发生也必须考虑到遗传因素，许多病例说明同一家族中半数的同胞兄弟姊妹抗体水平显著升高，并发生多起桥本病。Moens 认为本病可能与人类白细胞 HLA 系统的 DRW3 和 B8 有关，这是先天性抑制 T 细胞的功能缺陷。尽管对本病的发病机制有了一些了解，慢性淋巴细胞性甲状腺炎的病因尚待进一步阐明。

3. 临床表现　多为无痛性弥散性甲状腺肿，对称，质硬，表面光滑，多伴甲状腺功能减退，较大腺肿可有压迫症状。

4. 诊断　甲状腺肿大、基础代谢率低、甲状腺摄 ^{131}I 量减少，结合血清 TPOAb 和 TgAb 显著增高可帮助诊断。疑难时，可行穿刺活检以确诊。

5. 治疗　可长期用左甲状腺素或甲状腺素片治疗。有压迫症状者、疑有恶变者可考虑手术。

四、甲状腺腺瘤

甲状腺腺瘤是起源于甲状腺滤泡细胞的良性肿瘤，是甲状腺最常见的良性肿瘤。好发于甲状腺功能的活动期。临床分滤泡状和乳头状实性腺瘤两种，前者多见。常为甲状腺囊内单个边界清楚的结节，有完整的包膜，大小为 1～10 厘米。此病在全国散发性存在，于地方性甲状腺肿流行区稍多见。

(一) 病理及临床特点

甲状腺腺瘤病理上可分为滤泡状腺瘤和乳头状囊性腺瘤两种。前者较常见。切面呈淡黄色或深红色，具有完整的包膜。后者较前者少见，特点为乳头状突起形成。

患者多为女性，年龄常在 40 岁以下，一般均为甲状腺体内的单发结节，多个者少见。瘤体呈圆形或卵圆形，局限于一侧腺体内，质地较周围甲状腺组织稍硬，表面光滑，边界清楚，无压痛，随吞咽上下活动，生长缓慢，大部分患者无任何症状。乳头状囊性腺瘤有时可因囊壁血管破裂而发生囊内出血。此时，肿瘤体积可在短期内迅速增大，局部有胀痛感。

(二) 诊断及鉴别诊断

1. 诊断 甲状腺腺瘤的诊断主要根据病史、体检、同位素扫描及 B 型超声等检查确定。

2. 鉴别诊断

(1) 结节性甲状腺肿: 甲状腺腺瘤主要与结节性甲状腺肿相鉴别。后者虽有单发结节但甲状腺多呈普遍肿大,在此情况下易于鉴别。一般来说腺瘤的单发结节长期间仍属单发,而结节性甲状腺肿经长期病程之后多成为多发结节。另外甲状腺肿流行地区多诊断为结节性甲状腺肿,非流行地区多诊断为甲状腺腺瘤。在病理上,甲状腺腺腺瘤的单发结节有完整包膜,界限清楚。而结节性甲状腺肿的单发结节无完整包膜,界限也不清楚。

(2) 甲状腺癌: 甲状腺腺瘤还应与甲状腺癌相鉴别,后者可表现为甲状腺质硬结节,表面凹凸不平,边界不清,颈淋巴结肿大,并可伴有声嘶、霍纳综合征等。

五、甲状腺癌

甲状腺癌 (thyroid carcinoma) 是最常见的甲状腺恶性肿瘤,约占全身恶性肿瘤的 1%,近年来呈上升趋势。

(一) 病因

1. 碘 碘是人体必需的微量元素,一般认为,碘缺乏是地方性甲状腺肿,碘缺乏导致甲状腺激素合成减少,促甲状腺激素 (TSH) 水平增高,刺激甲状腺滤泡增生肥大,发生甲状腺肿大,出现甲状腺激素,使甲状腺癌发病率增加,目前意见尚不一致,但多为滤泡状甲状腺癌,不是甲状腺癌最多见的病理类型 - 乳头状甲状腺癌,而在非地方性甲状腺肿流行区,甲状腺乳头状癌占分化良好甲状腺癌的 85%,碘盐预防前后甲状腺癌的发病率无明显变化,实施有效的碘盐预防后甲状腺乳头状癌的发病比例增高,含碘很高的食物摄取较多,高碘饮食可能增加甲状腺乳头状癌的发生率。

2. 放射线 用 X 线照射实验鼠的甲状腺,能促使动物发生甲状腺癌,细胞核变形,甲状腺素的合成大为减少,导致癌变;另一方面使甲状腺破坏而不能产生内分泌素,由此引起的促甲状腺激素 (TSH) 大量分泌也能促发甲状腺细胞癌变。

在临床上,很多事实说明甲状腺的发生与放射线的作用有关,在婴幼期曾因胸腺肿大或淋巴结样增殖而接受上纵隔或颈部放射治疗的儿童尤易发生甲状腺癌,这是因为儿童和少年的细胞增殖旺盛,放射线是一种附加刺激,易促发其肿瘤的形成。成人接受颈部放射治疗后发生甲状腺癌的机会则不多见。

(二) 病理分类及生物学特性

不同病理类型的甲状腺癌,其发展过程、转移途径相差很大,其治疗也各不相同,病理方面可分为:

1. 乳头状癌 约占甲状腺癌的 60%,青年人发病较多,生长缓慢,低度恶性,转移多在颈深淋巴结,也有人认为乳头状癌属多中心性,或有对侧转移。

2. 滤泡状癌 约占甲状腺癌的 20%,多为中年人,恶性程度中等,发展较快,早期亦可有颈淋巴结转移。但主要经血转移至骨和肺。

3. 髓样癌 发生于滤泡上皮以外的滤泡旁细胞 (C 细胞),有散在性和家族性两类,约占 5% ~ 10%。细胞排列成带状或束状,无乳头或滤泡结构,其间质内有淀粉样物沉着。分泌大量 5-

羟色胺和降钙素。组织学上呈未分化状态，但其生物学特性则与未分化癌不同。恶性程度中等，较早出现颈淋巴结转移，晚期可有远处转移，家族性髓样癌多为双侧叶同时受累。

4. 未分化癌 约占甲状腺癌的 10%～15%，按其细胞形态又可分为小细胞和巨细胞性两种，多发生于老年人，此型发展迅速，高度恶性，早期转移至颈淋巴结，可侵犯喉返神经、气管或食管，并经血可转移至骨和肺。

5. 鳞状细胞癌 少见，约占 0.8%～2.2%，多见于老年人，与性别无明显关系，其可能是鳞状甲状腺滤泡上皮化生而来，或胚胎残留的鳞状上皮组织而来。一般为单灶性起源，瘤细胞具有较强的浸润性，生长较快，倍增时间较短，可见淋巴结转移，发生血行转移者较少。

（三）病理

1. 乳头状癌 约占成人甲状腺癌的 60% 和儿童甲状腺癌的全部。多见于 30～45 岁女性。此型分化好，恶性程度较低。虽常有多中心病灶，约 1/3 累及双侧甲状腺，且较早便出现颈淋巴结转移，但预后较好。

2. 滤泡状腺癌 约占 20%，常见于 50 岁左右中年人，肿瘤生长较快属中度恶性，且有侵犯血管倾向，可经血运转移到肺、肝和骨及中枢神经系统。颈淋巴结转移仅占 10%，因此患者预后不如乳头状癌。乳头状癌和滤泡状腺癌统称为分化型甲状腺癌。

3. 未分化癌 约占 15%，多见于 70 岁左右老年人。发展迅速，高度恶性，且约 50% 早期便有颈淋巴结转移，或侵犯气管、喉返神经或食管，常经血运向肺、骨等远处转移。预后很差，平均存活 3～6 个月，一年存活率仅 5%～15%。

4. 髓样癌 仅占 7%。来源于滤泡旁降钙素 (calcitonin) 分泌细胞 (C 细胞)，细胞排列呈巢状或囊状，无乳头或滤泡结构，呈未分化状；间质内有淀粉样物沉积。恶性程度中等，可有颈淋巴结侵犯和血行转移，预后不如乳头状癌，但较未分化癌好。

总之，不同病理类型的甲状腺癌，其生物学特性、临床表现、诊断、治疗及预后均有所不同。

（四）临床表现

甲状腺内发现肿块，质地硬而固定、表面不平是各型癌的共同表现。腺体在吞咽时上下移动性小。未分化癌可在短期内出现上述症状，除肿块增长明显外，还伴有侵犯周围组织的特性。晚期可产生声音嘶哑、呼吸、吞咽困难和交感神经受压引起 Horner 综合征及侵犯颈丛出现耳、枕等处疼痛和局部淋巴结及远处器官转移等表现。颈淋巴结转移在未分化癌发生较早。有的患者甲状腺肿块不明显，因发现转移灶而就医时，应想到甲状腺癌的可能。髓样癌患者应排除 II 型多发性内分泌腺瘤综合征的可能。对合并家族史和出现腹泻、颜面潮红、低血钙时注意不要漏诊。

（五）诊断

主要根据临床表现，若甲状腺肿块质硬、固定，颈淋巴结肿大，或有压迫症状者，或存在多年的甲状腺肿块，在短期内迅速增大者，均应怀疑为甲状腺癌。应注意与慢性淋巴细胞性甲状腺炎鉴别，细针穿刺细胞学检查可帮助诊断。此外，血清降钙素测定可协助诊断髓样癌。

（六）治疗

除未分化癌以外，手术是各型甲状腺癌的基本治疗方法，并辅助应用放射性核素、内分泌及外放射等治疗。

1. **手术治疗** 手术是治疗甲状腺癌的重要手段之一。根据肿瘤的病理类型和侵犯范围的不同，其方法也不同。甲状腺癌的手术治疗包括甲状腺本身的切除，以及颈淋巴结清扫。

分化型甲状腺癌甲状腺的切除范围目前虽有分歧，但最小范围为腺叶切除已达共识。近来国内不少学者也接受甲状腺全切或近全切的观点，诊断明确的甲状腺癌，有以下任何一条指征者建议行甲状腺全切或近全切：①颈部有放射史；②已有远处转移；③双侧癌结节；④甲状腺外侵犯；⑤肿块直径大于 4 cm；⑥不良病理类型：高细胞型、柱状细胞型、弥散硬化型、岛状细胞或分化程度低的变形；⑦双侧颈部多发淋巴结转移。仅对满足以下所有条件者建议行腺叶切除：①无颈部放射史；②无远处转移；③无甲状腺外侵犯；④无其他不良病理类型；⑤肿块直径小于 1 cm。因良性病变行腺叶切除术后病理证实为分化型甲状腺癌者，若切缘阴性、对侧正常、肿块直径小于 1 cm，可观察；否则，须再行手术。手术是治疗髓样癌最有效手段，多主张甲状腺全切或近全切。

表 2-2 甲状腺癌的临床分期

分期	分化型甲状腺癌		髓样癌	未分化癌
	44 岁及以下	45 岁以上		
I 期	任何 TNM_0	$T_1 N_0 M_0$	$T_1 N_0 M_0$	
II 期	任何 TNM_1	T_2 或 $T_3 N_0 M_0$	$T2 N_0 M_0$	
III 期		$T_3 N_0 M_0$，$T_{1\sim3} N_{1a} M_0$	$T_{2\sim3} N_{0\sim1a} M_0$	
IV 期		IV A 期 $T_{4a} N_{0\sim1a} M_0$，$T_{1\sim} T_{4a} N_{1b} M_0$	IV A 期 $T_{4a} N_{0\sim1a} M_0$，$T_{1\sim4a} N_{1b} M_0$	IV A 期 $T_{4a} N_{0\sim1a} M_0$
		IV B 期 T_{4b} 任何 $N M_0$	IV B 期 T_{4b} 任何 $N M_0$	IV B 期 T_{4b} 任何 $N M_0$
		IV C 期任何 $T N M_1$	IV C 期任何 $T N M_1$	IV C 期任何 $T N M_1$

T——原发肿瘤：

T_x：无法测定

T_0：未发现原发肿瘤

T_1：肿瘤限于甲状腺，最大直径 ≤ 2 cm

T_2：肿瘤限于甲状腺，最大直径 > 2 cm 且 ≤ 4 cm

T_3：肿瘤最大径 > 4 cm 局限于甲状腺内或任何肿瘤伴有最小限度的甲状腺外侵犯（如：胸骨甲状肌或甲状腺周围软组织）

T_{4a}：任何大小的肿瘤侵扩展出甲状腺包膜侵犯皮下软组织、喉、气管、食管或喉返神经

T_{4b}：肿瘤侵犯椎前筋膜或包绕颈动脉或纵隔血管。

此外，所有的未分化癌属 T_4，进一步可分为：

T_{4a}：甲状腺内的未分化癌 - 手术可切除

T_{4b}：甲状腺外的未分化癌 - 手术不可切除

N——区域淋巴结：

N_x：区域淋巴结无法评估

N_0：无区域淋巴结转移

N_1：区域淋巴结转移

N_{1a}：Ⅵ区转移（气管前、气管旁和喉前/Delphia 淋巴结）

N_{1b}：转移至单侧、双侧或对侧颈部或上纵隔淋巴结

M——远处转移：

M_x：不能确定有无远处转移

M_0：无远处转移

M_1：有远处转移

颈淋巴结清扫的范围目前仍有分歧，但最小范围清扫，即中央区颈淋巴结（Ⅵ）清扫已基本达成共识。Ⅵ清扫既清扫了甲状腺癌最易转移的区域，又有助于临床分期、指导治疗、预测颈侧区淋巴结转移的可能性和减少再次手术的并发症。目前多不主张对临床淋巴结阴性 (CN_0) 患者作预防性颈淋巴结清扫。临床淋巴结阳性 (CN_+) 患者可选择根治性颈淋巴结清扫术、扩大根治性颈淋巴结清扫术及改良根治性颈淋巴结清扫术。主要依据器官受累程度和淋巴结转移范围。没有器官受累时一般选择改良根治性颈淋巴结清扫术，即指保留胸锁乳突肌、颈内静脉及副神经的Ⅱ～Ⅵ区颈淋巴结清扫。理想的手术方式应是依据每一患者具体病况不同，充分评估淋巴结转移范围，行择区性颈淋巴结清扫术，即个体化手术原则。

2. 放射性核素治疗　甲状腺组织和分化型甲状腺癌细胞具有摄 ^{131}I 的功能，利用 ^{131}I 发射出的 β 射线的电离辐射生物效应的作用可破坏残余甲状腺组织和癌细胞，从而达到治疗目的。对分化型甲状腺癌患者，术后有残留甲状腺组织存在、其吸 ^{131}I 率＞1%，甲状腺组织显像甲状腺床有残留甲状腺组织显影者，均应进行 ^{131}I 治疗。^{131}I 治疗包括清除甲状腺癌术后残留甲状腺组织和治疗甲状腺癌转移病灶。清除残留甲状腺组织可降低复发及转移的可能性；残留甲状腺组织完全清除后，由于 TSH 升高可促使转移灶摄碘能力增强，有利于 ^{131}I 显像发现及治疗转移灶。

3. 内分泌治疗　甲状腺癌作次全或全切除者应终身服用甲状腺素片或左甲状腺素，以预防甲状腺功能减退及抑制 TSH。分化型甲状腺癌细胞均有 TSH 受体，TSH 通过其受体能影响甲状腺癌的生长。一般剂量掌握在保持 TSH 低水平，但不引起甲亢。定期测定血浆 T_4 和 TSH，以此调整用药剂量。

4. 放射外照射治疗　主要用于未分化型甲状腺癌。

六、甲状腺结节

甲状腺结节 (thyroid nodules) 是一种常见病，特别是在中年女性中较多见。临床上有多种甲状腺疾病，如甲状腺退行性变、炎症、自身免疫以及新生物等都可以表现为结节。甲状腺结节可以单发，也可以多发，多发结节比单发结节的发病率高，但单发结节甲状腺癌的发生率较高。甲状腺结节并发于各种甲状腺疾病，如单纯性甲状腺肿、甲状腺炎、甲状腺肿瘤等，其结节有单发或多发，临床上有良恶之分，必须详细鉴别，以区分良性和恶性。良性结节占绝大多

数，恶性结节不足 1%。本症起病缓慢，常发生于已有多年结节性甲状腺肿的患者，年龄多在40～50岁以上，以女性多见，可伴有甲亢症状及体征，但甲亢的症状一般较轻，常不典型，且一般不发生浸润性突眼。

（一）病因

本病的病因主要是与情志内伤、饮食及水土失宜、先天因素有密切关系。由于长期抑郁恼怒或忧思郁虑，使气机瘀滞，肝气失于调达，津液不能归正化而凝聚成痰。气滞痰凝，用结颈前，则形成瘿病。谈气凝之日久，使血液的运行亦受阻碍而产生血型淤滞，则可致硬肿较硬或结节、瘿瘤。

饮食失调或居高山、水土失宜，一则影响脾胃功能，脾失健运，聚温生痰，二则影响气血的正常运行，痰气淤结聚颈前则发为瘿，而这两种原因往往与体质有密切的关系：如妇女在经、孕、产、乳等生理特点与肝经气血有密切的关系。

家族中有本病史，则其后代发病率较无家族病史者高，说明本病与先天遗传有关。结节组织淤积日久形成甲状腺瘤，局部细胞组织增生久而久之形成甲状腺癌，危及患者生命。

（二）临床表现

1. 结节性甲状腺肿　以中年女性多见。在机体内甲状腺激素相对不足的情况下，垂体分泌 TSH 增多，甲状腺在这种增多的 TSH 长期刺激下，经过反复或持续增生导致甲状腺不均匀性增大和结节样变。结节内可有出血、囊变和钙化。结节的大小可由数毫米至数厘米。临床主要表现为甲状腺肿大，触诊时可触及大小不等的多个结节，结节的质地多为中等硬度，少数患者仅能触及单个结节，但在做甲状腺显像或手术时，常发现有多个结节。患者的临床症状不多，一般仅有颈前不适感觉，甲状腺功能检查大多正常。

2. 结节性毒性甲状腺肿　本症起病缓慢，常发生于已有多年结节性甲状腺肿的患者，年龄多在 40～50 岁以上，以女性较为多见，可伴有甲亢症状及体征，但甲亢的症状一般较轻，常不典型，且一般不发生浸润性突眼。甲状腺触诊时可触及一光滑的圆形或椭圆形结节，边界清楚，质地较硬，随吞咽上下活动，甲状腺部位无血管杂音。甲状腺功能检查示血中甲状腺激素升高，由功能自主性结节引起者，核素扫描示"热结节"。

3. 炎性结节　分感染性和非感染性两类，前者主要是由病毒感染引起的亚急性甲状腺炎，其他感染少见。亚甲炎临床上除有甲状腺结节外，还伴有发热和甲状腺局部疼痛，结节大小视病变范围而定，质地较坚韧；后者主要是由自身免疫性甲状腺炎引起的，多见于中、青年妇女，患者的自觉症状较少，检查时可触及多个或单个结节，质地硬韧，少有压痛，甲状腺功能检查时示甲状腺球蛋白抗体和甲状腺微粒体抗体常呈强阳性。

4. 甲状腺囊肿　绝大多数是由甲状腺肿的结节或腺瘤的退行性变形成的，囊肿内含有血液或微混液体，与周围边界清楚，质地较硬，一般无压痛，核素扫描示"冷结节"。少数患者是由先天的甲状腺舌骨囊肿或第四鳃裂的残余所致。

5. 甲状腺肿　包括甲状腺良性肿瘤、甲状腺癌及转移癌。

（三）诊断

病史和体格检查是十分重要的环节。

1. 病史　不少患者并无症状，而在体格检查时偶然发现。有些患者可有症状，如短期内突然发生的甲状腺结节增大，则可能是腺瘤囊性变出血所致；若过去存在甲状腺结节，近日突然快速、无痛地增大，应考虑癌肿可能。

一般来讲，对于甲状腺结节，男性更应得到重视。有分化型甲状腺癌家族史者，发生癌肿的可能性较大。双侧甲状腺髓样癌较少见，但有此家族史者应十分重视，因该病为自主显性遗传型。

2. 体格检查　明显的孤立结节是最重要的体征。约 4/5 分化型甲状腺癌及 2/3 未分化癌表现为单一结节，有一部分甲状腺癌表现为多发结节。检查甲状腺务必要全面、仔细，以便明确是否是弥散性肿大或还存在其他结节。癌肿患者常于颈部下 1/3 处触及大而硬的淋巴结，特别是儿童及年轻甲状腺乳头状癌患者。

3. 血清学检查　甲状腺球蛋白水平似乎与腺肿大小有关，但对鉴别甲状腺结节的良恶性并无价值，一般用于曾做手术或核素治疗的分化型癌患者，检测是否存在早期复发。

4. 超声检查　超声检查因无创、方便、费用低廉、无放射性损伤、重复性强，目前已经成为甲状腺结节的主要影像学检查。超声检查在甲状腺结节的检出上有很高的敏感性，可发现 2 mm 的结节，除可提供结节的解剖信息 (数目、位置及与周围组织的关系) 及二维图像特征 (大小、形态、边界及回声情况) 外，还可提供结节的血供情况，有助于结节良恶性的鉴别。此外，甲状腺淋巴引流区的超声检查，还可对恶性病灶淋巴结转移情况进行评估。

5. 核素显像　甲状腺核素显像可显示甲状腺的位置、大小、形态，也能提供甲状腺结节的功能和血供情况。结节的功能和血供状态与病变的良恶性相关，功能越低下，血供越丰富，结节为恶性的概率越大。但应了解核素显像的局限性，有无功能一般不能作为鉴别良性或恶性的依据。

6. 针吸涂片细胞学检查　目前细针抽吸细胞学检查应用广泛。操作时患者仰卧，肩部垫枕，颈部过伸，但老年人颈部过伸应有限度，以免椎动脉血流受阻。采用 7 号针头，宜用局部麻醉。强调多方向穿刺的重要性，至少应穿刺 6 次，以保证取得足够的标本。穿刺时以左手示、中指固定结节，以右手持针筒，回抽针栓以产生负压，同时缓慢向外将针头拔出 2 mm，再刺入，重复数次。临床不能扪及的结节，可在超声引导下穿刺。见到针栓内有细胞碎屑后停止抽吸，去除负压吸引，拔出针头，脱开针筒，针筒内吸入数毫升空气，再接上针头，并将针头内标本排到玻片上，要求能有 1 ~ 2 滴橘红色液体，内有细胞碎屑。然后用另一玻片按 45°推出涂片，或以另一玻片平放稍加压后分开，可得到薄而均匀的涂片。注意针吸细胞学检查有一定假阳性及假阴性。

(四) 治疗

若能恰当应用细针抽吸细胞学检查，则可更精确地选择治疗方法。细胞学阳性结果一般表示甲状腺恶性病变，而细胞学阴性结果则 90% 为良性。若针吸活检发现结节呈实质性，以及细胞学诊断为可疑或恶性病变，则需早期手术以取得病理诊断。若细胞学检查为良性，仍有 10% 机会可能是恶性，需作甲状腺核素扫描及甲状腺功能试验。如是冷结节，以及甲状腺功能正常或减低，可给予左甲状腺素片，以阻断促甲状腺素 (TSH) 生成，并嘱患者在 3 个月后复查。3 个月后如结节增大，则不管 TSH 受抑是否足够，都有手术指征。但若结节变小或无变化，可仍予以 TSH 抑制治疗，隔 3 个月后再次复查，如总计 6 个月结节不变小，则有手术指征。有统计表明，若根据一般的临床检查即行手术，预计癌肿指数百分比 (PCI)，即手术证实为甲状腺癌与所有手术切除甲状腺结节的比例，约为 15%。若采用甲状腺扫描、超声及 TSH 抑制治疗，PCI 将达到 20%。如采用针吸细胞学检查选择治疗，则 PCI 可超过 30%。

对甲状腺可疑结节的手术，一般选择腺叶及峡部切除，并作快速病理检查。结节位于峡部时，应以活检证实两侧均为正常甲状腺组织。腺叶切除较部分切除后再作腺叶切除安全，再次手术易损伤甲状旁腺和喉返神经。另外，腺叶部分切除或次全切除会增加癌细胞残留的机会。

第三节　甲状旁腺疾病

甲状旁腺是扁椭圆形的小腺体，呈黄褐色，常位于甲状腺两侧后壁，有的埋藏在甲状腺组织内，或位于胸腔纵隔中，约有 93.5% 的人有两对，也有多至 5 个或仅有 2 个者。

有的人手指或脚趾经常出现间断性的麻木或抽搐，严重时可波及全身，多年不愈；有时虽能好上一段时间，亦可旧病复发。这种症状很有可能是甲状旁腺疾病的体征。当甲状旁腺受损或缺血时可造成甲状旁腺功能减退，多见于甲状腺手术误伤或由于某种自身免疫性疾病造成，当大量血钙进入骨骼造成低血钙抽搐时，它可以是暂时性或数月数年不愈。由于神经肌肉应激性增加，最明显的表现为手足搐搦症。疾病早期仅有感觉异常、四肢刺痛、发麻、手足痉挛、僵直。当血钙降低至一定水平时，常出现搐搦症状，双手指屈曲内收形成"鹰爪状"，此后双足也呈强直性伸展。严重时，全身骨骼肌、平滑肌也可呈痉挛状态，并伴发喉痉挛、支气管痉挛，出现哮喘、喉鸣、窒息、呼吸暂停等危象。心肌受累时可呈心动过速，膈肌痉挛，时有呃逆。上述症状均可由感染、过劳和情绪等因素诱发。女性在经期前后也容易发作。当血钙在 7～8 毫克 % 时，临床上可无明显症状，称之为隐性搐搦症。对此病治疗的方法主要是补充各种钙剂和维生素 D，宜进高钙低磷饮食，不宜多进食蛋黄及菜花等食品。搐搦较轻时，每天口服乳酸钙 2～3 克即可。严重患者应去医院诊治，以便与神经官能症、癫痫及特发性体质性易痉挛症相鉴别，避免把症状搞错。

一、原发性甲状旁腺功能亢进

原发性甲状旁腺功能亢进，在临床上极易被忽略，但当出现不明原因的骨痛、病理性骨折、尿路结石、血尿、尿路感染、高钙血症或顽固性消化性溃疡等情况时，均应想到此病，并做相应检查以确诊。不同病因治疗原则不同，原发性甲旁亢宜尽早手术切除腺瘤，不适宜手术者，则应根据并发症的不同，选择的药物亦有不同。继发性甲旁亢则以治疗原发病为主，继发性甲旁亢应作甲状旁腺次全切除。

(一) 病因

病因尚不明了，可能的原因有以下几点：

1. 头颈放射治疗　10%～30% 甲旁亢患者曾有放射治疗史，而且常有甲状腺结节疾病。其中良性甲状腺疾病占 20%～50%，恶性病变为 6%～11%。

2. 酗酒。

3. 药物 噻嗪类利尿药，糖皮质激素，硫氧嘧啶、胰高血糖素等均可导致 PTH 增高。

4. 遗传 在一个家族中可有一个以上的成员存在甲旁亢，部分多发性内分泌腺瘤 (MEN)，MEN Ⅰ是指垂体，胰腺，甲状旁腺，肾上腺皮质的多发性内分泌腺瘤，第二对染色体 q13 等位基因的缺失；MEN Ⅱ是指甲状旁腺增生或腺瘤同时伴有甲状腺髓样瘤或 / 和嗜铬细胞瘤，第 10 对染色体的基因缺陷。

(二) 病理生理

甲状旁腺分泌甲状旁腺素 (PTH)，其生理功能是调节体内钙的代谢并维持钙和磷的平衡。甲状旁腺对血钙的调节主要是通过骨骼和肾，它促进破骨细胞的作用，使骨钙 (磷酸钙) 溶解释放入血，致血钙和血磷浓度升高。当它们在血中的浓度超过肾阈时，便经尿排出，导致高尿钙和高尿磷。PTH 能通过加强远端肾小管对钙的回吸收但抑制近端肾小管对磷的回吸收，致尿磷排出增多，血磷降低，因此当发生甲状旁腺功能亢进时，临床上表现为高血钙、高尿钙、低血磷和高尿磷。相反，在动物或人体切除甲状旁腺后，血钙即降低，血磷随之增高；同时，尿钙和尿磷的排出量都降低。

甲状腺滤泡旁细胞 (C 细胞) 产生一种拮抗甲状旁腺素的 "降钙素"，能抑制破骨细胞活动和骨质溶解，同时作用于肾，增加尿中钙、磷排出量，而使血钙降低。 PTH 和降钙素都不受垂体控制，而与血钙离子浓度之间存在反馈关系。血钙过低可刺激甲状旁腺素释放和抑制降钙衰合成，使血钙增高、血磷降低；反之，血钙过高，则抑制甲状旁腺素释放和刺激降钙素合成，血钙转向骨骼，从而调节钙、磷代谢的动态平衡。原发性甲状旁腺功能亢进中，约 80% 由单发甲状旁腺腺瘤引起，约 12% 由于多发的腺瘤或甲状旁腺增生，约 1% 由于腺癌。约 30% 病例是 Ⅰ 型多发性内分泌腺瘤综合征 (MENSI) 的表现之一。当甲状旁腺分泌过多 PTH，骨钙溶解入血，引起血钙增高时，因肾小管对磷的回吸收减少，使尿磷增加、血磷降低。由于腺瘤的自主性，使血钙对 PTH 释放的反馈调节丧失，致血钙持续增高。

甲状旁腺功能亢进在临床上，可分为三种类型：

1. 肾型 约占 70%，主要表现为尿路结石。与甲状旁腺功能亢进时尿中磷酸盐排出增多、碱性增强、有利于钙盐成石有关。在系统检查尿路结石病的患者中，约 4% 发现有甲状旁腺瘤。

2. 骨型 约占 10%，表现为骨骼广泛的脱钙及骨膜下骨质吸收。严重者称为全身性纤维囊性骨炎。X 线片显示骨质稀疏、变薄、变形及骨内多数透明的囊肿影。病变骨如股骨、胫骨、盆骨、腰椎常感疼痛，呈结节状增厚、凹凸不平或弯曲；容易发生病理性骨折。

3. 肾骨型 约 20%，为二者的混合型，表现为尿路结石和骨骼脱钙病变。 患者中，约 10% 因血钙过高刺激胃泌素分泌而合并胃十二指肠溃疡，部分患者可因胰石梗阻继发胰腺炎。 患者中，约 10% 因血钙过高刺激胃泌素分泌而合并胃十二指肠溃疡，部分患者可因胰石梗阻继发胰腺炎。

(三) 临床表现

临床上可分为三种类型：

1. 肾型 约 70% 肾型主要表现为尿路结石，少数病例为肾实质的钙盐沉积。

2. 肾骨型 约 20%，表现为尿路结石和骨骼的脱钙病变。

3. 骨型 约 10%，主要表现为骨骼的脱钙病变，如骨质疏松，骨外层和骨小梁萎缩、变薄，骨组织多为纤维组织替代，并形成多个囊肿和巨细胞瘤样病变。

肾型常在尿路结石的患者中发现，约有 5%～10% 的尿路结石患者有原发性甲状旁腺功能亢进；对反复发作的肾结石，特别是双侧肾结石，应考虑到此病。

骨型多属晚期，病变的骨骼有疼痛，有时发生病理性骨折。由于血钙升高，因而神经肌肉的应激性减低，引起全身肌张力低下，胃肠蠕动减弱，出现乏力、食欲不振、恶心、便秘，甚至因咽肌无力而引起吞咽困难。

部分患者 (10%) 可有胃、十二指肠溃疡，这可能是由于血钙过高刺激胃泌素分泌增多，或促使迷走神经末梢释放乙酰胆碱，而引起胃酸分泌过多。

还有部分患者 (7%) 可并发急性胰腺炎，这可能与胰管内钙盐沉着有关，或血钙过高，激活胰蛋白酶。有些患者还可以并发胆石症。

(四) 实验室检查

通过间接筛选可检测出甲状旁腺功能亢进症是高钙血症最常见的原因。一般诊断较容易，但在一些患者中，诊断可能很困难。有时，对高钙血症来说有多于 1 个以上的原因可能共同存于同一患者，如癌或类肉瘤加上甲状旁腺功能亢进症。必须获得的详细病史①与高钙血症可能相关的任一症状的期限；②与恶性疾病有关的一些症状；③与甲状旁腺功能亢进症相伴随的情况，如肾绞痛、消化性溃疡病、胰腺炎、高血压或痛风；④过量用乳制品、抗酸药物、苏打面包或一些维生素。在新近咳嗽，气喘，肺表皮样细胞癌的患者都是应考虑的因素。血尿可能提示肾肿瘤、膀胱肿瘤或肾结石病。应适时地施行胸部 X 线及静脉尿路造影检查。长期的肾石症或消化性溃疡病史指示甲状旁腺功能亢进症的可能性较大。

高钙血症最主要的检查按重要性顺序是：血清钙，甲状旁腺素，磷，氯化物，蛋白电泳分析谱，碱性磷酸酶，肌酐；尿酸，尿氮，尿钙；血细胞比容及 pH；血清镁；红细胞沉降率。在一些特殊患者中，当其他一些检查不能肯定时，肾源性 cAMP、1，25 羟基维生素 D，以及肾小管磷再吸收检查是有帮助的。

高血清钙及低血清磷指示甲状旁腺功能亢进症，但约半数甲状旁腺功能亢进症的患者血磷正常。维生素 D 中毒、肉瘤样病、未转移的恶性疾病以及甲状旁腺功能亢进症也很可能是低血磷症，乳癌高钙血症患者也如此。事实上，如果低磷血症与高钙血症出现并与乳癌相伴随，那么就很可能同时合并有甲状旁腺功能亢进症。在这种情况时，血清甲状旁腺素的测定最具有价值，因为除了原发性与异位性甲状旁腺功能亢进症外，其他所有原因引起高钙血症的患者 PTH 值是低下或零。一般说来，在持续高钙血症又无明显原因的所有病例都应测定血清 PTH 值。用新的两端分析法测定完整的血清 PTH 值是最好的 PTH 分析，因为该法灵敏且不影响肿瘤分泌甲状旁腺相关肽。分泌甲状旁腺素 (PTH) 的甲状腺肿瘤目前罕见。

已发现在约 40% 的高功能甲状旁腺患者中血清氯化物值升高可提供一定的诊断线索。PTH 直接作用于近端肾小管以减少硫酸氢盐的再吸收，这就导致了氯化物再吸收的增加且出现轻度高氯血症及肾小管酸中毒，其他高钙血症原因，血清氯化物、血清氯化物与磷比率的计算可以发现轻度升高的血氯及轻度降低的血磷。其比率在 33 以上指示为甲状旁腺功能亢进症。

应作血清蛋白电泳分析以除外多发骨髓瘤及肉瘤样病。甲状旁腺功能亢进症时高血 7 球蛋白症罕见，但在多发骨髓瘤及类肉瘤却并不罕见。颅骨或骨痛部位的 X 线拍片会发现典型的"蜂房样"骨损害，而骨髓检查对骨髓瘤能确诊，类肉瘤诊断困难，因为它可以存在数年而几乎没有什么临床症状。胸部 X 线拍片发现弥散性纤维结节浸润以及明显的肺门腺样病变可提示类肉瘤。而在淋巴结内发现有非干酪性肉芽肿的证据就可做出类肉瘤的诊断，在大多数类肉瘤、维生素 D 中毒及许多癌症和多发骨髓瘤的患者中，氢化可的松抑制试验 (每天口服 150 mg 氢化可的松共 10 d) 能降低血清钙值，这种情形只在极少数甲状旁腺功能亢进症患者出现。如果考虑到这些情况，上述方法是很有用的诊断方法。氢化可的松抑制能治疗高钙血症危象，而上述这些病可能发生高血钙危象。

约 15% 的原发性甲状旁腺功能亢进症患者血清碱性磷酸酶升高而在 Paget 病及癌的患者也可有碱性磷酸酶值升高。当血清碱性磷酸酶值升高时，也应测定与肝脏碱性磷酸酶同类的 (相关的) 血清核苷酸酶，如果碱性磷酸酶升高是源自骨，指示为甲状旁腺的疾病，否则为肝病。24 小时尿钙测定对高钙血症患者有帮助，而良性家族性患者有低尿钙症及高钙血症。

(五) 诊断

主要依靠血钙值、钙磷比值、肾小管磷回收试验，尿钙排出量增加。结合骨骼 X 线表现，多可以明确诊断。有 10% 的患者可以有明显的骨骼改变。如：指骨骨膜下骨质吸收、囊肿形成、颅骨斑点状脱钙。用放免法测定血清 PTH 浓度，对诊断很有帮助。正常情况下 PTH 浓度与血钙含量呈负反馈关系，如果血钙升而血清 PTH 也高，就可以诊断为甲状旁腺功能亢进。

病变的甲状旁腺定位：有 75% ～ 90% 的甲状旁腺肿瘤患者术前可用 B 超、CT 及 ^{201} 铊 ^{99m} 碲减影扫描定位。对曾有过手术而未找到病变的甲状旁腺的患者，可采用选择性甲状腺下动脉造影或选择性静脉插管取血，测定 PTH 浓度，大多数患者可得到定性诊断。为了解静脉分布，数字减影血管造影很有帮助，现动脉造影已较少使用。

(六) 鉴别诊断

由原发性甲状旁腺疾病引起的甲状旁腺功能亢进症与由于异位甲状旁腺功能亢进间的鉴别常有困难。最常见的引起异位甲状旁腺功能亢进症的肿瘤是肺表皮样细胞癌、肾上腺样瘤及膀胱癌。很少见的原因是肝细胞瘤，或卵巢癌、胃癌、胰腺癌、腮腺癌或结肠癌。新近症状突发，血沉降率增加，血钙＞ 3.5 mol/L，且碱性磷酸酶活性增加，但没有纤维囊性骨炎提示为异位甲状旁腺功能亢进；轻度高钙血症伴长期肾石病史及消化性溃疡病史提示为原发性甲状旁腺功能亢进。高血钙病史达 6 月或更长，基本上可以除外与恶性病相关的高钙血症。现已发现了对 PTH 相关肽特异的放射免疫分析方法，这对鉴别原发性及异位性原性甲状旁腺功能亢进症很有帮助。

甲状腺功能亢进症是高钙血症及高钙尿症的另一原因，与甲状旁腺功能亢进症区别在于有甲状腺毒症的临床表现。

正常人服用噻嗪类药物可发现血清钙暂时性升高，但常低于 0.25 mol/L。已有报告在原发性甲状旁腺功能亢进症及特发性青少年骨质疏松症的患者中，服用噻嗪类药物可引起血清钙大幅度升高。估价这些患者的最好方法是换用非噻嗪类抗高血压药以及测定 PTH 值。

应用肾上腺皮质激素对由于恶性肿瘤引起的血钙过高，都可使血钙下降；但对因甲状旁腺功能亢进所致的高钙无效。

（七）治疗

对明确甲状旁腺功能亢进的患者，应行颈部探查，切除病变的甲状旁腺。术后血钙会很快降低，手术时应探查 4 个旁腺，切除病变腺体，仅保留可维持正常甲状旁腺功能的腺体组织。如果病程较长，患者合并有高血压、肾功能不全，即使切除了病变的甲状旁腺，这些合并病仍会发展。

长期低血钙和长期刺激 PTH 分泌增加，发生甲状旁腺代偿性增大、肿大。引起长期低血钙的原因有：①肾功能不全，使血磷增高，血钙因而相应降低；②维生素 D 缺乏，使钙在肠道内吸收不良，如佝偻病、骨软化症等；③在妊娠或哺乳期母体失钙过多。该病临床上也有骨骼脱钙表现，但血钙低于正常。

三、甲状旁腺肿瘤

（一）甲状旁腺癌

占原发甲状旁腺功能亢进的 0.5%～2%(1%) 它是一种由主质细胞形成的生长缓慢的肿瘤。检查时，甲状旁腺癌肿块边界不清，通常比腺瘤大，与周围组织有粘连。切而呈不规则结节状，灰到棕黄色，实硬。镜下，它包括增生的主质细胞，该细胞异形，75% 病例有包膜侵犯，10% 病例有一定程度的侵犯血管。90% 细胞间有增生的纤维囊。

组成甲状旁腺癌的肿瘤细胞呈小梁状、薄片样、斑点样排列。偶尔肿瘤细胞形成结节结构，其中央钙化或坏死。细胞核变化较大，可以是轻度的变异，也可以是明显的多态性，染色质浓聚，核仁增大。正是由于甲状旁腺癌细胞形态变化很大，甲状旁腺癌与腺瘤的区分主要依赖甲状旁腺癌对周围组织浸润的特征表现。有时直到发现有颈部淋巴结转移才能肯定诊断。

（二）甲状旁腺腺瘤属良性肿瘤

它是由主细胞、嗜酸性瘤细胞及过渡性嗜酸性瘤细胞或这几种细胞混合组成。有约 80% 的甲状旁腺功能亢进是由腺瘤引起的，一般病变只发生在一个腺体。女性多发，男女比例为 1:3。大体外观可见病变腺体肿大、棕红色、卵圆形，有界限或包膜。偶尔可见有局部出血或囊性变。在较小的腺体中可见到正常的甲状旁腺结节组织边缘。病变以外的腺体可以是正常或萎缩。有时腺瘤容易与增生的结节混淆。甲状旁腺瘤精确的定义还不十分清楚。分子生物学研究表明甲状旁腺瘤呈克隆样增生。一些研究显示甲状旁腺激素基因重排。因此，即使是混合细胞组成的腺瘤单克隆腺瘤细胞通常还是单一的形态学外观。腺瘤细胞较正常者大，细胞染色质增多，DNA 含量增加。细胞核 DNA 增加为多倍体而非异倍体，说明这种改变可能是变性的结果。

（李兴泽）

第三章 乳腺常见疾病

第一节 乳腺疾病的特殊检查方法

一、X线检查

常用方法是钼靶X线摄片及干板照相。对40岁以上的妇女，可每年进行一次照片；对40岁以下的妇女，有高危因素及有可疑病灶者可选择照片。乳腺癌的X线表现为密度增高的肿块影，边界不规则，或呈毛刺征；有时可见钙化点，颗粒细小、密集。有人提出，每平方厘米超过15个钙化点时，则乳腺癌的可能性很大。干板静电摄影所见征象与钼靶X线表现基本相同，但其具有特殊的"边缘增强效应"而使图像更清晰。上述两种摄影法目前广泛应用于乳腺癌的普查。

二、超声检查

属无损伤性，可反复使用，因其擅长区分囊性或实性肿块，对于青春期或致密型的腺体为首选检查，采用高频探头。彩色多普勒超声检查可进一步显示肿块周围的血供情况，对鉴别诊断有帮助。

三、CT与磁共振检查

CT的密度分辨率高，而空间分辨率相对低于X线片，其优势在于观察胸壁的改变，检出乳腺尾部病变、腋窝及内乳肿大淋巴结较X线片为优。磁共振检查的软组织分辨率高，敏感性高于乳腺X线检查，能三维立体地观察病变，不仅能够提供病灶的形态特征，而且运用动态增强还能提供病灶的血流动力学情况，使乳腺疾病的诊断及病灶检出达到一个新的高度。

四、乳管镜

乳管镜又称电子乳腺纤维内镜，主要用于乳头溢液的病因诊断。乳管镜因其操作方便、检查结果更直观、创伤小等优点，有效地提高了乳管内占位性病变的诊断率，同时也可以刷取细胞做细胞学检查，切取病变组织进行病理学检查，甚至可以直接切除一些单发的良性乳管内病变。目前，乳管镜因其独特的优势被越来越多的医疗机构所广泛使用。

五、乳腺导管造影

对乳头溢液或X线平片显示可疑肿块且伴导管相应明显增粗的患者，选用刺激性较小的含碘造影剂(如泛影葡胺)行乳腺导管X线造影，对诊断导管内病变或乳腺内肿块性质有一定价值。但目前已逐步被乳管镜检查所取代。

六、组织活检

目前常用细针穿刺细胞学检查，80%～90%的病例可获得较肯定的细胞学诊断。对疑为乳腺癌者，可将肿块连同周围乳腺组织一并切除，做快速病理检查，而不宜做切取活检。对于高度怀疑恶性的患者，可行粗针穿刺或真空辅助乳腺微创旋切活检技术，可以确保较大的组织穿刺量，便于在术前进行免疫组化分析，明确的分子分型将为乳腺癌患者术前新辅助化疗等方案的制订提供最准确的信息。

乳头溢液未触及肿块者，可行乳腺导管内镜检查或乳管造影，并对乳头溢液进行涂片细胞学检查。乳头糜烂疑为湿疹样乳腺癌时，可做乳头糜烂部刮片或印片细胞学检查。近年来，结合超声、X 线摄片、电脑计算进行立体定位空芯针活组织检查在临床上应用逐渐增多，此法具有定位准确、阳性率高等特点。

七、热图检查及红外线乳腺扫描检查

近年来，随着科技的进步，更多新的检查方法被发明，如应用图像显示体表温度分布，并依此进行诊断的热图检查，以及利用冷光源产生的近红外线被血红蛋白吸收的特性形成图像的红外线扫描检查等。

第二节 乳房发育异常和畸形

一、乳腺发育不良

乳腺发育不良表现为乳房发育不良，乳房发育不良是一种先天性疾患，主要为腺体组织缺少，皮肤仍光整而有弹性。发生在单侧者常伴胸大肌发育不良或缺如。也可因青春期前乳房区烧伤引起。双侧者可能系发育成熟期乳腺组织对性激素不敏感所致。乳头发育可以正常。乳房是一个外胚层器官，起源于皮肤，属于胸壁浅层结构。女孩从 12 ~ 13 岁起，乳房开始发育，至 15 ~ 17 岁基本成熟。尽管有种族群差异，大致上乳腺是由 15 ~ 20 个腺叶组成。乳房发育不良本质上是一种组织缺少，故治疗上宜增加乳房内容物、扩大体积、改善外形，使女性体现出特有的曲线美及其魅力。

（一）病因

乳腺发育不良是指女性在无其他内分泌异常的情况下，至青春期后仍无乳腺发育或乳腺发育未达正常体积的情况。其发病率实际上要比估计的更高，大多患者并未因此就诊。

（二）发病机制

乳腺发育不良可为先天性。也可为获得性。获得性乳腺发育不良是由于幼年乳腺芽受损害，常见于婴儿期和童年期乳腺部位受到辐射，如因皮肤血管瘤接受放射治疗。

先天性乳腺发育不良常可伴有其他发育异常，如骨、肾、牙的发育不良。在 Becker 痣（单侧多毛色素过度沉着损害）可同时并发单侧乳腺发育不全和同侧胸大肌发育不良。据估计 90% 的先天性乳腺发育不良与胸大肌发育不良有关。获得性乳腺发育不良的严重程度与辐射剂量正相关。另外早发育乳腺的不必要的活组织检查和不适当的外科治疗也可导致乳腺发育不良。

（三）病理

严重乳腺发育不良时在皮下活检时找不到乳腺原基上皮残留。

（四）分类

根据乳腺发育不良的严重程度可分为无乳腺发育，乳腺发育不良和小乳房。

（五）临床表现和诊断

因乳腺发育过程在正常妇女也存在较大的个体差异，故患者至发现异常后很久才就诊。患者常因女性性成熟年龄后仍无乳腺发育，或双侧乳腺发育明显差异而就诊。最严重的无乳腺发育包括乳头在内的单侧或双侧乳房完全缺如。

乳房的大小在人种和个体均存在很大差异，乳房大小与泌乳能力也并不完全相关。除无乳腺发育外，乳房发育不良和小乳房并无一定的诊断标准。

（六）治疗

乳腺发育不良无特殊治疗。对体形上的缺陷可用佩带义乳的方法纠正。成年后对有要求的患者可考虑手术纠正。

二、巨乳症

巨乳症又称乳房肥大、大乳房或巨乳房，是指女性乳房过度发育，含腺体及脂肪结缔组织过度增生，体积超常，与躯体明显失调。可发生胸部压迫感、慢性乳腺炎、疼痛、肩部酸痛沉重及乳房下皮肤糜烂等。巨乳症多见于青春期少女或青年女性，常发生在两侧，偶见限于一侧。乳房过大系因腺体及脂肪结缔组织对雌激素异常敏感所致。遗传因素亦属有关因素之一。许多巨乳患者由于体型欠美，逃避社交，滋生病态心理，故乳房缩小整形术具有治疗及美容的双重意义。理想的缩乳术应兼顾外观与功能。此外，巨乳症应与乳腺肿瘤相鉴别。

（一）病因

巨乳症病因尚不完全明了。

（二）发病机制

一般认为是乳腺组织的靶细胞对于雌激素敏感性增高有关。

（三）病理

主要表现为间质性胶质和脂肪细胞极度增加，仅有少数病例出现导管上皮增生。

（四）分类

青春期巨乳房，妊娠期巨乳房

（五）临床表现

巨乳房主要临床表现为乳腺的进行性生长，导致在 1～2 年内乳腺大大超出正常范围。以后的数年里乳腺增大并不减小。常需进行不断的外科处理之。部分巨乳症患者可伴有多毛等其他异常情况。

（六）特殊检查

部分患者可发现有内分泌的异常。

（七）诊断

正常人乳房的体积在不同个体可有很大差异，同一个体在不同生理阶段也有很大变化。目前尚没有一个公认的巨乳症诊断标准。临床上接受乳房整形手术的患者大多并不符合巨乳症诊断。一般认为巨乳症是指房在没有明显诱因的情况下持续的增大。

（八）治疗

目前主要依靠手术整形治疗。

三、男性乳腺发育症

男性乳腺发育症是常见的临床疾病。一般认为男性除了 3 种情况：新生儿的一过性乳腺增生症，青春期乳腺增大和偶尔发生在老年男性的乳腺增生外，可触摸到乳腺组织即视为异常。

（一）病因

男子乳腺发育都是由于雌激素分泌增多或雄激素 / 雌激素比值降低所致。雌激素过多是男子乳腺发育症的主要原因，给男性外源性雌激素制剂，如前列腺癌患者用雌激素治疗，转性男性长期使用雌激素以及肾上腺或睾丸肿瘤分泌过多的雌激素均可导致乳腺增生症。

（二）发病机制

男性乳腺发育可继发于身体其他病理情况，如睾丸、垂体、肾上腺皮质肿瘤，由它们引起体内激素不平衡而致病。也可继发于体内激素代谢障碍，如肝硬化时肝脏对雌激素代谢灭活能力降低。另外应用洋地黄、利舍平、西咪替丁等许多药物也可引起男性乳腺发育。

（三）病理

男性乳腺发育的主要病理变化为腺体增生和腺泡形成，同时伴有腺泡外间质组织和脂肪组织增多，特别是在乳腺叶间组织更为明显。

（四）分类

青春期男性乳腺发育，成人型男性乳腺发育。

（五）临床表现

男子出现单侧或双侧可触及的乳腺组织，呈圆盘状结节或弥散性增大，有时可伴有乳头和乳晕增大。局部可感隐痛不适或触痛，少数患者在挤压乳头时可见少量白色分泌物溢出。器质性疾病引起的病理性男子乳腺发育症，应还有原发病的临床表现。

（六）实验室检查

在男性乳腺发育患者中仅不到 20% 的患者可发现体内雌激素过高或雄激素过低。

（七）影像学检查

正常男性在乳晕不应有密度增高区，即使在体检中未发现乳房明显隆起的乳房，但如 X 线检查发现在结节状或树枝状阴影也应认为有男性乳腺发育。

（八）诊断

一般临床表现即可诊断，但要注意发现继发性男性乳腺发育的原发病变。只有在排除其他系统病变的基础上才可诊断原发性男性乳腺发育。

男性乳腺发育主要须与男性乳癌和假性男性乳腺发育症鉴别。

男性乳癌的肿块更偏硬一些，常不以乳头为中心而偏向某一个象限。肿块可与乳晕皮肤粘连，可有腋淋巴结肿大。红外热像图检查肿块增温可＞1℃。X 线检查可见肿块边界呈毛刺状。

假性男性乳腺发育是由于胸部皮下过多脂肪组织形成假性男性乳腺发育。一般见于全身肥胖症，在乳腺 X 线检查中没有乳腺组织阴影而仅为脂肪组织。

（九）治疗

对继发性男性乳腺发育症应查明原因，治疗原发病变。男性乳腺发育一般不需要治疗而有自愈倾向。症状明显时，可用甲睾酮、三苯氧胺等药物治疗。对于经久不消或继发肿块或疑有男性乳癌可能的病例可予手术切除。手术时可做环乳晕的弧形切口，保留乳头与皮肤。

第三节 急性乳腺炎

一般来讲，急性乳腺炎病程较短，预后良好，但若治疗不当，也会使病程迁延，甚至可并发全身性化脓性感染。急性乳腺炎绝大多数发生于初产妇，约 25：1，常发病于产后 2～4 周。

一、病因

发生急性乳腺炎的主要原因有两个：①乳汁淤积；②细菌感染。首先，这是因为初产妇缺乏哺乳经验和授乳不得法造成的。其次，初产妇的乳头皮肤较嫩，抵抗力较弱，容易被婴儿的吸吮造成破损，给细菌入侵打开了通道。由于乳头的破损，使哺乳时产生疼痛而影响产妇正常哺乳甚至造成积乳。乳汁是细菌的很好培养基质，细菌很容易在积乳处繁殖发病。

二、临床表现

急性乳腺炎在开始时患侧乳房胀满、疼痛，哺乳时尤甚，乳汁分泌不畅，乳房结块，全身症状可不明显，或伴有全身不适、食欲欠佳等。然后，局部乳房变硬，肿块逐渐增大，此时可伴有明显的全身症状，如高烧、寒战、全身无力等。常可在 4～5 日内形成脓肿，可出现乳房搏动性疼痛，局部皮肤红肿、透亮。形成脓肿时中央变软，按之有波动感。若为乳房深部脓肿，可出现全乳房肿胀、疼痛、高热，但局部皮肤红肿及波动不明显，需经穿刺方可明确诊断。有时脓肿可有数个，或先后不同时期形成，可穿破皮肤，或穿入乳管，使脓液从乳头溢出。破溃出脓后，脓液引流通畅，可消减肿痛而愈。若治疗不善，脓肿就有可能穿破胸大肌筋膜前的疏松结缔组织，形成乳房后脓肿，或乳汁自创口处溢出而形成乳漏，严重者可发生脓毒症。急性乳腺炎常伴有患侧腋窝淋巴结肿大，有触痛，白细胞总数和中性粒细胞数增加。

三、诊断及鉴别诊断

（一）诊断

1. 患者多为哺乳期妇女，尤其以初产妇为多见，发病前多有乳头皲裂破损史及乳汁淤积不畅史。

2. 局部症状 乳房红、肿、热、痛及化脓，患侧腋窝淋巴结可有肿大。

3. 全身症状 寒战、高热、烦躁、乏力等。

4. 化验检查 白细胞计数升高，特别是中性粒细胞数明显增加，化脓时局部穿刺可有脓性分泌物。

（二）鉴别诊断

炎性乳癌又称弥散性乳癌，是一种比较少见的乳腺癌。其主要临床特征为乳房红肿，疼痛亦很明显，但一般局部没有肿块可扪及。肿瘤发展迅速，常累及整个乳房。由于其恶性程度高，病理切片见癌细胞呈弥散性，乳房和乳房淋巴管内充满大量癌细胞。炎性乳癌亦好发于妊娠或哺乳期女性，由于其来势凶猛，转移出现早且广泛，患者常于 1～3 年内死亡。急性乳腺炎与炎性乳癌的主要鉴别点为：

1. 两者均可见乳房部的红、肿、热、痛等炎症表现，但患急性乳腺炎时皮肤红肿较局限，亦可较广泛，颜色为鲜红；而患炎性乳癌时皮肤改变广泛，往往累及整个乳房，其颜色为暗红色或紫红色。患急性乳腺炎时皮肤呈一般的凹陷性水肿，而炎性乳癌的皮肤水肿则呈"橘皮样"。

2. 两者均可见到腋下淋巴结肿大，但急性乳腺炎的腋下淋巴结相对比较柔软，与周围组织无粘连，活动性好；而炎性乳癌的腋下淋巴结肿大而质硬，与皮肤及周围组织粘连，活动性差。

3. 从全身症状来看，急性乳腺炎常有寒战、高热等明显的全身性炎症反应；而炎性乳癌通常无明显的全身炎症反应，如伴有发热，则为低热或中等热度。

4. 从病程来看，急性乳腺炎病程短，可在短期内化脓，抗感染治疗有效，预后好；而炎性乳癌则病情凶险，一般无化脓，不发生皮肤溃破，却可延及同侧乳房以外的颈部及手臂，甚至可侵及对侧乳房，抗感染治疗无效，预后差。炎性乳癌和急性乳腺炎在初期比较难鉴别，随着病情的发展其不同点就愈来愈明显了。

四、治疗

急性乳腺炎炎症期的治疗是比较关键的阶段。因为此阶段若治疗及时，方法恰当，炎症可以吸收而治愈，否则超过 5～6 天，则必然形成脓肿。

(一) 疏通阻塞的乳腺管

在初发病已有乳腺肿块而无炎症时最为重要，即或是炎症初期 (2～4 天) 同样也需要设法疏通阻塞的导管。因为任何药物治疗，若在严重的乳汁淤积情况下，是很难控制其炎症的发展的。其方法有：

1. 热敷加排乳　用热毛巾湿敷，每 2～4 小时 1 次。热敷后用吸奶器将淤积的乳汁吸出，也可让婴儿或亲人用嘴吸吮。

2. 热敷加按摩　热敷后，用手掌根部将肿块适当用力按压在胸壁上，按顺时针方向和逆时针方向反复按揉，迫使阻塞的导管疏通，直到肿块变软消失为止。肿块经按揉消散后，每隔2～4小时需重复按揉 1 次。因病变的导管尚未完全恢复正常排乳，几小时后可能再次发生淤积。此种按揉方法对急性乳腺炎的早期治疗效果是非常好的。

3. 局部用硫酸镁热敷　用 25% 硫酸镁加热后外敷局部肿块，2～4 小时 1 次，对消肿有效，但仍要及时按摩和排空乳汁。

(二) 局部封闭疗法

用青霉素 160 万 U 加等渗盐水 20 mL 或庆大霉素 8 万 U 加入 20 mL 生理盐水中，注入肿块周围，4～6 小时可重复注射 1 次。

(三) 全身治疗

1. 在肿块未出现急性炎症前，可给予适当的抗生素口服或肌内注射，以预防感染的发生，如肌内注射青霉素 80 万 U，每 8～12 小时 1 次，共 3 天，或口服抗生素片。

2. 若已出现急性炎症改变，则需要选择有效、足量的抗生素静脉滴注，如青霉素 (或新青Ⅱ)、氨苄西林、先锋霉素类以及甲硝唑等。经局部及全身治疗，急性乳腺炎大多在此期可治愈。若未能控制，则必将形成乳腺脓肿。

(四) 脓肿形成后，则行切开引流或行脓腔冲洗。

五、预防

预防产后急性乳腺炎，关键在于避免乳汁淤积，同时防止乳头损伤，保持乳房卫生。具体的预防措施有：

（一）在妊娠后期，要经常用温水或 75% 酒精擦洗乳房、乳头，每 2～3 天 1 次，尤其是初产孕妇要养成习惯，以增强乳头皮肤的抵抗力。

（二）有乳头内陷的孕妇，应该用手指挤捏、提拉乳头加以矫正。

（三）养成定时授乳的习惯，注意乳头清洁。每次哺乳应将乳汁吸空，并两乳交替哺乳。如有积乳，可用手挤压按摩，或用吸奶器帮助吸出乳汁，使乳汁排尽，防止积乳。

（四）如果乳头有破损或皲裂，应予治疗，不应让婴儿含着乳头睡眠。

（五）断奶时应先减少哺乳次数，然后再行断奶。断奶前服煎麦芽，以减少乳汁分泌。

第四节 乳腺增生症

乳腺增生是妇女如常见的乳腺疾病。本病的命名学很混乱，又名小叶增生、乳腺结构不良症、纤维囊性病等。以往曾称为慢性囊性乳腺炎，实际上本病无炎症性改变，因而不宜应用。本病的特点是乳腺组成成分的增生，在结构、数量及组织形态上表现出异常，故称为囊性增生病或乳腺结构不良症。

一、分型

根据临床症状表现特点，可将乳腺增生症分为以下三种类型，以利治疗。

（一）乳痛症

1. 周期性乳痛症　多见于青年女性，常为双乳疼痛，月经前显著，月经来潮逐步减轻，多为胀痛、坠痛和触痛，每月的程度可不同，部分可自愈。

2. 非周期性乳痛症　多见于年龄较大者，疼痛与月经无关，常为任意性、持续性，疼痛常较严重，常可影响日常生活、工作。

乳痛症患者触诊乳房无结节，仅有乳房腺体增厚感。

（二）乳腺小叶增生症

发病率占所有乳房疾病的 75%，多见于 20～50 岁育龄期妇女，青春期或绝经后妇女一般不患此病。表现为月经来潮前 7～10 日一侧或两侧乳腺出现疼痛，可放射至腋下及肩背部，乳房内可触及硬结或条索状、扁平、颗粒样肿块。月经期后乳腺疼痛减轻或消失，肿块变软、缩小，甚至消失。部分患者可有乳头溢液或瘙痒。

（三）乳腺囊性增生病

大多数无明显临床症状，部分患者主诉乳腺痛或乳腺肿块，或两者兼有。体检乳腺触诊时可扪及乳腺结节感和囊性肿块，初期乳腺可呈多发的颗粒结节状，严重时部分或整个乳腺腺体呈盘状，质较韧。

二、临床表现

（一）乳房疼痛和肿块

1. 乳房胀痛　常见为单侧或双侧乳房胀痛或触痛。病程为 2 个月至数年不等，大多数患者具有周期性疼痛的特点，月经前期发生或加重，月经后减轻或消失。必须注意的是，乳痛的周期性虽是本病的典型表现，但缺乏此特征者并不能否定病变的存在。

2.乳房肿块　常为多发性，单侧或双侧性，以外上象限多见；且大小、质地亦常随月经呈周期性变化，月经前期肿块增大，质地较硬，月经后肿块缩小，质韧而不硬。扪查时可触及肿块呈节结构，大小不一，与周围组织界限不清，多有触痛，与皮肤和深部组织无粘连，可被推动，腋窝淋巴结不肿大。

此外，尚有病程长、发展缓慢、有时可有乳头溢液等表现。乳房内大小不等的结节实质上是一些囊状扩张的大、小乳管，乳头溢液即来自这些囊肿，呈黄绿色、棕色或血性，偶为无色浆液性。

3.月经失调　本病患者可兼见月经前后不定期，量少或色淡，可伴痛经。

4.情志改变　患者常感情志不畅或心烦易怒，每遇生气、精神紧张或劳累后加重。

（二）不同症型

1.肝郁气滞性　月经先期或行经期乳房肿痛随喜怒消失一侧或双侧可扪及大小不等的串珠状节结肿块多为绿豆大步节结或成粗条索状质韧不坚硬按之可动不与深部组织粘连境介不清月经周期不足经量较多胸闷暖气精神抑郁心烦易怒。

2.冲任不调型　乳房有肿块经前或经期疼痛加重经行后减轻或消失经期多后延经痛不剧经量少身倦无力腰酸肢冷少腹畏寒日久失治者少数可发生癌变。

切除标本常呈黄白色质韧无包膜切面有时见有很多散的小囊实际上是囊状扩张的大小导管囊壁大多平滑内有黄绿色或棕色黏稠液体有时有黄白色乳酪样的物质自管口溢出如为弥散性囊性病则称 schimmelbusch 病单个张力较大的青色囊肿称蓝顶囊肿。

囊性增生病与乳腺癌的关系尚不明确流行病学研究提示囊性增生病患者以后发生乳腺癌的机会为正常人群的 2～4 倍囊性增生病本身是否会恶变与其导管上皮增生程度有关单纯性的囊性增生病很少有恶变如果伴有上皮不典型增生特别是重度者则恶变的可能较大属于癌前期病变。

患者常有一侧或两侧乳房胀痛轻者如针刺样可累及到肩部上肢或胸背部一般在月经来潮前明显月经来潮后疼痛减轻或消失检查时乳房内有散在的圆形结节大小不等质韧有时有触痛结节与周围乳腺组织的界限不清不与皮肤或胸肌粘连有时表现为边界不清的增厚区病灶位于乳房外上方较多也可影响到整个乳房少数患者可有乳头溢液常为棕色浆液性或血性液体病程有时很长但停经后症状常自动消失或减轻。

三、诊断及鉴别诊断

（一）诊断

乳腺增生病患者若临床表现不典型或没有明显的经前乳房胀痛，仅表现为乳房肿块者，特别是单侧单个、质硬的肿块，应与乳腺纤维腺瘤及乳腺癌相鉴别。

1.乳腺增生病与乳腺纤维腺瘤　两者均可见到乳房肿块，单发或多发，质地韧实。乳腺增生病的乳房肿块大多为双侧多发，肿块大小不一，呈结节状、片块状或颗粒状，质地一般较软，亦可呈硬韧，偶有单侧单发者，但多伴有经前乳房胀痛，触之亦感疼痛，且乳房肿块的大小性状可随月经而发生周期性的变化，发病年龄以中青年为多；乳腺纤维腺瘤的乳房肿块大多为单侧单发，肿块多为圆形或卵圆形，边界清楚，活动度大，质地一般韧实，亦有多发者，但一般无乳房胀痛，或仅有轻度经期乳房不适感，无触痛，乳房肿块的大小性状不因月经周期而发生变化，患者年龄多在 30 岁以下，以 20～25 岁最多见。此外，在乳房的钼靶 X 线片上，乳腺纤维腺瘤常表现为圆形或卵圆形密度均匀的阴影及其特有的环形透明晕，亦可作为鉴别诊断的一个重要依据。

2. 乳腺增生病与乳腺癌　两者均可见到乳房肿块。但乳腺增生病的乳房肿块质地一般较软，或中等硬度，肿块多为双侧多发，大小不一，可为结节状、片块状或颗粒状，活动，与皮肤及周围组织无粘连，肿块的大小性状常随月经周期及情绪变化而发生变化，且肿块生长缓慢，好发于中青年女性；乳腺癌的乳房肿块质地一般较硬，有的坚硬如石，肿块大多为单侧单发，肿块可呈圆形、卵圆形或不规则形，可长到很大，活动度差，易与皮肤及周围组织发生粘连，肿块与月经周期及情绪变化无关，可在短时间内迅速增大，好发于中老年女性。此外，在乳房的钼靶 X 线片上，乳腺癌常表现为肿块影、细小钙化点、异常血管影及毛刺等，也可以帮助诊断。肿块针吸乳腺癌可找到异型细胞。最终诊断需以组织病理检查结果为准。

（二）鉴别诊断

一般结合病史、体征，再加辅助检查，综合分析判断，对本病不难做出正确诊断。但尚需与下列疾病鉴别。

1. 浆细胞性乳腺炎　又称导管扩张症。乳晕区集合管明显扩张，管周纤维化，多量炎症细胞，特别是浆细胞浸润为特征的乳腺良性病变。炎性结节或肿块，多伴有乳头内陷或乳头溢液。

2. 胸部肋软骨炎　表现为乳房疼痛综合征。约占乳腺疼痛患者的 10%，常伴有明显的定位；表现胸部肋软骨肿大、隆起、疼痛或压痛为其特点。

3. 乳腺纤维瘤　乳腺结构不良症，囊肿形成期时应与小的乳腺纤维腺瘤鉴别。后者多为单发、孤立性结节（或肿块），表面光滑，境界清楚，活动良好，与周围组织无粘连，一般不伴有疼痛或压痛。

4. 早期乳腺癌　乳腺癌肿块一般表现为无痛性、质硬、不规则性，进展较快，不随月经周期而变化。最终鉴别主要依据病理诊断。

5. 乳管内乳头状瘤　乳腺囊性增生期时应与之鉴别。其多位于乳腺中间带，或邻近的乳晕部，呈单囊性，可伴有血性乳头溢液。最终确诊需借助病理活检。

四、治疗

以药物治疗为主，必要时辅以手术治疗。

（一）一般治疗

临床症状轻微者可不用药物治疗，嘱患者调节情绪，保持心情愉快，3～6 个月定期随访，并指导患者复查。建议患者佩戴合适的乳罩以支持乳房，减少咖啡因等的摄入，避免上臂的过度运动等。

（二）药物治疗

1. 西药治疗　西药治疗种类繁多，主要用以下药物为主。

(1) 溴隐亭：多巴胺受体长效激活剂，作用于垂体催乳细胞上的多巴胺受体，抑制催乳素的合成与释放，同时减少催乳素对尿促卵泡素的拮抗，促进排卵回复，调节激素平衡，使临床症状缓解。用法：每次 2.5 mg，每日 2 次口服，3 个月一疗程。疗效不确切，不常规用。正在服用利尿药或降压药者不宜用此药。

(2) 丹那唑：为雄激素衍生物，抑制某些酶类，阻碍卵巢产生类固醇物质，从而调整激素平衡，达到治疗目的。用法：每次 100 mg，每日 2 次。口服 2 ～ 6 个月为一疗程。疗效显著，但不良反应大 (体重增加，痤疮，多毛，月经紊乱等)。用于其他药物无效时的治疗。

(3) 他莫昔芬 (TAM)：雌激素受体拮抗剂，阻断体内高含量的雌激素对乳腺的刺激增生作用。给药方法有二：一是每次 10 mg，每日 2 次口服，3 个月一疗程，此方法适用于症状较重的患者；另一是周期性给药，即月经后 3 ～ 5 天开始口服他莫昔芬，共用药 15 ～ 20 天。

(4) 小剂量碘化钾：刺激黄体，产生黄体生成素，使卵巢滤泡囊肿黄体化，雌激素降低，恢复卵巢功能，同时有消肿作用，亦可减轻症状，达到治疗目的。用法：0.1 g，每日 3 次，饭后口服，1 ～ 2 月为一疗程。

(5) 维生素 E：调节黄体酮与雌二醇的比值。用法：每次 100 mg，每日 3 次口服，无明显不良反应，但作用不大。

2. 中药治疗 软坚散结，疏肝理气，调和任冲，活血化瘀，消癥止痛的中药或中成药，如乳宁颗粒、乳核散结片、逍遥丸、小金丹等，可使患者症状得到一定缓解。

(三) 手术治疗

1. 适应证

(1) 年龄 40 岁以上，经药物治疗无效者。

(2) 局部肿块不随月经周期发生动态变化者，或肿块变大变硬者，或不能排除乳癌的其他情况。

(3) 一个久存肿块或结节，与癌块不易区别者。

(4) 重度增生伴单个或多个瘤样增生者。

(5) 合并乳腺纤维腺瘤者。

(6) 乳头溢液，保守治疗无效者。

(7) 绝经期前后发现乳腺增生者且局限于一侧，病变较硬者。

(8) 病变广泛，症状严重，影响患者工作、生活，久治无效，患者要求切除者。

2. 手术方式

(1) 肿块 (或瘤块) 切除术：适用于瘤样变形或合并乳腺纤维腺瘤者。

(2) 腺叶切除术：增生结节局限于某一腺叶者。

(3) 象限切除术：肿块融合，在某一象限者。

(4) 全乳切除术：结节癌变，或细胞增生活跃，或有病理证实者。

(5) 简化根治术：术中冰冻切片证实为癌变者。

第五节 单纯性乳腺上皮增生症

单纯性乳腺上皮增生症又名乳痛症 (mastodynia)，是乳腺增生症的早期阶段，多见于青年女性，特别多见于大龄未婚、已婚未育、已婚未哺乳的妇女。

一、病因

其病因与长期精神紧张、劳累过度、晚婚晚育、神志不畅、所欲不遂等因素作用于丘脑一垂体一卵巢轴，使垂体前叶与卵巢的功能调节关系失常，引起内分泌紊乱，雌激素和孕激素比例失常，黄体素分泌减少，雌激素、泌乳素分泌增多，导致乳腺组织增生与复旧不全，致乳腺导管上皮、腺上皮及间质纤维组织不同程度的增生，引起乳腺胀痛及结节形成。病因消除可恢复，大多属生理性增生。

二、病理

大体形态乳腺增生的病变区质地坚韧，无包膜与正常组织界限不清，切面呈灰白色小颗粒状外观。

镜下所见末端乳管和腺泡上皮增生并脱落，使得乳管膨胀而胀痛；引起乳腺导管扩张而形成小囊肿；乳腺小叶内纤维组织增生，小叶间互相融合；小叶间质有淋巴细胞浸润。

三、临床表现

本病主要临床症状乳房胀痛及肿块具有明显的周期性和自限性特点。

（一）乳房胀痛

即月经来潮前 3～4 d 开始出现乳腺间歇性胀痛，经后锐减，呈周期性、疼痛可为弥散性钝痛或为局限性刺痛。一般仅累及一侧乳房，电可同时累及两侧，而以一侧为重。疼痛大多仅限于乳房的某一部分，约 50% 位于外上部，20% 位于中上部，痛处有压痛。疼痛有时很剧烈，并放射到肩胛部、腋部，随情绪波动或劳累，阴雨天气等而加重。患者大多数月经期短，且量稀少，情绪稳定或心情舒畅时，症状可减轻，随喜怒而消长。疼痛发作时对外界刺激很敏感，如衣服摩擦，走路稍快，上肢活动稍猛，均可加重乳腺疼痛。

（二）乳内肿块

患者多为发育较差的小乳腺，半数可触及增厚的乳腺区或有细结节感，以外上象限多见。经前变大、变硬，经后缩小变软。

四、诊断

根据本病特点之一，乳房胀痛及乳内肿块具有周期性，即经前加剧，经后锐减。特点之二，疾病的自限性及有时反复，往往在发病几年或更长时间后，症状好转或消失，但有时反复。患者为育龄期妇女。根据以上几点常能得出诊断。

五、治疗

向患者讲清本病的性质属一种生理性良性病变，而且有一定的自限性，以解除患者的思想顾虑，多数患者可不需任何治疗，若疼痛剧烈者，可酌情给予小剂量镇静剂或考虑用药物治疗。

（一）碘制剂治疗

碘制剂有碘化剂或复方碘溶液，用碘制剂可改善患者的乳痛症状。其作用机制是碘剂作用于垂体前叶，使其产生黄体素，降低体内雌激素水平，恢复卵巢正常功能，缓解乳腺所受雌激素的刺激增生作用。但用药时间不宜太长，以免造成体内激素紊乱，还可影响甲状腺功能。常用 5% 碘化钾 10 mU 每日 3 次，口服。

(二) 激素治疗

1. 达那唑 达那唑又名炔睾醇，为 17α- 乙炔睾醇的衍生物，可作用于丘脑下部、垂体及卵巢，抑制卵巢功能，减少促卵激素 (FSH) 和促黄体素 (LH) 的分泌，并能降低血清泌乳素 (PRL) 水平。每次 200 ～ 300 mg，口服，每日 2 ～ 3 次。一个月后减量为每日 100 mg，治疗 2 个月有效者，为减少不良反应可继续减量为每隔日 100 mg 或仅在黄体期内用药。不良反应有体重增加、痤疮、多毛和月经失调等。

2. 三苯氧胺 三苯氧胺为合成雌激素受体拮抗剂，竞争性地与雌激素受体结合，阻断过高含量的雌激素对乳腺增生作用：可按周期给药，在月经后 2 ～ 5 d 开始口服三苯氧胺，每次 10 mg，每日 2 次。共用药 15 ～ 20 d。侯孝云等采用小剂量三苯氧胺治疗乳腺增生症，月经后第四日至行经前 1 d，每天 10 mg，1 次口服，连续服用 4 个月为一疗程。结果总有效率为 97.8%。二苯氧胺的不良反应是月经紊乱、白带异常，并可能提高发生子宫内膜癌的危险性。且疗程结束后部分患者乳腺疼痛和结节复发。因此对适应证的选择、剂量和疗程，应进一步研究。

3. 溴隐亭 近年来研究认为乳腺增生症的病因与血清内泌乳素增多有密切关系。溴隐亭是一种血清泌乳素的抑制剂，它是多巴胺受体的长效激活剂，通过它作用于垂体泌乳细胞多巴胺受体释放多巴胺来抑制泌乳细胞合成及释放泌乳素。给药方法：采用周期给药，即月经来潮的第 11 ～ 第 13 日，每日服溴隐亭 1.25 mg，自第 14 日至下次月经来潮时，服用 1.25 mg，每日 2 次。用药时间一般不超过 6 个月。本药的不良反应有恶心、头晕等症状，还有降低血压的作用，应引起注意。

第六节 乳腺囊肿

乳腺囊肿又称为乳汁淤积症，是哺乳期因一个腺叶的乳汁排出不畅，致使乳汁在乳内积存而成，临床上主要表现是乳内肿物，常被误诊为乳腺肿瘤。乳腺囊肿的饮食应注意少吃油脂类食物、防止肥胖尽量避免使用含有雌激素的药物、禁止滥用避孕药及含雌激素的美容用品，专家建议患者宜常吃海带橘子、橘饼、牡蛎等行气散结之品。乳腺囊肿患者宜常吃海带，有消除疼痛、缩小肿块的作用，多吃橘子、橘饼、牡蛎等行气散结之品，忌食生冷和辛辣刺激性的食物。乳腺囊肿的治疗方法有很多种，如果是单一囊肿，医生多半会采用针刺吸液法，就是利用针把水抽出来。

乳腺囊肿的发生原因不清楚，但一个女性在患有一个乳腺囊肿之后，将来发生另外数个囊肿的可能性增大，而且乳腺囊肿常常对内分泌水平的变化有反应，如绝经期或绝经后使用激素替代疗法者出现该病的很多见，所以，一般认为它的发生和女性体内的激素作用有关。另外有调查报道称，咖啡因与乳腺囊肿的发生有关，在饮用较多咖啡因的女性中，其乳腺囊肿的发生率升高。

在病理上，乳腺囊肿的形成主要是由末梢导管高度扩张所致，临床上可见单个的较大的囊肿，也可以见到多个小的囊肿，囊壁较薄，光滑。其内壁一般衬有一层扁平上皮，无明显上皮增生。大囊肿因其内的压力升高而使得内衬上皮变扁，甚至完全萎缩消失，以致囊壁仅由拉长的肌上皮和胶原纤维构成，较小的囊肿则由立方或柱状上皮构成，上皮增生不明显。

一、病理

引起乳腺囊肿的原因有很多。哺乳期如曾患乳腺增生症、炎症或肿瘤压迫，可造成乳腺的一个腺叶或小叶导管堵塞，使乳汁积聚在导管内而形成乳腺囊肿。也可因哺乳习惯不良，乳汁瘀滞于导管内，致使导管扩张形成囊肿，细菌侵入，继发感染，导致急性乳腺炎或乳腺脓肿。

如无细菌侵入感染，囊肿可长久地存在于乳腺中。哺乳期因乳腺肿胀，肿块不易被发现，往往在断奶后才可清楚扪及。囊肿呈圆形或卵圆形，表面光滑，可以推动，多数为单侧、单个囊肿，可有轻微压痛，触之可有囊性感。早期囊肿内为稀薄的乳汁，以后由于囊肿长期存留，乳汁中水分被吸收使乳汁浓缩为乳白色黏稠物，如炼乳。偶可为凝乳块，甚至像奶粉一样呈固体状态。

临床上较常见的乳腺囊肿是由于乳腺结构不良、炎症、肿瘤的压迫造成，乳腺腺叶或小叶导管上皮脱落或其他物质阻塞导管以后，乳汁排出不畅而淤滞在导管内，致使导管扩张形成囊肿，囊肿可继发感染导致急性乳腺炎或乳腺脓肿，如果不继发感染可长期存在，囊内容物变稠，随时间的推移可使囊内水分吸收，而使囊肿变硬。囊肿壁由薄层纤维组织构成，内面衬以很薄的上皮细胞层，有些地 方甚至脱落，囊内为淡红色无定型结构物质及吞噬乳汁的泡沫样细胞，囊肿周围间质内可见多量的单核细胞、类上皮细胞、多核巨细胞、淋巴细胞和浆细胞浸润，还可见小导管扩张及哺乳期腺小叶组织。

二、临床诊断

(一) 临床表现

1. 乳房肿块，可单个孤立发生，也可多个发生，多发与单发的比例大约在 3 : 1，可以缓慢长大，也可以在一定时间内生长迅速。

2. 质地不硬、大小不均、球形或椭圆形、表面光滑、边界清楚、活动度大，大的囊肿有的可以有囊样感。

3. 肿块可以自觉疼痛，也可以经前有触痛或自觉痛或经前变硬，经后变软。

4. 不伴腋下淋巴结肿大，无乳头内陷，肿块不会和皮肤或胸壁粘连，无橘皮样变。

5. 绝经期后的乳腺囊肿，在不使用激素替代疗法的情况下，往往会逐渐萎缩甚至消失。

(二) 相关检查

1. 乳腺 X 线摄影检查　囊肿表现主要为圆形的、椭圆形的密度和乳腺组织相近的或增高的块影，其内密度均匀，边缘光滑，和周围组织分界清楚，囊壁偶尔可见呈蛋壳样的斑片样钙化。但在图像中，囊肿与实性的、形态规则的良性肿块如纤维腺瘤，常常看起来很相似，难于鉴别。这时，增加乳腺的 B 超检查非常重要。

2.B 超　乳腺囊肿一般呈明显的边界清楚的液性回声，囊肿后方回声增强，两侧伴有声影，探头在囊肿局部加压时，囊肿的形态可以发生改变。依据囊肿在 B 超上的表现，将它们分成单纯囊肿和复合囊肿两类：

(1) 单纯囊肿：形态规则，呈圆形或椭圆形，超声波信号很容易通过，它们在图像上看起来很黑，有清楚的边界。单纯囊肿内所含的液体大多是淡黄色透明的浆液性的液体，这种囊肿和乳腺癌无关。

(2) 复合囊肿：形态欠规则，超声波信号不是很容易通过，它们可能包含稠密的液体，或者有死亡的细胞漂浮其中，肿块在图像中将表现出灰黑色，边缘可能有绒毛样改变。一些实体的肿块也可能有同样的表现，所以当 B 超不能确定时，需要穿刺帮助判断。一般这些囊肿抽出的囊肿液呈黄色、棕色、绿色、琥珀色，其中可能有一些碎屑物质存在。如果有血性的囊肿液一定要送病理涂片和实验室检查，因为这个囊肿有可能会和恶性肿瘤有关。

3. 穿刺活检　对考虑为乳腺囊肿的病例，穿刺是最常用的方法，如果在穿刺过程中，能带出少许细胞，可以进行细胞学活检。一般来讲囊肿很少与乳腺癌有关。

三、鉴别诊断

(一) 乳腺癌

乳腺癌的肿块不规则，质地更坚硬，活动度差，常有腋下淋巴结的肿大、乳头内陷、酒窝征、橘皮样改变，在乳腺 X 线摄影检查中有沙粒样钙化，星形影等改变，在 B 超检查中和囊肿的表现也不相同。

(二) 乳腺脂肪瘤

乳房脂肪瘤发生在脂肪丰富的大乳房内，部分发生在绝经后，生长缓慢或停止，无囊性感，B 超为实质性的低回声区，乳腺 X 线摄影检查为黑色透明的边缘清楚的圆形和椭圆形肿块影。

四、治疗

有些乳腺囊肿，特别是单纯囊肿，在患者没有疼痛症状和不适时，可以不予治疗，但需进行每年一次的复查追踪。有疼痛不适症状的单纯囊肿患者，或者一些复合囊肿的患者，可以细针穿刺抽出囊液。有些病例会在治疗后复发，可以再次使用穿刺抽吸法治疗。

反复发生的乳腺囊肿，特别是复合囊肿，在多次穿刺抽液后仍然复发，可以考虑手术切除囊肿，或者一些在穿刺细胞学活检中发现有囊肿内上皮非典型性增生者，或囊内液为血性者 (不是外伤性血肿，也不是穿刺针所造成的出血)，应考虑手术切除肿块。

第七节　乳腺肿瘤

一、乳房良性肿瘤

(一) 乳腺纤维腺瘤

乳腺纤维腺瘤是发生于乳腺小叶内纤维组织和腺上皮的混合性瘤，是乳房良性肿瘤中最常见的一种。乳腺纤维腺瘤可发生于青春期后的任何年龄的女性，但以 18 ～ 25 岁的青年女性多见。本病的发生与内分泌激素失调有关，如雌激素相对或绝对升高可引起本病。

1. 病因　乳腺的纤维腺瘤与雌激素的过度刺激有关，也可能是因局部组织对雌激素刺激特别敏感。

2. 临床表现　乳房纤维腺瘤是乳房的常见良性肿瘤，一般认为与雌激素作用活跃有密切关系，好发于性功能旺盛时期 (18 至 25 岁)。乳房纤维腺瘤好发于乳房外象限，约 75% 为单发，

少数属多发性 (同时或不同时)。除出现肿块外，患者通常无明显自觉症状。乳房纤维腺瘤虽属良性，但有恶变可能，故一旦发现乳腺纤维瘤，应予手术切除。乳腺纤维腺瘤最主要的临床表现就是乳房肿块，而且多数情况下，乳房肿块是本病的唯一症状。乳腺纤维腺瘤的肿块多为患者无意间发现，一般不伴有疼痛感，亦不随月经周期而发生变化。少部分病例乳腺纤维腺瘤与乳腺增生病共同存在，此时则可有经前乳房胀痛。

乳腺纤维腺瘤的肿块好发于乳房的外上象限。腺瘤常为单发，亦有多发者。腺瘤呈圆形或卵圆形，直径以 1 ～ 3 厘米者较为多见，亦有更小或更大者，偶可见巨大者。表面光滑，质地坚韧，边界清楚，与皮肤和周围组织无粘连，活动度大，触之有滑动感。腋下淋巴结无肿大。腺瘤多无痛感，亦无触痛。其大小性状一般不随月经周期而变化。肿块通常生长缓慢，可以数年无变化，但在妊娠哺乳期可迅速增大，个别的可于此时发生肉瘤变。

(1) 肿块：大多在无意中发现乳房有肿块，2/3 的肿块大小在 1 ～ 3 厘米，个别有达 10 厘米以上者，最大可达 24 厘米。部位多在乳腺外上方，大多为单发性，少数为多发，呈圆形或椭圆形，边界清楚，表面光滑，具韧性，活动良好，与表皮和胸肌无粘连。

(2) 疼痛：大多为无痛性肿块，仅 14% 有轻度疼痛，呈阵发或偶发或月经时激发。

(3) 乳头有清亮溢液，但少见，约占 0.75%。

(4) 腋窝淋巴结不肿大。

3. 治疗　纤维腺瘤应手术摘除，并遵循下列原则：

(1) 一经发现均应及时予以切除，并做病理检查。

(2) 25 岁以下的妇女，如其乳腺内肿块在临床上确属良性，可以略为延迟手术，但如果患者为 30 岁以上，则发生乳腺癌的概率明显增加，故应及时切除。

(3) 纤维腺瘤一般生长较慢，病程较长 (超过 3 ～ 5 年)。如肿块突然加速增长而患者并无妊娠者，则可能为肿瘤的黏液性变或恶变，以切除为宜。

(4) 由于纤维组织的增生一般较为弥散，故切除时最好将整个肿瘤及其周围的部分组织 (距

(二) 导管内乳头状瘤 (intraductal papilloma of breast)

1. 病因　单纯的导管内乳头状瘤较少见，多数是乳腺囊性瘤的一种伴随病变，患者多为 30 ～ 49 岁中年妇女。乳头状瘤的病因为雌激素异常刺激所致。

2. 临床表现

(1) 乳头溢液：约占就诊患者的 80%，是导管内乳头状瘤的主要症状。患者往往在无意中发现衬衣上有血迹。乳头溢液来自于乳管，常呈血性或浆液性。血性溢液占 78%，浆液性溢液为 22%，年轻女性的分泌物常为浆液性，而老年妇女多为浑浊或乳样液。因肿瘤组织脆弱 血管丰富，轻微的挤压即可引起出血或分泌物呈铁锈色，是导管内乳头状瘤呈血性乳溢液的最常见原因。

乳房导管内乳头状瘤乳头状瘤是否发生乳头溢液与乳头状瘤的类型和部位有关，发生在乳头中心部位的大导管内的乳头状瘤的乳头溢液症状最为常见，而当肿瘤位于乳头边缘部分，在中小导管内或腺泡内者乳头溢液的发生较少见。

对男性乳头溢液，应首先考虑为导管乳头状瘤，并高度警惕恶性的可能，如果年龄在 45 岁以上的乳头溢血性液伴有乳房肿块，应考虑到导管乳头状瘤恶变的可能。

(2) 疼痛：本病仅有少数患者有局部疼痛及压痛，常为乳房导管扩张、导管内类脂样物质溢出及炎症所致。

(3) 乳房肿块：乳房肿块是乳房导管内乳头状瘤的主要体征，本病伴肿块者占66%～75%。触诊时可在乳头处、乳晕区或乳房的中心处触及肿块，直径多在 1～2 cm，亦有小于 1 cm 或为 3～7 cm 或更大者。单发性导管内乳头状瘤可因导管阻塞扩张而引起，触及质地较软、光滑且活动的肿块，有时在乳晕旁可触及放射状条索。如患者乳头溢液并触及小肿块，则 95% 的可能为导管内乳头状瘤，也有的患者扪不到肿块，仅在乳晕区触到几个点状结节，实则为病变所在部位。按压乳晕处的肿块，可见血性液自相应的腺导管的乳头流出，由于肿块主要是乳头状瘤出血淤积而成，肿块往往在按压后变小或消失。因此在体检检查时应轻轻按压肿块，以便留下部分血液，在手术时可根据乳头出血的相应乳管作标记，行乳房区段切除。

3. 治疗 导管内乳头状瘤本质上是一种良性瘤，恶变率为 60%～8%。治疗以手术为主，对单发的导管内乳头状瘤应切除病变的乳管系统。术前应精确定位，指压确定溢液的乳管口，插入钝头细针，也可注射亚甲蓝，沿乳晕边缘作半圆形的皮肤切口，充分游离皮瓣并把乳头翻转后，将病变的导管仔细解剖出。然后沿针头或亚甲蓝显色部位切除该乳管及周围的乳腺组织，如有恶变应行根治性切除。对年龄较大、乳管上皮增生活跃或间变者，可行乳房单纯切除。

(三) 乳房脂肪瘤

乳房脂肪瘤是体表最常见的良性肿瘤，可以发生在有脂肪组织的任何结构中，但以体表及乳房最多见。多发生于较肥胖的女性患者，发病年龄以 30～50 岁多见。

1. 病理

(1) 大体形态：肿瘤色浅黄，有一薄层完整的纤维包膜，圆形或扁圆形呈分叶状，质地柔软。

(2) 镜下所见：可见包膜结缔组织深入瘤体中，将其分割成分叶状，由分化成熟的脂肪细胞所组成。瘤细胞较大呈圆形，胞质内充满脂滴，胞核被推挤到近胞膜处。位于乳腺间质的脂肪瘤，有时见脂肪组织中夹杂有乳腺小叶的上皮结构。

2. 临床表现 脂肪瘤好发于肩、背、臀部及大腿内侧，头部发病也常见。位于皮下组织内的脂肪瘤大小不一，大多呈扁圆形或分叶，分界清楚；边界分不清者要提防恶性脂肪瘤的可能。肿瘤质软有弹性 (注意与较大的囊肿区别)，有的可有假性波动感。肿瘤不与表皮粘连，皮肤表面完全正常，基部较广泛。检查时以手紧压脂肪瘤基部，可见分叶形态。皮肤可出现"橘皮"状。肿瘤发展甚缓慢，大多对机体无严重不良影响，恶性变者甚少。

此外另有一类多发性圆形或卵圆形结节状脂肪瘤，常见于四肢、腰、腹部皮下。肿瘤大小及数目不定，较一般脂肪瘤略硬，压迫时疼痛，因而称为痛性脂肪瘤或多发性脂肪瘤。

乳腺脂肪瘤治疗以手术切除为主。但手术应彻底，若有残留，必将造成复发。切除组织应送病理检查，以免合并其他肿瘤而漏诊。

3. 治疗 以手术治疗为主，对较小的脂肪瘤，可暂时观察，对较大而生长较快者可行手术切除。

二、乳腺癌

乳腺癌 (breast cancer) 是女性最常见的恶性肿瘤之一，在我国占全身各种恶性肿瘤的 7%～10%，仅次于子宫颈癌，但近年来有超过子宫颈癌的倾向，并呈逐年上升趋势，部分大城市报告乳腺癌占女性恶性肿瘤之首。

（一）临床表现

乳腺内无痛性肿块是乳腺癌最常见的症状。肿块质硬，表面不光滑，边界不清，在乳房内不易被推动。随着肿块增大，可引起乳房局部隆起。若累及 Cooper 韧带，可使其缩短而致肿瘤表面皮肤凹陷，即所谓酒窝征。如皮下淋巴管被癌细胞堵塞，引起淋巴回流障碍，出现真皮水肿，皮肤呈橘皮样改变。乳腺癌至晚期，可侵及胸肌筋膜而不易推动。如癌细胞侵及大片皮肤，可出现多数小结节，甚至彼此融合。有时皮肤可破溃而形成溃疡，常有恶臭，容易出血。乳腺癌淋巴转移最初多见于腋窝。肿大淋巴结质硬、无痛、可被推动；以后数目增多，并融合成团，甚至与皮肤或深部组织黏着。乳腺癌转移至骨、肺、肝时，可出现相应的症状。

其次是乳头血性溢液、乳头糜烂或乳头回缩。少数患者在原发灶被发现前已有腋淋巴结转移或其他全身性的血道转移，癌细胞可沿淋巴管自原发灶转移到同侧腋下淋巴结，堵塞主要淋巴管后可使上臂淋巴回流障碍而引起上肢水肿。

（二）病因与病理类型

1. 病因　乳腺癌的病因尚未完全清楚，研究发现乳腺癌的发病存在一定的规律性，具有乳腺癌高危因素的女性容易患乳腺癌。所谓高危因素是指与乳腺癌发病有关的各种危险因素，而大多数乳腺癌患者都具有的危险因素就称为乳腺癌的高危因素。据中国肿瘤登记年报显示：女性乳腺癌年龄别发病率 0 ～ 24 岁年龄段处较低水平，25 岁后逐渐上升，50 ～ 54 岁组达到高峰，55 岁以后逐渐下降。乳腺癌家族史是乳腺癌发生的危险因素，所谓家族史是指一级亲属（母亲，女儿，姐妹）中有乳腺癌患者。近年发现乳腺腺体致密也成为乳腺癌的危险因素。乳腺癌的危险因素还有月经初潮早（＜ 12 岁），绝经迟（＞ 55 岁）；未婚，未育，晚育，未哺乳；患乳腺良性疾病未及时诊治；经医院活检（活组织检查）证实患有乳腺非典型增生；胸部接受过高剂量放射线的照射；长期服用外源性雌激素；绝经后肥胖；长期过量饮酒；以及携带与乳腺癌相关的突变基因。需要解释的是乳腺癌的易感基因欧美国家做了大量研究，现已知的有 BRCA-1、BRCA-2，还有 p53、PTEN 等，与这些基因突变相关的乳腺癌称为遗传性乳腺癌，占全部乳腺癌的 5% ～ 10%。具有以上若干项高危因素的女性并不一定患乳腺癌，只能说其患乳腺癌的风险比正常人高，中国妇女乳腺癌的发病率还是低的。

2. 病理类型　乳腺癌有多种分类方法，目前国内多采用以下病理分型：

(1) 非浸润性癌：导管内癌（癌细胞未突破导管壁基底膜）、小叶原位癌（癌细胞未突破末梢导管或腺泡基底膜）、乳头湿疹样乳腺癌 (Paget)。

(2) 早期浸润性癌：浸润性导管癌（癌细胞突破导管壁基底膜，开始向间质浸润）、早期浸润性小叶癌（癌细胞突破末梢导管或腺泡基底膜，开始向间质浸润，但仍局限于小叶内）。

(3) 浸润性特殊癌：乳头状癌、髓样癌（伴大量淋巴细胞浸润）、小管癌（高分化腺癌）、黏液腺癌、大汗腺样癌、鳞状细胞癌等。

(4) 浸润性非特殊癌：浸润性小叶癌、浸润性导管癌、硬癌、髓样癌、单纯癌、腺癌。

(5) 其他：炎性乳腺癌等。

（三）转移途径

1. 局部扩散　癌细胞沿导管或筋膜间隙蔓延，继而侵及 Cooper 韧带和皮肤。

2. 淋巴转移

(1) 乳腺大部分淋巴液经胸大肌外侧缘淋巴管流至腋窝淋巴结至锁骨下淋巴结，再经胸导管（左）或右淋巴管侵入静脉血流向远处转移。

(2) 部分乳腺内侧的淋巴液通过肋间淋巴管流向胸骨旁淋巴结至锁骨上淋巴结。

(3) 两侧乳腺间皮下有交通淋巴管。

(4) 乳腺深部淋巴网可沿着腹直肌鞘和肝镰状韧带流向肝脏。

3. 血运转移　癌细胞可以经淋巴途径进入静脉，也可以直接进入血液循环而远处转移。最常见的转移依次为肺、骨和肝等。

（四）诊断与鉴别诊断

1. 诊断　结合病史和体检，辅助检查如 B 超、钼靶片、远红外线等进行诊断，病理检查可确诊。

2. 鉴别诊断

(1) 隐性乳腺癌：指临床上触不到肿块，乳腺切除后病理检查证实的乳腺癌，常为 X 线检查等方法发现或以腋淋巴结转移为首发症状，应与副乳腺癌相鉴别，治疗上，现在一般认为，一旦诊断为隐匿性乳腺癌，若无锁骨上及远处转移，应行根治术治疗，多数报道其疗效优于或相似伴有腋窝淋巴结转移的乳腺癌。

(2) 男性乳腺癌：男性乳腺癌并不多见，发病率为乳腺癌中 1%，为男性恶性肿瘤中 0.1%，发病年龄较女性乳腺癌平均高出 6～11 岁。

男性乳腺癌的症状主要是乳晕下无痛性肿块，20% 患者有乳头内陷，结痂，肿块边界常不清，常早期有皮肤或胸肌粘连，腋淋巴结转移率较高，男性乳腺癌的病理表现与女性乳腺癌相似，绝大多数是浸润性导管癌，男性乳腺无小叶组织，因而病理上未有小叶原位癌的报道，男性乳腺癌的治疗同女性乳腺癌，但因男性病例乳腺组织较小，且易早期侵犯胸肌，手术方式应以根治术或扩大根治术为主。

对晚期或复发病例应用内分泌治疗，效果比女性乳腺癌为好，主要治疗方法是双侧睾丸切除，有效率可达 50%～60%，之所以如此高疗效率是由于近 84% 的肿瘤组织 ER 阳性，有效期平均持续 12 月，如果患者不愿接受睾丸切除，或既切除后病情再发，尚可服用女性激素，男性激素或 TAM 而获得好效，此添加性内分泌疗法在患者已显示睾丸切除术无效的情况下将产生佳效，这种二线内分泌疗法的显效率界于 30%～50% 之间，化疗仅在内分泌治疗，包括祛除性和添加性，失败后方宜开始，其用药和给法相当于女性乳癌。

(3) 炎性乳癌：是一种极为罕见的临床类型，常呈弥散性变硬变大，皮肤红，肿，热，痛和水肿明显，发病呈爆发性，十分近似急性炎症，因而又称为癌性乳腺炎，本病的诊断要点为：①局部虽表现为红肿热痛，但无发冷发热等全身炎症反应，②体温和白细胞计数多在正常范围，③早期皮肤呈典型的紫罗兰色，呈斑片状水肿，境界清楚，边缘稍隆起，毛孔粗大如橘皮样改变，红肿范围大于乳腺的 1/3 以上，消炎治疗 1 周后红肿不见消退，④在红肿乳腺组织内有时能触及质地硬韧的肿块，⑤同侧腋窝多能触及质地较硬的淋巴结，⑥细针穿刺细胞学检查及病理切片能提供诊断依据。

炎性乳腺癌以往应用手术或放射治疗的预后很差，平均生存期为 4～9 个月，因而对炎性乳腺癌不主张用手术治疗，目前大多数作者对炎性乳腺癌均采用化疗及放疗的综合治疗，即先用 3～4 疗程化疗后作放疗，放疗后再作化疗。

(4) 妊娠期和哺乳期乳腺癌：乳腺癌发生于妊娠期或哺乳期者约占乳腺癌病例中 0.75%～31%，妊娠期及哺乳期由于体内激素水平的改变，可能使肿瘤的生长加快，恶性程度增高，同时在妊娠期及哺乳期乳腺组织的生理性增大，充血，使肿瘤不易早期发现，同时易于播散。

妊娠期乳腺癌的处理原则与一般乳腺癌相似，但治疗方法的选择还决定于肿瘤的病期及妊娠的不同时期，早期妊娠时是否中止妊娠应根据不同的病期，病期较早时可不必中止妊娠，病期是 II，III 期或估计术后需要化疗及放疗者则宜先中止妊娠能提高生存率，相反常由于中止妊娠延迟了手术治疗，反而影响治疗效果。

哺乳期乳腺癌的治疗首先应中止哺乳，术后辅助治疗方法与一般乳腺癌相似，预防性去除卵巢并不能提高生存率。

3. 临床分期 乳腺癌定性诊断后，还需根据病情进行临床分期。

TNM 分类

T——原发肿瘤。

T_0：原发瘤未查出。

T_{is}：原位癌 (导管内癌、小叶原位癌、无肿块的乳头 Paget 病)。

T_1：癌瘤长径＜ 2 cm。

T_2：癌瘤长径＞ 2 cm，＜ 5 cm。

T_3：癌瘤长径＞ 5 cm。

T_4：癌瘤大小不计，但侵及皮肤或胸壁，炎性乳癌亦属之。

N——区域淋巴结。

N_0：同侧腋窝无肿大的淋巴结。

N_1：同侧腋窝有肿大的淋巴结，尚可活动。

N_2：同侧腋窝肿大的淋巴结彼此融合，或与周围组织粘连。

N_3：有同侧胸骨旁淋巴结转移。

M——远处转移。

M_0：无远处转移，

M_1：有锁骨上淋巴结或远处转移。

0 期：$T_{1a} N_0 M_0$。

I 期：$T_1 N_0 M_0$。

II 期：$T_{0\sim1} N_1 M_0$，$T_2 N_{0\sim1} M_0$，$T_3 N_0 M_0$。

III 期：$T_{0\sim2} N_2 M_0$，$T_3 N_{1\sim2} M_0$，T_4 任何 NM_0，任何 $TN_3 M_0$。

IV 期：包括 M_1 任何 TN。

(五) 治疗

随着对乳腺癌生物学行为认识的不断深入，以及治疗理念的转变与更新，乳腺癌的治疗进入了综合治疗时代，形成了乳腺癌局部治疗与全身治疗并重的治疗模式。医生会根据肿瘤的分期和患者的身体状况，酌情采用手术、放疗、化疗、内分泌治疗、生物靶向治疗及中医药辅助治疗等多种手段。外科手术在乳腺癌的诊断、分期和综合治疗中发挥着重要作用。放疗是利用放射线破坏癌细胞的生长、繁殖，达到控制和消灭癌细胞的作用。手术、放疗均属于局部治疗。化学治疗是一种应用抗癌药物抑制癌细胞分裂，破坏癌细胞的治疗方法，简称化疗。内分泌治疗是采用药物或去除内分泌腺体的方法来调节机体内分泌功能，减少内分泌激素的分泌量，从而达到治疗乳腺癌的目的。分子靶向治疗是近年来最为活跃的研究领域之一，与化疗药物相比，是具有多环节作用机制的新型抗肿瘤治疗药。中医治疗肿瘤强调调节与平衡的原则，恢复和增强机体内部的抗病能力，从而达到阴阳平衡治疗肿瘤的目的。化疗、内分泌治疗、靶向治疗及中医药治疗，均属于全身治疗。治疗过程中医生会兼顾患者的局部治疗和全身治疗，对早、中期乳腺癌患者争取治愈，对晚期患者延长寿命，提高生活质量。

乳腺癌的外科手术包括乳腺和腋窝淋巴结两部分。乳腺手术有保留乳房手术 (保乳手术) 和全乳房切除术。腋窝淋巴结手术有前哨淋巴结活检和腋窝淋巴结清扫。前哨淋巴结活检是只切除前哨淋巴结，经检测前哨淋巴结转移再进行腋窝淋巴结清扫，也有人称之为保腋窝手术。保乳手术有严格的手术适应证，目前还做不到所有的乳腺癌患者都能进行保乳手术。对不适合保乳手术的乳腺癌患者还需要切除乳房，医生可以采用整形外科技术重建乳房。乳房重建可采用自体组织重建，也可采用假体重建。可以在切除肿瘤手术的同时进行乳房重建，也可在治疗结束后，各项复查结果正常时进行重建。进行乳房重建不会影响乳腺癌的整体治疗。

第八节 男性乳房发育症

一、概述

男性乳房发育症 (gynecomastia) 是男性乳房由于各种原因的刺激而出现的单侧或双侧的乳房增大，是一种常见的疾病，好发于青春期 (13 ～ 17 岁) 和中老年 (50 ～ 70 岁) 的男性，大部分增殖一段时间后，或自行消退，或停止不变，极少能发展成像女性乳房的状态。许多患者常常感到心理上的严重不适。

正常情况下，男性体内血浆雄激素与雌激素的比例应为 100 : 1 左右，当各种原因引起这个比值下降，或男性雄激素活力下降，或雌激素对乳腺的效应占优势时，便可能诱发男性乳房发育症。某些男性乳腺组织对雌激素的反应敏感也是成因之一，另外，一些继发性的男性乳房发育症也存在。

(一) 与男性乳房发育症有关的因素

1. 青春期男性体内激素不平衡。

2. 睾丸损伤、睾丸切除、曲精管发育不全 (睾丸女性化)、雄激素合成中酶的缺乏、睾丸炎、睾丸肿瘤。

3. 慢性肝病、肝硬化，慢性肾衰。

4. 肥胖、甲状腺功能亢进或低下、肾上腺皮质功能亢进、糖尿病。

5. 脊髓损伤、霍奇金病、头颅外伤。

6. 肿瘤（垂体肿瘤、分泌雌激素的肾上腺皮质肿瘤、淋巴瘤、支气管肺癌等）、白血病。

7. 遗传因素，即家族性的男性乳房发育。

8. 衰老。

9. 药物引起，如：雌激素、某些避孕药、合成代谢性类固醇、皮质类固醇、安非他命（一种中枢神经刺激剂）、洋地黄、西咪替丁、二氮平、麻醉性止痛剂、利舍平、三环类抗忧郁药、人体绒毛膜促性腺激素、胰岛素、异烟肼和其他抗结核药、大麻等。

（二）大体观

呈白色质韧的组织，质地均匀，与正常的女性腺体组织几乎一样，只是体积小，扁平状，3～5 cm 大小。有的质地稍硬，可呈圆盘状的块样，约 2～3 cm 大小。显微镜下，导管上皮增生，间质水肿，疏松的结缔组织包绕导管。经过一段时间后，增生的上皮细胞可以退化，呈现较多的纤维组织变性。

二、临床诊断

（一）临床表现

男性乳房发育症常见的表现有三种类型：

1. 青春期男性乳房增殖　发生率约占本病的 60%～70%，往往乳晕后有 2～3 cm 大的块，质韧，活动，自觉疼痛，或对衣物等接触敏感，可单侧或双侧发生，常常可以在两年内自行消失。

2. 由疾病或药物引起的男性乳房增殖　往往是无显著特点的、无痛的乳腺增殖，也有在初期生长较快的一段时间有疼痛感，且有触痛的；半年以后疼痛缓解，但增殖块仍然存在。常常双侧发生，也可以单侧发生；或一前一后发生。对这种类型，详细地询问相关病史，使用药物情况等非常重要。

3. 肥胖所致男性乳房增殖　常常乳房均匀对称肥大，柔软，无任何自觉症状。

不管哪一种类型，乳腺增殖一般持续一段时间后即停止，如不退化消散，时间一久，常常就会渐变成稍硬的增殖块，坐落于乳头乳晕的后方，一般没有太多的不适，但在局部即使有轻微的撞击时，也会出现明显的疼痛。男性乳腺增殖仅仅是指乳腺增殖发育，和男性胸大肌强壮肥厚所致的乳房部位的隆起无关。另外，个别患者在男性乳房发育症的基础上又发生其他的乳房疾病，所以不要忽略了这类患者的乳房体检。如果增殖中伴有坚硬，增大明显，活动度不大的肿块，与皮肤有粘连，或有乳头内陷，应联想到男性乳腺癌。

（二）相关检查

一般来讲，男性乳房发育症根据临床表现结合病史诊断不难，仅部分病例如肥胖者，不能区别是乳腺增殖还是脂肪增殖的，或临床怀疑增殖的部分含有肿块的，或有别的乳房病理征象的，可以给予乳腺影像学检查或手术切除活检。

内分泌检查，一般可见雌二醇升高，睾酮下降，或睾酮／雌二醇比值下降。有时催乳素也可升高。当黄体激素高而睾酮低时，意味着睾丸功能不全；当黄体激素和睾酮都低时，意味着雌激素产生增多；当它们都高时，常意味着分泌对性腺有亲和力、有刺激作用的物质的肿瘤存在，或者机体处于一个抗雄性激素状态。根据情况不同，还可有目的地进行其他内分泌学的检查。

本病有必要常规进行肝、肾功能的检查。必要时头颅 CT、肾上腺部位 CT 或精子检查。

三、治疗

青春期的男性乳房发育症，大多无须治疗，当其内分泌调整平衡以后，常常在两年内自愈。成年男性的乳腺增殖则可以从以下三个方面进行治疗：①主要是针对病因治疗：当病因被去除后，许多男性乳腺增殖症便自动消退。如积极治疗肥胖、肝病、肿瘤等，抑制外源性雌激素和其类似物质的摄入，禁止使用大麻，更换或调整某些有这类不良反应的药品。②对雄性激素缺乏者，根据需要适当地补充雄激素，但有的医师反对这样做，认为外源性的雄激素给予，会增进睾丸的功能不全。③也有医师建议用雌激素拮抗剂他莫昔芬治疗。④凡病程长，增殖块有可能已纤维变性者，手术切除将是唯一有效的治疗方法。

最近的研究报道称 tamoxifen(三苯氧胺 TAM) 和 raloxifene 对青春期男性乳腺增殖症有很好的疗效，tamoxifen 每天用药 10 ~ 20 mg，raloxifene 每天用药 60 mg，只用其中一种，3 ~ 6 月后有 91% 的有效率，且无任何不良反应发生。

在诸多因素引起的男性乳腺增殖症中，许多都适合中医治疗，如青春期激素不平衡的男性乳腺增殖症、肥胖、睾丸功能不全和衰老等引起的成年男性乳腺增殖症。但像肿瘤和一些器质性损伤引起的本病，治疗效果不会理想。又如肝、肾功能不全者不宜使用，因为往往无效且加重肝肾负担。治疗开展的时间也以早期为宜，病程长增殖块变得稍硬，有纤维变性以后，中医治疗效果也不好。

（张 伟）

第四章 胸部常见疾病

第一节 脓胸

脓胸是指胸膜腔被致病菌侵入，发生感染积脓。从新生儿到老年人，任何年龄均可发生。脓胸多由化脓性细菌所引起。分为急性和慢性两类，是医学上一类术语。

一、急性脓胸

急性化脓性胸膜炎简称脓胸，亦称为急性脓胸，为胸膜腔受化脓性病原体感染，产生脓性渗出液积聚而成，根据胸膜腔受累的范围可分为局限性(包囊性)脓胸和全脓胸。本病起病急，多从邻近器官，如肺、食管或腹部的感染蔓延而来；或为败血症、脓毒血症累及胸膜腔；也可以是胸壁穿透性外伤的并发症或胸部手术的并发症。

(一)病因

胸腔感染主要是继发性感染，致病菌往往来自胸腔内脏器，如肺、食管等，绝大多数来自肺病。

肺部感染病灶如肺炎直接侵犯胸膜或病灶破溃病菌直接进入胸腔，可产生急性脓胸。常见的致病菌有肺炎双球菌、链菌、金黄色葡萄球菌。小儿以金黄色葡萄球菌性脓胸为多见。其他常见的致病菌还有革兰阴性杆菌如大肠杆菌、变形杆菌、产气杆菌及沙门菌属等。结核杆菌和真菌比较少见。

肺脓肿破溃往往产生脓气胸，甚至产生张力性脓气胸，可形成支气管胸膜瘘，而成为混合性感染。若有厌氧菌感染则形成腐败性脓胸，脓液含有坏死组织，并有恶臭气味。

食管、气管、支气管和肺手术均为污染手术，并非无菌手术，如术后抗生素使用不当，仍可能发生感染，而形成脓胸，如果术后发生食管吻合口瘘或支气管残端瘘，则更容易发生脓胸。

肺大泡破裂引起的自发性气胸多数并无感染，但在治疗过程中，如反复胸腔穿刺或长期闭式引流，则可能发生继发感染形成脓胸。

胸部外伤时致病菌，甚至一些异物如衣物碎片、骨片、弹头、刀尖等被带入胸腔，并残留在胸腔内，则很容易形成脓胸。如果外伤造成胸壁开放性伤口，或者损伤食管、支气管、肺等，使胸腔与外界相通，也会形成脓胸。

肝脓肿、膈下脓肿、肾周围脓肿均可以直接侵犯胸膜或破溃入胸腔，也可以经淋巴回流，导致胸腔感染而形成脓胸。

败血症或脓毒血症时，致病菌经血液循环进入胸膜腔，而形成化脓性病灶，导致脓胸，尤其是婴幼儿和年老体弱的患者，脓胸往往是全身感染的一部分，病情较重，预后不佳。

自发性食管破裂、纵隔畸胎瘤继发感染破入胸腔也是形成脓胸的原因。

(二)临床表现

继发于肺部感染的急性脓胸往往是在肺部感染症状好转以后，又再次出现高热、胸痛、呼吸困难、咳嗽、全身乏力、食欲不振等症状，患者常呈急性病容，不能平卧或改变体位时咳嗽，严重时可出现发绀。患侧呼吸运动减弱，肋间隙饱满、增宽，患侧呈实音并有叩击痛，如为左侧积液心浊音界不清、如为右侧积液则肺肝界不清，纵隔心脏向健侧移位，气管偏向健侧，听诊患侧呼吸音减弱或消失或呈管性呼吸音，语颤减弱。

局限性包裹性脓胸的阳性体征多不典型，仅在病变局部有某些阳性体征，不易发现。

(三) 治疗

急性脓胸的治疗原则包括全身治疗、抗感染和脓液引流三个主要方面。

1. 全身治疗　鼓励患者进食饮水注意补充电解质，多进高热量、高维生素、高蛋白饮食，病情危重体质虚弱的患者应给予静脉补液，必要时输入静脉营养、血浆、白蛋白或少量多次输入新鲜血，以纠正贫血并增强抵抗力，促进早日恢复。

2. 抗感染　尽早胸腔穿刺抽取脓液作细菌培养及药物敏感试验，选择敏感有效的抗生素，以便尽快控制病情。

3. 脓液引流

(1) 胸腔穿刺：部分急性脓胸的早期，脓液稀薄，经胸腔穿刺很容易抽出脓液。只要选好穿刺部位，均能穿刺成功。穿刺医生亲自胸透，了解脓胸的范围并在透视下确定胸穿部位，如果是局限性脓胸，应先取脓腔直径最大的部位进行穿刺。如果是全脓胸多选在腋后线第 7 肋间。穿刺时应让患者采取舒适的体位，一般采取半座位或坐在小桌前，双臂趴在桌上，以避免患者过于疲劳，并利于穿刺操作。采用 2% 普鲁卡因或利多卡因局部麻醉。穿刺针要选择 18～22 号的粗大针头，长度要 5 cm 以上，否则难于刺穿胸壁。穿刺要沿肋骨上缘进针，以避免损伤肋间神经血管，针尖一般指向患者的后上方，使针进入胸腔后贴近胸壁，这样不易损伤肺组织。在针尖进入胸腔大量抽液之前，可将针再推入约 0.5～1 cm，并使针尖的斜面朝向胸壁，这样可以避免穿刺过程中针尖脱出胸腔，也可避免肺组织膨胀后阻塞针尖，便于将液体抽净。每次胸腔穿刺时均应尽可能将脓液抽净，并在抽净脓液之后，经穿刺针向胸腔内注入适量敏感抗生素。部分脓胸经反复胸腔穿刺及全身治疗可以治愈。由于致病菌不同，脓液黏稠，不易经穿刺针抽出时，可以在穿刺时经穿刺针进胸腔冲洗，在抽出部分脓液后，注入等量的生理盐水或 2% 碳酸氢钠溶液及溶纤维素药物，如胰蛋白酶等，反复冲洗，直到抽出液变清亮为止。注意每次注入的冲洗液量，不要超过抽出的液体的总量，以免造成胸腔内压力增高，使脓液扩散到其他部位，引起感染播散。胸腔穿刺法不易彻底治愈脓胸的原因是：随着病情的逐渐好转，脓腔越来越小，穿刺定位越来越困难，有时会残留部分脓腔不能彻底消灭。

(2) 胸腔闭式引流：急性脓胸发病快，积液多且黏稠，病情危重，有中毒症状的，胸腔穿刺后积液又迅速生成时需行胸腔闭式引流；合并有支气管胸膜瘘或食管胸膜瘘的脓气胸，也需行胸腔闭式引流。

胸腔闭式引流可用套管穿刺置管法在局麻下切开皮肤约 0.5 cm，将套管经肋间刺入胸腔，退出金属旬芯，经外套管送入引流管，再退出外套管，皮肤固定并连接引流瓶。此法操作简便，但放入的引流管受外套管的限制，一般都比较细，引流不通畅，不能满足治疗脓胸的需要，另外在退出外套管的时候，会造成引流管周围污染而引起感染，使引流管周围的密封性减退甚至消失，因而使肺的复张受到一定影响。

肋间切开插管引流法局麻后切开皮肤约 2 cm，用止血钳纯性分离各层肌肉，直达胸腔，再用弯止血钳夹住引流管前端，直接插入胸腔。此法可以插入较粗的引流管，但是操作较复杂，需有一定的解剖知识和经验。

近年来，各种型号的胸腔闭式引流专用引流管得到广泛应用，此法是在局麻下切开皮肤约 1 cm，然后反专用引流管直接插入胸腔，达到一定深度后退出针芯，固定并连接引流瓶即完成胸腔闭式引流操作。此法方便快捷，引流管周围无污染，引流管的粗细可以根据需要随意选择，优点突出，因此应用广泛，效果满意。

(3) 介入性治疗：包裹性脓胸好发在疹柱旁沟，由于部位的原因不便放置胸腔闭式引流，如果在后背部放置引流管，患者无法平卧严重影响休息，患者难以接受。作者年年来借用血管穿刺置管方法，行脓腔置管引流冲洗，获得满意疗效。

用 2% 普鲁卡因或利多卡因局麻后，用静脉穿刺针刺入脓腔，抽出脓液，证实针尖确在脓腔内后，放入金属导丝退出静脉穿刺针，沿金属导丝放入心血管造影用的猪尾形导管，经导管抽脓并反复冲洗，还可以注入抗生素及溶纤维素药物。此方法的优点是：①导管细且柔软，患者痛苦小，不影响平卧；②导管前端为猪尾状，不会损伤组织，因此可以放心大胆地推进，而将脓腔内的纤维素分隔打开，使其成为一个脓腔便于引流；③导管不透 X 线，便于在透视下观察脓腔的大小和④开头脓腔在治愈过程中逐渐缩小，导管可逐渐退出，但只要仍能抽出脓液就证实导管仍在脓腔之中，克服了反复胸腔穿刺到最后不易找到脓腔的；困难；⑤导管细，脓胸治愈后拔管时无须换药。此法优点多，疗效确切，今后可望广泛应用。

二、慢性脓胸

慢性脓胸又名慢性化脓性胸膜炎，主要是由于急性脓胸治疗不彻底造成的，体征表现为发热、脓疱、溃疡、肌性肌无力、咳嗽、咳痰、胸腔积液、胸廓异常等。急性脓胸治疗不彻底，病程超过 6 周，脓液黏稠并有大量纤维素，这些纤维素沉积在脏壁两层胸膜上，形成很厚的胸膜纤维板，限制肺组织的膨胀，脓腔不能进一步缩小，即形成慢性脓胸。

(一) 病因

1.急性脓胸未及时治疗，逐渐进入慢性期。

2.急性脓胸处理不当，如引流太迟，引流管拔除过早，引流管过细，引流位置不恰当，致排脓不畅。

3.脓腔内有异物存留，如弹片、死骨、棉球等，使胸膜腔内感染难以控制。

4.合并支气管或食管瘘而未及时处理，或胸膜腔毗邻的慢性感染病灶，如膈下脓肿、肝脓肿、肋骨骨髓炎等反复传入感染，致脓腔不能闭合。

5.有特殊病原菌存在，如结核菌、放线菌等慢性炎症所致的纤维层增厚，肺膨胀不全，使脓腔长期不愈。

慢性脓胸的特征是脏、壁胸膜纤维性增厚。由于脓腔壁坚厚，肺不能膨胀，脓腔不能缩小，感染也不能控制。壁胸膜增厚的纤维板使肋骨聚拢，肋间隙变窄，胸廓塌陷。脓腔壁收缩使纵隔向患侧移位。这些都严重影响呼吸功能。

(二) 临床表现

慢性脓胸的诊断并不困难，患者多有急性脓胸的病史及形成慢性脓胸的过程，但临床上要查明患者的全身和局部病情以及形成慢性脓胸的原因，患者往往有消瘦，贫血，血浆蛋白减低，以及不同程度的慢性全身中毒症状，如低热，乏力，食欲差等，慢性脓胸患者由于长期慢性感染，肝，肾，脾大，肾功能障碍，部分脓胸可侵犯肺，形成支气管胸膜瘘，亦可直接穿破胸膜向外侵犯，穿过肋间，形成哑铃型脓肿，甚至穿透皮肤形成胸膜皮肤瘘，有支气管胸膜瘘者，咳大量脓痰，且与体位 3 有关，合并皮肤瘘时，有脓液自瘘口外溢，查体可见患侧胸壁下陷，胸廓呼吸动度受限，肋间隙变窄，部分患者有脊柱侧弯，胸部叩诊呈实音，听诊呼吸音减低或消失，纵隔移位，脊柱侧弯及杵状指（趾）。

慢性脓胸时由于长期积脓，大量纤维素沉积并逐渐机化，可形成 2 cm 厚度，甚至更厚的纤维板，因而胸壁内陷，肋骨聚拢，肋间隙变窄，肋骨本身呈三角形改变，脊柱向健侧侧弯，膈肌也因增厚的胸膜纤维板的限制而被固定，因此呼吸运动受到极大的影响，严重减弱，同时因纤维板收缩的影响，纵隔被牵向患侧，影响血液循环患者可因长期缺氧而出现杵状指（趾）。

依据病史，临床表现及影像学征象，慢性脓胸诊断并不困难，但重要的是根据临床资料分析与检查，须进一步明确形成慢性脓胸的原因和病理性质，以利彻底治疗。

（三）治疗

1. 慢性脓胸的治疗原则：

①改善全身情况，消除中毒症状和营养不良；

②消除致病原因和脓腔；

③尽力使肺复张，恢复肺功能。

2. 常用手术：

①改进引流；

②胸膜纤维板剥除术；

③胸廓成形术；

④胸膜肺切除术。

针对引流不畅的原因改进引流，可减轻中毒症状，使脓腔逐渐缩小，为以后的根治手术创造有利条件，也可认为是大手术前的准备措施。胸膜纤维板剥除术，剥除脓腔壁胸膜和脏胸膜上的纤维板，使肺得以复张，消除脓腔，改善肺功能和胸廓呼吸运动，是较为理想的手术。但只在病期不长、纤维板粘连不甚紧密的患者手术成功的机会较大。而很多患者由于病程已久，韧厚的胸膜纤维板与肺组织紧密粘连融合，以致不可能剥除，即使用"十"字切口，将纤维板分块切除，有时亦不能成功。此外，肺压缩时间过久，肺组织已纤维化不能复张；或是肺内有广泛病变、结核性空洞或支气管扩张等，均不宜行胸膜纤维板剥除术。胸廓成形术，目的是去除胸廓局部的坚硬组织，使胸壁内陷，以消除两层胸膜间的无效腔。不仅要切除覆盖在脓腔上的肋骨，而且也要切除增厚的壁胸膜纤维板，但需保留肋间神经血管、肋间肌和肋骨骨膜。这些保留的胸壁软组织可制成带蒂的移植瓣用来充填脓腔和堵塞支气管胸膜瘘。若脓腔较大，还可利用背阔肌、前锯肌作带蒂肌瓣充填或带蒂大网膜移植堵瘘填腔。如患者体质虚弱不能耐受一次广泛手术，可自上而下分期进行，间隔期约 3 周。胸膜肺切除术，当慢性脓胸合并肺内严重病变，如支气管扩张或结核性空洞或纤维化实变毁损或伴有不易修补成功的支气管胸膜瘘，可将纤维板剥除术加病肺切除术一次完成。但这一手术技术要求高、难度大、出血多、创伤重，必须严格掌握适应证，否则手术死亡率高，并发症多。

（四）预防

脓胸特别是慢性脓胸是一种消耗性疾病，因此应高度重视支持治疗，给予高能饮食，补充损失的蛋白质，维持水，电解质，酸碱平衡，小量间断输血或血浆等在治疗中甚为重要，还应积极使用支气管解痉药，以利祛痰，以及中医药治疗等，积极治疗原发病。

第二节 胸壁疾病

胸部上接颈部，下连腹部。由胸椎、胸骨、肋骨构成支架，即骨性胸廓。肋与肋之间为肋间隙，其内有肋间组织（肋间肌和神经、血管、淋巴管）。胸廓外被以连接上肢的肌肉和背部固有肌，前侧第三至第六肋之间还有乳房，最外侧是皮肤。胸廓内衬以胸膜，这些结构共同构成胸壁。胸壁和胸腔器官在形态结构和功能上是一个完整的统一体。胸壁的形态改变可影响器官的正常功能，各器官的疾病也可影响胸廓的运动和形态。胸壁疾病与心肺功能关系较密切。胸壁疾病的种类可有畸形、感染、肿瘤等。

一、胸壁结核

胸壁结核是继发于肺或胸膜结核感染的肋骨、胸骨、胸壁软组织结核病变，是一种常见的胸壁疾病。本病常见于 20 ～ 40 岁的青、中年人，男性较多。病变好发于乳腺与腋后线之间的第 3 ～ 7 肋骨处。临床表现为冷脓肿或慢性窦道，往往继发于肺、胸膜或纵隔的结核病变，仅为结核病的局部表现。大多数患者无明显症状，或有结核感染反应，如低热、盗汗、虚弱无力、局部有不同程度的疼痛。

（一）病因

胸壁结核绝大多数为继发性感染。最常见的原发病变是肺结核、胸膜结核或纵隔淋巴结核。然胸壁病变的程度并非与肺、胸膜病变的轻重成正比，临床上看到往往在出现胸壁脓肿时，其原发病灶，可能静止或愈合。

由肺、胸膜的原发病灶侵入胸壁组织，可有三种途径：

1. 结核菌由肺或胸膜的原发病灶经淋巴侵入胸壁组织，此为最常见的感染途径。早期，结核病变仅局限于胸壁淋巴结，以及附近的软组织。随着病变的进展，肋骨，胸骨及肋软骨有可能先后亦受到损害。

2. 肺或纵隔的结核病灶穿破胸膜后，直接入胸壁各种组织，包括胸壁软组织以及骨和软骨都可受到损害。此种病变组织常常和肺、胸膜的原发结核灶多可相互串连。

3. 结核菌经血循环侵入胸壁组织，病原菌破坏肋骨或胸骨，引起结核性骨髓炎。病变进展时可穿破骨质及骨膜，侵入胸壁软组织。不论由哪一种途径侵入胸壁，晚期由于病变扩大，胸壁组织都会受到破坏。

早期症状，起初胸壁结核没有明显可为不红无热的脓肿，亦可能有轻微疼痛，但无急性炎症征象。在按压时可能有波动感，穿刺可抽出乳白色脓液或少量干酪样物质，涂片或普通培养无化脓细菌可见。病变继续发展，肿块逐渐长大、变软、穿破皮肤，形成久不愈合的慢性窦道，长期流脓。

（二）临床表现

在胸壁疾病中，最常见的是胸壁结核，因此，对没有急性炎症之胸壁包块或已有慢性窦道形成者，就考虑胸壁结核之诊断。如患者肺部或其他器官亦有结核病，诊断为胸壁结核可能性就更大。最可靠的诊断方法是从穿刺脓液中找到结核杆菌。

全身症状表现不明显，但可有一般性结核感染的消瘦、乏力、盗汗和低热等症状。局部体征按病变情况呈现不同的临床表现和体征。发病初期表现为无痛性冷脓肿，按压时有波动感，但脓肿表面无发红、发热和压痛，脓肿与表面皮肤不相连。穿刺可抽出乳白色脓液或少量干酪样物质，涂片或普通培养无化脓细菌可见。当脓肿日益增大时，脓肿表面皮肤变薄，张力增大。如化脓性细菌侵入脓肿导致继发性化脓性感染，此时脓肿表面皮肤出现发红、发热、肿胀和压痛，甚至可伴有全身急性炎症反应，伴有发热，最后脓肿自行溃破形成久不愈合的慢性窦道，长期流脓。或经切开引流排脓。脓液呈乳白色豆渣样。形成窦道后可经久不愈或时愈时发。脓肿邻近肋骨或胸骨因受脓肿压迫或侵蚀，使骨质破坏呈不规则缺损。

X线检查对胸壁结核的诊断很有帮助，有可能显示肺或胸膜的结核病变、肋骨或胸骨的破坏，胸壁软组织阴影。但肋软骨病变常常不能在X照片上显出。

（三）治疗

结核症是一种全身慢性感染，胸壁结核是其局部表现，在治疗上必须加强患者机体的抵抗力及抗结核药物治疗。在合并有活动性肺结核或较广泛的肺门淋巴结核患者，不宜手术治疗。只有在肺部或全身其他部位的结核症得到有效控制和基本稳定以后，方可对胸壁结核施行手术治疗。在抗生素帮助治疗下，一般均可一期愈合。术后继续抗结核治疗三个月以上。

对于较小的胸壁寒性脓肿，可试行穿刺排脓及腔内注射抗结核药物治疗。胸壁结核病灶清除术对单纯的胸壁结核脓肿，不应进行切开引流。继发感染的病例，应先行切开引流，并用抗生素控制感染，等继发性炎症控制后，再作病灶切除治疗。如已有慢性窦道形成，在经过局部及周身抗感染及抗结核药物治疗后，应作胸壁窦道及结核病灶的彻底切除手术。

治疗上应加强患者的营养，增加抵抗力，采取积极的抗结核药物治疗。待肺部或身体其他部位结核病灶得到有效的控制和稳定后，才能对胸壁结核采取手术治疗。胸壁结核形成冷脓肿可采取两种治疗方法：

1.冷脓肿在全身应用抗结核药物治疗 采取脓腔穿刺抽脓治疗，每次在脓腔低位抽尽脓液，然后向脓腔内注入抗结核药物如链霉素、卡那霉素，异烟肼等。如无变化则考虑手术治疗。

2.冷脓肿局部治疗失败，可用手术方法切除脓肿和损坏的肋骨 清除感染灶和结核性肉芽组织，用胸大肌或背阔肌以填塞残腔，一期缝合创面并加压包扎，在抗生素和抗结核药物积极治疗下可获得一期愈合。术后继续抗结核治疗3～6月以上。

（四）预后

胸壁结核病如果发现及时，完全可以治愈。未及时治疗的破溃的胸壁结核，可拖延数月甚至数年窦道不愈。手术后的胸壁结核易复发，复发后胸壁结核也可再手术。

二、漏斗胸

漏斗胸 (pectus excavatum, PE), 是指胸骨、肋软骨及部分肋骨向背侧凹陷畸形, 形成漏斗状的先天性疾病。绝大多数漏斗胸的胸骨从第 2 或第 3 肋软骨水平开始, 向背侧到剑突上形成船样或漏斗样畸形, 其常是家族性的疾病。漏斗胸可使心脏受压移位, 肺因胸廓畸形而运动受限, 影响患者心肺功能。其症状在 3 岁以后逐趋明显, 应尽早积极治疗。男性较女性多见, 有报道男女之比为 4:1, 属伴性显性遗传。有家族史者漏斗胸的发生率是 2.5%, 而无家族史者漏斗胸的发病率仅 1.0%。漏斗胸属渐进式病变, 在出生时可能就已存在, 但往往在几个月甚至几年后才愈来愈明显而被家长发现。漏斗胸的外形特征为前胸凹陷, 肩膀前伸, 略带驼背以及上腹突出。

（一）病因及发病机制

1. 病因 漏斗胸畸形的原理尚未明确, 大多数人认为漏斗胸是由于下胸部肋软骨及肋骨发育、生长过度挤压胸骨移位, 使其代偿性向内凹陷形成漏斗胸。并由于膈肌的胸骨部发育过短, 使胸骨代偿性地向后移位, 这也是漏斗胸形成的可能原因之一。

2. 发病机制 年龄小的漏斗胸患者畸形往往是对称性的, 随着年龄的增长, 漏斗胸逐渐不对称, 胸骨往往向右侧旋转, 右侧肋软骨的凹陷往往较左侧深, 右侧乳腺发育较左侧差后胸部多为平背或圆背, 脊柱侧弯随年龄逐渐加重, 婴幼儿脊柱侧弯可不明显, 青春期以后脊柱侧弯较明显。

（二）临床表现

漏斗胸男性较女性多见, 男女之比为 4:1, 属伴性显性遗传 15 岁以下多见 40 岁以上少见, 这可能是因为严重的漏斗胸及脊柱侧弯压迫心肺, 引起呼吸和循环功能衰竭, 肺活量减少, 功能残气量增多, 活动耐量降低。故重症患者多在 40 岁前去世; 而轻症 40 岁以上患者罕有就诊。轻微的漏斗胸可以没有症状, 畸形较重的压迫心脏和肺, 影响呼吸和循环功能, 幼儿常反复呼吸道感染、咳嗽、发热, 而循环系统症状较少, 年龄较大的可以出现活动后呼吸困难、脉快心悸甚至心前区疼痛, 此为心脏受压、心排血量减少心肌缺氧等所致。还可出现心律失常及收缩期杂音等。漏斗胸有时合并肺发育不全马方综合征、哮喘等疾病这些疾病合并存在时常常成为患者不可耐受的畸形, 往往需要尽早手术纠正。

（三）治疗

除畸形较轻者外, 应手术治疗。早期手术效果较好, 3～4 岁后即可手术矫治。

1. 胸肋抬举术:

(1) 切断膈肌与胸骨、剑突的附着部分, 充分游离胸骨和肋软骨背面;

(2) 将所有下陷肋软骨与肋骨、胸骨的连接处切断, 过长者楔形切除一小段;

(3) 在胸骨柄与胸骨体交界处平面横断, 抬起下陷部分, 矫正整个胸廓畸形, 并妥善固定。

2. 胸骨翻转术（分无蒂胸骨翻转术及上、下带血管蒂胸骨翻转术两种）

即按上述手术原则"(1)"步骤完成后, 自下而上沿凹陷的肋软骨边缘切断肋软骨与肋间肌, 再横断胸骨, 形成游离的胸骨肋软骨骨瓣, 作 180° 翻转后放回原处缝合固定。无蒂法为将两侧胸廓内动静脉结扎切断, 并切断腹直肌附着点, 完全游离; 带蒂法将胸骨带着左、右胸廓内动、静脉和腹直肌或只带腹直肌蒂翻转 180° 单独, 形成 "+" 字交叉状, 再予合适的固定。

带蒂法可维持胸骨正常血运，确保胸骨正常发育成长。

三、非特异性肋软骨炎

非特异性肋软骨炎是肋软骨的非化脓性炎症，1921 年由 Tietze 首先报道，故又称为 Tietze 病。本病在临床上经常遇到，好发于青壮年，女性较男性多见。主要表现为单根或多根肋软骨肿大、凸起，多见于一侧第 2 ～ 4 肋软骨，少数病例为双侧，偶可发生于肋弓。

（一）病因

本病病因不明。有人认为本病可能与劳损、慢性损伤、病毒感染有关。

（二）临床表现

局部肋软骨轻度肿大隆起，表面光滑，皮肤正常。局部有压痛，咳嗽、上肢活动或转身时疼痛加剧。病程长短不一，可自数月至数年不等，时轻时重，反复发作。有的时久后肿大缩小，疼痛消退。预后良好。

1. 胸胁局部肿痛　患者初期感到胸痛，不久之后受累软骨部位出现肿大隆起，有压痛。深呼吸、咳嗽及活动患侧上肢时疼痛加剧，有时向肩部或背部放射。

2. 皮肤表面无改变　患处肿大，边缘分界清楚、固定，与皮肤无粘连，皮肤表面光滑，无红、热现象。

3. 病程长短不一　本病疼痛症状多在 3 ～ 4 周内逐渐减轻或消失。

有的病例症状时轻时重，反复发作，也可迁延数月或数年。

受累的肋软骨肿大到一定程度后，有的逐渐缩小；但也有的疼痛虽已消退，而肋软骨继续肿大，并不缩小。

（三）检查

X 线片因肋软骨不能显影，对诊断无帮助，但可排除胸内病变、肋骨结核或骨髓炎等。

（四）治疗

采用对症治疗，理疗和抗生素疗效不明显。若长期应用各种治疗无效，且症状较重或不能排除肿瘤可能时，可将肋软骨切除。

四、胸壁肿瘤

胸壁肿瘤是指除皮肤、皮下组织及乳腺以外，发生在胸壁骨骼及软组织的肿瘤。胸壁肿瘤分为原发性和继发性两类，各约占一半。

（一）病因

1. 原发性胸壁肿瘤，可分为良性和恶性两类。

恶性肿瘤来源于胸壁软组织，如纤维肉瘤、神经纤维肉瘤、血管肉瘤及横纹肌肉瘤等；来源于胸壁骨及软骨，如骨肉瘤、软骨肉瘤、Ewing 肉瘤、骨软骨肉瘤、骨髓瘤等。

良性肿瘤来源于胸壁软组织，如脂肪瘤、纤维瘤、神经纤维瘤及神经鞘瘤等；来源于胸壁骨及软骨，如骨纤维瘤、软骨瘤、骨软骨瘤、骨囊肿及骨纤维结构不良等。

2. 继发性胸壁肿瘤　多为转移性骨骼及软组织肿瘤，以及邻近的乳腺、膈及纵隔的原发肿瘤直接侵犯胸壁。

（二）诊断

诊断主要根据病史、症状和肿块的性质。生长比较迅速、边缘不清、表面有扩张血管、疼痛等，往往是恶性肿瘤的表现。肿块坚硬如骨、边缘清楚、增大缓慢者，多属良性骨或软骨肿瘤。X 线片有助于诊断及鉴别诊断。必要时可作肿瘤的针刺活检或切取活检明确诊断。

(三) 临床表现

1. 胸壁肿瘤的一般表现

(1) 早期无明显症状，多于体检或偶然发现。

(2) 后期症状为局部疼痛和胸壁肿块。

(3) 若肿瘤向胸腔生长，可出现咳嗽、呼吸困难。

(4) 若肿瘤侵犯神经，除神经痛外，还可出现肢体麻木或 Horner 综合征。

(5) 恶性肿瘤晚期可出现胸腔积液、远处转移、体重下降及贫血等恶病质表现。

2. 某些特定的胸壁肿瘤有其特殊的临床表现

(1) 骨髓瘤患者尿液中本周蛋白可呈阳性。

(2) 有广泛骨质破坏的恶性肿瘤患者血清碱性磷酸酶增高。

(四) 治疗

原发肿瘤不论良性或恶性，在条件许可下均应及早作切除。转移性胸壁肿瘤若原发病变已经切除，亦可采用手术疗法。对恶性肿瘤应做彻底的胸壁整块切除，切除后胸壁缺损面积大者宜同期作修补术。放疗和化疗对某些不能手术的恶性肿瘤有一定缓解作用，一般多作为综合治疗的一部分。

(张 伟)

第五章 胸部损伤

胸部损伤由车祸、挤压伤、摔伤和锐器伤所致，包括胸壁挫伤、裂伤、肋骨骨折、气胸、血胸、肺挫伤。有时合并腹部损伤。

第一节 气胸

是指无外伤或人为因素情况下，脏层胸膜破裂，气体进入胸膜腔导致胸腔积气而引起的病理生理状况。肺无明显病变由胸膜下气肿泡破裂形成者称特发性气胸；继发于慢阻肺肺结核等胸膜及肺疾病者称继发性气胸，按病理生理变化又分为闭合性气胸（单纯性）、开放性气胸（交通性）和张力性气胸（高压性）三类。

一、闭合性气胸

闭合性气胸为肺裂伤或胸壁穿透伤后，少量空气（从肺内或胸膜外）进入胸膜腔，肺部或胸壁的伤口闭合，不再有气体漏入到胸膜腔内，这样造成的胸膜腔积气称为闭合性气胸。严重时患者可出现胸闷、胸痛和气促症状，需急诊处理。闭合性气胸多为肋骨骨折的并发症，肋骨断端刺破肺表面，空气漏入胸膜腔所造成。大量气胸可先行胸腔穿刺，若抽不尽、抽气不久又达抽气前的积气量、另一侧亦有气胸、合并血胸、需行全身麻醉或需用机械通气等，均应放置胸腔闭式引流。

（一）临床表现与诊断

肺萎陷在 20% 以下者，影响呼吸和循环功能较小，多无明显症状。肺萎陷大于 50%，称为大量气胸，患者出现胸闷、胸痛和气促症状，气管向健侧移位，伤侧胸部叩诊呈过清音，听诊呼吸音减弱或消失。

查体时，伤侧胸廓饱满，呼吸运动减弱，气管可向健侧移位。叩诊呈鼓音，听诊呼吸音减弱或消失。胸部 X 线检查显示不同程度积气与肺萎陷，或纵隔移位，有时伴少量积液。

（二）治疗

小量闭合性气胸可自行吸收，不需特别处理，但应注意观察其发展变化。大量气胸可先行胸腔穿刺，若抽不尽、抽气不久又达抽气前的积气量、另一侧亦有气胸、合并血胸、需行全身麻醉或需用机械通气等，均应放置胸腔闭式引流。肺功能差者及老年人，以及有其他部位严重合并伤者，例如重型颅脑伤和重度休克患者，对闭合性气胸的处理应持积极态度。治疗中警惕发展为张力性气胸。对于反复发作的气胸则可考虑手术治疗。

二、开放性气胸

胸膜腔内积气称为气胸，创伤性气胸发生率在钝性伤中占 15% ～ 50%，在穿透性伤中占 30% ～ 87.6%。气胸中空气在绝大多数病例来源于肺被肋骨骨折断端刺破，亦可由于暴力作用引起的支气管或肺组织挫裂伤，或因气道内压力急剧升高而引起的支气管或肺破裂。气胸分为闭合性、张力性和开放性气胸三类。开放性气胸患者常在伤后迅速出现严重呼吸困难、发绀和休克。检查时可见胸壁有明显创口通入胸腔。一经发现，必须立刻急救，尽快封闭胸壁创口，同时进一步检查和弄清伤情，安放胸腔闭式引流，必要时应尽早剖胸探查处理。

（一）临床表现与诊断

开放性气胸患者常在伤后迅速出现严重呼吸困难、惶恐不安、脉搏细弱频数、发绀和休克。检查时可见胸壁有明显创口通入胸腔，并可听到空气随呼吸进出的"嘶 - 嘶"声音。伤侧叩诊鼓音，呼吸音消失，有时可听到纵隔摆动声。

查体时，胸壁可见伤口与胸膜腔相通，并能听到随呼吸气体进出胸膜腔的响声，气管、心脏明显向健侧移位。伤侧胸部叩诊呈鼓音，听诊呼吸音减弱或消失。胸部 X 线检查显示伤侧肺明显受压萎陷，胸膜腔积气或 (和) 积血，纵隔向健侧移位。

（二）治疗

开放性气胸需紧急处理，应迅速封闭胸壁伤口，使开放性气胸变为闭合性气胸。方法是用无菌敷料如凡士林纱布、棉垫等清洁器材，在呼气末封盖伤口，后用胶布或绷带加压包扎固定。然后按闭合性气胸治疗，转运途中如呼吸困难加重或出现张力性气胸，应在呼气时开放密闭敷料，排出高压气体。送达医院进一步处理：如吸氧、输血补液、纠正休克、清创缝合伤口、行胸腔穿刺或闭式引流术、应用抗生素，鼓励患者咳嗽排痰，控制感染。如疑有胸腔脏器严重损伤或进行性出血，应剖胸探查。

三、张力性气胸

张力性气胸又称高压性气胸，属胸外科，常见于较大肺气泡的破裂或较大较深的肺裂伤或支气管破裂，其裂口与胸膜腔相通，且形成活瓣。

（一）临床表现与诊断

患者常表现有严重呼吸困难、发绀，伤侧胸部叩诊为高度鼓音，听诊呼吸音消失。若用注射器在第 2 或第 3 肋间穿刺，针栓可被空气顶出。这些均具有确诊价值。另外，检查时可发现脉搏细弱，血压下降，气管显著向健侧偏移，伤侧胸壁饱满，肋间隙变平，呼吸动度明显减弱。并可发现胸部、颈部和上腹部有皮下气肿，扣之有捻发音，严重时皮下气肿可扩展至面部、腹部、阴囊及四肢。

查体可见患侧胸廓饱满，肋间隙增宽，呼吸幅度减弱，可见皮下气肿，气管明显移向健侧；叩诊呈高度鼓音；听诊呼吸音消失。胸部 X 线检查显示伤侧胸膜腔大量积气，肺可全部萎陷，纵隔向健侧移位。胸腔穿刺时可见高压气体外推针筒芯。同时患者有脉搏细速、血压降低等循环障碍表现。

（二）治疗

张力性气胸的急救处理，是立即排气，降低胸膜腔内压力。在危急状况下可用一粗针头在伤侧第 2 肋间锁骨中线处刺入胸膜腔，有气体喷射出，即能收到排气减压效果。在患者转送过程中，于插入针的接头处，缚扎一橡胶手指套，将指套硬端剪一 1 cm 开口，可起活瓣作用，即在吸气时能张开裂口排气，呼气时闭合，防止空气进入；或用一长橡胶管或塑料管一端连接插入的针接头，另一端放在无菌水封瓶水面下，以保持持续撑气。

张力性气胸的正规处理，是在积气最高部位放置胸膜腔引流管（通常是第2肋间锁骨中线），连接水封瓶。有时尚需用负压吸引装置，以利排净气体，促使肺膨胀。同时应用抗生素，预防感染。经闭式引流后，一般肺小裂口多可在 3 ～ 7 日内闭合。待漏气停止 24 小时后，经 X 线检查证实肺已膨胀，方可拔除插管。长时期漏气者应进行剖胸修补术。如胸膜腔插管后，漏气仍严重，患者呼吸困难未见好转，往往提示肺、支气管的裂伤较大或断裂，应及早剖胸探查，修补裂口，或作肺段、肺叶切除术。

第二节 血胸

胸膜腔积聚血液称血胸，由胸部锐器伤、枪弹伤等穿透性损伤或挤压、肋骨骨折等钝性胸部伤所引起的血胸叫创伤性血胸。继发于胸部或全身性疾病或医源性凝血功能紊乱或原因不明的血胸（原）自发性血胸，又称非创伤性血胸。血胸常常与气胸同时发生称血气胸。在胸部创伤病员中血胸很常见。出血可来自肋间血管、胸廓内血管、肺裂伤或心脏和胸内大血管创伤。血胸的数量取决于血管破口的大小，血压高低和出血持续的时间，肺组织出血大多数由于肋骨骨折断端刺破胸膜和肺所引致。

血胸发生后，如出血量大可出现失血性休克。同时胸膜腔内积血增多，伤侧肺受压萎陷，并将纵隔推向健侧，可造成呼吸与循环功能障碍。由于肺、膈肌与心脏运动有去纤维蛋白作用，胸膜腔内少量积血多不凝固。若出血快且量多，则去纤维蛋白作用则不完全，积血凝固成块，称为凝固性血胸。血块机化后，形成纤维组织束缚肺和胸廓，限制了呼吸运动，使肺功能受损。血胸如合并感染，则形成脓胸。

一、病因及发病机制

胸腔积血多由于胸腔内大的或小的血管破裂造成出血，胸外伤为最常见原因。锐器伤、枪弹伤因直接损伤血管。胸部的爆震、挤压、坠落伤多由于肋骨骨折，骨断端刺破肺组织或肋间血管组织造成出血。迟发性血胸一般认为创伤初期，出血部位已形成血凝块止血，后由于血压升高或身体移动以及咳嗽胸腔压力变化造成血凝块脱落再次引起出血。胸部恶性肿瘤组织侵及胸膜造成毛细血管的渗血，以及全身性疾病本身就是凝血机制较差容易出血，胸膜腔出血实为全身疾病的一部分。另一些所谓自发性（特发性）血胸，只是有些现存的技术还不能查明其病因，或不需要查明病因也能治愈，而未去深究。

二、临床表现与诊断

血胸的临床表现随出血量、出血速度、胸内器官创伤情况和伤员体质而差异。少量血胸（500 ml 以下），如果患者体质较好、出血速度不快，可无明显症状。大量血胸（1 000 ml 以上），且出血速度较快者，可出现面色苍白、出冷汗、脉细速且弱、呼吸急促、血压下降等内出血征象和休克症状。查体可发现肋间隙饱满、气管向健侧移位、叩诊呈浊音、心界移向健侧、听诊呼吸音减弱或消失。血气胸患者上胸叩诊呈鼓音，下胸叩诊呈浊音。由于肺裂伤而引起的血胸患者常伴有咯血。创伤性开放性血气胸患者可直接观察到血液随呼吸自创口涌出的情况，并可据此估计胸内出血的严重程度。非创伤性血胸大部分和原发病有关，其症状以原发病为主。并逐渐出现胸腔积液和慢性失血表现。

查体时，中等量或大量出血患者，伤侧肋间隙饱满，叩诊呈浊音，听诊呼吸音减弱或消失，气管和心脏向健侧移位。胸部 X 线检查少量血胸显示肋膈角变钝；中等量或大量血胸显示伤侧胸膜腔有大片积液阴影，纵隔向健侧移位。合并气胸显示液气平面。胸膜腔穿刺抽出血液，即可确诊。

有下列征象提示胸膜腔内进行性出血：①症状进行性加重，血压持续下降，经输血、补液血压仍不回升，或短暂升高又迅速下降；②红细胞、血红蛋白计数、血细胞比容等重复测定，持续降低；③胸膜腔闭式引流血量连续 3 小时，每小时超过 200 ml；④胸膜腔穿刺或引流因血液迅速凝固抽不出血液，但胸部 X 线连续检查胸膜腔积液阴影不断增大，表明出血量多而急。

三、治疗

血胸数量很少，例如常见的肋骨骨折并发的血胸能迅速被吸收而不残留后遗症，无须特殊处理。中等量以上血胸 (1 000 ml 以下)，如出血已自行停止，病情稳定者，可作胸膜腔穿刺术，尽可能抽净积血，或作肋间引流，促使肺扩张，改善呼吸功能，并可预防并发脓胸。每次穿刺抽血后可于胸膜腔注入抗生素，必要时适量输血或补液，纠正低血容量。当胸腔内积血少于 200 ml 时，应早期进行胸腔穿刺，尽量抽净积血，促使肺膨胀，改善呼吸功能。对于 500 ml 的血胸，应早期安置胸腔闭式引流，可以尽快排出积血和积气，使肺及时复张，也是预防胸内感染的有力措施，同时有监测漏气及活动出血的作用，使患者处于安全境地。尚可考虑自体血回输。

胸膜腔进行性出血治疗：血胸已在胸膜腔内凝成血块不能抽除，胸壁开放性损伤或胸内器官破裂等情况，则应在输血补液等抗休克治疗开始后，施行剖胸探查术，清除血块和积血，寻找出血来源。肋间血管或胸廓内血管出血者，分别在血管破口的近远端缝扎止血。肺裂伤出血绝大多数可缝合止血，但如 为广泛裂伤，组织损伤严重，则需作肺部分切除术。胸内器官创伤者，一般病情严重，需紧急救治。对凝固性血胸亦可于胸膜腔注入链激酶 (10 万 U) 或链球菌脱氧核糖核酸酶 (2.5 万 u) 等纤溶酶，但药物副反应大，价格昂贵，疗效欠满意，现已较少应用。

血胸并发胸膜腔感染者，按脓胸进行治疗。

机化血胸或纤维胸宜在创伤后 2 ～ 3 周，胸膜纤维层形成后施行剖胸术，剥除胸壁和肺表面胸膜上纤维组织板，使胸壁活动度增大，肺组织扩张，呼吸功能改善。过早施行手术则纤维层尚未形成，难于整片剥除。手术过晚则纤维层与肺组织之间可能有已产生紧密粘连，剥除时出血多，肺组织亦可多处损破。术后需引流胸膜腔。

活性动血胸的治疗：在进行输血、输液及抗休克治疗的同时，及时进行胸腔镜探查，没有进行胸腔镜手术条件的地方可以采取开胸探查。根据术中所见对肋间血管或胸廓内血管破裂予以缝扎止血；对肺破裂出血做缝合止血，肺组织损伤严重时可行部分切除或肺叶切除术；对破裂的心脏、大血管进行修复。同时清除胸腔积血，防止感染和纤维板形成对肺组织的压迫。对暂时不能确定是否有活动性出血时，尽快安置胸腔闭式引流，以利进一步观察和判断，且可防止血液在胸腔内积聚。

四、预后

治疗抢救及时的血胸一般不留下后遗症。治疗不彻底会形成机化性血胸，肺纤维板形成限制肺的呼吸，甚至形成感染性脓胸。此时需要后期的再次手术，给患者造成永久性损伤。

第三节 肋骨骨折

暴力直接作用于肋骨，可使肋骨向内弯曲折断，前后挤压暴力使肋骨腋段向外弯曲折断。第4～7肋骨长而薄，最易折断。若发生下胸壁肋骨骨折，应警惕腹内脏器和膈肌损伤。多根多处肋骨骨折将使局部胸壁失去完整肋骨支撑而软化，出现反常呼吸运动，即吸气时软化区胸壁内陷，呼气时外突，又称为连枷胸。老年人肋骨骨质疏松，脆性较大，容易发生骨折。已有恶性肿瘤转移灶的肋骨，也容易发生病理性骨折。

一、病因病机

(一) 直接暴力

如拳棒打击、硬物碰撞等，骨折呈横断或粉碎，断端易向内移位，可刺破胸膜或肺部造成血胸、气胸、血气胸等并发症。

(二) 间接暴力

如塌方、车轮碾压等，胸部受到前后挤压的暴力，使肋骨的前后径缩短，左右径增长，从而导致肋骨在腋中线附近骨折。骨折多为斜形，骨折断端易向外突出，胸膜、肺部损伤较少。

(三) 混合暴力

此种骨折损伤较大，容易合并内脏损伤。

(四) 肌肉收缩力

肋间肌的急骤强力收缩可造成肋骨骨折，如严重咳嗽等，长期反复的咳嗽(如老年人慢性支气管炎)也可造成肋骨的疲劳性骨折。

(五) 病理性骨折

当肋骨本身有病变时，如骨质疏松、骨质软化或原发性和转移性肿瘤等，在很轻的外力或没有外力作用下亦可发生肋骨骨折。

二、临床表现

局部疼痛是肋骨骨折最明显的症状，且随咳嗽，深呼吸或身体转动等运动而加重，有时患者可同时自己听到或感觉到肋骨骨折处有"咯噔咯噔"的骨摩擦感，疼痛以及胸廓稳定性受破坏，可使呼吸动度受限，呼吸浅快和肺泡通气减少，患者不敢咳嗽，痰潴留，从而引起下呼吸道分泌物梗阻，肺实变或肺不张。连枷胸引起出现反常呼吸运动，即吸气时软化区胸壁内陷，呼气时外凸，可导致肺通气不畅，引起体内缺氧和二氧化碳的潴留，严重时可引起呼吸衰竭。

三、辅助检查

X线胸片上大都能够显示肋骨骨折，但是，对于肋软骨骨折，"柳枝骨折"，骨折无错位，或肋骨中段骨折在胸片上因两侧的肋骨相互重叠处，均不易发现，应结合临床表现来判断以免漏诊。

四、诊断

肋骨骨折的诊断主要依据受伤史，临床表现和 X 线胸片检查。如有胸部外伤史，胸壁有局部疼痛和压痛，胸廓挤压试验阳性，应想到胸廓骨折可能，结合 X 线检查可确诊，如果压痛点可触到摩擦音，诊断可确立，如果胸壁出现反常呼吸运动，说明有多根多处肋骨骨折。

五、鉴别诊断

肋骨骨折时，无移位性骨折是误诊的主要原因，肋骨的结构比较单薄，缺乏对比，无移位的骨折线比较细微，容易误诊，当伴有其他严重伤病时易忽略肋骨骨折的存在，如发生肺挫伤合并液气胸，心脏损伤，锁骨骨折，肩胛骨骨折及结核性胸膜炎胸膜肥厚时易造成误诊，故临床上应仔细进行鉴别。

六、治疗

（一）急救处理

急救治疗原则是：固定胸廓，消除反常呼吸、保持呼吸道通畅，有效处理并发症。首先清除口腔及呼吸道的分泌物和异物，保持呼吸道通，给予氧气吸入，对伴有血气胸的患者，应在进行补液等抗休克治疗的同时，让伤员取半卧位，胸部制动，协助医生快速检查诊断。对开放性血气胸，立即用油纱布和无菌敷料严密包扎，使开放性血气胸变为闭合性血气胸，待一般情况改善后，尽早行清创缝合及闭式引流术。对胸壁软化范围大，凹陷畸形严重，呼吸极度困难的患者行肋骨牵引固定法，矫正胸廓畸形，改善呼吸功能，预防呼吸窘迫症状发生。对呼吸极度困难，反常呼吸胸部皮下广泛气肿者，立即行胸腔穿刺或闭式引流排气。胸腔闭式引流也可提高伤员在转运途中的安全性。

（二）闭合性单处肋骨骨折

骨折两端因有上下肋骨和肋间肌支撑，发生错位、活动很少，多能自动愈合。固定胸廓主要是为了减少骨折端活动和减轻疼痛，方法有：宽胶条固定、多带条胶布固定或弹力胸带固定。单纯性肋骨骨折的治疗原则是止痛、固定和预防肺部感染。可口服或必要时肌肉注射止痛剂。

（三）闭合性多根多处肋骨骨折

胸壁软化范围大、反常呼吸运动明显的连枷胸患者，需在伤侧胸壁放置牵引支架，在体表用毛巾钳或者导入不锈钢钢丝，抓持住游离断端肋骨，并固定在牵引架上，以纠正反常呼吸运动，抗休克、防治感染和处理合并损伤。当胸壁软化范围小或位于背部时，反常呼吸运动可不明显或不严重，可采用局部夹垫加压包扎。但是，当浮动幅度达 3 厘米以上时可引起严重的呼吸与循环功能紊乱，当超过 5 厘米或为双侧连枷胸（软胸综合征）时，可迅速导致死亡，必须进行紧急处理。

（四）开放性骨折的治疗

应及早彻底清创治疗，清除碎骨片及无生机的组织，咬平骨折断端，以免刺伤周围组织。如有肋间血管破损者，应分别缝扎破裂血管远近端。剪除一段肋间神经，有利于减轻术后疼痛。胸膜破损者按开放性气胸处理，及时作胸膜腔引流术。术后常规注射破伤风抗毒血清和给予抗生素防治感染。

（五）中医药治疗

中医认为，肋骨骨折不仅是局部损伤，而且体内气血、筋络、脏腑也随之发生变化，由于胸部受到外力打击，如跌打、碰撞、堕坠后、脉络破损、血溢脉外、积而为瘀、进而郁久化热灼津为痰、阻滞气机导致肺气升降失常而致咳喘。传统中医药在治疗肋骨骨折方面配合中医药治疗可明显减轻疼痛，减少创伤后并发症，缩短治疗时间。国内外学者也在此方面做了大量的临床与基础研究，证实了中医药在肋骨骨折治疗中的作用 [3 ～ 5]。在"5.12"地震、玉树地震、舟曲泥石流及岷县地震肋骨骨折伤员的救治中我们应用院内制剂消肿止痛合剂口服，局部消肿膏外敷取得了良好的疗效。

（张　伟）

第六章 食管常见疾病

第一节 腐蚀性食管灼伤

腐蚀性食管灼伤多为误吞强酸或强碱等化学腐蚀剂引起食管化学性灼伤。亦有因长期反流性食管炎、长期进食浓醋或长期服用酸性药物(如四环素、阿司匹林等)引起食管化学性灼伤者，但较少见。强碱产生较严重的溶解性坏死；强酸产生蛋白凝固性坏死。

一、病因

腐蚀性食管灼伤的原因，多为患者误服了腐蚀剂，在患病的人群中小儿为最多见。据介绍美国每年约有 5 000 个 5 岁以下的儿童偶然误服强碱制剂。成人则往往是在情绪波动时或企图自杀时吞服，但也有误服的患者。常见的化学腐蚀剂分酸性和碱性 2 类。酸性物质包括硫酸、盐酸、硝酸、碳酸等。碱性物质包括火碱、碱、漂白粉、生石灰、碳酸钠、卤水等。还有其他一些腐蚀剂如甲酚、氯化钾、碘酒、洗洁精等，这些物质所致的食管灼伤较为少见，而且损伤程度亦较轻。引起误服的直接原因往往是将具有腐蚀性的物品错装乱放。例如：将酸性液体装入酒瓶片与酒放在一起，将烧碱放入容器与奶粉或面粉、白糖、食盐放在一起，一不小心即可造成误服。因此加强卫生宣传教育，提高安全防范意识，是预防该病的关键所在。

腐蚀性食管灼伤病理变化与腐蚀剂的种类、性质、浓度、剂量及其与组织接触的时间长短有关。

(一)酸性物质

如硫酸、盐酸、硝酸等对组织的灼伤作用是使组织发生凝固性坏死。凝固性坏死以后，便形成一层硬膜，因此损伤很少达到肌层。

(二)碱性物质

如氧氧化钠、烧碱等对组织的灼伤作用主要是使蛋白溶解，脂肪皂化，从而使组织液化，因此具有较强的组织穿透能力，使组织发生坏死以致造成穿孔而危及生命。

(三)固态腐蚀剂

因吞入时不易咽下，并刺激黏膜发生疼痛而吐出，因而常灼伤口腔或咽喉。而食管灼伤较轻。

(四)液态腐蚀剂

因其容易咽下，并顺利到达食管及胃内，可累及胃或肠管，因此造成的损伤既较广泛，并发症也多。同理，食管有 3 个狭窄段，腐蚀剂往往在此停留时间长，接触面积广，尤其是贲门部，因此，灼伤也就最重，后期的瘢痕狭窄也往往以此处为重。

腐蚀性食管灼伤以后，受累组织根据其损伤程度将发生一系列的病理变化。病理变化过程大致分三期：①急性坏死期表现为局部组织的炎症、水肿、细胞凝固和坏死，并伴有感染、出血和血栓形成。伤后 1～4 d 最明显，临床上常表现为疼痛和吞咽困难；②溃疡和肉芽形成期炎症消退，坏死组织脱落，出现新生的毛细血管和成纤维细胞，并有胶原组织，局部表现为新生肉芽组织生长，于伤后 10 ～ 12 d 出现，此期临床症状较轻，称为症状缓解期或无症状期；③瘢痕和狭窄形成期腐蚀性食管灼伤从伤后第 3 周开始，胶原结缔组织形成并开始收缩，黏膜下层和肌层出现退行性变，被纤维组织所替代，因此产生粘连和狭窄。该过程需 1 ～ 2 个月，而后食管上皮再生，炎症反应停止，成为临床上的狭窄期。

以上腐蚀性食管灼伤病理分期将为临床的分期治疗提供重要的理论依据，并具有重要的指导意义。

二、病理

吞咽腐蚀剂可损伤口腔、咽、食管及胃。灼伤程度决定于腐蚀剂浓度、量及接触时间。根据灼伤程度，可分为以下 3 级。

（一）一级

病变仅限于浅层，黏膜充血、水肿，上皮脱落，愈合后不产生瘢痕狭窄。

（二）二级

病变较深，黏膜溃疡，愈合后常产生瘢痕狭窄。

（三）三级

全层受累，可侵及食管周围组织，甚至穿孔。病理过程可分为以下 3 个阶段。

1. 急性坏死期 局部水肿及炎症反应坏死，常早期出现梗阻症状。

2. 溃疡及肉芽期 伤后 1 ～ 2 周，急性炎症消退或坏死组织自行脱落，形成溃疡及肉芽组织增生，梗阻症状可减轻。

3. 瘢痕期 2 ～ 3 周后，瘢痕形成，再次出现吞咽困难，并渐加重。瘢痕狭窄的好发部位常在食管生理狭窄处。慢性炎症反应使食管与其周围组织粘连，狭窄段食管近端扩张、肥厚。

三、临床表现

根据腐蚀性食管灼伤的病理发展过程和其损伤程度的不同，临床期的表现也不相同。

（一）急性期

在吞咽腐蚀剂后立即出现唇、口、咽、颈或胸骨后剧痛，同时伴有唾液增加和拒食。疼痛往往放射到上腹部。常因食管水肿而痉挛而出现吞咽困难。有时可伴有呕吐，吐出物中往往伴有血液。如伤及喉部则出现呛咳、声音嘶哑、并可因喉头水肿而导致呼吸困难。Ⅰ度腐蚀性食管灼伤因其范围小、程度轻多不出现全身症状。Ⅱ度腐蚀性食管灼伤者可因为感染中毒而出现心率加快、发热等全身中毒症状。Ⅲ度腐蚀性食管灼伤者因其范围广，损伤重而出现高热、休克或昏迷等全身严重中毒症状，并可由此引起其他重要脏器的衰竭。同时还可穿破邻近器官引起瘘或致命性大出血，上述症状在急性期约持续 4 d。

腐蚀性食管灼伤通过早期检查，根据食管损伤程度将食管腐蚀性灼伤分为三度：Ⅰ度损伤仅伤及黏膜或黏膜下层，不累及肌层，有充血、水肿和轻度上皮脱落，也可有出血。Ⅱ度损伤超过黏膜下层而伤及肌层，表层出现严重充血、出血、水泡、分泌减少、坏死或深度溃疡，纤维蛋白渗出。Ⅲ度损伤累及食管全层及周围组织。除上述改变外，还有深度溃疡、焦痂、致纵隔炎，常致中毒、休克，甚至死亡。有人在此基础上根据灼伤范围和临床表现，增加了一些内容使三种程度更加具体化，即轻度：损伤范围 2.5 cm 以下，早期无休克，后期无吞咽困难。中度：

损伤范围在 2.5 ～ 5 cm，早期可有休克，后期有吞咽困难。重度：损伤范围在 5 cm 以上，早期出现休克，后期严重吞咽困难。

（二）亚急性期

又称症状隐匿期或无症状期。此期因水肿消退、炎性吸收、瘢痕组织尚未形成，故无特殊症状出现。此期持续 20 ～ 30 d。

（三）慢性期

又称为瘢痕狭窄期或后期，常于伤后 5 ～ 6 周后出现症状。因食管损伤部位之瘢痕形成管腔狭窄或粘连而出现吞咽困难。吞咽困难的症状与狭窄的程度成正比。由于不能正常进食，因此患者可出现营养不良、消瘦、脱水、全身虚弱，乃至恶病质状态。同时还可狭窄之上段食管的扩张、反流导致食物误吸或呼吸道梗阻，引起肺部感染。

四、诊断

腐蚀性食管灼伤的诊断检查：

（一）腐蚀性食管灼伤的病史

应问明所吞服腐蚀剂的种类、剂量和吞咽方式。如患者精神障碍或其他特殊原因不愿或不能自述者，应仔细调查询问现场人员，认真检查所装腐蚀剂的容器，以判断损伤的部位和程度，为紧急救治提供依据。

（二）腐蚀性食管灼伤的典型的症状及体征

结合病史，患者有典型的唇、口、咽、颈或胸骨后剧痛，伴有唾液横溢、呕吐、拒食或吞咽困难者即可考虑有腐蚀性食管灼伤之可能，再结合体检发现口、唇、口腔或咽腔部有明显的灼伤区，或伴有呼吸困难、呛咳、心率增加或休克者基本上诊断可以成立。但有人报告吞服腐蚀性剂中有 38% 的患者有 13 腔灼伤而食管正常，还有个别是口腔正常而食管烧伤则较严重。因此，要确定诊断还必须结合其他检查方法。

（三）腐蚀性食管灼伤的食管镜检查

为主要的诊断方法。过去认为在急性期容易加重损伤，甚至造成穿孔而被列为早期检查的禁忌。近年来许多学者主张在伤后 24 ～ 48 h 内进行早期检查，也有人提倡在 12 h 以内进行，可以全面了解损伤的程度和范围。晚期使用可以观察狭窄的范围和速度，并可以起到扩张的治疗作用。但对早期的Ⅲ度灼伤，或全身情况极差，或疑有食管穿孔症状者禁止使用。为减轻损伤，可以选用纤维胃镜或纤维食管镜检查。以减少其他并发症。

（四）腐蚀性食管灼伤的 x 线检查

食管钡餐造影，常用来诊断狭窄期的患者，可以了解狭窄的部位、性质和程度。对急性期的患者，常用碘油造影，不仅可观察食管的黏膜、蠕动、溃疡及狭窄的情况，在某种程度上还可以起到润滑和防止食管黏膜粘连的作用。因为在急性期，由于食管黏膜水肿及食管痉挛等因素，很容易引起狭窄假象，或黏膜损伤较轻出现阴性假象，往往会造成漏诊或误诊，所以该检查方法不作为急性期诊断的首选方法。

五、治疗

（一）早期处理

立即口服植物油或蛋白水保护食管黏膜，或行温和的灌洗，确定腐蚀剂的酸碱性。早期使用肾上腺皮质激素及抗生素，以减轻炎症反应及预防感染，并可减轻愈合过程中的纤维组织增生及瘢痕。不能进食者应给予静脉营养，能进食者要早期进食。如 2～3 周后发现有早期狭窄征象，可吞咽 1 根长 1 cm 粗丝线以备日后扩张用。也可早期置入胃管作营养用及预防极度狭窄。

（二）扩张疗法

适用于狭窄段短的病例，应在 3～6 周瘢痕狭窄的早期进行。如局部炎症未控制，过早进行扩张，可使瘢痕增生加重，甚至穿孔。也有人主张早期 (3～10 d) 扩张，食管扩张要定期重复进行。

（三）手术疗法

对于严重长段狭窄及扩张失败者，采用手术治疗。在狭窄段上方正常食管离断，用胃、结肠代替食管，将狭窄段食管切除或旷置。食管替代物可经胸腔：胸骨后或胸骨前皮下；狭窄患者营养较差，手术损伤大，故应尽可能作好术前准备。

第二节 贲门失弛缓症

贲门失弛缓症又称贲门痉挛、巨食管，是由于食管贲门部的神经肌肉功能障碍所致的食管功能障碍引起食管下端括约肌弛缓不全，食物无法顺利通过而滞留，从而逐渐使食管张力、蠕动减低及食管扩张的一种疾病。其主要特征是食管缺乏蠕动，食管下端括约肌 (LES) 高压和对吞咽动作的松弛反应减弱。临床表现为吞咽困难、胸骨后疼痛、食物反流以及因食物反流误吸入气管所致咳嗽、肺部感染等症状。本病为一种少见病，可发生于任何年龄，但最常见于 20～40 岁的年龄组，儿童很少发病，5% 的患者在成年之前发病。男女发病率相似，约为 1∶1.15。

一、病因

本病的病因迄今不明。一般认为，本病属神经源性疾病。病变可见食管壁内迷走神经及其背核和食管壁肌间神经丛中神经节细胞减少，甚至完全缺如，但 LES 内的减少比食管体要轻一些。动物实验显示，冰冻刺激或切断胸水平以上段迷走神经 (双侧)，可引起下端食管缺乏蠕动和 LES 松弛不良。而在切断单侧或下段胸水平以下迷走神经并不能影响 LES 的功能。由此可见，迷走神经的支配仅止于食管的上段，而食管下端的功能则由食管壁肌间神经丛支配，其神经递质为嘌呤核苷酸和血管活性肠肽 (VIP)。有人测得在本病患者 LES 内的 VIP 为 8.5 ± 3.6 mol/g，明显低于正常人 (95.6 ± 28.6 mol/g)。VIP 具有抑制静息状态下 LES 张力的作用。LES 内 VIP 的明显减少，因 LES 失去抑制作用而张力增高，乃引起失弛缓症。

一些食管失弛缓症的慢性动物模型是经双侧颈迷走神经切断术或用毒素破坏迷走神经背核或食管壁肌间神经丛的神经节细胞而产生的。此外，南美洲锥虫侵入食管肌层释放出外毒素，破坏神经丛，可致 LES 紧张和食管扩大，胃癌侵犯 LES 的肌层神经丛也能引起与本病相似的症状。某些食管贲门失弛缓症者的咽下困难常突然发生，且具有迷走神经和食管壁肌层神经丛的退行性变，故也有人认为本病可能由神经毒性病毒所致，但迄今未被证实。虽曾有文献报道，在同一家庭中有多人同患本病，也偶见孪生子同患本病者，但本病的发生是否有遗传背景，尚不能肯定。

二、病理生理

失弛缓症累及整个胸内食管，并不仅局限于贲门部，开始时食管解剖学上正常，以后肥厚、扩张，并失去正常蠕动，贲门括约后肥厚、扩张，并失去正常蠕动，贲门括约肌不能松弛，异常主要限于内层环行肌，而外层纵行肌功能正常。据食管腔扩张的程度分轻、中、重 3 度。

（一）轻度

食管腔无明显扩张或扩张仅限于食管下段，一般管腔的直径＜ 4 cm，无或仅有少量食物及液体潴留，食管可见推动性收缩。

（二）中度

食管腔扩张明显，管腔的直径＜ 6 cm，有较多的食物及液体潴留，食管少见推动性收缩。

（三）重度

食管腔极度扩张，腔的直径＞ 6 cm，有大量的食物及液体潴留，食管见不到推动性收缩。

三、临床表现

（一）咽下困难

无痛性咽下困难是本病最常见最早出现的症状，占 80% ～ 95% 以上。起病多较缓慢，但亦可较急，初起可轻微，仅在餐后有饱胀感觉而已。咽下困难多呈间歇性发作，常因情绪波动、发怒、忧虑、惊骇或进食过冷和辛辣等刺激性食物而诱发。病初咽下困难时有时无，时轻时重，后期则转为持续性。少数患者咽下液体较固体食物更困难，有人以此征象与其他食管器质性狭窄所产生的咽下困难相鉴别。但大多数患者咽下固体比液体更困难，或咽下固体和液体食物同样困难。

（二）疼痛

约占 40% ～ 90%，性质不一，可为闷痛、灼痛、针刺痛、割痛或锥痛。疼痛部位多在胸骨后及中上腹；也可在胸背部、右侧胸部、右胸骨缘以及左季肋部。疼痛发作有时酷似心绞痛，甚至舌下含硝酸甘油片后可获缓解。疼痛发生的机制可由于食管平滑肌强烈收缩，或食物滞留性食管炎所致。随着咽下困难的逐渐加剧，梗阻以上食管的进一步扩张，疼痛反可逐渐减轻。

（三）食物反流

发生率可达 90%，随着咽下困难的加重，食管的进一步扩张，相当量的内容物可潴留在食管内至数小时或数日之久，而在体位改变时反流出来。从食管反流出来的内容物因未进入过胃腔，故无胃内呕吐物的特点，但可混有大量黏液和唾液。在并发食管炎、食管溃疡时，反流物可含有血液。

（四）体重减轻

体重减轻与咽下困难影响食物的摄取有关。对于咽下困难，患者虽多采取慢食、进食时或食后多喝汤水将食物冲下，或食后伸直胸背部、用力深呼吸或屏气等方法以协助咽下动作，使食物进入胃部，保证营养摄入。量病程长久者仍可有体重减轻，营养不良和维生素缺乏等表现，而呈恶病质者罕见。

（五）出血和贫血

患者常可有贫血，偶有由食管炎所致的出血。

（六）其他症状

由于食管下端括约肌张力的增高，患者很少发生呃逆，乃为本病的重要特征。在后期病例，极度扩张的食管可压迫胸腔内器官而产生干咳、气急、发绀和声音嘶哑等。

四、治疗

贲门失迟缓症治疗的目的在于降低食管下括约肌压力，使食管下段松弛，从而解除功能性梗阻，使食物顺利进入胃内。

（一）保守治疗

对轻度患者应解释病情，安定情绪，少食多餐，细嚼慢咽，并服用镇静解痉药物，如钙拮抗剂硝苯地平等，部分患者症状可缓解。为防止睡眠时食物溢流入呼吸道，可用高枕或垫高床头。

（二）内镜治疗

近年来，随着微创观念的深入，新的医疗技术及设备不断涌现，内镜下治疗贲门失迟缓症得到广泛应用，并取得很多新进展。传统内镜治疗手段主要可包括内镜下球囊扩张和支架植入治疗、镜下注射 A 型肉毒杆菌毒素以及内镜下微波切开及硬化剂注射治疗等。

（三）手术治疗

对中、重度及传统内镜下治疗效果不佳的患者应行手术治疗。贲门肌层切开术 (Heller 手术) 仍是目前最常用的式式。可经胸或经腹手术，也可在胸腔镜或者腹腔镜下完成。远期并发症主要是反流性食管炎，因而有不少人主张附加抗反流手术，如胃底包绕食管末端360度 (Nissen 手术)、270度 (Belsey 手术)、180度 (Hill 手术) 或将胃底缝合在食管腹段和前壁 (Dor 手术)。

经口内镜下肌切开术：(Peroral endoscopic myotomy，POEM) 治疗贲门失迟缓症，取得了良好的效果。POEM 手术无皮肤切口，通过内镜下贲门环形肌层切开，最大限度地恢复食管的生理功能并减少手术的并发症，术后早期即可进食，95% 的患者术后吞咽困难得到缓解，且反流性食管炎发生率低。由于 POEM 手术时间短，创伤小，恢复特别快，疗效可靠，或许是目前治疗贲门失弛缓症的最佳选择。

第三节 食管癌

食道癌又叫食管癌，是发生在食管上皮组织的恶性肿瘤，占所有恶性肿瘤的 2%。食道癌早中期有治愈可能、晚期难度较大；治疗方法有手术治疗包括姑息手术和根治手术、化疗治疗（根治性放疗和姑息放疗）；食道癌饮食以营养丰富、易于消化的食物为主。食道癌的发生与亚硝胺慢性刺激、炎症与创伤，遗传因素以及饮水、粮食和蔬菜中的微量元素含量有关。全世界每年约有 22 万人死于食道癌，中国是食道癌高发区，却男性多于女性，以 40 岁以上居多者。

一、流行病学

我国是食管癌高发区，其病死率在消化道肿瘤中仅次于胃癌位居第二，国外食管癌高发区分布在中亚、非洲、法国北部及南美洲。我国高发区位于太行山区、秦岭地区及闽粤交界区。

河南省林县是世界著名的高发区，发病率高达 136/10 万人口。

二、病因学

食管癌的发病因素不十分清楚，在不同发病区，发病因素又有所不同。综合起来可能和下列因素有关。

（一）微量元素缺乏

食管癌的高发区的水、粮食、蔬菜中钼、锰、铁、氟、溴、氯、锌、钠、硒、磷、碘等元素的含量均偏低。

（二）亚硝胺

高发区粮食中亚硝胺检出率较高。动物实验已证实，亚硝胺可诱发食管癌；某些真菌可促进亚硝胺及其前体的生成。

（三）慢性刺激

慢性食管炎、烈性烟草、长期饮用烈性酒、口腔不洁及龋齿、饮食习惯不良（如进食过硬、过热、过快）等均是食管癌的诱发因素。

（四）食物中缺乏

维生素 A、维生素 B_2、维生素 C 或动物蛋白。

（五）遗传倾向

食管癌有高发家族史，但无明显的遗传，只能说可能和遗传有关或与共同生活环境有关。

三、病理

（一）食管临床解剖概要

1. 食管分段　解剖上将食管分成颈、胸、腹 3 段，临床上则将胸部食管分为上、中、下 3 段。上段为胸廓入口至气管分叉水平以上；中段为气管分叉水平至贲门全长的 1/2；下 1/2 包括腹段食管为下段。食管癌的好发部位中段多见，下段次之，上段较少。

2. 食管的血液供应　颈段食管血液供应主要来自甲状腺下动脉的分支；中段主要来自主动脉弓、胸主动脉及右侧肋间动脉分支；下段主要来自胃左动脉的分支。熟悉食管的血液供应，以便手术中分离食管，减少出血。

3. 食管淋巴引流　食管有丰富的淋巴管网，主要是集中在黏膜及黏膜下层的网络。食管引流的淋巴结可分为 3 层。第一层自上而下为颈内静脉组，气管后组，食管旁组，下肺韧带内淋巴结，裂孔及贲门淋巴结。中间层包括纵隔内淋巴结，与食管有一定距离。第 3 层包括颈深部、锁骨上、气管支气管及腹腔淋巴结。总的来说，食管上 1/3 淋巴引流向颈部区域，而下 1/3 淋巴引流向膈下及腹腔淋巴结。

（二）食管癌的细胞类型

食管癌大多为鳞癌，约 98%；腺癌仅占 1%～2%，可来源于柱状上皮的残余岛或黏膜下腺体内，可发生于 Barrett 食管或反流性食管炎及上皮异位等。腺癌预后不良；食管癌肉瘤较罕见，其组织内同时有癌成分及肉瘤成分，肉瘤成分可有纤维性、脂肪性及骨性等。

（三）食管癌的大体形态

早期食管癌病灶很小，局限于食管黏膜内，食管造影较难发现，食管镜可见到以下几种黏膜改变：斑块型、凹陷型、乳头型、糜烂型等。

中晚期食管癌，根据其病理形态常分为4型：

1. 髓质型 食管呈管状肥厚，癌浸及食管全层达全周或部分，切面灰白如脑髓，恶性程度高；

2. 窄缩型 又称硬化型，癌呈环状生长，造成管腔狭窄，早期出现梗阻症状；

3. 蕈伞型 癌主要向腔内生长呈蘑菇状，基底较宽，有的蒂较细长呈息肉状；

4. 溃疡型 癌组织向肌层侵蚀，形成溃疡，梗阻程度较轻。

（四）扩散及转移

癌在食管黏膜下向食管全周及上下扩散，同时也向肌层浸润生长，并可穿透肌层侵入邻近组织，癌主要经淋巴途径转移，上段癌可转移至锁骨上窝及颈部淋巴结；中下段食管癌常转移至食管旁淋巴结、隆凸下淋巴结及腹主动脉旁淋巴结，也可转移至腹腔淋巴结或上行至锁骨上淋巴结。血路转移发生较晚，常转移至肝、肺和骨骼。

四、临床表现

食管癌在早期往往是无明显症状的，偶有表现为胸骨后隐痛不适者。随着肿瘤增大，患者会出现进食时吞咽不适或异物感。常表现为进食速度减慢并常需汤水送饭。数月后因肿瘤进一步增大并阻塞食管腔，患者只能进食流质，当肿瘤完全阻塞管腔时，患者表现为"滴水难通"。从症状出现至完全梗阻一般约一年时间。因此，有可疑症状时应尽早到医院检查。

（一）食道癌的早期症状

1. 咽下哽噎感 最多见，可自选消失和复发，不影响进食。常在患者情绪波动时发生，故易被误认为功能性症状。

2. 胸骨后和剑突下疼痛 较多见。咽下食物时有胸骨后或剑突下痛，其性质可呈烧灼样、针刺样或牵拉样，以咽下粗糙、灼热或有刺激性食物为著。初时呈间歇性，当癌肿侵及附近组织或有穿透时，就可有剧烈而持续的疼痛。疼痛部位常不完全与食管内病变部位一致。疼痛多可被解痉剂暂时缓解。

3. 食物滞留感染和异物感 咽下食物或饮水时，有食物下行缓慢并滞留的感觉，以及胸骨后紧缩感或食物黏附于食管壁等感觉，食毕消失。症状发生的部位多与食管内病变部位一致。

4. 咽喉部干燥和紧缩感 咽下干燥粗糙食物尤为明显，此症状的发生也常与患者的情绪波动有关。

5. 其他症状 少数患者可有胸骨后闷胀不适、前痛和嗳气等症状。

（二）食道癌的中期症状

1. 咽下梗噎感 最多见，可自选消失和复发，不影响进食。常在患者情绪波动时发生，故易被误认为功能性症状。

2. 胸骨后和剑突下疼痛 较多见。咽下食物时有胸骨后或剑突下痛，其性质可呈烧灼样、针刺样或牵拉样，以咽下粗糙、灼热或有刺激性食物为著。初时呈间歇性，当癌肿侵及附近组织或有穿透时，就可有剧烈而持续的疼痛。疼痛部位常不完全与食管内病变部位一致。疼痛多可被解痉剂暂时缓解。

3. 食物滞留感染和异物感 咽下食物或饮水时，有食物下行缓慢并滞留的感觉，以及胸骨后紧缩感或食物黏附于食管壁等感觉，食后消失。症状发生的部位多与食管内病变部位一致。

4. 咽喉部干燥和紧缩感 咽下干燥粗糙食物尤为明显，此症状的发生也常与患者的情绪波动有关。

5. 其他症状 少数患者可有胸骨后闷胀不适和嗳气等症状。

中期食道癌的典型症状：进行性吞咽困难，可有吞咽时胸骨后疼痛和吐黏液样痰。

（三）食道癌的晚期症状

1. 咽下困难 进行性咽下困难是绝大多数患者就诊时的主要症状，但却是本病的较晚期表现。因为食管壁富有弹性和扩张能力，只有当约 2/3 的食管周径被癌肿浸润时，才出现咽下困难。因此，在上述早期症状出现后，在数月内病情逐渐加重，由不能咽下固体食物发展至液体食物亦不能咽下。如癌肿伴有食管壁炎症、水肿、痉挛等，可加重咽下困难。阻塞感的位置往往符合手癌肿部位。

2. 食物反应 常在咽下困难加重时出现，反流量不大，内含食物与黏液，也可含血液与脓液。

3. 其他症状 当癌肿压迫喉返神经可致声音嘶哑；侵犯膈神经可引起呃逆或膈神经麻痹；压迫气管或支气管可出现气急和干咳；侵蚀主动脉则可产生致命性出血。并发食管-气管或食管-支气管瘘或癌肿位于食管上段时，吞咽液体时常可产生颈交感神经麻痹征群。

（四）体征

早期体征要缺如。晚期可出现打呃、吞咽困难。并且由于患者进食困难可导致营养不良而出现消瘦、贫血、失水或恶病质等体征。当癌肿转移时，可触及肿大而坚硬的浅表淋巴结，或肿大而有结节的肝脏。还可出现黄疸、腹水等。其他少见的体征尚有皮肤、腹白线处结节，腹股沟淋巴结肿大。

五、诊断

强调早期诊断，早期治疗。对有早期症状者且 40 岁以上或来自高发区患者要严加注意。目前常用诊断方法有以下几种。

（一）细胞学检查

我国创用的带网气囊脱落细胞检查早期病例阳性率可达 90%，对早期患者或普查患者是一种简便易行的方法。

（二）钡剂食管造影检查

早期食管癌的 X 线表现：

1. 局限性黏膜皱襞增粗和断裂。

2. 局限性管壁僵硬。

3. 小的充盈缺损。

4. 小龛影。

中晚期食管癌的 X 线表现一般为狭窄、充盈缺损和梗阻，有时可伴有软组织块影。

（三）食管镜检

对早期病例可直接观察食管黏膜改变及获得组织学证据。

六、鉴别诊断

（一）早期患者应与下列疾病鉴别

1. 食管炎 有类似早期食管癌症状，X 线检查阴性且不能排除食管癌者，应做细胞学或食管镜检查。

2. 食管中段牵引性憩室 有胸骨后灼痛及胸闷，一般 X 线检查可明确诊断。

3. 食管静脉曲张 患者有门静脉高压的其他症状和体征，X 线检查食管黏膜呈串珠样改变，食管弹性及蠕动良好。

（二）有吞咽困难的患者，应和下列疾病鉴别

1. 贲门失弛缓症 一般患者较年轻，病程长，症状时轻时重，X 线检查食管下段呈鸟嘴样改变，黏膜光滑。

2. 食管良性狭窄 多有化学灼伤史，X 线检查呈不规则线状狭窄。

3. 食管良性肿瘤 多为平滑肌瘤，X 线表现为腔外压迫，黏膜光滑。

七、治疗

食管癌的治疗包括外科治疗、放射和药物治疗以及手术加放射或药物综合治疗。提高食管癌的治疗效果，最关键的措施在于早期诊断和早期治疗，食管癌治疗方案的选择要根据病史、病变部位，肿瘤扩展的范围及患者全身情况来决定。

（一）手术治疗

1. 手术适应证 全身情况良好，各主要脏器功能能耐受手术；无远处转移；局部病变估计有可能切除；无顽固胸背疼痛；无声嘶及刺激性咳嗽。

2. 手术禁忌证 肿瘤明显外侵，有穿入邻近脏器征象和远处转移；有严重心肺功能不全，不能承受手术者；恶病质。

3. 手术切除可能性估计 病变越早，切除率越高；髓质型及蕈伞型切除率较缩窄型及溃疡型高；下段食管癌切除率高，中段次之，上段较低；病变周围有软组织块影较无软组织块影切除率低；食管轴有改变者较无改变者低。这些因素综合分析，对术前肿瘤切除可能性判断有较大帮助。

4. 食管癌切除 常用的手术方式有非开胸及开胸食管癌切除术两大类。

非开胸食管切除术包括：

①食管内翻拔脱术，主要适用下咽及颈段食管癌；

②食管钝性分离切除术，可用于胸内各段食管癌，肿瘤无明显外侵的病例；

③颈胸骨部分劈开切口，用于主动脉弓下缘以上的上胸段食管癌。这几种术式在切除肿瘤及食管后，采用胃或结肠经食管床上提至颈部与食管或咽部吻合。这类手术具有创伤小，刘心肺功能影响小等优点，但不能行纵隔淋巴结清扫。

开胸手术主要有：

①左胸后外侧切口适用于中、下段食管癌；

②右胸前外侧切口，适用于中、上段食管癌，肿瘤切除后，经腹将胃经剑管裂孔提至右胸与食管吻合，食管切除长度至少应距肿瘤边缘 5～7 cm；

③若病变部位偏高，为膆证食管足够切除长度，可行颈部切口，胃送至颈部与食管吻合，即右胸、上腹及颈三切口，目前对中段以上的食管癌多主张采用三切 1∶3 方法。应同时行淋巴结清扫。

食管癌切除后常用胃、结肠重建食管，以胃最为常用，因其血供丰富，愈合力强、手术操作简单，只有一个吻合口，可用器械或手工吻合。因胃可上提至颈部，可用于各段食管癌切除

重建。结肠能够切取足够长度与咽或颈部食管吻合，可用于肿瘤不能切除患者的旁路手术或已行胃大部切除食管癌的重建。下咽及上颈段食管切除后颈段食管缺损除用胃、纠肠重建外，尚可用游离空肠移植或肌皮瓣重建。

5. 姑息性手术　对有严重吞咽困难而肿瘤又不能切除的病例，根据患者情况选择以下姑息手术，以解决患者进食。

常用的方法有：

①胃或空肠造口术；

②食管腔内置管术，目前多采用带膜记忆合金支架管，其置管方法简便，可解除患者进食梗阻；

③食管分流术，术中探查肿瘤不能切除，患者梗阻症状严重，可在胸内用胃与肿瘤上方食管行侧侧吻合分流。若术前估计肿瘤切除困难，可采用非开胸胸骨后结肠旁路手术，这一方法已很少应用。

6. 术后常见并发症及处理

①吻合口瘘：颈部吻合口瘘对患者生命不造成威胁，经引流多能愈合；胸内吻合口瘘对患者造成极大威胁，死亡率甚高，胸内吻合口瘘多发生在术后 5～10 天，患者呼吸困难及胸痛，X 线检查有液气胸征，口服碘水可见造影剂流出食管腔，应立即放置胸腔闭式引流、禁食，使用有效抗生素及支持治疗；早期瘘的患者，可试行手术修补，并用大网膜或肋间肌瓣覆盖加强。

②肺部并发症：包括肺炎、肺不张、肺水肿和急性呼吸窘迫综合征等，以肺部感染较为多见，应引起高度重视；术后鼓励患者咳嗽、咳痰，加强呼吸道管理以减少术后肺部并发症的发生。

③乳糜胸：为术中胸导管损伤所致，多发生于术后 2～10 天，患者觉胸闷、气急、心慌。胸水乳糜试验阳性；一旦确诊，应放置胸腔闭式引流，密切观察引流量，流量较少者，可给予低脂肪饮食，维持水电解质平衡及补充营养，部分患者可愈合。对乳糜流量大的患者，应及时剖胸结扎乳糜管。

④其他并发症有血胸、气胸及胸腔感染，根据病情进行相应的处理。

7. 手术效果　我国食管癌的手术治疗效果较好，手术切除率为 56.3%～80%，5 年生存率30% 左右；早期食管癌切除率 100%，5 年生存率 90%。

食管癌中医治疗方法

（二）中药治疗

中医认为，食道癌病机之根本为阳气虚弱，机体功能下降，主强治疗宜温阳益气，扶助正气，提高机体功能，所以治疗主方要体现这一中医治疗原则。关于食管癌的分证各有不同，立法用药亦随之而异。但治法总不离疏肝理气、降逆化瘀、活血化瘀、软坚散结、扶正培本、生津润燥、清热解毒、抗癌止痛、温阳益气等。

1. 中药方　中国中医疗治，一直以来相对西药，优势无副作用以及草本类，并在西方越来越接受，中草药对于食道癌疗法还是相对保障以及安全，不管是科研单位成果还是民间知名药方。

如：福建周氏中医世家，周石卿等，治食道验方"消噎散"：散结消症，抗癌启膈。

2. 中成药　食管癌治疗应以手术、放化疗为主的综合治疗。中医治疗也是很重要的组成部分，其中中成药具有剂量成分稳定、服用方便、疗效方便的优点。

3. 中医辨证施治

(1) 气滞型

主证：早期食管癌的表现，无明显吞咽困难，只为吞咽时异物感或灼痛，胸郁闷不适及背部沉紧感，时隐时沉的吞咽不利感。X 线检查主要为早期食管癌的病变。舌质淡黯，舌苔薄白，脉弦细。

治法：疏肝理气，温阳益气，扶正抑瘤。

(2) 哽噎型

主证：症状单纯，轻度哽噎或吞咽不利。X 线检查多属早、中期髓质型、蕈伞型食管癌。舌质黯青，苔黄白，脉弦细。

治法：消噎散：抗癌散结，理气降逆，温阳扶正。

(3) 阴枯阳衰

主证：病期已晚，咽下困难，近于梗阻，呕恶气逆，形体消瘦，气短乏力，烦热唇燥，大便干如粪，舌质黯绛，瘦小，少苔乏津或无苔，也有苔黄黑干而裂者，脉细数或沉细无力。

治法：消噎散：延长生命、滋阴补阳，益气养血。

中草药目前可治疗食道癌、贲门癌、胃癌所引起的黏痰不断、入食即吐、反流食、吞咽困难、消瘦、声音嘶哑、胸闷、乏力、病灶反射性疼痛等不同症状都有良好的效果。

八、预后

食管癌患者的预后总的来说是鳞状细胞癌好于腺癌；缩窄型、蕈伞型好于溃疡型，髓质型，早期食管癌无转移外侵者 5 年生存率 60%，已外侵转移或中段食管癌 5 年生存率小于 25%，平均 5 年生存率 18.1% ～ 40.8%，但国外报道食管癌预后甚劣，5 年存活率不到 5%。

第四节 食管良性肿瘤

食管良性肿瘤少见。食管良性肿瘤按其组织发生来源可分为腔内型、黏膜下型及壁间型。①腔内型包括息肉及乳头状瘤。②黏膜下型有血管瘤及颗粒细胞成肌细胞瘤。③壁内型肿瘤发生于食管肌层，最常见的是食管平滑肌瘤 (esophageal leiomyoma)。后者约占食管良性肿瘤的 3/4。

一、分类

(一) 食管平滑肌瘤

是发生于食管肌层的良性肿瘤。常见于 20 ～ 60 岁，病变以食管中下段常见，上段较少。肿瘤多为单发，一般 2 ～ 5 cm，少数可达 10 cm 以上。肿瘤呈球形、蛋形或分叶状不规则形，质地坚韧，切面黄白色，边界清楚，血管供应较少。镜下见瘤细胞呈长梭形，胞质丰富，核呈梭形或棒状，无异型性，平滑肌纤维呈束状排列。偶见有恶变者。临床上肿瘤较小时，患者可无症状或症状轻微，表现为吞咽梗阻感或胸骨后钝痛，但症状的严重程度与肿瘤的大小并不平行，高位、较大的平滑肌瘤有时可压迫气管引起呼吸困难。食管 X 线检查可见椭圆形或半月形充盈缺损，黏膜光滑，钡流通过顺利，食管蠕动正常，肿瘤上下缘与正常食管长轴呈锐角；较大的平滑肌瘤向纵隔突出。

（二）食管息肉

其临床症状与息肉大小、息肉带蒂与否有关。息肉巨大或有炎症时，可致咽下困难和不同程度的上腹部或胸骨后疼痛，亦可因黏膜表面糜烂而出血；因巨大息肉可压迫气管引起呼吸困难；息肉蒂长者可以吐出，吐出的息肉有时堵塞喉部，可引起窒息。本病诊断有赖于食管钡餐 X 线检查和食管镜检查。

（三）食管囊肿

可分为先天性和后天性两类。后者系食管壁腺管闭锁所致的潴留性囊肿。前者较多见，可为单发或多发，囊内含有粘稠性液体，有时对呈血性。其症状与囊肿大小、对周围压迫的程度和有无继发感染而异，如囊肿很小，且无感染者，可无症状；囊肿巨大，压迫周围器官或与食管或支气管相通者，则可出现气促、咳嗽、胸痛和咽下困难等症状。食管钡餐 X 线检查和食管镜检查可以确诊。

（四）食管血管瘤

常见于食管中段，局部黏膜呈蕈状隆起或为分叶状，呈鲜红或紫红色。常见的症状为呕血及黑粪，也可有咽下困难。

（五）食管乳头状瘤

是一种无蒂的良性肿瘤，从黏膜固有层向腔内突入，乳头中央为纤维血管组成的中心柱，表面覆盖增生的鳞形上皮。可呈疣状、结节状、菜花状及弥散浸润状。瘤体小者可无症状，肿瘤较大时则出现咽下困难、疼痛及对周围器官的压迫症状。本瘤诊断须依靠食管镜检查和取深部活组织作病理学检查。

二、症状

食管平滑肌瘤可长期不呈现临床症状，而在消化道钡餐 X 线检查时被偶然发现，平滑肌瘤长大后一般超过 5 cm，可呈现胸骨后饱胀、疼痛压迫感和轻度吞咽梗阻感。食管钡餐造影 X 线检查可显示边缘光滑整齐的圆形或椭圆形充盈缺损，其上下缘与正常食管壁交界处呈锐角，肿瘤区食管黏膜皱襞被肿瘤撑平而消失但无破坏，吞咽动作可能见到平滑肌瘤随食管上下移动。

临床常见的食道良性肿瘤按发生部位分为腔内型、黏膜下型和壁间型。腔内型包括良性息肉和乳头状瘤；黏膜下型包括血管瘤及颗粒细胞成肌细胞瘤；壁内型最常见为食道平滑肌瘤。食管良性肿瘤当肿块较大时可不同程度的堵塞食管腔，出现咽下困难、呕吐、消瘦、胸骨后压迫感或疼痛感等症状。

食道良性肿瘤的症状和体征主要取决于肿瘤的解剖部位和体积大小。较大的肿瘤可以不同程度地堵塞食管腔，出现咽下困难、呕吐和消瘦等症状。很多患者有吸入性肺炎、胸骨后压迫感或疼痛感。血管瘤患者可发生出血。

瘤体又很小的食管平滑肌瘤病例可定期随诊观察，不必急于施行手术治疗。瘤体较大临床上呈现症状或虽无症状但发现肿瘤后引致患者心情忧虑不安者，均宜施行食管平滑肌瘤摘除术。

三、治疗

食管平滑肌瘤临床上无症状，瘤体又很小的食管平滑肌瘤病例可定期随诊观察，不必急于施行手术治疗。

瘤体较大临床上呈现症状或虽无症状但发现肿瘤后引致患者心情忧虑不安者，均宜施行食管平滑肌瘤摘除术。经右胸或左胸切口进胸，切开纵隔胸膜，显露食管后，纵向切开肌层即可在黏膜外分摘除平滑肌瘤，稀疏缝合肌层切口。术中如损破黏膜则需作间断内翻缝合，再缝合肌层并覆盖以纵隔胸膜。巨大平滑肌瘤包绕食管者则需作食管部分切除和食管胃吻合术。

四、预防

（一）改善那些与我们生活密切相关的因素

例如戒烟、合理饮食、有规律锻炼和减少体重。任何人只要遵守这些简单、合理的生活方式常识就能减少患癌的机会。

（二）提高免疫系统功能最重要的是

饮食、锻炼和控制烦恼，健康的生活方式选择可帮助我们远离癌症。保持良好的情绪状态和适宜的体育锻炼可以使身体的免疫系统处于最佳状态，对预防肿瘤和预防其他疾病的发生同样有好处。

（张 伟）

第七章 心脏外科常见疾病

第一节 动脉导管未闭

动脉导管原本系胎儿时期肺动脉与主动脉间的正常血流通道，由于此时肺呼吸功能障碍，来自右心室的肺动脉血经导管进入降主动脉，而左心室的血液则进入升主动脉，故动脉导管为胚胎时期特殊循环方式所必需。出生后，肺膨胀并承担气体交换功能，肺循环和体循环各司其职，不久导管因废用即自选闭合。如持续不闭合而形成动脉导管未闭。应施行手术，中断其血流。动脉导管未闭是一种较常见的先天性心血管畸形，占先天性心脏病总数的 12% ～ 15%，女性约两倍于男性。约 10% 的病例并存其他心血管畸形。

一、病因

动脉导管的形成有以下四个主要原因：①新生儿血含氧量正常，可促使导管肌收缩而闭合；如扰乱新生儿呼吸，可促使已闭合的导管再开放，高原地区本病多见。②导管与主动脉交角如为锐角，主动脉血不易通过该导管进入肺动脉内；如为钝角，则血易通过导管进入肺动脉内而难以闭合。③母亲在妊娠 3 个月内患风疹，易患此病。

二、病理及分型

未闭的动脉导管一般位于主动脉峡部和左肺动脉根部之间，肺总动脉分叉处。少数右位主动脉弓者，导管可位于无名动脉根部远端主动脉和肺动脉之间。未闭导管的直径差异很大，一般为 0.5 ～ 2.0 cm，大多 1.0 cm 左右。长度 0.2 ～ 3.0 cm，以 0.6 ～ 1.0 cm 为多见，婴儿未闭导管较粗，30 岁以后未闭导管壁可有粥样或钙化斑块，结扎后易破裂。

根据未闭动脉导管的形态，临床上可将其分为以下五型。

(一) 管型

导管两端直径相等，管壁厚度介于主动脉和肺动脉之间。

(二) 漏斗型

管腔一端直径大于另一端，呈漏斗状，位于主动脉端的管腔大于肺动脉端。

(三) 窗型

极少见，导管极短，管腔极粗，主、肺动脉黏在一起，犹如主动脉与肺动脉侧侧吻合，管壁很薄，手术困难。

(四) 哑铃型

导管中间细、两端粗，形成哑铃状。

(五) 动脉瘤型

导管两端细，中间呈动脉瘤状膨大，管壁薄而脆，手术要谨慎。

三、诊断

(一) 临床表现

动脉导管未闭的临床表现主要取决于主动脉至肺动脉分流血量的多少以及是否产生继发肺动脉高压和其程度。轻者可无明显症状，重者可发生心力衰竭。常见的症状有劳累后心悸、气急、乏力，易患呼吸道感染和生长发育迟缓。晚期肺动脉高压严重，产生逆向分流时可出现下半身发绀。动脉导管未闭体检时，典型的体征是胸骨左缘第 2 肋间听到响亮的连续性机器样杂音，伴有震颤。肺动脉第 2 音亢进，但常被响亮的杂音所掩盖。分流量较大者，在心尖区尚可听到因二尖瓣相对性狭窄产生的舒张期杂音。测血压示收缩压多在正常范围，而舒张压降低，因而脉压增宽，四肢血管有水冲脉和枪击声。

婴幼儿可仅听到收缩期杂音。晚期出现肺动脉高压时，杂音变异较大，可仅有收缩期杂音，或收缩期杂音亦消失而代之以肺动脉瓣关闭不全的舒张期杂音。

(二) 特殊检查

1.X 线 主动脉结突出，于主动脉分流部位后管径骤小，状似漏斗。肺动脉高压时肺动脉段突出，肺野纹理粗，右心室、右心房肥大。

2.心电图检查 分流量小时心电图多为正常。大量分流时心电图示左心室增大或双室肥大。

3.超声心动图 可于主肺动脉分叉处与降主动脉间见一通道。

4.右心导管检查 右心导管由肺动脉经未闭的动脉导管到达降主动脉。肺动脉压力和阻力有不同程度的增加。

5.升主动脉造影 肺动脉和主动脉同时显影，并可见到未闭的导管，发现主动脉弓降部有无其他心内畸形。

四、鉴别诊断

有许多从左向右分流心内畸形在胸骨左缘可听到同样的连续性机器样杂音或接近连续的双期心杂音，难以辨识。在建立动脉导管未闭诊断进行治疗前必须予以鉴别:

(一) 高位室间隔缺损合并主动脉瓣脱垂

当高位室间隔缺损较大时往往伴有主动脉瓣脱垂畸形，导致主动脉瓣关闭不全，并引起相应的体征。临床上在胸骨左缘听到双期杂音，舒张期为泼水样，不向上传导，但有时与连续性杂音相仿，难以区分。目前彩色超声心动图已列入心脏病常规检查。在本病可显示主动脉瓣脱垂畸形以及主动脉血流反流入左心室，同时通过室间隔缺损由左心室向右心室和肺动脉分流。为进一步明确诊断可施行逆行性升主动脉和左心室造影，前者可示升主动脉造影剂反流入左心室，后者则示左心室造影剂通过室间隔缺损分流入右心室和肺动脉。据此不难做出鉴别诊断。

(二) 主动脉窦瘤破裂

本病在我国并不罕见。临床表现先天性动脉导管未闭与动脉导管未闭相似，可听到性质相同的连续性心杂音，只是部位和传导方向稍有差异。破入右心室者偏下偏外，向心尖传导；破入右心房者偏向右侧传导。如彩色多普勒超声心动图显示主动脉窦畸形以及其向室腔和肺动脉或房腔分流即可判明，再加上逆行性升主动脉造影更可确立诊断。

(三) 冠状动脉瘘

这种冠状动脉畸形并不多见，可听到与动脉导管未闭相同的连续性杂音伴震颤，但部位较低，且偏向内侧。多普勒彩超能显示动脉瘘口所在和其沟通的房室腔。逆行性升主动脉造影更能显示扩大的病变冠状动脉主支，或分支走向和瘘口。

（四）冠状动脉开口异位

右冠状动脉起源于肺动脉是比较罕见的先天性心脏病，其心杂音亦为连续性，但较轻，且较表浅。多普勒超声检查有助于鉴别诊断。逆行性升主动脉造影连续摄片显示冠状动脉异常开口和走向以及迂回曲张的侧支循环，当可明确诊断。

五、治疗

动脉导管未闭一旦确诊，应手术治疗。理想的手术年龄是 3～7 岁。1 岁以内婴儿只有出现心衰时才考虑手术治疗。成人动脉导管未闭只要肺血管的改变是可逆的，尚有左向右分流者均可考虑手术。合并急性或亚急性心内膜炎时，一般需抗感染治疗 3 个月后才宜手术，少数经药物治疗不能控制，特别是出现假性动脉瘤或细菌赘生物脱落反复动脉栓塞者应及时手术。如果同时合并有其他复杂心脏畸形，动脉导管未闭可能作为代偿机制存在，在根治手术前不能单独结扎导管。手术一般取左胸后外侧切口，经第 3～4 肋间进入胸腔。沿降主动脉切开纵隔胸膜并向两侧牵引显露由肺动脉、喉返神经、膈神经形成的导管三角，在此三角内游离动脉导管。对动脉导管的处理有结扎术、钳闭术和切断缝合术三种。结扎术操作简单，安全有效，但偶见术后导管再通。钳闭术需特殊器械。切断缝合术是最确实有效的手术方法，符合血管外科手术的原则，术后不会再通，但术后有大出血危险，术后偶有发生假性动脉瘤。

第二节 二尖瓣狭窄

二尖瓣狭窄是风湿性心脏病的后遗症，常见于成人。患者依据狭窄程度和代偿功能而出现症状，如气促、咯血和咳嗽，以及乏力、心悸、头昏等。根据病情轻重心脏功能可分为五级，为手术患者的选择提供依据。是急性风湿热引起心肌炎后所遗留的以瓣膜病为主的心脏病，为慢性风湿性心脏病，其中累及二尖瓣的占 95%～98%，其中单纯二尖瓣病变占 70%～80%，二尖瓣合并主动脉瓣病变占 20%～30%；多与二尖瓣或主动脉瓣病变合并存在。近年来，由于加强了对风湿热的防治，风湿性心脏瓣膜病发病率明显下降。

一、病理生理

二尖瓣两个瓣叶在交界处互相粘连融合，瓣叶增厚、挛缩、变硬和钙化，造成瓣口狭窄。一般小瓣（后瓣）的病变较大瓣（前瓣）更为严重。风湿性二尖瓣狭窄可分为两种类型：

（一）隔膜型狭窄

大瓣病变较轻，活动限制较少。

（二）漏斗型狭窄

大瓣小瓣均增厚、挛缩或有钙化，病变累及腱索和乳头肌，瓣口狭窄呈鱼口状，常伴有关闭不全。

正常成年人二尖瓣瓣口面积为 4～5 cm^2，若瓣口面积小于 1.5 cm^2 时，即可产生血流障碍。

瓣口面积缩小至 $1 cm^2$ 或 $1 cm^2$ 以下时，左心房压力升高，左心房逐渐扩大，肺静脉和肺毛细血管扩张、瘀血，造成肺部慢性梗阻性瘀血。肺毛细血管压力升高到 5.3 kPa(40 mmHg) 时，即可产生急性肺水肿。早期病例较易发生急性肺水肿。由于肺小动脉阻力增高，肺动脉压力也显著增高，使右心室排血负担加重，逐渐肥厚扩大，发生右侧心力衰竭。

二、症状体征

（一）临床表现

临床症状的轻重主要取决于瓣口狭窄的程度。当瓣口面积缩小至 $2.5 cm^2$ 左右，静息时可无症状出现。瓣口面积小于 $1.5 cm^2$ 时，临床上可出现气促、咳嗽、咯血、发绀等症状，有时可以诱发阵发性气促、端坐呼吸或急性肺水肿。肺瘀血引起的咯血，为痰中带血；急性肺水肿引起的咯血，为血性泡沫痰液。有的病例由于支气管黏膜下曲张静脉破裂，可引起大量咯血。此外，还常有心悸、心前区闷病、乏力等症状。

（二）体格检查

常见二尖瓣面容，并发心房颤动者则脉律不齐。心前区可扪到收缩期抬举性搏动。心尖区能扪到舒张期震颤。心尖区可听到第一音亢进和舒张中期隆隆样杂音，这是风湿性二尖瓣狭窄的典型杂音。肺动脉瓣区第二音常增强。重度肺动脉高压伴有肺动脉瓣功能性关闭不全的舒张早期高音调吹风样杂音。

三、辅助检查

（一）心电图检查

中度以上狭窄可呈现电轴右偏、二尖瓣 P 波。肺动脉高压病例，可示右束支传导阻滞，或右心室肥大。病程长的病例，常有心房颤动。

（二）X 线检查

中度或重度狭窄，常见到左心房扩大，双心房阴影，主动脉结缩小、肺动脉段膨出。可见 Kerley 线和含铁血黄素沉着的阴影。

（三）超声心动图检查

显示二尖瓣瓣叶增厚和变形，活动受限制，瓣口狭小、大瓣正常活动波形消失，代之以城墙垛样的长方波。左心房前后径增大。并可检查左房内有无血栓、瓣膜有无钙化以及估算肺动脉压力增高的程度，排除左房黏液瘤等情况。

四、治疗

外科治疗的目的是扩大二尖瓣瓣口，矫治瓣膜病变，缓解症状，改善心功能。

（一）手术适应证

无症状或心脏功能属于Ⅰ级者，不主张施行手术。心功能Ⅱ级以上者均应手术。对隔膜型二尖瓣狭窄，同时没有房颤、左房内无血栓时，可进行经皮穿刺球囊导管二尖瓣交界扩张分离术或在全身麻醉下剖胸行闭式二尖瓣交界分离术；二尖瓣狭窄伴有关闭不全或明显的主动脉瓣病变，或有心房纤颤、漏斗型狭窄，瓣叶病变严重，有钙化或左房内有血栓，二尖瓣术后再狭窄的病例，应在体外循环直视下行二尖瓣交界切开分离术或瓣膜成形术。若瓣膜及瓣下结构病变严重，已有重度纤维化、挛缩、钙化等则需切除瓣膜并做人工瓣膜二尖瓣替换术。

（二）手术方法

1. 闭式二尖瓣交界分离术　通常经左胸后外侧第 5 肋间或左前胸第 4 肋间切口进胸。将二尖瓣扩张器由左心室心尖部插入，分次扩张，从 2.5 cm 起到 3.0 ～ 3.5 cm 左右。闭式分离术的手术死亡率一般在 2% 以下。但术后会再度发生狭窄。目前已很少采用。

2. 直视手术　需在体外循环下进行。显露二尖瓣后，切开融合交界，扩大瓣口和切开、分离粘连融合的腱索和乳头肌，以改善大瓣活动度。如瓣膜病变严重，已有重度纤维化、硬化、挛缩或钙化，则需切除瓣膜，做人工瓣膜替换术。

第三节　主动脉瓣狭窄

主动脉瓣狭窄是由于先天性或后天性因素致主动脉瓣病变导致其在收缩期不能完全开放。风湿性主动脉瓣狭窄系风湿性心内膜炎反复发作后，引起主动脉瓣的瓣叶交界处粘连、融合和逐渐钙化，导致主动脉瓣狭窄和开放受限。多数同时合并主动脉瓣关闭不全和二尖瓣病变；而单纯风湿性主动脉瓣狭窄罕见。

一、病理生理

正常主动脉瓣瓣口面积为 3 cm^2。当瓣口面积减小到 1 cm^2 以下时，左心室排血就遇到阻碍，左心室收缩压升高，甚至可达 40 kPa(300 mmHg)。中度狭窄压力阶差常为 4.0 ～ 6.7 kPa(30 ～ 50 mmHg)，重度狭窄则可达 6.7 ～ 13.3 kPa(50 ～ 100 mmHg) 或更高。左心室壁逐渐肥厚，终于导致左侧心力衰竭。重度狭窄病例常出现心肌血液供应不足的症状。

二、症状体征

（一）症状

由于左心室代偿能力较大，即使存在较明显的主动脉瓣狭窄，相当长的时间内患者可无明显症状，直至瓣口面积小于 1 cm^2 才出现临床症状。

1. 劳动力呼吸困难　此乃因左心室顺应性降低和左心室扩大，左心室舒张期末压力和左心房压力上升，引起肺毛细血管术嵌压增高和肺动脉高压所致。随着病程发展，日常活动即可出现呼吸困难，以及端坐呼吸，当有劳累，情绪激动，呼吸道感染等诱因时，可诱发急性肺水肿。

2. 心绞痛　1/3 的患者可有劳力性心绞痛，其机制可能为：肥厚心肌收缩时，左心室内压和收缩期末室壁张力增加，射血时间延长，导致心肌氧耗量增加；心肌收缩使增加的室内压力挤压室壁内的冠状动脉小分支，使冠脉流量下降；左心室舒张期顺应性下降，舒张期末压力升高，增加冠脉灌注阻力，导致冠脉灌注减少，心内膜下心肌缺血尤其显著；瓣口严重狭窄，心排血量下降，平均动脉压降低，可致冠脉血流量减少。心绞痛多在夜间睡眠时及劳动后发生。可有咳嗽多为干咳；并发支气管炎或肺部感染时，咳黏液样或脓痰。左心房明显扩大压迫支气管亦可引起咳嗽。

3. 劳力性晕厥　轻者为黑矇，可为首发症状。多在体力活动中或其后立即发作。机制可能为：运动时外周血管阻力下降而心排血量不能相应增加；运动停止后回心血量减少，左心室充盈量及心排血量下降；运动使心肌缺血加重，导致心肌收缩力突然减弱，引起心排血量下降；运动时可出现各种心律失常，导致心排血量的突然减少。以上心排血量的突然降低，造成脑供血明显不足，即可发生晕厥。

4. 胃肠道出血 见于严重主动脉瓣狭窄者，原因不明，部分可能是由于血管发育不良、血管畸形所致，较常见于老年主动脉瓣钙化。

5. 血栓栓塞 多见于老年钙化性主动脉瓣狭窄患者。栓塞可发生在脑血管，视网膜动脉，冠状动脉和肾动脉。

6. 其他症状 主动脉瓣狭窄晚期可出现心排血量降低的各种表现：明显的疲乏，虚弱，周围性发绀。亦可出现左心衰竭的表现：端坐呼吸，阵发性夜间呼吸困难和肺水肿。严重肺动脉高压后右心衰竭：体静脉高压，肝脏肿大，心房颤动，三尖瓣反流等。

(二) 体征

1. 心脏听诊 胸骨右缘第二肋间可听到粗糙、响亮的喷射性收缩期杂音，呈先递增后递减的菱形，第一心音后出现，收缩中期达到最响，以后渐减弱，主动脉瓣关闭 (第二音) 前终止；常伴有收缩期震颤。吸入亚硝酸异戊酯后杂音可增强。杂音向颈动脉及锁骨下动脉传导，有时向胸骨下端或心尖区传导。通常杂音越长，越响，收缩高峰出现越尽，主动脉瓣狭窄越严重。但合并心力衰竭时，通过瓣口的血流速度减慢，杂音变轻而短促。可闻及收缩早期喷射音，尤其在先天性非钙化性主动脉瓣狭窄多见，瓣膜钙化僵硬后此音消失。瓣膜活动受限或钙化明显时，主动脉瓣第二心音减弱或消失，亦可出现第二心音逆分裂。常可在心尖区闻及第四心音，提示左心室肥厚和舒张期末压力升高。左心室扩大和衰竭时可听到第三心音 (舒张期奔马律)。

2. 其他体征 脉搏平而弱，严重狭窄时由于心排血量减低，收缩压降低，脉压减小。老年患者常伴主动脉粥样硬化，故收缩压降低不明显。心脏浊音界可正常，心力衰竭时向左扩大。心尖区可触及收缩期抬举样搏动，左侧卧位时可呈双重搏动，第一次为心房收缩以增加左室充盈，第二次为心室收缩，持续而有力。心底部，锁骨上凹和颈动脉可触到收缩期震颤。

三、治疗

临床上呈现心绞痛、昏厥或心力衰竭者，病情往往迅速恶化，应争取尽早施行手术治疗，切除病变的瓣膜，进行人工瓣主动脉瓣膜替换术。经皮穿刺气囊导管作扩张分离术仅在少数狭窄较轻又不适合手术的患者才考虑选用。

第四节 主动脉窦瘤破裂

主动脉窦瘤破裂又称乏氏窦瘤破裂，是由于主动脉窦壁缺乏正常的弹力组织和肌肉组织，受到高压血流冲击，逐渐形成囊状瘤体，向外凸出、最终可导致破裂。此病为较少见的先天性心脏病。本病成年人发病率高，病情出现突然并发展迅速。

一、病因

(一) 先天性因素

在胚胎发育时期，主动脉窦部组织发育不全，有薄弱部分，合并室缺时，右冠窦邻近的右室漏斗部失去支持，在受到高压血流的冲击即可发生瘤体破裂。室缺可能是窦瘤形成的一个重要因素。

(二) 后天性因素

目前普遍认为后天性因素还有由于感染性心内膜炎、梅毒等引起的窦瘤破裂。

二、病理及分类

窦瘤好发于右冠窦，其次为无冠窦，极少起源于左冠窦。破裂的窦瘤其破口可为一个或多个，破入部位以右心房、右心室最常见；破入左心房、心包腔或肺动脉者极少见。

主动脉窦瘤破裂一般按其起源和破入的心腔而进行分类，再加上有无室间隔缺损。Sakakibara 将常见的主动脉窦瘤破裂分为四类。

Ⅰ型：窦瘤起源于右冠状动脉窦的左部，突入右心室流出道最上部，即肺动脉左、右瓣交界的下方，突出的瘤体可阻塞右心室流出道，造成漏斗部狭窄。合并室间隔缺损的主要为此型，由于主动脉瓣环缺乏支持，此型还易产生主动脉瓣关闭不全。

Ⅱ型：窦瘤起源于右冠状动脉窦的中部，突入右心室室上嵴上。该部位距传导束、肺动脉瓣及冠状窦口较远，手术修补较为安全。

Ⅲ型：窦瘤起源于右冠状动脉窦的右部，突向室间隔膜部或右心房。

Ⅳ型：窦瘤起源于无冠状动脉窦，突入右心房，其部位与Ⅲ型入右心房者相仿，在三尖瓣隔瓣基底、冠状窦口前方。

主动脉窦瘤及破裂引起的病理生理变化主要包括：①窦瘤破裂，因常破入右心房室可产生大量左向右分流，引起心腔容量负荷增加，左心代偿性肥大，乃至充血性心力衰竭的一系列变化。②窦瘤扩张致使主动脉瓣环扩张，瓣叶移位或脱垂，产生主动脉瓣关闭不全，加重左心负荷，所以主动脉窦瘤破裂合并主动脉瓣关闭不全者，心脏代偿期短，极易失代偿出现心力衰竭；③主动脉系统的压力因大量左向右分流及主动脉瓣关闭不全可出现舒张压下降，脉压增宽，冠状动脉供血不足的变化。④窦瘤过大可形成阻塞或压迫。若瘤体突入右心室流出道，可造成不同程度的右心排血受阻，导致右心后负荷增加。左冠窦瘤可压迫左冠状动脉，出现心肌缺血甚至梗死。

三、诊断

(一) 临床表现

主动脉窦动脉瘤破裂前一般无症状。破裂多发生在 20 ～ 67 岁之间，男性多见。约 40% 有突发心前区疼痛史，常于剧烈活动时发生，随即出现心悸、气急，可迅速恶化至心力衰竭。较多的患者发病缓慢，劳累后气急、心悸、乏力等逐渐加重，以致丧失活动能力。

1. 未破裂的主动脉瓣窦 动脉瘤不呈现临床症状，破裂后才呈现症状。少数患者由于破口甚小，仅有小量左向右分流，很长时间内患者可无自觉症状，这些患者常因心脏杂音而偶然发现，通过超声心动图、右心导管检查及主动脉造影而诊断。

2. 发病年龄 多数在 20 ～ 40 岁之间，约有 1/3 的患者起病急骤，在剧烈劳动时突然感觉心前区或上腹部剧烈疼痛、胸闷和呼吸困难,病情类似心绞痛。病情迅速恶化者,发病后数日即可死于右心衰竭。

3. 多数病例破口较小,起病后可有数周、数月或数年的缓解期,然后呈现右心衰竭症状。

（二）特殊检查

1. X 线平片　未破裂的窦瘤,胸部平片大多正常。破裂的窦瘤胸部平片可出现心脏进行性扩大,多呈中度以上扩大。破入右心室者常以左、右心室扩大明显,破入右心房者可出现右心房极度扩大。可出现肺血增多,肺动脉段突出等肺动脉高压的改变二主动脉结正常或缩小。

2. 心电图　以左室或双室肥大,右心房扩大,完全或不完全性束支传导阻滞较为常见。

3. 超声心电图　是有确诊价值的无创检查方法。二维超声在主动脉根部显示出瘤体形状及突入的心脏,是主动脉窦瘤最充分的诊断依据。此外,借助声学造影或超声多普勒可显示主动脉窦瘤 - 心腔间分流。

4. 心导管检查　右心导管检查可测得右心不同水平血氧含量增高,肺动脉压升高,右窦突入右心室流出通道者,右心室和肺动脉之间可有明显压差,可达 $4.0 \sim 6.7$ kPa(30 $\sim$ 50 mmHg)。

5. 左心室及升主动脉造影　可显示窦瘤的部位、破入的心腔、主动脉瓣反流的程度及其他合并畸形。但因此项检查为有创性,目前有被超声心动图检查取代的趋势。

四、治疗

确诊为主动脉窦瘤破裂时,应尽早手术。窦瘤破裂伴有心力衰竭者,无论对药物治疗反应如何,均应及时手术。窦瘤未破裂者,但合并有其他畸形,或有主动脉瓣关闭不全,右心室流出道梗阻,并发细菌性心内膜炎以及其他血流动力学紊乱者应手术治疗。无症状者,一般不主张手术。根据窦瘤的起源及破入的心腔,有以下几种手术修补途径。

（一）切开右心室

为较常采用的方法。因瘤体破入右心室流出道最多,又多伴有室间隔缺损;经此途径暴露好,修补方便、完善。但当缝补不当或瘤的基底部缺损较大时,缝补后易使主动脉瓣膜变形和瓣环扭曲,造成或加重主动脉瓣关闭不全。此外,对心功能差的患者,右心室做一长切口后会减低右心室的收缩力,成为术后心脏低排血量的因素之一。

（二）切开主动脉根部

为目前多采用的途径。既可减少心室切口的损伤和主动脉瓣扭曲变形的危险,又可通过这一切口同时做瓣环成形或瓣膜置换。但在部分伴有室间隔缺损的患者暴露不佳,尤其需要补片缝补者就更为困难,从而须再做右心室切口进行修补。

（三）切开心房

当主动脉窦瘤破入心房时,可采用切开房间沟至左心房或切开右心房进行手术;如暴露不够满意,可再切开主动脉根部进行修补。

（四）切开主动脉根部及右心室

如考虑主动脉瓣关闭不全须做瓣环成形术,而室间隔缺损又较大需用补片缝补时,可用此法。一般先切开主动脉根部,然后再根据情况做右心室切口。

（五）切开肺动脉根部

当主动脉窦瘤（多数为左冠状动脉窦）破入肺动脉根部时,取此路径最佳。

第五节 房间隔缺损

房间隔缺损 (ASD) 为临床上常见的先天性心脏畸形，是原始房间隔在胚胎发育过程中出现异常，致左、右心房之间遗留孔隙。房间隔缺损可单独发生，也可与其他类型的心血管畸形并存，女性多见，男女之比约 1：3。由于心房水平存在分流，可引起相应的血流动力学异常。

一、病因

在胚胎发育的第 4 周，心房由从其后上壁发出并向心内膜垫方向生长的原始房间隔分为左、右心房，随着心内膜垫的生长并逐渐与原始房间隔下缘接触、融合，最后关闭两者之间残留的间隙 (原发孔)。在原发孔关闭之前，原始房间隔中上部逐渐退化、吸收，形成一新的通道即继发孔，在继发孔形成后、原发膈右侧出现向下生长的间隔即继发膈，形成一单瓣遮盖继发孔，但二者之间并不融合，形成卵圆孔，血流可通过卵圆孔从右心房向左心房分流。卵圆孔于出生后逐渐闭合，但在约 20% 的成人中可遗留细小间隙，由于有左房面活瓣组织覆盖，正常情况下可无分流。如在胚胎发育过程中，原始房间隔下缘不能与心内膜垫接触，则在房间隔下部残留一间隙，形成原发孔房间隔缺损。而原始房间隔上部吸收过多、继发孔过大或继发膈生长发育障碍，则二者之间不能接触，出现继发孔房间隔缺损。

二、诊断

（一）临床表现

多数继发孔房间隔缺损的儿童除易患感冒等呼吸道感染外可无症状，活动亦不受限制，一般到青年时期才表现有气急、心悸、乏力等。40 岁以后绝大多数患者症状加重，并常出现心房纤颤、心房扑动等心律失常和充血性心衰表现，也是死亡的重要原因。

体格检查发现多数儿童体形瘦弱，并常表现左侧前胸壁稍有隆起，心脏搏动增强，并可触及右心室抬举感等。其典型表现为胸骨左缘第 2、3 肋间闻及 Ⅱ～Ⅲ 级收缩期吹风样杂音，伴有第二心音亢进和固定分裂，收缩期杂音为肺动脉瓣血流速度增快所致，少数患者还可扪及收缩期震颤。分流量大者三尖瓣区可听到三尖瓣相对狭窄产生的舒张期隆隆样杂音。如右心室抬举感增强，肺动脉瓣区收缩期杂音减弱，但第二心音更加亢进、分裂，提示存在肺动脉高压。病变晚期将发展为充血性心力衰竭，颈静脉怒张、肝脏增大。

（二）特殊检查

1.X 线 肺血增多，右心房室增大，肺动脉段突出，主动脉结缩小。大量分流者透视下见"肺门舞蹈"征。

2. 心电图检查 电轴右偏，P 波高。大部分伴有不完全性右束支传导阻滞。

3. 超声心动图 可查出房间隔回声中断的征象，并可确定缺损的类型。

4. 心导管检查 了解心腔各部压力和肺血管阻力，部分病例心导管可通过缺损进入左心房和肺静脉。

（三）鉴别诊断

根据上述典型的体征，结合心电图、胸部 X 线和心脏超声检查，诊断房间隔缺损一般并无困难。对于非典型的患者或疑有其他合并畸形者，心导管检查可提供帮助。需与房间隔缺损相鉴别的病症主要有单纯肺动脉瓣狭窄、原发性肺动脉扩张。

1. 单纯肺动脉瓣狭窄的肺动脉瓣区收缩期杂音性质粗糙、响亮，并常可扪及震颤，肺动脉瓣区第二心音减弱甚至消失。胸部 X 线片可见肺动脉段明显突出，但肺血少于正常或在正常范围，心脏超声检查可明确诊断。右心导管检查右心房与腔静脉血氧含量无显著差异，右心室与肺动脉压力阶差超过 20 mmHg。

2. 原发性肺动脉扩张也可在肺动脉瓣区听到 II 级收缩期杂音，胸部 X 线片可有肺动脉段突出，但肺血正常，心脏超声检查房间隔无回声中断和分流，右心导管检查右心房、右心室无血氧含量改变，右心室和肺动脉间无压力阶差。

三、治疗

小缺损在出生后 1 年内有可能自行闭合，1 岁以后自行闭合的可能性很小。房间隔缺损可通过手术完全矫正，手术适宜年龄随缺损大小而异，手术年龄以 5 岁左右最为理想，但缺损大的幼儿期即有充血性心力衰竭者不应受年龄限制及早手术，避免引起肺动脉高压和心内膜炎。病情进入晚期，肺动脉高压和阻力重度增高，甚至造成右向左分流，则属手术禁忌证。

手术方法已取得比较一致的意见，主张在体外循环下直视修补缺损，以获得充裕的时间和良好的显露，使修补更为精细、完全。心外探查注意是否合并左上腔静脉和部分型肺静脉畸形引流。切开右心房后检查冠状静脉窦开口位置，并通过缺损检查二尖瓣及四个肺静脉开口，排除原发孔房间隔缺损、三房心和肺静脉畸形引流等畸形。

缺损小，左心房发育好，可直接缝合；缺损大则应补片修补。对下腔型缺损，应看清下腔静脉心房入口，以避免误将下腔静脉缝至左心房。对上腔型缺损或伴有右上肺静脉异位引流者，直接缝合缺损常会造成肺静脉入口处狭窄，故宜用补片修补。冠状静脉窦至三尖瓣之间的 Koch 三角区为传导系统所在部位，不宜用吸引器刺激或用器械钳夹。缝合缺损左缘应避免进针过远，以防损伤或牵拉传导束。

第六节 马方综合征

马方综合征又称为马凡综合征，为一种遗传性结缔组织疾病，为常染色体显性遗传，患病特征为四肢、手指、脚趾细长不匀称，身高明显超出常人，伴有心血管系统异常，特别是合并的心脏瓣膜异常和主动脉瘤。该病同时可能影响其他器官，包括肺、眼、硬脊膜、硬腭等。

一、病因

（一）遗传

属常染色体显性遗传，约 85% 患者的父母一方为受累者。基因受累程度不同，表现类型有别，约 15% 为散发性，可能与父母生殖细胞突变有关。

（二）生化代谢异常

有研究认为本病与结缔组织中胶原纤维分解加速以及硫酸软骨素形成不良或破坏过度

有关。

二、病理

马方综合征心血管系统病理改变早期为主动脉中层囊性坏死，晚期为弹力纤维断裂、纤细，导致主动脉壁薄弱、扩张，形成主动脉瘤，最常见于主动脉；相应瓣环扩张引起主动脉瓣关闭不全，病变侵及二尖瓣装置时亦可引起二尖瓣关闭不全，动脉内膜部分撕裂。

三、诊断

（一）临床表现

1.骨骼肌肉系统　主要有四肢细长，蜘蛛指（趾），双臂平伸指距大于身长，双手下垂过膝，上半身比下半身长。长头畸形、面窄、高腭弓、耳大且低位。皮下脂肪少，肌肉不发达，胸、腹皮肤皱纹。肌张力低，呈无力型体质。韧带、肌腱及关节囊伸长、松弛，关节过度伸展。有时见漏斗胸、鸡胸、脊柱后凸、脊柱侧凸、脊椎裂等。

2.眼　主要有晶体状脱位或半脱位、高度近视、白内障、视网膜剥离、虹膜震颤等。男性多于女性。

3.心血管系统　约80%的患者伴有先天性心血管畸形。常见主动脉进行性扩张、主动脉瓣关闭不全，由于主动脉中层囊样坏死而引起的主动脉窦瘤、夹层动脉瘤及破裂。二尖瓣脱垂、二尖瓣关闭不全、三尖瓣关闭不全亦属本征重要表现。可合并先天性房间隔缺损、室间隔缺损、法乐四联征、动脉导管未闭、主动脉缩窄等。也可合并各种心律失常如传导阻滞、预激综合征、房颤、房扑等。

（二）实验室检查

血清黏蛋白含量降低，尿中羟基脯氨酸增高。

（三）辅助检查

1.超声心动图　具有特征性改变的是主动脉根部明显增宽；夹层动脉瘤可见主动脉前或后壁双层；主动脉瓣口增大，关闭不全；左心室扩大，二尖瓣半闭不全。

2.选择性主动脉造影　可见扩张的主动脉根部及瘤体。

（四）鉴别诊断

1.高胱氨酸尿症　面颊潮红、弥散性骨质疏松、尿硝酸盐试验阳性。

2.皮肤弹性过度综合征　皮肤改变为特征性的。

3.风湿性心脏瓣膜病，如主动脉瓣关闭不全。

四、治疗

本征心血管系统改变为不可逆性，且预后凶险，故诊断明确者均应考虑手术矫治心血管系统病变。对于瘤体直径大于6 cm，伴主动脉瓣或二尖瓣关闭不全，出现左心室损害或心力衰竭，或合并急慢性夹层动脉瘤者，应在积极准备下尽早或急诊手术。

不能控制的心力衰竭、严重的肝肾衰竭以及内膜剥离所致脑神经缺血性损伤者，应视为手术禁忌。

（一）手术方法

一般采用带瓣人造血管替代升主动脉和主动脉瓣，并同时移植左右冠状动脉的方法。通常取胸骨正中切口，在中低温体外循环下，纵行切开升主动脉瘤，距瓣环2 mm处切除主动脉瓣，置入附有人造血管的人工瓣膜，间断缝合；再行冠状动脉移植术，有两种术式，将左、右冠状动脉直接吻合于带瓣管道者称 Bentall 手术，将左、右冠状动脉吻合于细 Gore-Tex 人造血管两端，再将人造血管与带瓣管道侧吻合者，称 Cabrol 手术，然后行带瓣管道与远侧主动脉间的吻合，并用瘤壁包裹带瓣管道。

（二）术后并发症

1. 术后出血　为最常见的术后并发症，故术前应改善肝功能，纠正凝血机制障碍，术中尽早剖胸止血，术后密切注意引流量，若持续引流量不减，应尽早剖胸止血。

2. 心律失常　以室性心动过速和室颤多见，故术后应加强心电监护，纠正电解质紊乱（尤其是低血钾），对于频发室性期前收缩者应及时应用利多卡因。

第七节　室间隔缺损

室间隔缺损指室间隔在胚胎时期发育不全，形成异常交通，在心室水平产生左向右分流。室间隔缺损是最常见的先天性心脏病，约占先心病的 20%，可单独存在，也可与其他畸形并存。缺损常在 0.1～3 cm，位于膜部者则较大，肌部者则较小，后者又称 Roger 病。缺损若＜0.5 cm 则分流量较小，多无临床症状。缺损小者心脏大小可正常，缺损大者左心室较右心室增大明显。

一、病理生理

室间隔缺损是胚胎期心室间隔组成部分发育不良形成的异常交通，属左向右分流型先心病，分流量大小与缺损直径大小、部位、肺循环阻力和两心腔间压力阶差有关，而血流动力学的变化与分流量的大小直接相关。小型缺损心脏和肺动脉基本正常，中大型缺损致使左心房、左心室肥大，由于肺循环血流增大，肺血管早期发生痉挛现象，随后出现内膜和中层增厚，管腔部分阻塞等器质性病变，导致肺动脉高压和右心室肥大，左向右分流减少或产生双向分流，最后形成右向左分流的逆向分流，形成艾森门格综合征，而失去手术治疗机会。

二、诊断

（一）临床表现

在心室水平产生左至右的分流，分流量多少取决于缺损大小。缺损大者，肺循环血流量明显增多，回流入左心房室，使左心负荷增加，左心房室增大，长期肺循环血流量增多导致肺动脉压增加，右心室收缩期负荷也增加，右心室可增大，最终进入阻塞性肺动脉高压期，可出现双向或右至左分流。

缺损小者，可无症状。缺损大者，症状出现早且明显，以致影响发育。有气促、呼吸困难、多汗、喂养困难、乏力和反复肺部感染，严重时可发生心力衰竭。有明显肺动脉高压时可出现发绀。本病易罹患感染性心内膜炎。

心尖冲动增强并向左下移位，心界向左下扩大，典型体征为胸骨左缘Ⅲ～Ⅳ肋间有 4～5 级粗糙收缩期杂音，向心前区传导，伴收缩期细震颤。若分流量大时，心尖部可有功能性舒张期杂音，肺动脉瓣第二音亢进及分裂。有严重的肺动脉高压时，肺动脉瓣区有相对性肺动脉瓣关闭不全的舒张期杂音，原间隔缺损的收缩期杂音可减弱或消失。

（二）特殊检查

1.X 线　小型缺损的胸部平片示心肺基本正常，肺纹理正常或稍增粗、增多。中大型缺损有大量分流者肺纹理明显增粗增多，肺动脉段突出，肺门动脉扩张，搏动增强，甚至呈"肺门舞蹈"征，左、右心室增大，左心房轻度增大。并发重度肺动脉高压者，肺动脉段呈瘤样扩张，肺门血管呈"残根状"，肺血流量减少。

2. 心电图检查　小型缺损的心电图多为正常或左心室高电压。中大型缺损的心电图示左心室肥厚，并随着肺血管阻力的逐步增高，心电图也由左心室肥厚转变为双室肥厚。

3. 超声心动图　超声心动图可查出室间隔回声中断的征象，有时还可根据中断的部位来确定缺损的类型。

4. 心导管检查　能更好地判断缺损的部位、直径、分流量，并了解心腔各部压力和肺血管阻力，以便为病情、手术适应证选择及手术方法的决定等提供进一步的资料。

三、鉴别诊断

（一）房间隔缺损

1. 原发孔缺损与室间隔大缺损不容易鉴别，尤其伴有肺动脉高压者。原发孔缺损的杂音较柔和，常是右心室肥大，伴有二尖瓣分裂的可出现左心室肥大。心电图常有 P-R 间期延长，心向量图颌面 QRS 环逆钟向运行，最大向量左偏，环的主体部移向上向左，有鉴别价值。但最可靠的是心导管检查，应用超声心动图检查也是鉴别诊断意义。对左心室 - 右心房缺损的鉴别诊断应予注意。

2. 继发孔缺损收缩期吹风样杂音较柔软，部位在胸骨左缘第 2 肋间，多半无震颤。心电图示不完全右束支传导阻滞或右心室肥大，而无左心室肥大，颌面 QRS 环多为顺钟向运行，主体部向右向下。

（二）肺动脉口狭窄

瓣膜型的肺动脉口狭窄的收缩期杂音位于胸骨左缘第 2 肋间，一般不至与室间隔缺损的杂音混淆。

漏斗部型的肺动脉口狭窄，杂音常在胸骨左缘第 3、4 肋间听到，易与室间隔缺损的杂音相混淆。但前者肺 X 线检查示肺循环不充血，肺纹理稀少，右心导管检查可发现右心室与肺动脉间的收缩期压力阶差，而无左至右分流的表现，可确立前者的诊断。

室间隔缺损与漏斗部型的肺动脉口狭窄可以合并存在，形成所谓"非典型的法洛四联症"，且可无发绀。

（三）主动脉口狭窄

瓣膜型的主动脉口狭窄的收缩期杂音位于胸骨右缘第 2 肋间，并向颈动脉传导，不致与室间隔缺损的杂音混淆。但主动脉下狭窄，则杂音位置较低，且可在胸骨左缘第 3、4 肋间听到，又可能不向颈动脉传导，需与室间隔缺损的杂音相鉴别。

（四）肥厚梗阻型原发性心肌病

肥厚梗阻型原发性心肌病有左心室流出道梗阻者，可在胸骨左下缘听到收缩期杂音，其位置和性质与室间隔缺损的杂音类似，但此杂音在下蹲时减轻，半数患者在心尖部有反流性收缩期杂音，脉搏呈双峰状。

另外，X线示肺部无充血，心电图示左心室肥大和劳损的同时有异常深的Q波，超声心动图见室间隔明显增厚、二尖瓣前瓣叶收缩期前移，心导管检查未见左向右分流，而左心室与流出道间有收缩期压力阶差，选择性左心室造影示左心室腔小，肥厚的室间隔凸入心腔等有助于肥厚梗阻型原发性心肌病的诊断。

（五）动脉导管未闭

有两种情况不容易鉴别，一是高位室间隔缺损合并主动脉瓣脱垂和关闭不全者，易与典型动脉导管未闭混淆。前者杂音为双期，后者为连续性；前者主动脉结不明显，后者增大。二是动脉导管未闭伴有肺动脉高压，仅有收缩期震颤和杂音者，与高位室间隔缺损鉴别较为困难。前者脉压较大，杂音位置较高，主动脉结显著。较可靠的方法是左心室或逆行性主动脉造影。

（六）主动脉 - 肺动脉间隔缺损

室间隔缺损伴有主动脉瓣关闭不全杂音与本病高位缺损主动脉瓣关闭不全者很容易混淆，超声心动图可以区别。

四、治疗

（一）一般治疗

目前尚无特效治疗。有人主张应用男性激素及维生素，对胶原的形成和生长可能有利。对先天性心血管病变宜早期手术修复，对心功能不全、心律失常者宜内科治疗。一旦确诊为合并有主动脉瘤或心脏瓣膜关闭不全，则应视情况考虑手术治疗，因为药物是不能去除此病的。由于动脉瘤有破裂出血的危险，心脏瓣膜关闭不全也有致心衰死亡的危险，所以尽管手术有一定风险，专家们还是建议手术治疗。事实上，随着科技进步，目前手术成功率已在90%以上。若提示有主动脉夹层动脉瘤破裂者，应及时手术治疗。

（二）手术治疗

马方综合征的手术治疗牵涉到很多学科，比如眼科，骨科，心脏外科和胸外科等，手术是救命，不能根治。其中危害最大的是心脏和大血管的病变，常见主动脉夹层和瓣膜病变，手术方式是置换人工血管和心脏瓣膜，手术方式有很多种。鸡胸，漏斗胸，需外科矫治；眼科的问题主要是晶状体脱位或者半脱位，也可以手术治疗。总的来说，无特殊疗法，眼异常可进行相应的手术或药物治疗。主动脉病变时可服用普萘洛尔（心得安），使其心室排血和压力减低，减轻主动脉壁承受的冲击，因此，可延缓主动脉根部扩张的发展及防止主动脉夹层动脉瘤的发生对青春期前的女性患者，可服用雌激素及黄体酮以提前进入青春期，防止因生长过快造成脊柱侧弯畸形严重胸廓、脊柱畸形患者、中度主动脉瓣闭锁不全或主动脉根部明显扩张患者，可采用手术治疗。

第八节 法洛四联症

法洛四联症是存活婴儿中最常见的发绀型先天性心脏病，其发病率占各类先天性心脏病的

10%～15%。法洛四联症由以下 4 种畸形组成：①肺动脉狭窄：以漏斗部狭窄多见，其次为漏斗部和瓣膜合并狭窄，狭窄程度可随年龄而加重；②室间隔缺损：多属高位膜部缺损；③主动脉骑跨：主动脉骑跨于左、右两心室之上，随着主动脉发育，右跨现象可逐渐加重，约 25% 患者为右位主动脉弓；④右心室肥厚：为肺动脉狭窄后右心室负荷增加的结果。以上 4 种畸形中以肺动脉狭窄最重要，对患儿的病理生理和临床表现有重要影响。

一、病因

VanPraagh 认为法洛四联症的四种畸形是右室漏斗部或圆锥发育不良的后果，即当胚胎第 4 周时动脉干未反向转动，主动脉保持位于肺动脉的右侧，圆锥膈向前移位，与正常位置的窦部室间隔未能对拢，因而形成发育不全的漏斗部和嵴下型室间隔缺损，即膜周型室间隔缺损。若肺动脉圆锥发育不全，或圆锥部分完全缺如，则形成肺动脉瓣下型室间隔缺损，即干下型室间隔缺损。

二、诊断

（一）临床表现

法洛四联症病儿的预后主要决定于肺动脉狭窄程度及侧支循环情况，重症四联症有 25%～35% 在 1 岁内死亡，50% 患者死于 3 岁内，70%～75% 死于 10 岁内，90% 患者会夭折，主要是由于慢性缺氧引起，红细胞增多症，导致继发性心肌肥大和心力衰竭而死亡。

1. 症状

(1) 发绀：多在生后 3～6 个月出现，也有少数到儿童或成人期才出现。发绀在运动和哭闹时加重，平静时减轻。

(2) 呼吸困难和缺氧性发作：多在生后 6 个月开始出现，由于组织缺氧，活动耐力较差，动则呼吸急促，严重者可出现缺氧性发作、意识丧失或抽搐。

(3) 蹲踞：为法洛四联症病儿临床上一种特征性姿态。蹲踞可缓解呼吸困难和发绀。

2. 体征 患儿生长发育迟缓，常有杵状指、趾，多在发绀出现数月或数年后发生。胸骨左缘第 2～4 肋间可听到粗糙的喷射样收缩期杂音，常伴收缩期细震颤。极严重的右心室流出道梗阻或肺动脉闭锁病例可无心脏杂音。在胸前部或背部有连续性杂音时，说明有丰富的侧支血管存在，肺动脉瓣第二心音明显减弱或消失。

（二）实验室检查

红细胞计数、血红蛋白和血细胞比容均升高，并与发绀程度成比例。血红蛋白多在 200 g/L 左右，严重者可达 250 g/L。严重发绀的患者，血小板计数和血纤维蛋白原降低。

（三）特殊检查

1. 心电图检查 均显示电轴右偏，右心室肥大，部分伴有不完全性右束支传导阻滞。法洛四联症的心电图特点在于，经历多年后右心室肥厚无进展，而单纯性肺动脉狭窄者则有进行性加重。

2. X 线检查 有两个特点：①肺纹理细小，肺动脉段凹陷。肺纹理代表肺血流量的多少，支气管侧支循环丰富者，肺门纹理增浓，肺实质纹理呈细网状，肺动脉段凹陷越明显，肺动脉及其分支发育越差。②右心室肥厚，心尖上翘，心脏呈"靴形"。

3. 超声心动图

(1)M 型超声心动图检查发现主动脉增宽，主动脉前壁和室间隔的连续中断及主动脉骑跨。

(2)B 型超声检查可显示室间隔缺损的大小、位置，主动脉骑跨的程度，主、肺动脉的直径，右心室流出道的狭窄程度及右心室室壁的厚度。

(3) 多普勒检查可测量肺动脉的血流情况及跨右心室流出道的压差。

4. 心导管检查及心血管造影　早期对所有需要手术的四联症患者都要求做心导管及造影检查，随着超声检查技术及手术、体外循环技术的改进与提高，该检查并非对所有四联症患者都为必需。在下述情况时应考虑行心导管及造影检查。

(1) 临床为重症四联症患者 (Hh > 200 g/L，SaO_2 < 70%，Ao 骑跨 50% 以上)。

(2) 疑有一侧肺动脉缺如或肺动脉闭锁者。

(3) 与大动脉转位、右心室双出口等复杂心脏畸形鉴别不清者。

(4) 临床及超声诊断不明者。心导管及造影检查通过测量压力、血氧饱和度及摄片以确定诊断。通过检查应了解以下情况：①右心室流出道梗阻的程度和部位。②肺动脉及左、右动脉的发育情况、直径，是否有一侧肺动脉缺如。③室间隔缺损的位置、大小及数目。④主动脉骑跨的程度和主动脉瓣与二尖瓣是否相连。⑤是否合并有动脉导管未闭、房间隔缺损等心脏畸形。⑥冠状动脉的分支、走行及起源情况。

(四) 诊断标准

法洛四联症的诊断多无困难。如患儿出生后早期即出现发绀、活动能力降低、蹲踞等症状；胸骨左缘第 2 ~ 4 肋间闻及收缩期杂音，肺动脉瓣区第二心音减弱，红细胞计数、血红蛋白增高，胸片示肺纹理细小、靴形心等，即可做出诊断。确诊需做超声心动图检查、心导管检查及心血管造影。

(五) 鉴别诊断

法洛四联症应与下列发绀型先天性心脏病相鉴别：①大动脉转位；②三尖瓣闭锁；③法洛三联症；④右心室双出口；⑤单心室合并肺动脉狭窄；⑥永存动脉干伴肺动脉狭窄。诊断靠超声心动图、心导管和心血管造影检查相鉴别。

三、治疗

手术治疗是法洛四联症患者缓解症状和治愈的唯一方法。手术方法有姑息性手术 (分流术) 和根治术两类。姑息性手术主要有锁骨下动脉 - 肺动脉吻合术 (Blalock-Taussig 分流术)、降主动脉 - 左肺动脉吻合术 (Potts 分流术)、上腔静脉 - 右肺动脉吻合术 (Glenn 分流术)、升主动脉 - 右肺动脉吻合术 (Waterston 分流术) 以及肺动脉瓣切开或漏半部肌肉切除术。目前此类姑息性手术已较少在临床应用，仅用于两侧肺动脉发育差的病例。

根治手术于 1954 年由 Scott 在低温麻醉下阻断上、下腔静脉后施行，1955 年 Lillehei 应用"控制性交叉循环"的方法进行直视根治。1955 年 Kirklin 创用在体外循环下直视根治术的标准方法，成为现代外科治疗法洛四联症的基本方法。近 40 年来，随着对四联症的病理解剖和病理生理的深入研究，以及手术技术、体外循环设备和术后护理水平的不断提高，法洛四联症的手术死亡率已明显降低 (5% 以下)，远期效果越来越好。

(李兴泽)

第八章 腹壁常见肿瘤

腹壁同其他组织一样，皮肤及其附属器、皮下组织、肌肉、筋膜、腹膜等均可形成新生物，导致原发性或转移性肿瘤的形成。腹壁肿瘤的性质可以是良性、交界性或恶性。良性肿瘤主要包括各种脂肪瘤、纤维瘤、血管瘤等。交界性肿瘤往往生长缓慢，呈浸润性生长，手术切除后易复发。腹壁硬纤维瘤与隆突性皮纤维肉瘤 (DFSP) 是两种最常见的交界性肿瘤。呈浸润性生长，手术切除后易复发。腹壁硬纤维瘤不发生远处转移，DFSP 较少发生远处转移。转移率低于 5%。腹壁恶性肿瘤多为继发性，为腹腔内恶性肿瘤的侵犯与转移。原发性腹壁恶性肿瘤最常见的是间叶组织来源的软组织肉瘤 (STS)。STS 的组织来源广泛多样，其组织亚型有 50 余种，不同类型 STS 的生物学行为差异显著。最多见的组织类型是恶性纤维组织细胞瘤 (MFH)，其次是脂肪肉瘤、滑膜肉瘤和平滑肌肉瘤等。腹壁 STS 占全身各科软组织肉瘤的 1% ～ 5%，其术后局部复发率可达 20% ～ 30%，容易发生远处转移，病死率高，预后差。

第一节 腹壁血管肿瘤

血管肿瘤可发生于躯体的任何部位，发生于腹壁皮肤、皮下组织、肌肉以及腹膜后者亦非少见，皮肤和内脏同时发生者也常见于文献报告。血管肿瘤可为先天性发育异常，如婴幼儿血管瘤；也可为后天性病变，如发生于成年人的硬化性血管瘤、老年性血管瘤等。依据病理特点、生物学特性分为良性和恶性两大类，良性血管肿瘤以血管瘤最常见，多发生于新生儿或婴儿期，发病率约 1.1% ～ 2.6%，女性高于男性。是胚胎期的血管发育畸形，属错构瘤性质，但又有肿瘤的特点。发病原因尚不清楚。近年来研究发现，血管内皮细胞本身生理、生化、基因异常或缺陷，某些生长因子水平的高低，肥大细胞，细胞外基质，微量元素 (铜、镁等)，雌激素等可能与某些类型的血管瘤发生有关。

一、毛细血管瘤

毛细血管瘤是血管瘤的一种，较为常见，属于血管畸形。由扩张和增生的毛细血管网构成，包括草莓状血管瘤及葡萄酒色斑。多见于婴儿，大多数是女性。前者为出生时或出生后早期出现的皮肤红点或小红斑，逐渐增大，红色加深并隆起，高出于正常皮肤表面。后者大多数为不高于皮面的红色斑块；二者的共同点为瘤体境界分明，压之可稍褪色，释手后恢复红色。大多数为错构瘤，但如果其增大速度比婴儿发育更快，则可能为真性肿瘤。许多患儿的毛细血管瘤在 1 岁内可停止生长或消退。

(一) 皮内毛细血管瘤

皮内毛细血管瘤在出生时即存在，病理特点为真皮内有成熟的内皮细胞组织型毛细血管，包括以下三种类型：

1. 葡萄酒色斑　可生长于包括腹壁在内的体表任何部位，由大量而成熟毛细血管构成，是一血管畸形，病变位于真皮层中，有时亦可累及表皮下层形成易出血的丘疹，呈紫红或暗紫色。皮肤表面亦可出现点状角化过度改变，有时甚至发生湿疹。出生时即存在，几乎不生长，但随年龄和体表面积的扩展而有所"增大"。

治疗方法有摩擦法、医疗文身法、皮内注射染料法、手术切除治疗等，但摩擦法、医疗文身法、皮内注射染料法效果不甚理想或不佳，对发生于腹壁的葡萄酒色斑以手术切除治疗为宜。

2. 橙红色斑　又称红斑痣，发生于真皮浅层，由成熟毛细血管构成，出生时即存在，生后不再发展，终身存在，但随身体增长与体表面积"等比例增大"。表现为从橘红色到铁锈色的斑点，较葡萄酒斑颜色浅，平坦而不高出皮肤表面，面积大小不一，用手指压迫可暂时褪色。

对发生于腹壁的橙红色斑，一般无须处理。该病对 X 线照射治疗、冷冻治疗、摩擦治疗均无效，对强烈要求治疗者，可考虑手术切除。

3. 星状血管瘤　由一个皮下中心小动脉发出许多成熟、扩张的毛细血管，位于真皮内，呈放射状，因其形状酷似蜘蛛，故又称蜘蛛痣。本病多见于 3～4 岁的幼儿，但童年时期出血者非常少见，成年后有出血倾向者明显增多。多发生于脐部平面以上，发生于脐下腹壁者极少见。蜘蛛痣的数目多少不一，颜色鲜红，中央点略高起表皮，一般如针眼大小，最大者直径可达 0.2～0.3 cm，其周围放射形血管的长度不超过 0.5～1 cm，压迫中央点可使其暂时褪色或消失。

本病应与肝炎肝硬化患者的蜘蛛痣相区别，前者为一先天性血管发育畸形，后者与雌激素的代谢异常有关。

一般无须治疗，但有出血倾向者需治疗。可在放大镜下，用烧红的针头灼凝痣的中央，使营养血管栓塞，疗效良好。亦可采用氩离子激光治疗，氩离子激光可穿透皮肤，能被血红素选择性地吸收，并将其转化为热能使血管凝固，而周围组织可不受损伤，直径 < 0.5 mm 的血管均可被凝固。1978 年 Felberg 等报道用氩离子激光治疗蜘蛛痣 16 例，疗效较佳。

（二）草莓状毛细血管瘤

草莓状毛细血管瘤 (Strawberry Hemangioma) 血管瘤出生时往往看不到有病变，病变多在出生后一个月内发现，初起为小的红色斑点，以后迅速增长，有的患儿 1 岁～2 岁左右停止生长，但概率较低。赵小忠主任介绍女性患儿是男性的 3 倍。其形如草莓得名。除发生于皮肤外，也可累及皮下组织和肌肉组织，一般不侵犯骨组织。发生于皮肤或肌肉组织的血管瘤可损伤血管引起继发感染或溃疡，Kasabach-Merrit 综合征是相对常见的毛细血管瘤相关的综合征，表现为婴幼儿大面积的毛细血管瘤伴发血小板减少性紫癜，紫癜不单纯是由于血小板减少，而且也是消耗性凝血病导致的结果。

（三）老年性血管瘤

老年性血管瘤多发生于 50 岁左右的中老年患者，以腹壁及胸背等处多见，由毛细血管扩张而致，是一种后天性血管瘤，发病原因不甚明了。色泽鲜红，略高出皮面，直径多在 0.2～0.4 cm 之间，无任何不适。通常不需治疗，如有必要可行激光、电灼或冷冻治疗，亦可手术切除。

（四）硬化性血管瘤

硬化性血管瘤是发生于皮肤和皮下组织内的一种毛细血管瘤。病理特点为：增生的纤维结缔组织中有数量较多的毛细血管扩张。本病主要发生于成年人，亦是一种后天性血管瘤。多见于下肢，发生于腹壁者相当罕见。表现为略隆起的红棕色结节，稍硬，大小不一，大者直径可达数厘米。治疗以手术切除为主。

二、毛细血管海绵状血管瘤

(一) 病理特点

毛细血管海绵状血管瘤是毛细血管瘤与海绵状血管瘤的混合体，通常皮层有毛细血管血管瘤，皮下组织有海绵状血管瘤，亦称混合性血管瘤。本病往往在出生时就已存在，很快蔓延至皮肤血管范围以外并侵入真皮深层和皮下组织。

(二) 临床特点

毛细血管海绵状血管瘤可发生于腹壁等身体任何部位，但面颈部多见。起初与草莓状毛细血管瘤相似，但生长迅速，往往在数周之内生长到很大体积，累及较大范围的正常腹壁组织。瘤体形态不规则，呈蓝红色，柔软，按压变小不明显，易发生溃破、出血、感染、坏死和瘢痕形成。巨大毛细血管海绵状血管瘤可诱发 DIC，该瘤生后的头 6 月生长迅速，6 个月后生长速度一般会减慢，部分瘤体甚至自然消退，但消退过程缓慢，且完全消退的可能性较小。

(三) 治疗

1. 手术切除　与发生在其他部位的毛细血管海绵状血管瘤不同，腹壁毛细血管海绵状血管瘤宜早期在瘤体和侵及范围不大时手术切除，如犹豫不决，往往错过最佳切除时机，致使肿瘤增大并造成腹壁组织大范围破坏和损容，亦给手术带来困难。一些瘤体较大者，可暂用激素疗法，待瘤体缩小后，再作切除手术，必要时可考虑植皮和应用自体组织或膨体聚四氟乙烯补片修复缺损。

2. 激素疗法　皮质激素治疗血管瘤的机制尚未完全明了，可能与皮质激素能增加血管对血管活性物质的敏感性，导致小动脉、毛细血管前括约肌收缩，抑制皮肤对脂肪和葡萄糖的吸收、影响蛋白质合成等有关。

(1) 泼尼松口服：服药方式有：①首先隔天口服 40 mg(6 ～ 7 kg 体重婴儿)，连续 8 次，然后每二周剂量减少一半；到最后 1 个月，每二天口服 2.5 mg，整个疗程为 3 个月。一般在治疗开始后的第 3 ～ 21 天内瘤体生长减缓并开始缩小，表面溃疡也能在 2 ～ 3 周内愈合，肿瘤消退过程可持续 2 ～ 3 个月。有些病例，当泼尼松剂量减少至每 2 天 10 mg 或 5 mg 时瘤体可再度出现生长现象，应增加剂量至 15 mg，时间约 10 天，作为附加疗程；如有必要，附加疗程还可延长。②按 2 mg/(kg• 次) 计算口服剂量，隔天口服，连续 3 ～ 4 周为一疗程，停药 1 ～ 2周再进行下一疗程。依据瘤体变化，可连续 3 ～ 4 个疗程。

(2) 地塞米松注射疗法：据报道，采用地塞米松局部分点注射治疗毛细血管海绵状血管瘤，可获得明显疗效。

3. 激光疗法　应用 Nd-YAG 激光照射至病变区发白或棕黄色为止。

4. 其他疗法　包括冷冻疗法、硬化剂注射法、放射 (X 线、镭、同位素等) 疗法等，除放射疗法不良反应较大，并有致癌作用目前已废弃不用外，依据情况可适当选用其他疗法。

三、血管球瘤

血管球瘤，是一种少见的良性小型血管瘤，很少发生恶变，血管球是正常组织结构，直径约 1 mm，位于真皮网状层下，好发于手指、足趾、甲床下，亦可见于肢端的皮肤或皮下组织内，全身其他各处如肌肉、阴茎、躯干及内脏器官如胃、鼻腔、气管等也可发生。多为单发，多发者罕见。中青年人多发，女性略多于男性。

（一）病理特点

血管球主要是由一动、静脉吻合形成，中间穿插毛细血管床（Sucquet-Hoyer 管）。它的一端连接于一小动脉，另一端连接于乳头下静脉丛，没有弹力纤维和环肌纤维存在，Sucquet-Hoyer 管周围除有疏松结缔组织包围外，尚有丰富的有鞘和无鞘神经纤维。

（二）临床特点

该瘤以青年及中年人多发，女性较男性略多见。一般为单发性，也有患者呈多发性。瘤体直径一般小于 2 ～ 3 cm，色泽淡红，四周界限清晰，质软。轻微的触及、摩擦或压迫多能引起明显的疼痛。

（三）治疗

血管球瘤的诊断一般不难，手术切除是其最有效治疗方法，切除完全者疗效满意，如切除不彻底，可很快复发。

四、腹壁血管内皮瘤

（一）病理特点

血管内皮瘤是血管内皮细胞过度增生、异常分化所形成的一种恶性肿瘤。主要生长于皮肤和皮下组织内，亦可见于胃肠道等内脏器官。任何年龄均可发病，恶性程度高低不一，部分肿瘤生长缓慢，转移较晚，预后较好；生长迅速，发生转移者，预后较差。一般情况下，小儿血管内皮瘤恶性程度较低，而成人患者恶性程度则较高。

（二）临床特点

生长于腹壁皮肤和皮下组织内的血管内皮瘤，早期多无严重不适。瘤体大小、形态差异较大，小者直径＜ 1 cm，大者直径可达 8 ～ 10 cm。瘤体色泽多深红或暗红，质地软滑。有时在主要瘤体周围可有小的瘤灶，如卫星状分布，侵及范围直径约 1 ～ 20 cm 不等。恶性程度高、生长迅速的血管内皮瘤，血管组织丰富脆弱，易破溃并发生严重出血。

该瘤须与腹壁良性血管瘤相鉴别，鉴别困难者应取瘤体组织行病理检查。

（三）治疗

早期瘤体较小、尚未转移者应手术切除，并可考虑同时植皮和应用自体组织或膨体聚四氟乙烯补片修复缺损。反之，应予以放射治疗，该瘤对放射线多较敏感，疗效肯定。

第二节 腹壁淋巴管瘤

淋巴管瘤由淋巴管增生或扩张而形成，同血管瘤一样，也是脉管的先天性发育畸形，属错构瘤，是淋巴管畸形，非真正肿瘤，但具有不断生长和浸润周围组织的特性。部分淋巴管瘤内可混有血管瘤组织，如血管瘤组织占显著成分，则称作淋巴管血管瘤。发病率远较血管瘤低，据文献统计报告为 1 : 4。本病可发生于全身各处，也可发生于腹壁及腹膜后，但较为少见。生长缓慢，自行消退者极少见。临床上按其病理特点、组织结构不同，分为毛细淋巴管瘤、海绵状淋巴管瘤和囊状淋巴管瘤三种类型。

一、毛细淋巴管瘤

毛细淋巴管是淋巴管道的起始部分，以膨大的盲端起始，彼此吻合成网，其管壁仅有单层内皮细胞构成，无基膜。

（一）病理特点

毛细淋巴管瘤又称单纯性淋巴管瘤，多发生于皮肤或皮下组织内，亦可发生于口腔、外生殖器黏膜。主要病理变化是毛细淋巴管瘤扩张，淋巴液滞留。

（二）临床特点

多见于头皮、上臂、胸部等处，亦可见于腹壁皮肤或皮下组织内，多密集成群，外表呈颗粒状水泡样，从针尖到豌豆样大小不等，淡黄色透明，如混杂有小血管时可呈淡红色或紫红色，水泡间皮肤正常。表面光滑柔软，略有压缩性，针刺有黏液样淋巴液溢出。

（三）治疗

冷冻、激光等对局限性者有一定疗效，面积较大者以手术切除为宜。

二、海绵状淋巴管瘤

（一）病理特点

海绵状淋巴管瘤主要发生于皮肤、皮下组织、肌肉及结缔组织间隙中，由扩张、屈曲的较大淋巴管和一些小的彼此相通的多房性淋巴囊腔组成，其结构形如海绵，内含淋巴液。

（二）临床特点

多见于四肢、头颈部及腋窝等部位，少数见于腹壁、躯干等处。据统计，发生于腹壁者不足 1%。临床表现为局限或弥散的软组织肿块，有不规则皮肤、皮下组织增厚现象，但色泽多无异常，触之柔软有压缩性，无压痛。

（三）治疗

发生于腹壁的海绵状淋巴管瘤，范围局限者可暂时选用 OK-432 或沙培林等药物局部注射，疗效不佳者应及时手术切除；体积较大者，如能手术切除时应尽可能一期手术治疗，如一次彻底切除困难者，可分次切除。

三、囊状淋巴管瘤

（一）病理特点

囊状淋巴管瘤又称水瘤，由单一或多个大小不等相互交通的囊腔构成，囊壁内衬有正常内皮细胞，囊外有薄层胶原纤维和少量平滑肌纤维，囊腔内含有大量淋巴液，囊腔与周围正常淋巴管并不相通。

（二）临床特点

本病约 75% 发生于颈部，20% 发生在腋下，其余发生于腹壁、腹膜后、腹股沟区、盆腔等处。发生于腹壁、腹股沟区者多表现为囊性分叶状肿块，约核桃或橘子大小，生长缓慢。肿物表面皮肤正常，与皮肤无粘连。触之柔软、囊性，透光试验阳性，如继发囊内出血，透光试验转为阴性。穿刺可抽出淡黄色、透明液体，有胆固醇结晶、易凝固，性质与淋巴液相同。一般无自觉症状，如继发感染，局部则有红、肿、热、痛等感染表现。

发生在腹膜后区域者，肿瘤较小时可无症状，多因其他原因做腹部 B 超或 CT 时偶然发现。肿瘤增大后，临床表现为腹部包块或腹胀，部分患者可因腹腔内肿块压迫、扭曲、感染、糜烂或出血而出现腹痛、肠梗阻、腹膜炎表现。偶有囊状淋巴管瘤从外环突入阴囊，被误认为腹股沟斜疝或鞘膜积液。B 超检查提示腹膜后水样密度囊性肿块，边缘清，囊壁薄而光整。CT 表现主要为腹膜后区圆形或椭圆形、轮廓光滑无分叶的薄壁囊肿，水样密度，不被强化。大的囊肿，其周围脏器常被推移。

（三）诊断与鉴别诊断

发生于腹壁、腹股沟区者，诊断多无困难。发生于腹膜后区者，早期无症状，术前诊断困难。仅在肿瘤增大压迫周围器官或并发感染、破溃时才引起疼痛、腹胀等症状，此时往往囊肿已十分巨大。对腹膜后囊性占位者，尤其是 B 超、CT 提示多房性液性包块，或因其他疾病施行腹部手术时，发现盆腔、腹膜后、肠系膜等处有乳糜样囊性包块者，均应考虑到本病。

发生于腹膜后的囊状淋巴管瘤需与腹膜后囊性畸胎瘤、中肾管囊肿及创伤性血肿鉴别。发生于盆部腹膜后者应与卵巢囊肿鉴别。

（四）治疗

腹壁囊状淋巴管瘤可先用平阳霉素、OK-432 或沙培林囊内注射治疗，无效者可考虑手术切除。

腹膜后囊状淋巴管瘤虽属良性肿瘤，但自然缩小或消失可能性较小，且存在着继发感染、出血、穿孔及继续生长而压迫邻近器官的危险，而且随着病程的延长，会增加手术难度。因此，一旦确诊应以手术切除为首选方案。单发囊肿边界清楚，完整切除囊肿多无困难。若肿块范围广泛或与周围器官粘连较紧难以分离，应尽量切除或部分切除后做外引流术，残留囊壁内皮涂3% 的碘酊以防复发。

第三节 腹壁硬纤维瘤

腹壁硬纤维瘤 (desmoid of abdominal wall) 是好发于腹壁肌层和筋膜鞘的纤维瘤，故又称腹壁韧带样纤维瘤、带状瘤、纤维瘤病。因该瘤生长具有侵袭性、易复发性和局部破坏性，亦称侵袭性纤维瘤病纤维组织瘤样增生、腹壁复发性纤维样瘤和腹壁成纤维瘤等。该瘤在组织形态学上没有恶性征象无淋巴和血液转移现象，但是具有侵袭性、易复发性和局部破坏性，与良性和恶性肿瘤存在一定的区别故 Wills(1950) 将其界定为交界性肿瘤，并为越来越多的学者所认可。WHO(1994) 将其界定为分化的成纤维细胞肿瘤，其生物特征介于良性成纤维细胞瘤与纤维肉瘤间，可以局部复发而不发生转移。

一、病因及发病机制

本病发病原因尚不十分明了，可能与下述因素有关。

（一）腹壁损伤

中国外大多数学者认为腹壁损伤是导致本病的主要因素之一。据统计中国 5 组 175 例腹壁硬纤维瘤，其中有妊娠分娩史者 152 例 (86.9%)，有手术和伤史者 35 例 (24.8%)。腹壁损伤导致发生硬纤维瘤的机制不清可能与肌纤维破坏局部出血、血肿修复过程中发生异常增生有关，也有学者认为与肌肉纤维破坏引起的自身免疫反应有关。但损伤因素不能解释男性、无妊娠生育、无手术史或外伤史的患者发生腹壁硬纤维瘤的病因。腹壁损伤的常见原因有：

1. 手术　手术直接切断腹壁肌肉或分离牵拉导致肌肉撕裂出血

2. 腹部钝挫伤　造成肌纤维破坏，局部出血或形成血肿。

3. 妊娠　因腹肌长期受到过度牵拉可造成腹壁慢性损伤分娩时腹肌持续而剧烈地收缩，可造成肌纤维破坏、断裂和肌纤维间出血。

（二）内分泌失调

临床观察和实验表明，本病可能与女性激素平衡失调有关其依据为：

1. 本病多见于 18 ～ 36 岁生育期的女性，常在分娩后数年发生，绝经后发病者少。

2. 本病经卵巢放疗去势或者进入绝经期后，肿瘤有逐渐自行消退的特点。

3. 少数病例应用雌激素受体拮抗剂（如他莫昔芬）治疗有一定疗效。

4. 动物实验证明，雌激素可诱发此瘤的形成 Brasfield 等在大白兔的腹壁肌层内多次注射雌激素，结果导致了试验动物腹壁硬纤维瘤的发生，应用睾酮、黄体酮可抑制肿瘤的发展。

5. 硬纤维瘤的标本中可检测到雌激素受体。

（三）遗传因素

早在 1923 年 Nichols 就发现家族性腺瘤样息肉病 (familial adenomatoid polyposis) 的患者易患硬纤维瘤，Hizawa 等报道在诊断为家族性腺瘤样息肉病的 49 例患者中有 6 例确诊合并侵袭性纤维瘤病。另有统计结果显示，家族性腺瘤样息肉病患者硬纤维瘤发生率高达 8% ～ 38% 高于正常人群 8 ～ 52 倍鉴于本病常同时伴有家族性腺瘤样息肉病，而且自新生儿期就可发病或同胞同患本病等情况，有学者提出硬纤维瘤的发病可能与遗传有关。

二、病理

硬纤维瘤大小不等，没有包膜，边缘不规则，向周围组织呈浸润性生长而界限不清，常为"分叶"状的肿块。切面质地韧如橡皮，呈灰白色，纤维束呈编织条索状排列，侵犯周围组织（如肌肉、脂肪）。被侵犯的肌肉可出现萎缩变性。瘤组织可浸润血管、神经并破坏这些组织。偶见恶变为低度恶性的纤维肉瘤。

镜下所见：肿瘤由分化良好的成纤维细胞增生和胶原纤维构成，成纤维细胞及纤维之间往往呈波浪状交错排列，胶原纤维穿插于细胞之间。不同肿瘤或同一肿瘤的不同区域细胞与纤维比例差异很大，有的纤维少而胶原多，有的细胞多而胶原少，但其量比分化好的纤维肉瘤多。增生的成纤维细胞较肥大，淡染，境界清楚，呈束状排列，无异型性；细胞核呈长形，染色质呈点彩状，有小核仁，可见核分裂象，但无病理性核分裂象。

部分病例可见瘤组织与周围肌肉组织粘连，有的细胞生长较活跃，有的呈玻璃样变，有的位于脂肪及肌肉间呈侵袭性生长，肌纤维组织被分隔成小岛状，发生萎缩变性，并可见多核的肌肉巨细胞。

三、临床表现

本病从新生儿至老年人均可发病，但以 30 ～ 50 岁有妊娠生育史的女性以及有腹部手术史或腹壁外伤史者多见。可见于腹壁的任何部位，尤以下腹部、外伤及原手术切口及邻近区域好发。笔者统计近年来国内文献报告的 5 组腹壁硬纤维瘤共 175 例，其中：女性 161 例 (92%)，男性 14 例 (28%)；有妊娠和分娩史者 152 例 (86.9%)，有手术和外伤史者 35 例 (24.8%)；肿块位于下腹壁者 127 例 (72.6%)，肿块位于中上腹壁者 45 例 (25.7%)，多发性 3 例 (1.7%)。

主要表现为腹壁肿块，界限不清，质硬，无压痛，没有移动性。生长缓慢，可多年不出现症状，一般没有疼痛或偶有不适感。大多数患者肿瘤直径达数厘米时才就诊，少数延误治疗者，肿瘤向四周呈片状浸润生长，发展成巨大腹壁硬纤维瘤，造成大片腹壁僵硬。

该瘤不转移，但易复发。据报道，复发率可高达 50% ～ 66.8%，而且复发主要在 18 ～ 30 岁这一年龄阶段。Plukker 等认为，肿瘤的复发与手术切除范围和肿瘤大小有关，肿瘤愈大愈容易复发，肿瘤大于 10 cm 的病例术后复发率最高。少数腹壁硬纤维瘤在外科切除不彻底的情况下可长期存在而不生长。但有学着报告，反复复发、多次手术可能导致肿瘤转移。

该肿瘤有自行性消退可能，甚至个别巨大腹壁硬纤维瘤不予任何治疗可自然退缩或消失。

四、影像学检查

（一）B 超

不仅有助于排除腹内肿块，而且能确定肿瘤在腹壁组织内的位置和浸润范围。多显示腹壁内有占位病变和浸润周围组织的声像。

（二）CT 扫描

硬纤维瘤在 CT 上大部分呈边界清楚、密度均匀的软组织肿块。但病变小时往往边界不清晰，病变大时一组肌肉已被肿瘤"蚕食"，周围有皮下脂肪相衬，多显示边界比较清晰。肿瘤平扫呈均匀等密度。增强扫描较平扫能更好显示肿瘤边界，边界极不规则，呈浸润状，肿瘤呈爪样蚕食正常肌肉。

增强扫描时与肌肉比较：肿瘤较大时，病灶密度略高或等肌肉密度中有小梁状、条状或呈偏心的较大圆形低密度改变分散其间，小梁状或条状与原肌纤维走向一致；如果肿瘤较小，组织学显示肿瘤组织间仍有一定量的正常肌肉组织，但不足以在影像上表现出来，因而 CT 扫描呈均匀等密度或略高密度。亦有极少文献报告硬纤维瘤可见钙化、软骨化或骨化。但有学者认为，腹壁硬纤维瘤多较小，平扫与增强多呈均匀的等密度，仅表现局部肌肉略肿胀，脂肪间隙模糊；因腹壁肌群少而薄，爪样浸润及肿瘤中偏心的多个低密度改变这两个特征的征象常常不能表现出来，须结合临床考虑。

（三）MRI

与 CT 相比，MRI 较能更精确地显示出病灶的部位、范围和形态、病灶边缘的爪状浸润，以及是否有包膜。亦可较清楚地显示出病灶内是否有脂肪组织，病灶周围是否有水肿区。腹壁硬纤维瘤主要由成束状交织的梭形成纤维细胞和不等量的致密胶原组织构成，不同的病例、同一病灶内不同部位，梭形成纤维细胞和胶原组织的比例有所不同，MRI 多序列的扫描程序可真实地反映病灶的组织学构成。因病灶内成纤维细胞和胶原组织比例的不同可使信号发生改变，以细胞为主而胶原成分少的病灶在 T1 加权像上与肌肉相比可呈低信号，在 T2 加权像上呈高信号；以胶原成分为主而细胞成分少的病灶在 T1 加权像和 T2 加权像上则均呈略低信号。在同一病例中，由于病灶周边常以胶原成分为主，中央以细胞成分为主，故在 T2 加权像上周边信号低于中央区；以浸润性生长或复发的病灶其细胞成分常常多于胶原成分。也有作者认为，病程长者由于肿瘤本能的皱缩，胶原成分增多而信号降低。

本病 MRI 表现为肌肉内占位病变、相对均质、无坏死、无钙化、无脂肪组织。病灶在 T1 加权像上呈低信号或等信号，T2 加权像病灶均呈高信号，信号强度略低于皮下脂肪。有的病灶内可见到小条状低信号区，与肌肉信号一致，系残存的肌肉岛所致。增强后病灶明显强化，而残存的肌肉岛无强化。

五、诊断与鉴别诊断

（一）诊断

本病诊断并不困难，对于有腹壁质硬、边缘不太清楚的圆形或椭圆形肿块的患者，结合如下几点即可确诊。

(1) 既往有妊娠生育史、腹部手术史及腹部外伤史。

(2) 有多发性结肠息肉病家族史或有 Gardner 综合征。

(3) 无转移征象，但有局部切除后多次复发史。

(4) 腹壁，尤其是下腹壁有缓慢生长的无痛性或轻微疼痛肿块，呈椭圆形或长条形，质硬，固定，边界不清楚，多数无压痛，Bonchocourt 征阴性（阳性可以确定为腹壁内肿块）。

(5) 浸润性生长侵及腹腔内肠管或膀胱并产生相应的不完全肠梗阻或尿频、尿急等症状。

(6)B 超、CT 或 MRI 显示腹壁内有占位病变和浸润周围组织的图像。

(7) 病理检查：肿瘤中成纤维细胞增生，成纤维细胞周围有大量胶原基质，其中细胞数量较多，成纤维细胞常侵犯邻近正常结构。成纤维细胞无异型性，无病理性核分裂象。

（二）鉴别诊断

部分腹壁硬纤维瘤临床及影像表现不典型，术前诊断可能比较困难，需与众多的软组织病变鉴别，复习文献，有时可误诊为腹壁的其他良或恶性肿瘤以及腹腔内肿瘤，因此须与之等相鉴别。腹壁良性肿瘤以硬纤维瘤、神经纤维瘤和脂肪瘤常见，恶性肿瘤以淋巴瘤、软组织肉瘤及转移瘤常见。

1. 腹腔内肿瘤鉴别　通常情况下，Bouchocourt 征阴性，腹壁内肿块阳性，此可以资鉴别。

2. 腹壁良性肿瘤

(1) 脂肪瘤：脂肪瘤质软，光滑，活动，界限清晰，B 超、CT 和 MRI 表现典型，多能区别。

(2) 神经纤维瘤：而借助 MRI 可区分硬纤维瘤和神经纤维瘤。

3. 腹壁恶性肿瘤　其中最主要的是与脂肪肉瘤、纤维肉瘤、恶性纤维组织细胞瘤鉴别。

(1) 脂肪肉瘤：常有较完整的包膜，肿瘤内可见到脂肪成分，MRI 周围肌肉常可见到水肿区。

(2) 纤维肉瘤：B 超、CT 和 MRI 上病灶境界不清，信号不均，MRI 周边可见到水肿区。

(3) 恶性纤维组织细胞瘤：老年人多见，青少年罕见，肿瘤境界不清，B 超、CT 和 MRI 上病灶境界不清，信号不均，周边有水肿区等。

尽管硬纤维瘤具有局部侵袭性，但与典型的呈浸润生长的恶性肿瘤不同。临床上大部分表现为边界清楚的软组织肿块，影像学上显示边界清楚、密度均匀的软组织肿块，MRI 病灶周围无水肿区，病灶内的信号相对一致。但有时与分化较好的脂肪肉瘤、纤维肉瘤鉴别仍存在困难，需结合病理学检查加以鉴别。

六、治疗

(一)手术治疗

早在 1899 年 Douffier 就提倡对腹壁硬纤维瘤行广泛彻底切除。但也有作者认为,硬纤维瘤是一种良性肿瘤,而且术后复发率高达 50% 以上,因此不主张外科处理。然而经过 100 多年的临床实践证明,通过彻底切除病变获得一个无残瘤灶的切缘是唯一可靠的根治方法。多数学者认为,首次手术切除不彻底与肿瘤复发有直接因果关系。为达到根治要求和降低复发率,对本病的治疗时应尽量做到:①早期诊断、早期手术,切忌盲目应用非手术疗法而延误治疗。②手术必须将瘤体周围部分正常组织,如肌肉、腱膜、腹膜等一并切除,切缘需距肿瘤 2 ~ 3 cm,尤其是在肿瘤的纵轴方向上更要保证远离肿瘤 2 ~ 3 cm 以上,这一点对防止腹壁硬纤维瘤术后复发极为重要。对于腹壁巨大硬纤维瘤或多发性病灶的病例,也应考虑广泛大块切除,确保切缘无残瘤灶,如不能达到这一要求,则宁可放弃手术。因为手术次数越多,复发机会也越大,复发后生长也更快,甚至发生转移。近年来一些学者在大块切除后腹壁缺损用人工合成补片(如聚丙烯或聚四氟乙烯补片等)重建,取得了较好疗效。③为明确肿瘤性质及切除范围,防止病灶残留,术中应常规冰冻切片。对于较大肿瘤或腹壁巨大硬纤维瘤,瘤体切下后应在切缘做多处冰冻切片,尤其是纵轴方向切缘更要多处作冰冻切片送病理检查,确认无瘤体组织残留后方可关闭切口。

近年来,国外有学者发现,手术切除后复发与任何影响预后的因素(年龄、性别、肿瘤大小、深度及切除边缘)都无关联,故认为扩大切除范围,不仅造成不必要的死亡,而且也不能预防局部复发,手术应仅切除肉眼可见病变即可,以尽可能地保持组织结构和功能,残存的镜下病变不会明显影响 5 年是否复发及总体存活率。

(二)放射治疗

无论单独放疗还是作为辅助治疗,都是治疗腹壁硬纤维瘤的有效方法。为减少复发,放疗可以作为较大肿瘤手术前后的辅助治疗,或作为手术切除范围不足、肿瘤无法切除时的一种补救方法。对于切除边缘阴性的患者,不主张行放疗。放疗的剂量为 50 ~ 60 Gy,一般主张,切除边缘阳性患者术后需接受 50 Gy 的放疗,不能切除的肿瘤用约 56 Gy 剂量照射,75% 的患者病情可以得到控制。放射剂量与并发症的发生相关,用 56 Gy 或更少的剂量时,15 年有 5% 的患者有并发症发生,更大剂量将有 30% 的患者发生并发症。

(三)内分泌治疗

基础研究发现雌激素与腹壁硬纤维瘤生长有密切关系,因而近年来一些学者主张采用内分泌治疗。Wilcken 等报道内分泌治疗对单发的肿瘤有效率为 60%。对切除标本雌激素受体阳性的患者,可首选三苯氧胺,二线药物可选择黄体酮激素释放激素,二者联合使用有效率达 50%。也有应用黄体酮、睾酮及强的松治疗有成功的病例报告。但有人认为,内分泌治疗的确切作用尚不肯定,仍需进一步观察、研究。

(四)辅助性化疗

化疗适用于肿瘤肉眼残留、疾病进行性发展、手术和放射治疗失败的年轻人和儿童患者。常用的化疗药物有长春新碱、氨甲蝶呤、阿霉素和放线菌素等。最有效的治疗方案是长春新碱和氨甲蝶呤,毒副作用尚可接受,应持续治疗至少 20 周。

其他药物还有环磷酸腺苷调节剂 (如茶碱、氯噻嗪、维生素 C 等)、非甾体类抗炎药物 (如吲哚美辛) 等。

第四节 腹膜后纤维化

腹膜后纤维化 (retroperitoneal fibrosis，RPF) 由法国泌尿外科医生 Albrran 在 1905 年首先报道并使用了腹膜后纤维化这一概念，直到 1948 年 Ormond 报道了 2 例腹膜后纤维化后，有关本病的个案报道才逐渐增多并被越来越多的临床医师所认识。该病的病理改变以腹膜后纤维组织增生并导致腹膜后广泛纤维化为特征。

一、病因

大量临床研究发现以下因素可能与腹膜后纤维化有关。

(一) 自身免疫缺陷

临床资料表明，有 8% ～ 15% 的特发性腹膜后纤维化患者可同时伴有腹膜后以外的纤维化，其病史中有硬皮病、嗜伊红细胞增多症、结节性动脉炎、系统性红斑狼疮、肾小球肾炎、Riedle 甲状腺炎、硬化性胆管炎、纵隔纤维化和眶后纤维假肿瘤等疾病，提示腹膜后纤维化可能是系统性硬化性疾病的一种局部表现，也表明本病可能与免疫缺陷有关。

(二) 药物不良反应

自 1964 年 Grahacn 报道服用甲基麦角酸丁醇酰胺 (methysergide) 的患者发生腹膜后纤维化以来，类似的病例报道相继见于文献中。长期服用者，其腹膜后纤维化的发生率可达 10% ～ 12.4%。此外，β 受体阻滞药 (心得安)、抗高血压药物 (甲基多巴、利舍平、肼屈嗪)、止痛药 (阿司匹林、非那西汀) 等药物也可诱发本病，但它们与腹膜后纤维化的因果关系有待进一步研究证实。

(三) 感染与炎症

早在 1948 年 Ormond 就认为本病是一种腹膜后炎症，而 Mathisen 等则提出腹膜后纤维化可能与腹腔脏器和下肢病毒感染有关，综合文献中报道，与腹膜后纤维化相关感染和炎症有：结核、梅毒、放线菌病和各种霉菌感染等特异性感染；憩室炎、阑尾炎等非特异性感染；溃疡性结肠炎、Crohn 病、皮肤和皮下组织的血管炎等与免疫因素有关的炎症性疾病；炎性肺损伤、血栓性静脉炎、胰腺炎等其他炎症性疾病亦可致腹膜后纤维化。恶性肿瘤恶性肿瘤诱发的腹膜后纤维化占所有病例的 8% ～ 10%。已有报道，能引起结缔组织反应增生和纤维化的恶性肿瘤包括：乳腺癌、肺癌、甲状腺癌、胃癌、结肠癌、泌尿生殖器癌 (肾癌、膀胱癌、前列腺癌及子宫癌)、Hodgkin 病和其他恶性淋巴瘤、某些肉瘤、类癌等。

(四) 主动脉瘤

文献报道中比较常见的一种腹膜后纤维化是动脉瘤周围纤维化，纤维化可只在动脉瘤周围，也可能向侧面生长包绕输尿管并引起梗阻。据报道，主动脉或主动脉髂动脉瘤周围纤维化的发生率为 5% ～ 23%。损伤临床资料显示，外伤、腹膜后血肿和放射性损伤等均可导致腹膜后纤维化。石棉 Boulard 和 Sauni 等作者分别在 1995 年及 1998 年报道了 2 例和 7 例腹膜后纤维化患者既往有石棉密切接触史，其 X 线胸片显示有胸膜蚀斑或钙化斑和圆形的肺膨胀不全等，尸体解剖亦发现腹膜后存在石棉小体。提示石棉可能是引起腹膜后纤维化的病因之一。

二、病理

腹膜后纤维化病变主要以腹主动脉为中心、多发生于腰骶部腹膜后，上缘可达肾上腺，下缘延至骨盆壁。也可以越过膈肌与纵隔纤维化连成一体，曾有报道最大的范围从主动脉根部一直到分叉。纤维化通常始于骶骨岬附近的主动脉分叉或以下部位，从中线向一侧或双侧不对称生长，然后沿腹膜后的主动脉及分叉向周围生长，下可到盆腔髂血管，上可至肾蒂。腹主动脉、下腔静脉、髂总血管被其包绕，纤维化向两侧延伸，输尿管、肾蒂、性腺血管也可被累及。受累下腔静脉呈念珠状，内腔狭窄伴血栓形成或脱落。纤维组织包绕并将输尿管拉向中线，致使输尿管折叠、扭曲和受压梗阻，造成肾盂积水，一侧或双侧输尿管在其全长范围内均可受累，但最常见的是中 1/3 段。少数不典型病例可累及腰大肌、十二指肠、结肠、膀胱及上腹部、骶前区、肠系膜、胆管、胰脾和肝血管也可被侵及，但较少。

纤维化形成的纤维板块呈细密灰白色，境界不清，无包膜，厚度 2～6 cm 不等。镜下主要呈不同程度的炎症反应改变，早期呈慢性主动脉周围炎表现，主动脉周围脂肪小叶外围多灶性脂肪细胞变性坏死，脂肪细胞崩解消失，间质内可出现游离脂肪和胆固醇结晶，继而有大量的淋巴细胞、浆细胞、单核细胞、嗜酸性细胞和巨噬细胞浸润，有的病例中浆细胞内有拉塞尔小体。中期炎症细胞减少，脂肪组织坏死灶周围出现较多的成纤维细胞、毛细血管增生和胶原纤维，形成肉芽组织并逐渐吸收取代坏死组织。成纤维细胞及胶原束构成的框架中仍有淋巴细胞、浆细胞、单核细胞等浸润，但常缺乏中性粒细胞，组织满布小血管。后期炎性细胞、成纤维细胞和新生血管消失，肉芽肿形成和机化，并形成大量致密纤维瘢痕，内有玻璃样变及钙化，炎症现象大大减少，仅见散在性血管周围淋巴细胞浸润。以上不同病理变化在一些病例中可同时存在。

恶性腹膜后纤维化表现为炎症浸润同时有散在的恶性细胞巢，恶性细胞常常分化良好，呈低度恶性。

主动脉有严重的粥样硬化病理改变，一些病例主动脉呈慢性炎性改变，主动脉壁内有慢性炎症细胞浸润。少数病例在中等动脉可出现慢性活动性全动脉炎的改变，小血管主要表现为小动脉炎，变化与结节性动脉炎相似。大静脉可受累、内膜增厚，甚至导致阻塞。小静脉亦可受累，有炎细胞浸润，继之发生纤维化而闭塞。主动脉周围的淋巴管受累也可能发生闭塞，输尿管壁的肌层被纤维性变病灶分离，虽然仍通畅，但常有水肿，黏膜下有淋巴细胞的浸润。

三、临床表现

腹膜后纤维化无特异性症状，最常见的临床症状有背或胁腹部钝痛，腹部或会阴部可有牵涉痛，据统计，有背、胁腹钝痛或腹痛者约占 90% 左右。另有虚弱、体重减轻、低热、厌食、呕吐、疲乏、少尿等。因为纤维斑块阻碍髋关节活动，一些儿童患者也可诉说有同侧髋或臀部痛。

症状的有无、轻重与纤维化范围、输尿管、下腔静脉、主动脉及分支、性腺血管等腹膜后器官或组织被纤维包裹、压迫和阻塞的程度有关。其中：①输尿管为最常见受压器官，梗阻时可引起胁腹钝痛、绞痛、少尿、无尿，约 75% 腹膜后纤维化患者有一定程度的肾功能损害，严重者可发生肾功能不全及肾衰竭；②下腔静脉受压严重者可有下肢或阴囊水肿，以及下肢深静脉血栓性静脉炎；③性腺血管及淋巴管受累时可出现阴囊水肿和阴囊不适；④腹膜后纤维化范围广泛，肾动脉受累狭窄时可引起肾性高血压；⑤后期主动脉及髂总动脉受压迫严重时，可导致下肢缺血，出现跛行或下肢坏死；⑥若累及肠系膜上、下动脉可发生肠道缺血改变和表现，如小肠慢性梗阻及蠕动障碍等；⑦后期广泛纤维化也可累及胆管、胰腺、十二指肠、结肠。胆总管受累或同时合并有硬化性胆管炎者可出现黄疸，胰周脂肪垫闭塞常误诊为胰腺癌，累及大肠可引起腹泻、便秘，甚至发生门脉高压或消化道梗阻。此外，如伴发纵隔纤维化时，可有上腔静脉综合征、缩窄性心包炎和肺动脉高压等表现。

体格检查，可有体温升高、贫血、高血压、腹部包块、直肠肿块、下肢或阴囊水肿等相应体征。

四、辅助检查

(一)血常规检查

可有 RBC、Hb 降低，嗜酸性粒细胞升高，血细胞比容少于 33%。

(二)尿常规检查

1/3 的患者有蛋白尿。

(三)血沉

94% 患者最初检查时血沉增快。

(四)肾功能检查

临床上 75% 的患者有不同程度的肾功能损害，表现为尿少、氮质血症，如血肌酐、尿素氮升高。

(五)碱性磷酸酶检查

近年来，碱性磷酸酶被认为是该病的标志物，碱性磷酸酶升高对诊断本病有重要意义。

五、影像学检查

(一)B 超检查

超声可发现腹膜后纤维化斑块，提示肾盂及输尿管积水的程度，并可排除引起肾积水的结石等常见原因。通过彩色多普勒可观察腹主动脉及髂血管的血流信号及判断血管是否存在狭窄及狭窄程度。超声检查无创、无放射性、廉价便捷，可作为该病的筛选诊断方法之一。

腹膜后纤维化肿块典型的超声特征为，从双肾动脉水平至下腰椎或骶骨岬前缘可见边界清晰的低回声肿块，内部回声较均匀。腹主动脉前方及两侧被片状低回声包绕，腹主动脉壁内有时可见钙化斑块强回声。病变前缘边界较清，后缘与腹主动脉前壁密不可分，两侧因与后腹膜腔后壁粘连且受肠气影响显示欠佳。被累及输尿管以上的肾盂和输尿管扩张积水。早期腹膜后纤维化，因改变轻微和受肠气或肠腔内液体的影响易漏诊。

超声检查时须注意与腹主动脉瘤伴发血栓和腹膜后恶性肿瘤鉴别。①与腹主动脉瘤伴发血栓超声鉴别的要点为：腹膜后纤维化腹主动脉内膜尚清晰平整，可有钙化，低回声多位于腹主动脉前方及两侧，范围较大，很难探及边界。而腹主动脉瘤表现为动脉壁梭形膨出，内膜不光整，血栓低回声位于管壁内且不规则，可探及动脉瘤边界。②与腹膜后恶性肿瘤鉴别要点为：腹膜后纤维化主要分布于主动脉前方及两侧，肿块范围广泛，边界探查不清，但非融合状或分叶状，内部回声较均匀，很少引起主动脉移位，无肠系膜淋巴结转移及腹腔种植。

(二)X 线检查

1. 静脉尿路造影 (IUP) 由于本病最常见的症状为输尿管受压迫所致，故一旦怀疑本病，应选择静脉尿路造影。有文献报告，90% 以上的患者可显示异常，且 2/3 的成人病例和 1/2 儿童病例双侧输尿管受累。

静脉尿路造影典型征象为：①单侧或双侧输尿管扭曲、受压，受压输尿管变细、拉长、僵直，管内壁光滑，并呈逐渐向下锐性变窄，且向脊柱方向移位，但一般不超过中线。受累输尿管段多在腰、骶部，尤其在 L3 平面至骶骨岬之间最常见，长约 3 ～ 6 cm。②受压输尿管以上有不同程度的肾盂、输尿管扩张积水。原发性输尿管肿瘤、输尿管旁淋巴结肿大、输尿管术后或炎性狭窄患者静脉尿路造影亦可能有类似的征象，应与之鉴别。

少数情况下，纤维化范围广泛累及到盆腔时，膀胱因环状受压可产生泪珠状外形，应与盆腔脂肪过多症、盆腔血肿、双侧盆腔淋巴结肿大以及下腔静脉闭塞后盆腔侧支血管形成相鉴别。

2. 血管造影

①下腔静脉造影：可显示腰骶部的下腔静脉段呈光滑的逐渐狭窄，少数病例下腔静脉可完全梗阻；

②主动脉造影：受累主动脉和髂总动脉可显示有光滑或不规则狭窄改变。

3. 淋巴管造影 淋巴管呈扩张、扭曲改变，造影剂通过主动脉旁淋巴结排空延迟，但有时淋巴管造影可能表现为正常。

4. 消化道钡剂造影 消化道受累时可显示管腔光滑的外压性逐渐狭窄。直肠、乙状结肠受压时，应与盆腔脂肪过多症、放射性肠炎等相鉴别。

5.CT 扫描 CT 不仅可以了解腹膜后纤维化的范围，而且在尿路梗阻之前，就可发现明显的病变，是本病诊断及随访的主要手段之一。

腹膜后纤维化的 CT 表现多种多样，通常表现为单个或多个均匀密度的大小不一软组织肿块影，前缘清楚而后缘不清，包绕主动脉及下腔静脉。从肾门至骶骨岬两侧包绕输尿管并有不同程度的肾盂积水。肿块不仅仅在主动脉前延伸，还可造成在肿块及附近的腰大肌之间脂肪垫的闭塞。早期的腹膜后纤维化血管增生活跃，板块血运丰富。因此，静脉注射造影剂后，肿块明显强化，晚期则强化程度很弱。需指出的是，少数病例 CT 可无异常发现。

腹膜后纤维化的 CT 值与肌肉或实质性脏器密度相似，在 CT 上与新生物或肿大的淋巴结包块不易区别。因此，应注意与以下疾病鉴别：①淋巴瘤、原发性肉瘤以及其他恶性转移灶：腹膜后纤维化肿块内有特征性的条索状影呈分隔样，可有钙化，病灶不穿破腹膜，不产生局部骨质破坏，对邻近的主动脉、下腔静脉多趋向于包绕固定而不是使之移位。而转移到腹膜后的恶性肿瘤多表现为主动脉和腔静脉旁肿块影，淋巴瘤、原发性肉瘤以及其他恶性淋巴结肿大常常抬高主动脉，使之远离椎体。②动脉瘤：动脉瘤周围纤维化虽同样可强化，环绕扩张的主动脉周围组织环与腹膜后纤维化表现相似，但被纤维包绕的主动脉呈瘤样扩张；③其他疾病：如淀粉样变性、腹膜后血肿、宫颈癌、胰腺癌等。

(三) 磁共振成像 (MRI)

与 CT 相比，MRI 的优点不仅能显示腹膜后纤维化所形成肿块的形态，而且能显示血管狭窄程度和 CT 上表现为正常的硬化区域，能通过血管内的流空现象来确定肿块与这些大血管之间的关系，此外，其 T2 加权像可为鉴别病变的良恶性提供依据。Amve 等学者认为 T2 信号强度增高对诊断恶性有重要意义。在 T1 加权像上，良、恶性腹膜后纤维化无明显差别，不论是良性腹膜后纤维化还是恶性腹膜后纤维化肿块，都表现为低一中信号强度，但良性纤维化所形成肿块在 T1 及 T2 加权像上均表现为均匀的低信号强度，边缘锐利清楚。而恶性腹膜后纤维化所形成肿块的特点是 T2 加权像呈密度不均匀的高信号，边缘较模糊。

（四）放射性核素扫描

Hillebrand 等报道应用 ^{67}Ga 柠檬酸盐闪烁扫描法对 5 例腹膜后纤维化进行扫描，较 CT、MRI 能更好反映腹膜后纤维化疾病过程中病变的严重性和活动性。

（五）正电子发射 X 线断层摄影术（PET）

对良、恶性病灶的鉴别诊断有积极的意义。Kubota 等报告腹膜后纤维化病灶中，正电子发射 X 线断层摄影显示肿块 / 肌肉的放射能比轻度升高，而恶性淋巴结疾病中其比例明显升高。

六、组织学检查

可在 B 超、CT 引导下细针抽吸活检，亦可通过腹腔镜检查切取肿块组织进行活检。1997 年 Stein 首次报告在 CT 引导下应用细针抽吸来诊断特发性腹膜后纤维化，2/3 病例得以确诊。抽吸出的主要是纤维细胞和小淋巴细胞等炎症细胞，通常两者分别出现，少数同时出现。

此外，尚有作者报告在 X 线引导下经腔静脉对大动脉周围肿块穿刺活检来确诊和随访。对不能确诊者应行剖腹探查手术取活体组织行病理检查，一方面确诊并明确良、恶性病变，另一方面可予以治疗。但切取活检标本时应注意在多处较深部位取材，以免误诊。

七、诊断

腹膜后纤维化临床表现无特异性，早期常被误诊。多在腹膜后器官被阻塞而引起严重症状，如输尿管受压出现少尿和肾脏功能受损、甚至发生尿毒症时才发现，或行剖腹探查术后被确诊，如有下列情况可考虑为本病：①中年以上，特别是男性患者，有腹背疼痛、疲乏、体重减轻及发热等症状，以及不明原因的腹、盆部包块。②实验室检查：有贫血、血沉加快、碱性磷酸酶升高等。③ B 超提示肾盂及输尿管积水，且肾积水、输尿管积水非结石、肿瘤等原因引起，在腹膜后（肾动脉水平至骶骨岬前缘范围内）发现边界清晰的无回声肿块，腹主动脉前方及两侧被片状低回声包绕，腹主动脉及髂血管存在不同程度的狭窄。④ IVU 显示一侧或两侧输尿管受压变窄、僵直、扭曲且向中线移位，但不超过中线，受累输尿管以上有不同程度的肾盂、输尿管扩张积水。⑤ CT 扫描显示均匀密度的软组织肿块影，其前缘清晰而后缘不清，包绕主动脉、下腔静脉以及输尿管，病变以上肾盂和输尿管扩张、积水。⑥ MRI 可显示腹膜后纤维化肿块，血管有不同程度狭窄，肿块包绕大血管。T1、T2 加权像均表现为低信号强度，边缘锐利清楚者，应考虑为良性；T2 加权像呈密度不均匀的高信号，边缘较模糊者，则考虑为恶性腹膜后纤维化。⑦放射性核素扫描和 PET 检查：放射性核素扫描可了解腹膜后纤维化病变的严重性和活动性，PET 则对诊断良、恶性腹膜后纤维化有价值。⑧有条件时，可对怀疑为本病的患者行 B 超或 CT 引导下的细针抽吸活检或腹腔镜手术活检，可明确诊断。

此外，在诊断为本病时还应注意下述几点。

1. 有无诱因及相关病史，如：

(1) 长期服用与腹膜后纤维化形成有关的药物。如长期服用甲基麦角胺类药物、（β 受体阻止剂、甲基多巴、盐酸苯乃嗪等。

(2) 患有可引起腹膜后纤维化的感染疾病。如结核、梅毒、放线菌病和各种霉菌感染等特异性感染病史，以及 Cmhn 病、憩室炎、阑尾炎等非特异性感染病史。

(3) 患有可引起腹膜后纤维化的恶性疾病，包括乳腺癌、肺癌、甲状腺癌、胃肠道、泌尿生殖器癌以及淋巴瘤和肉瘤等。

(4) 另外，腹膜后出血、尿外渗、辐射、手术亦可引起腹膜后纤维化。

2. 是否为系统性硬化症的局部表现　腹膜后纤维化可以是系统性硬化症的一部分，约 8% ～ 15% 的患者同时伴有其他部位的纤维化及相关疾病，如：①盆腔纤维化；②挛缩性肠系膜炎；③ Riedel 甲状腺炎；④眶后的纤维假肿瘤；⑤硬化性胆管炎；⑥纵隔纤维化等。

3. 是良性腹膜后纤维化还是恶性腹膜后纤维化　结合前面所述的影像学特征和组织病理学检查，一般可明确良恶性病变。须指出的是，活检取材时应多与临床联系，依据病史和手术所见，应在几个不同部位切取组织，切取宜稍深，以便明确是良性腹膜后纤维化还是恶性腹膜后纤维化和排除其他恶性肿瘤 (如恶性淋巴瘤、转移性癌等)，否则，即使组织病理学检查亦可误诊或漏诊。

4. 应与下列疾病相鉴别

(1) 与易受累器官或组织的自身疾病相鉴别：①输尿管疾病：本病与输尿管肿瘤、炎性狭窄等均可引起肾盂和输尿管积水，应注意二者相鉴别。②胰腺癌：腹膜后纤维化累及并导致胰腺周围脂肪垫闭塞常误诊为胰腺癌，需注意各自的临床、影像特点。③胆总管疾病或硬化性胆管炎：该病累及胆总管可引起黄疸等表现，应注意排除胆总管疾病或硬化性胆管炎等疾病引起的黄疸。但腹膜后纤维化可以与硬化性胆管炎同为系统性硬化症的组成部分，需想到二者同时存在的可能性。④结、直肠疾病：腹膜后纤维化累及结、直肠时，患者可出现腹泻、便秘，甚至梗阻症状，易误诊为结、直肠肿瘤或炎性疾病，而且二者可互为因果，临床上遇到腹泻、便秘、甚至梗阻的患者，在排除肠道本身疾病后，应想到腹膜后纤维化的可能。⑤小肠慢性不全性梗阻及功能障碍：本病累及肠系膜后可引起小肠慢性梗阻及蠕动障碍，常误诊为小肠慢性不全性梗阻或功能障碍。因此，当遇到原因不明的小肠慢性不全性梗阻或功能障碍时，应想到本病。

(2) 与腹膜后的某些原发疾病相鉴别：包括：①腹膜后黄色肉芽肿；②腹膜后血肿；③原发性腹膜后肿瘤，包括脂肪肉瘤、纤维肉瘤、恶性淋巴瘤、纤维瘤、淋巴管瘤、平滑肌瘤等；④腹膜后淀粉样变性等。

(3) 与腹膜后恶性转移灶相鉴别：一般情况下，腹膜后恶性转移灶多在输尿管的外侧可资鉴别。

(4) 与动脉瘤相鉴别：主动脉瘤或主动脉髂动脉瘤周围可形成纤维化环包绕动脉瘤或向侧面生长包绕并引起输尿管梗阻。但其影像学上可显示被包绕的主动脉呈瘤样扩张，而腹膜后纤维化所累及的主动脉和髂总动脉则显示有光滑、不规则狭窄改变。

八、治疗

(一) 非手术治疗

1. 皮质激素　其应用适应证为：①因急性水肿引起输尿管梗阻者，皮质激素可暂时解除输尿管水肿性梗阻，可使患者症状好转、避免急诊手术；②手术后需巩固性用药或术后再次发生梗阻及合并其他症状者；③有手术禁忌或手术耐受力差者，如高龄或极度衰弱的人可单纯选用皮质激素来治疗。皮质激素具有抗炎及促纤维组织成熟作用，对有活动性炎症的早、中期腹膜后纤维化疗效明显，有效率达 75%，但对后期形成纤维化的患者并无多大疗效。如治疗 6～8周后，复查 CT、MRI 肿块不缩小或增大，应考虑恶性腹膜后纤维化或其他疾病。

2. 免疫抑制剂　常用的免疫抑制剂有氨甲蝶呤、硫唑嘌呤或环磷酰胺等。与皮质激素联合应用效果更好。

3. 三苯氧胺　其机制可能为：①抑制脂蛋白的氧化，从而减少抗原蜡样质的产生使病症缓解。②促进生长抑制因子 B 的合成与分泌。据 Deverey 等学者报道，单独应用他莫昔芬治疗特发性腹膜后纤维化可获得较好疗效，加用皮质激素有助于防止复发。生长抑制因子 B 虽然能减轻炎症，但有促进纤维化的作用，因而有学者对其作用机制和疗效提出质疑，并认为他莫昔芬治疗特发性腹膜后纤维化有待进一步研究、观察。

(二) 手术治疗

外科手术治疗主要是解除腹膜后纤维化肿块引起的压迫症状，其中最主要的是针对输尿管压迫的手术，目的在于解除梗阻、改善肾功能、防止输尿管再次粘连和梗阻。手术方式应依据病变部位、范围、程度而定，其要点包括腹腔探查、腹膜后多处较深组织取材活检、将输尿管从包埋的纤维肿块中分离出来、使输尿管避开纤维化环境以及为解除其他脏器梗阻而做各种引流术。方法有：

1. 输尿管单纯松解术　输尿管单纯松解术，简单易行，但输尿管没有避开纤维化环境，易再次发生梗阻，目前已废弃不用。但若患者不适合其他手术时，可在此基础上将松解游离以后的输尿管置于腹膜后脂肪中远离纤维化。

2. 输尿管松解置入腹腔术　适用于：①纤维化严重，范围广；②双侧病变；③输尿管腔无器质性狭窄者。缺点是改变输尿管位置，易致输尿管成角而引流不畅，同时干扰腹腔易引起肠粘连。

3. 输尿管松解 + 带血管蒂大网膜包裹固定术　该术式简单安全，输尿管置于原位，有利于蠕动的恢复及尿液引流，同时大网膜本身具有吸收、抗炎作用，可防止纤维包裹，效果好，复发率低。因而目前被大多数学者采用。

4. 输尿管松解 +Gore-Tex 膜包裹术　有学者报告将 Gore-Tex 外科膜放在腹膜内的输尿管与后腹膜之间，取得了较好疗效。

5. 部分输尿管切除、端 - 端吻合术　部分输尿管切除、端一端吻合术适用于小段的输尿管侵犯可以切除部分输尿管者。

6. 自体肾移植或回肠代输尿管术　适用于：①输尿管出现器质性狭窄，且切除狭窄段后输尿管自身难以吻合者。②输尿管松解、游离不能完成者。③输尿管的完整性不能肯定者。④手术后复发者。其中自体肾移植手术创伤大，易出现肾脏缺血再灌注损伤；回肠代输尿管创伤小，较为容易，但易引起泌尿系的继发性感染、高氯性酸中毒和肠粘连等。

7. 腹腔镜手术　近年来一些学者应用腹腔镜手术行输尿管松解置入腹腔术、输尿管松解 + 带血管蒂大网膜包裹固定术、输尿管松解 +Gore-Tex 外科膜包裹术，取得了较好疗效，且创伤小、恢复快，深受外科医师和患者的欢迎。特别适合于单侧输尿管被纤维肿块包绕长度约 2 cm 者。

8. 经皮肾造口术或放置双 J 管内引流术 对于年老体弱不能耐受手术者，可先行经皮肾造口术或插放置双 J 管内引流术，及时解除梗阻，同时口服皮质激素，可获得较好疗效；对于发生急性肾衰暂不宜手术者，选择该方法治疗，可改善症状，为下一步治疗手术做准备，但应注意防止继发性感染的发生。

9. 其他手术 如并发肠梗阻者可行肠造瘘或肠道转流手术等。

需指出的是，输尿管松解、游离一般不难，如果异常困难时应考虑恶性腹膜后纤维化或其他恶性肿瘤浸润，须从多处、深部组织取材快速冰冻切片活检，并依据具体情况选择术式。

第五节 腹壁纤维肉瘤

纤维肉瘤又名黏液纤维肉瘤，是一种常见的成纤维细胞的低度恶性软组织肿瘤。生长缓慢，可发生局部侵袭性生长及复发，晚期才发生转移。临床早期一般无任何特殊症状，随病程发展，可发现腹壁有无痛性逐渐长大的肿块。

一、临床特点

早期一般无任何特殊症状，主要表现为一无痛性逐渐长大的肿块。多数患者在肿瘤长大到一定程度时，才来就医。多为单发性，外观呈球形或梭形，也可为分叶状，较一般恶性肿瘤软，较脂肪瘤硬，呈中等硬度；与周围组织分界较清晰，小的浅在性肿瘤具有一定活动度。晚期形成红色突出的大肿物，瘤体可发生破溃及出血，甚至引起继发性贫血和感染，此时多有局部疼痛，全身发烧以及体重减轻等症状。

影像学检查常表现为圆形或梭形肿块，较周围软组织密度稍高。

二、诊断及鉴别诊断

结合临床特点、影像学检查、活组织病理学检查做出诊断不难。必要时需与皮样囊肿、表皮样囊肿、血管瘤、神经纤维瘤、脂肪瘤和平滑肌瘤等腹壁良性肿肿块相鉴别。上述良性肿块一般病史较长，肿瘤生长极慢，活动度大，不侵及周围组织。

三、治疗

依据患者具体情况，采取综合疗法。①早、中期：肿瘤限于原发位置、尚无转移时，以手术治疗为主，行局部广泛彻底的切除术，有转移征象时，应将肿瘤区域淋巴结其一并切除。术后应用放射治疗和化学药物治疗。②晚期酌情予以放射治疗或化学药物治疗，并应用中、西药物提高机体免疫力、改善营养状况及对症治疗。但对纤维肉瘤敏感的化学药物较少，且放射治疗亦不敏感，疗效不佳。

第六节 腹壁神经纤维瘤

神经纤维瘤是皮肤及皮下组织的一种良性肿瘤，起源于周围神经的神经鞘细胞或神经内及神经外衣等支持结缔组织，可在神经末端或沿神经干的任何部位发生。部分患者有本病家族史（染色体显性遗传）。

一、病理

肿瘤可单发或多发，多发性神经纤维瘤临床上又称神经纤维瘤病 (neurofibromatosis)，单发神经纤维瘤组织病理与多发性神经纤维瘤病相同。神经纤维瘤发生于皮肤、皮下，含很细的纤维，排列紧密呈波浪形，可能起源于神经和许旺氏 (Schwann) 细胞。

二、临床表现

（一）单发神经纤维瘤

常发生于成年，少见于儿童。肿块可凸出于皮面，也可在皮下触及，呈圆形、结节状至梭形。质地有软有硬，多数较软。

（二）神经纤维瘤病

又称 VonRecKlinghausen 病，是一种具有家族倾向的先天性疾病，在出生后儿童时期即可发病。肿块随年龄增大，发展缓慢，但在青春发育期或怀孕期可加速发展。本病的特点是：①肿块呈多发性，数目不定，少的几个，多的成百上千而难以计数。大小不一，小如米粒，大如拳头，甚至可达十数公斤或更大。可松弛地悬挂于体表，其皱褶和松垂可引起明显畸形。②肿瘤沿神经干走向生长，多呈念珠状，或蚯蚓状块状结节。③皮肤咖啡色斑常为最早的表现，起于幼年期，在 10 ～ 20 岁的正常人群中也可以看到，但如超过五块则提示有本病的可能。咖啡斑大小不一，可如雀斑小点状，也可呈大片状，其分布与神经纤维瘤肿块的分布没有关联。

神经纤维瘤多发生于躯干，有时亦可出现于腹壁、四肢等处，并常波及其他系统。有的侵入中枢神经系统，可引起智力不全或言语障碍，颅内发生肿瘤可致癫痫发作。也可侵入骨、关节引起驼背或发生骨折、脱臼，有的患者可有脊柱弯曲或脊柱裂。还有许多患者可伴有内分泌障碍，如肢端肥大症、Addison 病、甲状旁腺功能亢进等。

三、诊断及鉴别诊断

单发神经纤维瘤诊断一般无困难，但有时需与其他皮下肿块鉴别，如皮样囊肿、表皮样囊肿、纤维瘤、脂肪瘤等。

神经纤维瘤病具有多发性肿块、皮肤咖啡色斑等特点，瘤体的特征是比较柔软，按压可使之平陷或缩小，放手后恢复原形，故又称软纤维瘤。外观可呈球形、囊状、分叶或不规则形。对肿瘤数目不多、病变局限者，皮肤色素咖啡斑样沉着常是诊断本病的一个重要依据，需与 Albiight 综合征、脂肪瘤、瘤形麻风等相鉴别。

四、治疗

单发神经纤维瘤位于皮肤或皮下等神经末梢处，行肿瘤单纯切除即可。

对于神经纤维瘤病，目前尚缺乏有效的治疗方法。手术切除仅限于那些引起病痛、影响功能与外貌或疑有恶变者。由于有的肿瘤无包膜，境界不清，瘤组织内又有许多大小不等的血管窦腔及稀松的蜂窝组织，出血时常难以控制。手术前必须对出血有充分的估计，并作必要的准备。对瘤体过大妨碍生活质量，而又难以全部切除者可行部分切除术。

第七节 腹壁脂肪瘤

脂肪瘤是正常脂肪样组织构成的良性肿瘤，可生长于腹壁、腹膜后等躯体各部位的结缔组织内，为临床上常见的肿瘤之一。

一、病理

腹壁脂肪瘤可位于皮下，也可位于腹膜后等深部组织。其组织学特点是由成熟的脂肪细胞和少量纤维血管组成。一般而言，浅表的肿瘤往往较小，位于腹膜后者瘤体常常很大，并多在肾周间隙生长。位于皮下脂肪组织内者多具有完整的包膜，呈分叶状，境界清晰；位于肌肉或肌间隙者则无包膜，界限亦不清楚，故又称为浸润性脂肪瘤。脂肪瘤中混有其他组织成分则可形成一些亚型，如纤维脂肪瘤、血管脂肪瘤、血管平滑肌脂肪瘤等。一些非典型脂肪瘤和脂肪瘤可含有分化好的平滑肌束，当其为良性时称之为肌脂肪瘤，需要与血管平滑肌脂肪瘤鉴别。良性脂肪瘤可发生恶变，尤其深部脂肪瘤较易恶变，如发现短期内突然长大或肿瘤直径大于10 cm时，应考虑脂肪肉瘤。

二、临床表现

位于腹壁皮下组织内的脂肪瘤可以单发或多发，多数无任何症状。单发性皮下脂肪瘤仅表现为局部圆形或卵圆形包块，呈分叶状，边缘清楚，与皮肤、基底等周围组织无粘连，质地柔软，活动，表面皮肤正常。小的单发性皮下脂肪瘤，直径不足1厘米，大者直径可达数厘米或数十厘米。一些多发性脂肪瘤，可遍布于躯干及四肢，甚至多达数百个。有家族史、与遗传有关者称为家族性脂肪瘤病，可伴有神经系统疾病。

腹部弥散性脂肪瘤俗称肥腹病或大肚皮病。多见于中老年人，病变自腹部皮下组织侵入到筋膜、肌肉，使整个腹部、腰部、胸下部呈弥散性脂肪堆积，腹大如鼓，改变患者体形，体重增加，严重影响腹部活动，乃至改变患者生活习惯，喜坐不爱运动，稍有运动即感心慌、呼吸困难。此型比较多见，但不是真性肿瘤。

腹膜后脂肪瘤多以腹部包块伴腹胀而就诊，与其他腹膜后肿瘤无特殊明显的鉴别点。

三、诊断及鉴别诊断

发生于腹壁皮下的脂肪瘤诊断常不困难，诊断时应与以下病变鉴别：①皮脂腺囊肿：圆形肿块，比脂肪瘤稍硬，触之无分叶感，推动时可探知肿块与皮肤某点相连(与基底不相连)。并发感染后可有疼痛、红肿。②皮下囊虫病：呈药剂的胶囊样，与皮肤不相连而与基底筋膜相连。可能不止一处皮下有这种囊肿。卡索尼试验阳性。③白线疝：患者多有腹部疼痛或腹部中线可复性肿块史。查体时在腹部白线处皮下可触及包块，按压包块可还纳，可触到白线处有筋膜性疝环孔的边缘，Utten征阳性，即用拇指和食指夹住肿块向外牵拉诱发疼痛等。④半月线疝：腹壁包块和局部疼痛是主要表现，包块在腹直肌鞘外侧缘、半月线的某一区域，站立位或用力增加腹压时肿块出现或增大，在肿块突起部位按压可还纳，并能触到疝环孔边缘。肿块部位疼痛，可因腹内压增加而加重，发生嵌顿或绞窄后，疼痛会变得剧烈，并有恶心、呕吐等消化道症状。⑤腰疝：为腰部可复性包块，包块位于上腰三角或下腰三角部位，先天性腰疝在婴儿出生时即被发现，成人腰疝多有剧烈咳嗽、创伤、肾切除手术等病史，侧位 X 线胃肠钡剂造影，可见小肠或结肠进入腰部肿块内。⑥皮下脂肪肉瘤：肿块较硬时表面皮肤常有毛孔扩大和毛细血管扩张，肿块与皮肤、基底部相连，针吸细胞学检查有助于诊断和鉴别诊断。难以鉴别时可手术切除其中一个行病理检查。

位于后腹膜或深部组织的脂肪瘤诊断较困难，往往待生长到一定大的程度并出现临床症状时才引起患者和临床医师的注意。诊断要借助于 B 超或影像学检查，CT、MRI 检查有较高的分辨率，须与腹膜后脂肪肉瘤鉴别。

四、治疗

脂肪瘤治疗原则上应手术切除，术后送病理检查，进一步明确肿瘤性质。对于肥腹病也应手术切除，有人主张行腹部皮肤小切口脂肪碎化吸除术，可减轻患者症状。

对于巨大脂肪瘤或原发于后腹膜的脂肪瘤，由于位置深在，与周围脏器或组织有一定的关联，手术切除比较困难。尤其对腹膜后的脂肪瘤，虽然生长缓慢，往往较巨大，凡有临床症状者或不能排除恶性变时，应积极考虑手术切除。巨大的脂肪瘤常沿腹膜后间隙，呈膨胀性生长，有时包绕后腹膜重要脏器，如大血管、输尿管等，手术难度较大。因此，手术时应注意做到切除彻底，尽量连同包膜一并切除，避免复发；二是不要误伤重要脏器及血管，导致严重并发症。由于脂肪瘤具有分叶状的特点，对特别巨大或多发的脂肪瘤可以分块切除，这样做容易达到既能彻底，又能避免损伤重要脏器或组织的目的。

第八节 腹膜假黏液瘤

腹膜假黏液瘤是发生在腹腔壁层、大网膜及肠壁浆膜面的低度恶性黏液性肿瘤。发生率较低，国内外文献报道鲜见，发病率女高于男，大多为中年或老年。治疗后容易复发，是临床上较为棘手的一种疾病。本病是一种腹腔充有大量胶样黏蛋白形成假性腹水的疾病与阑尾黏液囊肿和卵巢黏液性囊腺瘤或卵巢囊腺癌有关。前者由于囊肿破裂，囊内黏液性物质及上皮溢入腹腔，导致肿瘤腹膜种植而形成，多为良性，后者则有分泌组织通过血流淋巴管播散，多为恶性。黏液样物质刺激腹膜引起粘连多为表面性生长很少浸润脏器实质。临床表现主要为腹部膨胀腹水及腹腔内肿块。可手术治疗，但易复发。

一、病因

腹膜假黏液瘤的病因尚不清楚，可能是阑尾黏液囊肿和（或）卵巢的粘蛋白性囊腺瘤及卵巢囊腺癌等破裂后，大量黏液组织及富于黏液的柱状上皮，散布于腹腔中，黏液物质即粘着于壁层、大网膜及肠壁的浆膜面，被腹膜的结缔组织所包裹，形成大小不等的囊泡状。良恶性尚没有定论，即使有的恶性，程度也较低，所以很少发生转移。病程通常较长，死亡原因常为肠梗阻和瘘形成。据统计，大约 45% 来于卵巢，29% 来于阑尾，26% 来源不定，而 1%～2% 的卵巢肿瘤可发展成腹膜假黏液瘤。

阑尾黏液囊肿的发生常常与阑尾炎关系密切，由于阑尾炎症致使阑尾腔狭窄甚或梗阻，残留的阑尾黏膜上皮如发生增生并分泌大量黏液时可形成假囊肿。由于阑尾炎症形成的黏液囊肿多为良性，极少为恶性；即使为恶性，其恶性程度较低。良性阑尾黏液囊肿破裂后黏液外溢，黏液细胞便在局部肠黏膜上或腹膜上增殖，逐渐发展成为黏液囊肿。如在手术时不慎将阑尾黏液囊肿挤破，可造成黏液细胞在腹腔内种植、生长，腹膜上的黏液囊肿增长到一定大小时可再破裂、再种植，如此可使整个腹膜被累及。此外，恶性阑尾黏液囊肿的黏液细胞可通过脱落种植、血流和淋巴管播散到整个腹腔、肝脏、胃肠道及其他腹内脏器表面形成大小不等的囊肿，如葡萄状散在于腹腔内。女性患者主要继发于卵巢黏液性囊腺瘤或卵巢囊腺癌。卵巢黏液性囊腺瘤引起腹膜假黏液瘤的发生机制可能类似阑尾黏液性囊肿。卵巢黏液性囊腺癌所致腹膜假黏液瘤也可能是通过脱落种植、血流和淋巴管转移性扩散所造成。

此外，尚有少数患者继发于卵巢畸胎瘤、卵巢纤维瘤、子宫癌、肠黏液腺癌、脐尿管囊肿腺癌、脐黏液样脐肠系膜囊肿、胆总管癌和腹膜间皮癌等，但极其罕见。

二、病理

本病主要继发于卵巢和阑尾的黏液囊腺瘤和囊腺癌，腹膜上有许多含有淡黄色、半透明胶冻状稠厚黏液的囊性肿瘤，这些肿瘤能在局部浸润蔓延。腹腔内含有大量黏液物质，可多达10 000 mL。黏液和上皮细胞可刺激腹膜，引起炎症和粘连。大量黏液组织及富于黏液的柱状上皮，散布于腹腔中，黏液物质即粘着于壁层、大网膜及肠壁的浆膜面，形成大小不等的囊泡状，囊泡壁由很薄的结缔组织组成，囊泡内充满黏液或柱状上皮细胞，有时只有黏液而上皮细胞缺如。大网膜及肠壁的浆膜面被腹膜的结缔组织所包裹，导致肠管的粘连，引起粘连性肠梗阻，因而预后较差；大网膜常融合成片块状或饼状，又有"网膜饼"之称。在肝下间隙、回盲部或盆腔等间隙，常可见到数厘米到数十厘米大小的包块，这种肿块可位于膈下或穿破膈肌进入胸腔内。

肿块组织切片上可见分化成熟的上皮细胞呈条索状浸润性生长，散在分布于疏松结缔组织中，周围有大小不一的黏液池，黏液池中有少数排列整齐、分泌亢进上皮细胞的索状上皮结构。尽管所见到的肿瘤为良性，但它能发生局部浸润和蔓延，而影响周围的重要结构。

三、临床表现

本病一般病史较长，病程可迁延数月或数年不等，有的可长达10余年由于临床上无特异性的表现，主要是以腹部进行性肿大腹部胀痛为主诉亦有反复发作的右下腹隐痛不适、右下腹包块或以肠梗阻、腹膜炎等并发症就诊。误诊率高达89.7%。查体可能有腹水征及边界不清的结节因而常被误诊为肝硬化及结核性腹膜炎、腹腔囊肿等而延误了治疗。

（一）主要症状

早期临床表现无特异性，后期腹水症状明显。

1. 恶心呕吐 黏液性腹水呈渐进性生长，早期少量腹水刺激腹膜，只引起胃肠道反应如恶心、呕吐下腹疼痛或盆腔下垂感，部分患者有泌尿系症状

2. 进行性腹胀和腹痛 随着腹水逐渐增多患者自觉腹部渐进性发胀，腹围增大，腹部胀痛，呼吸费力；逐渐发展为呼吸困难出现憋气、不能平卧翻身困难。

3. 消瘦 腹膜假黏液瘤生长很快，在大量消耗机体营养的同时，亦压迫腹腔器官使患者食欲减退全身乏力、体重进行性减轻。

4.消化道梗阻 肠襻的粘连和肿块的压迫，胃体和肠管等发生狭窄，患者可发生幽门梗阻肠梗阻甚至阻塞性黄疸等，临床有相应症状。

(二) 体征

1.腹部膨隆 是本病的主要体征，以下腹部膨隆多见。如全腹腹膜受累，可有全腹高度膨隆，甚至如足月妊娠状。

2.触痛和包块 患者腹软，少数有触痛，但多不显著；多数患者腹部可扪及肿块，右下腹或下腹部尤其多见，但全腹均可扪及；肿块大小不一，从数厘米到数十厘米大小不等，质地多较硬；表面高低不平，活动度小。

3.肝脏肿大 大多数患者肝脏肿大，质地韧或略偏硬。

4.腹水征 阳性，由于腹水黏稠度不同，患者或表现为腹部波动感或表现为移动性浊音阳性。

5.肠鸣音正常或亢进 腹部听诊肠鸣音基本正常发生肠梗阻者可有增强及气过水声。

6.其他 由于病程的早晚及肿瘤侵及程度不同，直肠指诊可有程度不等的饱满感、直肠狭窄或触及肠腔外肿块。妇科检查常可发现子宫附件或子宫直肠凹内有肿瘤。

并发症：

腹膜假黏液瘤虽极少转移，但呈恶性生长生命力特强黏附于腹膜壁层上除去后又迅速生长，以致可见到患者全腹均为黏液性肿块，粘贴于腹膜壁层、大网膜、肠系膜，以致压迫肠腔，往往出现肠梗阻腹膜炎等并发症，引起粘连性肠梗阻、肠瘘、幽门梗阻和胆囊阻塞，最后引起患者不能进食、肠系膜衰竭死亡。

四、诊断及鉴别诊断

(一) 诊断

腹膜假黏液瘤早期无特异性临床表现，诊断困难。结合临床特征及以下检查可考虑本病：

1.除上述临床特征外，明显的腹部膨胀与一般状况良好是本病的一个显著特点。

2.辅助检查

(1) 血常规检查：一般无明显的异常改变，或仅有轻度贫血。继发感染者，可有白细胞计数升高。

(2) 血生化检查：多无异常，但并发幽门梗阻、肠梗阻、阻塞性黄疸者，可有水和电解质异常和酸碱平衡紊乱、黄疸指数及血胆红素升高，晚期营养不良者有低蛋白血症等。

3.影像学检查

(1)X 线腹部平片：有人报告 X 线腹部平片发现特征的钙化曲线应怀疑本病，但这种征象并不常见。

(2)X 线消化道钡剂造影检查：一般无异常改变，但发生幽门梗阻、肠梗阻时，胃肠道可有相应改变。

(3)B 超和 CT 检查：往往能明确地检出腹水和腹块的存在，但无特异性。

4.腹腔穿刺 对本病诊断常具有决定的意义。由于黏液粘稠，细针穿刺往往阴性，因此，对怀疑本病、细针穿刺又无阳性发现者，可改用 8 ～ 12 号粗针头再试行穿刺，可抽到白色或淡黄色透明、粘稠、胶样液体。穿刺液常规和特殊检查可见纤维蛋白和红细胞、粘蛋白定性试验 (Rivalta 试验) 一般呈阳性。

5. 剖腹或腹腔镜手术探查　由于本病的发生率低，多数临床医生对本病缺乏认识，常误诊为肝硬化腹水、结核性腹膜炎或晚期癌肿，甚至有了穿刺及其化验结果仍想不到本病。必要时可行剖腹或腹腔镜手术探查以明确诊断，本病腹腔内充满白色透明、半固体状粘稠液体，有许多匀质肿瘤或多发囊性团块，有些坚固地附着于腹膜。可切取肿块行病理检查。

（二）鉴别诊断

本病早期缺乏特异性的临床表现，故需与肝硬化腹水、结核性腹膜炎或晚期癌肿等疾病相鉴别本病常误诊为肝硬化、结核性腹膜炎、腹腔囊肿及腹腔转移癌有以下几点可排除"肝硬化腹水"：

1. 患者无肝病史，一般健康状况较好。

2. 长期服保肝、利尿药无效，腹围反见增大。

3. 体检腹外形不似"蛙腹"，浊音区不在腹两侧，无移动性浊音

4. 腹穿抽不出腹水，粗针可吸出胶冻样黏液。

5. B超探查腹腔内大量无回声暗区有分隔。

6. 肝功正常，血小板不低。

由于腹膜假黏液瘤颇为罕见，虽然有其较特征性的 B 超声像图，但往往不被医务工作者所认识。由于腹水性质黏稠体动时暗区厚度变化小且缓慢易误诊为腹腔囊肿。由于大网膜增厚，呈块状强回声，部分区域见与肠管粘连，故易误诊为结核性腹膜炎。从临床角度和 B 超声像图可与常误诊的肝硬化、结核性腹膜炎、腹膜间皮瘤等相鉴别

五、治疗

放疗和化疗效果均不甚佳。有人用白消安治疗，但疗效也不敢肯定，腹腔内照射可改善生存率。其他药物如胰蛋白酶、透明质酸酶和乙酰半胱氨酸等药物治疗均未取得疗效。近年来用手术加化疗，即切除卵巢或阑尾，腹膜结节和网膜，尽量将黏液除净，并用烷化剂灌洗，为治疗开辟了一个新的途径。手术切除是主要的治疗措施。局限性肿瘤应完全切除，否则也应尽可能清除腹腔内的假黏液瘤和黏液状物。即使卵巢和阑尾外观正常，也应将它们切除。对遗留的肿瘤组织，可在术中将塑料管安置在腹腔内，术后从导管注入抗癌药物如氟尿嘧啶，拔管前注入 32 磷。这种疗法的效果尚难肯定。如再次复发，可再次手术或用抗癌药物治疗，预后较差。

第九节　腹膜转移癌

腹膜转移癌是癌细胞经血路腹膜转移或腹膜直接种植生长所致。多继发于腹腔内肝、胃、结肠、胰腺和卵巢、子宫的癌肿和腹膜后的恶性肿瘤，也可继发于肺、脑、骨骼、鼻咽部的肿瘤以及皮肤黑色素瘤等。患者病情发展快、预后差，多需采用联合治疗措施。

一、病理

腹膜转移癌75%以上是转移性腺癌，主要发病部位是腹腔内器官，以卵巢癌和胰腺癌最多，其次为胃、子宫、结肠及淋巴系统。腹膜外的肺癌和乳腺癌亦可转移到腹膜，30% 的白血病患

者可有腹膜累及。腹腔脏器的癌瘤累及浆膜后，瘤细胞脱落，弥散种植于腹膜、大网膜或肠系膜的表面，生长繁殖，被腹膜的结缔组织所包绕，形成大小不等的转移性结节，结节可呈米粒状，结节状。腹膜转移瘤常引起血性腹水及脏器的广泛粘连，导致患者死亡。

二、病因

主要发病部位是腹腔内器官，以卵巢癌和胰腺癌最多，其次为胃、子宫、结肠及淋巴系统。腹膜外的肺癌和乳腺癌亦可转移到腹膜，30% 的白血病患者可有腹膜累及腹腔内游离癌细胞和残余微小病灶的存在，是腹腔内恶性肿瘤术后复发和腹膜转移的关键因素，它具有极强的再生能力，极易种植于手术解剖损伤的腹膜表面、裸露的间皮下结缔组织上从而引起术后局部复发和转移。腹腔内游离细胞的来源有：①肿瘤细胞浸透腹腔脏器浆膜，直接落入腹腔其阳性率与肿瘤生物学特性和浆膜浸润面积成正比。②术中未能妥善隔离，落入胃肠腔内的癌细胞随胃肠液经残端流入腹腔。③手术区域被切断的血管淋巴管内癌栓随血流和淋巴液流入腹腔腹腔内残存微小病灶包括：无法彻底手术切除的微小癌灶；腹腔内癌细胞被手术区域内纤维素样凝固后形成保护层，使之不易被免疫细胞吞噬，形成残存小癌灶加之因手术和麻醉等打击，机体免疫力下降癌细胞增殖，形成肿块鹧，最终导致腹腔局部区域复发和转移。另外，在临床有时可出现来源不明的腹腔转移肿瘤。虽经各种检查仍难以明确原发病灶。

三、临床表现及诊断

除原发肿瘤的表现外，腹膜转移癌主要临床表现为腹水、腹胀、腹痛、贫血和体重减轻。腹水检查阳性率 50%～80%，以下 3 点可以提高腹水癌细胞检出率，①多次反复查找；②抽取足量的腹水，至少 500 mL；③抽取腹水前让患者多次翻身，使沉淀的癌细胞更易抽出。腹膜镜直视下活组织病理检查是目前最准确的检查方法。

四、治疗

（一）腹膜减瘤性切除术

临床上常用的 6 种腹膜减瘤性切除术：①大网膜和脾脏切除术；②左上象限腹膜切除术；③右上象限腹膜切除术；④小网膜和胆囊切除术；⑤盆腔腹膜切除术；⑥胃窦部切除术。根据癌灶大小和分布范围选用一种或多种不同术式进行手术，但单纯手术效果非常差。

（二）腹腔化疗

是治疗腹膜转移癌的主要方法，具有明显的药代动力学优势：①使腹腔肿瘤直接浸润在高浓度穿透力强的抗癌药液中，增强药物对肿瘤细胞的杀伤能力；②用药后药物主要经门静脉系统吸收入肝，通过首次过肝效应代谢成无毒或低毒形式进入体循环，代谢后减少了药物对机体的毒性作用。提高了机体的耐受力；③腹腔化疗提高了门静脉系血液和肝脏中化疗药物浓度，而肝脏则是癌肿最常见的远处转移脏器。

常用的化疗药有 DDP、MMC、5-Fu 等，有效率为 60%～90%。近年来生物制剂腹腔内注射治疗已越来越多，常用的有香菇多糖、干扰素、白介素 - Ⅱ 等，有效率在 70%～90% 之间。康莱特注射液是从中药薏苡中提取的天然有效抗癌活性物质，系双相广谱多功能抗癌药，主要阻滞细胞周期中 G2 及 M 时相的细胞，使进入 G0 以及 G1 期细胞减少，并导致 S 期细胞百分比下降，抑制肿瘤生长，直接抑杀癌细胞。康莱特注射液是一种乳剂，可使腹膜表面与腹腔内药物充分接触，阻止液体的渗出，从而获得治疗效果。多数抗癌药物的穿透能力是有限的，其中，卡铂穿透能力较强 (约为 1 ～ 2 mm)，5-Fu 分子量小，对组织间隙和细胞膜穿透力强，易透过肿瘤组织。

以往常规采用反复腹腔穿刺，注入化疗药物，控制腹水的生长，缓解患者的症状，不但费时、费力，而且容易皮下种植。目前采用腹腔置管疗法，置管后撤离钢针，以后通过硅胶管给药。由于硅胶管细软，在腹腔内对脏器无损伤，患者可以自由活动，日常生活对引流管无影响，该方法操作安全、方便，并发症少，药物注射局部效果好，导管不发生堵塞，且不影响全身的治疗。

腹膜转移癌灶结节的大小是影响腹腔化疗的重要因素，对于结节大于 3 mm 的腹膜转移癌，Elias 报告腹腔化疗几乎无效，故应联合应用腹膜减瘤性切除术加腹腔化疗。减瘤性腹膜切除术尽可能的清除了腹膜腔内一切肉眼可见的转移癌结节，为腹膜腔化疗提供了很好的条件。

反复的腹腔内给药可以造成腹膜的渗出、纤维化、粘连，增加了腹腔化疗的并发症，影响了以后腹腔化疗时抗癌药液在腹腔内的良好扩散和吸收，使治疗效果下降，采用透明质酸钠加入化疗药内形成抗癌复合液，临床上起到很好效果，有研究表明透明质酸钠具有抑制成纤维细胞的 DNA 合成和胶原合成，从而明显减少腹膜纤维化和粘连的形成，使药液在腹腔内有良好的扩散和吸收，并且药液在腹腔内存留时间延长，提高了抗癌作用。采用腹膜减瘤性切除术，术后腹腔透明质酸钠、5-Fu、卡铂复合药液 DDS 泵化疗，临床疗效好。

第十节 腹膜后肿瘤

原发性腹膜后肿瘤是指发生在腹膜后间隙的肿瘤，腹膜后肿瘤主要来自腹膜后间隙的脂肪、疏松结缔组织、肌肉、筋膜、血管、神经、淋巴组织等，并不包括原在腹膜后间隙的各器官 (肾、胰、肾上腺及输尿管等) 的肿瘤。是一种较少见的肿瘤。以恶性居多，约占 70%。良性肿瘤以畸胎瘤、神经鞘瘤、纤维瘤为多见，恶性肿瘤以脂肪肉瘤、纤维肉瘤、平滑肌肉瘤、胚胎癌、神经纤维肉瘤和恶性淋巴瘤为多。

一、腹膜后间隙的解剖

腹膜后间隙位于腹后壁的前方，介于腹膜壁层与腹内筋膜之间，上到膈肌，向下与盆腔腹膜外间隙相通。间隙内含有大量疏松结缔组织，以及肾、肾上腺、胰腺、大部分十二指肠、输尿管、腹主动脉、下腔静脉、腹腔神经丛及感交神经干等结构。Meyeys 将后腹膜分为三个间隙：①前肾旁间隙：内有胰腺、升降结肠、十二指肠腹膜外部分；②双肾周间隙：内有双肾及双肾上腺；③后肾旁间隙：无器官，内有脂肪、血管、淋巴结。

肾筋膜为包裹肾、肾上腺及肾脂肪囊周围的筋膜囊，分前后两层，前层横过腹主动脉和下腔静脉移行于对侧，后层向内与腰大肌筋膜融合，止于椎体，两层在肾及肾上腺的上方和外侧相融合，而在肾的下方则分离。肾上腺位于肾上极的上方，和肾一起包于肾筋膜内。

腹主动脉沿脊柱前面下行，至第四腰椎处分为左、右髂总动脉。下腔静脉由左、右髂总静脉在第四、五腰椎处合成，紧贴于腹主动脉的右侧上行。

淋巴结：在髂动脉周围有髂内淋巴结、髂外淋巴结和髂总淋巴结。起自髂血管周围的淋巴结输出管向上注入腹主动脉周围的腰淋巴结。腰淋巴结输出管向上入腰干，腰干入乳糜池。

交感神经节及植物性神经丛：交感神经干是两列位于脊柱两旁的交感神经节及节间支组成。交感神经分为两类：椎旁神经节（位于脊柱两旁）和椎前神经节（位于椎体前面）。由于节段中的合并，因而神经节一般较脊神经少一些。通常颈交感神经节有 3 对，胸交感神经节有 10～12 对，腰交感神经节 4～5 对，骶交感神经节有 4～5 对，尾交感神经节为 1 个。自主神经丛一般有 5 个，即心丛、肺丛、腹腔丛、腹主动脉丛及盆腔丛。腹主动脉丛位于腹膜后间隙内，在腹主动脉周围，纤维来自腹腔神经丛及腰交感神经节，下行至骨盆和下肢。盆腔丛位于盆腔，是腹主动脉丛的一部分纤维下行至直肠两侧，和骶交感神经节的前支以及由第二、四骶节发出的副交感神经纤维共同组成盆腔丛，分布于盆腔脏器。

二、病理

（一）病理分类

腹膜后肿瘤分为原发性和转移性，其中原发性肿瘤种类繁多，最常见的腹膜后肿瘤通常起源于腹膜后的肾脏、肾上腺和腹膜后的脂肪组织、结缔组织、筋膜、肌肉、血管组织、神经组织、淋巴管和淋巴结。从病理组织学角度上主要包括软组织肿瘤、生殖细胞肿瘤、淋巴造血系统肿瘤、肾脏肿瘤、肾上腺肿瘤、转移性肿瘤和其他少见的肿瘤。按其生物学行为分为良性与恶性两大类，按其起源有中胚层、神经组织、泌尿生殖系和胚胎残余等多种组织。

恶性肿瘤较良性肿瘤多，约占80%。其中以恶性淋巴瘤最多见，其次是纤维肉瘤、脂肪肉瘤、未分化的肉瘤、平滑肌肉瘤和横纹肌肉瘤，神经源性肉瘤也较多见。常见的良性肿瘤有脂肪瘤、淋巴瘤或乳糜囊肿、肾源性囊肿、皮样囊肿和肠源性囊肿。

肿瘤可为实性、囊性或混合性。颜色因肿瘤组织来源而有不同，纤维瘤为白色，脂肪瘤为黄色，肉瘤为粉红或红色。肿瘤可为单个或多个，大小可相差很多。一般说来，囊性肿瘤大多为良性，而实性肿瘤常为恶性。在肿瘤主体的周围，常有小的肿瘤组织，或小的肿瘤组织以小蒂与肿瘤主体相连，手术时不易完全切除或易被忽略，而引起术后复发。

（二）常见腹膜后肿瘤的病理学特征

1. 软组织肿瘤　包括脂肪、神经、纤维和肌肉组织等起源的肿瘤，其中以脂肪源性的肿瘤最常见，尤以脂肪肉瘤更为常见。

(1) 脂肪源性肿瘤。

1) 腹膜后脂肪肉瘤：腹膜后脂肪肉瘤好发于肾脏周围，多数病例为巨大的孤立性肿瘤，少数病例可表现为多发性孤立的结节。发生于腹膜后的脂肪肉瘤比发生在肢体的脂肪肉瘤预后差。

腹膜后脂肪肉瘤的组织学分型包括分化型脂肪肉瘤（高分化脂肪肉瘤）、黏液性脂肪肉瘤、圆形细胞脂肪肉瘤、梭形细胞脂肪肉瘤、多形性脂肪肉瘤和去分化脂肪肉瘤。其中分化型脂肪肉瘤又包括脂肪瘤样脂肪肉瘤、硬化性脂肪肉瘤和炎症性脂肪肉瘤。组织学上脂肪肉瘤具有模拟脂肪细胞发育过程中从原始间叶细胞 - 脂肪母细胞 - 分化较好的脂肪细胞的特点。腹膜后的脂肪肉瘤绝大部分是高分化脂肪肉瘤，其组织学形态主要由近乎成熟的脂肪细胞构成，但其中可见含小脂滴的脂肪母细胞及梭形、核大深染的细胞；硬化性脂肪肉瘤在上述病变的基础上，瘤内发生明显的纤维组织增生和玻璃样变；炎症性脂肪肉瘤形态除硬化性脂肪肉瘤的特点外，瘤组织内还有大量以淋巴细胞和浆细胞为主的炎性细胞浸润。

2) 腹膜后脂肪瘤：腹膜后脂肪瘤比脂肪肉瘤少见得多，其组织学特点是由成熟的脂肪细胞和少量纤维血管组成，不见脂肪母细胞。腹膜后发生的任何脂肪源性肿瘤，当其瘤细胞具有非典型特征时，不管肿瘤是多么局限，都应诊断为高分化脂肪肉瘤。因为这类脂肪源性的肿瘤具有明显的复发倾向，并且通过长期随访，提示预后较差。

(2) 纤维组织源性肿瘤：恶性纤维组织细胞瘤是腹膜后第二常见的肉瘤。恶性纤维组织细胞瘤典型的组织学特征是瘤组织由梭形的成纤维细胞、卵圆形的组织细胞、单核或多核的瘤巨细胞、黄色瘤细胞和炎细胞组成，成纤维细胞常排列成典型的车辐状结构，瘤细胞有明显的异形性，核大而畸形，核仁明显，病理性核分裂象多见。如果瘤组织中富于血管的基质黏液样变成分超过整个肿瘤的 1/2，则称为黏液型恶性纤维组织细胞瘤。当瘤组织中出现大量破骨样多核巨细胞，并伴有局灶性的骨或骨样组织时，则称为巨细胞型恶性纤维组织细胞瘤。如瘤组织中出现大量黄色瘤细胞，同时混杂大量的急性和慢性炎症细胞（包括中性粒细胞、淋巴细胞、浆细胞和嗜酸性粒细胞），其中炎细胞占肿瘤的 5% ～ 10% 时，称为黄色瘤型（炎症型）恶性纤维组织细胞瘤。

(3) 肌源性肿瘤。

1) 平滑肌肉瘤：平滑肌肉瘤是腹膜后第三常见的肉瘤。腹膜后平滑肌肉瘤的组织学呈多样性，根据瘤细胞的分化程度分为高、中、低 3 型，瘤细胞呈梭形，境界清楚，胞质丰富，染成深伊红色，常含有与核长轴平行的肌源纤维，瘤细胞常平行排列，并有明显的囊性变倾向。当腹膜后平滑肌源性肿瘤中每个高倍视野含有 5 个或 5 个以上核分裂象时，应诊断为平滑肌肉瘤。另外，肿瘤组织中有大片坏死或肿瘤直径超过 10 cm 时，即使核分裂象较少，也高度提示为恶性。用此标准评价腹膜后平滑肌肉瘤时，将会发现几乎所有的平滑肌源性肿瘤都属于平滑肌肉瘤。这类肿瘤预后极差，85% 以上的患者于诊断后 2 年内死于肿瘤广泛转移。

2) 肾脏血管平滑肌脂肪瘤：是腹膜后的良性肿瘤，由于其平滑肌细胞形态常呈非典型性，所以在活检标本中极易与平滑肌肉瘤混淆。对于原发于肾门周围、混有成熟的脂肪和厚壁血管，以及成束排列的、非典型性平滑肌细胞为主的肿瘤，免疫组化标记示瘤细胞表达黑色素瘤单克隆抗体 (HMB45)，则支持血管平滑肌脂肪瘤的诊断。当然也有少数恶性血管平滑肌脂肪瘤的报道，其诊断标准中除了平滑肌细胞非典型性外，还必须有较多的病理性核分裂象、肿瘤性坏死及瘤细胞浸润周围组织或周围（远处）转移等。

3) 腹膜后横纹肌肉瘤：仅限于婴儿和儿童，组织学上通常为胚胎型（包括葡萄状肉瘤），其特点是大体上呈水肿透明、柔软的葡萄状肿物。其组织学特征与发生在其他部位相同类型肿瘤的形态相似。

(4) 纤维源性肿瘤：腹膜后可以发生纤维瘤病，有时累及纵隔，其与特发性腹膜后纤维化不同，纤维瘤病除了病变边缘血管周围有淋巴细胞浸润外，肿瘤实质缺乏明显的炎症成分。

纤维肉瘤是罕见的腹膜后肿瘤之一，是梭形细胞型或去分化型脂肪肉瘤或平滑肌肉瘤或恶性纤维组织细胞瘤。孤立性纤维性肿瘤可以原发于腹膜后，临床上表现为良性，有时伴有低血糖，组织学上肿瘤由束状或条索状排列的、纤细梭形的瘤细胞组成。

(5) 脉管源性肿瘤：腹膜后发生的脉管源性肿瘤包括血管瘤、血管内皮细胞瘤、血管外皮细胞瘤、淋巴管瘤、淋巴管肌瘤和血管肉瘤等，其组织学形态与软组织的相应肿瘤类似。

发生于婴儿的血管内皮细胞瘤是血管肿瘤的一个独特亚型，本病为低度恶性或交界性肿瘤，易发生于腹膜后，临床上且常伴有血小板减少和出血倾向 (Kasabach-Merritt 综合征)，组织学形态主要由异形的梭形瘤细胞伴有裂隙状血管或海绵状血管瘤样结构及淋巴细胞、浆细胞组成。

(6) 神经源性肿瘤：腹膜后良性的周围神经肿瘤比发生于纵隔者少见，神经鞘瘤和神经纤维瘤均有报告。腹膜后恶性周围神经肿瘤相对常见，肿瘤可以直接侵犯骨组织并发生广泛转移。常见于肾上腺的交感神经肿瘤也可以发生在肾上腺以外的腹膜后，包括神经母细胞瘤、节细胞神经母细胞瘤、节细胞神经瘤以及它们各种变型的肿瘤。约 10% 的副神经节瘤发生于肾上腺以外，肿瘤可以发生于沿着腹膜后中线的任何部位。腹膜后部分恶性间质肿瘤 (stromaltumor) 可呈现上皮样形态，或表现为局灶状颗粒细胞改变，其中的一些间质肿瘤的超微结构提示有神经分化的特征。

2. 生殖细胞肿瘤　腹膜后生殖细胞肿瘤多见于男性。发生于儿童者为原发性，主要有成熟性和未成熟性畸胎瘤、胚胎癌和卵黄囊瘤。发生于成人者可以是原发的，也可以由性腺生殖细胞肿瘤转移而来。肿瘤的组织学类型包括精原细胞瘤、胚胎癌、成熟性及未成熟性畸胎瘤、成熟性畸胎瘤恶性变、卵黄囊瘤和绒毛膜上皮癌。在男性，腹膜后转移性生殖细胞肿瘤来自睾丸原发肿瘤比发生在纵隔的同一类型肿瘤的几率高得多。腹膜后原发性及转移性生殖细胞肿瘤在大体形态上有所不同，一般原发于腹膜后肿瘤多形成单个肿瘤，而由睾丸转移来者则倾向于形成多个结节，且常位于腹膜后两侧。另外，精原细胞瘤原发的可能性较其他类型的生殖细胞性肿瘤大。某些病例睾丸内只能见到小管内生殖细胞肿瘤 (即原位癌)，因此提示腹膜后肿瘤可能与之无关，即非睾丸生殖细胞肿瘤转移所致。

3. 腹膜后其他罕见类型的肿瘤

(1) 肌成纤维细胞瘤：又称炎性肌成纤维细胞瘤或血管肌成纤维细胞瘤或炎性假瘤等。目前普遍认为此瘤为良性，但近年已有恶性肌成纤维细胞瘤的报道。

(2) 类似于肾上腺的髓性脂肪瘤：可发生在骶前区域，其肿瘤境界清楚，瘤体可以巨大，组织学由脂肪细胞及正常骨髓造血组织混合而组成。该肿瘤临床上常无症状，但当髓外造血成分形成肿瘤 (缺乏脂肪、界限不清) 时，可伴有骨髓增生性疾病、溶血性贫血或严重的骨骼疾病等。

(3)Mullerian 上皮肿瘤：在盆腔或直肠阴道隔部位的腹膜后偶尔可见到原发性 Mullerian 上皮肿瘤。此类肿瘤可为良性，亦可为恶性。其组织学形态为浆液性、黏液性或子宫内膜样上皮形成的囊性或囊腺性肿瘤。它们起源于异位的卵巢组织或来源于与腹膜间皮层发生的间皮化生，如果肿瘤为子宫内膜样上皮所组成，则常合并子宫内膜异位症。某些腹膜后黏液性肿瘤具有胃黏膜上皮分化的特征，其提示该肿瘤发生于另一个完全不同的组织。

(4) 缺乏畸胎瘤成分的肾外腹膜后 WUms 瘤：其中一些也许是主要或完全由生肾组织组成的畸胎样肿瘤。大部分腹膜后 Wilm、s 瘤发生于儿童，但也有发生于成人的病例报告。

(5) 类癌：作为一种腹膜后原发性肿瘤已有报告，但它究竟是来自不明原发部位肿瘤的转移，还是单胚层的畸胎瘤，或是正常分布于腹膜后的内分泌细胞所发生的肿瘤还有待于进一步研究确定。

(6) 腹膜后肌上皮瘤：其组织学形态与神经鞘瘤相似，通常需要免疫组化标记方可确诊。

4. 转移性肿瘤 腹膜后转移性肿瘤多来自于睾丸、前列腺、胰腺、子宫颈、子宫内膜等处癌的腹膜后淋巴结转移；另一类腹膜后转移性肿瘤则表现为肿瘤的局部扩散，主要有胰腺癌、骶尾部的脊索瘤和其他原发性骨肿瘤。

三、腹膜后肿瘤的组织学特征

原发性腹膜后肿瘤中，发生率较多的依次为神经源性肿瘤、间叶组织肿瘤以及胚胎残余肿瘤等。

(一) 间叶组织肿瘤

是最常见的腹膜后肿瘤。间叶组织包括纤维组织、脂肪组织、肌组织及脉管组织等。良性者以脂肪瘤和瘤样纤维组织增生为多，恶性者以脂肪肉瘤较多，后者往往有明显的黏液性变，称为黏液性脂肪肉瘤，病理组织学应注意与黏液瘤相区别，它常发生于肾周围的脂肪组织，瘤组织呈分叶状，有不完整的包膜，黄白色，肉眼有时很难与脂肪瘤相区别。在腹膜后的成纤维细胞增生性病变中，常形成界限不清的肿瘤，局部切除容易复发，通常称为瘤样纤维组织增生，而真正的腹膜后纤维瘤比较少见。另外，有时瘤细胞混合有脂肪组织、肌组织、脉管组织、甚至有骨和软骨组织，良性者称为间叶瘤，恶性者称为间叶肉瘤，此类肿瘤比较少见。

(二) 神经组织肿瘤 (neurogenousneoplasms)

腹膜后的交感神经节及自主神经纤维非常丰富，而来源于这些组织的肿瘤亦很多。神经组织肿瘤包括神经衣发生的神经纤维瘤，许旺氏细胞来源的神经鞘瘤以及神经节和化学感受器来源的化学感受器瘤等，相应的恶性肿瘤有神经纤维肉瘤、恶性神经鞘瘤及成神经细胞瘤等。神经组织肿瘤的特点是肿瘤边缘不清，术后容易复发，而且常有变性，特别是神经鞘瘤常有黏液性变、囊性变、出血或坏死，甚至可有钙化。但要特别注意的是，诊断恶性神经鞘瘤要慎重，除上述变性、出血及坏死不能作为恶性的条件以外，即是细胞生长稍活跃一些，也往往为良性，只有细胞十分丰富、异形性很明显、核分裂较多、有坏死且累及周围组织或器官时，才能诊断恶性神经鞘瘤。

发生于交感神经节的神经节细胞瘤比较罕见，其组织学特点是在丰富的神经纤维组织中，有成堆的或散在的神经节细胞，镜下十分明显，此瘤为良性。若发生于脊髓内，则称为节细胞性胶质瘤，预后较差。发生于交感神经节的恶性肿瘤主要有成神经细胞瘤，好发于婴幼儿，-度恶性，但也见于成人，除肾上腺为最常见的发病部位以外，腹膜后交感神经节也是肿瘤的主要发源地。

发生于腹膜后的另一肿瘤是副神经节细胞瘤 (副节细胞瘤、非嗜铬性嗜铬细胞瘤、肾上腺外嗜铬细胞瘤、化学感受器瘤等)，它属于 APUD 瘤的一种。见于肾上腺外腹膜后间隙的任何部位，主要位于脊柱两侧的交感神经链处。当有功能时，则称为肾上腺外的嗜铬细胞瘤，瘤细胞内可见嗜铬颗粒，临床表现为阵发性高血压。当无功能时，则称为非嗜铬性嗜铬细胞瘤，瘤细胞内不含嗜铬颗粒，但电镜下可见少数成簇的神经分泌颗粒。临床主要表现为占位性病变，肿瘤可长得很大，术前难以确诊。

（三）淋巴造血组织种瘤

淋巴造血组织肿瘤主要有非霍奇金淋巴瘤、何杰金淋巴瘤以及所谓的骨髓外骨髓瘤，后者当前多数学者认为它应属于非霍奇金淋巴瘤的浆细胞型。恶性淋巴瘤以颈部最为多见，首先发生于腹膜后者少见。有报告非霍奇金淋巴瘤的尸检中，肿瘤累及腹膜后者占第三位，仅次于颈部及纵隔淋巴结。但恶性淋巴瘤是多中心发生的，其原发部位有时难于确定。

（四）来源于胚胎残余组织的肿瘤

胚胎残余组织的肿瘤主要来源于泌尿生殖嵴胚胎残留，主要肿瘤有腹膜后囊肿、皮样囊肿或畸胎瘤、胚胎性癌及精原细胞瘤等。

1. 腹膜后囊肿　比较常见，除来源于泌尿生殖嵴以外，也可来源于脉管，如淋巴管囊肿等，它内衬多为单层扁平或柱状上皮，有时由于感染的关系，病理所见为无内衬上皮，只有薄层的纤维结缔组织，有时诊断为单纯囊肿。腹膜后囊肿多见于女性，多位于肾周围、结肠后或胰尾的处，手术切除预后良好。

2. 精原细胞瘤　常来自腹膜后的隐睾或残余的泌尿生殖嵴，多数为一侧睾丸下降不全，但也可发生于两侧睾丸正常的腹膜后精原细胞瘤。原发于腹膜后的精原细胞瘤以成人型为多见，其他类型较少，它常与胚胎性癌共存，两者治疗效果差别较大。

3. 畸胎瘤　在腹膜后肿瘤中，畸胎瘤也比较常见，除卵巢、睾丸及纵隔以外，腹膜后是畸胎瘤的好发部位的一。瘤组织中有一种或多种分化不良的胚胎组织时为恶性畸胎瘤。

4. 脊索瘤　来自胚胎残余组织，但非来自泌尿生殖嵴，它多位于骶尾部或颅内鞍背，有时也可见脊椎的任何部位。

四、临床表现

由于腹膜后肿瘤相关的器官均埋藏于腹膜后宽大、疏松的结缔组织间隙中，在临床症状和体征出现之前，原发瘤和转移瘤均可以在这个潜在的腔隙中隐匿生长，并向四周生长，且不易受阻，故早期常无症状出现，直至肿瘤长到相当大时，才会产生症状，但不严重。所表现出的症状和体征常与有关器官的移位及梗阻（因肿瘤压迫）有关。因腹膜后肿瘤的组织来源和部位不同，其临床表现也多种多样，但也有一些共同的症状和体征，主要有以下几点，即腹部肿块、腹胀及腹痛，邻近器官受侵害症状。

（一）腹部肿块

腹膜后肿瘤除非早期患者无意中或医生查体时发现肿瘤外，一般都是肿瘤生长至相当大时才被发现。肿瘤位置大多数在上腹部或上腹部一侧，开始发生于下腹部者较少，但往往肿瘤发展至占满腹膜后间隙而不易确定原发部位。取膝肘卧位双手触诊肿瘤不向前垂并腹前壁有叩鼓，可证明肿瘤位于腹膜后，但肿瘤大者腹前壁叩诊亦呈浊音。肿瘤如能推动，大多为良性，如固定不动、硬而边界不清，大多为恶性。有的囊性瘤可坚硬，有的实体瘤可似囊性，如脂肪瘤，甚至可误诊为腹水。单靠触诊，难以根据其大小、硬度而确定其良恶性。腹膜后肿瘤一般无触痛，少数有轻触痛。恶性瘤中心坏死、出血、继发感染或破裂时则触痛明显，且腹肌紧张、有反跳痛和发热，这些情况多见于肿瘤晚期。腹膜后肿瘤处叩诊常为正常肠曲的叩响。有的肿瘤隆突部位叩呈浊音或实音，而在其一侧叩的呈鼓音，提示肠管被推向一侧。少数患者有腹水，但往往不易叩出。听诊肠蠕动音正常或稍亢进。

（二）腹胀

主要原因是肿瘤增大所致，其程度大多与肿瘤增长相平行，故早期无腹胀感，随瘤体的增大患者逐渐出现腹胀感，但与肠梗阻叩诊呈弥散性鼓音不同，也无腹水的移动性浊音。个别患者发生肠梗阻或腹水则属例外。由于胃肠被推移位，常在肿瘤的上方或一侧叩诊呈鼓响，肠蠕动音正常或稍亢进。

（三）腹痛

大多数患者腹部有坠胀感、沉重感或不适，可持续数月甚至数年，特别是良性瘤。随病程发展出现腹痛，多为隐痛或胀痛，少数患者疼痛剧烈难忍，常是恶性瘤侵蚀邻近器官或神经所致。肿瘤破裂、出血或引起肠梗阻可突发急性腹痛，出现腹膜刺激及休克等征象。腹痛的部位多提示为肿瘤所在部位。此外，如出现背痛，多为恶性瘤侵犯腹后壁所致。肿瘤侵犯腰股神经后，可出现一侧或两侧下肢痛或麻木。

（四）邻近器官受累表现

腹膜后肿瘤推压和侵犯邻近器官所引起的症状，在良性瘤大都是机械性推挤移位或直接压迫，恶性肿瘤则可直接侵犯破坏邻近器官以及转移引起症状。邻近器官受累主要包括以下情况：

1. 胃肠道受累可致食欲不振、恶心呕吐、腹泻、便秘，胃肠道受压可出现梗阻表现。

2. 门静脉主干或肝静脉受压阻塞，可引起肝外型门静脉高压症，出现内痔和脐周静脉曲张，甚至食管和胃底静脉曲张，并可破裂呕血及便血。

3. 胆总管受压则出现阻塞性黄疸。

4. 肾受压可移位，输尿管及膀胱受压可出现输尿管扩张和肾盂积水；亦可发生尿频、尿急、排尿困难、血尿、尿闭乃至尿毒症。

5. 腹膜后大静脉如下腔静脉或髂静脉以及淋巴管受压，可发生下腔静脉或髂静脉血栓形成、下肢水肿、静脉曲张、静脉炎、腹壁静脉怒张、精索静脉曲张，甚至误诊为单纯精索静脉曲张施行手术。

6. 盆腔部腹膜后肿瘤可出现阴茎及阴囊水肿。

7. 腰股神经受压可引起下肢后侧放射性痛。

8. 成神经细胞瘤可出现眼眶、颅骨、长骨和肝等转移。

9. 膈肌被推升高、胸膜刺激和胸膜渗液、肺转移等均可引起呼吸困难。

（五）其他表现

除以上主要临床表现外，由于腹膜后肿瘤的组织来源及病理类型不同，还可出现以下特殊病象，如幼儿及儿童发生腹部肿瘤、增长较快、瘤体固定并伴有发热及贫血等症状者，大多是腹膜后间隙或器官的恶性瘤，如成神经细胞瘤、畸胎瘤、胚胎性肉瘤、腹部恶性淋巴瘤等。良性瘤及囊肿较常见于女性，而前脊索瘤多见于男性。嗜铬细胞瘤出现高血压。有的腹膜后肉瘤腹泻并有低血钾、腹胀、消瘦和高血压等症状。个别腹膜后肿瘤可伴有其他部位的脂肪瘤或脂肪肉瘤、多发性神经纤维瘤、多发性结肠息肉病。

肿瘤破裂可出现腹膜炎症状和体征，大出血时可出现内出血及休克症状。

五、临床检查

(一)X 线检查

1. 腹部透视　可见膈肌被肿瘤推动上移，活动度降低，或能看到胸腔积液或肺转移阴影。在脊索瘤、盆腔恶性畸胎瘤、脑脊髓膜瘤或神经原发性肿瘤可看到肿瘤邻近的骨质侵蚀、破坏或变形。

2. 腹部平片　大多数腹膜后肿瘤腹部正、侧位 X 线片检查可见腹内有软组织块致密影或脂肪瘤和脂肪肉瘤的透明度较高影。有些皮样囊肿阴影密度不同。如发现有成熟的骨质、牙齿或钙化等影像，则为畸胎瘤的特征。但一般的钙化斑点可见于多种肿瘤如成神经细胞瘤、神经节瘤、混合瘤、神经鞘瘤、神经纤维瘤、脊索瘤、平滑肌瘤以及肠腔内物质、慢性炎症包括淋巴结钙化、陈旧性血肿钙化、胰腺病变钙化等等，对诊断无特殊意义，甚至有碍于了解肿瘤的性质。腹部平片可显示肾的轮廓位置、腰大肌阴影等有无异常，腰大肌影模糊并非特殊征象，除见于腹膜后肿瘤外，亦可见于其他疾病以及无病变者。腹部平片还可显示肿瘤邻近器官如肝、脾、胃肠移位或变形。

3. 消化道造影检查　胃肠钡餐检查和钡灌肠检查可以排除胃肠道肿瘤或腹腔内肿瘤及了解消化道受压程度。由胃肠被肿瘤推压移位，可明确肿瘤的位置并与胃肠道肿瘤相鉴别。此外，腹膜后器官如胰腺或肾的囊肿、大的肿瘤以及腹膜腔内肿瘤亦可使胃肠移位，应仔细鉴别。

4. 尿路造影　位于腹膜后的肿瘤最易对肾脏及输尿管造成压迫与侵犯，静脉尿路或逆行尿路造影可显示肾盂、输尿管受压移位及有无扩张积液等改变，对判断肿瘤部位，了解泌尿道受压情况及对侧肾脏的功能有一定的帮助。多数腹膜后肿瘤尿路造影可以显示肾、输尿管乃至膀胱被肿瘤推压移位，并可明确肿瘤的位置以及排除肾、输尿管和膀胱的病变。一般在肾上方的肿瘤易使肾移位或变形，并且肾盂肾盏亦可变形，但肾上腺肿瘤、腹腔内其他部位的巨大肿瘤、巨大的脾脏或肝脏亦可使肾移位、变形。输尿管易被腹膜后肿瘤推挤移位，但被压或侵蚀者少，主要见于恶性瘤；有时一侧输尿管被压致使内腔变窄而引起输尿管积水及肾盂积水。

从肾和输尿管移位和功能变化，可以鉴别是腹膜后肿瘤还是腹膜后纤维化所致。两侧肾功丧失在腹膜后纤维化并非少见，而在原发性腹膜后肿瘤则罕见。一般对无功能的肾逆行插管在腹膜后纤维化是可能的，而对腹膜后肿瘤压迫输尿管致梗阻者，有时插入可能有困难。腹膜后肿瘤可使输尿管向内或向外移位，多数腹膜后纤维化可使输尿管向内移位并一侧或两侧被压变窄。此外，右侧输尿管向内移位有时见于异位的腔静脉后输尿管；输尿管向前移位有时见于腰大肌特别发达的青壮年，但如明显前移常是由于腹膜后肿瘤所致。

5. 血管造影　主要根据供养动脉的走行、分布及形态改变情况，来判断肿瘤的来源、显示血管受侵的程度、发现较小的肿瘤，以利于手术方案的制订，并同时进行术前的化疗与栓塞治疗。血管造影的方法有腹主动脉造影、腹腔动脉造影、下腔静脉造影和数字减影血管造影。

(1) 腔静脉造影：下腔静脉造影能够显示肿瘤对静脉壁的侵犯和推挤程度，有助于术前设计针对受累的下腔静脉的处理方法，并予以适当的术前准备。发生于腹膜后右侧软组织或器官的肿瘤，可能侵及下腔静脉并使其移位、变形、部分或完全阻塞，或血栓形成。须指出的是，腹膜后纤维化亦能使下腔静脉向前移位，但主要以下腔静脉发生周围性的狭窄甚或梗阻为特征。但是移位显著者应考虑是肿瘤所致。

(2) 逆行性主动脉造影：经股动脉插管主动脉造影可显示肿瘤的部位及其血管分布情况，从而推测其性质。恶性肿瘤可侵犯邻近器官，单纯从血管分布来看很难分辨是原发还是继发。一般说来，大多数良性肿瘤、囊肿和少数恶性肿瘤本身血管少或无血管，在一无血管分布的肿瘤周围，血管是曲线状移位常是良性肿瘤动脉造影征象。如果瘤体内血管分布异常、不规则或血管粗细不匀，肿瘤区有造影剂斑块、动静脉互通以及造影剂从静脉回流很快等反常影像，多系恶性肿瘤动脉造影征象。

(3) 数字减影血管造影：数字减影血管造影能够较好地显示瘤体血管来源及分布，丰富的新生血管常提示恶性肿瘤的存在，也可了解大血管受侵情况，并可同时行血管栓塞，减少肿瘤血供以便于手术。通过显示与重要血管及部分脏器的关系，为正确判断病情、制订切除巨大肿瘤或与血管相通的囊性肿瘤的手术方案、减少术中失血提供重要依据。

(二) 超声检查

超声能发现临床尚未触及的肿瘤，显示肿瘤的部位、大小、数目、形态及与周围组织的关系，其组织分辨率高，价格低廉，无禁忌证，可作为腹膜后肿瘤首选的检查方法，诊断符合率达 80%。亦可用于病灶的穿刺活检和术后长期随访。但其影像表现缺乏特征性，常因肠道气体的存在，影响部分肿瘤的显示，其准确性相对较差，应结合 CT 或 MRI 检查综合考虑。

1. 腹膜后肿瘤的位置和形态　腹膜后肿瘤位置较深，后缘常紧贴脊柱，压迫推移腹膜后大血管或将其包绕，不随呼吸及位置改变，这点可与腹腔内肿瘤鉴别。肿瘤形态多变，可表现为结节状、分叶状、椭圆形或不规则形状。

2. 腹膜后肿瘤的边界包膜　大多数恶性肿瘤呈浸润性生长，向邻近组织侵犯延伸、声像特征边界不整齐不规则。良性肿瘤常有完整包膜且与周围分界清楚。

3. 腹膜后肿瘤内部回声　良性肿瘤生长较慢，内部回声相对均质，内部出现液性暗区较规则，彩色血流较少。大部分恶性肿瘤呈实质性，内部回声不均质，彩色多普勒血流较丰富。部分恶性肿瘤因生长迅速、血供不足，可发生坏死液化，声像图表现为回声不均匀或出现液性暗区，暗区形态常不规则。

4. 腹膜后肿瘤后壁回声　恶性肿瘤底部常形成高低不平的浸润，声像特征为后壁不规则增厚。良性肿瘤后壁常整齐，清晰。

5. 腹膜后肿瘤与周围脏器关系　肝肾、脾肾分离征象，由于腹膜后肿瘤的占位，往往使肾脏断面图像变形，肾脏向前、向下移位或重叠粘连。观察肿瘤与这些脏器的关系可有助于明确诊断。

6. 彩色多普勒血流表现　良性肿瘤内部血流较少，且血流阻力指数较高，而恶性肿瘤内部血流较丰富，阻力指数低于良性。盛晓阳等认为患者年龄较小，肿瘤内部回声较均质，血流丰富，阻力指数较低 (RI < 0.64)，可作为原发性恶性腹膜后肿瘤的特征。

(三) CT 扫描

CT 能清晰地显示腹膜后解剖，可发现 2 cm 以上的肿瘤，其准确率和清晰度优于 B 超检查，可清晰地了解肿瘤大小、质地及其与周围脏器的关系，尤其是一些大血管是否受压推移或被包绕浸润，对判断肿瘤能否切除或是否联合脏器切除有重要参考价值，同时对手术后复发的早期发现有很大的帮助。可弥补超声受肠道气体干扰的不足，能清晰显示肿瘤与邻近器官及组织结构的关系，为术前诊断、估计手术难度、制订手术方案提供重要依据，应视为对腹膜后肿瘤最重要的检查手段。电子束 CT 可行极薄层的快速扫描，可获得优质的冠状位及矢状位重建图像，清晰的三维图像提高了 CT 定位诊断率。螺旋 CT 可多角度，多层面扫描，二期重建图像，能清晰显示腹膜后肿瘤的解剖、病理结构及邻近血管、器官、肿大淋巴结，效能均优于普通 CT。

1. 腹膜后肿瘤的 CT 共同特点　包括：①肿瘤与胰、肾脏、输尿管关系密切，受压向前移位或肾脏向后移位，肾周围脂肪轮廓消失，肾、输尿管受压移位。②肿瘤紧贴腰大肌，腰大肌影消失或增宽或受压变形，密度不均，肾周围脂肪轮廓消失。

③肿瘤包绕腹主动脉或下腔静脉，腹部大血管向前及向对侧移位。④上腹部肿瘤病变范围较大，一般大于 3 cm，但临床症状及体征不太显著，多考虑肿瘤来自腹膜后。但腹膜后肿瘤较大并侵犯腹膜后胰脏、肾脏、肾上腺等脏器时，不易与这些器官的肿瘤鉴别，特别是位于肝肾隐窝区域内的肿瘤定位诊断更困难。

文献报告，CT 对良、恶性诊断的正确性可达 96%。一般而论，良性肿瘤多较小，表面光滑，均有完整的包膜，界线清楚，多为圆形，卵圆形，密度均匀无坏死、无钙化。恶性肿瘤体积较大，形态不规则，边界清或不清，密度不均匀，内有不规则的坏死区；实质性肿瘤呈多结节融合或不规则分叶，与周围组织界限不清或有浸润，淋巴结增大者，多属恶性。不均匀密度的脂肪肿瘤，增强后低密度的脂肪影完全不强化，伴有实性成分，病变又广泛，见于脂肪肉瘤；均匀负 CT 值肿瘤则诊为脂肪瘤。坏死区不伴钙化，多见于平滑肌肉瘤。婴幼儿和儿童腹膜后肿瘤，伴有钙化的为神经母细胞瘤可能性较大 (注意与肾母细胞瘤鉴别，肾母细胞瘤多无钙化)。神经源性肿瘤位置偏向于脊柱两侧，密度较均匀。

2. 常见恶性腹膜后肿瘤的 CT 影像特点　①脂肪肉瘤：最常见，病变广泛、实性肿瘤内见脂肪密度，增强后低密度的脂肪影完全不强化。②平滑肌肉瘤：巨大不规则肿瘤，伴中心大片低密度坏死区，坏死区无钙化。③神经母细胞瘤：儿童多见，巨大块影，可有散在的钙化斑点。④精原细胞瘤多位于盆腔，呈圆形软组织肿瘤，边缘光整，密度不均，腹主动脉旁淋巴转移。⑤横纹肌肉瘤：呈巨块状不规则混杂密度影。⑥淋巴肉瘤：腹主动脉周围，呈团块分叶，密度不均，包埋大血管，轮廓不清。⑦恶性神经鞘瘤：圆形块，边缘光整，密度不均。⑧淋巴瘤：病变广泛，涉及腹腔、腹膜后、淋巴结增大互相融合成分叶状。

3. 常见良性腹膜后肿瘤的 CT 影像特点　①畸胎瘤：瘤体大，光滑，部分呈囊性，混杂密度有脂肪、软组织、骨骼或牙齿影。②神经鞘瘤：边缘光整圆形软组织块影。③化学感受器瘤：圆形块。④腰大肌囊肿：类圆形边缘清楚低密度影。

(四) 磁共振 (MRI) 检查

MRI 能行冠状面、额状面、矢状面检查，定位准确，可更确切地了解肿瘤与血管及重要脏器间的关系，可作为疑难病例的补充检查。不同类型的腹膜后肿瘤在 MRI 上的信号特征有所不同，这有助于肿瘤的定性诊断，同样，MRI 对显示肿瘤是否转移、与邻近组织的关系及对病变进行分期均有较大的价值。但 MRI 也不能完全准确判断邻近脏器是否受累，而且 MRI 价格昂贵不宜作为常规检查，可作为疑难尤其是复发病例的补充检查手段。

（五）剖腹探查或腹腔镜手术取活组织病理学检查

术前应尽可能用其他方法做出诊断，如有必要，可行剖腹探查或腹腔镜手术取活组织病理学检查，对诊断和治疗都属必要。

六、诊断

由于原发性腹膜后肿瘤位于腹膜后间隙，位置较深，早期多无明显的临床症状，极难发现，而且原发性腹膜后肿瘤的组织来源、发病部位不同，临床表现呈多样性，缺乏特异性，常与肿瘤的部位及受累脏器有关。多数患者在肿瘤体积生长至相当大时才引起注意。腹部肿块、腹胀和腹痛是最先出现和常见的临床症状。此外，患者还可出现消瘦、低热、胃肠道、腰背部及下肢疼痛等症状，位于盆腔的腹膜后肿瘤还可出现直肠、膀胱压迫症状。因此，在临床上如患者有腹部肿块、腹痛、腹胀或某些前述症状，除考虑腹腔内常见疾患或肿瘤外，应考虑到腹膜后肿瘤的可能。对一些可疑征象如精索静脉曲张、小腿水肿或静脉曲张、腹壁静脉曲张、直肠或阴道检查发现盆腔有肿瘤等，应进一步检查腹部有无肿瘤以及彼此的关系。

仅凭临床表现常不能明确诊断腹膜后肿瘤的部位及性质，应结合前述临床特点、X线检查、腹部超声检查、CT扫描、磁共振成像 (MRI) 综合考虑。一般讲，实质性且较大的肿瘤多为恶性，可呈不规则分叶或多结节融合状，与周围组织界限不清或有浸润，有淋巴结增大；血管造影示肿瘤血管增生杂乱，可见"血池"或动静脉瘘征象。囊性肿瘤常为良性，其生长缓慢，均有完整的包膜，边缘清楚。约85%间叶组织肿瘤为恶性，而神经和生殖细胞源性肿瘤以良性居多。另外，还应根据肿瘤自身的特点初步判定原发性腹膜后肿瘤的性质。通常，良性肿瘤病程较长，而恶性肿瘤病程较短。腹部超声显示大部分恶性肿瘤声像图表现为边界欠清晰欠规整，内部回声不均匀，与周围脏器粘连及浸润，肿瘤轮廓不规整难以确定边界，或发现卫星结节，脏器的轮廓线中断；而良性肿瘤则较规整，境界清晰，内部回声较均匀，与周围脏器分界清晰。彩色多普勒还可探测到恶性肿瘤内较为丰富的血流回声，而良性肿瘤内血流回声少或无。CT显示实质性肿瘤呈多结节融合或不规则分叶，与周围组织界限不清或有浸润，淋巴结增大者，多属恶性；而良性肿瘤均有完整的包膜且边界清楚。

必要时，可行剖腹探查或腹腔镜手术取活组织病理学检查做出正确诊断。

七、鉴别诊断

（一）肾肿瘤

肾肿瘤以恶性多见，良性者甚少且腹部多不能触及。成年人以肾癌多见，好发于40岁以上。肿瘤位于腰部，常有肉眼或镜下血尿。晚期患者常有发热、贫血及消瘦。静脉尿路造影、腹部超声检查、CT扫描显示病变为肾脏实质内。肾脏同位素扫描亦可有助于诊断。

肾母细胞瘤为小儿常见肿瘤，绝大多数发生于 2～4 岁。肿瘤位于一侧腰部多不超过腹部中线，亦常伴有发热。半数患儿有血压升高，晚期出现贫血及恶病质。超声检查、CT扫描显示肾内实质性占位病变，静脉尿路造影提示肾内实质性占位病变或不显影。

（二）肾积水

小儿先天性肾积水系因先天性上泌尿系梗阻所致，好发于 5 岁以上的小儿。肿瘤位于侧腹部，囊性，腹壁薄者透光试验阳性。X 线片可见肾影扩大且有时可见钙化点。超声检查、排泄性尿路造影、同位素肾图和肾扫fS 对诊断有价值。成人肾积水一般病史较长，可有血尿、腰痛史。

部分患者系因输尿管结石所致，可有绞痛病史，或有继发性感染史。排泄性尿路造影可见肾盂肾盏扩大，但晚期病例可不显影。先天性或成人肾积水有时因梗阻暂时解除而有肿瘤突然缩小的病史，这是本病所特有的病征。

（三）多囊肾

为先天性疾病，系因胚胎期肾小管与集合管的连接发生障碍所致。婴儿型多于 1 岁内死亡。成人型多为双侧性，发病缓慢，常于 40 岁左右出现症状，且常伴有其他器官如肝、肺囊肿等。除腰部出现肿块外，可有血尿、泌尿系感染、高血压及侧腹部或腰疼痛史。晚期可出现尿毒症。尿路造影可见肾盂肾盏拉长、变形等征象，肾区超声探测有多个液平段。同位素扫描显示肾脏大范围的放射性缺损区。

（四）胰腺囊肿

本病应与位于上腹部的腹膜后肿瘤鉴别，临床上以假性胰腺囊肿多见。本病病程较长，以往多有急性胰腺炎或腹部损伤史，肿瘤位于上腹部偏左，触诊可发现肿物为圆形或椭圆形，边界不清，有时呈囊性感，不活动。可伴有周围器官受压症状如胃纳不佳及呕吐等。超声波检查显示液平，X 线检查平片可见到胰腺区可能有钙化斑，钡餐检查对本病的诊断有帮助，可发现胃被压并向前推移，十二指肠围扩大及横结肠向上或向下移位。

（五）胰体尾部癌

本病的特点为腹痛，腹痛位于上腹部，并向腰背、前胸、肩及肋缘下放射，多为持续性钝痛而不能缓解，仰卧时加重，夜间尤重，常迫使患者弯腰俯坐或弯腰侧卧，常伴有食欲不振、腹泻、体重减轻及尿糖阳性。上腹或左上腹触及肿瘤多为晚期表现。逆行胆、胰管造影术、CT 均有助于本病的诊断。

（六）结肠癌

本病主要临床表现为大便性状及排便习惯改变，诊断不难。但少数患者常以腹部肿块就诊，当升结肠或降结肠癌或肝曲及脾曲结肠癌侵及周围组织时，肿瘤较固定，如病史确无大便性状及排便习惯改变，此时应行钡灌肠检查或纤维结肠镜检查，可采集组织标本做病理检查。另外少数患者虽无便血病史，但大便潜血试验多次为阳性者亦应考虑有本病的可能，应进行上述特殊检查方法以免误诊。

（七）结核性腹膜炎

本病腹部有时可触到肿物，且有时与腹后壁、肠管及肠系膜等粘连固定而易与腹膜后肿瘤相混淆。但本病多见于年轻女性，有慢性结核病的临床表现，可找到身体其他部位有结核病灶；且本病的腹部肿块常有大小不等、形状不一的多发性特点，往往边界不清，有时伴有不同程度的肠梗阻。消化道造影检查可了解有无肠结核存在，腹腔镜检查对诊断虽然有较大帮助，但如有肠管与腹壁粘连常不易成功。对诊断可疑时应行剖腹探查术。

（八）腹主动脉瘤

本病较少见，多为动脉粥样硬化或腹部损伤所致。肿瘤位于脊柱之前，有膨胀性搏动，可有触痛，肿瘤处有时可触到收缩期震颤及听到收缩期吹风样杂音。患者常有不同程度的跳痛。如压迫椎体可出现腰背部疼痛。X 线片（正侧位片）有时可发现瘤壁线状钙化影，对可疑病例可行腹主动脉造影或 MRI 检查以明确诊断。

（九）寒性脓肿

胸椎下段及腰椎结核所形成的寒性脓肿可形成腹膜后肿物，应与腹膜后肿瘤相鉴别。患者常有腰背疼痛史，脊椎可后突畸形，且寒性脓肿多位于腹部一侧，脊椎 X 线平片可发现原发结核病灶。

（十）腹膜后纤维化

腹膜后纤维化又称特发性腹膜后纤维增殖症，系病因不明的腹膜后纤维脂肪组织的非特异性非化脓性慢性炎症。临床较少见，于腹膜后形成扁平且硬的肿瘤而致引起输尿管受压梗阻，常伴有腰、背及腹部钝痛、恶心呕吐、食欲不振等症状，重者可出现尿毒症。少数患者以下腹部肿瘤为主诉而就诊。压迫腹膜后淋巴管及静脉可发生下肢水肿或睾丸鞘膜积液。排泄性尿路造影对本病诊断有一定价值，可发现肾盂积水、输尿管近段扩张并向中线移位，受压处显示狭窄，晚期则双侧肾盂均不显影。

八、治疗

由于腹膜后肿瘤，尤其恶性腹膜后肿瘤侵犯范围比原发肿瘤更广，器官与血管易受累，生长不规则，与周围组织粘连紧密，界限不清，多源性血液供应，治疗常十分棘手。但多数恶性程度相对较低，随着医学科学的发展、包括麻醉和手术技巧在内的各种诊疗技术的提高，使得越来越多的腹膜后肿瘤得以治愈，故目前普遍认为对腹膜后肿瘤的治疗不应随意放弃，而应持积极的态度，仍有治愈的希望。对于恶性腹膜后肿瘤，只要患者一般情况尚好，没有明显的手术禁忌证，以手术治疗为首选，然后辅以手术为主的综合治疗。治疗原则：①应力争切除肿瘤，辅以相应的放疗、化疗、介入治疗的综合方案；②对确实不能完全切除者做大部分切除或多次分期手术也有必要；③对无法手术者或手术有残留者尚可用肿瘤毁损的治疗方法；④对多次复发的肿瘤仍不应放弃手术治疗机会。

目前临床采用的综合治疗模式包括：①手术为主加术后放疗或化疗，为常用方法；②手术加术中放疗或先放疗后手术；③手术加毁损治疗；④毁损治疗加化疗；⑤化疗加放疗。应根据具体病情，选择适宜模式。

除恶性淋巴瘤外，原发性腹膜后肿瘤对放、化疗多不敏感，但大量临床资料显示，对于不能切除或部分切除的患者，在术后辅以放疗和化疗，能够缓解症状，延长生存期。此外，对于原发性腹膜后恶性肿瘤，术前的介入治疗能使肿瘤缩小，利于手术切除；术后介入治疗能控制残余病灶，延缓复发；对于不能切除的原发性腹膜后恶性肿瘤，介入治疗能减轻患者的痛苦，延长患者的生存期。

放射疗法仅起姑息治疗作用，可减轻疼痛、改善一般情况和延长生命等。下列情况可以考虑作放射治疗：①不能手术的肿瘤；②切除后肿瘤复发；③部分切除后的肿瘤；④对放射敏感的肿瘤，如淋巴瘤；⑤作为肿瘤切除后的辅助疗法，如神经细胞瘤、脂肪肉瘤、横纹肌肉瘤和未分化肉瘤等。

第十一节 腹膜癌

原发性腹膜癌原发性腹膜癌 (PPC) 是指原发于腹膜间皮的恶性肿瘤，呈多灶性生长，临床少见。组织学特征与原发于卵巢的分化程度相同的同类型肿瘤相一致，而卵巢本身正常或仅浅表受累。过去因对本病缺乏认识，多数病例都以"卵巢癌腹腔广泛转移"诊断而漏诊，近 10 多年来有了一些认识，其发病率不似前想象罕见，本院自 1980 年认识到本病起至 1996 年共收治 18 例，占同期卵巢浆液性囊腺癌之 12.8%。目前报道均为浆液性乳头状囊腺癌，一如来自卵巢上皮癌，含大量砂粒体，唯 Lee(1991 年) 报告 1 例透明细胞癌。

一、病因及发病机制

(一) 病因

发病原因不明，组织来源尚有争议，目前有两种学说：来源于胚胎性移路径上残留的卵巢组织恶变；腹膜上皮与卵巢上皮源于同一间胚叶，均来自胚胎体腔上皮 (Embryonal Coelomic Epithelium)，具有苗勒管分化趋向的潜能，称为第二苗勒系统 (Second müllerian system)，日后受到某种致癌刺激而成癌。

(二) 发病机制

由于腹膜与苗勒管有共同的胚胎来源，而女性生殖系统是胚胎时期苗勒管衍化而来，当某种因素引起原发性腹膜肿瘤时，其组织结构与女性苗勒管发生的肿瘤一致，但卵巢表面没有浸润或仅有表面微小浸润，因此，有人认为女性腹膜原发的这一类肿瘤，是起源于"第二苗勒管系统"的肿瘤，是不同于卵巢癌的独立疾病，由于腹膜浆液性腺癌占腹膜原发肿瘤的绝大多数，所以所谓女性苗勒管肿瘤主要指发生在腹膜的浆液性腺癌，即卵巢外腹膜浆液性乳头状癌。

二、临床表现

起病缓慢而隐袭，早期多无自觉症状，当肿瘤生长到一定大小或累及其他器官后方出现临床症状，腹痛，腹胀，腹围增大是最常见 3 大症状，腹痛不剧烈，只觉腹部胀感或不适感，主要体征是腹部包块与腹水，腹部包块常较大，边界不清，腹水增长迅速，多为血性。

三、诊断

(一) 诊断标准

因无特异性诊断方法，术前多误诊率较高，直至术中见腹膜广泛瘤结节，而卵巢肉眼正常或浅表受侵方得诊断，诊断主要依靠 B 超，CT，腹水细胞学检查，确诊须经剖腹探查腹膜活检。

1. 美国妇科肿瘤学组 (GOG) 原发性腹膜癌诊断标准：

(1) 两侧卵巢必须是正常生理性大小，或是因良性病变而增大。

(2) 卵巢外的病灶体积必须大于双侧卵巢受累病灶。

(3) 镜下卵巢内病变必须有以下所见之一：

①卵巢无病变存在；

②肿瘤仅限于卵巢表面，无间质浸润；

③卵巢表面受累及其间质受累，间质受累必须在 5 mm×5 mm 以内；

④肿瘤的组织学和细胞学特征，必须是浆液性为主，与卵巢浆液性乳头状腺癌相似或相同，而分化程度不等。

2. 国内原发性腹膜癌诊断标准 (卞度宏，1988)

(1) 腹膜有散在结节和 (或) 腹腔特别是盆腔内有局限性肿瘤。

(2) 双侧卵巢 (包括输卵管) 正常，或仅在其表面有易于剥除的散在粟粒样结节。

(3) 胃肠道，肝，胰等内脏器官无原发癌灶。

(4) 无异位卵巢或中肾管残余癌肿。

(二) 鉴别诊断

1. 腹腔结核　血清 CA125 是源于体腔上皮的各种组织所共有抗原，术前检查血清 CA125 对鉴别腹腔结核有帮助。

2. 卵巢癌腹膜转移　两者主要区别是 PPC 双侧卵巢实质内无肿瘤浸润，免疫组化无助于与卵巢上皮性癌的鉴别。

3. 弥散性腹膜恶性间皮瘤　症状，体征，疾病程度多相似，多发生于男性，多有石棉接触史，间皮瘤细胞具有活跃的产生透明质酸的功能，测定患者血清或腹水中的透明质酸水平有助于鉴别诊断，CA125 水平一般不升高，光镜下，瘤细胞呈多角形或立方形，胞质呈嗜酸性，无沙粒体，无中性黏液，D-pas 阴性，奥辛蓝染色阳性，经透明质酸酶消化后染色阴性，癌胚抗原多阴性，S-100，胎盘碱性磷酸酶，CA125，CD15 对鉴别也有帮助，如 S-100 蛋白或兼呈碱性磷酸酶或 B72.3 阳性可除外腹膜恶性间皮瘤，电镜可见细长，毛发样微绒毛。

四、治疗

本病能手术者，应彻底切除肿瘤，不能彻底切除者应行减瘤手术力争残余瘤在 2 cm 以内，必须强调双侧卵巢同时切除，以观察卵巢病变情况。化疗药物尚不规范，仍以卵巢癌方案为好，即以 DDP 为主的方案：如 CAP 或 CP 方案。

（石　鑫）

第九章 腹外疝

第一节 概述

腹部某部位的器官组织，通过腹壁或腹内的先天性或后天性缺损或薄弱处，进入到另一部位，统称为腹部疝。腹部疝可分为腹内疝和腹外疝两种。腹外疝是指腹腔内器官或组织经腹壁缺损处向体表突出，在局，部形成肿块；腹内疝则是腹内脏器或组织进入腹内间隙而形成。腹外疝远比腹内疝多见，是腹部常见疾病之一。

一、病因

腹外疝的发病主要有两个方面的因素。

（一）腹壁薄弱和缺损有先天性和后天性两种。

1. 先天性缺损　即在胚胎发育过程中的缺损。常见于胚胎期某些组织穿出腹膜的部位，如精索或子宫圆韧带穿出腹股沟管，股动、静脉穿出股管等处。

2. 后天性缺损　如腹部手术或外伤，特别是经过长期引流的切口，可造成局部腹壁薄弱。老年、久病的患者有腹壁肌肉萎缩也可成为腹外疝的诱因。

（二）腹内压增高

如长期的咳嗽、排便或排尿困难、腹水、腹腔内肿瘤等，均可促使腹外疝发生或加重。

二、病理解剖

典型的腹外疝由疝囊、疝内容物和疝外被盖等组成。疝囊是壁腹膜的憩室样突出部，由疝囊颈和疝囊体组成。疝囊颈是疝囊比较狭窄的部分，是疝环所在的部位，也是疝突向体表的门户，又称疝门，亦即腹壁薄弱区或缺损所在。各种疝通常以疝门部位作为命名依据，例如腹股沟疝、股疝、脐疝、切口疝等。疝内容物是进入疝囊的腹内脏器或组织，以小肠为最多见，大网膜次之。此外如盲肠、阑尾、乙状结肠、横结肠、膀胱等均可作为疝内容物进入疝囊，但较少见。疝外被盖是指疝囊以外的各层组织。

三、临床类型

根据临床表现可将腹外疝分为4种类型。

（一）易复性病

疝内容物容易还纳入腹腔者称为易复性疝。当患者站立、运动、咳嗽或腹内压增高时，疝内容物进入疝囊；平卧或用手推送疝内容物时，疝内容物可还纳到腹腔。

（二）难复性疝

病程较长，疝内容物反复突出与疝囊壁发生粘连，使疝内容物不能完全回入腹腔。这种疝的内容物多数是大网膜。此外，有的腹股沟疝，其疝环大，一部分疝内容物未完全被腹膜包裹，如盲肠、乙状结肠等，这种疝称为滑动性疝，也属于难复性疝。

（三）嵌顿性疝

当腹内压突然增高时，有较多的疝内容物通过疝囊颈进入疝囊。此时疝环和疝囊颈因腹肌收缩而紧缩，疝内容物被卡勒而不能还纳回腹腔，称嵌顿性疝。

（四）绞窄性疝

嵌顿性疝的内容物发生血行障碍，称绞窄性疝。

嵌顿性疝和绞窄性疝是同一病理过程的两个不同阶段，临床上不易截然区分。如疝内容物为肠管，嵌顿后肠壁及其系膜在疝环处被卡勒。先使肠壁静脉受阻，出现肠壁瘀血和水肿，肠壁及其系膜增厚，颜色由正常的淡红色逐渐转为深红，囊内可有淡黄色渗液积聚。此时如能及时解除嵌顿，上述病变可恢复正常。如嵌顿不能及时解除，肠壁及其系膜受压情况继续加重，最后使动脉血流减少以至完全阻断，动脉搏动完全消失，肠壁逐渐变黑坏死，疝囊内渗液为紫红色血水。

嵌顿性疝的内容物仅为部分肠壁，系膜侧肠壁及其系膜并未进入疝囊，肠腔并未完全梗阻，这种疝称肠管壁疝或瑞契特 (Richter) 疝。若嵌顿性疝的疝内容物为 2 个以上的肠袢，形成"W"形者，称为逆行性嵌顿疝。这种疝发生绞窄时，不仅疝囊内的肠袢可以坏死，位于腹腔内的肠袢亦可以坏死，有时甚至疝囊内的肠袢尚存活而腹腔内的肠袢已坏死，故手术时必须检查腹腔内的肠袢。

第二节 腹股沟疝

腹股沟区是前外下腹壁一个三角形区域，其下界为腹股沟韧带，内界为腹直肌外侧缘，上界为髂前上棘至腹直肌外侧缘的一条水平线。腹股沟疝是指发生在这个区域的腹外疝。

腹股沟疝分为斜疝和直疝两种。疝囊经过腹壁下动脉外侧的腹股沟管深环 (内环) 突出，向内、向下、向前斜行经过腹股沟管，再穿出腹股沟管浅环 (皮下环)，并可进入阴囊，称为腹股沟斜疝 (indirect inguinal hemia)。疝囊经腹壁下动脉内侧的直疝三角区直接由后向前突出，不经过内环，也不进入阴囊，称为腹股沟直疝 (direct inguinal.hernia)。

斜疝是最多见的腹外疝，发病率约占全部腹外疝的 75% ～ 90%；或占腹股沟疝的 85% ～ 95%。腹股沟疝发生于男性者占大多数，男女发病率之比约为 15:1；右侧比左侧多见。

一、腹股沟区解剖概要

(一) 腹股沟区的解剖层次由浅而深，有以下各层：

1. 皮肤、皮下组织和浅筋膜。

2. 腹外斜肌　其在髂前上棘与脐之间连线以下移行为腱膜，即腹外斜肌腱膜。该腱膜下缘在髂前上棘至耻骨结节之间向后、向上反折并增厚形成腹股沟韧带。韧带内侧端一小部分纤维又向后、向下转折而形成腔隙韧带，又称陷窝韧带，它填充着腹股沟韧带和耻骨梳之间的交角，其边缘呈弧形，为股环的内侧缘。腔隙韧带向外侧延续的部分附着于耻骨梳，为耻骨梳韧带 (Cooper 韧带)。这些韧带在腹股沟疝传统的修补手术中极为重要。腹外斜肌腱膜纤维在耻骨结节上外方形成一三角形的裂隙，即腹股沟管浅环 (外环或皮下环)。腱膜深面与腹内斜肌之间有髂腹下神经及髂腹股沟神经通过，在施行疝手术时应避免其损伤。

3. 腹内斜肌和腹横肌　腹内斜肌在此区起自腹股沟韧带的外侧 1/2。肌纤维向内下走行，其下缘呈弓状越过精索前方、上方，在精索内后侧止于耻骨结节。腹横肌在此区起自腹股沟韧带外侧 1/3，其下缘也呈弓状越过精索上方，在精索内后侧与腹内斜肌融合而形成腹股沟镰 (或称联合腱)，也止于耻骨结节。

4. 腹横筋膜　位于腹横肌深面。其下面部分的外侧 1/2 附着于腹股沟韧带，内侧 1/2 附着于耻骨梳韧带。腹横筋膜与包裹腹横肌和腹内斜肌的筋膜在弓状下缘融合，形成弓状腱膜结构，称为腹横肌腱膜弓；腹横筋膜至腹股沟韧带向后的游离缘处加厚形成髂耻束，在腹腔镜疝修补术中特别重视腹横肌腱膜弓和髂耻束。在腹股沟中点上方 2 cm、腹壁下动脉外侧处，男性精索和女性子宫圆韧带穿过腹横筋膜而造成一个卵圆形裂隙，即为腹股沟管深环 (内环或腹环)。腹横筋膜由此向下包绕精索，成为精索内筋膜。深环内侧的腹横筋膜组织增厚，称凹间韧带 (interfoveolar 韧带)。在腹股沟韧带内侧 1/2，腹横筋膜还覆盖着股动、静脉，并在腹股沟韧带后方伴随这些血管下行至股部。

5. 腹膜外脂肪和腹膜壁层　从上述解剖层次可见，在腹股沟内侧 1/2 部分，腹壁强度较为薄弱，因为该部位在腹内斜肌和腹横肌的弓状下缘与腹股沟韧带之间有一空隙，这就是腹外疝好发于腹股沟区的重要原因。

(二) 腹股沟管解剖

腹股沟管位于腹前壁、腹股沟韧带内上方，大体相当于腹内斜肌、腹横肌弓状下缘与腹股沟韧带之间的空隙。成年人腹股沟管的长度为 4 ～ 5 cm。腹股沟管的内口即深环，外口即浅环。它们的大小一般可容纳一指尖。以深环为起点，腹股沟管的走向由外向内、由上向下、由深向浅斜行。腹股沟管的前壁有皮肤、皮下组织和腹外斜肌腱膜，但外侧 1/3 部分尚有腹内斜肌覆盖；管的后壁为腹横筋膜和腹膜，其内侧 1/3 尚有腹股沟镰；上壁为腹内斜肌、腹横肌的弓状下缘；下壁为腹股沟韧带和腔隙韧带。女性腹股沟管内有子宫圆韧带通过，男性则有精索通过。

(三) 直疝三角 (Hesselbach 三角，海氏三角)

直疝三角的外侧边是腹壁下动脉，内侧边为腹直肌外侧缘，底边为腹股沟韧带。此处腹壁缺乏完整的腹肌覆盖，且腹横筋膜又比周围部分薄，故易发生疝。腹股沟直疝即在此由后向前突出，故称直疝三角。直疝三角与腹股沟深环之间有腹壁下动脉和凹间韧带相隔。

二、病因及发病机制

(一) 病因

引起腹股沟疝的原因很多，主要是腹部强度降低，以及腹内压力增高。老年人肌肉萎缩，腹壁薄弱，而腹股沟区更加薄弱，再加上血管、精索或者子宫圆韧带穿过，给疝的形成提供了通道。此外，老年人多有咳喘、便秘、前列腺增生导致的排尿困难等疾病，致使腹压升高，为疝的形成提供了动力。如果腹股沟区出现可复性包块，即站立、行走、咳嗽或劳动时出现，平卧休息时消失，就应该考虑腹股沟疝的可能。

(二) 发病机制

1. 腹股沟直疝　腹股沟直疝绝大多数属后天性，主要病因是腹壁发育不健全、腹股沟三角区肌肉和筋膜薄弱。老年人因肌肉萎缩退化，使腹股沟管的间隙变得宽大，同时腹内斜肌、腹横肌和联合肌腱的支持保护作用也减弱，当有慢性咳嗽、习惯性便秘或排尿困难而致腹内压增高时，腹横筋膜反复遭受腹内压力的冲击，造成损伤、变薄、腹腔内脏即逐渐向前推动而突出，形成直疝。没有先天发生的。

2. 腹股沟斜疝 胚胎早期，睾丸位于腹膜后第 2 ~ 3 腰椎旁，以后逐渐下降，同时在未来的腹股沟管内环处带动腹膜、腹横筋膜以及各层肌肉径腹股沟管逐渐下移，并推动皮肤而形成阴囊。随之下移的腹膜形成一鞘状突，而睾丸则紧贴在鞘状突的后壁。鞘状突在婴儿出生后不久，除阴囊部分成为睾丸固有鞘膜外，其余部分即自行萎缩闭锁而遗留一纤维索带。如环不闭锁，就可形成先天性斜疝，而未闭的鞘状突就成为先天性斜疝的疝囊。有时，未闭的鞘状突只是一条非常细小的管道，则在临床上并不表现为疝，仅形成交通性睾丸鞘膜积液。如果鞘状突下段闭锁而上段未闭，也可诱发斜疝；如两端闭锁而中段不闭，则在临床上表现为精索鞘膜积液。右侧睾丸下降比左侧略晚，鞘突闭锁也较迟，因此，右侧腹股沟疝较为多见。

后天性斜疝较先天性者为多，其发病机制则完全不同。此时，腹膜鞘状突已经闭锁，而有另外新的疝囊形成，经腹股沟所引起的。它是因为腹股沟区存在着解剖上的缺陷所致，即腹股沟管区是腹壁薄弱区，又有精索通过而造成局部腹壁强度减弱，但主要是发育不良或腹肌较弱而腹横肌与腹内斜肌对内环括约作用减弱，以及腹横肌弓状下缘（或为联合肌腱）收缩时不能靠拢腹股沟韧带，均诱发后天性斜疝。

三、临床表现和诊断

腹股沟斜疝的基本临床表现是腹股沟区有一突出的肿块。有的患者开始时肿块较小，仅仅通过深环刚进入腹股沟管，疝环处仅有轻度坠胀感，此时诊断较为困难；一旦肿块明显，并穿过浅环甚或进入阴囊，诊断就较容易。

易复性斜疝除腹股沟区有肿块和偶有胀痛外，并无其他症状。肿块常在站立、行走、咳嗽或劳动时出现，多呈带蒂柄的梨形，并可降至阴囊或大阴唇。用手按肿块并嘱患者咳嗽，可有膨胀性冲击感。如患者平卧休息或用手将肿块向腹腔推送，肿块可向腹腔回纳而消失。回纳后，以手指通过阴囊皮肤伸入浅环，可感浅环扩大、腹壁软弱；此时如嘱患者咳嗽，指尖有冲击感。用手指紧压腹股沟管深环，让患者起立并咳嗽，斜疝疝块并不出现；但一旦移去手指，则可见疝块由外上向内下鼓出。疝内容物如为肠袢，则肿块柔软、光滑，叩之呈鼓音。回纳时常先有阻力；一旦回纳，肿块即较快消失，并常在肠袢进入腹腔时发出咕噜声。若疝内容物为大网膜，则肿块坚韧叩呈浊音，回纳缓慢。

难复性斜疝在临床表现方面除胀痛稍重外，其主要特点是疝块不能完全回纳。滑动性斜疝疝块除了不能完全回纳外，尚有消化不良和便秘等症状。滑动性疝多见于右侧，左右发病率之比约为1：6。滑动疝虽不多见，但滑入疝囊的盲肠或乙状结肠可能在疝修补手术时被误认为疝囊的一部分而被切开，应特别注意。

嵌顿性疝通常发生在斜疝，强力劳动或排便等腹内压骤增是其主要原因。临床上表现为疝块突然增大，并伴有明显疼痛。平卧或用手推送不能使疝块回纳。肿块紧张发硬，且有明显触痛。嵌顿内容物如为大网膜，局部疼痛常较轻微；如为肠袢，不但局部疼痛明显，还可伴有腹部绞痛、恶心、呕吐、停止排便排气、腹胀等机械性肠梗阻的临床表现。疝一旦嵌顿，自行回纳的机会较少；多数患者的症状逐步加重。如不及时处理，将会发展成为绞窄性疝。肠管壁疝（Richter 疝）嵌顿时，由于局部肿块不明显，又不一定有肠梗阻表现，容易被忽略。

绞窄性疝的临床症状多较严重。但在肠袢坏死穿孔时，疼痛可因疝块压力骤降而暂时有所缓解。因此，疼痛减轻而肿块仍存在者，不可认为是病情好转。绞窄时间较长者，由于疝内容物发生感染，侵及周围组织，引起疝外被盖组织的急性炎症。严重者可发生脓毒症。

腹股沟直疝常见于年老体弱者，其主要临床表现是当患者直立时，在腹股沟内侧端、耻骨结节上外方出现一半球形肿块，并不伴有疼痛或其他症状。直疝囊颈宽大，疝内容物又直接从后向前顶出，故平卧后疝块多能自行消失，不需用手推送复位。直疝很少进入阴囊，极少发生嵌顿。疝内容物常为小肠或大网膜。膀胱有时可进入疝囊，成为滑动性直疝，此时膀胱即成为疝囊的一部分，手术时应予以注意。

腹股沟疝的诊断一般不难，但确定是腹股沟斜疝还是直疝，有时并不容易（表 9-1）。

表 9-1 斜疝和直疝的鉴别

	斜疝	直疝
发病年龄	多见于儿童及青壮年	多见于老年
突出途径	经腹股沟管突出，可进阴囊	由直疝三角突出，很少进入阴囊
疝块外形	椭圆或梨形，上部呈蒂柄状	半球形，基底较宽
回纳疝块后压住深环	疝块不再突出	疝块仍可突出
精索与疝囊的关系	精索在疝囊后方	精索在疝囊前外方
疝囊颈与腹壁下动脉的关系	疝囊颈在腹壁下动脉外侧	疝囊颈在腹壁下动脉内侧
嵌顿机会	较多	极少

四、鉴别诊断

腹股沟疝的诊断虽较容易，但需与如下常见疾病相鉴别。

（一）睾丸鞘膜积液

鞘膜积液所呈现的肿块完全局限在阴囊内，其上界可以清楚地摸到；用透光试验检查肿块，鞘膜积液多为透光（阳性），而疝块则不能透光。应该注意的是，幼儿的疝块，因组织菲薄，常能透光，勿与鞘膜积液混淆。腹股沟斜疝时，可在肿块后方扪及实质感的睾丸；鞘膜积液时，睾丸在积液中间，故肿块各方均呈囊性而不能扪及实质感的睾丸。

（二）交通性鞘膜积液

肿块的外形与睾丸鞘膜积液相似。于每日起床后或站立活动时肿块缓慢地出现并增大。平卧或睡觉后肿块逐渐缩小，挤压肿块，其体积也可逐渐缩小。透光试验为阳性。

（三）精索鞘膜积液

肿块较小，在腹股沟管内，牵拉同侧睾丸可见肿块移动。

（四）隐睾

腹股沟管内下降不全的睾丸可被误诊为斜疝或精索鞘膜积液。隐睾肿块较小，挤压时可出现特有的胀痛感觉。如患侧阴囊内睾丸缺如，则诊断更为明确。

（五）急性肠梗阻肠

管被嵌顿的疝可伴发急性肠梗阻，但不应仅满足于肠梗阻的诊断而忽略疝的存在；尤其是患者比较肥胖或疝块较小时，更易发生这类问题而导致治疗上的错误。

五、治疗

腹股沟疝如不及时处理，疝块可逐渐增大，终将加重腹壁的损坏而影响劳动力；斜疝又常可发生嵌顿或绞窄而威胁患者的生命。因此，除少数特殊情况外，腹股沟疝一般均应尽早施行手术治疗。

（一）非手术治疗

一岁以下婴幼儿可暂不手术。因为婴幼儿腹肌可随躯体生长逐渐强壮，疝有自行消失的可能。可采用棉线束带或绷带压住腹股沟管深环，防止疝块突出并给发育中的腹肌以加强腹壁的机会。

年老体弱或伴有其他严重疾病而禁忌手术者，白天可在回纳疝内容物后，将医用疝带一端的软压垫对着疝环顶住，阻止疝块突出。长期使用疝带可使疝囊颈经常受到摩擦变得肥厚坚韧而增加疝嵌顿的发病率，并有促使疝囊与疝内容物发生粘连的可能。

（二）手术治疗

腹股沟疝最有效的治疗方法是手术修补。如有慢性咳嗽、排尿困难、严重便秘、腹水等腹内压力增高情况，或合并糖尿病，手术前应先予处理，以避免和减少术后复发。手术方法可归纳为下述三种。

1. 传统的疝修补术　手术的基本原则是疝囊高位结扎、加强或修补腹股沟管管壁。

疝囊高位结扎术：显露疝囊颈，予以高位结扎、贯穿缝扎或荷包缝合，然后切去疝囊。所谓高位，解剖上应达内环口，术中以腹膜外脂肪为标志。结扎偏低只是把一个较大的疝囊转化为一个较小的疝囊，达不到治疗目的。婴幼儿的腹肌在发育中可逐渐强壮而使腹壁加强，单纯疝囊高位结扎常能获得满意的疗效，不需施行修补术。绞窄性斜疝因肠坏死而局部有严重感染，通常也采取单纯疝囊高位结扎、避免施行修补术，因感染常使修补失败；腹壁的缺损应在以后另做择期手术加强之。

加强或修补腹股沟管管壁：成年腹股沟疝患者都存在程度不同的腹股沟管前壁或后壁薄弱或缺损，单纯疝囊高位结扎不足以预防腹股沟疝的复发，只有在疝囊高位结扎后，加强或修补薄弱的腹股沟管前壁或后壁，才有可能得到彻底的治疗。

加强或修补腹股沟管前壁的方法：以 Ferguson 法最常用。它是在精索前方将腹内斜肌下缘和联合腱缝至腹股沟韧带上，目的是消灭腹内斜肌弓状下缘与腹股沟韧带之间的空隙。适用于腹横筋膜无显著缺损、腹股沟管后壁尚健全的患者。

加强或修补腹股沟管后壁的方法：常用的有四种：① Bassini 法，提起精索，在其后方把腹内斜肌下缘和联合腱缝至腹股沟韧带上，置精索于腹内斜肌与腹外斜肌腱膜之间。临床应用最广泛。② Halsted 法：与上法很相似，但把腹外斜肌腱膜也在精索后方缝合，从而把精索移至腹壁皮下层与腹外斜肌腱膜之间。③ McVay 法：是在精索后方把腹内斜肌下缘和联合腱缝至耻骨梳韧带上。适用于后壁薄弱严重患者，还可用于股疝修补。④ Shouldice 法：将腹横筋膜自耻骨结节处向上切开，直至内环，然后将切开的两叶予以重叠缝合，先将外下叶缝于内上叶的深面，再将内上叶的边缘缝于髂耻束上，以再造合适的内环，发挥其括约肌作用，然后按Bassini法将腹内斜肌下缘和联合腱缝于腹股沟韧带深面。这样既加强了内环，又修补了腹股沟管薄弱的后壁，其术后复发率低于其他方法。适用于较大的成人腹股沟斜疝和直疝。

浅环在修补术中显露疝囊前切开，缝合切口时可再塑，使其缩小仅容精索通过。

2.无张力疝修补术 传统的疝修补术存在缝合张力大、术后手术部位有牵扯感、疼痛等缺点。无张力疝修补术是在无张力情况下，利用人工高分子材料网片进行修补，具有术后疼痛轻、恢复快、复发率低等优点。常用的无张力疝修补术有三种：①平片无张力疝修补术，使用一适当大小的补片材料置于腹股沟管后壁。②疝环充填式无张力疝修补术，使用一个锥形网塞置入已返纳疝囊的疝环中并加以固定，再用一成形补片置于精索后以加强腹股沟管后壁。③巨大补片加强内脏囊手术，又称Stoppa手术，是在腹股沟处置入一块较大的补片以加强腹横筋膜，通过巨大补片挡住内脏囊，后经结缔组织长入，补片与腹膜发生粘连实现修补目的，多用于复杂疝和复发疝。人工高分子修补材料毕竟属异物，有潜在的排异和感染的危险，故临床上应选择适应证应用。

3.经腹腔镜疝修补术 方法有四种：①经腹膜前法（TAPA）；②完全经腹膜外法（TEA）；③经腹腔补片植入技术（IPOM）；④单纯疝环缝合法。前三种方法的基本原理是从后方用网片加强腹壁的缺损；最后一种方法是用钉或缝线使内环缩小，只用于较小儿童斜疝。经腹腔镜疝修补术具有创伤小、术后疼痛轻、恢复快、复发率低、无局部牵扯感等优点，但因需全身麻醉、手术费用高等原因，目前临床应用较少。然而，对于双侧腹股沟疝的修补，尤其是多次复发或隐匿性疝，经腹腔镜疝修补更具优势。

（三）嵌顿性和绞窄性疝的处理原则

嵌顿性疝具备下列情况者可先试行手法复位：①嵌顿时间在3～4小时以内，局部压痛不明显，也无腹部压痛或腹肌紧张等腹膜刺激征者；②年老体弱或伴有其他较严重疾病而估计肠袢尚未绞窄坏死者。复位方法是让患者取头低足高卧位，注射吗啡或哌替啶，以止痛和镇静，并松弛腹肌。然后托起阴囊，持续缓慢地将疝块推向腹腔，同时用左手轻轻按摩浅环和深环以协助疝内容物回纳。此法虽有可能使早期嵌顿性斜疝复位，暂时避免了手术，但有挤破肠管、把已坏死的肠管送回腹腔，或疝块虽消失而实际仍有一部分肠管未回纳等可能。因此，手法必须轻柔，切忌粗暴；复位后还需严密观察腹部情况，注意有无腹膜炎或肠梗阻的表现，如有这些表现，应尽早手术探查。由于嵌顿性疝复位后，疝并未得到根治，大部分患者迟早仍需手术修补，而手法复位本身又带有一定危险性，所以要严格掌握手法复位的指征。

除上述情况外，嵌顿性疝原则上需要紧急手术治疗，以防止疝内容物坏死并解除伴发的肠梗阻。绞窄性疝的内容物已坏死，更需手术。术前应做好必要的准备，如有脱水和电解质紊乱，应迅速补液加以纠正。这些准备工作极为重要，可直接影响手术效果。手术的关键在于正确判断疝内容物的活力，然后根据病情确定处理方法。在扩张或切开疝环、解除疝环压迫的前提下，凡肠管呈紫黑色，失去光泽和弹性，刺激后无蠕动和相应肠系膜内无动脉搏动者，即可判定为肠坏死。如肠管尚未坏死，则可将其送回腹腔，按一般易复性疝处理。不能肯定是否坏死时，可在其系膜根部注射0.25%～0.5%普鲁卡因60～80 ml，再用温热等渗盐水纱布覆盖该段肠管或将其暂时送回腹腔，10～20分钟后再行观察。如果肠壁转为红色，肠蠕动和肠系膜内动脉搏动恢复，则证明肠管尚具有活力，可回纳腹腔。如肠管确已坏死，或经上述处理后病理改变未见好转，或一时不能肯定肠管是否已失去活力时，则应在患者全身情况允许的前提下，切除该段肠管并进行一期吻合。患者情况不允许肠切除吻合时，可将坏死或活力可疑的肠管外置于腹外，并在其近侧段切一小口，插入一肛管，以期解除梗阻；7～14日后，全身情况好转，再施行肠切除吻合术。绞窄的内容物如系大网膜，可予切除。

手术处理中应注意：①如嵌顿的肠襻较多，应特别警惕逆行性嵌顿的可能。不仅要检查疝囊内肠襻的活力，还应检查位于腹腔内的中间肠襻是否坏死。②切勿把活力可疑的肠管送回腹腔，以图侥幸。③少数嵌顿性或绞窄性疝，临手术时因麻醉的作用疝内容物自行回纳腹内，以致在术中切开疝囊时无肠襻可见。遇此情况，必须仔细探查肠管，以免遗漏坏死肠襻于腹腔内。必要时另作腹部切口探查之。④凡施行肠切除吻合术的患者，因手术区污染，在高位结扎疝囊后，一般不宜作疝修补术，以免因感染而致修补失败。

(四) 复发性腹股沟疝的处理原则

腹股沟疝修补术后发生的疝称复发性腹股沟疝(简称复发疝)。实际上，包括如下三种情况：

1. 真性复发疝 由于技术上的问题或患者本身的原因，在疝手术的部位再次发生疝。再发生的疝在解剖部位及疝类型上，与初次手术的疝相同。

2. 遗留疝 初次疝手术时，除了手术处理的疝外，还有另外的疝，也称伴发疝，如右侧腹股沟斜疝伴发右侧腹股沟直疝等。由于伴发疝较小，临床上未发现，术中又未进行彻底的探查，成为遗留的疝。

3. 新发疝 初次疝手术时，经彻底探查并排除了伴发疝，疝修补手术也是成功的。手术若干时间后再发生疝，疝的类型与初次手术的疝相同或不相同，但解剖部位不同，为新发疝。

后两种情况，又称假性复发疝。从解剖学、病因及发病时间等方面来看，上述三种情况并不完全相同，分析处理也应有所区别。但在临床实际工作中，再次手术前有时很难确定复发疝的类型。再次手术中，由于前次手术的分离、瘢痕形成，局部解剖层次发生不同程度的改变，要区分复发疝的类型有时也不容易。疝再次修补手术的基本要求是：①由具有丰富经验的、能够作不同类型疝手术的医师施行；②所采用的手术步骤及修补方式只能根据每个患者术中所见来决定，而辨别其复发类型并非必要。

第三节 股疝

脏器或组织经股环突入股管，再经股管突出卵圆窝为股疝。疝囊通过股环、经股管向卵圆窝突出的疝，称为股疝。股疝的发病率约占腹外疝的 3%-5%，本病多见于 40 岁以上妇女。女性骨盆较宽广、联合肌腱和腔隙韧带较薄弱，以致股管上口宽大松弛故而易发病。妊娠是腹内压增高的主要原因。

一、解剖基础

股管是一个狭长形潜在性间隙，长约1.0～1.5 cm。股管有上、下两口，上口为股环，椭圆形，直径约 1.25 cm，上覆盖有股环隔膜。股管前界是腹股沟韧带，内界是陷窝韧带，后界是耻骨梳韧带，外界是股静脉。股管下口为卵圆窝，在耻骨结节的下外侧约 2 cm 处，是阔筋膜的一个缺陷，呈椭圆形，上有一层薄膜覆盖，称为筛状板。大隐静脉也在此穿过筛状板而汇入股静脉。

二、病因

女性骨盆较宽阔，联合肌腱及陷窝韧带常发育不全或变薄，导致股环宽大松弛，加上腹内压增高的诱因，使下坠的腹腔内脏经股环进入股管，自卵圆窝突出，故女性多见。疝内容物多为小肠和大网膜。

三、股疝的解剖关系

由于股管几乎是垂直向下的，疝内容物似直线状下坠，但一出卵圆窝后，却突转向前，形成一锐角。加以股环本身狭小，周围韧带坚韧，因此容易发生嵌顿和绞窄。

四、临床表现

易复性腹疝的症状较轻，常为患者不注意，尤其肥胖者更易被疏忽和漏诊。股疝之疝块通常不大，主要表现为卵圆窝处有一半球形隆起，大小通常像一枚核桃或鸡蛋。质地柔软，为可复性。由于囊外有丰富的脂肪组织，平卧而回纳疝内容物后，有时疝块并不完全消失。由于疝囊颈狭小，当咳嗽增加腹压时，局部咳嗽冲动感不明显，一部分患者可在久站后感到患处胀痛、下坠不适。

约半数病例，发生嵌顿，引起局部明显疼痛，出现急性肠梗阻症状时才来就诊。故对急性肠梗阻患者，尤其是中年妇女，应注意检查有无股疝，以免漏诊。

五、鉴别诊断

股疝应与下列疾病相鉴别：

（一）腹股沟疝

腹股沟斜疝位于腹股沟韧带的上内方，呈梨形，而股疝则位于腹股沟韧带之下外方，多呈半球形。疝块回纳后，用手指紧压腹股沟管内环、嘱患者站立或咳嗽，为腹股沟斜疝时疝块不再出现，而股疝则复现。腹股沟直疝位于腹股沟韧带上方，手指检查腹股沟 (Hesselbach) 三角，腹壁有缺损。

（二）大隐静脉曲张结节

在患者站立或咳嗽时可增大，平卧时消失，可误为可复性股疝。鉴别要点在于用手指压住股静脉近侧端，可使大隐静脉曲线结节膨胀增大，而股疝则否。静脉曲张者常伴有下肢其他部位的静脉曲张，对鉴别诊断有重要意义。

（三）淋巴结肿大

嵌顿性股疝应与急性淋巴结炎相鉴别，后者常呈椭圆形，虽有压痛，但没有剧烈腹痛等急性肠梗阻症状。常可在同侧下肢找到原发感染灶。

（四）髂腰部寒性脓肿

因有咳嗽冲击感，平卧时肿块也能部分缩小，可与股疝相混淆，但它多位于腹股沟外侧，偏髂窝处，有较明显的波动征。X 线片可见腰椎或骶髂关节结核。

六、治疗

股疝易嵌顿，又易发展为绞窄，应紧急手术治疗，最常见的手术方法是 McVay 修补术。

有两种手术径路：腹股沟上切口和腹股沟下切口。

（一）腹股沟上修补术

切口同腹股沟斜疝修补术，逐层切开腹外斜肌腱膜，显露腹股沟韧带。将腹内斜肌、圆韧带（在男性为精索）牵向内上方、显露腹股沟管后壁，在腹壁下动脉内侧切开腹横筋膜，即可发现疝囊，进入股管。然后边游离，边向上提出疝囊，也可在卵圆孔处用力向上推压，直到疝囊完全游离，提出切口外，切开疝囊，回纳疝内容物，以丝线作高位缝扎，切除多余疝囊壁，按照 McVay 术式，将腹横筋膜，腹内斜肌、腹横腱膜弓（或联合肌腱）缝至耻骨梳韧带和陷窝韧带。然后还可缝合耻骨肌筋膜和腹股沟韧带，以封闭股环。最后，逐层缝合切口。

（二）腹股沟下修补法

卵圆窝处直切口。切开筛筋膜，直接显露疝囊。细心推开股静脉和大隐静脉，向上分离至疝囊颈部切开疝囊，同纳疝内容物，高位贯穿缝扎疝囊颈，修去多余囊壁。然后、将腹股沟韧带、隐窝韧带与耻骨梳韧带缝合，以关闭股环。在外侧宜注意勿损伤或压紧股静脉。

嵌顿性或绞窄性股疝手术时，因疝环狭小，同纳疝内容物常有一定困难。遇有这种情况时，可切断腹股沟韧带以扩大股环，但在疝内容物同纳后，应仔细修复其切断的韧带。切开陷窝韧带也可扩大股环，但有损伤异位闭孔动脉的可能，应予慎重考虑。

第四节 腹部切口疝

腹部切口疝系指发生于腹部手术切口的疝，临床上相当多见，占腹外疝的第 3 位。

一、病因

切口疝之所以多见腹部纵向切口，是因为除腹直肌外，腹壁各层肌肉及筋膜，鞘膜等组织的纤维大体上都是横形走行的，纵向切口势必切断这些纤维；在缝合这些组织时，缝线容易在纤维间滑脱；已缝合的组织又经常受到肌肉的横向索引力而容易发生伤口破裂。此外，纵向切口虽不致切断强有力的腹直肌，但因肋间神经可被切断，其强度可能因此而降低。除上述解剖因素外，手术操作不当是导致切口疝的重要原因。其中最主要的是切口感染所致腹壁组织破坏（由此引起的腹部切口疝占全部病例的 50% 左右），其他如留置引流物过久，切口过长以至切断肋间神经过多，腹壁切口缝合不严密，手术中因麻醉效果不佳，缝合时强行拉拢创缘而致组织撕裂等情况均可导致切口疝的发生。手术后腹部明显胀气或肺部并发症导致剧烈咳嗽而致腹内压骤增，也可使切口内层撕裂而发生切口疝。此外，创口愈合不良也是个重要因素，如年迈、营养差、腹肌萎缩、肥胖等。

在各种常用的腹部切口中，最常发生切口疝的是经腹直肌切口；下腹部因腹直肌后鞘不完整而更多。正中切口和旁正中切口，因不损害肋间神经而发生切口疝者较少；但正中切口（尤其是上腹部）因缺乏坚强的腹股保护和正中线血供较差而发病者可较旁正中切口为多。

二、发病机制

(一)解剖基础

腹部纵切口除腹直肌外,切断了所有横行走向的腹壁各层肌肉、筋膜、腹膜、鞘膜组织纤维;在缝合后,又容易受到肌肉的横向牵引力而易发生裂开。即使是腹直肌,也因切断肋间神经而有损它的强度。为此,应尽量少用腹直肌旁切口,代之以横行切口、正中切口或旁正中切口。

(二)直接诱因

1. 术中处理不当 例如术中缝合层次有误,对合不当,缝合不密,嵌入其他组织,或缝腹膜时留有缺口,麻醉效果不佳,强行拉拢创缘缝合引起组织撕裂。

2. 术后处理不当 手术后留置引流物过久合并切口发生感染。据统计,切口一期愈合,切口疝发生率少于 1%,一旦感染,发生率增至 10% 左右。

3. 手术后腹内压力升高 如手术后肠麻痹引起的腹胀、频繁呕吐,以及原有的老年慢性支气管炎和术后并发肺炎所致的剧烈咳嗽,均可使缝线撕脱或组织撕裂。

三、诊断

(一)腹部切口疝

一般多见于纵切口,多发生于手术后几个月内。

(二)疝囊

多不完整,疝环较大,不易发生嵌顿,内容多为大网膜和小肠,可与疝囊壁发生粘连,形成难复性疝。

(三)症状及体征

1. 腹壁切口有肿块突出,在患者站立、行走、用力时更为明显,平卧时则消失。

2. 小的切口疝无其他症状,大的和巨型切口疝可引起腹部不适和牵拉感,并有消化不良、腹胀、腹部隐痛和慢性便秘等。

3. 切口瘢痕处可见肿块,柔软,大者直径可达 10 ~ 20 cm,甚至更大。疝内容物回纳后,可清楚地摸到疝环边缘。有时疝内容物为小肠,可见蠕动波及听到肠鸣音。

四、治疗

主要为手术治疗,仅在年迈体弱,不能耐受手术或者顽固性咳嗽不能控制者可使用弹性绷带包扎。

手术原则包括:①切除切口疤痕;②显露疝环后,沿其边缘清楚地解剖出腹壁各层组织;③凹纳疝内容物后,在无张力的条件下拉拢疝环边缘,逐层细致地缝合健康的各层腹壁组织,必要时可用重叠缝合法加强之。以上要求对于较小的切口疝是容易做到的。对于较大的切口疝,因为腹壁组织萎缩的范围过大,要求在无张力前提下拉拢健康组织有一定困难,则需内置移植物填补缺损,才能获得满意的修补。如在张力较大的情况下强行拉拢,即使勉强缝合,终究难免复发,常用的移植物有自体阔筋膜,自体真皮、塑料、纺绸等。

(石 鑫)

第十章 胃和十二指肠常见疾病

第一节 急性胃扭转和胃扩张

一、急性胃扭转

胃扭转不常见，其急性型发展迅速，诊断不易，常延误治疗；而其慢性型的症状不典型，也不易及时发现，故有必要对胃扭转有一扼要的了解。

（一）病因学

1. 新生儿胃扭转　是一种先天性畸形，可能与小肠旋转不良有关，使胃脾韧带或胃结肠韧带松弛而致胃固定不良。多数可随婴儿生长发育而自行矫正。

2. 成年人胃扭转　多数存在解剖学因素，在不同的诱因激发下而致病。胃的正常位置主要依靠食管下端和幽门部的固定，肝胃韧带和胃结肠韧带、胃脾韧带也对胃大、小弯起了一定的固定作用。较大的食管裂孔疝、膈疝、隔膨出以及十二指肠降段外侧腹膜过度松弛，使食管裂孔处的食管下端和幽门部不易固定。此外，胃下垂和胃大、小弯侧的韧带松弛或过长等，均是胃扭转发病的解剖学因素。

3. 疾病因素　急性胃扩张、急性结肠气胀、暴饮暴食、剧烈呕吐和胃的逆蠕动等可以成为胃的位置突然改变的动力，故常是促发急性型胃扭转的诱因。胃周围的炎症和粘连可牵扯胃壁而使其固定于不正常位置而出现扭转，这些病变常是促发慢性型胃扭转的诱因。

（二）临床表现

急性胃扭转起病较突然，发展迅速，其临床表现与溃疡病急性穿孔、急性胰腺炎、急性肠梗阻等急腹症颇为相似，与急性胃扩张有时不易鉴别。起病时均有骤发的上腹部疼痛，程度剧烈，并牵涉至背部。常伴频繁呕吐和暖气，呕吐物中不含胆汁。如为胃近端梗阻，则为干呕。此时拟放置胃肠减压管，常不能插入胃内。体检见上腹膨胀而下腹平胆。如扭转程度完全，梗阻部位在胃近端，则有上述上腹局限性膨胀、干呕和胃管不能插入的典型表现。如扭转程度较轻，临床表现很不典型。腹部X线平片常可见扩大的胃阴影，内充满气体和液体。由于钡剂不能服下，胃肠 X 线检查在急性期一般帮助不大，急性胃扭转常在手术探查时才能明确诊断。

慢性胃扭转多系部分性质，也无梗阻，可无明显症状，或其症状较为轻微，类似溃疡病或慢性胆囊炎等慢性病变。胃肠钡剂检查是重要的诊断方法。系膜轴扭转型的 X 线表现为双峰形胃腔，即胃腔有两个液平面，幽门和贲门处在相近平面。器官轴扭转型的 X 线表现有胃大、小弯倒置和胃底液平面不与胃体相连等。

（三）治疗

急性胃扭转必须施行手术治疗，否则胃壁血液循环可受到障碍而发生坏死。如能成功地插入胃管，吸出胃内气体和液体，待急性症状缓解和进一步检查后再考虑手术治疗。在剖开腹腔时，首先看到的大都是横结肠系膜后面的绷紧的胃后壁。由于解剖关系的紊乱以及膨胀的胃壁，外科医师常不易认清其病变情况。此时宜通过胃壁的穿刺将胃内积气和积液抽尽，缝合穿刺处，再进行探查。在胃体复位以后，根据所发现的病理变化，如膈疝、食管裂孔疝、肿瘤、粘连带等，予以切除或修补等处理。如未能找到有关的病因和病理机制者，可行胃固定术，即将脾下极至胃幽门处的胃结肠韧带和胃脾韧带致密地缝连到前腹壁腹膜上，以防扭转再度复发。

部分胃扭转伴有溃疡或葫芦形胃等病变者，可行胃部分切除术，病因处理极为重要。

术前要注意水、电解质失衡的纠正。术后应持续进行胃肠减压数天。

二、急性胃扩张

急性胃扩张是指短期内由于大量气体和液体积聚，胃和十二指肠上段的高度扩张而致的一种综合征。通常为某些内外科疾病或麻醉手术的严重并发症。

(一)病因学

某些器质性疾病和功能性因素均可并发急性胃扩张，常见的病因归纳为三类。

1.外科手术　创伤、麻醉和外科手术，尤其是腹腔、盆腔手术及迷走神经切断术，均可直接刺激躯体或内脏神经，引起胃的自主神经功能失调，胃壁的反射性抑制，造成胃平滑肌弛缓，进而形成扩张。麻醉时气管插管，术后给氧和胃管鼻饲，亦可使大量气体进入胃内，形成扩张。

2.疾病状态　胃扭转、嵌顿性食管裂孔疝以及各种原因所致的十二指肠壅积症、十二指肠肿瘤、异物等均可引起胃潴留和急性胃扩张；幽门附近的病变，如脊柱畸形、环状胰腺、胰癌等偶可压迫胃的输出道引起急性胃扩张；躯体部上石膏套后 1 ～ 2 d 引起的所谓"石膏套综合征"，可能是脊柱伸展过度，十二指肠受肠系膜上动脉压迫的结果；情绪紧张、精神抑郁、营养不良均可引起自主神经功能紊乱，使胃的张力减低和排空延迟；糖尿病神经病变、抗胆碱能药物的应用；水、电解质代谢失调、严重感染(如败血症)均可影响胃的张力和胃的排空，导致急性胃扩张。

3.各种外伤产生的应激状态　尤其是上腹部挫伤或严重复合伤，其发生与腹腔神经丛受强烈刺激有关。

4.其他　短时间内进食过多也是偶见原因。

(二)病理生理

当胃扩张到一定程度时，胃壁肌肉张力减弱，使食管与贲门、胃与十二指肠交界处形成锐角，阻碍胃内容物的排出，膨大的胃可压迫十二指肠，并将系膜及小肠挤向盆腔。因此，牵张系膜上动脉而压迫十二指肠，造成幽门远端的梗阻。唾液、胃、十二指肠液和胰液、肠液的分泌亢进，均可使大量液体积聚于胃内，加重胃扩张。扩张的胃还可以机械地压迫门静脉，使血液瘀滞于腹腔内脏，亦可压迫下腔静脉，使回心血量减少，最后可导致周围循环衰竭。由于大量呕吐、禁食和胃肠减压引流，可引起水和电解质紊乱。

(三)临床表现

大多起病缓慢，迷走神经切断术者常于术后第 2 周开始进流质饮食后发病。主要症状有腹胀、上腹或脐周隐痛，恶心和持续性呕吐。呕吐物为浑浊的棕绿色或咖啡色液体，呕吐后症状并不减轻。随着病情的加重，全身情况进行性恶化，严重者可出现脱水、碱中毒，并表现为烦躁不安、呼吸急促、手足抽搐、血压下降和休克。突出的体征为上腹膨胀，可见毫无蠕动的胃轮廓，局部有压痛，叩诊过度回响，有振水音。脐右偏上出现局限性包块，外观隆起，触之光滑而有弹性、轻压痛，其右下边界较清，此为极度扩张的胃窦，称"巨胃窦症"，乃是急性胃扩张特有的重要体征，可作为临床诊断的有力佐证。

本病可因胃壁坏死发生急性胃穿孔和急性腹膜炎。

（四）诊断

根据病史、体征，结合实验室检查和腹部 X 线征象，诊断一般不难。手术后发生的胃扩张常因症状不典型而与术后一般胃肠症状相混淆造成误诊。此外，应和肠梗阻、肠麻痹鉴别，肠梗阻和肠麻痹主要累及小肠，腹胀以腹中部明显，胃内不会有大量积液和积气，抽空胃内容物后患者也不会有多大好处，X 线平片可见多个阶梯状液平。

实验室检查可发现血液浓缩、低血钾、低血氯和碱中毒。立位腹部 X 线片可见左上腹巨大液平面和充满腹腔的特大胃影及左膈肌抬高。

（五）治疗

暂时禁食，放置胃管持续胃肠减压，纠正脱水、电解质紊乱和酸碱代谢平衡失调。低血钾常因血浓缩而被掩盖，应予注意。病情好转 24 h 后，可于胃管内注入少量液体，如无潴留，即可开始少量进食。如无好转则应手术。过度饱餐所致者，胃管难以吸出胃内容物残渣或有十二指肠梗阻及已产生并发症者亦应手术治疗。手术方式一般以简单有效为原则，如单纯胃切开减压、胃修补及胃造口术等。胃壁坏死常发生于贲门下及胃底近贲门处，由于坏死区周围炎症水肿及组织菲薄，局部组织移动性较差，对较大片坏死的病例，修补或造口是徒劳无益的，宜采用近侧胃部分切除加胃食管吻合术为妥。

（六）并发症

急性胃扩张可因胃壁坏死发生急性胃穿孔和急性腹膜炎。

当胃扩张到一定程度时，胃壁肌肉张力减弱，使食管与贲门、胃与十二指肠交界处形成锐角，阻碍胃内容物的排出，膨大的胃可压迫十二指肠，并将系膜及小肠挤向盆腔。因此，牵张系膜上动脉而压迫十二指肠，造成幽门远端的梗阻，唾液、胃、十二指肠液和胰液、肠液的分泌亢进，均可使大量液体积聚于胃内，加重胃扩张。扩张的胃还可以机械地压迫门静脉，使血液郁滞于腹腔内脏，亦可压迫下腔静脉，使回心血量减少，最后可导致周围循环衰竭。由于大量呕吐、禁食和胃肠减压引流，可引起水和电解质紊乱。

（七）预后

近代外科在腹部大手术后多放置胃管，术后多变换体位，注意水、电解质及酸碱平衡，急性胃扩张发生率及死亡率已大为降低。

第二节 胃肉瘤

一、胃平滑肌肉瘤

胃平滑肌肉瘤约占胃恶性肿瘤的 19.63%，胃肉瘤的 20%，可见于胃的任何部位。但以近侧胃为多见。

（一）病理

病变位于平滑肌组织内，境界清楚，呈球形或半球形，质地坚韧，表面呈结节或分叶状。可单发也可多发，大小从直径 1 cm 以下到 20 cm 以上不等。如肿瘤增长速度较快、瘤体生长较大可造成瘤体内出血、坏死及囊性变，并在黏膜表面形成溃疡。按其生长方式胃平滑肌肉瘤可分为三种类型：

1. 胃内型　肿瘤位于黏膜下。

2. 胃外型　肿瘤位于浆膜下。

3. 壁间型　肿瘤位于平滑肌间。

胃平滑肌肉瘤主要的转移途径为血行转移，常见的器官为肝，其次为肺。淋巴结转移不多见。

（二）临床表现

胃平滑肌肉瘤的临床表现与肿瘤生长部位、类型、病期及有无并发症等有关。早期无特异性症状，典型者表现如下：

1. 腹痛　约 50% 以上的患者发生腹痛，常先于出血和肿块。多为隐痛或腹部不适感，偶呈剧痛。腹痛系由瘤体膨大、牵拉、压迫邻近组织所致。

2. 腹部包块　半数左右出现腹部包块，小者如核桃。多有粘连，较固定，触之常有囊性感，触痛不明显。

3. 胃出血　胃平滑肌肉瘤发生出血者也较多见，常为间断性、持续性小量出血。黑便为主，呕血者较少，极个别呈大出血甚至休克。出血的主要原因是肿瘤受压或供血不足使中央部位梗死、坏死，以及瘤体表面溃疡所致。可伴有贫血症状。

4. 发热、消瘦等其他表现。

（三）诊断

胃平滑肌肉瘤的诊断主要依靠钡餐造影、胃镜和超声检查。

X 线钡餐检查所见：胃内型呈半圆形充盈缺损，边缘整齐，有时其中央可见脐样的溃疡龛影；胃外型表现为胃受压，胃壁黏膜完整，皱襞有拉平现象。胃镜检查可见黏膜下肿块的特征，在溃疡边缘取活检有助于确诊。

（四）鉴别诊断

1. 胃底部平滑肌肉瘤与贲门癌的鉴别

(1) 胃底部平滑肌肉瘤胃泡内有软组织肿块，与贲门癌相同。

(2) 胃底部平滑肌肉瘤即使靠近贲门部也很少累及食管，而贲门癌累及食管下端，为诊断贲门癌的依据。

(3) 腺癌龛影的特点与平滑肌肉瘤不同。

2. 良、恶性平滑肌瘤的鉴别

(1) 如肿块超过 6 厘米，则恶性可能性较大。

(2) 如钡餐造影上龛影大而不规则，或在瘤体中心部位有特征性窦道形成，多为平滑肌肉瘤。

(3) 肿瘤在短期内发展快应考虑为恶性。

（五）治疗

手术是主要的治疗手段。包括远端或近端胃大部切除术及全胃切除术，切缘应距肿瘤 2～3 cm 以上。一般不主张区域淋巴结清扫。胃平滑肌肉瘤对化疗不敏感，根治性术后患者无须辅助化疗。

除上述二种相对比较常见的胃肉瘤外，更为少见的还有胃神经纤维肉瘤、黏液肉瘤、纤维肉瘤、血管肉瘤、恶性神经鞘瘤等。

二、恶性淋巴瘤

胃原发性恶性淋巴瘤分为霍奇金病和非霍奇金病淋巴瘤两种类型，后者占绝大多数，多以 B 淋巴细胞为主。该病可见于任何年龄，但以 45 岁左右多发，男性较女性偏多。病因不清，可能与 HP 感染有关。

（一）病因

病因不清。一般认为，可能和基因突变，以及病毒及其他病原体感染、放射线、化学药物，合并自身免疫病等有关。

（二）临床表现

无特异性，常被误诊为胃溃疡或胃癌等疾病，误诊率高达 91% 以上。临床上以上腹部疼痛最为常见，其次为恶心、呕吐、食欲减退、呕血、黑便及体重下降等。体征主要有贫血、腹部肿块、肝脾肿大、恶病质等。

（三）诊断

淋巴瘤临床表现多样，虽然可以有慢性、进行性、无痛性淋巴结肿大，但也可以表现为其他系统受累或全身症状。临床上怀疑淋巴瘤时，可以做淋巴结或其他受累组织或器官的病理切片检查（活检）以确诊。

（四）治疗

淋巴瘤具有高度异质性，故治疗上也差别很大，不同病理类型和分期的淋巴瘤无论从治疗强度和预后上都存在很大差别。淋巴瘤的治疗方法主要由以下几种，但具体患者还应根据患者实际情况具体分析。

1. 放射治疗 某些类型的淋巴瘤早期可以单纯放疗。放疗还可用于化疗后巩固治疗及移植时辅助治疗。

2. 化学药物治疗 淋巴瘤化疗多采用联合化疗，可以结合靶向治疗药物和生物制剂。近年来，淋巴瘤的化疗方案得到了很大改进，很多类型淋巴瘤的长生存都得到了很大提高。

3. 骨髓移植 对 60 岁以下患者，能耐受大剂量化疗的中高危患者，可考虑进行自体造血干细胞移植。部分复发或骨髓侵犯的年轻患者还可考虑异基因造血干细胞移植。

4. 手术治疗 仅限于活组织检查或并发症处理；合并脾功能亢进而无禁忌证，有切脾指征者可以切脾，以提高血象，为以后化疗创造有利条件。

第三节 胃癌

胃癌 (gastric cancer) 系指源于胃黏膜上皮细胞的恶性肿瘤，主要是胃腺癌。胃癌占胃部恶性肿瘤的 95% 以上。2008 年全球新诊断出胃癌近 100 万例，病死人数 74 万，分别居全部恶性肿瘤诊断病例的第 4 位和恶性肿瘤病死率的第 2 位。虽然胃癌全球总发病率有所下降，但 2/3 胃癌病例分布在发展中国家。地理分布上，以日本、中国等东亚国家高发。胃癌在我国仍是最常见的恶性肿瘤之一，其发病率在不同地区之间有很大差异，北方高于南方，农村高于城市。男性胃癌的发病率和死亡率高于女性，55 ～ 70 岁为高发年龄段。全国平均年死亡率约为 16/10 万 (男性 21/10 万，女性 10/10 万)，近年死亡率下降并不明显。

一、病因和发病机制

在不良环境、饮食及 Hp 等多种因素作用下，COX-2 及生长因子 (表皮生长因子、转化生长因子 -α) 等介导发生持续慢性炎症，按照 Correa 描述的肠型胃癌的发生顺序，由慢性炎症 - 萎缩性胃炎 - 萎缩性胃炎伴肠化 - 异型增生而逐渐向胃癌演变。在此过程中，胃黏膜细胞增殖和凋亡之间的正常动态平衡被打破,基因发生突变.与胃癌发生相关的癌基因，如 ras 基因、c-myc 和 bcl-2 活化；抑癌基因包括野生型 p53、APC.DCC 等受抑，胃上皮细胞过度增殖又不能启动凋亡信号，逐渐进展为胃癌。

(一) 环境和饮食因素

第一代到美国的日本移民胃癌发病率下降约 25%，第二代下降约 50%，至第三代发生胃癌的危险性与当地美国居民相当。故环境因素在胃癌发生中起重要作用。此外火山岩地带、高泥炭土壤、水土含硝酸盐过多、微量元素比例失调或化学污染等可直接或间接经饮食途径参与胃癌的发生。

流行病学研究提示，多吃新鲜水果和蔬菜可降低胃癌的发生。经常食用霉变食品、咸菜、腌制烟熏食品以及过多摄入食盐，可增加危险性。长期食用含硝酸盐较高的食物后，硝酸盐在胃内被细菌还原成亚硝酸盐，再与胺结合生成致癌物亚硝胺。此外，慢性胃炎及胃部分切除者胃酸分泌减少有利于胃内细菌繁殖。老年人因泌酸腺体萎缩常有胃酸分泌不足，有利于细菌生长。胃内增加的细菌可促进亚硝酸盐类致癌物质产生，长期作用于胃黏膜将导致癌变。

(二) 感染因素

Hp 感染与胃癌有共同的流行病学特点，胃癌高发区人群 Hp 感染率高；Hp 抗体阳性人群发生胃癌的危险性高于阴性人群。1994 年世界卫生组织下属的国际癌肿研究机构将 Hp 感染定为人类 Ⅰ 类 (即肯定的) 致癌原。此外，EB 病毒和其他感染因素也可能参与胃癌的发生。

(三) 遗传因素

胃癌有明显的家族聚集倾向，家族发病率高于人群 2 ～ 3 倍。这可能也反映了家庭成员共有的环境因素，少数胃癌属"遗传性胃癌易感综合征"。浸润型胃癌有更高的家族发病倾向，提示该型与遗传因素有关。

（四）癌前变化

分为癌前疾病（即癌前状态）和癌前病变。前者是指与胃癌相关的胃良性疾病，有发生胃癌的危险性；后者是指较易转变为癌组织的病理学变化，主要指异型增生。

1. 肠上皮化生、萎缩性胃炎及异型增生详见慢性胃炎。

2. 胃息肉炎性息肉约占80%，直径多在2 cm以下，癌变率低；腺瘤性息肉癌变的概率较高，特别是直径＞2 cm的广基息肉。

3. 胃溃疡多因溃疡边缘的炎症、糜烂、再生及异型增生所致。

4. 残胃炎 Billroth-Ⅱ式胃切除术后，癌变常在术后10～15年发生。

二、病理

胃癌的好发部位依次为胃窦(58%)、贲门(20%)、胃体(15%)、全胃或大部分胃(7%)。根据胃癌的进程可分为早期和进展期胃癌。早期胃癌是指病灶局限且深度不超过黏膜下层的胃癌，不论有无局部淋巴结转移。进展期胃癌深度超过黏膜下层，已侵入肌层者称中期；侵及浆膜或浆膜外者称晚期胃癌。

（一）胃癌的组织病理学

WHO近年将胃癌分为：腺癌包括乳头状腺癌、管状腺癌、黏液腺癌、印戒细胞癌、混合型腺癌、腺鳞癌、髓样癌、肝样腺癌、鳞状细胞癌和未分化癌。

根据癌细胞分化程度可分为高分化、中度分化和低分化三大类。

（二）侵袭与转移

胃癌有四种扩散方式：

1. 直接蔓延侵袭至相邻器官：胃底贲门癌常侵犯食管、肝及大网膜，胃体癌则多侵犯大网膜、肝及胰腺。

2. 淋巴结转移一般先转移到局部淋巴结，再到远处淋巴结；转移到左锁骨上淋巴结时，称为 Virchow 淋巴结。

3. 血行播散晚期患者可占60%以上。最常转移到肝脏，其次是肺、腹膜及肾上腺，也可转移到肾、脑、骨髓等。

4. 种植转移癌细胞侵及浆膜层脱落入腹腔，种植于肠壁和盆腔，如种植于卵巢，称为 Krukenberg 瘤；也可在直肠周围形成结节状肿块。

三、临床表现

（一）症状

早期胃癌多无症状，部分患者可有消化不良症状。进展期胃癌可有上腹痛、餐后加重、食欲缺乏、厌食、乏力及体重减轻。

胃癌发生并发症或转移时可出现一些特殊症状，贲门癌累及食管下段时可出现吞咽困难。并发幽门梗阻时可有恶心、呕吐，溃疡型胃癌出血时可引起呕血或黑粪，继之出现贫血。胃癌转移至肝脏可引起右上腹痛，黄疸和（或）发热；转移至肺可引起咳嗽、呃逆、咯血，累及胸膜可产生胸腔积液而发生呼吸困难；肿瘤侵及胰腺时，可出现背部放射性疼痛。

（二）体征

早期胃癌无明显体征，进展期在上腹部可扪及肿块，有压痛。肿块多位于上腹偏右相当于胃窦处。如肿瘤转移至肝脏可致肝大及黄疸，甚至出现腹水。腹膜有转移时也可发生腹水，移动性浊音阳性。侵犯门静脉或脾静脉时有脾脏增大。有远处淋巴结转移时或可扪及 Virchow 淋巴结，质硬不活动。肛门指检在直肠膀胱凹陷可扪及肿块。

四、胃镜检查

胃镜检查结合黏膜活检，是目前最可靠的诊断手段。

（一）早期胃癌

好发于胃窦部及胃体部，特别是小弯侧，可表现为小的息肉样隆起或凹陷；也可呈平坦样，但黏膜粗糙、触之易出血，斑片状充血及糜烂。胃镜下疑诊者，可用亚甲蓝染色，癌性病变处着色，有助于指导活检部位。放大胃镜、窄带光成像和激光共聚焦胃镜能更仔细观察细微病变，提高早期胃癌的诊断率。由于早期胃癌在胃镜下缺乏特征性，病灶小，易被忽略，需要内镜医生细致地观察，对可疑病变多取活检。

（二）进展期胃癌

胃镜下多可做出拟诊，肿瘤表面常凹凸不平，糜烂，有污秽苔，活检时易出血。也可呈深大溃疡，底部覆有污秽灰白苔，溃疡边缘呈结节状隆起，无聚合皱襞，病变处无蠕动。当癌组织发生于黏膜之下，在胃壁内向四周弥散浸润扩散，同时伴有纤维组织增生；当病变累及胃窦，可造成胃流出道狭窄；当其累及全胃，可使整个胃壁增厚、变硬，称为皮革胃。这种黏膜下弥散浸润型胃癌，相对较少，胃镜所见黏膜可无明显病变，甚至普通活检也常呈阴性结果。临床疑诊时，可行大块黏膜切除，提高诊断的阳性率。

胃癌病灶处的超声内镜 (EUS) 检查可较准确地判断肿瘤侵犯深度，有助于区分早期和进展期胃癌；还能了解有无局部淋巴结转移，可作为 CT 检查的重要补充。

五、实验室检查

缺铁性贫血较常见，若伴有粪便隐血阳性，提示肿瘤有长期小量出血。

六、X 线钡餐

当患者有胃镜检查禁忌证时，X 线钡餐可能发现胃内的溃疡及隆起型病灶，分别呈龛影或充盈缺损，但难以鉴别其良恶性；如有黏膜皱襞破坏、消失或中断，邻近胃黏膜僵直，蠕动消失，则胃癌可能性大。

七、诊断

主要依据胃镜检查及病理活检。早期诊断是根治胃癌的前提，中国的胃镜检查已普及至镇、县级医院，对有中上腹痛、消化不良、呕血或黑粪者应及时行胃镜检查。对下列胃癌的高危患者应定期胃镜随访：①慢性萎缩性胃炎伴肠化或异型增生者；②良性溃疡经正规治疗 2 个月无效；③胃切除术后 10 年以上者。

八、并发症

（一）出血

多呈呕血或黑粪，约 5% 可发生难治性大出血。

（二）幽门或贲门梗阻

可出现进食困难、呕吐、腹胀及营养不良等症状。

（三）穿孔

较良性溃疡少见，多见于幽门前区的溃疡型癌。

九、治疗

早期胃癌没有淋巴转移时，可采取内镜治疗；进展期胃癌在没有全身转移时，可行手术治疗；肿瘤切除后，应尽可能清除残胃的 Hp 感染。

（一）内镜治疗

早期胃癌特别是黏膜内癌，可行内镜下黏膜切除术 (endoscopic mucosal resection，EMR) 或内镜黏膜下剥离术 (endoscopic submucosal dissection，ESD)(图 10-1)。适应于高或中分化、无溃疡、直径小于 2 cm 且无淋巴结转移者。应对切除的癌变组织进行病理检查，如切缘发现癌变或表浅型癌肿侵袭到黏膜下层，需追加手术治疗。

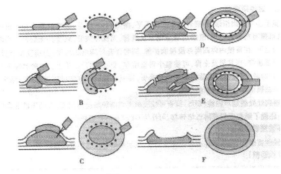

图 10-1 ESD

A. 标记；B. 黏膜下注射；C-D. 边缘切开；E. 黏膜下剥离；F. 创面处理

（二）手术治疗

对于早期胃癌，可采取胃部分切除术。进展期胃癌如无远处转移，尽可能根治性切除；伴有远处转移者或伴有梗阻者，则可行姑息性手术，保持消化道通畅。外科手术切除加区域淋巴结清扫是目前治疗进展期胃癌的主要手段。胃切除范围可分为近端胃切除、远端胃切除及全胃切除，切除后分别用 Billroth- Ⅰ、Billroth- Ⅱ及 Roux-en-Y 式重建消化道连续性。对那些无法通过手术治愈的患者，特别是有梗阻的患者，部分切除肿瘤后，约 50% 患者的症状可获得缓解。

（三）化学治疗

早期胃癌且不伴有任何转移灶者，术后一般不需要化疗。尽管胃癌对化疗不够敏感，但术前、术中、术后化疗仍有一定作用。术前化疗即新辅助化疗可使肿瘤缩小，增加手术根治及治愈机会；术后辅助化疗方式主要包括静脉化疗、腹腔内化疗、持续性腹腔温热灌注和淋巴靶向化疗等。单一药物化疗只适合于早期需要化疗的患者或不能承受联合化疗者。常用药物有 5-氟尿嘧啶 (5-FU)、替加氟 (FT-207)、丝裂霉素 (MMC)、阿霉素 (ADM)、顺铂 (DDP) 或卡铂、亚硝脲类 (CCNU，MeCCNU)、足叶乙甙 (VP-16) 等。联合化疗多采用 2 ～ 3 种联合，以免增加药物毒副作用。化疗失败与癌细胞对化疗药物产生耐药性或多药耐药性有关。

（四）其他治疗

基础及临床前期研究表明，生长抑素类似物及 COX-2 抑制剂能抑制胃癌生长，改善患者生活质量，不良反应少，临床疗效还有待广泛临床研究。其他尚包括中医中药治疗、光动力学治疗、介入治疗和营养支持治疗等。

十、预后及预防

（一）预后

胃癌的预后直接与诊断时的分期有关。迄今为止，手术仍然是胃癌的最主要治疗手段，但由于胃癌早期诊断率低（约10%），大部分胃癌在确诊时已处于中晚期，5年生存率约7%～34%。

（二）预防

1. 建立良好生活习惯。

2.Hp 感染是胃癌发生的重要病因之一，对于有癌前疾病者，根除 Hp 可能部分预防其胃癌发生。

3. 积极治疗癌前疾病。

第四节　胃十二指肠溃疡

胃十二指肠溃疡是极为常见的疾病。随着人们对胃、十二指肠溃疡认识的深入、新型抑制胃酸分泌药和抗幽门螺杆菌药物的合理应用，使其内科疗效提高，需要外科治疗的消化性溃疡患者已明显减少。外科治疗主要用于急性穿孔、大出血、瘢痕性幽门梗阻、药物治疗无效和疑似恶变等情况。

一、急性胃、十二指肠溃疡穿孔

急性胃、十二指肠溃疡穿孔是指活动期胃、十二指肠溃疡逐渐向深部侵蚀，穿破浆膜后形成穿孔。急性穿孔发生后，具有强烈刺激性的消化液及食物流入腹腔，引起急性化学性腹膜炎，产生剧烈腹痛，腹膜大量渗出。6～8 小时后，由于细菌繁殖，转变为化脓性腹膜炎。强烈的化学性刺激、细胞外液的减少和细菌毒素的吸收，可导致患者休克。

（一）临床表现

多数患者既往有溃疡病史，且在数日前溃疡症状加剧。穿孔多在夜间空腹或饱食后突然发生，典型症状是突发性上腹剧痛，呈刀割样，可放射至肩部，很快扩散至全腹。患者常出现面色苍白、冷汗、肢体发冷、脉细等休克症状，伴恶心、呕吐。由于继发细菌性腹膜炎，腹痛可加重。

体征：患者呈强迫体位，呼吸表浅，常有高热。全腹压痛，反跳痛，以上腹部最明显，呈"板状腹"。叩诊肝浊音界缩小或消失，可有移动性浊音。听诊肠鸣音消失或明显减弱。

（二）诊断和鉴别诊断

多数患者以往有溃疡病史，穿孔发生前常自觉症状加重，或有饮食不节、情绪波动等诱因。患者白细胞计数增高；腹部 X 线检查常见腹腔内游离气体；诊断性腹腔穿刺可抽出黄色浑浊液体，涂片镜检有时可找到食物残渣。典型病例不难诊断，但需注意与下列疾病相鉴别。

1. 急性胰腺炎　多因进食油腻食物过多、酗酒而发病，或胆管病史；为中上腹剧痛，呈带状分布，疼痛可放射至腰部及左肩背；可有腹肌紧张但无腹肌强直现象；X 线检查无膈下游离气体；血尿胰淀粉酶明显升高。

2. 急性阑尾炎 典型表现为转移性右下腹痛与右下腹固定压痛；阑尾炎穿孔时疼痛与腹部体征显著。但急性阑尾炎者一般无肩背反射痛；X 线检查无膈下游离气体。

3. 急性胆囊炎、胆石症 腹痛、肌紧张及压痛局限于右上腹及剑突下，腹痛多呈阵发性绞痛；X 线检查无膈下游离气体，B 超检查有结石或炎症改变。

(三) 处理

1. 非手术治疗 主要是通过胃肠减压，抗生素控制感染，待溃疡穿孔自行闭合，腹腔渗液自行吸收。非手术治疗应掌握严格的适应证：

(1) 穿孔小，渗出量不多，症状轻；

(2) 患者不能耐受手术或无施行手术条件者；

(3) 穿孔时间已超过 24 ～ 72 h，临床表现不重或已有局限趋势者 (可能形成脓肿)。

非手术治疗痊愈的患者应胃镜检查排除胃癌，根治幽门螺杆菌感染并治疗胃十二指肠溃疡病。

2. 手术治疗

(1) 单纯穿孔缝合术

适应证：

①穿孔时间超出 8 小时，腹腔内感染及炎症水肿严重，有大量脓性渗出液；

②以往无溃疡病史或有溃疡病史未经正规内科治疗，无出血、梗阻并发症；

③有其他系统器质性疾病不能耐受急诊溃疡手术。

对于所有的胃十二指肠溃疡穿孔患者，需做活检或术中快速病理检查除外癌变，若为恶性病变，应行根治性手术。单纯穿孔缝合术后溃疡病仍需内科治疗，Hp 感染阳性者需要抗 Hp 治疗。

(2) 彻底性溃疡手术

适应证：

①如果患者一般情况良好，穿孔在 8 小时内或超过 8 小时，腹腔污染不重；

②慢性溃疡病特别是胃溃疡患者，曾行内科治疗，或治疗期间穿孔；

③十二指肠溃疡穿孔修补术后再穿孔，有幽门梗阻或出血史者可行彻底性溃疡手术。

手术方法除胃大部切除术外，对十二指肠穿孔可选用穿孔缝合术加选择性迷走神经切断术或选择性迷走神经切断术加胃窦切除术。

二、胃、十二指肠溃疡大出血

胃、十二指肠溃疡患者有大量呕血、柏油样黑粪，引起红细胞、血红蛋白和血细胞比容明显下降，脉率加快，血压下降，出现为休克前期症状或休克状态，称为溃疡大出血，不包括小量出血或仅有大便隐血阳性的患者。胃、十二指肠溃疡出血，是上消化道大出血中最常见的原因，占 50% 以上。

(一) 病因和发病机制

1. 非甾体类抗炎药 应用 NSAIDs 是溃疡出血的一个重要因素，具有这部分危险因素的患者在增加。在西方国家多于 50% 以上消化道出血患者有新近应用 NSAIDs 史。在老年人口中，以前有胃肠道症状，并有短期 NSAIDs 治疗，这一危险因素正在增高。使用大剂量的阿司匹林 (300 mg/d) 预防一过性脑缺血发作的患者，其相对上消化道出血的危险性比用安慰剂治疗的高 7.7 倍，其他 NSAIDs 亦增加溃疡上消化道出血的危险性。

2. 甾体类皮质类固醇　皮质类固醇在是否引起消化性溃疡合并出血中的作用仍有争议。最近回顾性研究提示，同时应用 NSAIDs 是更重要的危险因素。合并应用皮质类固醇和 NSAIDs，上消化道出血的危险性升高 10 倍。

3. 危重疾病　危重患者是消化性溃疡大出血的危险人群，尤其是需要在重病监护病房治疗的。例如心脏手术后，这种并发症的发生率为 0.4%，这些患者大多数被证实为十二指肠溃疡，且这些溃疡常是大的或多发性的。加拿大一个大宗的多个医院联合研究发现，ICU 患者上消化道出血的发生率为 1.5%，死亡率达 48%，这些患者常需用抗溃疡药预防。

4. 幽门螺杆菌　出血性溃疡患者的 HP 感染为 15%～20%，低于非出血溃疡患者，因此 Hp 根治对于减少溃疡复发和再出血的长期危险是十分重要的。

(二) 临床表现

胃、十二指肠溃疡大出血的临床表现主要取决于出血的量及出血速度。

1. 症状　呕血和柏油样黑粪是胃、十二指肠溃疡大出血的常见症状，多数患者只有黑粪而无呕血症状，迅猛的出血则为大量呕血与紫黑血粪。呕血前常有恶心症状，便血前后可有心悸、眼前发黑、乏力、全身疲软，甚至晕厥症状。患者过去多有典型溃疡病史，近期可有服用阿司匹林或 NSAIDs 药物等情况。

2. 体征　一般失血量在 400 mL 以上时，有循环系统代偿的现象，如苍白、脉搏增速但仍强有力，血压正常或稍增高。继续失血达 800 mL 后即可出现明显休克的体征，如出汗、皮肤凉湿、脉搏快弱、血压降低、呼吸急促等。患者意识清醒，表情焦虑或恐惧。腹部检查常无阳性体征，也可能有腹胀、上腹压痛、肠鸣音亢进等。约半数的患者体温增高。

(三) 诊断和鉴别诊断

1. 诊断　绝大多数患者以往有溃疡病史，近期可有服用阿司匹林等非甾体类抗炎药物等情况。

红细胞、血红蛋白和血细胞比容明显下降；急诊胃镜检查阳性率可达 70%～80%；选择性腹腔动脉或肠系膜上动脉造影可明确病因与出血部位，并可介入止血。

2. 鉴别诊断　有时需注意与下列疾病相鉴别。

(1) 肝硬化门静脉高压症食管或胃底静脉破裂出血：有血吸虫病或慢性肝炎史，肝、脾肿大史；多以呕血为主，往往量大，为新鲜全血或血块，便血多在呕血之后；腹壁静脉怒张，皮肤有蜘蛛痣,巩膜黄染；全血尤其是血小板及白细胞计数减少；钡剂检查可见食管胃底静脉曲张。

(2) 胃癌出血：呕血多为黑褐或黑红胃液，多为小量出血；可有消瘦贫血，少数上腹部可触及肿块；钡剂检查或胃镜检查可发现胃癌。

(3) 胆管出血：可有胆管感染、胆管蛔虫史；以黑粪为主，呕血亦以黑血或黑血块多见，常能自止，有周期性特点 (一个周期 10～20 天)，出血时可伴胆绞痛、寒战发热、黄疸；肝脏常有肿大，右上腹常有压痛；B 超检查可见胆囊肿大。

（四）处理

治疗原则是补充血容量，防治失血性休克，尽快明确出血部位并采取有效止血措施。

1.抗失血性休克治疗，补充血容量建立可靠畅通的静脉通道，快速滴注平衡盐溶液，严密观察血压、脉搏、尿量和周围循环状况，并判断失血量指导补液和输血及血浆代用品。

2.留置鼻胃管用生理盐水冲洗胃腔，动态观察出血情况。可经胃管注入200毫升含8毫克去甲肾上腺素的生理盐水溶液，每4～6小时一次。

3.施行内镜下电凝、注射或喷洒药物等局部止血措施。检查前必须纠正患者的低血容量状态。

4.静脉或肌肉注射止血、制酸、生长抑素等药物。

5.约10%的患者需急症手术止血。手术指征为：①出血速度快，短期内发生休克，或较短时间内要输入较大量血液方能维持血压和血细胞比容者；②年龄在60岁以上伴动脉硬化症者自行止血机会小，对再出血耐受差，应及早手术；③近期发生过类似的大出血或合并穿孔或幽门梗阻；④纤维胃镜检查发现动脉搏动性出血，或溃疡底部血管显露再出血危险很大。急诊手术应争取在出血48小时内进行。

手术方法有：①包括溃疡在内的胃大部切除术。如术前未经内镜定位，术中可切开胃前壁，明确出血溃疡的部位，缝扎止血同时检查是否有其他出血性病灶。②对十二指肠后壁穿透性溃疡出血，先切开十二指肠前壁，贯穿缝扎溃疡底的出血动脉，再行选择性迷走神经切断加胃窦切除或幽门成形术，或作旷置溃疡的毕Ⅱ式胃大部切除术外加胃十二指肠动脉、胰十二指肠上动脉结扎。③重症患者难以耐受较长手术时间者，可采用溃疡底部贯穿缝扎止血方法。

三、胃、十二指肠溃疡瘢痕性幽门梗阻

幽门梗阻是由于幽门附近的胃十二指肠溃疡愈合后的瘢痕挛缩所致。临床突出的症状是严重的呕吐，为隔餐宿食，不含胆汁，可导致患者严重营养不良和水电解质紊乱。幽门梗阻发生率约为１０％。多见于十二指肠溃疡患者，早期常以幽门痉挛、炎症为主，经内科治疗可缓解，后期呈永久性狭窄必须手术治疗。

（一）临床表现

1.上腹饱胀及沉重感。

2.呕吐宿食，不含胆汁。

3.上腹部可见胃型及蠕动波，有振水音。

4.慢性患者可有营养不良，消瘦，贫血，皮肤干燥松弛等。

（二）诊断

患者有多年的溃疡病史。

血生化检查可了解水、电解质和酸碱失衡情况；X线钡剂检查见胃高度扩大、胃张力减弱，钡剂入胃后即下沉，24 h后仍有钡剂存留（正常情况下胃内钡剂4 h后即排空）；胃镜检查有助于明确病变性质。

盐水负荷试验：空腹胃管注入700 ml生理盐水，30 min后回抽，若抽出不及200 ml，说明无幽门梗阻，若超过350 ml提示幽门梗阻。

(三) 处理

1. 治疗原则

(1) 禁食，胃肠减压。

(2) 输液，输血。

(3) 纠正水电解质和酸碱平衡失调。

(4) 术前三天等渗盐水洗胃以减轻胃水肿。

(5) 手术治疗：术式有胃大部切除术，适用于胃酸高，溃疡痛明显的青年人。

胃酸较低且年老体弱不能耐受胃大部切除者，可作单纯胃空肠吻合术。

2. 用药原则　手术前后静脉滴注抗生素和其他辅助药，注意水电解质平衡，加强支持疗法，病程长，体质差的患者必要时应用特需药物。

四、手术原则与手术方式

胃十二指肠溃疡的手术方式包括胃大部切除术和迷走神经切断术两种。

胃大部切除术胃大部切除术包括切除远侧胃的 2/3 ～ 3/4 和部分十二指肠球部。其治愈胃十二指肠溃疡的理论基础在于：①切除了胃窦部，消除了由 G 细胞分泌胃泌素引起的体液性胃酸分泌；②切除了大部胃体，因壁细胞数量减少使神经性胃酸分泌也有所降低；③切除了溃疡的好发部位，即十二指肠球部和胃窦部；④切除了溃疡。其中前三条是重要的，后一条并非绝对必须。

(一) 胃大部切除和胃肠道重建的基本要求

1. 胃的切除范围　诚然胃切除范围越大，其降低胃酸效果越好，但切除过多会造成胃容积过小，而不利于患者的术后营养。一般认为，切除 60% 的胃是适宜的，但应根据患者的具体情况进行适当调整。具体来说，十二指肠溃疡应比胃溃疡切除的范围要大一些，术前胃酸高者也应适当多切一些，反之则不必过多切除。60% 胃切除范围的标志是，胃小弯胃左动脉第一分支的右侧至胃大弯胃网膜左动脉第一个垂直分支左侧的连线。

2. 溃疡灶的切除　一般应将溃疡同时切除。对十二指肠溃疡如切除难度大时则不必勉强，可改行 Bancroft 溃疡旷置术，因为术后胃酸减低、食物改道使溃疡常可自愈。

3. 吻合口的大小　因为食物通过吻合口的速度主要取决于空肠肠腔的口径，所以吻合口口径相当于空肠肠腔的口径 (3 ～ 4 cm) 即可。吻合口过大易引起倾倒综合征，过小则可能导致胃排空障碍。

4. 吻合口和横结肠的关系　结肠前和结肠后吻合对治疗效果无明显影响，如操作正确并发症均很少发生，术者可根据习惯选择之。

5. 输入襻的长短　靠近十二指肠的空肠抗酸力强，术后不易发生吻合口溃疡以及输入襻过长易扭曲引发输入襻综合征。所以，在保证吻合口无张力的前提下，吻合口至 Treitz 韧带的距离，结肠后术式以 6 ～ 8 cm、结肠前术式以 8 ～ 10 cm 为宜。

6. 空肠输入襻与胃大小弯的关系　空肠输入襻吻合于胃大弯或胃小弯侧对胃空肠蠕动排空的影响不大，重要的是空肠输入、出襻不要形成交叉，以免发生输入襻梗阻。

(二) 消化道重建术式

1.Billroth Ⅰ式吻合　即残胃与十二指肠直接吻合，多用于胃溃疡患者。其优点是：①方法简单，符合生理；②能减少或避免胆汁、胰液反流入残胃，从而减少了残胃炎、残胃癌的发生；③胆囊收缩素分泌细胞主要位于十二指肠内，Billroth Ⅰ 式吻合术后食物经过十二指肠，能有效地刺激胆囊收缩素细胞分泌胆囊收缩素，降低了手术后胆囊炎、胆囊结石的发病率。

对于溃疡穿透胰腺等脏器，并与其粘连者，不适合做 Billroth Ⅰ 式吻合。因为要完全切除溃疡，有损伤胰腺甚或胆管的危险；如切除不足，吻合口张力大，而且术后溃疡易复发。

2.Billroth Ⅱ 式吻合 将残胃与近端空肠相吻合，十二指肠残端关闭。优点是：①可以切除足够大小的胃而不必担心吻合口的张力问题，术后吻合口溃疡发生率低；②对难以切除的十二指肠溃疡可行 Bancroft 溃疡旷置术。该术式最大的缺点是各种后遗症较多，胆汁、胰液必经胃空肠吻合口，致碱性反流性胃炎。

3. 胃空肠 Roux-en-Y 吻合术 在距 Treitz 韧带 10 ~ 15 cm 处切断空肠，将远端空肠经结肠前或后与残胃吻合，距此吻合口下 50 cm 左右行近、远端空肠端侧或侧侧吻合。该法的优点在于能较好地预防胆汁、胰液反流。空肠间的吻合夹角越小，其抗反流效果越佳；两个吻合口之间的距离应在 50 cm 左右，过短则抗反流作用不佳。手术操作较繁，如不同时切断迷走神经，易引发吻合口溃疡是其主要缺点。此外，胃切除术后的后遗症也并未减少，因此只适用于部分患者。

上述各种吻合术可采用手工缝合的方法完成，也可借助于线型缝合器、侧侧吻合器、管型吻合器等器械完成。

胃迷走神经切断术胃迷走神经切断术用于治疗十二指肠溃疡在国外被广泛采用，其疗效与胃大部切除术相当。迷走神经切断后由于：①阻断了迷走神经对壁细胞的刺激，消除了神经性胃酸分泌；②壁细胞对胃泌素的敏感性降低，减少了体液性胃酸分泌。这样可使胃酸分泌显著减少，达到治愈溃疡的目的。胃迷走神经切断是否完全可用胰岛素试验 (Hollander 试验) 进行判断，方法如下：胰岛素 0.2 U/kg 皮下注射，使血糖降至 2.8 mmol/L 以下，刺激迷走神经引起胃液分泌。如低血糖刺激胃酸分泌的反应消失，基础胃酸小于 2 mmol/h，注射后胃酸分泌量上升小于 1 mmol/h，表示迷走神经切断完全；如胃酸分泌量上升为 1 ~ 5 mmol/h，表示切断不全，但仍充分；如胃酸分泌量上升超过 5 mmol/h，表示迷走神经切断不够。

按迷走神经切断的部位不同分为以下四类：

1. 迷走神经干切除术 (truncalvagotomy) 在食管膈肌裂孔附近切除迷走神经前、后干各约 2 cm。术后因腹腔失去了全部迷走神经支配，故也称全腹腔迷走神经切断术。虽然该术式可降低近 80% 的胃酸分泌，但由于胃的生理功能受损，术后易发生严重的胃潴留，因此必须附加幽门成形术、胃空肠吻合术、胃窦部或半胃切除术等胃引流术。又由于术中切断了支配全部腹腔的迷走神经，致使胃肠功能紊乱、顽固性腹泻、胆囊结石形成等术后并发症多。此外，附加胃引流术后丧失了幽门括约肌的功能，导致术后碱性反流性胃炎和倾倒综合征的发生，鉴于此现已少用。

2. 选择性迷走神经切断术 (selectivevagotomy) 在迷走神经前干肝支以下、后干腹腔支以下分别切断胃前、后支主干。因支配胃的迷走神经全部被切断，所以也称全胃迷走神经切断术。该术式抑酸效果显著，且因保留了迷走神经的肝支和腹腔支，可避免发生其他内脏功能紊乱的问题。由于支配胃，尤其是支配胃窦部的迷走神经也被切断，所以仍有术后胃潴留问题，也需附加胃引流术。与迷走神经干切断术相比，该术式术后并发症发生率近似且操作复杂、切除难以完全，所以现也已少用。

3. 超选择性迷走神经切断术 (highlyselectivevagotomy) 该术式仅切断支配胃底和胃体的迷走神经，保留了支配胃窦部的迷走神经支配，故也称之为近侧胃或壁细胞迷走神经切断术。由于保留了支配胃窦部的迷走神经，故不影响胃窦部的蠕动功能，切断后不需附加胃引流术。因保留了幽门括约肌，也降低了碱性反流性胃炎和倾倒综合征的发生率。因此从理论上讲这一术式达到了保留器官、去除病因、符合生理要求的目的，被认为是治疗十二指肠溃疡的合理的方法。主要用于：①内科治疗无效的顽固性溃疡；②十二指肠溃疡急性穿孔，溃疡穿孔修补加超选择迷走神经切断术效果良好；③十二指肠溃疡出血，超选择迷走神经切断术后胃酸分泌减少、交感神经张力增强等均有利于止血，因此超选择迷走神经切断加溃疡出血灶缝扎和胃大部切除术一样，都是治疗十二指肠溃疡出血的有效方法。超选择迷走神经切断术后溃疡复发是其主要的不足，复发率可高达 20% ～ 30%。复发的主要原因是迷走神经切断不彻底和切断后迷走神经再生，HP 与溃疡复发也有一定的关系。此外，对胃溃疡的疗效不如十二指肠溃疡。

4. 保留交感神经的壁细胞迷走神经切断术 为近年在超选择性迷走神经切断术基础上开展的新术式。该术式有针对性地切断壁细胞区域的迷走神经，而保留了胃的血管和交感神经，这样减少了对机体的损伤，降酸效果更佳，是治疗十二指肠溃疡更为合理的术式。

第五节 先天性肥厚性幽门狭窄

先天性肥厚性幽门狭窄 (congenital hypertrophic pyloric stenosis) 是新生儿期幽门肥大增厚而致的幽门机械性梗阻，是新生儿器质性呕吐最常见的原因之一，男女之比为 4：1。其确切病因不明，可能与幽门肌层中肌间神经丛缺如、血中促胃液素水平增高以及幽门肌持续处于紧张状态有关。

一、病理

肉眼观幽门部形似橄榄状，长约 2 ～ 2.5 cm，直径约 0.5 ～ 1.0 cm，质地硬如软骨，表面光滑呈粉红或苍白色，有弹性。幽门环形肌肥厚增大，达 0.4 ～ 0.6 cm，幽门管因肌层压迫而延长，狭细，与十二指肠界限明显，镜下见黏膜充血、水肿，肌纤维层厚，平滑肌增生，排列紊乱。

二、临床表现

此病多在出生后 1 ～ 3 周内出现典型的表现。吸乳后几分钟发生呕吐，呕吐物为不含胆汁的胃内容物，最初是回奶，接着发展为喷射状呕吐，呕吐的频率和强度呈进行性加重。上腹部见有胃蠕动波，剑突与脐之间触到橄榄状的肥厚幽门，是本病的典型体征。患儿可有脱水、低钾性碱中毒，体重减轻，最终导致营养不良。

三、诊断与鉴别诊断

根据患儿典型的喷射状呕吐，见有胃蠕动波，以及扪及幽门肿块，即可确诊。超声检查探测幽门肌层厚度≥4 mm、幽门管长度≥ 16 mm、幽门管直径≥ 14 mm，提示本病；X 线钡餐示胃扩张、蠕动增强、幽门管腔细长、幽门口呈"鸟喙状"，通过受阻、胃排空延缓。

应与可以导致婴儿呕吐的其他疾病相区别，如喂养不当、感染、颅内压增高、胃肠炎等。幽门痉挛的新生儿也可有出现间歇性喷射状呕吐，但腹部不能触及幽门肿块；钡餐检查有助于区别肠旋转不良、肠梗阻、食管裂孔疝等。

四、治疗

幽门环肌切开术是治疗本病的主要方法，手术可开腹施行也可经腹腔镜施行。手术前需纠正脱水及电解质紊乱，营养不良者给予静脉营养，改善全身情况。手术在幽门前上方血管稀少区沿纵轴切开浆膜与幽门环肌层，切口远端不超过十二指肠，近侧应超过胃端，使黏膜自由向切开处膨出。术中应注意保护黏膜、避免损伤，必要时予以修补。术后当日禁食，术后 12 小时可进糖水，24～48 小时恢复喂奶。术后早期呕吐与黏膜水肿有关，数日后可逐渐好转。

第六节 十二指肠憩室

十二指肠憩室的确切发病率难以统计，因为很多憩室不产生临床症状，不易及时发现。有报告胃肠钡餐检查时十二指肠憩室的发现率为 1%，而尸体解剖时的十二指肠憩室发现率可高达 22%。90% 的憩室是单个的，80% 位于十二指肠第二部，尤其是内侧壁或凹面。本病多发生在 40～60 岁的患者，30 岁以下较罕见。其发病率在特别中无差异。

憩室可发生在胃肠道任何部位，为突出于肠壁外之圆形、椭圆形或管形的袋状物，十二指肠憩室 (duodenaldiverticulum) 在胃肠憩室中居第 2 位，是仅次于结肠憩室的常见部位。1710 年 Chimel 报道第 1 例十二指肠憩室，1913 年 Case 首先用 X 线钡剂检查发现十二指肠憩室，1914 年 Bauer 对 1 例产生梗阻症状的十二指肠憩室行胃 - 空肠吻合术，1915 年 Forsell 和 Key 首次切除 1 例经 X 线检查出的十二指肠憩室。但因为很多十二指肠憩室无典型的临床症状，因此不易及时发现。

一、病因

(一) 病因

憩室产生的确切原因尚不清楚，大多认为是先天性肠壁局限性肌层发育不全或薄弱，在肠内突然高压或长期持续或反复的压力增高时，肠壁薄弱处，肠壁黏膜及黏膜下层组织脱出而形成憩室。亦可由于肠壁外炎症组织所形成粘连瘢痕的牵导致憩室的发生。因不同类型的憩室，其产生原因也有所不同。

(二) 病因分类

1. 先天性憩室　少见是先天性发育异常出生时即存在。憩室壁的结构包括肠黏膜下层及肌层，与正常肠壁完全相同，又称为真性憩室。

2. 原发性憩室　因部分肠壁有先天性解剖上的缺陷，由于肠内压增高而使该处肠黏膜及黏膜下层组织向外脱出形成憩室。此种憩室壁的肌层组织多是缺如或薄弱。

3. 继发性憩室　多是因为十二指肠溃疡瘢痕收缩或慢性胆囊炎粘连牵拉所致，故均发生在十二指肠的第 1 部，又称为假性憩室。

二、病理

绝大部分十二指肠憩室是由于先天性十二指肠局部肠壁肌层缺陷所致，憩室壁由黏膜、黏膜下层与结缔组织构成，肌纤维成分很少，称为原发性或假性憩室。由于十二指肠乳头附近是血管、胆管、胰管穿透肠壁的部位，肌层薄弱，肠腔内压力增高，黏膜可通过薄弱处向外突出形成憩室。憩室壁有肠壁全层构成，因周围组织炎症粘连，瘢痕牵拉十二指肠壁而形成的憩室称为继发性或真性憩室，临床上少见。当憩室颈部狭小时，食物一旦进入，不易排出，憩室内可形成肠石；因引流不畅、细菌繁殖可引起憩室炎，形成溃疡，导致出血甚至穿孔。壶腹周围憩室患者胆道结石发生率高，也可能压迫胆总管和胰管，致胆管炎、胰腺炎发作。

三、临床表现

十二指肠憩室没有典型的临床表现，所发生的症状多是因并发症而引起。上腹部饱胀是较常见的症状，系憩室炎所致。伴有嗳气和隐痛。疼痛无规律性，制酸药物也不能使之缓解。恶心或呕吐也常见。当憩室内充满食物而呈膨胀时，可压迫十二指肠而出现部分梗阻症状。呕吐物初为胃内容物，其后为胆汁，甚至可混有血液，呕吐后症状可缓解。憩室并发溃疡或出血时，则分别出现类似溃疡病的症状或便血。憩室压迫胆总管或胰腺管开口时，更可引起胆管炎、胰腺炎或梗阻性黄疸。憩室穿孔后，呈现腹膜炎症状。

十二指肠憩室没有典型的临床症状，仅于 X 线钡剂检查、纤维内窥镜检查、剖腹探查或尸检的偶然发现。憩室的大小与症状程度不呈正相关。当憩室并发炎症时可出现上腹部不适、右上腹或脐周疼痛、恶心、呕吐、打嗝、腹胀、腹泻甚至呕血和便血等消化道症状。腹泻可能是影响胰腺功能或憩室内细菌过度繁殖所致吸收不良。若憩室穿孔可引起腹膜炎症状，嵌入胰腺的穿孔疼痛剧烈可引起急性胰腺炎的症状，血、尿淀粉酶增高。若憩室压迫胆总管时可以出现胆管梗阻、发热、黄疸、上腹胀等症状。若在上腹偏右固定于憩室区有局限性深压痛，可提示憩室有慢性炎症存在。

四、辅助检查

(一)X 线钡餐检查

可发现十二指肠憩室表现为突出于肠壁的袋状龛影，轮廓整齐清晰，边缘光滑。加压后可见龛影中有黏膜纹理延续到十二指肠，有的龛影在钡剂排空后，见到为憩室腔内残留的钡剂阴影较大的憩室，颈部较宽，在憩室内有时可见气液面。当憩室周围肠黏膜皱襞增粗，轮廓不整齐，局部有激惹征象或憩室排空延长，或有限局性压痛，认为是憩室炎的表现，如憩室固定不能移动，是有憩室周围炎的表现。

继发性十二指肠憩室常伴有十二指肠球部不规则变形并有肠管增宽阴影。当憩室较小或颈部狭窄，其开口部常被肠黏膜皱襞掩盖，或憩室内充满大量食物残渣，而不易发现憩室的存在，如有少量钡剂进入憩室或可见一完整或不完整的环影。用低张十二指肠 X 线钡剂造影可增加憩室的发现率。

(二) 纤维十二指肠镜检查

除可发现憩室的开口外尚可了解憩室与十二指肠乳头的关系，为决定手术方案提供依据。

(三) 胆道造影

可用静脉胆道造影、经皮经肝穿刺胆道造影 (PTC)、经十二指肠镜逆行胆道造影 (ERCP) 等方法检查，以了解憩室与胆管胰管之间的关系，对外科治疗方法的选择有参考意义。一般憩室与胆胰管的关系可有

1. 胆胰管开口于憩室底部；

2. 胆、胰管开口于憩室侧壁或颈部等。这些胆胰的异常开口常伴有 Oddi 括约肌的功能不正常，因而容易引起憩室内容物的逆流或梗阻，而导致胆管炎或胰腺炎。

(四)CT 检查

憩室通常表现为突出于十二指肠肠壁之外的圆形或卵圆形囊袋状影，浆膜面轮廓光滑。由于憩室多由一窄颈与肠腔相连，CT 除可显示进入其内的阳性造影剂影外，常可见其内含有气体影。需要注意的是，当位于十二指肠降段内侧憩室内进入阳性造影剂时，有可能被误为胆总管下端结石。

十二指肠降段憩室多位于十二指肠乳头附近，CT 表现为位于十二指肠降段与胰头之间的囊袋状造影剂外突影，突出于降段轮廓之外；当阳性造影剂未能进入憩室内时，则表现低密度液体影。

水平段和升段的憩室，表现为在肠管主层面之上或下出现的囊袋影，位于上壁的憩室内多含有气体。憩室较大时可类似肠管的形态，此时注意连续层面的观察，可明确其与肠管的关系。合并憩室炎或憩室周围炎时，可见憩室壁增厚。憩室侧的肠壁或周围出现水肿、密度减低，并伴有索条状影，脂肪间隙密度升高。发生于降段内侧壁的憩室炎，主要表现为十二指肠与胰头间的距离增宽，其间出现低密度影，降段外侧壁正常；而十二指肠溃疡引起的水肿增厚，则是以肠管为中心的全周性的改变。

五、诊断

多数十二指肠憩室无特异性症状，仅靠临床表现很难做出诊断。X 线钡餐检查特别是低张性十二指肠造影，可见圆形或椭圆形腔外光滑的充盈区，立位可见憩室内呈气体、液体及钡剂三层影。纤维十二指肠镜检查诊断率比较高，可对憩室的部位、大小做出判断。超声与 CT 可发现位于胰腺实质内的十二指肠憩室，因憩室内常含气体、液体与食物碎屑，有时会误诊为胰腺假性囊肿或脓肿。

六、治疗

无症状的憩室不需治疗。如确认症状由憩室引起，可采用调节饮食、抗炎、抗酸、解痉等治疗。十二指肠憩室的手术并非简单，手术适应证应严格掌握：憩室穿孔合并腹膜炎；憩室大出血、憩室内异物形成；因憩室引发胆管炎、胰腺炎；内科治疗无效，确有憩室症状者。常用的术式有憩室切除术、憩室较小者可行憩室内翻缝合术，乳头旁憩室或多个憩室切除困难时可行消化道转流手术，常用毕 II 式胃部分切除术旷置十二指肠。

第七节 十二指肠内瘘

　　十二指肠内瘘是指在十二指肠与腹腔内其他空腔脏器之间有异常的通道，开口分别位于十二指肠及其他空腔脏器。十二指肠的内容物或其他空腔脏器的内容物，同通过此异常通道相互交通，由此引起感染、出血、体液丧失（腹泻、呕吐）、内稳态失衡、器官功能受损以及营养不良等一系列改变。临床表现多样，是一种比较少见的十二指肠疾病。

一、病因

　　十二指肠内瘘形成的原因较多，有先天因素，医源性损伤，结石，消化性溃疡，恶性肿瘤，炎症包括腹腔结核和非特异性炎症如放射性肠炎、Crohn病、慢性结肠炎，十二指肠憩室、结肠憩室的炎症等。可能是十二指肠本身的病变引起的结果，亦可能是十二指肠的毗邻器官，如胆囊、肝外胆管系统、胃、结肠等空腔脏器的病变所引起的。一组资料报道：引起十二指肠内瘘最常见的病因是医源性的，其次是结石、开放性和闭合性损伤。肿瘤、结核、溃疡病、Crohn病及放射性等病理因素约低于10%。十二指肠内瘘多为单发瘘，多发瘘较少，胆囊十二指肠结肠瘘是最常见的多发瘘的一种类型。

（一）先天因素

　　真正的先天性十二指肠内瘘极为罕见，仅见少数个案报道。许敏华等报道1例先天性胆囊十二指肠内瘘，术中见十二指肠与胆囊间存在异常通道，移行处黏膜均光滑，无瘢痕。

（二）医源性损伤

　　医源性损伤引起的十二指肠内瘘一般存在于十二指肠与胆总管之间，多见于胆道手术中使用硬质胆道探条探查胆总管下端所致，因解剖上胆总管下端较狭小，探查时用力过大穿破胆总管和十二指肠壁，形成胆总管十二指肠乳头旁瘘薛兆祥等报道8例胆道术后发生胆总管十二指肠内瘘，原因均是由于胆总管炎性狭窄，胆道探条引入困难强行探查所致提示对胆总管炎性狭窄胆总管探查术中使用探条应慎重，不可暴力探查以减少医源性损伤。再者胆总管T形管引流时，T形管放置位置过低、置管时间过长T形管压迫十二指肠壁致缺血坏死穿孔，引起胆总管十二指肠内瘘，亦属于医源性损伤。樊献军等报道2例胆道术后T形管压迫十二指肠穿孔胆总管T形管引流口与十二指肠穿孔处形成十二指肠内瘘，由此提示：胆总管T形管引流时位置不宜放置过低，或者在T形管与十二指肠之间放置小块大网膜并固定、隔断以免压迫十二指肠，造成继发性损伤。

（三）结石

　　十二指肠内瘘常发生于十二指肠与胆道系统间，大多数是被胆石穿破的结果。90%以上的胆囊十二指肠瘘，胆总管十二指肠瘘胆囊十二指肠结肠瘘，均来自慢性胆囊炎、胆石症内瘘多在胆、胰十二指肠汇合区，与胆道胰腺疾病有着更多关系，胆囊炎、胆石症的反复发作导致胆囊或胆管与其周围某一器官之间的粘连是后来形成内瘘的基础在粘连的基础上，胆囊内的结石压迫胆囊壁引起胆囊壁缺血、坏死、穿孔并与另一器官相通形成内瘘。胆囊颈部是穿孔形成内瘘最常见部位之一这与胆囊管比较细小、胆囊受炎症或结石刺激后强烈收缩、颈部承受压力较大有关。胆囊炎反复发作时最常累及的器官是十二指肠、结肠和胃，当胆道系统因炎症与十二指肠粘连，胆石即可压迫十二指肠造成肠壁的坏死、穿孔、自行减压引流，胆石被排到十二指肠从而形成胆囊十二指肠瘘、胆总管十二指肠瘘、胆囊十二指肠结肠瘘。这种因结石嵌顿、梗阻、感染导致十二指肠穿孔自行减压形成的内瘘，常常是机体自行排石的一种特殊过程或视为胆结石的一种并发症有时可引起胆石性肠梗阻。

（四）消化性溃疡

十二指肠的慢性穿透性溃疡，常因慢性炎症向邻近脏器穿孔而形成内瘘，如溃疡位于十二指肠的前壁或侧壁者可穿入胆囊，形成胆囊十二指肠瘘而溃疡位于十二指肠后壁者穿入胆总管，引起胆总管十二指肠瘘十二指肠溃疡亦可向下穿入结肠引起十二指肠结肠瘘，或胆囊十二指肠结肠瘘。也有报道穿透性幽门旁溃疡所形成的胃十二指肠瘘肝门部动脉瘤与十二指肠降部紧密粘连向十二指肠内破溃而导致大出血的报道，亦是一种特殊的十二指肠内瘘。因抗分泌药对十二指肠溃疡的早期治疗作用由十二指肠溃疡引起的十二指肠内瘘目前临床上已十分少见。

（五）恶性肿瘤

恶性肿瘤引起的十二指肠内瘘亦称为恶性十二指肠内瘘，主要是十二指肠癌浸润结肠肝曲或横结肠，或结肠肝区癌肿向十二指肠的第3、4段浸润穿孔所致 Hersheson 收集37例十二指肠-结肠瘘，其中19例起源于结肠癌。近年国内有报道十二指肠结肠瘘是结肠癌的少见并发症另外十二指肠或结肠的霍奇金病，或胆囊的癌肿也可引起十二指肠内瘘。随着肿瘤发病率的增高，由恶性肿瘤引起十二指肠内瘘的报道日益增多。

（六）炎性疾病

因慢性炎症向邻近脏器浸润穿孔可形成内瘘。炎性疾病包括十二指肠憩室炎、Crohn 病溃疡性结肠炎、放射性肠炎及肠道特异性感染，如腹腔结核等均可引起十二指肠结肠瘘或胆囊十二指肠结肠瘘。

二、临床表现

十二指肠内瘘发生以后，患者是否出现症状，与十二指肠相通的不同空腔脏器有关，器官不同，内瘘给机体带来的后果亦不同，由此产生的症状常因被损害的器官的不同而差异较大，相同之处不多，如十二指肠-胆道瘘是由胆道感染引起，因此是以肝脏损伤等症状为主；而十二指肠-结肠瘘则以腹泻、呕吐、营养不良等消化道症状为主。

胆囊-十二指肠瘘的症状在很多方面颇像胆囊炎，如消化不良、嗳气、恶心、呕吐、厌食、偶尔可出现寒战、发热，继以右上腹痉挛性绞痛，有时可出现胆石性肠梗阻症状。李智华等报道47例胆总管-十二指肠瘘的临床表现均有上腹部疼痛，37例伴发热，32例伴黄疸，19例伴有右肩背疼痛，类似胆总管结石反复发作的症状。另有一组资料表明，80%以上的胆道-十二指肠内瘘患者自述既往有发作性右上腹痛及黄疸的病史，但在内瘘发生以后并没有特异性的胆道系统疾病的症状。多数患者的症状是由引起内瘘的相关原因所致，如十二指肠溃疡引起的胆囊或胆总管-十二指肠瘘常伴有十二指肠溃疡的症状，出血或梗阻。但临床上也常见到少数患者十二指肠内瘘发生多年而临床上无明显症状。

十二指肠结肠内瘘因上消化道与结肠之间有异常通道，形成类似"短肠综合征"的表现。尤其是胆囊-十二指肠-结肠瘘患者，由于大量的肠液包括胆汁经异常通道直接进入结肠，刺激结肠黏膜，不仅促进水、电解质的大量排泻，还刺激结肠蠕动加快，常出现腹泻，胆汁直接进入结肠，对脂肪的消化过程产生障碍，脂肪泻亦不少见。一般认为，腹泻、粪性呕吐、营养不良为十二指肠 - 结肠瘘 3 大主要临床症状，腹痛、黑便、腹部肿块、肠梗阻临床也常见，多与原发病灶关系密切；其中粪性呕吐或干呕有粪臭味，腹泻多有水样便，进食不久则发生，内混有未消化的食物原形。由于低位肠道内容物反流至十二指肠及胃，出现胃炎、十二指肠炎、空肠炎而使营养性物质吸收障碍。有一部分食物由十二指肠直接进入结肠，也是患者腹泻、消瘦的重要原因，用常见的肠道疾病不能解释的低蛋白血症和电解质紊乱是其另一特点，恶性者多伴有上腹部肿块及恶病质存在。十二指肠 - 结肠瘘临床症状的出现与瘘口大小、原发灶性质、病程早晚关系密切。

三、诊断

十二指肠内瘘术前诊断较为困难，因为大部分十二指肠内瘘缺乏明确的特征症状，漏诊率极高。姚杏荣报道 10 例胆囊 - 十二指肠内瘘，术前均未明确诊断，7 例诊断为胆囊炎、胆囊结石，3 例诊断为肠梗阻，均在手术中发现胆囊 - 十二指肠内瘘的存在，经手术治疗痊愈。提高十二指肠内瘘的正确诊断率，应注意以下几个方面。

1. 病史　正确详细的既往史、现病史是临床诊断的可靠信息来源，有下列病史者应考虑有十二指肠内瘘存在的可能。

(1) 既往有反复发作的胆道疾病史，尤其是曾有胆绞痛、黄疸，后又突然消失的患者。

(2) 既往彩超或 B 超提示胆囊内有较大结石，近期复查显示结石已消失，或移位在肠腔内。

(3) 长期腹痛、腹泻、消瘦、乏力，伴程度不等的营养不良。

2. 影像学检查　十二指肠内瘘诊断的确定常需要借助于影像学检查，包括 X 线检查、彩超或 B 超、CT、MRI、ERCP 等，能提供直接的或间接的影像学诊断依据。

(1)X 线检查：包括腹部透视或腹部平片和消化道钡剂造影。腹部透视和腹部平片，有时可见胆囊内积气，是诊断十二指肠内瘘的间接依据，但要与产气杆菌引起的急性胆囊炎相鉴别。消化道钡剂造影对十二指肠内瘘的诊断则能提供内瘘存在的直接依据，可显示十二指肠内瘘瘘管的大小、走行方向、有无岔道及多发瘘。上消化道钡剂造影，可明确显示钡剂从十二指肠反流入胆道系统或直接进入结肠，或 R 幽门管畸形及与其平行的幽门管瘘管，对十二指肠内瘘多可明确诊断；下消化道钡剂灌肠，可发现钡剂自结肠直接进入十二指肠或胆道系统，对十二指肠 - 结肠瘘的正确诊断率可达 90% 以上。

(2) 彩超或 B 超、CT、MRI：可从不同角度，不同部位显示肝内外胆管结石及消化道病变的部位、范围及胆管的形态学变化，而对十二指肠内瘘的诊断只能提供间接的诊断依据，如胆道积气、结肠瘘浸润十二指肠等。

(3)ERCP 检查：内镜可直接观察到十二指肠内瘘的瘘口，同时注入造影剂，可显示瘘管的走行、大小等全貌，确诊率可达 100%，是十二指肠内瘘最可靠的诊断方法。

3. 内镜检查

(1) 肠镜检查：可发现胃肠道异常通道的开口，并作鉴别诊断。十二指肠镜进入十二指肠后见黏膜呈环形皱襞柔软光滑，乳头位于十二指肠降段内侧纵行隆起的皱襞上，一般瘘口位于乳头开口的上方，形态多呈不规则的星状形，无正常乳头形态及开口特征。当瘘口被黏膜覆盖时不易发现，但从乳头开口插管，导管可从瘘口折回至肠腔，改从乳头上方瘘口插管，异常通道显影而被确诊，此时将镜面靠近瘘口观察，可见胆汁或其他液体溢出。内镜下十二指肠内瘘应注意与十二指肠憩室相鉴别，憩室也可在十二指肠乳头附近有洞口，但边缘较整齐，开口多呈圆形，洞内常有食物残渣，拨开残渣后能见到憩室底部导管向洞内插入即折回肠腔注入造影剂可全部溢出，同时肠道内可见到造影剂，而无异常通道显影一组资料报道47例胆总管十二指肠内瘘同时合并十二指肠憩室5例有1例乳头及瘘口均位于大憩室的腔内，内镜检查后立即服钡剂检查，证实为十二指肠降段内侧大憩室纤维结肠镜检查对十二指肠结肠瘘可明确定位，并可观察瘘口大小，活组织检查以确定原发病灶的性质为选择手术方式提供依据。

(2) 腹腔镜检查：亦可作为十二指肠内瘘诊断及治疗的手段且有广泛应用前景。

(3) 膀胱镜检查：疑有十二指肠肾盂(输尿管)瘘时，此检查除可发现膀胱炎征象外，尚可在病侧输尿管开口处看到有气泡或脓性碎屑排出；或者经病侧输尿管的插管推注造影剂后摄片，可发现十二指肠内有造影剂。目前诊断主要依靠逆行肾盂造影，将近2/3的患者是阳性。

四、治疗

十二指肠内瘘的治疗分为手术治疗和非手术治疗，如何选择争议较大。

1. 非手术治疗 鉴于部分十二指肠内瘘可以自行痊愈，加之部分十二指肠内瘘可以长期存在而不发生症状目前多数学者认为只对有临床症状的十二指肠内瘘行手术治疗，方属合理。一组资料报道13年行胆道手术186例，术后发生8例胆总管十二指肠内瘘(4.7%)，经消炎、营养支持治疗，6例内瘘治愈(75%)仅有2例经非手术治疗不好转而改行手术治疗而治愈。

非手术治疗包括纠正水电解质紊乱、选用有效足量的抗生素控制感染积极的静脉营养支持，必要时可加用生长激素严密观察生命体征及腹部情况，如临床表现不好转应转手术治疗。

2. 手术治疗 在输液(建立两条输液通道)输血、抗感染等积极抗休克与监护下施行剖腹探查术。

(1) 胃十二指肠瘘：根据胃溃疡的部位和大小，做胃大部分切除术及妥善地缝闭十二指肠瘘口，疗效均较满意。若瘘口位于横部及升部，往往炎症粘连较重，手术时解剖、显露瘘口要特别小心避免损伤肠系膜上动脉或下腔静脉。Webster(1976)推荐在解剖、显露十二指肠瘘口之前，先游离、控制肠系膜上动脉和静脉，这样既可避免术中误伤血管，又可减轻十二指肠瘘口的修补张力。

(2) 十二指肠胆囊瘘：术中解剖时应注意十二指肠胆囊瘘管位置有瘘口短而较大的直接内瘘，也有瘘管长而狭小的间接内瘘。由于粘连多，解剖关系不易辨认，故宜先切开胆囊，探明瘘口位置与走向，细致地游离，才不致误伤十二指肠及其他脏器，待解剖完毕后，切除十二指肠瘘口边缘的瘢痕组织，再横行缝合十二指肠壁。若顾虑缝合不牢固者，可加用空肠浆膜或浆肌片覆盖然后探查胆总管是否通畅置T管引流，最后切除胆囊。对瘘口较大或炎性水肿较重者，应做相应的十二指肠或胃造口术进行十二指肠减压引流，以利缝合修补的瘘口愈合，术毕须放置腹腔引流。

(3) 十二指肠胆总管瘘：单纯性的由十二指肠溃疡并发症引起的十二指肠胆总管瘘可经非手术治疗而痊愈。对经常发生胆管炎的病例或顽固的十二指肠溃疡需行手术治疗，否则内瘘不能自愈。较好的手术方法是迷走神经切断胃次全切除的胃空肠吻合术。十二指肠残端的缝闭，可采用 Bancroft 法。十二指肠胆总管无须另做处理，胃内容改道后瘘管可以自行闭合。如有胆道结石、胆总管积脓，则不宜用上述手术方法。应先探查胆总管胆道内结石、积脓、食物残渣等均须清除、减压，置 T 形管引流；或者待十二指肠与胆总管分离后分别修补十二指肠和胆总管的瘘孔，置 "T" 型管引流另外做十二指肠造口减压。切除胆囊，然后腹腔安置引流。

(4) 十二指肠胰腺瘘：关键在于胰腺脓肿或囊肿得到早期妥善的引流，及时解除十二指肠远端的梗阻和营养支持，则十二指肠胰腺瘘均能获得自愈。因胰液侵蚀肠壁血管造成严重的消化道出血。如非手术治疗无效，应及时进行手术，切开十二指肠壁，用不吸收缝线缝扎出血点。

(5) 十二指肠结肠瘘：Strazzl 等曾报道 1 例因溃疡穿孔形成膈下脓肿所致的十二指肠结肠瘘，经引流膈下脓肿后，瘘获得自愈结核造成内瘘者，也有应用抗结核治疗后而痊愈的报道，但大多数十二指肠结肠瘘内瘘 (包括先天性)，均需施行手术治疗。由于涉及结肠，术前须注意充分的肠道准备与患者全身状况的改善。

良性的可做单纯瘘管切除分别做十二指肠和结肠修补，缝闭瘘口、瘘口周围肠管瘢痕较重或粘连较多要行瘘口周围肠切除和肠吻合术。对位于十二指肠第三部的内瘘切除后，有时十二指肠壁缺损较大，则修补时应注意松解屈氏韧带，以及右侧系膜上血管在腹膜后的附着处，保证修补处无张力。必要时应用近段空肠襻的浆膜或浆肌覆盖修补十二指肠壁的缺损。由十二指肠溃疡引起者，只要患者情况允许宜同时做胃次全切除术。先天性者，有多发性瘘的可能，因此手术时要认真而仔细地探查，防止遗漏。

因结肠癌浸润十二指肠而引起恶性内瘘者，视具体情况选择根治性手术或姑息性手术。①根治性手术：Callagher 曾介绍以扩大的右半结肠切除术治疗位于结肠肝曲恶性肿瘤所致的十二指肠结肠瘘。所谓的扩大右半结肠切除，即标准右半结肠切除加部分性胰十二指肠切除然后改建消化道。即行胆总管 (或胆囊)- 空肠吻合，胰腺 - 空肠吻合 (均须分别用橡皮管或塑料管插管引流) 胃 - 空肠吻合，回肠 - 横结肠吻合术②姑息性手术：对于无法切除者，可做姑息性手术。即分别切断胃幽门窦横结肠、末端回肠，再分别闭锁胃与回肠的远端，然后胃 - 空肠吻合回肠 - 横结肠吻合与空肠输出襻同近侧横结肠吻合。无论是根治性或姑息性手术，术中均需安置腹腔引流。

(6) 十二指肠肾盂 (输尿管) 瘘：①引流脓肿：伴有肾周围脓肿或腹膜后脓肿者，须及时引流。②排除泌尿道梗阻：如病肾或输尿管有梗阻应设法引流，可选择病侧输尿管逆行插管或暂时性肾造口术。经上述治疗，有少数瘘管可闭合自愈③肾切除和瘘修补术：病肾如已丧失功能或者是无法控制的感染而健肾功能良好，可考虑病肾的切除，以利内瘘的根治。采用经腹切口，以便同时做肠瘘修补。因慢性炎症使肾周围粘连较多解剖关系不清，故对术中可能遇到的困难有充分的估计并做好相应准备，包括严格的肠道准备。十二指肠侧瘘切除后做缝合修补，并做十二指肠减压。腹腔内和腹膜外的引流④十二指肠输尿管瘘多数需将病肾和输尿管全切除。如仅在内瘘的上方切除肾和输尿管，而未切除其远侧输尿管，则瘘可持续存在。偶尔输尿管的病变十分局限，肾未遭到严重破坏，则可考虑做病侧输尿管局部切除后行端端吻合术。

第八节 良性十二指肠淤滞症

良性十二指肠淤滞症是十二指肠水平部受肠系膜上动脉压迫导致的肠腔梗阻，也称为肠系膜上动脉综合征。

一、病因与病理

十二指肠水平部在第三腰椎水平自右向左横行跨越脊柱和腹主动脉。肠系膜上动脉恰在胰腺颈下缘从腹主动脉发出，自十二指肠水平部前面从上而下越过，该动脉与腹主动脉形成夹角，若此夹角变小，肠系膜上动脉将十二指肠水平部压向椎体或腹主动脉造成肠腔狭窄和梗阻。发生淤滞症的原因主要有：肠系膜上动脉起始点位置过低，十二指肠悬韧带过短牵拉，腹腔内粘连或内脏下垂牵拉肠系膜以及环状胰腺等。平均发病年龄30岁左右，多见于体重偏轻、体形瘦长，或存在高分解状态，如大面积烧伤或大手术后的患者。

二、临床表现

良性十二指肠淤滞症多呈间歇性反复发作，表现为十二指肠通过障碍。呕吐是主要症状，常在餐后2～3小时或夜间出现，呕吐物为含胆汁的胃内容物，常伴有上腹饱胀不适、腹痛等。症状可以通过改变体位而减轻，如取左侧卧位，俯卧位、胸膝位，是该综合征的特征。体检见上腹饱满，可有胃型和蠕动波，无明显腹部压痛，肠鸣音正常，胃肠减压可引出大量胃液。缓解期仅有食欲差、进食后饱胀等非特异性消化道症状。长期反复发作者可出现消瘦、营养不良、贫血和水电解质代谢紊乱。因肠系膜上动脉压迫引起十二指肠梗阻也可表现为急性发作，多在脊柱过伸位的躯干固定后突然发生，症状持续而严重，呕吐频繁，呈急性胃扩张表现。

三、诊断

有反复发作呕吐胆汁与胃内容物的患者，特别是体位改变症状减轻的患者，应考虑本病的可能。X线钡餐为首选诊断方法，特征性表现有：①近端十二指肠及胃扩张，有明显的十二指肠逆蠕动；②钡剂在十二指肠水平部脊柱中线处中断，有整齐的类似笔杆压迫的斜行切迹，钡剂通过受阻；③钡剂在2～4小时内不能从十二指肠排空；④侧卧或俯卧时钡剂可迅速通过十二指肠水平部进入空肠。

超声检查测量肠系膜上动脉与腹主动脉之间夹角的度数，正常为30～50°，有淤滞症者 < 13°；夹角内肠系膜上动脉压迫处十二指肠水平部前后径< 1.0 cm，而近端十二指肠降部前后径> 3.0 cm；改变体位后以上测量发生变化。CT结合动脉造影或螺旋CT三维图形构建可以显露肠系膜上动脉与十二指肠之间的关系以及在这一水平近端的梗阻。

四、治疗

一般先采用非手术治疗。发作期间休息、禁食、胃肠减压、维持水电解质平衡和营养支持。缓解期宜少量多餐，以易消化食物为主，餐后侧卧或俯卧位可预防发作。因石膏固定后脊柱过伸引起的急性发作应去除石膏。非手术治疗无效可采用手术治疗，常用的术式是十二指肠空肠吻合术，将梗阻近端的十二指肠水平部与空肠第一部行侧侧吻合，或行 Roux-en-Y 吻合；如压迫系十二指肠悬韧带过短造成时，可行十二指肠悬韧带切断松解术。

（石 鑫）

第十一章 阑尾常见疾病

第一节 急性阑尾炎

急性阑尾炎是腹部外科中最为常见的疾病之一，大多数患者能及时就医，获得良好的治疗效果。但是，有时诊断相当困难，处理不当时可发生一些严重的并发症。到目前为止，急性阑尾炎仍有 0.1% ~ 0.5% 的病死率，因此如何提高疗效，减少误诊，仍然值得重视。

一、病因

（一）阑尾管腔的阻塞

阑尾的管腔狭小而细长，远端又封闭呈一首端，管腔发生阻塞是诱发急性阑尾炎的基础。

（二）细菌感染

阑尾腔内存在大量细菌，包括需氧菌及厌氧菌两大类，菌种与结肠内细菌一致，主要为大肠杆菌，肠球菌及脆弱类杆菌等。

（三）神经反射

各种原因的胃和肠道功能紊乱，均可反射性引起阑尾环形肌和阑尾动脉的痉挛性收缩。

阑尾管腔梗阻。在阑尾狭窄的管腔内由于食物残渣、毛发团块、肠道寄生虫滞留，阑尾发生损伤而肿胀、扭曲。

阑尾壁上有丰富的淋巴组织，病菌可经血循环进入阑尾引起急性炎症，发生红、肿、疼痛。

饮食生冷和不洁食物、便秘、急速奔走、精神紧张，导致肠功能紊乱，妨碍阑尾的血循环和排空，为细菌感染创造了条件。常见的致病菌有大肠杆菌、厌氧菌。

另外饮食习惯、生活方式也与阑尾炎发病有关。

二、临床表现

大多数急性阑尾炎患者不论病理学类型如何，早期的临床症状都很相似，诊断并无困难，大都能得到及时和正确的处理。

（一）症状

主要表现为腹部疼痛，胃肠道反应和全身反应。

1. 腹痛　迫使急性阑尾炎患者及早就医的主要原因就是腹痛，除极少数合并有横贯性脊髓炎的患者外，都有腹痛存在。

2. 胃肠道的反应　恶心、呕吐最为常见，早期的呕吐多为反射性，常发生在腹痛的高峰期，呕吐物为食物残渣和胃液，晚期的呕吐则与腹膜炎有关。约 1/3 的患者有便秘或腹泻的症状，腹痛早期的大便次数增多，可能是肠蠕动增强的结果。盆位阑尾炎时，阑尾的尖端直接刺激直肠壁也可伴便次增多，而阑尾穿孔后的盆腔脓肿，不仅便次多，甚至会出现里急后重。

3. 全身反应　急性阑尾炎初期，部分患者自觉全身疲乏，四肢无力，或头痛、头晕。病程中发热，单纯性阑尾炎的体温多在 37.5 ~ 38℃，化脓性和穿孔性阑尾炎时，体温较高，可达

39℃左右，极少数患者出现寒战高热，体温可升到40℃以上。

（二）体征

急性阑尾炎腹部检查时，常出现的体征有腹部压痛，腹肌紧张和反跳痛等，这些直接的炎症的体征是诊断阑尾炎的主要依据。另外在一部分患者还会出现一些间接的体征如腰大肌征等，对判断发炎阑尾的部位有一定的帮助。

1. 步态与姿势　患者宜采取上身前弯且稍向患侧倾斜的姿势，或以右手轻扶右下腹部，减轻腹肌的动度来减轻腹痛，而且走路时步态也缓慢。这些特点，在患者就诊时即可发现。

2. 腹部体征　有时需连续观察，多次比较才能做出较准确的判断。

(1) 腹部外形与动度：急性阑尾炎发病数小时后，查体时就能发现下腹部呼吸运动稍受限，穿孔后伴弥散性腹膜炎时，全腹部动度可完全消失，并逐渐出现腹部膨胀。

(2) 腹膜刺激征：包括腹部压痛，肌紧张和反跳痛。尽管各患者之间腹膜刺激征在程度上有差异，但几乎所有的患者均有腹部压痛。

右下腹压痛：压痛是最常见和最重要的体征，当感染还局限于阑尾腔以内，患者尚觉上腹部或脐周疼痛时，右下腹就有压痛存在。感染波及阑尾周围组织时，右下腹压痛的范围也随之扩大，压痛的程度也加重。穿孔性阑尾炎合并弥散性腹膜炎时，虽然全腹都有压痛，但仍以感染最重的右下腹最为明显。盲肠后或腹膜后的阑尾炎，前腹壁的压痛可能较轻。

腹肌紧张：约有70%的患者右下腹有肌紧张存在。一般认为腹肌紧张是由于感染扩散到阑尾壁以外，局部的壁腹膜受到炎症刺激的结果，多见于化脓性和穿孔性阑尾炎，是机体的一种不受意识支配的防御性反应。腹肌紧张常和腹部压痛同时存在，范围和程度上两者也大体一致。肥胖者、多产妇和年老体弱的患者，因腹肌软弱，肌紧张常不明显。

反跳痛：急性阑尾炎的患者可出现反跳痛，以右下腹较常见，如取得患者的合作，右下腹反跳痛阳性，表示腹膜炎肯定存在。当阑尾的位置在腹腔的深处，压痛和肌紧张都较轻时，而反跳痛却明显者，也表示腹腔深部有感染存在。

(3) 右下腹压痛点：传统的教材上，对急性阑尾炎的局部压痛点的具体位置都进行了介绍，并把局部压痛点阳性列为阑尾炎的体征之一。虽然各位学者提出的阑尾炎压痛点都是以阑尾根部在体表的投影为基础，由于总结的资料不尽相同，所推荐的局部压痛点的位置也不完全一致。临床实践证实，各压痛点的阳性率差异很大，因此仅靠某一压痛点的有无来确诊急性阑尾炎是不切实际的。更多的医师相信，右下腹部固定压痛区的存在，要比压痛点的阳性更有诊断价值。

(4) 腹部包块：化脓性阑尾炎合并阑尾周围组织及肠管的炎症时，大网膜、小肠及其系膜与阑尾可相互粘连形成团块；阑尾穿孔后所形成的局限性脓肿，均可在右下腹触到包块。炎性包块的特点是境界不太清楚，不能活动，伴有压痛和反跳痛。深部的炎性包块，在患者充分配合下，仔细触摸才能发现。包块的出现表示感染已趋于局限化，发炎的阑尾已被大网膜等组织紧密的包绕，此时不宜于急诊手术。

（三）间接体征

临床上还可以检查其他一些体征如罗氏征等，只要手法正确并获得阳性结果，对阑尾炎的诊断有一定参考价值。

1. 罗氏征（又称间接压痛）患者仰卧位，检查者用手掌按压左下腹部，或沿降结肠向上腹用力推挤，如右下腹疼痛加重即为阳性；或用力的方向是朝右下腹部，出现同样结果时也为阳性，迅速松去按压力量的同时疼痛反而加重，更能说明右下腹有炎症存在。关于阳性结果的机制，目前的解释是：前者是因压力将左结肠内的气体向右结肠传导，最后冲击到盲肠，并进入发炎的阑尾腔，引起疼痛加重；后者是借助于下腹部的小肠襻将压力传导到右下腹，使发炎的阑尾受到挤压。关于罗氏征的临床意义，阳性结果只能说明右下腹部有感染存在，不能判断阑尾炎的病理学类型和程度。当右下腹疼痛需要与右侧输尿管结石等疾病鉴别时，罗氏征的检查可能有一定的帮助。

2. 腰大肌征　让患者左侧卧位，检查者帮助患者将右下肢用力后伸，如右下腹疼痛加重即为阳性。腰大肌征阳性，提示阑尾可能位于盲肠后或腹膜后，当下肢过伸时，可使腰大肌挤压到发炎的阑尾。

3. 闭孔肌征　患者仰卧后，当右侧髋关节屈曲时被动内旋，右下腹疼痛加重即为阳性，表示阑尾位置较低，炎症波及闭孔内肌的结果。

4. 皮肤感觉过敏区　少数患者在急性阑尾炎的早期，尤其是阑尾腔内有梗阻时，右下腹壁皮肤可出现敏感性增高现象。表现为咳嗽、轻叩腹壁均可引起疼痛，甚至轻轻触摸右下腹皮肤，也会感到疼痛，当阑尾穿孔后，过敏现象也随之消失。过敏区皮肤的范围是三角形分布，其边界由右侧髂棘最高点、耻骨嵴及脐三点依次连接而构成。皮肤感觉过敏区不因阑尾位置而改变，故对不典型患者的早期诊断可能有帮助。

(四) 肛门指诊检查

非特殊情况，肛门指诊检查应列为常规，正确的肛门指诊有时可直接提供阑尾炎的诊断依据。盆位急性阑尾炎，直肠右侧壁有明显触痛，甚至可触到炎性包块。阑尾穿孔伴盆腔脓肿时，直肠内温度较高，直肠前壁可膨隆并有触痛，部分患者伴有肛门括约肌松弛现象。未婚女性患者，肛门指诊检查还能除外子宫和附件的急性病变。

三、辅助检查

(一) 血、尿、便常规化验

急性阑尾炎病的白细胞总数和中性白细胞有不同程度的升高，总数大多在 1 万～2 万，中性为 80%～85%。老年患者因反应能力差，白细胞总数增高可不显著，但仍有中性白细胞核左移现象。尿常规多数患者正常，但当发炎的阑尾直接刺激到输尿管和膀胱时，尿中可出现少量红细胞和白细胞。

如尿中有大量异常成分，应进一步检查，以排除泌尿系疾病的存在。盆位阑尾炎和穿孔性阑尾炎合并盆腔脓肿时，大便中也可发现血细胞。

(二) X 线检查

胸腹透视列为常规，合并弥散性腹膜炎时，为除外溃疡穿孔、急性绞窄性肠梗阻，立位腹部平片是必要的，如出现膈下游离气体，阑尾炎基本上可以排除。急性阑尾炎在腹部平片上有时也可出现阳性结果：5%～6% 的患者右下腹阑尾部位可见一块或数块结石阴影，1.4% 患者阑尾腔内有积气。

(三) 腹部 B 超检查

病程较长者应行右下腹 B 超检查，了解是否有炎性包块存在。在决定对阑尾脓肿切开引流时，B 超可提供脓肿的具体部位、深度及大小，便于选择切口。

四、病理学类型

急性阑尾炎在病理学上大致可分为三种类型，代表着炎症发展的不同阶段。

（一）急性单纯性阑尾炎

阑尾轻度肿胀，浆膜充血，附有少量纤维蛋白性渗出。阑尾黏膜可能有小溃疡和出血点，腹腔内少量炎性渗出。阑尾壁各层均有水肿和中性白细胞浸润，以黏膜和黏膜下层最显著。阑尾周围脏器和组织炎症尚不明显。

（二）急性蜂窝织炎性阑尾炎

或称急性化脓性阑尾炎，阑尾显著肿胀、增粗，浆膜高度充血，表面覆盖有脓性渗出。阑尾黏膜面溃疡增大，腔内积脓，壁内也有小脓肿形成。腹腔内有脓性渗出物，发炎的阑尾被大网膜和邻近的肠管包裹，限制了炎症的发展。

（三）急性坏疽性阑尾炎

阑尾壁的全部或一部分全层坏死，浆膜呈暗红色或黑紫色，局部可能已穿孔。穿孔的部位大多在血运较差的远端部分，也可在粪石直接压迫的局部，穿孔后或形成阑尾周围脓肿，或并发弥散性腹膜炎。

五、鉴别诊断

急性阑尾炎临床误诊率仍然相当高，国内统计为 4% ～ 5%，国外报道高达 30%。需要与阑尾炎鉴别的疾病很多，其中最主要的有下列十几种疾病。

（一）需要与外科急腹症鉴别的疾病

1. 急性胆囊炎、胆石症　急性胆囊炎有时需和高位阑尾炎鉴别，前者常有胆绞痛发作史，伴右肩和背部放射痛；而后者为转移性腹痛的特点。检查时急性胆囊炎可出现莫菲征阳性，甚至可触到肿大的胆囊，急诊腹部 B 超检查可显示胆囊肿大和结石声影。

2. 溃疡病急性穿孔　溃疡病发生穿孔后，部分胃内容物沿右结肠旁沟流入右髂窝，引起右下腹急性炎症，可误为急性阑尾炎。但本病多有慢性溃疡病史，发病前多有暴饮暴食的诱因，发病突然且腹痛剧烈。查体时见腹壁呈木板状，腹膜刺激征以剑突下最明显。腹部透视膈下可见游离气体，诊断性腹腔穿刺可抽出上消化道液体。

3. 右侧输尿管结石　输尿管结石向下移动时可引起右下腹部痛，有时可与阑尾炎混淆。但输尿管结石发作时呈剧烈的绞痛，难以忍受，疼痛沿输尿管向外阴部、大腿内侧放射。腹部检查，右下腹压痛和肌紧张均不太明显，腹部平片有时可发现泌尿系有阳性结石，而尿常规有大量红细胞。

4. 急性梅克尔憩室炎　梅克尔憩室为一先天性畸形，主要位于回肠的末端，其部位与阑尾很接近。憩室发生急性炎症时，临床症状极似急性阑尾炎，术前很难鉴别。因此，当临床诊断阑尾炎而手术中的阑尾外观基本正常时，应仔细检查距回盲部 100 cm 远的回肠肠管，以免遗漏发炎的憩室。

（二）需要与内科急腹症鉴别的疾病

1. 急性肠系膜淋巴结炎　多见于儿童，常继于上呼吸道感染之后。由于小肠系膜淋巴结广泛肿大，回肠末端尤为明显，临床上可表现为右下腹痛及压痛，类似急性阑尾炎。但本病伴有高热，腹痛和腹部压痛较为广泛，有时尚可触到肿大的淋巴结。

2. 右下肺炎和胸膜炎　右下肺和胸腔的炎性病变，可反射性引起右下腹痛，有时可误诊为急性阑尾炎。但肺炎及胸膜炎常常有咳嗽，咳痰及胸痛等明显的呼吸道症状，而且胸部体征如呼吸音改变及湿啰音等也常存在。腹部体征不明显，右下腹压痛多不存在。胸部 X 线检查，可明确诊断。

3. 局限性回肠炎　病变主要发生在回肠末端，为一种非特异性炎症，20 ～ 30 岁的青年人较多见。本病急性期时，病变处的肠管充血，水肿并有渗出，刺激右下腹壁腹膜，出现腹痛及压痛，类似急性阑尾炎。位置局限于回肠，无转移性腹痛的特点，腹部体征也较广泛，有时可触到肿大之肠管。另外，患者可伴有腹泻，大便检查有明显的异常成分。

（三）需要与妇产科急腹症鉴别的疾病

1. 右侧输卵管妊娠　右侧宫外孕破裂后，腹腔内出血刺激右下腹壁腹膜，可出现急性阑尾炎的临床特点。但宫外孕常有停经及早孕史，而且发病前可有阴道出血。患者继腹痛后会有会阴和肛门部肿胀感，同时有内出血及出血性休克现象。妇科检查可见阴道内有血液，子宫稍大伴触痛，右侧附件肿大和后穹隆穿刺有血等阳性体征。

2. 急性附件炎　右侧输卵管急性炎症可引起与急性阑尾炎相似的症状和体征。但输卵管炎多发生于已婚妇女，有白带过多史，发病多在月经来潮之前。虽有右下腹痛，但无典型的转移性，而且腹部压痛部位较低，几乎靠近耻骨处。妇科检查可见阴道有脓性分泌物，子宫两侧触痛明显，右侧附件有触痛性肿物。

3. 卵巢滤泡破裂　多发生于未婚女青年，常在行经后 2 周发病，因腹腔内出血，引起右下腹痛。本病右下腹局部体征较轻，诊断性腹腔穿刺可抽出血性渗出液。

4. 卵巢囊肿扭转　右侧卵巢囊肿蒂扭转后，囊肿循环障碍、坏死、血性渗出，引起右腹部的炎症，与阑尾炎临床相似。但本病常有盆腔包块史，且发病突然，为阵发性绞痛，可伴轻度休克症状。妇科检查时能触到囊性包块，并有触痛，腹部 B 超证实右下腹有囊性包块存在。

六、治疗方法

（一）治疗原则

1. 急性单纯性阑尾炎　条件允许时可先行中西医相结合的非手术治疗，但必须仔细观察，如病情有发展应及时中转手术。经非手术治疗后，可能遗留有阑尾腔的狭窄，且再次急性发作的机会很大。

2. 化脓性、穿孔性阑尾炎　原则上应立即实施急诊手术，切除病理性阑尾，术后应积极抗感染，预防并发症。

3. 发病已数日且合并炎性包块的阑尾炎　暂行非手术治疗，促进炎症的尽快吸收，待 3 ～ 6 个月后如仍有症状者，再考虑切除阑尾。保守期间如脓肿有扩大并可能破溃时，应急诊引流。

4. 高龄患者，小儿及妊娠期急性阑尾炎　原则上应和成年人阑尾炎一样，急诊手术。

（二）非手术治疗

主要适应于急性单纯性阑尾炎，阑尾脓肿，妊娠早期和后期急性阑尾炎，高龄合并有主要脏器病变的阑尾炎。

1. 基础治疗　包括卧床休息，控制饮食．适当补液和对症处理等。

2. 抗菌治疗　选用广谱抗生素和抗厌氧菌的药物。

(三) 手术治疗

1. 手术指征

(1) 脉搏加快，体温升高，白细胞计数较前增高。

(2) 腹痛加剧，压痛、反跳痛及腹肌紧张范围扩大及程度加重。

(3) 反复呕吐不止。

(4) 已经较为局限的肿块，在治疗过程中又逐渐增大。

(5) 有连续多次腹泻，粪便内含有大量黏液，表示已有盆腔脓肿形成，应予引流。

2. 术前准备　术前 4～6 h 应禁饮食，确定手术时间后可给予适量的镇痛药，已化脓和穿孔者应给予广谱抗生素。有弥散性腹膜炎者，需行胃肠减压，静脉输液，注意纠正水和电解质紊乱。心和肺等主要脏器功能障碍者，应与有关科室协同进行适当处理。

3. 手术方法　以局部麻醉下经右下腹斜切口完成手术最为适宜，少数患者也可选择硬脊膜外麻醉和全身麻醉经右下腹探查切口完成。主要方式为阑尾切除术 (有常规法和逆行法)。粘连严重者也可行浆膜下切除阑尾。少数阑尾脓肿保守无效时可行切开引流，腹腔渗出多时，放置引流物。

4. 术中注意事项

(1) 采用右下腹斜切口 (麦氏切口)，视腹壁厚薄和病变情况决定切口长短。若诊断不太肯定时，取右下腹直肌旁切口为宜。

(2) 寻找阑尾，沿盲肠前壁上结肠带追溯寻找。

(3) 阑尾系膜处理，提起阑尾尖端，逐步贯穿缝合结扎切断系膜，遇有动脉出血时，应吸除积血，看清出血点后重新钳夹，必要时扩大切口，切忌用血管钳盲目钳夹，以免损伤肠壁。

(4) 阑尾坏死或已穿孔，有较多脓性渗出液，在相应部位应放置烟卷引流条，必要时可放置双套管负压引流管，在切口外另戳口引流。

5. 术后处理　继续支持治疗，包括静脉输液、止痛镇静及抗感染等。引流物要及时拔除，切口按时拆线，注意防治各种并发症。

6. 术后并发 SH 的防治　术后并发症与阑尾的病理学类型和手术时间的迟早有密切关系，阑尾炎阑尾未穿孔的阑尾切除术，并发症发生率仅 5%，而阑尾穿孔后的阑尾切除术的术后并发症则增加到 30% 以上，发病后 24 h 和 48 h 以后的手术者，阑尾穿孔率分别为 20% 和 70%，所以发病 24 h 内，应及时切除阑尾，以降低并发症的发生率。

(1) 内出血：术后 24 h 的出血为原发性出血，多因阑尾系膜止血不完善或血管结扎线松脱所致。主要表现为腹腔内出血的症状如腹痛、腹胀、休克和贫血等，应立即输血并再次手术止血。有时出血可能自行停止，但又继发感染形成脓肿，也需手术引流。

(2) 盆腔脓肿：穿孔性阑尾炎术后，腹腔脓汁吸收不完全，可在腹腔的不同部位形成残余脓肿。盆腔脓肿最常见，大多发生在术后 7～10 d，表现为体温再度升高，大便次数增多伴里急后重，肛门指诊检查可见括约肌松弛，直肠前壁隆起。应及时抗感染，物理治疗，无效时切开引流。

(3) 粘连性肠梗阻：阑尾术后肠粘连的机会较多，与手术损伤、异物刺激和引流物拔出过晚有关。

(4) 粪瘘：可发生在处理不当的阑尾残端，也可因手术粗暴误伤盲肠和回肠而引起。主要表现为伤口感染久治不愈，并有粪便和气体逸出，由于粪瘘形成时感染已局限于回盲部周围，体液和营养丢失较轻。可先行非手术治疗，多数患者粪瘘可自行愈合，如病程超过了 3 个月仍未愈合，应手术治疗。

(5) 手术切口的并发症：包括切口感染，慢性窦道和切口疝，三者有一定的内在联系。切口感染多发生在术后 4~7 d，也有在 2 周后才出现者。主要表现为切口处跳痛，局部红肿伴压痛，体温再度上升。应立即拆除缝线，引流伤口，清除坏死组织，经敷料更换促使其愈合，或待伤口内肉芽新鲜时 2 期缝合至愈合。如伤口内异物 (如线头) 清除不干净，引流不畅，可长期不愈，遗留有一处或几处深而弯曲的肉芽创道，即为慢性窦道。病程可持续数月，有的甚至 1 年以上，伤口时好时坏。如经非手术治疗 3 个月仍不愈合者，可再次手术切除窦道，重新缝合。感染的伤口虽已愈合，但腹膜和肌层已裂开，小肠襻和网膜可由切口处突出于皮下瘢痕组织处，称为切口疝。如有明显症状，影响劳动，应行手术修补。

第二节 慢性阑尾炎

慢性阑尾炎是指阑尾急性炎症消退后而遗留的阑尾慢性炎症病变，诸如管壁纤维结缔组织增生、管腔狭窄或闭塞、阑尾扭曲，与周围组织粘连等。关于慢性阑尾炎的诊断，目前认识上尚不完全统一，临床上它能否作为一种独立的疾病，意见尚有分歧。实际工作中，病理学上的慢性阑尾炎和临床上的慢性阑尾炎两者之间，并不总是相符的。例如在附带切除平时无症状的阑尾送检时，相当部分阑尾在病理上有慢性炎症在。而有典型临床表现切除后阑尾病检虽为慢性阑尾炎，但患者术后效果不满意；而阑尾病检未证实有慢性炎症，手术后症状却完全缓解。当然大多数患者慢性阑尾炎的临床表现、病理诊断和手术的效果三者完全一致的，因此应该承认慢性阑尾炎在临床上是一个独立的疾病。慢性阑尾炎的确诊有时相当困难，国内统计慢性阑尾炎手术后症状未见减轻者高达 35%，其主要原因是诊断上的错误。

一、分类
临床上将慢性阑尾炎大致分为两种类型。

(一) 原发性慢性阑尾炎

其特点为起病隐匿，症状发展缓慢，病程持续较长，几个月到几年。病初无急性发作史，病程中也无反复急性发作的现象。

(二) 继发性慢性阑尾炎

特点是首次急性阑尾炎发病后，经非手术治疗而愈或自行缓解，其后遗留有临床症状，久治不愈，病程中可再次或多次急性发作。

二、病因

（一）原发性慢性阑尾炎

其特点为起病隐匿，症状发展缓慢，病程持续较长，几个月到几年。病初无急性发作史，病程中也无反复急性发作的现象。

（二）继发性慢性阑尾炎

特点是首次急性阑尾炎发病后，经非手术治疗而愈或自行缓解，其后遗留有临床症状，久治不愈，病程中可再次或多次急性发作。

三、发病机制

虽然有人认为阑尾慢性炎症的病理有时不易肯定，但多数仍有较明确的改变。阑尾壁增生肥厚，呈纤维化和粗短坚韧，表面灰白色阑尾系膜增厚缩短和变硬黏膜或浆膜下有血管周围淋巴细胞和嗜伊红细胞浸润，有的还可见到异物巨细胞存在。有时阑尾壁纤维化而致管腔狭窄，甚至闭塞成一条与阑尾老化萎缩相似。狭窄和闭塞起自阑尾尖端向根部蔓延，如仅根部闭塞远端管腔内可充盈黏液，形成黏液囊肿。阑尾慢性炎症后可以自行卷曲或周围为大量纤维粘连所包围，管腔内存有其他异物。

四、病理学分析

慢性阑尾炎肉眼观察可有各种表现，镜下可见阑尾各层有淋巴细胞浸润。

（一）阑尾细长呈卷曲/折叠及纠搭状，使阑尾的排空受阻。阑尾及其系膜与周围组织和器官有不同程度之粘连。

（二）阑尾壁增厚，管径粗细不均匀，部分管腔呈狭窄状，有时相当一段远端管腔完全闭塞而呈条索状。

（三）阑尾腔内有异物阻塞，阑尾浆膜血管明显增多而清晰。

五、临床表现

（一）腹部疼痛

主要位于右下腹部，其特点是间断性隐痛或胀痛，时重时轻，部位比较固定。多数患者在饱餐，运动和长时间站立后，诱发腹痛发生。病程中可能有急性阑尾炎的发作。

（二）胃肠道反应

患者常觉轻重不等的消化不良、食欲不佳。病程较长者可出现消瘦、体重下降。一般无恶心和呕吐，也无腹胀，但老年患者可伴有便秘。

（三）腹部压痛

压痛是唯一的体征，主要位于右下腹部，一般范围较小，位置恒定，重压时才能出现。无肌紧张和反跳痛，一般无腹部包块，但有时可触到胀气的盲肠。

（四）间接体征

各种特定的压痛点如马氏点、兰氏点及腰大肌征、罗氏征，在慢性阑尾炎的诊断中无意义。

六、辅助检查

胃肠钡剂造影和纤维结肠镜检查有一定帮助。回盲部钡剂造影如出现阑尾有压痛、阑尾呈分节状、阑尾腔内的钡剂排空时间延长及阑尾未显影等，均为慢性阑尾炎的特征。纤维结肠镜可直接观察阑尾的开口及其周围的黏膜的变化和活检，尚可对阑尾腔进行造影，对鉴别诊断有一定意义。

七、诊断

慢性阑尾炎的确诊有时相当困难，国内统计慢性阑尾炎手术后症状未见减轻者高达 35%，其主要原因是诊断上的错误。应该对每一个慢性阑尾炎的诊断高度认真，用"排除法"来逐个除外容易与它相混淆的有关疾病。其中主要有回盲部结核，慢性结肠炎，慢性附件炎，胃肠神经官能症及结肠恶性肿瘤等。

总之，慢性阑尾炎的诊断相当困难，最后确诊慢性阑尾炎的标准如下，除曾有典型的急性发作史、右下腹有经常存在和位置固定的压痛点、有 X 线钡剂造影的佐证外，阑尾切除后临床症状应消失。

八、治疗方法

手术治疗是唯一有效的方法，但在决定行阑尾切除术时应特别慎重。

（一）慢性阑尾炎确诊后，原则上应手术治疗，切除病变阑尾，特别是有急性发作史的患者，更应及时手术。对诊断可疑的患者或有严重并存病的高龄患者，应暂行非手术治疗，在门诊追踪观察。

（二）手术中如发现阑尾外观基本正常，不能轻易只切除阑尾后即刻关腹，应仔细检查阑尾附近的组织和器官如回盲部，回肠末段 100 cm，小肠系膜及其淋巴结。女性患者还应仔细探查盆腔及附件，以防误诊和漏诊。

（三）手术后应对每一个患者进行一段时间的随访，以了解切除阑尾后的实际效果。慢性阑尾炎的最后诊断不是病理学诊断，而是手术后症状的完全解除。术后仍有症状的患者，应做全面的检查，找出真正的病因，不能轻易地按术后肠粘连治疗。

第三节 特殊类型阑尾炎

一般情况下急性阑尾炎诊断多无困难，早期治疗效果比较肯定。但小儿、老年人及妊娠期等特殊类型阑尾炎时，因其各有不同的临床特点，给诊断及治疗带来较大困难，临床应格外重视。

一、小儿急性阑尾炎

（一）疾病特点

小儿急症阑尾炎有以下特点：

1. 小儿机体防御能力弱　由于体液免疫功能的不足，补体缺乏和中性粒细胞吞噬作用差，再加之体温调节功能不稳定。因而，容易出现高热，白细胞升高较成人明显，中毒症状也较严重。

2. 较大的儿童急性阑尾炎的临床症状和成人相似　6 岁以下的婴幼儿常缺乏典型的转移性右下腹疼痛的症状，腹痛和痛部体征往往也不固定，故临床误诊率高，有报告达 63%。

3. 化脓、穿孔　小儿阑尾淋巴组织丰富，阑尾壁很薄，肌层组织少，发炎后淋巴水肿严重，可造成阑尾腔梗阻，血运障碍，故容易穿孔。年龄越小，穿孔发生率越高，穿孔后多形成弥散性腹膜炎，且难于粘连形成局限性脓肿，这是由于大网膜发育不全，穿孔过快所致。化脓型阑尾炎在发病 14～24 h 均可发生穿孔。

（二）治疗原则

诊断明确后尽早行阑尾切除术，围术期应用有效抗生素，酌情禁食或流食，静脉补液等。

二、妊娠期急性阑尾炎

（一）临床特点

1. 阑尾位置改变。怀孕早期阑尾位置无明显改变，随着妊娠的进展，子宫不断增大，阑尾会逐渐向上、向外移位。

2. 妊娠期盆腔器官充血，阑尾也充血，因此炎症发展快，容易发生阑尾坏死、穿孔。

3. 由于大网膜被增大的子宫推移，难以包裹炎症，一旦穿孔，容易造成弥散性腹膜炎。

4. 若炎症波及子宫浆膜，可诱发子宫收缩，引起流产、早产或强直性子宫收缩，其毒素可导致胎儿缺氧甚至死亡，威胁母婴安全。

（二）治疗原则

应早期行阑尾切除，术中操作要轻柔，避免对子宫的刺激。围术期加用黄体酮，并选用有效抗生素。尽量避免放置腹腔引流管。临产期急性阑尾炎并发阑尾穿孔，可考虑经腹行剖宫产术，同时行阑尾切除术。

三、老年人急性阑尾炎

（一）临床特点

1. 老年人血管、淋巴常有退行性改变，阑尾发炎后容易发生坏死、穿孔。

2. 老年人反应力低下。症状和体征常较病理改变轻。就诊时多数已有坏疽穿孔或已形成脓肿。

3. 常合并有其他重要脏器的病理改变或潜在疾病，如高血压、冠心病、脑血管病，肺、肝、肾等脏器功能减退，这些疾病常是致死的原因。

4. 老年人急性阑尾炎发病时症状常不突出，腹痛可逐渐发生而较轻，呕吐也可不发生。

（二）治疗原则

一旦诊断应及时行阑尾切除术，早期手术的危险要比延迟手术的危险小得多，围术期同时注重所伴发内科疾病的处理。

第四节　阑尾肿瘤

一、阑尾类癌

类癌又称嗜银细胞瘤。阑尾最常见的肿瘤是类癌。人体约一半的类癌发生在阑尾。阑尾类癌在未产生梗阻前，由于没有症状和体征。临床上常不能得到诊断。阑尾类癌没有类癌综合征。类癌产生梗阻时一般表现为阑尾炎。阑尾类癌瘤体直径约 1 cm 时，基本不扩散，直径达 2 cm 时，可有转移，但极少。

（一）诊断

1. 病史 以 20 ~ 35 岁多见，男女之比为 1 : 3。临床表现有 3 种类型：①急性阑尾炎型约占 10%，可能因肿瘤而发病。②慢性右下腹痛。③类癌综合征，可分泌血管活性物质 (5- 羟色胺、组胺、缓激肽等) 引起面部潮红、腹泻、哮喘和发绀等症状。

2. 体征 因肿瘤小，临床常无体征。

（二）治疗

以阑尾切除为主，术后类癌不复发。阑尾切除后是否再行右半结肠切除术，来治疗阑尾浆膜淋巴管浸润的阑尾类癌，尚存在分歧。

二、阑尾腺癌

阑尾腺癌又称阑尾结肠型腺癌，是阑尾较少见的肿瘤，约占胃肠道恶性肿瘤的 0.2% ~ 0.5%。发病年龄多在 40 岁以上，男性患者较多。病变多数发生在阑尾远端 2/3 处，伴有炎症反应和区域淋巴结转移。大多数的阑尾腺癌表现为急性阑尾炎、慢性阑尾炎、阑尾脓肿，或在行其他手术时切除阑尾发现。故诊断很难。在行 X 线钡餐检查时，偶尔发现回肠末段和盲肠有不规则的占位性病变，病变的位置与阑尾的黏液囊肿相同。

（一）诊断依据

1. 临床表现

(1) 病史临床表现多为阑尾梗阻的并发症，如急性阑尾炎约占半数，阑尾脓肿或慢性阑尾炎仅占 25%，少数可无症状。

(2) 查体右下腹阑尾区有固定性压痛点，少数患者可触及肿块。

2. 辅助检查 钡剂胃肠造影显示盲肠内侧壁偏右有不规则的充盈缺损或见回肠末段和盲肠内侧间距离增大。

（二）治疗

很早期的癌，包括原位癌，切除阑尾已足够。腺癌达浆膜和系膜淋巴结时，宜行右半结肠切除术，切除区域的转移癌。

三、阑尾黏液囊腺瘤

阑尾黏液性囊腺瘤是真性肿瘤，可以使管腔阻塞，致黏液穿透到浆膜层，表现为阑尾周围和腹膜后黏液性肿块。有时可伴有卵巢黏液性囊腺瘤。

（一）诊断依据

1. 临床表现

(1) 症状：本病常无症状，有时可有右下腹疼痛不适及腹胀等症状。

(2) 体征：肿瘤较大时可在右下腹触及光滑、稍活动的肿块。

2. 辅助检查 B 超可见右下腹液性暗区，常有分隔成数个腔。

（二）治疗方法

手术切除阑尾是唯一的治疗，当伴有卵巢黏液性囊腺瘤时，应一并切除卵巢。术中应防止黏液外溢污染腹腔。

（石 鑫）

第十二章 肝胆常见疾病

第一节 肝包虫病

肝包虫病是牧区较常见的寄生虫，也称肝棘球蚴病。在中国主要流行于畜牧业发达的新疆、青海、宁夏、甘肃、内蒙古和西藏等省区。病因犬绦虫寄生在狗的小肠内，随粪便排出的虫卵常黏附在狗、羊的毛上，人吞食被虫卵污染的食物后，即被感染。虫卵经肠内消化液作用，蚴脱壳而出，穿过肠黏膜，进入门静脉系统，大部分被阻留于肝脏内。蚴在体内经3周，便发育为包虫囊。包虫囊肿在肝内逐渐长大，依所在部位引起邻近脏器的压迫症状，并可发生感染、破裂播散及空腔脏器阻塞等并发症。

一、肝包虫囊肿

肝包虫囊肿多见于牧区，南美、南欧和澳洲等地人群发病多与牧羊有关，伊朗和伊拉克等与骆驼有关，加拿大和阿拉斯加则可能与驯鹿有关。我国内蒙古、西北、四川西部、西藏等地区较常见。本病又称肝棘球蚴病，由细粒棘球绦虫的蚴侵入肝脏所致。肝包虫囊肿手术治疗的手术死亡率为1.8%～9%不等，一般为2%～4%，术后复发率为5%～12%不等，多由于第一次手术时遗漏深藏的小囊肿或手术时头节种植。人或其他中间宿主接触并吞食此蚴污染的水或食物即可被感染，经胃或上部小肠的消化，六勾蚴即脱壳而出，穿过胃肠壁进入门静脉，多数停留在肝，少数逸出至肺和其他脏器。

（一）病因

人的肝包虫囊肿是细粒棘球绦虫以人为中间宿主的无性期阶段。此绦虫主要宿主为犬、狐，中间宿主为羊、牛、马、猪和人。此虫寄生于犬小肠绒毛，成虫不断排出有壳保护的六勾蚴，此蚴随粪便排出，黏附于犬毛或羊毛上。人或其他中间宿主接触并吞食此蚴污染的水或食物即可被感染，经胃或上部小肠的消化，六勾蚴即脱壳而出，穿过胃肠壁进入门静脉，多数停留在肝，少数逸出至肺和其他脏器。棘球蚴在各有关脏器先形成初期包虫囊肿，此囊壁即其后的内囊，而中间宿主组织在其周围形成的纤维包膜为外囊。内囊又分为外层与内层，外层称角质膜，内层为生发层，生发层又产生生发囊、头节、子囊、孙囊。当有包虫感染的羊、牛或其他中间宿主的内脏被犬、狐所食，此寄生虫即完成其生活周期。

（二）临床表现

多不明显，初期可无症状，随囊肿增大可出现腹胀、肝区隐痛、上腹部无痛性肿块等症状，囊肿压迫胃肠道可出现食后饱胀、食欲减退、恶心、呕吐等，压迫胆道可引起黄疸，压迫门静脉可引起门脉高压，出现脾肿大、腹水或食管胃底静脉曲张等表现，肝右叶膈顶部囊肿可使膈肌抬高、运动受限。可有或曾有过敏反应，以囊肿破裂或术中大量囊液不慎溢入腹腔时明显，出现发热、皮疹，甚至休克等，囊肿破裂入胆道可同时出现胆管炎表现。体征主要为上腹部囊性肿块，位于肝上方者可仅见肝脏肿大。有并发症者可出现相应的症状和体征。

（三）辅助检查

1. 实验室检查

(1) 白细胞计数多正常，嗜酸性粒细胞可轻度增高。

(2) 包虫囊液皮内试验 (Casoni 试验)、补体结合试验等阳性。

2.X 线检查　可有右侧膈肌抬高、活动受限，或肝脏阴影增大，或肝内囊壁壳状钙化及其内容物的斑点状钙化影。

3. 超声显像　有定位价值，为首选检查方法。表现为肝内边界清楚的液性暗区，间有小光点，囊壁回声强，内缘可不规则或欠光滑，有时在液性暗区内可见"浮莲征"，囊壁钙化时呈回声增强的半环状。

4.CT　具有诊断和鉴别诊断价值。表现为肝内境界清楚、边缘光滑的低密度区，增强扫描后无强化，囊壁密度稍高，有时可见到子囊。一旦内囊破裂可发生内囊壁分离而呈双层囊壁，或为内囊壁卷缩漂浮形成不规则线状影。

（四）诊断

对有牧区居住或生活史，上腹部缓慢、进行性肿块而无肝病背景、全身情况较好者，应考虑本病。如 B 超、CT 等影像学检查证实为肝脏液性占位时，应进一步行 Casoni 试验加以证实。对疑诊为肝包虫囊肿者不宜行肝穿刺，以免囊液外溢导致过敏或头节种植。

（五）鉴别诊断

1. 肝囊肿　无牧区居住史，超声显像示囊壁极薄、规则而清晰，包虫皮内试验阴性。

2. 肝脓肿　肝包虫囊肿继发细菌感染易与之混淆。常有化脓性感染或痢疾、腹泻病史，临床可有或曾有发热、肝痛、白细胞升高等炎症表现，抗感染治疗有效；感染发作时可有肝区叩痛等体征；超声显像提示病灶边界多不清，抗感染治疗后病灶有可能缩小。应详细询问有无牧区居住或生活史，包虫皮内试验为主要鉴别依据。

（六）治疗

对小而深藏肝实质内的包虫囊肿可严密随访。对较大而接近肝表面的包虫囊肿，因可能穿破膈肌或囊肿破裂产生头节种植、过敏性休克等，目前仍以手术治疗为主。内囊摘除为最常用方式，肝切除仅适用于个别病例，如囊壁钙化、内囊不易摘除或囊肿较小又邻近肝表面而易于切除者。

肝包虫囊肿内囊摘除的手术原则：①细致保护切口和周围脏器，避免囊液污染；②内囊摘除前需杀灭头节，外囊切开前可穿刺吸取部分囊液以减压，注入 10% 甲醛或 3% 过氧化氢溶液，5 min 后抽空囊液，由于甲醛有可能引起急性中毒或后期胆管炎，因此近年亦有采用 20% 高渗盐水浸泡 5 min，反复 2 次以杀灭头节；③内囊摘除后需用甲醛或过氧化氢溶液涂拭外囊内壁，或再用高渗盐水浸泡，然后用生理盐水冲洗后纱布擦净；④外囊内壁较厚者应剥离部分囊壁，但不宜剥离过净，以免引起出血和胆瘘，我们还用氩氦刀喷射囊壁，效果满意；⑤消灭残腔可用外囊壁内翻或游离、带蒂大网膜填塞后缝合；⑥对合并感染者需行囊腔引流。我所 1993 ～ 1999 年间治疗 5 例肝包虫囊肿，术前均明确诊断，囊肿直径为 8 ～ 15 cm，均采用内囊摘除术，其中 3 例采用高渗盐水杀灭头节，均无手术并发症。

二、泡型包虫病

泡型包虫病 (echinococcosis multilocularis) 是多房棘球绦虫的幼虫泡型棘球蚴 (泡球蚴) 寄生人体所致的疾病，又称泡球蚴病 (alveolar echinococcosis，Ae)、多房性包虫病 (multilocular hydatidosis)。从生物学、流行病学、病理学和临床表现等方面，泡型与囊型包虫病均有显著不同。泡型包虫病通过接触红狐或野狗，摄入虫卵而感染。狩猎人员易受感染。男女比率不一，一般男多于女，但也有女多于男。发病时患者平均年龄不一。国外以老年者为多。四川甘孜州为 40 岁左右职业以农牧民为多。少数民族如藏族、彝族等较汉族患者为多。

泡型包虫病过去一直采取手术切除治疗，但大多数患者出现症状就医时，往往是晚期，不能手术切除，即使进行肝部分或半叶切除，术后复发率也很高。目前应用较多的是阿苯达唑长期连续治疗，临床效果显著。

临床主要表现为右上腹肿块、上腹隐痛、肝脏肿大，肝脏质地坚硬、表面有结节，晚期可出现黄疸、腹水等症状，可因广泛性肝细胞破坏导致肝功能衰竭而死亡。实验室检查与肝包虫囊肿基本相同，并可有肝功能异常。影像学检查多显示为肝内多房性圆形或分叶状囊性占位，边界可不规则。肝内肿块较局限者可考虑手术切除。

需与肝血管瘤、肝癌相鉴别。患者常有牧区生活史、包虫皮内试验 (Casoni 试验) 阳性为鉴别的主要依据。

第二节 肝脏炎症

一、细菌性肝脓肿

细菌性肝脓肿是指由化脓性细菌侵入肝脏形成的肝内化脓性感染病灶。临床上主要以寒战、高热、肝区疼痛、肝大和局部压痛为主要表现。全身性细菌感染，特别是腹腔内感染时，细菌可侵入肝脏，如患者抵抗力弱，就可能发生肝脓肿。本病多见于男性，男女发病率之比约为 2 : 1。近年来本病的性别差异已不明显，这与女性胆道疾病的发病率较高有关，而胆源性肝脓肿在化脓性肝脓肿中比例最高。

(一) 流行病学

细菌性肝脓肿通常指由化脓性细菌引起的感染，故亦称化脓性肝脓肿。本病病原菌可来自胆管疾病 (占 16% ～ 40%)，门静脉血行感染 (占 8% ～ 24%)，经肝动脉血行感染报道不一，最多者为 45%，直接感染者少见，隐匿感染占 10% ～ 15%。致病菌以革兰阴性菌最多见，其中 2/3 为大肠埃希菌，粪链球菌和变形杆菌次之；革兰氏阳性球菌以金黄色葡萄球菌最常见。临床常见多种细菌的混合感染。细菌性肝脓肿 70% ～ 83% 发生于肝右叶，这与门静脉分支走行有关。左叶者占 10% ～ 16%；左右叶均感染者为 6% ～ 14%。脓肿多为单发且大，多发者较少且小。少数细菌性肝脓肿患者的肺、肾、脑等亦可有小脓肿。尽管目前对本病的认识、诊断和治疗方法都有所改进，但死亡率仍为 30% ～ 65%，其中多发性肝脓肿的死亡率为 50% ～ 88%，而孤立性肝脓肿的死亡率为 12.5% ～ 31%。本病多见男性，男女比例约为

2：1。但目前的许多报道指出，本病的性别差异已不明显，这可能与女性胆管疾患发生率较高，而胆源性肝脓肿在化脓性肝脓肿发生中占主导地位有关。本病可发生于任何年龄，但中年以上者约占 70%。

（二）病因

肝由于接受肝动脉和门静脉双重血液供应，并通过胆管与肠道相通，发生感染的机会很多。但是在正常情况下由于肝的血液循环丰富和单核吞噬细胞系统的强大吞噬作用，可以杀伤入侵的细菌并且阻止其生长，不易形成肝脓肿。但是如各种原因导致机体抵抗力下降时，或当某些原因造成胆管梗阻时，入侵的细菌便可以在肝内重新生长引起感染，进一步发展形成脓肿。化脓性肝脓肿是一种继发性病变，病原菌可由下列途径进入肝。

1.胆管系统 这是目前最主要的侵入途径，也是细菌性肝脓肿最常见的原因。当各种原因导致急性梗阻性化脓性胆管炎，细菌可沿胆管逆行上行至肝，形成脓肿。胆管疾病引起的肝脓肿占肝脓肿发病率的 21.6% ~ 51.5%，其中肝胆管结石并发肝脓肿更多见。胆管疾病引起的肝脓肿常为多发性，以肝左叶多见。

2.门静脉系统 腹腔内的感染性疾病，如坏疽性阑尾炎、内痔感染、胰腺脓肿、溃疡性结肠炎及化脓性盆腔炎等均可引起门脉属支的化脓性门静脉炎，脱落的脓毒性栓子进入肝形成肝脓肿。近年来由于抗生素的应用，这种途径的感染已大为减少。

3.肝动脉 体内任何部位的化脓性疾患，如急性上呼吸道感染、亚急性细菌性心内膜炎、骨髓炎和痈等，病原菌由体循环经肝动脉侵入肝。当机体抵抗力低下时，细菌可在肝内繁殖形成多发性肝脓肿，多见于小儿败血症。

4.淋巴系统 与肝相邻部位的感染如化脓性胆囊炎、膈下脓肿、肾周围脓肿、胃及十二指肠穿孔等，病原菌可经淋巴系统进入肝，亦可直接侵及肝。

5.肝外伤后继发感染 开放性肝外伤时，细菌从创口进入肝或异物直接从外界带入肝引发脓肿。闭合性肝外伤时，特别是中心型肝损伤患者，可在肝内形成血肿，易导致内源性细菌感染。尤其是合并肝内小胆管损伤，则感染的机会更高。

6.医源性感染 近年来，由于临床上开展了许多肝脏手术及侵入性诊疗技术，如肝穿刺活检术、经皮肝穿刺胆管造影术（PTC）、内镜逆行胰胆管造影术（ERCP）等，操作过程中有可能将病原菌带入肝形成肝的化脓性感染。肝脏手术时由于局部止血不彻底或术后引流不畅，形成肝内积血积液时均可引起肝脓肿。

7.其他 有一些原因不明的肝脓肿，如隐源性肝脓肿，可能肝内存在隐匿性病变。当机体抵抗力减弱时，隐匿病灶"复燃"，病菌开始在肝内繁殖，导致肝的炎症和脓肿。Ranson 指出，25% 隐源性肝脓肿患者伴有糖尿病。

（三）临床表现

起病较急骤，一般多在先驱感染病变后突发寒战、高热、肝区持续性钝痛或胀痛，热型多为弛张热伴出汗，全身中毒症状明显，可有乏力、食欲减退、恶心、呕吐等表现。如炎症刺激膈肌可出现右肩部牵涉痛，累及胸膜可有背痛或刺激性咳嗽，严重者亦可有上腹部局限性腹膜炎表现。右膈顶部肝脓肿尚可引起右侧反应性胸腔积液，出现胸痛、气急、呼吸困难等表现。

细菌性肝脓肿的体征包括：急性病容，肝脏肿大、触痛明显，可有肝区叩击痛。脓肿靠近体表者可见表面皮肤红肿，有时可触及波动性肿块。右季肋部饱满，可有右上腹肌紧张。胆管源性肝脓肿常可有黄疸。部分患者可出现右肺底呼吸音减弱等体征。

（四）辅助检查

1. 实验室检查

(1) 血白细胞总数明显升高，中性粒细胞比例可高达 90% 以上，甚至出现左移；

(2) 血沉可增快；

(3) 肝功能检查可异常，ALT 可升高；

(4) 肝穿刺可抽出黄白色脓液，有臭味，脓液细菌培养可为阳性。

2. 影像学检查　超声显像定位准确，图像较为典型，为首选检查方法，尤其在治疗观察中可多体位重复检查，利于指导临床治疗；CT、MRI 亦具有特征性影像学表现，在鉴别诊断中有重要意义，为常用检查方法，尤其是 CT 增强动态扫描为肝脓肿与肝癌、肝血管瘤的重要鉴别方法之一。

(1)X 线检查：肝右叶脓肿可见右侧膈肌抬高或局限性膨隆，活动受限，极少数在造影内出现气液平面；有时可见胸膜反应或胸腔积液，右肺底可有云雾状炎性改变等。

(2) 超声显像：对肝脓肿的诊断、定位、定量、动态观察和随访有重要价值。肝脓肿在未液化或浓稠时易与肝癌混淆，可表现为低回声区，但病灶边界和外周因炎性水肿多不清且无晕圈，抗感染治疗后病灶有可能缩小，有液化者则可见液平段。

(3)CT：可见单个或多个边界不清的低

密度区，增强扫描无强化，囊壁可呈环状强化，有时低密度区由强化环包绕后其外周又有一圈低密度带，呈所谓"双靶征"，部分可见气液平面，有一定诊断价值。

(4)MRI：急性肝脓肿 T_1 加权像呈低强度信号区，囊壁呈略低于正常肝的环形信号带，T_2 加权像多呈片状高强度号，有时在脓肿区中央出现更高信号强度；慢性肝脓肿时，脓肿壁呈同心环状改变，脓肿内壁肉芽组织增生，乃加权像呈等信号强度，T_2 加权像呈高强度信号，脓肿外壁在 T_1、T_2 加权像均呈低强度信号。

（五）诊断

一般不困难。常有感染性疾病史，常无肝病背景，AFP 阴性；临床可有或曾有寒战、高热、肝痛、白细胞升高等炎症表现，抗感染治疗有效；感染发作时可有肝脏肿大、触痛，或肝区叩痛等体征，应考虑细菌性肝脓肿。B 超检查和随访有助于肝脓肿的诊断，肝穿刺抽得脓液可确诊。

（六）治疗

细菌性肝脓肿为继发性感染性疾病，应视为全身性病变治疗。治疗原则包括

1. 及时治疗原发化脓性病灶；

2. 结合原发感染灶分析，针对可能病原菌联合运用大剂量有效抗生素，并根据细菌培养和药敏结果及时调整；

3. 重视全身性支持治疗，加强营养，必要时可少量输血；

4. 对急性期尚未局限的肝脓肿和已液化成熟的多发性小脓肿，宜单纯药物治疗；

5. 对已液化的较大肝脓肿，可在超声引导下反复穿刺抽脓或置管引流，并局部应用抗生素；

6. 对全身中毒症状严重、脓肿较大已穿破至胸腔、腹腔或有穿破可能者，或穿刺引流不佳者，

或药物和穿刺治疗后疗效不明显者，可考虑手术切开引流。慢性局限性厚壁脓肿亦可考虑手术切除。

二、阿米巴性肝脓肿

阿米巴肠病常并发阿米巴肝脓肿，国内临床资料约占 1.8 ～ 10%，亦有高达 46% 者，国外尸检材料为 10 ～ 59%。近年由于有效的药物与必要时加用准确超声导引下抽脓，病情已不难控制。起病较缓慢，病情较长，可有高热，不规则发热，盗汗。

（一）流行病学

阿米巴性肝脓肿是肠阿米巴病最多见的主要并发症。本病常见于热带与亚热带地区。好发于 20 ～ 50 岁的中青年男性，男女比例约为 10：1。脓肿以肝右后叶最多见，占 90% 以上，左叶不到 10%，左右叶并发者亦不罕见。脓肿单腔者为多。国内临床资料统计，肠阿米巴病并发肝脓肿者占 1.8% ～ 20%，最高者可达 67%。综合国内外报道 4 819 例中，男性为 90.1%，女性为 9.9%。农村高于城市。

（二）病因

阿米巴性肝脓肿是由溶组织阿米巴原虫所引起；有的在阿米巴痢疾期间形成，有的发生于痢疾之后数周或数月。据统计，60% 发生在阿米巴痢疾后 4 ～ 12 周，但也有在长达 20 ～ 30 年或之后发病者。溶组织阿米巴是人体唯一的致病型阿米巴，在其生活史中主要有滋养体型和虫卵型。前者为溶组织阿米巴的致病型，寄生于肠壁组织和肠腔内，通常可在急性阿米巴痢疾的粪便中查到，在体外自然环境中极易破坏死亡，不易引起传染；虫卵仅在肠腔内形成，可随粪便排出，对外界抵抗力较强，在潮湿低温环境中可存活 12 d，在水中可存活 9 ～ 30 d，在低温条件下其寿命可为 6 ～ 7 周。虽然没有侵袭力，但为重要的传染源。当人吞食阿米巴虫卵污染的食物或饮水后，在小肠下段，由于碱性肠液的作用，阿米巴原虫脱卵而出并大量繁殖成为滋养体，滋养体侵犯结肠黏膜形成溃疡，常见于盲肠、升结肠等处，少数侵犯乙状结肠和直肠。寄生于结肠黏膜的阿米巴原虫，分泌溶组织酶，消化溶解肠壁上的小静脉，阿米巴滋养体侵入静脉，随门静脉血流进入肝；也可穿过肠壁直接或经淋巴管到达肝内。进入肝的阿米巴原虫大多数被肝内单核一吞噬细胞消灭；仅当侵入的原虫数目多、毒力强而机体抵抗力降低时，其存活的原虫即可繁殖，引起肝组织充血炎症，继而原虫阻塞门静脉末梢，造成肝组织局部缺血坏死；又因原虫产生溶组织酶，破坏静脉壁，溶解肝组织而形成脓肿。

（三）临床表现

起病较慢，病程较长，可有或曾有痢疾或腹泻病史，有持续性发热，体温一般在 38 ～ 39℃，亦可伴寒战、多汗，可有乏力、食欲减退、恶心、呕吐等胃肠道症状，肝区疼痛多呈持续性隐痛或胀痛，可有右肩背牵涉痛。慢性病例可有贫血、营养不良等表现。体征主要为肝脏肿大，触痛明显，可有压痛和肝区叩痛，局部炎症反应不如细菌性肝脓肿。可有反应性胸腔积液、继发细菌感染、脓肿破溃等并发症，继发细菌感染后可出现类似细菌性肝脓肿表现。

（四）辅助检查

1. 实验室检查

(1) 可有白细胞总数和中性粒细胞的升高，但炎症反应一般轻于细菌性肝脓肿，慢性病例白细胞计数可正常。

(2) 肝功能多数正常，偶见 ALT 升高，白蛋白降低。

(3) 肝穿刺可抽出典型的巧克力样脓液，粘稠无臭味，是确诊的重要依据，亦是治疗的重要手段。

(4) 仅少数患者的粪便中可找到阿米巴原虫。

2. 影像学检查 与细菌性肝脓肿的影像学检查表现基本类似。

（五）诊断

起病较慢，病程较长，有或曾有痢疾或腹泻病史，临床表现为发热、肝痛、肝大，肝穿刺抽出典型的巧克力样脓液，一般诊断可确立。有并发症时，常混淆诊断，但棕褐色脓液常提示本病。

（六）治疗

1. 抗阿米巴治疗 首选甲硝唑，其对肠内外阿米巴病均有较强的杀灭作用，可视病情轻重给予静脉滴注或口服。氯喹亦有较好的疗效，依米丁因为对心血管系统有较大的毒性作用，近来临床已少用。

2. 反复穿刺 抽脓肝穿刺前后应坚持抗阿米巴治疗，脓肿穿刺经盐水冲洗后可局部注入甲硝唑。

3. 支持治疗。

4. 必要时外科治疗 对脓肿较大有穿破可能或穿刺引流不佳者，或药物和穿刺治疗后疗效不明显者，可考虑手术切开引流。慢性局限性厚壁脓肿亦可考虑手术切除。同时应积极防治继发性感染。

三、肝结核

肝结核 (tuberculosis of the liver) 较为少见，因缺乏特异的症状和体征，故临床误诊误治率较高。多数肝结核系全身粟粒性结核的一部分，称为继发性肝结核，患者主要表现为肝外肺、肠等结核引起的临床表现，一般不出现肝病的临床症状，经过抗结核治疗肝内结核可随之治愈，临床上很难做出肝结核的诊断。原发性肝结核系指结核累及肝脏，并成为其全部临床表现的原因，或者当发生肝结核时，其他部位的结核病灶已自愈或非常隐匿而未发现，肝脏为唯一发现结核的器官。此时，患者可出现肝大、肝区疼痛及触痛、黄疸等肝病表现，也可出现结核病常有的全身症状如发热、畏寒、盗汗、乏力、消瘦、恶心、呕吐、腹胀、腹泻。

（一）病因

结核菌属于放线菌目，分枝杆菌科的分枝杆菌属，为有致病力的耐酸菌。主要分为人、牛、鸟等型。对人有致病性者主要是人型菌，牛型菌少有感染。肝结核是由各种肝外结核菌播散到肝脏所致，有时因肝外原发灶较小或已痊愈，不能查出原发病灶，据统计能查到原发灶者仅占35%。

（二）临床表现

该病主要症状有发热、食欲不振、乏力，肝区或右上腹痛及肝大。发热多在午后，有时伴畏寒和夜间盗汗；有低热者也有弛张型者，高热可达 39～41℃，有发热症状者占 91.3%，凡有结核或有明确结核病史者，长期反复发热，且排除其他原因者常有肝结核的可能。肝大是主要体征，半数以上有触痛、肝质硬，结节性肿块；约 15% 的患者因结节压迫肝胆管可出现轻度黄疸，10%的病例有腹腔积液。

（三）检查

1. 血常规　白细胞总数正常或偏低，少数患者可增高，甚至出现类白血病反应。80%以上患者有贫血表现，血沉常加速。

2. 肝功能检查　ALT、ALP及胆红素升高，可有白蛋白减少、球蛋白增加。

3. 结核感染相关的检测。

4. 肝穿刺活检　对弥散性或粟粒型病变诊断价值较大。

5. X线腹部平片　可能发现肝内钙化灶。有人报肝结核患者48.7%有肝内钙化灶。

6. B超检查　可发现肝大及肝内较大的病灶，亦可在其引导下作病灶穿刺检查。

7. CT扫描　能发现肝内病灶。

8. 腹腔镜检查　可发现肝表面的黄白色点状或片状病变，并在直视下作病灶穿刺作病理及细菌学等进一步的检查。

9. 剖腹探查　个别疑难病例，必要时可通过手术途径获得明确的诊断。

（四）诊断

根据临床表现结合上述检查可获得诊断。

（五）鉴别诊断

需要与下列病变鉴别：

1. 局限性肝结核瘤有时与肝癌难以鉴别，而粟粒型肝结核有时易与弥散型肝癌混淆，但后者病情严重，病程发展较快，AFP阳性，结合慢性肝病史等，一般可以鉴别。

2. 肝结核形成脓肿后应与阿米巴性或细菌性肝脓肿相鉴别。细菌性肝脓肿多继发于胆道感染，全身中毒症状严重，有寒战、高热，而阿米巴性肝脓肿多有脓血便史，脓肿一般比较大，脓液呈巧克力色，一般不难鉴别。

3. 对具有黄疸的病例，慎勿误诊为病毒性肝炎、肝硬化、钩端螺旋体病、败血症等，尤其当患者有结核病史或治疗无效而日渐恶化时，应警惕该病的可能并做相关检查。

4. 肝脾肿大、高热、黄疸、贫血、恶病质，应与淋巴瘤、急性白血病、恶性网状细胞增多症相鉴别，可查骨髓象和淋巴结活检。

（六）治疗

1. 抗结核药物治疗　用药方案可参照肺结核，应适当延长疗程。肝结核患者有ALT升高等肝功能异常时，不仅不是抗结核治疗的禁忌证，反而是适应证，疗程中ALT可能有小的波动，但很快恢复正常。

2. 手术治疗　对结核性肝脓肿较大者，在有效抗结核药物治疗的同时，可考虑手术引流或行肝叶切除术。

（七）预后

因肝具有丰富的网状内皮组织和强大的反应性，有很强的再生和防御能力，能及时形成屏障作用，故肝结核有自愈倾向。但患者一旦呈高热、发冷、肝大等活动性肝结核表现，难以自行恢复；如不及时给予特效治疗，一般迅速恶化，于数周或数月内死亡。抗结核药物治疗能立即显效，即使非常严重的病例，也多能治愈。

预后在很大程度上取决于临床的正确诊断，或确诊的早晚。死亡多因误诊或确诊太晚。并发症脂肪肝导致的严重肝功衰竭，可为死亡原因。黄疸表示肝损伤严重，预后不良。

经抗结核药物治疗，粟粒性肝结核于 6 ～ 8 个月痊愈；其余类型的肝结核，痊愈需时可能更长。

（八）预防

预防和治疗原发性肝外结核，是预防肝结核的关键：

1. 首先应是积极、尽早、彻底治愈活动性肺结核，使痰菌转阴。

2. 养成良好的卫生习惯，勿将含有结核杆菌的痰液吞下。

3. 将有活动性肺结核患者的餐具单独应用，并定期煮沸消毒，以防交叉感染。

4. 牛奶必须采用巴氏灭菌法或煮沸饮用，不喝生牛奶。

5. 加强个人卫生，勤晒衣服，被褥等生活用品，杀灭污染的结核杆菌。

6. 加强身体锻炼，提高机体抗病能力。

第三节 肝脏肿瘤

肝囊肿总体可分非寄生虫性和寄生虫性囊肿，及染色体显性遗传性多囊肾而非寄生虫性肝囊肿，一般没有明显的症状，多半是某次体检时才发现。肝囊肿一般是良性单发或多发，与胆相通或不通。肝实质单发的大囊肿非常少见。大部分囊肿以胆管上皮，有的是间实质细胞，或其他少见类型内衬。右叶多发，囊肿因基底膜的改变，逐步形成憩室，或小上皮细胞代谢失常、脱落、异常增殖，或局部缺血、炎症反应、间质纤维化最终小管梗阻形成囊肿。对于小的肝囊肿而又无任何症状者，可不需特殊治疗，但对大的而又出现压迫症状者，应给予适当治疗。肝囊肿的治疗方法包括囊肿穿刺抽液术、囊肿开窗术、囊肿引流术或囊肿切除术等。

一、病因和病理

先天性肝囊肿的病因尚不清楚，一般认为系胚胎发育异常所致，可能在胚胎期肝管生长过多，部分未与胆管相连，因分泌物聚积或液体潴留而形成囊肿。有文献认为本病为单基因显性遗传病。

肝囊肿大小不一，通常有完整的囊壁，表面呈乳白色或蓝灰色，囊壁厚薄不一，周围肝细胞可因长期受压而发生萎缩或变性，囊液一般清亮透明，但少数可染有胆汁，囊液量随囊肿大小而异，多者可达 5 000 ml 以上。囊壁在显微镜下可分为纤维层和内膜层，纤维层主要由结缔组织组成，可含有血管和胆管，部分可见明显的小胆管增生和淋巴细胞浸润，内膜层主要由单层立方上皮组成，部分亦可见柱状上皮或杯状细胞。

肝囊肿单发和多发均较常见。单发性肝囊肿发病部位以肝右叶多见，大多为单房性，少数亦可为多房性。多发性肝囊肿又称多囊肝，可散布于全肝，亦可密集于肝脏的一叶，其中以右肝较为多见，大多合并有多囊肾。

二、临床表现

肝囊肿因生长缓慢可长期或终身无症状，常在 B 超检查时偶然发现。其主要临床表现随囊肿位置、大小、数目、有无压迫邻近器官和有无并发症而异。单纯性肝囊肿相对少见，发病女多于男，男女之比为 1 : 4。约 20% 患者有症状，最常见的首发症状为腹围增大，其初发症状可始于任何年龄，但多发生在 20 ～ 50 岁。

三、检查

1. 实验室检查　一般无诊断价值。肝功能检查大多正常，AFP 阴性，血白细胞分类正常。

2. 影像学检查　核素显像、肝动脉造影目前已多不选用。

1)X 线检查：部分可因肝脏巨大囊肿而出现膈肌抬高或胃肠受压移位等表现，单发性肝囊肿有时可见囊壁钙化影像。

(2) 超声显像：最简单、准确，为肝囊肿的首选诊断方法，可检出最小直径 0.5 cm 的肝囊肿。超声声像图表现为单个或多个液性暗区，囊壁一般较薄而光滑，边界整齐、清晰，囊内透声好，后方和深部组织可产生增强效应，两侧壁可出现"回声失落"现象。较大囊肿可压迫邻近管道扭曲移位。

(3)CT：显示为边界清楚的均匀低密度区，边缘光滑，增强后无强化。

四、诊断

肝囊肿的诊断并不困难，临床主要依靠影像学检查，一般 B 超、CT 可明确诊断。多发性肝囊肿在诊断过程中，应注意肾、肺等其他脏器有无囊肿或先天性畸形，如同时发现多囊肾，对诊断本病有较大帮助。

肝囊肿主要需与肝脓肿、肝包虫囊肿、原发性肝癌、肝血管瘤、胆总管囊肿、Caroli 病等相鉴别。

五、治疗

对于较小或无症状的肝囊肿，一般无须特殊处理，但需定期随访。体积较大而又出现压迫症状者，应给予治疗。B 超引导下经皮肝囊肿穿刺抽液＋囊内无水乙醇注射和内窥镜治疗肝囊肿均是治疗选择，但后者多应用于肝右前叶囊肿，手术仍为主要治疗手段。方法包括囊肿切除、囊肿开窗、囊肿开窗＋部分肝切除、囊肿内引流等，囊肿内引流现已较少应用，临床常用者为囊肿开窗术。对囊液染有胆汁的囊腔应细致处理，需缝闭囊壁上的小胆管开口。手术关键是保证引流通畅，表面囊壁切除应够大，切缘止血后可外翻缝合于周围肝组织，保证囊液充分引流而由腹膜吸收，必要时开窗后需行带蒂大网膜填塞或周围部分肝组织切除。多发性囊肿手术效果较差，仅在有明显症状时才考虑手术。

二、原发性肝癌

原发性肝癌是最常见的消化系统恶性肿瘤之一，严重威胁人民群众的生命及健康。男性发病率高于女性，全世界每年新发肝癌患者约六十多万，居恶性肿瘤的第五位，东亚及环太平洋地区是肝癌高发地区，中国新发肝癌人数占全球人数一半以上。中国发病率高的原因在于我国乙肝患者数多，丙型肝炎的发病率近年亦有明显的上升趋势，肝癌多在乙肝、丙肝等慢性肝炎后肝硬化的基础上产生。

(一) 病因

目前认为肝炎病毒有 A、B、C、D、E、G 等数种以及 TTV。已经有大量的研究证明，与肝癌有关的肝炎病毒为乙、丙型肝炎病毒。即 HBV 与 HCV 慢性感染是肝癌的主要危险因素。

1. 乙型肝炎病毒与肝癌发病密切相关　HBV 与肝癌发病间的紧密联系已得到公认，国际癌症研究中心已经确认了乙型肝炎在肝癌发生中的病因学作用。据估计，全球有 3.5 亿慢性 HBV 携带者。世界范围的乙型肝炎表面抗原 (HBsAg) 与肝癌关系的生态学研究发现，HBsAg 的分布与肝癌的地理分布较为一致，即亚洲、非洲为高流行区。当然在局部地区，HBsAg 的分布与肝癌的地理分布不一致，如格陵兰 HBsAg 的流行率很高，但肝癌发病率却很低。病例研究发现，80% 以上的肝癌患者都有 HBV 感染史。分子生物学研究发现，与 HBV 有关的 HCC 中，绝大多数的病例可在其肿瘤细胞 DNA 中检出 HBVDNA 的整合。研究发现，慢性 HBV 感染对肝癌既是启动因素，也是促进因素。

2. 丙型肝炎病毒 (HCV) 与肝癌发病的关系　据估计全球有 1.7 亿人感染 HCV。丙型肝炎在肝癌发生中的重要性首先是由日本学者提出的。IARC 的进一步研究也显示了肝癌与丙型肝炎的强烈的联系。

但有研究发现，HCV 在启东 HCC 及正常人群中的感染率并不高，因此 HCV 可能不是启东肝癌的主要病因。最近启东的病例对照研究显示，HCV 在启东 HBsAg 携带者中的流行率也不高 (2.02%)，HB-sAg 携带者中肝癌病例与对照的 HCV 阳性率并无显著差别。

(二) 病理

1. 分类　1901 年 Eggle 将肝癌分为巨块型、结节型和弥散型三类，主要适用于有临床症状的较大、较晚期肝癌。由于亚临床肝癌概念的提出，1982 年我国肝癌协作组提出以下分类：

(1) 块状型：肿瘤直径＞ 5 cm，＞ 10 cm 者为巨块型。可分为单块状、融合块状和多块状型，边界清或不清，可有完整或不完整假包膜。其中融合块型常有散在卫星癌结节。

(2) 结节型：单结节或融合结节的肿瘤最大直径＜ 5 cm。可分为单结节、融合结节、多结节型，边界清或不规则，可有周边卫星结节。

(3) 小癌型：单结节或相邻两癌结节直径之和≤ 3 cm。边界清，常有明显包膜。

(4) 弥散型：癌结节小，弥散分布于全肝，与肝硬化结节不易区分。1984 年 Okuda 结合肝癌的生长方式提出一种新的大体病理分类法，以便更好反映肝癌的生物学特性。将肝癌分为膨胀型 (边界清并有包膜)、浸润型、弥散型、混合型等。

2. 组织学类型

(1) 肝细胞癌：最常见，一般占原发性肝癌的 90% 左右。癌细胞呈多角形，保留部分肝细胞特征，不形成肝小叶。胞质丰富，核大而核仁明显，分化较好者可在胞质中见到胆汁粒。癌细胞常排列成巢状或索状，癌巢间有丰富血窦。可发生形态变异和脂肪变性等退行性变。1956 年 Edmondson-Steiner 将 HCC 分化程度分为四级：Ⅰ级分化高，罕见；Ⅱ、Ⅲ级分化中等，最常见；Ⅳ级分化低，少见。高分化肝癌与正常或增生结节的肝细胞极为相似，常不易区分，随分化程度降低，癌细胞的异形性逐步增加。hcc 外观多呈灰白色或黄色，血供丰富，易破裂。

(2) 胆管细胞癌：一般占原发性肝癌的 5% 左右。癌细胞呈立方形或柱状，胞质透明，不含胆色素，很少或根本不含糖原，排列成类似胆管的腺腔状，但腔内无胆汁而分泌黏液，癌细胞周围含有较多的纤维组织，这均与 HCC 不同。故颜色灰白、质地坚韧，表面可因纤维收缩而出现凹陷，一般不发生出血和破裂。

(3) 混合型肝癌：少见。为 HCC 和胆管细胞癌的混杂型，两者混杂分布，界限不清，但两种癌肿也可并存而截然分隔。

(4) 纤维板层型肝癌：为近年发现的一种特殊 HCC 组织亚型，欧美等肝癌低发区此类肝癌比例较高，而我国、日本则少见。病理组织学特征为强嗜酸性颗粒状胞质，癌巢间有大量平行排列的板层状纤维基质。一般多见于青年，男女比例类似，肿瘤单发、生长慢，体积相对较大而局限，边界清楚，瘤内可有钙化灶，少见 HBV 感染，很少伴肝硬化，AFP 多阴性，手术切除率高，对病期较晚者尚可考虑行肝移植，预后较好。

3. 转移　是肝癌预后较差的原因之一。其发生与癌细胞生物学特性有关，因此早期肝癌也可能已存在肝内外转移。常见转移途径为血行或淋巴道转移，通常多先出现肝内转移，继而发生肝外转移。HCC 以血行转移最多见，其次为淋巴道转移、直接蔓延或种植。HCC 易侵犯血窦，继而侵犯门静脉、肝静脉而形成癌栓，由于癌周血供主要来自门静脉，门静脉支又较薄，压力低于肝静脉或肝动脉，最易被癌组织侵犯、突破，因此以门静脉癌栓最多见，从而导致肝内多发转移或门脉高压；肝静脉累及后可经体循环转移至全身，尚可因癌栓脱落引起右心流出道阻塞或肺梗死而导致猝死；淋巴道转移以肝门淋巴结多见，也可转移到胰腺、主动脉旁和锁骨上淋巴结；肿瘤尚可直接蔓延至邻近的胃、胆囊等器官组织，肿瘤破裂或切除术后则可能出现腹腔内种植。胆管细胞癌以淋巴道转移为主，并可在早期即出现远处显性或隐匿性转移灶。肝癌肝外转移以肺多见，其次骨、脑、肾上腺等也可累及。

(三) 临床表现

1. 肝区疼痛　半数以上患者肝区疼痛为首发症状，多为持续性钝痛、刺痛或胀痛。主要是由于肿瘤迅速生长，使肝包膜张力增加所致。位于肝右叶顶部的癌肿累及横膈，则疼痛可牵涉至右肩背部。当肝癌结节发生坏死、破裂，可引起腹腔内出血，出现腹膜刺激征等急腹症表现。

2. 全身和消化道症状　主要表现为乏力、消瘦、食欲减退、腹胀等。部分患者可伴有恶心、呕吐、发热、腹泻等症状。晚期则出现贫血、黄疸、腹水、下肢水肿、皮下出血及恶病质等。

3. 肝大　肝大呈进行性，质地坚硬，边缘不规则，表面凹凸不平呈大小结节或巨块。

4. 肝癌转移症状　肝癌如发生肺、骨、脑等处转移，可产生相应症状。少数患者可有低血糖症、红细胞增多症、高血钙和高胆固醇血症等特殊表现。原发性肝癌的并发症主要有肝性昏迷、上消化道出血、癌肿破裂出血及继发感染。

(四) 辅助检查

1. AFP　60% ～ 70% 的 HCC 患者 AFP 阳性。有学者认为，AFP 水平与肝癌的肿瘤大小、有无包膜、血管分布、有无肝内转移等无关。AFP 检测主要需鉴别的仍为良性肝病，肝病活动时 AFP 多与 ALT 同向活动，一般不超过 400 pg/L，时间也较短暂；如 AFP 与 ALT 异向活动和 (或) AFP 持续高浓度，则应警惕肝癌可能。近年认为 AFP 单克隆抗体对肝癌的早期诊断、病程监护和人群筛检均有价值。而原发性肝癌、继发性肝癌、活动性肝病等升高的 AFF，因糖链结构不同，可对植物凝集素如扁豆凝集素 (LCA) 和刀豆蛋白 A(ConA) 等产生不同亲和性，从而可分为不同异质体。其对良恶性肝病、原发性和继发性肝癌、肝癌与胚胎性肿瘤的鉴别以及肝癌早期诊断均有一定意义。

AFP 的临床价值包括：①明确诊断：AFP 对肝癌有较高专一性，为诊断肝癌最特异指标，是肿瘤标记中最有价值者；②早期诊断：为目前最好的筛检指标，可在症状出现前 8 个月左右做出诊断；③有助于鉴别诊断；④一定程度上可反映病情变化和病期早晚；⑤有助于治疗后疗效估计和治疗方法价值的评估；⑥有助于检出亚临床期复发与转移。

2. 其他肿瘤标记物 对 AFP 阴性肝癌仍有应用价值。目前认为较有意义的包括：

(1) 异常凝血酶原 (DCP)：正常人 $< 50\ \mu g/L$，$> 250\ \mu g/L$ 为阳性。肝癌中 DCP 阳性率可达 60% ~ 70%，有较高特异性。肝硬化组织中 DCP 升高可能是一种癌前病变的标志。DCP在鉴别良性肝病时可能优于 AFP，但较难鉴别原发性、继发性肝癌。低 AFP 肝癌常可检出DCP，认为 DCP 在低发区与 AFP 联合应用可提高 AFP 阴性或低 AFP 肝癌的检出率。

(2)γ-谷氨酰转肽酶同工酶 II (T-GT II) 据报道对肝癌有特异性，阳性率可达 55% ~ 85%，有90% 的敏感性和特异性，小肝癌阳性率仍达 78.6%，为小肝癌和 AFP 阴性肝癌的有用指标，对临床疑似肝癌者 γ-GT II 与 AFP 可互补提高诊断率。

(3) 铁蛋白与酸性铁蛋白：肝癌患者血铁蛋白阳性率约 50% 左右，酸性铁蛋白约70% ~ 80%。酸性铁蛋白与 AFP 联用可提高肝癌确诊率，但其特异性较差，继发性肝癌、其他肿瘤、肝病活动、炎症等时阳性率亦高。

(4)α-L-岩藻糖苷酶 (AFU)：多项报道表明，AFU 诊断肝癌的敏感性可达 75% ~ 80%，特异性可达 90% ~ 93%，AFP 阴性肝癌检出率达 80% 左右，具有一定的应用价值。

3. 肝炎病毒标志 目前临床用于发现肝癌高危人群并作为 AFP 阴性肝癌的辅助诊断指标。在我国 HCC 和 HBV 关系密切，据报道我国肝癌患者中曾有 HBV 标志中一项阳性者可达 90%以上，因此有无肝病背景是诊断 AFP 阴性肝癌的重要参考依据之一，HBV 标志均阴性时诊断原发性肝癌须慎重。同时，鉴别肝内占位时，由于继发性肝癌大多无肝病背景，且常不伴有肝硬化，除结合临床症状、肝内占位特点外，HBV 检测具有鉴别意义。而 HCV 检测在我国虽已开展，但由于我国肝癌患者中 HCV 阳性率较低，其价值尚有待临床验证。

4. 肝功能检查 无助于肝癌的直接诊断，但在肝病和肝癌的鉴别诊断、肝癌治疗方案选择、治疗后处理和随访中具有一定价值。而 γ-GT 升高程度与肝癌病期早晚、肝硬化程度、有无门脉癌栓、治疗方案选择、估计手术切除率、预后等有一定的相关性，我所治疗的原发性肝癌中 γ-GT 阳性率 O50 U/L）达 68.2%(2 033/2 981)，其中小肝癌（$< 5\ cm$）中阳性率达51.3%(460/896)，大肝癌（$> 5\ cm$）中阳性率达 75.4%(1 573/2 085)，二者有显著差异。

5. 肝穿刺活检 随着非侵入性检查的发展，肝穿刺活检目前已不作为常规检查，但作为获取非手术治疗前病理资料的手段和诊断不明的 AFP 阴性占位的诊断措施之一，仍有其价值。

6. 超声显像 已成为肝癌诊断必不可少的检查项目，最常用最有效，被认为是普查和随访的首选方法。检出的低限是 1 ~ 2 cm，可清楚显示肝内胆管扩张和门静脉、肝静脉、下腔静脉内有无癌栓或血栓，但二者在超声下较难鉴别。原发性肝癌的超声图像大致表现为低回声光团、高回声光团或混合性光团，周围常有晕圈。小肝癌多为低回声光团，大肝癌则表现多样，有时可见出血、坏死引起的中央液化区。近年经动脉注入 CO_2 增强剂使肿瘤局部增强，可提高 B 超下小肝癌和肝内微小转移灶的检出率。彩色多普勒超声除具备 B 超一般特征外，尚可观察病灶内动脉血流频谱和肝内血管通畅度，对癌栓诊断更明确，阻力指数 (RI) 常＞ 50%，有助于原发性肝癌与血管瘤、继发性肝癌等的鉴别。超声漏诊原因除与操作者的经验等有关外，主要是病灶过小、肺底和胃肠气体的干扰等回声肿块、肝内淤胆时较小肿块显示率低等。但其简便、非侵入性、经济、易重复的特点使超声具有无法替代的优越性。超声显像的价值包括：①确定肝内有无占位性病变；②鉴别肝占位的性质；③肝肿瘤定位；④明确肿瘤与肝内大血管的关系及血管、邻近脏器有无侵犯；⑤经皮超声引导下局部治疗，如瘤内无水乙醇注射、微波等。

术中 B 超在肝外科手术中起着重要的作用，有助于肝内深部肿瘤定位、发现肝内微小转移灶、明确血管侵犯、判断癌栓是否取净、引导术中局部治疗或估计手术切除范围。常规使用可避免遗漏而达到根治目的。Takayasu 等报道 100 例 HCC(135 个病灶) 经术中 B 超能发现 96% 的肿瘤病灶，对＜ 1 cm 的病灶发现率也可达 86%。

7.CT 应用日益广泛，现已成为肝癌诊断的常规项目，常可检出 1～2 cm 左右的小肝癌。原发性肝癌 CT 平扫多为低密度占位，部分有晕圈征，大肝癌常有中央坏死或液化，并常伴有肝硬化表现，增强早期病灶密度高于周围肝组织，短时间内密度即下降，占位较平扫更为清晰。静脉内癌栓形成时 CT 平扫可见管腔内低密度影，增强扫描时无强化。Hwang 报道 CT 增强的动脉像可发现 83% 的肿瘤病灶，但为了发现所有病灶，仍建议增强需包括动脉像、静脉像和延迟像。近年来，动态 CT、CT- 肝动脉造影 (CT-A，Lipiodol-CT)、CT- 门静脉造影 (CT-AP) 有助于检出＜ 1 cm 的肝癌，尤其是 CT-AP 检出的最小直径为 0.4 cm，被认为是目前最敏感的方法，有助于对微小肝癌的发现和手术治疗。而 CT 门脉成像的开展，提高了门脉癌栓的诊断率。

8.MRI 在观察肿瘤内部结构和病灶与血管关系方面有很大优越性。一般认为 MRI 的特异性高于 CT，对良、恶性肝内占位尤其是血管瘤的鉴别可能优于 CT。通常原发性肝癌结节在乃加权像表现为不均匀低信号区，T_2 加权像则多为不规则高信号区，有包膜者乃加权图示病灶周围有一个低信号强度环，为原发性肝癌的重要征象之一，血管瘤、转移性肝癌无此包膜。静脉癌栓形成时管腔内出现充盈缺损，乃加权像呈低强度信号区，T_2 加权像为高强度信号。

9. 肝动脉造影 可显示直径 1 cm 左右的微小肝癌。主要表现为肿瘤血管、肿瘤染色、动静脉瘘和肝内血管移位等，是一种较好的早期定位诊断方法，亦有一定的定性诊断价值，如随后行化疗栓塞则具有治疗意义。但是其常常难以鉴别原发性和继发性肝癌，不易发现少血管型肝癌和肝左叶肿瘤。随着非侵入性影像学检查的发展，其在肝癌诊断方面的应用有所减少。但对肝内占位良、恶性性质难以确定者，病灶较大和 (或) 边界不清者，肝内怀疑有卫星转移灶者，仍应考虑行肝动脉造影或 Lipiodol-CT。

10. 放射性核素显像 曾是肝癌定位诊断的重要手段，随着现代影像学技术的出现，地位已有所下降。一般，肝癌的阴性显像表现为放射性稀疏或缺损区，检出低限为 2 cm，但难以定性。肝癌阳性显像常采用肝胆显像剂 ^{99m}Tc- 吡哆醛 -5- 甲基色氨酸 (PMT) 作延迟显像，利用肝癌细胞虽能摄取 PMT 但因缺乏正常肝组织具有的胆管系统而无法排出的特性，使肿瘤部位出现放射性浓聚区。其不但能定位且能定性，有助于发现肝内外转移。但图像分辨率和阳性率 (约 60%) 较低。肝腺瘤虽亦为阳性显像，但其浓聚程度更高，可资鉴别，其余病变均为阴性缺损。因此，可作为 AFP 阴性肝癌的辅助诊断之一。核素骨扫描则利于发现早期骨转移灶。现已有利用核素标记肿瘤特异或相关抗原的抗体行放射免疫显像的研究报道，但临床尚未广泛应用。

（五）诊断

有症状肝癌和大肝癌一般较易诊断，诊断要点包括：①常来自肝癌高发区；②中年，男性较多；③有肝癌家族史或肝病背景（肝炎史或肝硬化史或 HBsAg 阳性④可有右或中上腹疼痛或不适、食欲缺乏、乏力、消瘦、不明原因低热、腹块、腹泻、黄疸、下肢浮肿、出血倾向或急腹症、远处转移症状等；⑤可有肝脾肿大、黄疸、腹水、下肢浮肿、腹块和肝掌、蜘蛛痣、腹壁静脉曲张等肝硬化体征；⑥常有 AFP 升高；⑦影像学检查提示肝内恶性占位。

亚临床肝癌大多为小肝癌，但仍有一定数量的大肝癌。因无临床症状和体征，发现较困难。多在体检、肝病随访、其他疾病检查中发现 AFP 升高或肝内占位而就诊。诊断要点包括：①有肝病背景或肝癌家族史；②无妊娠、生殖腺胚胎性肿瘤或肝病活动依据，AFP > 500 μg/L 持续 1 个月或 AFP > 200 μg/L 持续 2 个月者基本可做出肝癌的诊断；③ AFP 低浓度而 ALT 正常，B 超未发现肝占位者，不能排除肝癌，经每 1～2 个月随访，大多仍将发现小肝癌；AFP 与 ALT 均升高时，经保肝治疗 AFP 仍持续高浓度并呈上升趋势，而 ALT 不变甚或下降者，应多考虑肝癌；④ B 超发现明确肝内占位，如 AFP 阳性，即使 ALT 略有升高，肝癌诊断仍多成立；如 AFP 阴性宜再行 CT 或 Lipiodol-CT 检查，如肝占位为无填充的低密度区或有碘油填充，诊断亦可成立。

肝癌的诊断标准为：①病理诊断：组织学证实为原发性肝癌；②临床诊断：虽无肝癌其他证据，AFP > 500 μg/L 持续 1 个月以上或 AFP > 200 μg/L 持续 2 个月以上，并能排除妊娠、生殖腺胚胎性肿瘤、活动性肝病（如 ALT、凝血酶原时间、γ-GT 异常）等；有肝癌临床表现、核素扫描、超声显像、CT、肝动脉造影、X 线横膈征、酶学检查（主要为 ALP 和 γ-GT）等有 3 项肯定阳性并能排除继发性肝癌和肝良性肿瘤者；有肝癌临床表现，有肯定的远处转移灶（如肺、骨、锁骨上淋巴结等）或血性腹水中找到癌细胞，并能排除继发性肝癌者。

（六）治疗

常见治疗方法包括手术、放疗、化疗、生物学治疗和肿瘤局部治疗，其中外科手术对原发性肝癌的治疗起着重要的作用。

1. 手术方式　应根据肿瘤大小、部位、有无肝硬化、肝硬化程度及手术中对肝脏储备能力的估计，选择不同的手术方式。

(1) 亚临床肝癌或小肝癌：如肝功能代偿应力争手术切除，合并肝硬化者宜局部切除，对合并严重肝硬化、肝萎缩者则应慎重切除。对不能切除的小肝癌，可行姑息性外科治疗，也可术中或术后行 B 超引导下瘤内无水乙醇注射 (PEI)，未行肝动脉插管 (HAI)、结扎 (HAL) 者可行经皮肝动脉化疗栓塞治疗 (TACE)。肝功能失代偿者，宜首选 PEI 等局部治疗，少数可酌情试行 TACE。

(2) 肝功能代偿的大肝癌：应力争根治性切除，余肝大小和肝硬化程度是大肝癌能否切除的关键。对合并较严重肝硬化或肝小而无法耐受根治性切除者宜采用二期切除。综合治疗是使肿瘤缩小的重要途径，一旦肿瘤缩小有切除可能应争取二期切除。同时，由于姑息性切除疗效较差，术后复发、转移机会大，应尽量避免，但对肿瘤巨大有破裂出血可能者亦应考虑，术后可辅以 TACE 等后续治疗。对已有肝内播散的大肝癌，可行 HAI+HAL 或 TACE 治疗。大肝癌肝功能失代偿者，只宜行免疫治疗、生物治疗或中药治疗等，少数可试行 TACE。

(3) 左叶肝癌：尽可能采用左外叶或左半肝等规则性切除；右叶肝癌以局部不规则切除为主，既争取根治，又需考虑手术安全。

(4) 多发性肿瘤：结节弥散或分布于两叶者，不考虑手术切除。对肝内播散结节邻近肿瘤、有可能切除较彻底者，可手术切除，但疗效稍差。

(5) 中央型肝癌：由于肝脏管道系统错综复杂，肿瘤的解剖位置对技术上能否切除有很大影响。主要表现在中央型肝癌，尤其是Ⅰ段和Ⅷ段肝癌，过去多采用非手术切除方法。随着肝外科技术的提高，切除例数已有所增加。尽管切除中央型肝癌在技术上有较大困难，也有很大的手术风险，总体疗效也不够理想，但如有条件仍以采取积极的手术切除，术后再行综合治疗为好。如肿瘤与大血管关系太密切，技术上有困难，肝硬化很严重，则不应盲目尝试手术切除。

(6) 肝癌伴出血：既往认为肝癌合并门脉癌栓者已失去肝切除机会。但由于其极易发生食管静脉曲张破裂出血、肝功能衰竭、顽固性腹水或肿瘤自发性破裂，导致数月内病情急剧恶化或死亡，因此近年来多主张开展积极的手术治疗。对肿瘤能切除者，行肿瘤切除＋门脉切端或门脉主干、分支切开取栓，术后行 TACE 等治疗。

(7) 现经术前后积极保肝和支持治疗，部分肝功能失代偿并非是肝切除的绝对禁忌证。一般有黄疸、腹水者无手术指征，但因肝门区肝癌尤其是肝门胆管细胞癌 (Klatskin 癌) 压迫引起梗阻性黄疸者，也可考虑手术探查。或行肿瘤根治性切除，或行肿瘤姑息性切除＋胆管内支架治疗。无法切除者可单行 HAI+HAL 或 TACE，也可合并或单行 PEI、局部外放射，极个别可获二期切除。无法耐受手术探查者，应尽量缓解梗阻性黄疸，可考虑行经皮肝穿刺胆管引流 (PTCD)、经内窥镜放置内支架引流等治疗。

2. 手术方法

(1) 肝切除术：为目前原发性肝癌治疗最有效的方法。手术适应证为①患者全身情况良好，无严重心、肺、肾功能损害或障碍；②肝功能代偿，无明显腹水或下肢浮肿；③无远处转移；④影像学检查提示肝内肿瘤局限有切除可能或尚可能行姑息性外科治疗者；⑤肝内占位经各种检查不能完全排除恶性肿瘤而又易于切除者。禁忌证为①有严重心、肺、肾功能障碍，无法耐受手术探查者；②肝功能失代偿，有明显黄疸、腹水；③有广泛远处转移者。

早期肝癌的根治性切除是获得较好疗效的关键，5 年生存率可达 60% 以上。在合并肝硬化情况下局部切除不仅能明显提高切除率，且明显降低手术病死率，并取得与肝叶切除相仿甚至更好的近、远期疗效。术前应全面检查心、肺、肝、肾功能；适当营养和休息，补充一定的葡萄糖、维生素 K 等，有助于增加肝脏储备和耐受肝切除的能力；对 ALT 显著异常者应延长术前保肝时间；对肝切除术前是否行 TACE，意见各异，一般建议对切除可能性较大的肝癌不宜行 TACE。一般，轻度硬化可耐受半肝或扩大半肝切除，中度硬化且余肝肥大可行半肝切除，重度硬化只考虑局部切除；对合并肝硬化的肝癌应尽量不阻断或短期阻断肝门；术中注意控制出血和保持清楚的术野，必要时可考虑行改良性常温下无血切肝术。

(2) 肝动脉结扎插管术：由于约 60% ～ 80% 的肝癌因肿瘤巨大和多发、肿瘤解剖因素或合并严重肝硬化，使肿瘤无法切除。因此，在肝癌的治疗中，非切除的姑息性外科手术等综合治疗占有重要的地位。肝动脉结扎插管术是其中应用最早、最广泛的方法，疗效较肯定。

手术适应证为

①无严重心、肺、肾功能损害或障碍；

②肝功能代偿；

③无远处转移；

④无法切除肝癌的综合治疗；

⑤二期切除的准备治疗；

⑥肝癌破裂出血无法控制而肿瘤无法切除者。手术禁忌证同肝切除。但应注意，肿瘤巨大占全肝体积 75% 以上，或有门脉主干癌栓者不宜行肝动脉结扎，以免引起急性肾功能、肝功能衰竭。此时，可考虑行肝动脉、门静脉双插管术。

(3) 冷冻治疗：冷冻治疗小肝癌，可望根治；对较大肝癌冷冻可作为综合治疗的一种手段；冷冻合并其他治疗可取得比单纯冷冻更好的疗效。目前临床常用的多为液氮冷冻机，使用一196℃液氮冷冻 15 min 可产生 80% ~ 90% 的最大冷冻效应，不仅能消灭瘤体，且能最大限度地保存正常肝组织。冷冻区应覆盖整个癌结节。但对中央型肝癌作冷冻治疗以谨慎为宜，以免发生胆管狭窄或胆瘘。应用术中 B 超有可能避免冷冻损伤较大的胆管。由于中央型肝癌的解剖特殊性，冷冻治疗常不彻底，冷冻的范围和深度常不能良好覆盖整个肿瘤，建议应辅以其他治疗，如术中在肿瘤基底及周边肝组织内注射无水乙醇、合并肝动脉结扎插管术等。

液氮局部冷冻的适应证大致为

①合并严重肝硬化，无法耐受手术切除者；

②主瘤切除后，余肝或切缘有残癌者；

③复发性肝癌，余肝小，切除后肝功能可能失代偿者；

④近年，我们对能切除的肝癌，先冷冻再切除被冷冻的肝癌，以探索能否降低术中因挤压肿瘤而导致的癌细胞播散。当然，患者应具备剖腹探查的条件。

(4) 微波治疗：近年微波肝切除和原位微波热凝固化治疗肝癌获得较广泛的应用，适应证与冷冻治疗类似。微波有较好的止血作用，一般对 3 mm 以下的血管均能满意止血，可以减少术中出血和避免术后继发性出血可能；原位微波热凝固化留置，可作为无法切除肝癌综合治疗的一个手段；一般可在无须阻断肝门血流情况下行肝切除，有可能减少或避免肝功能损害；微波能杀灭肝切缘的癌细胞，因而即使贴近肝癌边缘切除，也有可能杀灭切缘残癌细胞和预防术中癌细胞扩散，并能最大限度地保留正常肝组织，从而使部分合并严重肝硬化或肝脏萎缩、余肝较小的肝癌患者获得肿瘤切除的机会。现已开展 B 超引导下经皮肝穿刺微波热凝固化治疗肝癌的研究，更扩大了微波治疗的范围。

(5) 肝移植：既往认为肝脏恶性肿瘤包括原发性肝癌、转移性肝癌等是肝移植的较好指征。近年随着肝癌肝移植病例的增加和术后随访时间的延长，发现此类患者中、远期生存率低。根本原因是移植后肝癌极易复发 (60% 在 6 个月内复发)。一旦肿瘤复发，多数患者在短期内迅速死亡。目前全球范围内肝癌肝移植的比率逐年下降，但由于大约 60% ~ 80% 的肝癌无法切除；肝癌肝移植理论上更符合肿瘤外科治疗的基本原则，并可能使少数病例达到根治，所以其仍可作为治疗肝恶性肿瘤的一种方法。

目前一般认为早期小肝癌 (直径＜ 3 cm，癌结节 1 或 2 个)，尤其是伴有肝硬化者，为肝移植较好的适应证。而生物学特性较好、恶性程度较低的高分化早期肝癌如纤维板层型肝癌、AFP 阴性癌、肝门区胆管细胞癌 (Klatskin 癌) 等行肝移植，术后效果亦相对较好，不主张对肝血管内皮肉瘤行肝移植。而胆道癌行肝移植后远期疗效非常差，几乎可列为肝移植的禁忌证。

3. 非手术治疗

(1)TACE：目前已被广泛采用，被认为是不宜手术治疗肝癌的首选方法之一，可使一部分中晚期患者延长生命，同时也可使一部分患者获得二期切除的机会。一般多数不宜手术治疗的肝癌患者均能行 TACE，但肝功能失代偿、肝硬化严重者不宜采用。合并门脉主干癌栓者不可行肝动脉栓塞，但单纯化疗疗效较差。TACE 常用化疗药物有顺铂、表柔比星、丝裂霉素、氟尿嘧啶等，每 1～2 个月进行 1 次。一般要求导管能超选择插入患侧肝动脉支，可提高疗效并减少术后并发症和不良反应。如能超选择插入肿瘤的营养动脉，行肝叶或肝段 TACE，疗效则更佳，有报道其治疗后 5 年生存率可分别达 30% 和 53%。由于化疗的特性和肝癌周边血供部分来自门静脉的特点，使 TACE 难以达到根治，其近期疗效较佳，远期疗效则不够满意，现多建议和其他治疗方法联合应用。

(2)PEI：现已成为临床常用的一种简便、安全的局部治疗方法，一般用于治疗因解剖因素或合并严重肝硬化而无法手术切除的肝癌、复发或转移的肝内单结节和多结节病灶，或作为其他治疗的辅助治疗手段。PEI 适用于 < 3 cm 的小肝癌，3 年生存率高达 87%，5 年生存率可达 30%～50%，可取得与手术切除相类似的满意疗效，但有时瘤内分隔使乙醇分布不均匀和多次注射后肿瘤定位困难而影响其疗效。对大肝癌则因肿瘤血供丰富、乙醇难以在局部充分停留等原因而疗效较差。作为 PEI 的延伸，近来也有瘤内注射醋酸 (PAI) 或热盐水等报道，尤其是醋酸受到较多关注，认为其疗效优于 PEI。

(3) 局部物理治疗新方法：随着物理学的迅速发展，物理医学工程新技术在肿瘤治疗中的应用已日渐广泛，并已成为超声引导下的肝癌局部治疗新方法。此类技术包括激光、微波、射频、电化学疗法等，多利用其热效应治疗肿瘤，具有损伤小、易重复治疗的优点，扩大了物理疗法的应用范围，有较大的应用前景。高功率聚焦超声的完善和临床应用，将使体外非侵入性局部治疗成为可能，对肝癌局部治疗可能产生深远影响。

(4) 放疗、生物治疗等：既往放射治疗曾是肝癌非手术治疗的首选方法，近年由于 TACE 等治疗的广泛应用，使其地位有所下降。外放射治疗适用于肿瘤局限的不能切除肝癌，不宜或不愿行介入治疗者；内放射治疗中常用的为经肝动脉注射 [131]I- 碘油。肝癌的抗体导向治疗亦进行了初步的研究，如 [131]I - 铁蛋白抗体、[131]I - 抗人肝癌单克隆抗体等的动脉内应用。

既往如卡介苗、混合菌苗等生物治疗剂均曾应用于临床，只是疗效不够显著。近年，由于干扰素、白介素 2、淋巴因子激活杀伤细胞 (LAK)、肿瘤浸润淋巴细胞 (TIL) 等新型生物治疗剂的出现，使其受到极大的关注。生物治疗适用于消灭少量的残癌，可作为肝癌手术切除后的辅助治疗，有助于肝癌复发转移的防治。有学者认为干扰素尚有预防肝癌的作用。同时，新型瘤苗、基因治疗等亦为肝癌的生物治疗提供了新的前景。

4. 肝癌的综合治疗和二期切除　由于肝癌切除后复发与转移的发生率较高，且大部分肝癌患者发现时已为晚期，无手术切除或探查的机会。因此，对不能切除的原发性和复发性肝癌，综合治疗成为临床实践中的重要课题。尤其自 20 世纪 80 年代以来，"不能切除肝癌的综合治疗与二期切除"使肝癌的外科治疗出现新的转机，亦使切除以外的各种姑息性外科治疗和局部治疗的地位有所上升，TACE、生物治疗等新疗法的参与，既扩大了临床治疗的范围，又进一步提高了肝癌的疗效。

上述多种方法的联合、交替、反复应用，有可能使肿瘤缩小，使无法一期切除的大肝癌获得二期切除的机会，使该部分患者的生存期明显延长，5 年生存率可与小肝癌相媲美。经临床实践证实，多种治疗方法的联合应用二期切除率较高，即使不能二期切除综合治疗的疗效亦比单一疗法为好。应注意现有的新旧姑息性治疗均有可能成为肿瘤缩小的途径，不能因某种疗法较陈旧或总体疗效较差而盲目放弃。

二期切除的指征为：

①肿瘤直径缩小 40%～50%；

② AFP 阳性者，AFP 明显下降；

③肝功能等恢复正常，全身情况能耐受手术切除；

④影像学检查提示肝肿瘤在技术上有切除可能。

应明确二期切除对消灭残癌是必需的。因为综合治疗后肿瘤虽缩小，但仅部分患者 AFF 可降至正常；术后病理提示约 70% 的肿瘤病灶中仍有活癌细胞。一般认为，二期切除与初次手术间隔时间以 3～5 个月为宜。如果肿瘤有缩小，已偏离肝内大血管，技术上有可能切除，同时肝硬化程度能耐受肝切除量，即可考虑二期切除。不应过分强调肿瘤缩小程度，以免丧失二期切除机会。由于二期切除时肿瘤已缩小，有可能切除较彻底，手术安全性较高；而肿瘤已大部分坏死，且多已形成纤维包膜，播散可能性减少，使二期切除的疗效远优于一期姑息性切除者。

5. 复发与转移的再手术　目前认为，肝癌术后复发与转移是影响远期疗效的重要因素。一般肝癌复发与转移多发生在术后 1～2 年，有资料表明 HCC 术后 1 年复发率可达 20%～64%。一般复发常见于肝内，肝外脏器如肺、骨的转移则相对较少。早期肝内播散、肝内外隐匿性转移灶的存在和肿瘤的多中心发生是肝癌术后复发与转移的主要根源。鉴于对肝癌复发与转移的预防仍在研究中，因此亚临床复发与转移的早期发现和早期治疗仍是提高肝癌总体疗效的重要途径。其关键为术后坚持定期随访，此应作为肝癌治疗的重要组成部分。一般根治性切除术后 2 年内应每 2～3 个月复查 AFP、B 超，每 6 个月复查胸片，2 年后可适当延长至 3～6 个月复查，随访 5 年或 5 年以上。应注意，原 AFP 阳性肝癌复发时 AFP 可阴性，反之亦可，因此不能单以 AFP 为衡量指标。对可疑复发或转移的患者应及时检查或密切随访，彩色多普勒、肝动脉造影、Lipiodol-CT 等有助于检出肝内早期复发灶，必要时亦可行肝穿刺活检，PMT、ECT 检查则有助于发现肝外转移灶的存在。

复发性肝癌治疗原则与原发性肝癌大致相同，再手术切除是目前各种治疗中最有效的方法。再手术适应证包括：①较小或局限的复发性肝癌有切除可能者；②对亚临床肝内复发，只要肝功能代偿、有足够余肝，无局部或远处转移，无其他手术禁忌，应力争切除；③一般肝癌多结节复发不宜手术切除，对此类患者和其他无手术指征者可采用 PEI、TACE 和局部物理治疗方法等；④对根治性切除后肺内孤立性转移灶，应积极再切除，但多发转移则无手术指征，⑤对术后腹腔内种植而能手术切除者，为防止发生肠梗阻、肠穿孔等并发症，也应考虑行种植灶切除或合并肠管切除。手术方式以局部肝切除为主。如探查发现无法或不宜手术切除，也可采用姑息性外科治疗。

三、转移性肝癌

肝脏恶性肿瘤可分为原发性肝癌和转移性肝癌两大类。原发性肝癌包括常见的肝细胞肝癌，少见的胆管细胞癌，罕见的肝血管肉瘤等。身体其他部位的癌肿转移到肝脏，并在肝内继续生长、发展，其组织学特征与原发性癌相同，称之为肝转移癌或继发性肝癌。在西方国家，继发性肝癌的发病率远高于原发性肝癌，造成这种情况的原因是多方面的，而后者的发病率低是其中的影响因素之一；我国由于原发性肝癌的发病率较高，继发性肝癌发生率相对低于西方国家，两者发病率相近。国内统计两者之比为 2：1 ～ 4：1，西方国家高达 20：1 以上。在多数情况下，肝转移癌的发生可被看成是原发性肿瘤治疗失败的结果。目前，虽然肝转移癌的综合治疗已成为共识，但外科治疗依然被看作治疗转移性肝癌最重要、最常见的手段，尤其是对结直肠癌肝转移而言，手术治疗已被认为是一种更积极、更有效的治疗措施，其 5 年生存率目前可达 20% ～ 4.0%。近年来，随着对肝转移癌生物学特性认识的加深，肝脏外科手术技巧的改进以及围术期支持疗法的改善，肝转移癌手术切除的安全性和成功率已大大提高，手术死亡率仅为 1.8%，5 年生存率达 33.6%。因此，早期发现、早期诊断、早期手术治疗是提高肝转移癌远期疗效的重要途径，手术切除肝转移癌灶可使患者获得痊愈或延长生命的机会，因此对肝转移癌的外科治疗需持积极态度。

(一) 病因和发病机制

肝脏是全身各种肿瘤转移的好发部位，肝转移的发生 90% 多在原发癌切除术后 2 年内。经统计各部位发生的肿瘤转移至肝脏者占 30% ～ 50%。其原发灶最多见于结直肠癌，约占 30%。其他原发肿瘤病灶包括胃肠道神经内分泌肿瘤、肺癌、泌尿系统肿瘤、女性生殖系肿瘤、软组织肿瘤及头颈部肿瘤等。据文献报道，美国每年新增结直肠癌患者 13 万例，死亡 55 万例。在所有结直肠癌患者中，1/3 将出现肝转移；每年确诊的肝转移患者约 5 万例。Vetto 等报道结直肠癌患者就诊时 10% ～ 25% 已有肝转移，尸解研究的结果提示术后复发患者中 65% 有肝转移，但仍有 38% 转移性结直肠癌死亡患者的转移灶仅限于肝脏，肝转移者约 20% ～ 25% 为孤立性病灶或仅局限于肝脏的一叶。临床乳癌肝转移一般为 1% ～ 26%，尸解报道则高达 58.4% ～ 71.1%。胃癌微静脉内癌栓和层粘蛋白阳性者极易发生肝转移。神经内分泌肿瘤肝转移较少见，其中类癌最易发生肝转移，尤其是中胚层起源如小肠或升结肠的类癌，后胚层起源的结直肠类癌如＜ 2 cm 则很少转移到肝脏。

全身各脏器肿瘤转移至肝脏的途径大致有：①经门静脉：凡血流汇入门静脉系统之脏器如食管下端、胃、结直肠、胰腺、胆囊等的恶性肿瘤均可循门静脉入肝。此外，子宫、卵巢、前列腺、膀胱和腹膜后组织等处的肿瘤亦可经体静脉和门静脉的吻合支入肝。是腹腔肿瘤尤其是结直肠癌易在肝内种植和生长的原因。此转移途径约占转移性肝癌的 30% ～ 50%；②经肝动脉：凡经过血行播散的恶性肿瘤如肺癌、乳癌、黑色素瘤、甲状腺癌等均可循此途径入肝；③经淋巴道：胃、胰腺、结肠、子宫、卵巢等处的肿瘤可通过肝门淋巴结入肝，此转移方式不多见；④直接蔓延：肝脏邻近脏器如胃、胆囊、右侧肾脏和肾上腺等的肿瘤可直接侵犯肝脏。

（二）预后

转移性肝癌的自然病程依其原发癌的生物学特性而异。一般，结直肠癌肝转移中位生存期为 6～8.7 个月，3 年生存期几乎为 0。来自胃癌者中位生存期 3～5 个月，来自乳癌者为 5～8 个月。结直肠癌肝转移单行化疗者中只有 10%～44% 对化疗有反应，中位生存期约 8～14 个月，治愈的机会极少，很少有长期生存者。神经内分泌肿瘤肝转移药物治疗的有效率约 20%～50%，中位缓解时间为 13 个月；未治疗或治疗无反应的患者 5 年生存率为 30%～40%，中位生存时间为 3～4 年。肝切除术为实质瘤肝转移的首选治疗方法，是结直肠癌肝转移唯一可能治愈的方法，5 年生存率达 20%～47%。实际上，除能根治的结直肠癌肝转移有可能手术切除外，胰、胃、肺等肿瘤肝转移极少能通过肝切除获治愈机会。但目前，手术切除仍然是转移性肝癌患者唯一可能长期存活的治疗手段。对症状性转移性神经内分泌肿瘤，根治性切除原发灶和转移灶可使部分患者获得长期缓解甚至治愈，姑息性或减负荷手术（切除瘤体 90% 以上）可以延长生存期（5 年生存率可达 50%）、减少或消除与激素有关的症状。

（三）临床表现

继发性肝癌的临床表现与原发性肝癌相似，但因无肝硬化，症状也较轻。早期主要为原发灶的症状，肝脏本身的症状并不明显，大多在原发癌术前检查、术后随访或剖腹探查时发现。随着病情发展，肿瘤增大，患者出现肝区痛、闷胀不适、乏力、消瘦、发热、食欲不振及上腹包块等症状。晚期则出现黄疸、腹水、恶病质。也有少数患者肝转移癌症状明显，而原发病灶隐匿不显。

（四）检查

1. 实验室检查 CEA 升高可作为转移性肝癌的辅助诊断指标。尤其是对无肿瘤病史、肝内出现单个肿瘤病灶、无明确肝炎病史、AFP 阴性的患者，必须复查 CEA 等指标，以警惕转移性肝癌。一般认为，CEA 水平迅速升高或 CEA > 20 μg/L 是肝转移的特征，但其变化与肝肿瘤大小并无正相关。若 CEA 阳性，需复查 B 超、CT、结肠镜等检查，寻找原发病灶以明确诊断或随访。

在肝转移癌术后，CEA 动态观察是判断手术切除的彻底性、术后辅助治疗疗效、有无肝肿瘤复发的依据之一。CEA 随访有助于发现小肝癌，便于手术再切除而不影响肝功能的代偿。CEA 随访一般是转移性肝癌术后 2 年内每 3 个月 1 次。如果 CEA 升高，应高度怀疑肝内再次复发的可能。

2. 影像学检查 既往主要是在手术中或死后尸检中明确转移性肝癌的诊断。由于肝转移灶多呈播散性生长，故术前检查甚为重要，为发现多发灶或微小病灶的存在，有必要选择敏感性和特异性均较高的检查手段。虽然目前的检查手段尚无法发现肝内隐匿性转移灶，但是影像学技术的发展，使其早期发现、早期诊断成为可能，已使大部分患者能在术前基本明确肝内转移病灶 % 的数目、大小、部位和有无周围淋巴结转移，这对术前选择手术患者、制订手术方案、判断手术切除可能和手术切除范围至关重要。

(1) 超声显像：已成为肝癌诊断必不可少的检查项目，是随访的首选方法，检出的低限是 1～2 cm。据报道，超声诊断转移性肝癌的敏感度为 86.1%，特异性为 99.4%。总的诊断准确率为 86%～96.6%。转移性肝癌以强回声型多见，可出现同心环样的分层现象，边缘可出现弱回声晕带，部分有"靶环征"或"牛眼征"。肿块内坏死、纤维化等不均质改变以及肿块内较丰富的纤维和血管结构是造成其强回声的病理基础。

术中B超对转移性肝癌的诊断和手术治疗有极其重要的价值。有助于肝内深部肿瘤定位、发现肝内微小转移灶、引导术中局部治疗或估计手术切除范围等。Millikan 等对 59 例转移性肝癌患者行术中B超检查，术前未发现的转移灶由探查证实者 12 例 (20%)，由术中B超证实者 19 例 (32%)，单靠术中B超诊断肝转移者 8 例 (14%)，由此而改变术前手术方案者 20 例 (34%)。所以，转移性肝癌手术中常规使用术中B超是合理的，避免遗漏，而达到根治目的，有可能改善患者的总体疗效。

(2)CT：现已成为肝癌诊断的常规项目，常可检出 1～2 cm 小肝癌。其敏感度约 90%，特异度相对较差。转移性肝癌 CT 平扫呈边界较清、密度均匀的单发性或多发性类圆形低密度灶，以多发性多见，增强后有些动脉期强化而类似于原发性肝癌。

(3)MRI：转移性肝癌常表现为边界清楚、信号强度均匀的单发或多发性病灶，少数可显示"靶征"或"亮环征"。原发性肝癌有包膜者在乃加权图示病灶周围有一低信号强度环，转移性肝癌则无此包膜。Wittenburg 等在 T_2 加权系列图像上将肝占位分为靶状形、不规则形、晕圈形和泡状形，转移性肝癌主要表现为前三种形态，出现率分别为 45%、27% 和 13%。

(4) 选择性腹腔动脉或肝动脉造影：可显示直径 1 cm 左右的微小肝癌。主要表现与原发性肝癌类似，两者常常难以鉴别。是一种较好的早期定位诊断方法。

(五) 诊断

一般认为，B超、CT 发现肝内有多发病灶并能排除肝血管瘤者，结合原有恶性肿瘤病史，则肝转移诊断基本成立。如果肝内为单发病灶，除 AFP 阴性、CEA 常阳性外，极少有肝硬化背景是其与原发性肝癌的重要鉴别要点，同时需行其他影像学检查排除其他疾病。但亚临床转移性肝癌的诊断较为困难，原发癌术中仔细探查肝脏，术后定期随访 CEA 和 B超等，对亚临床转移性肝癌的发现极为重要。

(六) 治疗

原则上，无论是亚临床期或临床期，只要原发肿瘤已得到或能同时得到根治，术前 B超、CT、MRI 等检查提示肝内单个或多个转移灶局限于一叶，肿块位置适于切除，未发现肝外转移，心、肺、肝肾功能基本正常能耐受手术切除而没有其他手术禁忌证者，均应剖腹探查，争取手术切除。对弥散性转移性肝癌或癌结节过大而难以切除者，可考虑采用术中液氮冷冻、微波热凝固化、肝动脉结扎插管术或 TACE、PEI、生物治疗、免疫治疗等手术和非手术治疗方法，均有利于提高疗效。因此，对转移性肝癌不宜采取消极的态度，应根据患者的具体病情和肿瘤的相关因素具体分析，选择适当的方法积极治疗。

1. 肝切除术　由于转移性肝癌大多不伴有肝硬化，肝脏质地好，肝脏再生和储备功能佳，耐受手术切除的能力大大高于原发性肝癌。肝外科技术的发展，使转移性肝癌的手术切除率提高到约 20%，手术病死率降至 < 5%。肝切除术能改善部分结直肠癌患者的预后，无肝外转移、切缘 > lcm 无镜下残癌的根治性切除者 5 年生存率显著优于有肝外转移和切缘阳性的姑息性切除患者。对转移性神经内分泌肿瘤如类癌、胰岛素瘤、高血糖素瘤、胃泌素瘤、多功能性胰岛细胞瘤或无功能性神经内分泌瘤等的肝转移行肝切除术，4 年生存率可达 73%，总体术后症状缓解率可达 90%，症状中位缓解时间可达 19.3 个月，根治性切除和姑息性切除的生存率无显著差异。而非结直肠、非神经内分泌肿瘤如泌尿生殖系肿瘤、软组织肿瘤、胃肠道肿瘤等的肝转移中，以泌尿生殖系肿瘤肝转移切除后疗效最佳，5 年生存率可达 60%，而非结直肠性胃肠道肿瘤肝转移切除后疗效最差，中位生存时间为 21 个月，无 5 年生存者。

一般，在结直肠癌术前检查或手术探查中可发现 15% ～ 25% 的患者有同期肝转移，在术后随访中可发现另外 20% ～ 30% 的患者出现肝转移。关于同期肝转移是同期手术还是分期手术，意见不一。近来多主张原发癌术后 2 ～ 4 个月再行肝转移灶切除术。既有利于患者术后恢复，也有利于判断有无肝外转移、肝内是否出现新的转移病灶等而选择最佳治疗方案。

在肝切除方法中，以肿瘤局部切除为妥。只要求切除肝转移癌结节，切缘＞1cm，无癌组织残留，不可盲目扩大手术切除范围。一旦肝内出现复发，仍应争取再次手术切除。这是由于目前的影像学检查和手术探查均无法明确肝内隐匿性转移灶的存在，使转移性肝癌的复发率较高，结直肠癌肝转移术后肝内复发率可高达 60% ～ 70%。但这些复发病例仍有 15% ～ 40% 的复发病灶仍仅限于肝脏，其中 20% ～ 40% 可以手术再切除，5 年生存率仍可达 25% ～ 40%，平均生存期明显高于化疗组和不治疗组。

2. 非手术切除治疗　虽然转移性肝癌的治疗以肝切除的疗效为最好，但大部分患者的肿瘤病灶因为肝内弥散性分布、合并肝外转移或转移灶贴近肝内大血管而无法手术切除。近年来，综合治疗的应用给这部分患者带来了希望，从而提高了转移性肝癌的总体疗效。

(1) 冷冻治疗：对无法手术切除的原发性和转移性肝癌均为一种有效的姑息性治疗方法。其适应证与原发性肝癌基本类似。应用术中 B 超既有助于发现肝内病灶，也有助于监测冷冻过程，避免损伤胆管等结构。冷冻治疗结直肠癌肝转移可使 22% ～ 29% 的患者获得完全缓解，治疗失败者中约 70% 是由于合并肝外转移所致。

(2) 肝动脉结扎插管化疗或肝动脉栓塞化疗 (TACE)：适用于无法耐受手术或无法手术切除的转移性肝癌，也可作为肝切除术后的辅助治疗。肝转移灶体积超过肝总量的 70% 时须慎用。其有效率可达 53% ～ 83%。TAE 或 TACE 治疗晚期神经内分泌肿瘤肝转移，肿瘤退化率分别可达 60% 和 80%，类癌的中位生存时间分别为 27 个月和 49 个月，但 5 年生存率仍很少超过25% ～ 35%。

3. 肝移植　在肝移植开展早期，无法切除的肝肿瘤患者因为与晚期肝病和门脉高压患者相比有较好的身体条件而成为理想的肝移植对象，但由于肿瘤复发率极高使远期疗效令人失望。对转移性肝癌同样存在这一问题。目前认为非神经内分泌肿瘤肝转移不适合于行肝移植治疗，但神经内分泌肿瘤肝转移行肝移植的疗效似乎优于其他类型的转移性肝癌，肝移植可作为其他治疗无效的神经内分泌肿瘤肝转移的治疗措施，对选择性无法手术切除的患者可获得长期缓解甚至治愈，尤其对类癌肝转移可控制激素症状和延长生存。

四、肝血管瘤

肝血管瘤是肝脏的良性肿瘤。以肝海绵状血管瘤最常见。一般是单发的，多发生在肝右叶；约 10% 左右为多发，可分布在肝一叶或双侧。血管瘤在肝脏表现为暗红，蓝紫色囊样隆起。分叶或结节状，柔软，可压缩，多数与邻近组织分界清楚。患者一般无自觉症状。血管瘤形成原因未明。本症中年女性多见，女性的发病率是男性的 6 倍。因本病无明显症状，仅表现为肝内占位性病变，故临床上要注意与肝癌相鉴别。

（一）病因和病理

肝血管瘤的具体病因尚不清楚，可能与先天性中胚层发育异常有关，为肝内血管系统的集中过度生长形成缓慢流动的血管湖。通常多见为海绵状血管瘤，多不合并肝硬化，部分可带蒂。大小不一，外观呈紫红色或紫蓝色，大多质地柔软，有囊性感，与周围正常肝组织分界较清楚，切除后瘤体多萎陷，切面呈海绵样筛状空隙。显微镜下见大小不等的血管腔，管壁由扁平内皮细胞组成，腔间隙由纤维组织构成，可有滋养血管和毛细胆管，偶见腔间隙和血管壁钙化，或腔内血栓形成。偶尔见部分血管瘤可发生退行性改变，如局部坏死、钙化或机化等。

（二）临床表现

多数肝血管瘤无明显不适症状，多在健康体检常规行 B 超检查或行腹部手术时被发现，尚无证据说明它们有恶变可能，但偶可与肝脏的其他恶性肿瘤相混淆导致误诊。当血管瘤增大至 5 cm 以上时，可能出现非特异性的腹部症状，包括：

1. 腹部包块 包块有囊性感，无压痛，表面光滑或不光滑，在包块部听诊有时可听到传导的血管杂音；

2. 胃肠道症状 可出现右上腹隐痛和不适，以及食欲不振、恶心、呕吐、嗳气、食后胀饱和消化不良等；

3. 压迫症状 巨大的血管瘤可对周围组织和器官产生推挤和压迫。压迫食管下端，可出现吞咽困难；压迫肝外胆道，可出现阻塞性黄疸和胆囊积液；压迫门静脉系统，可出现脾大和腹水；压迫肺脏可出现呼吸困难和肺不张；压迫胃和十二指肠，可出现消化道症状等；

4. 肝血管瘤破裂 出血，可出现上腹部剧痛，以及出血和休克症状，是最严重的并发症之一，多为生长于肋弓以下较大的肝血管瘤因外力导致破裂出血者，极为罕见的；

5.Kasabach-Merritt 综合征 为血管瘤同时伴有血小板减少、大量凝血因子消耗引起的凝血异常。其发病机制为巨大血管瘤内血液滞留，大量消耗红细胞、血小板、凝血因子 II、V、VI 和纤维蛋白原，引起凝血机制异常，可进一步发展成 DIC；

6. 其他 游离在肝外生长的带蒂血管瘤扭转时，可发生坏死，出现腹部剧痛、发热和虚脱。也有个别患者因血管瘤巨大有动静脉瘘形成，导致回心血量增多和加重心脏负担，导致心力衰竭而死亡。另也有罕见的胆道出血者。

（三）检查

1. 实验室检查 对诊断无多大价值，但对鉴别诊断有一定意义。肝功能大多正常，AFP 阴性，HBV 标志亦大多阴性。不宜行肝穿刺检查。

2. 影像学检查

(1) 超声显像：血管瘤的声像图呈多样性，< 3 cm 的小血管瘤多显示为均质的高回声光团，> 3 cm 的血管瘤多显示为不均匀的高回声光团，但边界均较清楚，周围无晕圈，外周有相通或环绕的血管影，瘤体后方有较明显的声增强效应，部分瘤体内可见网格状强回声和斑片状低回声，较大又浅表者加压可变形，彩色 Doppler 检测无动脉血流，或阻力指数 < 50%。

(2)CT 动态扫描：对鉴别诊断有十分重要价值。平扫时多显示为类圆形低密度病灶，与恶性肿瘤较难区分。但增强扫描意义较大，有相对特异性表现，常显示为起自周边、渐向中央扩展的强化表现，而密度逐渐减低，最终整个病灶可被造影剂填充呈等密度。但部分较大血管瘤中央可始终呈低密度，与瘤内血栓形成、纤维化或囊性变有关。厚壁型血管瘤强化可不显著或无强化。

(3)MRI：在加权像多呈均匀的类圆形低强度信号区，质子密度加权像呈均匀的高强度信号区，T_2加权像一般亦呈均匀的高强度信号区，边界清楚。瘤内纤维化部分可呈低强度信号。

(4) 核素显像：血池扫描对 > 3 cm 的血管瘤诊断意义较大，常呈明显的放射浓聚区，表现为过度填充，延迟扫描征更为明显；但体积较小的血管瘤不易显示。PMT 扫描阴性。

(5) 行动脉造影：现已极少用。造影初期即可见病灶区域出现"血管湖"，造影剂滞留时间较长，至静脉期仍不消失，表现为"快进慢出"现象，无肝癌显示的肿瘤血管。

(四) 诊断

一般不困难。诊断要点为女性多见，病程长，发展慢；常无肝病背景，AFP、HBV 标志均阴性；超声显像多为高回声光团，无晕圈，内可见网状结构，部分加压可变形，CT 增强扫描见起自周边的强填充区域；核素血池扫描常过度填充。

参阅"原发性肝癌"的鉴别诊断内容。体积较小的不典型血管瘤易与肝癌相混淆，血管瘤常无肝病背景、AFP、CEA 和 HBV 标志均阴性有一定鉴别诊断价值。AFP 阴性的原发性肝癌常有肝病病史，PMT 扫描可阳性，B 超显像有晕圈或门脉癌栓；转移性肝癌可有肝外恶性肿瘤病史，CEA 阳性，超声显像部分可见"牛眼征"等，均有助于鉴别。但有时仍极难区分，对无明确肝癌诊断依据者可严密随访，必要时亦可考虑剖腹探查。

(五) 治疗

1. 对于较小或无症状的肝血管瘤，一般无须特殊处理，但需定期随访，以免遗漏不典型肝癌患者。

2. 肿瘤 > 5 cm，或有明显临床症状，或不能完全排除恶性占位者，可手术切除，对肿瘤巨大虽无症状但可切除者，亦可考虑手术。应沿包膜完整切除肿瘤，切忌切开瘤体，造成不可控制的出血。对较小的多发血管瘤可行手术缝扎。

3. 对邻近大血管的肝巨大血管瘤应慎重估计手术风险，不盲目手术切除，部分可考虑行肝动脉栓塞 (TAE)。

4. 手术探查发现肿瘤巨大而难以切除者，也可行患侧肝动脉分支或肝固有动脉结扎，但此法临床较少用。

五、肝细胞腺瘤

肝细胞腺瘤为一种临床少见的肝脏良性肿瘤，病因尚不清楚，国外有文献报道，认为可能与口服避孕药，或内分泌紊乱有关，引起肝细胞结节性增生后导致肝细胞腺瘤的形成，常无肝病背景，但我所亦见有肝硬化结节伴腺瘤样增生的病例。本病的女性发病率明显高于男性，但确切发病机制尚有待进一步探讨。

(一) 病因病理

肝细胞腺瘤多见于成年女性。本病与生育期妇女口服避孕药有密切关系。

肿瘤一般为单发，多为圆形，被覆被膜，大小不一，镜下观察肿瘤细胞比正常肝细胞体积稍大，可有空泡形成。间质为纤维的毛细血管及结缔组织。

（二）临床表现

肝细胞腺瘤多见于有口服避孕药史的育龄妇女，一般无肝炎、肝硬化背景，早期可无任何症状和体征，肿瘤逐渐增大后可出现右上腹部隐痛、上腹部肿块，或上腹部饱胀不适、恶心等压迫症状。可有反复发作的急性腹痛，多与肿瘤瘤内出血有关，可伴有发热和右上腹部局限性腹膜炎表现，肿瘤破裂者可出现急腹症表现，伴头晕、心慌、冷汗等，严重者可出现休克甚或死亡。体征以上腹部肿块最为多见，肿块表面光滑，一般无压痛，可随呼吸上下移动，质地较硬，瘤内出血明显者亦可有囊性感。

（三）检查

1. 实验室检查　一般无诊断价值。肝功能检查正常，HBV 标志阴性，AFP 阴性。

2. 影像学检查

(1)超声表现：显示边界清楚的回声增强区，内部回声分布不均，其内可见更强的回声斑点。

(2)CT 表现：

1) 平扫：肝内低密度或等密度占位性病变，出血、钙化可为不规则高密度，边缘光滑，周围可见"透明环"影，常为特征性表现。病理基础一般为是由瘤周被挤压的肝细胞内脂肪空泡增加而致。

2) 增强：早期可见均匀性增强，之后，密度下降与正常肝组织呈等密度。晚期呈低密度。其瘤周之透明环无增强表现。

3) 肿瘤恶变可呈大的分叶状肿块或大的坏死区，偶尔可见钙化。

（四）诊断

本病术前诊断较困难，B 超、CT 缺乏特征性表现，易与肝癌相混淆。但本病发展慢，病程长，患者一般情况好，自觉症状少，多无肝炎、肝硬化背景，AFP 阴性，PMT 扫描强阳性。对出现右上腹肿块时间较长的患者，尤其是育龄妇女、有口服避孕药史者，出现肿块破裂应考虑本病可能。

主要需与原发性肝癌相鉴别，但术前区分较困难，往往由剖腹探查后经病理检查证实，无肝病背景、AFP 阴性能提供一定的诊断线索。

（五）治疗

对确诊肝腺瘤的患者，应立即停用口服避孕药，部分肿瘤有可能缩小或消失。但由于肝腺瘤有自发破裂可能，且临床诊断较困难，较难与原发性肝癌相鉴别，同时亦无明确证据说明肝腺瘤无癌变可能，因此手术切除仍是治疗的首要选择。

第四节　胆囊结石

胆囊结石在我国胆石症中发病率最高，多是以胆固醇为主的胆石，成年女性患者多见，男女之比约为 1：3。胆囊结石的形成，多与胆汁中脂质代谢异常和存在着有利于结石形成的因素有关。在生理状态下，胆汁中的各种成分均溶解于胆汁中，只有当正常的平衡发生改变或在胆管系统的一些病理状态下，才出现不溶解的成分、沉淀或发生结石。我国的胆石症的发病情况存在着一定的人群地理分布差别，发病率是城市人口高于农村人口，脑力劳动者高于体力劳动者，患有高脂血症者高于血脂正常者。在新疆、西藏以及大城市中，胆石症以胆囊结石为主。近年来，由于城乡人民的生活水平不断提高，卫生条件改善，故在南方的城市中，胆囊结石发病率的比例亦有上升的趋向。中华外科学会组织的全国胆石症临床流行病学调查(1983～1985年)，通过对 11 342 手术病例的分析，胆囊结石占 52.8%，胆囊、胆总管结石占 11%，肝外胆管结石占 20.1%，肝内胆管结石占 16.1%；胆囊结石与胆管结石的比例为 1.5∶1。有明显的上升趋向，此种趋向，在一些大城市中更为突出。胆囊结石的发病率升高也可能与近年来 B 型超声普遍应用有关。

一、病因

胆囊结石与多种因素有关。任何影响胆固醇与胆汁酸浓度比例改变和造成胆汁淤滞的因素都能导致结石形成。个别地区和种族的居民、女性激素、肥胖、妊娠、高脂肪饮食、长期肠外营养、糖尿病、高脂血症、胃切除或胃肠吻合手术后、回肠末段疾病和回肠切除术后、肝硬化、溶血性贫血等因素都可引起胆囊结石。在我国西北地区的胆囊结石发病率相对较高，可能与饮食习惯有关。

二、临床表现

大多数患者无症状，仅在体检、手术和尸解时发现，称为静止性胆囊结石。少数患者的胆囊结石的典型症状为胆绞痛，表现为急性或慢性胆囊炎。主要临床表现如下：

(一)胆绞痛

患者常在饱餐、进食油腻食物后或睡眠中体位改变时，由于胆囊收缩或结石移位加上迷走神经兴奋，结石嵌顿在胆囊壶腹部或颈部，胆囊排空受阻，胆囊内压力升高，胆囊强力收缩而引起绞痛。疼痛位于右上腹或上腹部，呈阵发性，或者持续疼痛阵发性加剧，可向右肩胛部和背部放射，可伴恶心、呕吐。部分患者因痛剧而不能准确说出疼痛部位。首次胆绞痛出现后，约 70% 的患者一年内会复发。

(二)上腹隐痛

多数患者仅在进食过量、吃高脂食物、工作紧张或休息不好时感到上腹部或右上腹隐痛，或者有饱胀不适、嗳气、呃逆等，易被误诊为"胃病"。

(三)胆囊积液

胆囊结石长期嵌顿或阻塞胆囊管但未合并感染时，胆囊黏膜吸收胆汁中的胆色素。分泌黏液性物质，形成胆囊积液。积液呈透明无色，又称为白胆汁。

(四)其他

1. 很少引起黄疸，较轻；

2. 小结石可通过胆囊管进入胆总管内成为胆总管结石；

3. 胆总管的结石通过 Oddi 括约肌嵌顿于壶腹部导致胰腺炎，称为胆源性胰腺炎；

4. 因结石压迫引起胆囊炎症并慢性穿孔，可造成胆囊十二指肠瘘或胆囊结肠瘘，大的结石通过瘘管进入肠道引起肠梗阻称为胆石性肠梗阻；

5. 结石及长期的炎症刺激可诱发胆囊癌。

（五）Mirizzi 综合征

Mirizzi 综合征是特殊类型的胆囊结石，由于胆囊管与肝总管伴行过长或者胆囊管与肝总管汇合位置过低，持续嵌顿于胆囊颈部的和较大的胆囊管结石压迫肝总管，引起肝总管狭窄，反复的炎症发作更导致胆囊肝总管瘘管，胆囊管消失、结石部分或全部堵塞肝总管而引起。临床表现为反复发作胆囊炎及胆管炎，明显的梗阻性黄疸。胆道影像学检查可见胆囊或增大、肝总管扩张、胆总管正常。

三、辅助检查及诊断

胆囊超声检查能证实诊断，因此是诊断胆石症高度敏感和准确的手段，其敏感性和准确性均为 98%。

（一）超声检查是重要的诊断标准

当患者变换体位时，胆石可随之移动到新的附着处并伴有声影。此外，在小结石的边缘可有回声。

（二）超声检查的优点

超声检查准确、安全、不使用放射线。虽然超声检查应为胆石症最初的诊断方法，但当症状上提示有本病可能而超声检查为阴性或无法诊断时，仍应行胆囊造影检查。

（三）胆囊结石的超声特征

胆囊结石的超声特征为：

1.胆囊内有 1 个或多个实体强的回声光团；

2.此光团可随患者体位的改变，沿着重力方向移动（嵌顿者除外）；

3.在强回声团的远侧有直线形声影。

四、鉴别诊断

（一）慢性胃炎

慢性胃炎主要症状为上腹闷胀疼痛、嗳气、食欲减退及消化不良。纤维胃镜检查对慢性胃炎的诊断极为重要，可发现胃黏膜水肿、充血、黏膜色泽变为黄白或灰黄色、黏膜萎缩。肥厚性胃炎可见黏膜皱襞肥大，或有结节，并可见糜烂及表浅溃疡。

（二）消化性溃疡

患者有溃疡病史，上腹痛与饮食规律性有关，而胆囊结石及慢性胆囊炎往往于进食后疼痛加重，特别是进高脂肪食物。溃疡病常于春秋季节急性发作，而胆石症及慢性胆囊炎多于夜间发病。钡餐检查及纤维胃镜检查有鉴别价值。

（三）胃神经官能症

胃神经官能症有长期反复发作病史，但与进食油腻无明显关系，往往与情绪波动关系密切。常有神经性呕吐，于进食后突然发生呕吐，一般无恶心，呕吐量不多且不费力，吐后即可进食，不影响食欲及食量。本病常伴有全身性神经官能症状，用暗示疗法可使症状缓解。鉴别不难。

（四）胃下垂

胃下垂可有肝、肾等其他脏器下垂。上腹不适以饭后加重，卧位时症状减轻，立位检查可见中下腹部胀满，而腹上区空虚，有时可见胃形，并可有震水音，钡餐检查可明确诊断。

（五）肾下垂

肾下垂常有食欲不佳、恶心呕吐等症状，并以右侧多见，但其右侧上腹及腰部疼痛于站立及行走时加重，可出现绞痛，并向耻区放射。体格检查时分别于卧位、座位及立位触诊，如发现右上腹肿物因体位改变而移位，则对鉴别有意义，卧位及立位肾X线平片及静脉尿路造影有助于诊断。

（六）迁延性肝炎及慢性肝炎

迁延性肝炎及慢性肝炎有急性肝炎病史，尚有慢性消化不良及右上腹不适等症状，可有肝大及肝功能不良，并在慢性肝炎可出现脾大、蜘蛛痣及肝掌，B超检查胆囊功能良好。

（七）慢性胰腺炎

慢性胰腺炎常为急性胰腺炎的后遗症，其上腹痛向左肩背部放射，X线平片有时可见胰腺钙化影或胰腺结石，纤维十二指肠镜检查及逆行胆胰管造影对诊断慢性胰腺炎有一定价值。

（八）胆囊癌

胆囊癌可合并有胆囊结石。本病病史短，病情发展快，很快出现肝门淋巴结转移及直接侵及附近肝组织，故多出现持续性黄疸。右上腹痛为持续性，症状明显时多数患者于右上腹肋缘下可触及硬性肿块，B超及CT检查可帮助诊断。

（九）肝癌

原发性肝癌如出现右上腹或上腹痛症状，病情多已较晚，此时常可触及肿大并有结节的肝脏。B超检查、放射性核素扫描及CT检查分别可发现肝脏有肿瘤图像及放射缺损或密度减低区，甲胎蛋白阳性。

五、治疗

（一）胆囊胆固醇结石的溶解及碎石治疗

1. 药物溶石的选择　熊去氧胆酸有很快的溶石效果，同时没有对肝脏、胃肠道、血清胆固醇代谢等不良的作用，因而在临床上较广泛应用。熊去氧胆酸溶解胆固醇结石时的作用机制不同于鹅去氧胆酸，含熊去氧胆酸的胆汁促使卵磷脂与胆固醇处于液晶状态，因而增加了胆固醇的溶解而不受微胶粒溶解度的限制。

2. 药物溶石的治疗　药物溶石的治疗效果与结石的表面和溶剂的接触面积间有密切关系，因而直径大于15 mm的结石，常不易溶解或溶解的过程甚缓；同时，若胆固醇结石的表面被一层钙质、色素、蛋白质所包裹，亦妨碍溶石的效果。假如能将较大的胆固醇结石粉碎，例如粉碎至直径小于3 mm大小的碎片，则可以在药物的治疗下，大大加速结石的溶解。目前，已有超声波或冲击波的体外碎胆石机，在碎石前后结合溶石治疗，大为缩短药物溶石治疗的疗程，用于胆囊功能良好、胆固醇性结石、单个或胆石容积在15 mm以下、身体素质较好的患者，可获得较好的治疗效果。胆囊结石患者多伴有胆囊的排空功能不良，使结石碎块长期停滞在胆囊内。为克服此问题，临床上常将溶石治疗与碎石联用，即在碎石前2周开始应用鹅去氧胆酸-熊去氧胆酸治疗（每日7～8 mg/kg），碎石治疗后继续服用，维持至结石消失后3个月。

溶石、碎石治疗都没有解决胆石产生的根本原因，复发率高、不良反应大、可能产生严重的并发症，因此临床应用并不普遍。

（二）胆囊结石的外科治疗

胆囊结石的外科治疗可在紧急的情况下施行胆囊造瘘术治疗急性胆囊炎，还可切除含结石的胆囊，并适当的处理结石的胆囊外并发症。胆囊切除术是当前腹部外科中最常做的手术之一。

1. 术前准备　择期胆囊切除术后引起死亡的最常见原因是心血管疾病。除心血管疾病外，引起择期胆囊切除术后第二位死亡的原因是肝胆疾病，主要是肝硬化。除术中出血外，还可发生肝功能衰竭和败血症。慢性胆囊炎患者胆汁内的细菌滋生率占 10% ～ 15%；而在急性胆囊炎消退期患者中则高达 50%。胆管内细菌的发生率随年龄而增长，故年龄在 60 岁以上，曾有过急性胆囊炎发作刚恢复者、同时合并胆总管结石的胆石症患者及合并慢性胆囊炎的患者，术前应预防性应用抗生素。

2. 手术治疗　腹腔镜胆囊切除术是对有症状胆石症患者的首选治疗方法。外科医生在遇到胆囊和胆管解剖不清以及遇到止血或胆汁渗漏而不能有效控制时，应当及时中转开腹。目前中转开腹率在 5% 以下。

常用手术有：①腹腔镜胆囊切除术。②开腹胆囊切除术。在一般情况下，胆囊切除术的难度并不大，但此手术有一定潜在的危险性，并发症往往较严重。胆囊的位置较深，肝门处血管和胆管常有各种不可预测的解剖学变异。

胆囊切除术需要细致的解剖肝门，因而要求有良好的腹肌松弛和充分的手术野显露，以便于一旦有意外情况出现时，能够从容不迫的进行处理，过小的手术切口，常需强力牵引胆囊，改变了肝外胆管、血管的正常解剖关系，可能导致严重的后果。具体步骤如下所述。

(1) 腹内探查。系统的腹内探查是做好胆囊切除术的一个基本步骤，手术中应对腹内脏器做系统的探查，包括脾、食管裂孔、胃、肠、盆腔脏器、肝、肝外胆管、胰腺等。对于那些诊断为慢性胆囊炎、胆囊及胆总管内均无结石的患者，应特别注意检查肝脏，必要时应行手术台上胆管造影，因为原发性肝内胆管结石在我国许多的地区中比较常见。

(2) 解剖胆囊三角。胆囊切除术的一个关键性步骤是解剖胆囊三角。胆囊三角含有重要的组织结构，而异常的解剖结构和病理改变在此处是常见的，如胆囊动脉的异位起始和行程，肝右动脉的异位起始和行程，各种类型的副肝管，胆囊管的解剖学异常等，均是增加手术复杂性的解剖学因素。在有急性或慢性炎症改变时，局部的炎症、水肿、纤维性粘连、肿大的胆囊淋巴结、嵌顿于胆囊颈部的巨大结石、长期梗阻所致的胆囊管改变，如异常扩张、缩短、粘连，有时胆囊可直接开口于胆总管上，此等解剖及病理上的因素，均增加手术难度。因此，需要仔细操作，保护重要组织免受损伤，应特别注意胆囊颈部嵌顿性结石，胆总管或肝总管与胆囊颈有紧密粘连，牵引胆囊时可使胆总管酷似胆囊管而被误伤。在病程长的慢性萎缩性胆囊炎、合并肝硬化门静脉高压或门静脉栓塞的患者，胆囊切除术是非常困难的，特别是门静脉栓塞的患者，胆囊及胆管周围常布满异常扩张的侧支循环血管，使手术无法进行或发生大量出血。

(3) 处理胆囊动脉是手术的另一个重要步骤。约 30% 的患者有一支以上的胆囊动脉，并有部分胆囊动脉是来源于异位起始的肝动脉，比较常见而有一定危险性的是异位起始的肝右动脉。肝右动脉可能通过胆囊三角与胆囊管伴行，在紧靠胆囊颈处才分离出胆囊动脉，因而手术时有可能将肝右动脉误认为胆囊动脉而被结扎切断。肝右动脉的血流量大，管径较粗，因此，当遇有粗大的胆囊动脉时，应沿该动脉向胆囊解剖分离，直至进入胆囊壁，确为胆囊动脉无误后，才将其结扎切断。处理胆囊动脉时最常遇到的问题是出血，此种情况多发生在两血管钳间切断动脉时，因血管钳可能松脱或在打结时助手配合不好而滑脱，有时亦可能由于血管钳牵引使胆囊动脉撕裂。遇有胆囊动脉出血时，助手应迅速将示指伸入小网膜孔，以拇指及示指压迫肝十二指肠韧带上的肝动脉暂时止血，然后进行处理。

(4) 切除胆囊是手术的最后的关键性步骤。副肝管比较常见，误伤的发生率可高达10%～20%，主要出现在右侧，肝、胆囊交通管亦较常见。有时副肝管的管径很细，很难与一般的粘连带鉴别，故对所有的粘连均应钳夹并结扎，以避免术后胆汁渗漏。应注意保存较粗的副肝管免受损伤。结扎、切断胆囊管之前，必须将胆囊管开口上，下方的肝总管和胆总管辨认清楚，结扎时必须将胆囊松弛，不加牵引。残留胆囊管长度以 0.3～0.5 cm 为宜。对于开口很大的缩短的胆囊管，不宜用单纯结扎处理，最好将其开口用 3～0 线缝合修复，以避免结扎后发生组织坏死及胆汁外渗，可能影响胆总管的通畅。对由于结石在胆囊颈部长期压迫并造成胆囊胆总管瘘的患者，可以切开胆囊取出结石，剪除多余的胆囊壁，利用部分胆囊管壁缝合修复胆总管，胆总管内安放引流。

(5) 引流。胆囊切除术时宜安放腹腔引流，引流管头置于 Winslow 孔处，术后进食无胆漏可拔除。

第五节 急性胆囊炎

急性胆囊炎是由于胆囊管阻塞和细菌侵袭而引起的胆囊炎症；其典型临床特征为右上腹阵发性绞痛，伴有明显的触痛和腹肌强直。约95%的患者合并有胆囊结石，称为结石性胆囊炎；5%的患者未合并胆囊结石，称为非结石性胆囊炎。

一、病理及发病机制

本病的主要病因是胆汁滞留和细菌感染。胆汁在胆囊内的滞留常为先驱的基本病变，而细菌感染为其后继变化，但少数急性胆囊炎可以无明显的胆囊胆汁滞留现象，而细菌感染似为急性胆囊炎的唯一原因；然而实际上某种程度的胆汁滞留仍可能存在，不过胆汁滞留的原因未能发现。所以，"胆汁滞留"继发感染、结石形成，可以认为是胆管病变的普遍规律。

(一) 胆汁滞留

胆汁滞留原因为胆囊管机械性阻塞或胆囊排空功能紊乱。前者主要有结石嵌顿在胆囊颈部和胆囊管内，或胆囊管本身过于曲折，或胆囊管与胆总管的交角过于尖锐，甚至溃疡病引起的胆管粘连或怀孕所致的子宫增大，均可引起胆囊管的梗阻和胆汁滞留。至于胆囊排空的功能性障碍，多见于十二指肠溃疡、肾周围炎或慢性阑尾炎等，反射性的影响到胆囊管括约肌的运动功能，同时乳头括约肌则易处于痉挛状态，致整个胆管系统内可有胆汁滞留现象。

(二) 细菌感染

胆囊内如有胆汁长期滞留和浓缩，本身即可刺激胆囊黏膜，引起炎性病变；如果再有继发的细菌感染，便可形成急性脓性胆囊炎。

（三）其他因素

1. 个别传染病，如流行性感冒、猩红热、伤寒、布氏杆菌病等，细菌也可经血行到胆囊引起急性非结石性胆囊炎。

2. 有的在严重创伤、烧伤后或与胆囊无关的大手术后发生急性胆囊炎，可能是禁食、麻醉剂、发热、脱水等诸多因素使胆囊胆汁更浓缩，胆囊排空延缓，胆汁滞留，囊壁受化学性刺激，再加以细菌感染而引起急性胆囊炎。

3. 当胰酶反流入胆囊，被胆汁激活时可侵害胆囊黏膜引起急性炎症，急性胆囊炎合并急性胰腺炎也是这种原因。其他如妊娠期妇女由于性激素的影响，胆囊排空延缓，胆囊扩张，胆汁淤积也可诱发急性胆囊炎。

4. 免疫功能缺陷，如 AIDS 可因感染巨细胞病毒或隐孢子菌等而发生急性胆囊炎；在应用抗菌药物发生过敏反应后也可导致急性胆囊炎的发生。

二、临床表现

（一）症状

主要症状为右上腹痛、恶心、呕吐与发热。患者常首先出现右上腹痛，向右肩背部放散，疼痛呈持续性，阵发性加剧，可伴随有恶心、呕吐。呕吐物为胃、十二指肠内容物。后期表现发热，多为低热，寒战、高热不常见，早期多无黄疸，当胆管并发炎症或炎症导致肝门淋巴结肿大时，可出现黄疸。

（二）体征

局部体征表现为患者右上腹有压痛，约 25% 的患者可触及肿大胆囊，患者在深吸气或咳嗽时，放于右肋下的手指会触到肿大的胆囊，患者会因疼痛突然终止吸气（murphy 征），右上腹有压痛、肌紧张及反跳痛，当胆囊穿孔后会出现全腹的炎症；全身检查患者可出现巩膜黄染，有体温升高，脉搏加快，呼吸加快，血压下降等，如出现胆囊穿孔，炎症加重时，可表现感染性休克。

三、辅助检查

（一）实验室检查

1. 白细胞总数及中性粒细胞　约 80% 患者白细胞计数增高，平均在 $(10\sim15)\times10^9$/L，其升高的程度和病变严重程度及有无并发症有关，若白细胞总数在 20×10^9/L 以上时，应考虑有胆囊坏死或穿孔存在。

2. 血清总胆红素　临床上约 10% 患者有黄疸，但血清总胆红素增高者约 25%，单纯急性胆囊炎患者血清总胆红素一般不超过 34 mmol/L，若超过 85.5 mmol/L 时应考虑有胆总管结石并存；当合并有急性胰腺炎时，血，尿淀粉酶含量亦增高。

3. 血清转氨酶　40% 左右的患者血清转氨酶不正常，但多数在 400 U 以下，很少高达急性肝炎时所增高的水平。

（二）影像学检查

1. B 型超声　B 超是急性胆囊炎快速简便的非创伤检查手段，其主要声像图特征为：

(1) 胆囊的长径和宽径可正常或稍大，由于张力增高常呈椭圆形；

(2) 胆囊壁增厚，轮廓模糊；有时多数呈双环状，其厚度大于 3 mm；

(3) 胆囊内容物透声性降低，出现雾状散在的回声光点；

(4) 胆囊下缘的增强效应减弱或消失。

2.X 线检查　近 20% 的急性胆囊结石可以在 X 线平片中显影，化脓性胆囊炎或胆囊积液，也可显示出肿大的胆囊或炎性组织包块阴影。

3.CT 检查　B 超检查有时能替代 CT，但有并发症而不能确诊的患者必须行 CT 检查，CT 可显示胆囊壁增厚超过 3 mm，若胆囊结石嵌顿于胆囊管导致胆囊显著增大，胆囊浆膜下层周围组织和脂肪因继发性水肿而呈低密度环，胆囊穿孔可见胆囊窝部呈液平脓肿，如胆囊壁或胆囊内显有气泡，提示"气肿性胆囊炎"，这种患者胆囊往往已坏疽，增强扫描时，炎性胆囊壁密度明显增强。

四、并发症

急性胆囊炎期的主要严重并发症有以下几种。

（一）胆囊穿孔

胆囊是个盲袋，当胆囊管梗阻复因急性炎症使胆囊内压力升高时，可引起胆囊壁的血液循环障碍、胆囊坏疽，并可发生穿孔。

（二）胆囊内瘘

胆囊内瘘最常见的为胆囊十二指肠瘘。较少见的横结肠、胃、小肠等亦可与胆囊形成瘘。以相同的方式，胆囊可与胆总管或肝管形成瘘，使胆囊内的结石不经胆囊管而直接进入胆管内。胆内瘘多见于有长时间胆管病史的老年患者，约见于 1.5% 的胆囊手术患者，但由于近年对胆囊结石的手术治疗采取较积极的态度，所以胆内瘘的发病率也有所减少。

（三）急性气肿性胆囊炎

这是急性胆囊炎的一种类型，但有一定的临床重要性。其特点是在一般的胆囊管梗阻和急性胆囊炎的基础上，胆囊壁的血液循环障碍，组织的氧分压低下，造成适合于厌氧性细菌如梭状芽孢杆菌生长的条件，因而厌氧菌在胆囊壁内滋生并产生气体，气体首先在胆囊壁内产生，然后沿组织的分隔向胆囊周围扩展。

五、诊断及鉴别诊断

（一）诊断

1. 突发的右上腹痛及右肩部放射痛。

2. 右上腹胆囊区有腹壁压痛和腹肌紧张，并有典型的 Murphy 征。

3. 白细胞计数常有增加，一般在 $(10 \sim 15) \times 10^9/L$ 之间，有时可高达 $20 \times 10^9/L$ 以上，表示胆囊可能已有蓄脓。

4. 患者常有轻度体温升高 (38 ～ 39℃)，但寒战高热不多见，有此现象时多表示已伴有胆管炎。

5. 少数病例发病 2 ～ 3 日后可出现轻度黄疸（血清胆红素低于 3 mg/ml），为肝细胞有损害的表现，小便中的尿胆素原常有增加。

6. 其他肝功能也可能有一定变化，如 SGPT 可超过 300 U。

7. 影像学证据，B 超或 CT 检查有典型表现，但要指出，15% ～ 20% 的患者其临床表现可能较为轻微，或者症状发生后随即有所好转，以致有鉴别诊断上的困难。

（二）鉴别诊断

1. 胆囊扭转　既往有腹痛病史者很少见，绝大多数是突发腹上区或右上腹痛，伴有恶心、呕吐，胆囊区可触及肿大肿块并有压痛。无全身症状及中毒症状，一旦绞窄引起腹膜炎，则全身症状明显，未合并胆总管病变时一般无黄疸。此种患者胆囊以"系膜"与肝脏相连，又称"钟摆胆囊"。

2. 十二指肠溃疡合并十二指肠周围炎　患者呈右上腹疼痛剧烈并持续加重，常常误诊为急性胆囊炎。但溃疡病患者有季节性发作，疼痛呈规律性，以夜间为重，服药或适当进食后可暂时缓解，多数患者有返酸史，Murphy 征阴性，可有潜血或黑便，血清胆红素无明显增高，X线钡餐或胃镜检查是鉴别的主要方法。

3. 胃十二指肠溃疡急性穿孔　发病较急性胆囊炎更突然，疼痛剧烈并迅速扩散至全腹。开始时发热不明显，甚至由于休克体温可低于正常。溃疡病穿孔患者腹膜刺激症状出现早并且非常明显，肝浊音界消失。腹部透视或平片常显示膈下有游离气体，可确诊。

4. 急性胰腺炎　本病和急性胆囊炎都可因饱餐或酒后发病，两病可同时存在。急性胰腺炎疼痛更为剧烈，尤其是出血坏死型胰腺炎，多为持续性胀痛，疼痛与触痛多位于上腹中部及左上腹，其次是右上腹和脐部，疼痛可放射至腰背部。呕吐常在腹痛后发生并且较重。绝大多数急性胰腺炎血清淀粉酶及其同工酶显著增高。B 超检查和 CT 检查可帮助鉴别。

5. 肠梗阻　由于腹痛、恶心、呕吐及腹胀，可误诊为急性胆囊炎。其不同点是肠梗阻患者无特殊右上腹痛和触痛，Murphy 征阴性，亦无右肩背放射痛。腹部立位平片可帮助鉴别。

6. 肝癌出血　大多数原发性肝癌患者有肝炎或肝硬化病史，破裂出血时多为全腹痛和腹膜刺激征。当破裂出血仅限于肝周时，其疼痛局限于右季肋部或右上腹，并可有右肩部放射痛，可误诊为急性胆囊炎。B 超和 CT 检查可帮助鉴别。

六、治疗

（一）非手术治疗

急性胆囊炎早期阶段若无严重并发症出现，应在严密观察下，先行积极有效的综合性非手术治疗。由于抗生素研究的不断发展，为治疗急性胆囊炎提供了重要条件。经非手术治疗，80%～85% 的患者能得到缓解。而且，在非手术治疗期间，密切观察病情，深入了解病史，有助于更好的判断病情，做好充分的术前准备工作。非手术治疗主要包括如下几种。

1. 抗感染　应选用针对性强、抗菌谱广，毒性反应小，血和胆汁中浓度高的抗生素，以抑制胆管内需氧菌和厌氧菌的生长，防止感染向全身扩散。临床上常选用的有氨苄西林、氨基糖苷类抗生素及甲硝唑。另外，第二代、第三代头孢菌素，具有强大的抗菌作用，并经胆汁排泄，更适宜于急性严重感染的胆囊炎患者。

2. 禁食，胃肠减压　禁食是必要的。对病情较重或伴有呕吐的患者，留置胃管持续减压可减少胃、胰液的刺激和胆囊痉挛的发作。

3. 解痉止痛及对症处理。

4. 纠正水电解质和酸碱平衡失调。

5. 严密观察病情变化　包括全身和局部症状、体征的变化及了解各器官的功能，充分评估病情，考虑手术的患者，应积极做好术前准备。

（二）手术治疗

1. 手术时机

（1）急诊手术：急性胆囊炎已穿孔并胆汁性腹膜炎，或胆囊化脓坏疽有穿孔趋势者；或急性胆囊炎伴结石嵌顿于胆囊颈和胆囊管，右上腹疼痛剧烈，难以忍受者；患者全身中毒症状明显，高热、白细胞计数升高，已有休克倾向者；急性结石性胆囊炎伴有急性梗阻性化脓性胆管炎者，行急诊手术治疗，已为共识。

（2）早期手术：胆囊结石伴急性胆囊炎经抗炎、补液、胃肠减压等积极治疗后，腹痛无缓解，腹部压痛和反跳痛不见减轻者；B 超检查显示胆囊无明显萎缩及胆囊周围无液性暗区者；发病在 72 小时内，应早期手术治疗。

（3）延期或择期手术：急性结石性胆囊炎是延期或择期手术治疗，目前仍有争议。有学者认为，急性胆囊炎经抗感染治疗后，症状虽缓解，但局部充血、水肿，解剖结构不清，胆囊三角区难于解剖游离，无法顺利切除胆囊而被迫行胆囊造口术，而且手术出血多，也易误伤邻近脏器。因此主张，急性期尽量非手术治疗，待炎症消退后 3～6 个月再择期行胆囊切除。另有学者认为，结石性胆囊炎虽有各种非手术治疗，如体外震波碎石、口服溶石剂溶石、中西医结合排石等，均难得到稳定有效的结果，手术综合治疗结石性胆囊炎就会使患者反复多次就医和住院，不仅给患者身心造成很大痛苦，而且增加经济负担。胆囊反复感染，与周围组织粘连严重，胆囊纤维化萎缩，给手术增加困难。因此主张急性胆囊炎采取早期手术，即入院后经抗感染治疗，炎症高峰期稍过，完成必要的术前检查，复查 B 超，只要不存在胆囊周围炎或胆囊三角完全不清晰，即可行手术治疗，若胆囊周围炎明显，一般认为炎症控制 3～6 个月再手术，较为稳妥。对反复发作的慢性胆囊炎、胆囊壁明显增厚，胆囊的浓度和收缩功能明显减退，引起长期消化不良症状或因反复发作影响日常的生活和工作者，胆囊管发生结石梗阻，引起胆囊积水或慢性萎缩性胆囊炎，胆囊结石疑有胆囊恶性肿瘤，均应行择期手术。

2. 胆总管探查指征　胆总管探查术是常用的一种胆管手术，它既是一种检查方法，又是一种治疗手段。决定是否行胆总管探查的指征，既包括术前检查，又包括手术中发现。胆总管探查的指征包括：

①病史中有典型胆绞痛、寒战发热，尤其是有黄疸病史者；

②B 超检查发现胆管内有结石光团和光点伴声影，胆管扩张、囊状影像；

③其他影像学检查发现胆总管或 1～3 级肝内胆管扩张或狭窄，胆管内有充盈缺损（结石、蛔虫或肿瘤）；

④十二指肠引流中查到胆色素颗粒或胆固醇结晶，或有脓细胞者；

⑤胆总管内触到结石、蛔虫或肿瘤；

⑥胆总管扩张，直径在 1.5 cm 以上；

⑦胆总管坏死、穿孔；

⑧胆总管管壁增厚，硬变；

⑨胆总管穿刺抽出脓性胆汁、血性胆汁或胆汁内有泥沙样胆色素颗粒或沉淀；

⑩胰腺特别是胰头部肿大，腺体显著增厚或在胰腺管区触到结石或肿块；胆囊内有多个小结石，胆囊管扩张，或胆囊管断端处发现结石；胆囊和胆管畸形，胆囊萎缩而胆囊管扩张短缩；

术中 B 超或胆管造影显示胆管内有结石、蛔虫或肿瘤负影、胆管狭窄、扩张或解剖位置异常等。

3. 手术方法

(1) 胆囊切除术：胆囊切除术是急性胆囊炎的常规术式和主要方法。多数资料表明，在 48 h 或 72 h 内施行手术，并不增加操作技术方面的难度，术后并发症及死亡率与择期手术相比，并无显著性差异。一旦在 72 h 后施行手术，则并发症及死亡率明显增加，这包括一些因发生了严重并发症而行急诊手术的患者。这是因为，急性胆囊炎早期的病理改变主要为胆囊壁的充血水肿和增厚，并不妨碍肝门部重要结构的显示，而胆囊床因炎症和组织水肿，组织较脆，较易行胆囊切除。

根据胆囊病理改变的不同，可采用不同方法完成胆囊切除，即顺行法、逆行法、顺逆结合、胆囊部分切除及黏膜烧灼等，顺行式胆囊切除术适用于胆囊炎症不重，胆囊颈及 Calot 三角无明显炎症水肿，局部解剖较清晰者。该法优点为先处理胆囊动脉，分离和切除胆囊过程中出血少。而对于炎症较重，周围粘连较多，胆囊三角区解剖不清者，为避免医源性胆管损伤，应采用逆行式胆囊切除术，即从胆囊底部开始解剖，操作中应轻柔。此外，胆囊的多发小结石，可能由于操作中的挤压使胆囊内小结石进入胆总管，故胆囊切除后应注意探查胆总管。目前，临床中更多采用的是顺逆结合法，不仅有利于防止术中胆管损伤，还可防止胆囊内小结石因术中操作被挤压滑入胆总管的弊端。对于胆囊颈部与周围致密粘连而无法分离时，可做部分胆囊切除术，对残留的黏膜经搔刮后再用苯酚和 5% 碘酊烧灼，然后直视下缝合胆囊管口或行内荷包缝合，对于难切除的胆囊，不失为一种有效而实用的方法。

急性胆囊炎的腹腔镜手术处理在国内外已普遍开展，临床研究及文献报道也比较多。国外一项研究将急性胆囊炎组和慢性胆囊炎组的腹腔镜胆囊切除术情况作比较，除中转开腹率在急性胆囊炎组较高外，手术时间、住院天数及并发症率并无统计学的差异。另一项前瞻性研究，将急性胆囊炎随机分为开腹手术组和腹腔镜手术组，两组平均手术时间及并发症率无显著差别，而术后住院天数腹腔镜组明显少于开腹手术组 (该研究腹腔镜组中转开腹率为 15%)。腹腔镜胆囊切除术应在急性胆囊炎确诊后马上进行，最好在发病 3 天内进行，发病 3 天后手术与 3 天内手术相比，手术难度与中转开腹率明显增加，并发症发生率也增高。影响完成腹腔镜切除术的主要因素为：

①非结石性急性胆囊炎，因胆囊壁表现为严重坏死改变，周围组织特别是 Calot 三角区常有严重的水肿致解剖关系不清，腹腔镜手术极为困难，故对非结石性胆囊炎一般不考虑行腹腔镜胆囊切除术；

②急性病程持续的时间，一般在 3 天内手术成功率比较高；③经输液、抗炎等内科处理后，症状体征能在数小时内明显缓解者，手术一般困难不大；而对临床上出现高热 (体温 > 39℃)，白细胞计数超过 $20 \times 10^9/L$，经内科综合治疗后症状体征不能缓解或反而加重者，腹腔镜手术失败率则明显增加，一般只行传统开腹手术。

(2) 胆囊造瘘术：对一些危重急症病例，由于发病时间久或全身情况差无法完成胆囊切除而病情又不允许继续非手术治疗时，胆囊造口术仍不失为有价值的治疗方法，它可使患者安全度过危险阶段，为二期根治手术创造基础。胆囊造瘘术主要适应于：①病程在 3 天以上，出现胆囊周围脓肿、胆囊坏疽、穿孔、腹膜炎。②老年患者，有重要器官的严重病变，不能耐受胆囊切除术。③病情危重者，要求采取尽量简单手术者。④病情重的急性非结石性胆囊炎。胆囊造瘘术可分为传统的开腹手术及超声引导下经皮胆囊穿刺置管引流术。后者在国外目前报道较多，认为对严重的急性胆囊炎患者是一种安全、有效、简便的方法，尤其适用于高危患者及老年患者。对老年重症急性胆囊患者应作为首选方法。经皮胆囊穿刺置管引流术后，患者临床症状常可迅速缓解。常见的并发症有结肠损伤、气胸、胆汁性腹膜炎、出血、导管脱出等，但一般发生率很低。使用该法应在诊断明确的前提下进行。术后应严密观察，防止并发症的发生。经皮胆囊穿刺置管引流不仅有治疗作用还有诊断作用，既可经导管造影了解胆管情况，又可作为全身性感染来源的评价，如在引流48小时后症状无缓解应考虑合并急性胆管炎及胆囊坏死。

胆囊造瘘术后2周，当胆管内感染已控制时，可经造瘘管行胆管造影。胆囊造口术后3个月应行二期胆囊切除术，但对于高龄患者，胆囊有残石或伴有其他疾病不能行胆囊切除术时，有条件可通过瘘管取出胆囊结石。对于无残石无症状的高龄并且不能耐受手术的患者，不应强求二期切除胆囊。胆管内结石可通过联合内镜行 Oddi 括约肌切开经胆总管取石。原则上为避免日后胆管症状复发。

4. 胆囊切除术的并发症及其处理

(1) 出血：急性胆囊炎局部充血、水肿，手术游离时易于出血，或因反复发作、胆囊纤维化萎缩，Calot 三角区结构显示不清，很难显露胆囊动脉；或胆囊部分位于肝内，手术时易损伤肝包膜及肝实质；或因合并肝硬化，胆囊周围静脉曲张，以上情况下行胆囊切除术，很容易造成出血。此时最重要的是要细致地解剖 Calot 三角，显露胆囊动脉，结扎、切断。若术中遭遇难以控制的出血，切勿忙乱，更不要盲目钳夹或缝合出血区，可先用纱布垫暂时压迫止血，最好采用改良的 Pringle 法阻断第一肝门血供。吸净积血，边移去压迫物边吸引，发现出血点，用无操作组织钳准确钳夹、缝扎或结扎，达到有效止血，且不损伤邻近重要脏器的目的。胆囊床的渗血，也可用止血绵、凝血酶等局部覆盖止血。经各种止血方法均无效仍广泛渗血不止。用纱条填塞止血，也不失为挽救患者生命之举。

(2) 肝外胆管损伤：是胆囊切除术的严重并发症之一，发生率为 0.3% ~ 0.5%。常发生于 Calot 三角区粘连，解剖不清时。胆囊结石嵌顿于胆囊颈或 Hartmann 袋，压迫胆总管，胆囊管汇于胆总管的位置异常，因而：①最常见的是处理胆囊管时过于用力牵拉而误扎或误切胆管。②在胆囊管起始部盲目钳夹结扎了胆管。③过度分离引起胆管缺血性狭窄。

④探查时，操作粗暴引起起始部盲目损伤。术中一旦发生胆管损伤，应力争一期修复成功。其修复方式应根据损伤部位、程度、类型和近端胆管情况而定：①部分或完全缝扎，应拆开缝线，观察胆管通畅情况，证实胆管有无损伤。②部分损伤行纵向切开整形，横向结扎缝合修复，胆管内置一合适直径的"T"形管支撑引流 3 ~ 6 个月。③完全横断伤：将两断端游离、整形后，保持胆管血供良好，然后黏膜对黏膜端吻合，吻合口应通畅而无张力，将适当直径的"T"形管置于吻合口内，支撑引流 3 ~ 6 个月。④胆管损伤较重，缺损过长，对端吻合困难时，可将远端胆总管结扎或缝合封闭，近端与空肠行 Roux-en-Y 吻合，或与十二指肠行端侧吻合。吻合时亦要求黏膜对黏膜，吻合口要大于 2 cm，且无张力，吻合后，胆管内亦用"T"形管支撑引流 3 ~ 6 个月。如术中未能及时发现，术后出现梗阻性黄疸或腹膜炎并已超过 72 h，则常只能先做外引流待炎症消退后 3 ~ 6 个月后再次手术。

(3) 胆瘘：10% ～ 20% 的人解剖上存在右副肝管。胆囊切除时，若不慎切断右副肝管，且未予结扎，术后出现胆瘘，又未被及时发现，均可能造成术后胆瘘。少量胆瘘，可经腹膜吸收或经腹腔引流管排出。低流量 (200 ml/d 以下) 胆瘘，引流较长时间后，可以愈合；若引流不畅，而致胆汁性腹膜炎或膈下脓肿，往往需再次手术，再次手术的目的应以引流胆汁为主。引流量超过 200 ml/d 者，经造影胆瘘与功能性胆管相通者，在做好充分的术前准备下，一般应在引流 3 个月后行再次手术。

(4) 胆囊残株炎：胆囊切除时，由于粘连严重、解剖困难，尤其是壶腹部结石或胆囊嵌顿性结石，胆囊管显示不清，残株遗留过长，黏膜又未处理，日后逐渐扩张使胆汁淤积或感染，并可发生结石。尤其是胆总管下段有结石或狭窄梗阻时，出现原有的胆囊炎症状，常需再次手术，切除过长的胆囊残株。

(5) 胆囊切除术后综合征：胆囊切除术后 4% ～ 5% 的患者仍有症状或新的主诉。究其原因，一类是胆管功能紊乱或伴有其他系统疾病，如术后胆管压力异常升高，胆汁流动障碍，或因溃疡病、慢性胰腺炎、冠心病等所表现的症状。这类征象往往经药物治疗可缓解。另一类是胆管器质疾病，如残留的胆石、胆囊管残株炎及结石、狭窄性乳突炎、胆管损伤等。此类疾病应做详细地检查，如能得到确诊后，往往需再次手术治疗。

七、并发症

急性胆囊炎如果得不到及时的治疗，病情不断加重，则会出现严重并发症而危及生命。

(一) 急性胆囊炎的并发症

除了感染播散造成败血症和脓毒血症肝脓肿和继发性胆总管结石、胆源性胰腺炎外，胆囊本身的并发症主要为胆囊坏疽和胆囊穿孔。

1. 胆囊坏疽 急性胆囊炎病情加重可出现胆囊壁的一处或多处全层坏死，胆囊壁坏疽的范围，可为小片状的，也可以为大面积坏死，常为胆囊穿孔的前驱。临床上老年人多见，表现为持续性的剧烈腹痛，腹膜刺激征，胆囊肿大且张力增高，全身中毒症状明显，体温常常达39 ～ 40℃，寒战，白细胞计数显著增高等。但有些老年患者出现胆囊坏疽时症状并不明显。

2. 穿孔 发生率为 6% ～ 12%，是一严重并发症，在老年患者急性胆囊炎穿孔率比一般人要高些，因为老年人的血管退行性改变，可以累及胆囊组织。胆囊穿孔的时间可早起到病后 3 天或延迟到病后的第 2 周。穿孔的部位多在胆囊底部，因该处壁薄，血液循环欠佳，其次为胆囊颈、壶腹、胆囊体部等处，有时亦可发生在由罗 - 阿 (Rokitansky-Aschoff) 窦所形成的薄弱部分。穿孔有 3 种类型：①穿孔局限化形成胆囊周围脓肿。②伴有弥散性腹膜炎的游离穿孔。③穿入邻近的空腔脏器，形成内瘘。

(1) 胆囊周围脓肿：胆囊周围脓肿是穿孔最常见的形式，多是由于胆囊周围组织粘连及被邻近器官如大网膜严密包裹，穿孔时形成胆囊周围脓肿。在临床上，当急性胆囊炎的症状体征进展，出现明显的全身感染症状，发热、白细胞计数增高，特别是在右上腹触及压痛明显的肿块时，应疑及此并发症。

(2) 弥散性腹膜炎：发生率为 1% ～ 2%，多数是因为供应胆囊的血管或主要分支受到结石的压迫，或胆囊动脉的栓塞，使胆囊壁出现局限性缺血，短期内发生坏疽、穿孔，胆囊与周围未形成粘连。临床表现为局限性疼痛的，者，疼痛和压痛突然扩散到腹部其他部位，出现腹膜炎的体征。

(3) 胆囊内瘘：如果急性炎症的胆囊与邻近的胃、十二指肠、横结肠或胆总管粘连，在某些脏器的粘连侧发生坏死、穿孔并与空腔脏器相通，形成胆囊内瘘。胆囊与消化道形成内瘘后，压力随之下降，部分结石伴随脓性胆汁流入消化道，临床上感染症状与胆囊梗阻症状随之缓解，胆囊结石随瘘口排出。如结石相当大，进入肠道侧结石，则可能阻塞小肠，引起肠梗阻症状。胆囊胃瘘时，结石进入胃腔可被呕吐排出，胆囊结肠瘘时，结石进入结肠可能随粪便排出。胆囊胆总管瘘或十二指肠瘘有可能形成胆管梗阻或急性胰腺炎。然而，更多的胆囊内瘘并无特殊症状，而是在有症状的胆囊疾病行胆囊切除术时才偶尔发现。

(二) 急性胆囊炎并发症的治疗

1. 胆囊坏疽　当临床疑及胆囊坏疽时，均应在充分术前准备的条件下，及早行手术治疗，胆囊切除术仍是最好的方法，传统开腹手术较为安全，一般不采取腹腔镜手术。在组织解剖关系不清，伴有其他严重疾病，或病情严重时，胆囊造瘘应积极考虑。

2. 胆囊周围脓肿　不宜强行做胆囊切除术，局部引流是主要的治疗方法，胆囊造瘘术较为安全。3～6个月后择期行胆囊切除术。当患者病情较重或伴有其他严重病，经皮胆囊置管引流更适宜。

3. 弥散性腹膜炎　只要怀疑有游离穿孔时，就应急诊剖腹探查。首先应清理腹腔，如患者情况许可，则应做胆囊切除术，否则，行胆囊造口术。胆囊切除后，应充分引流腹腔，以免术后出现腹腔内残余脓肿。

4. 胆囊内瘘　对有症状的胆囊内瘘患者应做胆囊切除和肠瘘修补术。对于一些年龄较大患者，全身情况差，在没有严重的并发症，亦没有结石者，可采取观察治疗。然而对于胆囊结肠瘘，即使没有症状亦应积极手术治疗，术前做好充分肠道准备，术式选择要根据患者全身和局部情况具体分析和设计。

八、特殊类型的急性胆囊炎

(一) 急性气肿型胆囊炎

急性气肿型胆囊炎是一种少见的急性胆囊炎。男性患者是女性的3倍，约20%的患者有糖尿病，在大多数病例中，胆囊内没有结石。

急性气肿型胆囊炎常为产气荚膜杆菌感染，产生的气泡出现于胆囊的囊腔、囊壁内，以及周围的间隙中。由于胆囊内感染化脓，加上气体的膨胀，腔内压力增高明显和迅速，早期即缺血性坏疽，往往为全胆囊或大部分胆囊壁坏疽穿孔。本病表现为突然发生及迅速发展的急性胆囊炎症状，患者的中毒症状比通常所见的急性胆囊炎要重。

体检时，右上腹常能触及包块。腹部平片可见由于组织间积气所勾勒出的胆囊轮廓，表现为胆囊区圆形或梨形透亮区，有时可见胆囊内的气液平面。B超提示胆囊被气体遮盖，显示不清。胆囊穿孔，囊腔内气体溢于腹腔，膈下可见游离气体。这类患者应采用大剂量有效的抗梭状芽孢杆菌抗生素。应早期手术治疗，与其他类型的急性胆囊炎相比，其死亡率高。

(二) 黄肉芽肿性胆囊炎

黄肉芽肿性胆囊炎 (XGC) 的临床表现类似常见的急性胆囊炎和慢性胆囊炎。在常规胆囊切除标本中的比例，国外报道占 0.7%～1.2%，国内有文献报道达 3.4%。

胆汁及脂肪进入胆囊黏膜被巨噬细胞摄取，形成类似胆固醇沉着病变，若病变局限于小范围，则相当于无症状的胆固醇息肉。相反，当脂肪和伴随的胆汁色素穿入胆囊壁结缔组织，则造成炎症过程，而其中又以巨噬细胞为主，则造成更加严重的后果。脂肪被氧化成有色胆色脂。Mcloy 首先称此病为黄肉芽肿性胆囊炎。与黄肉芽肿性胆囊炎有关的症状通常是急性或慢性胆囊炎，但有些人表现为厌食、疼痛和右季肋下肿块，提示胆囊癌诊断，器官影像学检查可能发生类似的误诊。黄肉芽肿性胆囊炎不仅在各方面类似癌，而且这两种病变有阳性联系。在黄肉芽肿性胆囊炎中，胆囊癌常见，而在胆囊癌中，黄肉芽肿性胆囊炎的发生率比预期的常见。黄肉芽肿性胆囊炎，一般在胆囊切除后才能确诊，手术中经常见到胆囊与其他器官广泛粘连，黄肉芽肿炎症的黄色团块延伸至其他器官，如肝脏、小肠、大肠和网膜。胆囊外形可能十分不规则，易误诊为胆囊癌，但组织学表现为大量的泡沫细胞肉芽肿或胆汁肉芽肿。这种患者术后伤口感染和脓毒并发症的发生率高。

（三）寄生虫所致的急性胆囊炎

根据文献报道，中华分支睾吸虫（华支睾吸虫）、蓝氏贾第鞭毛虫、霍乱弧菌和伤寒等均可引起急性胆囊炎，其中华支睾吸虫最为常见。

华支睾吸虫病是人和动物肝胆管内的寄生虫病，当其囊蚴进入人体后即向十二指肠以至胆总管移动，并上行定居于小胆管。在广东地区人群中华支睾吸虫感染率较高，流行区可达25.1%。华支睾吸虫感染者中胆囊炎的发生率可达 6.0%。胆囊炎发生率的高低与华支睾吸虫感染的程度呈正比。说明华支睾吸虫感染与急性胆囊炎的发生有密切的关系。华支睾吸虫寄生于胆系，由于大量成虫及虫卵的淤积，造成胆汁不能畅流或者由于成虫的机械性刺激，成虫腺体分泌物及其代谢产物的作用，使胆系上皮细胞脱落，淋巴浸润，纤维组织增生，造成胆汁不能流畅，从而易于继发细菌感染，引起急性胆囊炎发生。华支睾吸虫所致的急性胆囊炎和常见的急性胆囊炎的临床表现基本相同，但血常规中可表现出嗜酸性粒细胞的增高。因此在华支睾吸虫流行地区，诊治胆囊炎时要考虑到华支睾吸虫可能是致病因素，而在发现有华支睾吸虫感染时 \ 也应想到可引起胆囊炎的可能性。驱虫治疗对防止此类患者急性胆囊炎反复发作有积极的作用。积极防治华支睾吸虫病，及早地清除胆系内的成虫，是预防急性胆囊炎发生的有效措施。

第六节 胆囊癌

胆囊癌少见，但预后较差，5 年生存率仅 3%。男女之比为 1 : 2。胆石症和慢性胆囊炎为胆囊癌的重要危险因素。好发于胆囊颈部。90% 的组织学类型为分化较高的腺癌。肉眼观胆囊癌多呈弥散浸润性生长，使囊壁增厚，变硬，灰白色，砂粒样。黏膜无明显肿块，与慢性炎症或瘢痕不易区别。有时呈息肉状生长，基底部较宽。胆囊底及邻近肝组织内常有转移灶形成。除转移至邻近器官如十二指肠、结肠和胃外，还可发生胆囊管、局部淋巴结及小网膜淋巴结的转移。血行转移少见。

一、病因

胆囊癌的病因尚未完全清楚，可能与下列因素有关。

（一）胆囊结石与胆囊癌

原发性胆囊癌与胆囊结石患者在临床上有密切联系，40%～100% 的胆囊癌患者合并有胆囊结石。

（二）胆囊腺瘤与胆囊癌

一般认为多发性、无蒂、直径大于 1 cm 的腺瘤和伴有结石的腺瘤以及病理类型为管状腺瘤者，癌变概率更大。

（三）胆囊腺肌病与胆囊癌

胆囊腺肌病以胆囊腺体和平滑肌增生为特征，近年来的临床观察和病理学研究发现其为癌前病变，或认为其具有癌变倾向。因此，即使不伴有胆囊结石也应行胆囊切除术。

（四）异常胆胰管连接 (AJPBD) 与胆囊癌

AJPBD 是一种先天性疾病，主胰管和胆总管在十二指肠壁外汇合。由于结合部位过长及缺少括约肌而造成两个方向的反流。

由此可见，凡是中年以上的胆囊结石患者，即使平时无临床症状，一旦发现亦应及早切除胆囊，以免诱发胆囊癌。

二、病理及分期

（一）大体病理特征

胆囊癌可发生于胆囊的任何部位，但以胆囊底部和胆囊颈部最多见。原发性胆囊癌的大体形态可分为浸润型、结节型、胶质型和混合型。

（二）病理组织学类型

胆囊癌的病理类型以腺癌最为多见，占胆囊癌的 70%～90%，此外，尚有鳞癌、腺鳞癌、腺瘤恶变、息肉恶变、类癌等。

（三）转移途径

胆囊癌的转移包括淋巴转移、血行转移、神经转移、浸润转移、胆管内转移，通过以上多种方式可转移至其他许多脏器。胆囊癌的恶性程度高，进展迅速，一般发生转移较早。胆囊癌最主要的转移方式是直接浸润和淋巴转移。

三、临床表现

（一）右上腹疼痛

由于胆囊癌多与胆囊结石炎症并存故疼痛性质与结石性胆囊炎相似。开始为右上腹不适继之出现持续性隐痛或钝痛，有时伴阵发性剧痛并向右肩放射。

（二）消化不良

消化不良、厌油腻、嗳气、胃纳不佳。这是由于胆囊功能不足以对脂肪物质进行消化所致。

（三）黄疸

黄疸往往在病程晚期出现。癌组织侵犯胆管引起黄疸。同时伴有消瘦、乏力甚至出现恶病质，皮肤、黏膜黄染，伴皮肤瘙痒。

（四）发热

部分患者出现发热。

（五）右上腹肿块

右上腹或上腹部出现肿块。是因为肿瘤迅速增长阻塞胆管使胆囊肿大；如侵犯十二指肠也可以引起梗阻；另外肿瘤侵及肝胃胰也可出现相应部位包块。

四、辅助检查

（一）超声诊断

超声是诊断本病最常用也是最敏感的检查手段，包括常规超声、内镜超声、彩色多普勒等，能检出绝大多数病变，对病变性质的确定尚有局限。

1.B超检查　目前仍是应用最普遍的方法，简便、无创、影像清晰，对微小病变识别能力强，可用于普查及随访。但对定性诊断和分期帮助不大，易受到肥胖和胃肠道气体干扰，有时有假阳性和假阴性结果。因胆囊癌的病理类型以浸润型为多，常无肿块，易漏诊，故要警惕胆囊壁不规则增厚的影像特征。

2. 内镜超声检查　是通过内镜将超声探头直接送入胃十二指肠检查胆囊，不受肥胖及胃肠道气体等因素干扰，对病灶的观察更细微。其分辨率高，成像更清晰，可显示胆囊壁的三层结构，能弥补常规超声的不足，对微小病变确诊和胆囊良恶性鉴别诊断价值高，但设备较昂贵，而且作为侵入性检查，难免有并发症发生。

3. 彩色多普勒检查　可显示肿瘤内部血供，根据病变中血流状况区别胆囊良恶性病变，敏感度和特异性较高。

（二）计算机断层成像 (CT) 检查

CT 检查不受胸部肋骨、皮下脂肪和胃肠道气体的影响，而且能用造影剂增强对比及薄层扫描，是主要诊断方法之一。其早期诊断要点如下所述。

1. 胆囊壁局限或整体增厚，多超过 0.5 cm，不规则，厚薄不一，增强扫描有明显强化。

2. 胆囊腔内有软组织块，基底多较宽，增强扫描有强化，密度较肝实质低而较胆汁高。

3. 合并慢性胆囊炎和胆囊结石时有相应征象，厚壁型胆囊癌须与慢性胆囊炎鉴别，后者多为均匀性增厚；腔内肿块型须与胆囊息肉和腺瘤等鉴别，后者基底部多较窄。CT 普遍应用于临床，对胆囊癌总体确诊率高于 B 超，结合增强扫描或动态扫描适用于定性诊断、病变与周围脏器关系的确定，利于手术方案制订，但对早期诊断仍无法取代 B 超。

（三）磁共振 (MRI) 检查

胆囊癌的 MRI 表现与 CT 相似，可有厚壁型、腔内肿块型、弥散型等。MRI 价值和 CT 相仿，但费用更昂贵。近年出现的磁共振胰胆管成像 (MRCP)，组织信号，使含有水分的胆管、胰管结构显影，产生水造影结果的方法。胆汁和胰液作为天然的对比剂，使磁共振造影在胆管胰管检查中具有独特的优势。胆囊癌表现为胆囊壁的不规则缺损、僵硬，或胆囊腔内软组织肿块。MRCP 在胆胰管梗阻时有很高价值，但对无胆管梗阻的早期胆囊癌效果仍不如超声检查。

（四）细胞学检查

术前行细胞学检查的途径有 ERCP 收集胆汁、B 超引导下经皮肝胆囊穿刺抽取胆汁或肿块穿刺抽吸组织细胞活检，通常患者到较晚期诊断相对容易，故细胞学检查应用较少。但早期诊断确有困难时可采用，脱落细胞检查检出癌细胞可达到定性的目的。

（五）肿瘤标志物检测

迄今为止未发现对胆囊癌有特异性的肿瘤标志物，故肿瘤标志物检测只能作为诊断参考，应结合临床具体分析。对胆囊癌诊断肿瘤标志物检查可包括血清和胆汁两方面。恶性肿瘤的常用标志物如广谱肿瘤标志物 DR-70 可见于 20 多种肿瘤患者血液中，大部分阳性率在 90% 以上，对肝胆肿瘤的敏感性较高。肿瘤相关糖链抗原 CA19-9 和癌胚抗原 (CEA) 在胆囊癌病例有一定的阳性率，升高程度与病期相关，对诊断有一定帮助，在术前胆囊良恶性病变鉴别困难时可采用。检测胆汁内的肿瘤标志物较血液中更为敏感，联合检测能显著提高术前确诊率，术前可应用一些手段采集胆汁做胆囊癌的检测。

五、治疗

（一）手术治疗

可采用切除肝门部胆管癌手术，肝门部胆管癌姑息性手术，中下部胆管癌切除术等方法。

（二）化疗

术中经胃网膜动脉插管至肝动脉，留置药物泵于皮下后，经药物泵给药，常用的化疗药为 5-Fu，MMC。

（三）放疗

术中放疗、术后定位放疗及分期内照射等，根治性放疗剂量照射，对晚期胆管癌有一定的效果，可使癌细胞变性坏死和抑制其生长，可延长晚期胆管癌患者的生存期。

第七节 肝性脑病

肝性脑病 (hepatic encephalopathy，HE) 是由严重肝病或门一体分流引起的、以代谢紊乱为基础、中枢神经系统功能失调的综合征，临床表现轻者可仅有轻微的智力减退，严重者出现意识障碍、行为失常和昏迷。

一、病因与发病机制

大部分肝性脑病由肝硬化引起，其他病因包括重症肝炎、暴发性肝衰竭、原发性肝癌、严重胆道感染及妊娠期急性脂肪肝等。确定这些病因通常并不困难，但临床上常需在肝病基础上寻找诱发肝性脑病的因素。常见诱因有消化道出血、大量排钾利尿、放腹水、高蛋白饮食、催眠镇静药、麻醉药、便秘、尿毒症、外科手术及感染等。

关于肝性脑病的发病机制目前主要有如下假说。

（一）氨中毒

氨代谢紊乱引起氨中毒是肝性脑病、特别是门，体分流性肝性脑病的重要发病机制。虽然肾脏和肌肉均可产氨，但消化道是氨产生的主要部位，当其被吸收后通过门静脉进入体循环。肠道氨来源于：①谷氨酰胺在肠上皮细胞代谢后产生 (谷氨酰胺→ NH_3+ 谷氨酸)；②肠道细菌对含氮物质 (摄入的蛋白质及分泌的尿素) 的分解 (尿素→ NH_3+CO_2)。氨以非离子型氨

(NH_3) 和离子型氨 (NH_4^+) 两种形式存在，氨在肠道的吸收主要以 NH，弥散入肠黏膜，当结肠内 pH > 6 时，NH_4^+ 转为 NH_3，大量弥散入血；pH < 6 时，则 NH_3 从血液转至肠腔，随粪排泄。健康的肝脏可将门静脉输入的氨转变为尿素和谷氨酰胺，使之极少进入体循环。肝衰竭时，肝脏对氨的代谢能力明显减退；当有门一体分流存在时，肠道的氨不经肝脏代谢而直接进入体循环，血氨增高。前述的许多诱因均可致氨的生成和 (或) 吸收增加，改变脑组织对氨的敏感性。

游离的 NH_3 有毒性，且能透过血脑屏障，其对脑功能有多方面影响：①干扰脑细胞三羧酸循环，使大脑细胞的能量供应不足。②增加了脑对中性氨基酸如酪氨酸、苯丙氨酸、色氨酸的摄取，它们对脑功能具有抑制作用。③脑星形胶质细胞含有谷氨酰胺合成酶，当脑内氨浓度升高，谷氨酰胺合成增加。谷氨酰胺是很强的细胞内渗透剂，其增加不仅导致星形胶质细胞、也使神经元细胞肿胀，是肝性脑病时脑水肿发生的重要原因。④氨还可直接干扰神经的电活动。

(二) 神经递质的变化

1.γ- 氨基丁酸 / 苯二氮卓 (GABA/BZ) 神经递质　大脑神经元表面 GABA 受体与 BZ 受体及巴比妥受体紧密相连，组成 CABA/BZ 复合体，共同调节氯离子通道。复合体中任何一个受体被激活均可促使氯离子内流而使神经传导被抑制。弥散入大脑的氨可上调脑星形胶质细胞 BZ 受体表达，引发肝性脑病。

2. 假性神经递质　正常时兴奋性和抑制性神经递质保持生理平衡。兴奋性神经递质有儿茶酚胺中的多巴胺和去甲肾上腺素、乙酰胆碱、谷氨酸及天冬氨酸等。食物中的芳香族氨基酸如酪氨酸、苯丙氨酸等经肠菌脱羧酶的作用分别转变为酪胺和苯乙胺。若肝对酪胺和苯乙胺的清除发生障碍，此两种胺可进入脑组织，在脑内经 β 多巴胺的作用分别形成 β 羟酪胺和苯乙醇胺。后两者的化学结构与正常的神经递质去甲肾上腺素相似，但不能传递神经冲动或作用很弱，因此称为假性神经递质。当假性神经递质被脑细胞摄取并取代了突触中的正常递质，则神经传导发生障碍。

3. 色氨酸　正常情况下色氨酸与白蛋白结合不易通过血脑屏障，肝病时白蛋白合成降低，加之血浆中其他物质对白蛋白的竞争性结合造成游离的色氨酸增多，游离的色氨酸可通过血脑屏障，在大脑中代谢生成 5- 羟色胺 (5-HT) 及 5- 羟吲哚乙酸，两者都是抑制性神经递质，参与肝性脑病的发生，与早期睡眠方式及日夜节律改变有关。

(三) 锰离子

锰具有神经毒性，正常时由肝脏分泌入胆道，然后至肠道排出，肝病时锰不能正常排出并进入体循环，锰在脑部沉积除直接对脑组织损伤外，还影响 5-HT、去甲肾上腺素和 GABA 等神经递质的功能，也造成星形细胞功能障碍，与氨有协同作用。

二、病理

急性肝衰竭所致肝性脑病的患者脑部常无明显的解剖异常，但约 50% 有脑水肿。肝硬化患者大脑及小脑灰质以及皮质下可出现 Alzheimer II 型星形细胞，病程长者则大脑皮质变薄，神经元及神经纤维消失，皮质深部有片状坏死，甚至小脑和基底部也可累及。

肝性脑病根据病理生理的不同，分为 3 种类型：① A 型多发生于急性肝衰竭 2 周内，亚急性肝衰竭时，肝性脑病出现于 2 ～ 12 周。② B 型主要与门 - 体分流有关，肝组织可以正常。③ C 型发生于慢性肝病、肝硬化的基础上，常有肝功能不全及门静脉高压和 (或) 门 - 体分流，是肝性脑病中最为常见的类型。

三、临床表现

主要表现为高级神经中枢的功能紊乱（如性格改变、智力下降、行为失常、意识障碍等）以及运动和反射异常（如扑翼样震颤、肌阵挛、反射亢进和病理反射等），其临床过程现分为5期。

0期（潜伏期）又称轻微肝性脑病，无行为、性格的异常，无神经系统病理征，脑电图正常，只在心理测试或智力测试时有轻微异常。

1期（前驱期）轻度性格改变和精神异常，如焦虑、欣快激动、淡漠、睡眠倒错、健忘等，可有扑翼样震颤，脑电图多数正常。此期临床表现不明显，易被忽略。

2期（昏迷前期）嗜睡、行为异常（如衣冠不整或随地大小便）、言语不清、书写障碍及定向力障碍。有腱反射亢进、肌张力增高、踝阵挛及Babinski征阳性等神经体征，有扑翼样震颤，脑电图有特征性异常。

3期（昏睡期）昏睡，但可唤醒，醒时尚能应答，常有神志不清或幻觉，各种神经体征持续或加重，有扑翼样震颤，肌张力高，腱反射亢进，锥体束征常阳性，脑电图有异常波形。

4期（昏迷期）昏迷，不能唤醒。患者不能合作而无法引出扑翼样震颤。浅昏迷时，腱反射和肌张力仍亢进；深昏迷时，各种反射消失，肌张力降低。脑电图明显异常。

肝性脑病与其他代谢性脑病相比并无特征性。

四、辅助检查

（一）血生化检查

1. 肝功能。

2. 血氨肝硬化及门-体分流后的肝性脑病患者多有血氨升高，急性肝性脑病患者血氨可以正常。

3. 血浆氨基酸正常人血中支链氨基酸与芳香氨基酸的比值＞3，门-体分流性脑病患者的这一比值＜1。

（二）电生理检查

1. 脑电图在所有代谢性脑病时均可出现类似变化，对0期和1期肝性脑病的诊断价值较小。脑电图提示较明显的脑功能改变，故对肝性脑病预后判断有一定价值。

2. 诱发电位是大脑皮质或皮质下层接受到由各种感觉器官受刺激的信息后所产生的电位，有别于脑电图所记录的大脑自发性电活动。可用于轻微肝性脑病的诊断和研究。

3. 临界视觉闪烁频率视网膜胶质细胞病变可作为肝性脑病时大脑星形胶质细胞病变的标志，通过测定临界视觉闪烁频率可辅助诊断肝性脑病，用于检测轻微肝性脑病。

（三）心理智能测验

一般将木块图试验、数字连接试验及数字符号试验联合应用，筛选轻微肝性脑病。这些方法简便，无须特殊器材，但受年龄、教育程度的影响。老年人和教育层次比较低者在进行测试时较为迟钝，影响结果。

（四）影像学检查

急性肝性脑病患者进行头部CT或MRI检查时可发现脑水肿。慢性肝性脑病患者则可发现有不同程度的脑萎缩。此外，头颅CT及MRI检查的重要意义在于排除脑血管意外及颅内肿瘤等疾病。

磁共振波谱分析是一种可测定慢性肝病患者大脑枕部灰质和顶部皮质胆碱、谷氨酰胺、肌酸等含量变化的方法。肝性脑病、轻微肝性脑病甚至一般的肝硬化患者可有某种程度的改变。

五、诊断和鉴别诊断

肝性脑病的主要诊断依据为：①有严重肝病和（或）广泛门体侧支循环形成的基础及肝性脑病的诱因；②出现精神紊乱、昏睡或昏迷，可引出扑翼样震颤；③肝功能生化指标明显异常及（或）血氨增高；④脑电图异常；⑤心理智能测验、诱发电位及临界视觉闪烁频率异常；⑥头部 CT 或 MRI 排除脑血管意外及颅内肿瘤等疾病。

少部分肝性脑病患者肝病病史不明确，以精神症状为突出表现，易被误诊。故对有精神症状患者，了解其肝病史及检测肝功能等应作为排除肝性脑病的常规。肝性脑病还应与可引起昏迷的其他疾病，如糖尿病、低血糖、尿毒症、脑血管意外、脑部感染和镇静药过量等相鉴别。

六、治疗

积极治疗原发肝病，去除引发肝性脑病的诱因、维护肝脏功能、促进氨代谢清除及调节神经递质是治疗肝性脑病的主要措施。

（一）及早识别及去除肝性脑病发作的诱因

1. 纠正电解质和酸碱平衡紊乱　低钾性碱中毒是肝硬化患者在进食量减少、利尿过度及大量排放腹水后常出现的内环境紊乱。因此，应重视患者的营养支持，利尿药的剂量不宜过大；大量排放腹水时应静脉输入足量的白蛋白以维持有效血容量和防止电解质紊乱。肝硬化腹水患者的入液量应约为尿量加 1 000 ml，以免血液稀释、血钠过低而加重昏迷。

2. 止血和清除肠道积血　上消化道出血是肝性脑病的重要诱因之一。清除肠道积血可采取以下措施：乳果糖、乳梨醇或 25% 硫酸镁口服或鼻饲导泻，生理盐水或弱酸液（如稀醋酸溶液）清洁灌肠。

3. 预防和控制感染　详见相关内容。

4. 慎用镇静药及损伤肝功能的药物　镇静、催眠、镇痛药及麻醉剂可诱发肝性脑病，在肝硬化特别是有严重肝功能减退时应尽量避免使用。当患者发生肝性脑病出现烦躁、抽搐时禁用鸦片类、巴比妥类、苯二氮卓类镇静剂，可试用异丙嗪、氯苯那敏（扑尔敏）等抗组胺药。

5. 其他　保持大便通畅，可给予乳果糖，以保证每日排软便 2 ～ 3 次。注意防治便秘。门 - 体分流对蛋白不能耐受者应避免大量蛋白质饮食。警惕低血糖，血糖低于正常时予以纠正。

（二）营养支持治疗

营养支持的目的在于促进机体的合成代谢，抑制分解代谢，保持正氮平衡。急性起病数日内禁食蛋白质（1 ～ 2 期肝性脑病可限制在 20 g/d 以内），神志清楚后从蛋白质 20 g/d 开始逐渐增加至 1 g/(kg·d)。慢性肝性脑病患者无禁食必要。植物蛋白较好，因其含支链氨基酸较多，且所含非吸收性纤维被肠菌酵解产酸有利氨的排出。同时应尽量保证热能供应和各种维生素的补充，酌情输注血浆或者白蛋白。

（三）减少肠内氮源性毒物的生成与吸收

1. 清洁肠道　特别适用于上消化道出血或便秘患者，方法如前述。

2. 乳果糖或乳梨醇　乳果糖是一种合成的双糖，口服后在小肠不被分解，到达结肠后可被乳酸杆菌、粪肠球菌等细菌分解为乳酸、乙酸而降低肠道的 pH 值。肠道酸化后对产尿素酶的细菌生长不利，但有利于不产尿素酶的乳酸杆菌生长，使肠道细菌产氨减少；此外，酸性的肠道环境可减少氨的吸收，并促进血液中的氨渗入肠道排出体外。乳果糖的疗效确切，可用于各期肝性脑病及轻微肝性脑病的治疗。亦可用乳果糖稀释至 33.3% 保留灌肠。乳梨醇是另一种合成的双糖，经结肠的细菌分解为乙酸、丙酸而酸化肠道。乳梨醇的疗效与乳果糖相似，但其甜度低，口感好，不良反应亦较少。乳果糖或者乳梨醇可显著改善患者肝性脑病症状，提高患者生活质量。

3. 口服抗生素　可抑制肠道产尿素酶的细菌，减少氨的生成。常用的抗生素有利福昔明、甲硝唑、新霉素等。利福昔明具有广谱、强效的抑制肠道细菌生长作用，口服不吸收，只在胃肠道局部起作用，剂量为 1.2 g/d，分 3 次口服。

4. 益生菌制剂　含双歧杆菌、乳酸杆菌的微生态制剂可通过调节肠道菌群结构，抑制产氨、产尿素酶细菌的生长，对减少氨的生成有一定作用。

（四）促进体内氨的代谢

1.L- 鸟氨酸 -L- 天冬氨酸是一种鸟氨酸和天冬氨酸的混合制剂，其中鸟氨酸能增加氨基甲酰磷酸合成酶和鸟氨酸氨基甲酰转移酶活性，其本身也可通过鸟氨酸循环合成尿素而降低血氨。天冬氨酸可促进谷氨酰胺合成酶活性，促进脑、肾利用和消耗氨以合成谷氨酸和谷氨酰胺而降低血氨，减轻脑水肿。

2. 鸟氨酸 -α- 酮戊二酸其降氨机制同上，疗效稍差。

3. 其他谷氨酸钠或钾、精氨酸等药物理论上具有降血氨作用，以往曾在临床上广泛应用，但至今尚无证据肯定其疗效。

（五）调节神经递质

1.GABA/BZ 复合受体拮抗剂氟马西尼可以拮抗内源性苯二氮䓬所致的神经抑制。对部分 Ⅲ～Ⅳ 期患者具有促醒作用。静脉注射氟马西尼起效快，往往在数分钟之内，但维持时间很短，通常在 4 小时之内。其用量为 0.5 ～ 1 mg 静脉注射，或 1 mg/h 持续静脉滴注。

2. 减少或拮抗假性神经递质支链氨基酸制剂是一种以亮氨酸、异亮氨酸、缬氨酸等为主的复合氨基酸。其机制为竞争性抑制芳香族氨基酸进入大脑，减少假性神经递质的形成，其疗效尚有争议，但对于不能耐受蛋白质的营养不良者，补充支链氨基酸有助于改善其氮平衡。

（六）基础疾病的治疗

1. 改善肝功能。

2. 阻断肝外门、体分流 TIPS 术后引起的肝性脑病多是暂时的，随着术后肝功改善、尿量增加及肠道瘀血减轻，肝性脑病多呈自限性，很少需要行减小分流道直径的介入术。对于肝硬化门静脉高压所致严重的侧支循环开放，可通过 TIPS 术联合曲张静脉的介入断流术，阻断异常的肝外门 - 体分流。

3. 人工肝用分子吸附剂再循环系统可清除肝性脑病患者血液中部分有毒物质，对肝性脑病有暂时的、一定程度的疗效，适用于急性肝衰竭患者，为肝移植作准备。

4. 肝移植由肝衰竭所致的严重和顽固性的肝性脑病是肝移植的适应证。

七、预后

轻微型肝性脑病患者常无明显症状，经积极治疗多能好转。急性肝衰竭所致的肝性脑病往往诱因不明显，发病后很快昏迷甚至死亡。失代偿期肝硬化发生的肝性脑病多有明显诱因，如能去除诱因及恰当治疗，可能恢复。肝功能较好、分流手术后及诱因明确且容易消除者，通常预后较好。肝硬化终末期肝性脑病，起病缓慢，反复发作，逐渐转入昏迷至死亡。

有腹水、黄疸、出血倾向的患者多数肝功能很差，其预后也差。暴发性肝衰竭所致的肝性脑病预后最差。肝移植的开展已大大改善难治性肝性脑病的预后。

八、预防

对肝病患者应进行患者教育。医生在拟订治疗方案时应避免医源性的诱因。肝病进行性发展时，医生应有发现轻微肝性脑病的诊治意识。

第八节 肝肾综合征

肝肾综合征的发生机制复杂，目前尚未完全阐明。多年来的研究表明，本病的发生与周围动脉血管扩张及选择性肾血管收缩关系密切。该病常继发于应用利尿、止血药物、感染、大量放腹水。手术等之后，以慢性失代偿性肝硬化及功能性肾衰为特点。该病病情顽固，预后险恶，但肾脏组织学和功能方面都是正常的。

一、发生机制

HRS 的发生机制十分复杂。它的发生主要是严重肝病和门静脉高压导致全身血流动力学改变和随之引起的肾脏血流代偿性减少的结果。运用外周动脉扩张学说，能基本解释肾脏血液循环、缩血管物质的激活和全身血流动力学异常之间的关系。

(一) 动脉扩张学说

在肝硬化时，存在肾外的全身的适应性反应。由于肝脏内血管床阻力增加，形成门静脉高压，局部扩张血管的物质合成增多，其中最主要的物质是一氧化氮 (NO、血管内皮舒张因子) 等。在这些扩血管物质的作用下，内脏小动脉扩张，造成有效动脉血容量不足 (动脉循环的相对充盈不足和高动力循环并存)，这种动脉压力降低、充盈不足的状况减轻了压力感受器的高压刺激负荷，从而激活肾素—血管紧张素—醛固酮系统 (RAAS)、交感神经系统 (SNS)，并增加血管加压素 (AVP) 的非渗透压性释放。这些收缩血管的物质作用于外周和肾脏血管，可引起动脉收缩、肾血流减少。

肾脏血流的调节是肾内的适应性反应，依赖于收缩和扩张因素对肾血管作用的总和。作用于肾脏的扩血管物质包括前列腺素 (PGE2，主要在肾集合管产生)、缓激肽、NO、心房利尿钠肽 (ANP)、胰高血糖素、内皮素 - Ⅰ等。在肝硬化早期，扩血管因素抵消了收缩血管因素的作用，维持正常的肾脏灌注水平。随着病情的进展，缩血管物质的作用超过了扩血管物质的作用，肾动脉收缩，肾小球滤过率 (GFR) 下降。肾血流量的减少造成肾集合管缺血，前列腺素生成减少，加重了缩血管与扩血管因素之间的不平衡，肾动脉收缩加强，肾小球滤过率进一步下降、血清肌酐和尿素氮升高，以及发生肾功能异常，最终导致肝肾综合征的发生。

同时，肾内血流分布异常也起到十分重要的作用。有研究表明，肝肾综合征患者肾单位主要分布区皮质的血管收缩、血流量减少，而深部髓质的血流量增多；肾动、静脉之间形成短路，使肾灌注量进一步减少，从而肾小球滤过率下降。多种相关活性物质如 RAAS、前列腺素、心房利钠肽、内皮素、精氨酸血管加压素等参与了这一过程。

动脉扩张学说认为，肾脏低灌注和缩血管物质的激活是动脉充盈不足的表现，而后者继发于内脏血管明显扩张。肝硬化早期，肾脏灌注维持正常，此时肾脏内部的局部扩、缩血管因素保持平衡。随着病情的发展，严重的全身动脉充盈不足导致 RAAS 和 SNS 的大量激活。同时，这些物质不仅作用于肾脏，也作用于其他血管床，而内脏动脉因为局部扩血管因素作用增强而免受影响，从而继续扩张，进一步加重了动脉充盈不足，肾脏内的平衡被打破，于是发生了功能性肾衰竭。

（二）直接的肝—肾关系假说

另外一个解释肝肾综合征发病的假说是直接的肝—肾直接关系假说，认为肾脏低灌注与患病肝脏有关，而与全身血流动力学方面的紊乱没有任何关系。主要通过以下两个不同的机制。

1. 肝肾综合征体内肝源性肾血管扩张因子合成或释放的减少，尤其引起肾血管收缩进而导致肾灌注的降低。

2. 肝血窦内压力升高可通过肝肾反射导致肾血管收缩，引起肾小球滤过率下降，肝肾综合征则可能是肝硬化进展期间肝肾反射持续激活的结果，此肝—肾反射的存在实际也是经颈静脉肝内门体分流术的理论基础。

（三）"二次打击"假说

最近，有学者提出"二次打击"学说，即肝功能障碍、肝窦性门静脉高压导致内脏血管扩张是肝肾综合征的基础，即"第一次打击"；各种导致有效动脉内血容量降低或肾血管收缩的因素促使发生肝肾综合征，BP"第二次打击"。

（四）肝肾综合征过程中血流动力学改变的证据

综合各研究结果，有以下几方面的证据支持肝硬化时发生肝肾综合征的过程中血流动力学的一系列改变。

1. 如果阻滞了肝硬化腹水患者的内源性血管收缩物质系统，可引起明显的动脉性低血压，说明这些缩血管物质的确参与了维持动脉血压的机制。

2. 肝肾综合征患者的血管收缩物质系统的过度活化可以通过扩张血浆容量和注射血管收缩物质的二联疗法被完全抑制，说明体循环有效动脉充盈不足是造成激活血管收缩物质系统的原因；如果持续用此二联疗法治疗 2 周，患者的肾脏灌注可得到明显提高。

3. 若给予肝硬化患者扩张血管的药物，可使其动脉充盈不足及有效动脉血容量不足加剧，可能刺激患者产生水钠潴留和肾血管收缩。

4. 患者发生腹水、低动脉压、血管收缩物质的过度活化、中度降低的肾小球滤过率和中度升高的肾内血管阻力，是发展到肝肾综合征的最危险的因素。

（五）学说存在的问题

动脉扩张理论或假说也还有一些未能完全解释清楚的问题。

1. 造成肝硬化患者持续进展性动脉充盈不足的机制还远未被认识。

2. 尚不清楚是体循环血管收缩物质的过度活化其本身造成肾脏低灌注，抑或它是作为一些未被认识的肾脏或全身的血管收缩因子的启动因素而起作用的。

3. 是肾内缩血管物质生成增多，还是肾内扩血管物质生成减少？这两方面对发生肝肾综合征的影响作用及其大小还有待进一步的研究。

二、诊断和分型

重症肝病患者出现无其他原因可解释的少尿或无尿，伴血清肌酐增高，扩容处理无效或暂时有效，尿常规基本正常，尿钠低于 10 mmol/L，尿肌酐 / 血肌酐比值高于 30∶1，尿渗透压 / 血浆渗透压比值大于 1.5，一般可做出诊断。

(一) 诊断标准

1994 年在美国芝加哥国际腹水研究协会会议上提出了肝肾综合征的诊断标准，1996 年发表。这一标准已为学界广泛接受，它包括主要标准和附加标准，前者为确诊必须具备，后者非确诊必需，若存在则支持诊断。

1. 主要标准 确诊肝肾综合征必须具备下述 5 个条件。

(1) 急性或慢性肝病伴晚期肝衰竭及门静脉高压。

(2) 肾小球滤过率降低，表现为血清肌酐浓度高于 133 μmol/L 1.5 mg/dL) 或 24 小时肌酐清除率低于 40 mL/min。

(3) 无休克、进行性细菌感染，无最近或正在应用肾毒性药物，无胃肠道液体丢失 (反复呕吐或严重腹泻) 或肾脏液体丢失 (连续数天肝硬化不伴水肿患者体重每天下降 500 g 以上或伴有水肿者体重每天下降 1 000 g 以上)。

(4) 在停用利尿剂及应用 1.5 L 生理盐水扩容后肾功能无持久性改善 (血清肌酐浓度下降至 133 μmol/L 或以下，或肌酐清除率 40 mL/min 或以上)。

(5) 尿蛋白低于 500 mg/d，超声检查未发现梗阻性泌尿系统疾病或肾实质性疾病。

2. 附加标准 非确诊必需，可作支持诊断的条件：①尿量低于 500 mL/d；②尿钠低于 10 mmol/L；③尿渗透压高于血浆渗透压；④尿红细胞少于 50/ 高倍视野；⑤血钠浓度低于 130 mmol/L。

3. 对"标准"的评价 据刘建军等研究对该诊断标准进行了重新评价，根据应用高渗盐水 (3%) 治疗肝肾综合征患者的经验，认为主要标准中应加上"补充高渗盐水 (3% 氯化钠溶液 300 mL/d) 症状缓解，尿量增加，肾功能持续改善"，并建议加上"乏力、不思饮食、表情淡漠、嗜睡等临床症状"等。

(二) 肝肾综合征分型

国际腹水研究协会也提出了肝肾综合征分型的具体意见。

1. 肝肾综合征 I 型 为肝肾综合征的急性型。肾衰竭自发地发生于严重的肝脏疾病患者，并快速进展。肾功能急剧恶化为其主要临床特征，以短期内 (数天或数周) 快速而进行性血 BUN、Cr 的增加为特征，其肾衰竭常伴随着尿量减少，显著的钠潴留和低钠血症。其标准为 2 周内 SCr 超过原水平 2 倍至 221 μmol/L(25 mg/L) 以上，或 CCr 下降超过 50% 至 CCr 低于 20 mL/min。

肝肾综合征 I 型预后险恶，2 周内死亡率可高达 80%。若肝功能得以恢复，肾功能则也可能自发恢复。肝肾综合征 I 型常见于急性肝衰竭或乙醇性肝炎患者及肝硬化基础上急性失代偿患者。这些患者常伴有显著的凝血功能障碍性黄疸。死亡多由于肝衰竭合并肾衰竭或肝衰竭合并内脏出血所致。

2. 肝肾综合征 E 型　通常发生在利尿抵抗的腹水患者。以中等度而稳定的肾小球滤过率下降 [BUN 和 Cr 常分别低于 17.850 mmol/L(5 Gmg/dL) 和 176.804 mmol/L(2 mg/dU] 为特征，肾衰竭呈相对缓慢，即肾功能恶化过程可超过数月。它常发生于相对地尚保存着肾功能的患者，其主要临床后果是形成对利尿药具有抵抗性的腹水。

肝肾综合征 II 型患者存活时间长于肝肾综合征 I 型患者，但又短于没有肾衰竭的肝硬化腹水患者，平均生存时间在 6 个月到 1 年左右，预后仍十分险恶。

3. 亚临床肝肾综合征　由于肝硬化患者在血肌酐和尿素升高之前，就存在肾小球滤过率和肾血流量的下降，有学者认为此时可称为亚临床肝肾综合征，其临床意义在于在内毒素血症、利尿过度、消化道出血等诱因的作用下，可以很快发展为肝肾综合征，故需要重视。

三、治疗

鉴于严重肝病是肝肾综合征的发病基础，肝功能改善是肝肾综合征恢复的前提，故针对肝病及其并发症的治疗、改善肝脏功能是必要的。

肝肾综合征治疗原则包括重症监护、加强原发病治疗以及针对发病机制采取恢复有效动脉血容量、改善全身与肾脏血流灌注等过渡性治疗。由于肝移植是最有效和永久的治疗措施，故需对患者进行肝移植适应证评价，适合肝移植的患者应给予血管收缩药物和 (或) 经颈静脉肝内门体分流术 (TIPS) 治疗，尽量恢复肾脏功能，从而取得更好的移植效果。

(一) 原发病的治疗

因为本病肾衰为功能性的，故积极改善患者肝脏功能，对改善肾功能有较好作用，在情况允许的情况下应积极采取手术、放疗、化疗、介入治疗等针对肝内肿瘤及肝硬化的治疗。

(二) 支持疗法

停用任何诱发氮质血症及损害肝脏的药物，给予低蛋白、高糖饮食，减轻氮质血症及肝性脑病的发展，同时使用保肝降酶药物。

(三) 去除诱因

上消化道出血、肝癌破裂出血、大量排放腹水、大剂量应用利尿剂、合并严重感染、手术等是肝肾综合征的常见诱因，应予以及时防治。

(四) 纠正水电解质及酸碱平衡：在补充有效血容量的基础上增加尿量及尿钠排泄，积极纠正 K^+、Na^+、Cl^-、Mg^{2+} 及酸碱失衡。

(五) 扩容治疗

使用血浆、全血、白蛋白或葡萄糖配等血浆制剂扩容，同时给予呋塞米等，减轻血管阻力，改善肾血流量。如肺毛细血管楔压不，则不宜扩容。

(六) 血管活性药物的应用

应用多巴胺。酚妥拉明可扩张肾脏血管，改善肾血流量，降低肾血管阻力。

（七）前列腺素 PI 与 6 542-2

这两个药对肾脏均有保护作用。

（八）中医治疗

中药制剂丹参注射液静脉滴注，可治疗功能性肾衰，降低 BUN 水平。

（九）外科手术

1. 经颈静脉肝内门体分流术 (TIPS) TIPS 是一种介入放射学的方法，经颈静脉插入联结门静脉和肝静脉的肝内支架，其目的是降低门静脉压力，常用于治疗顽固性腹水和因食管静脉曲张破裂而引起的上消化道出血。

在 I 型肝肾综合征，TIPS 可改善循环功能和减少血管收缩系统的活性。这些作用使 60% 患者缓慢、温和至显著地增加肾脏灌注、肾小球滤过率和减低血肌酐水平。I 型肝肾综合征患者 TIPS 治疗后，平均生存时间为 2～4 个月，有较明显延长。当与缩血管药物联合应用，可改善肾功能及延长平均生存期。TIPS 可能导致不可逆的肝衰竭或者慢性致残性肝性脑病。因此，TIPS 并不适用于严重肝衰竭 [血清胆红素浓度很高和 (或)Child-Pugh 评分超过 12 分] 或者严重肝性脑病者。

TIPS 在 II 型肝肾综合征的应用，具有一定程度的改善肾功能、更好地控制腹水以及降低发展为 I 型肝肾综合征风险的疗效。然而，根据一项对 II 型肝肾综合征患者不完全的分析，其中包括对肝硬化及难治性腹水患者进行 TIPS 和反复抽腹水加输注清蛋白的随机对照研究，TIPS 与后种治疗方法相比，无明显延长生存期疗效。

与收缩血管的药物比较，单独使用 TIPS 治疗 I 型肝肾综合征，患者的肾功能恢复较慢。TIPS 的有益之处为减少腹水的复发率和进展至 I 型肝肾综合征的可能目前认为 TIPS 对大多数不能接受肝移植的肝硬化患者能较长期改善肾功能，以期延长生存期，或者作为等待肝移植的过渡手段。而不利之处在于增加肝性脑病的发病风险、不能保证改善生存期、分流可能阻塞和医疗费用增加，故应权衡利弊而正确抉择，需要进一步评价这种治疗对于肝肾综合征患者预后的影响。2005 年美国肝病学会的诊疗指南不推荐用 TIPS 治疗肝肾综合征 (特别是 I 型患者)。

2. 肝移植 理论上讲，肝肾综合征是一种功能性肾衰竭，肝移植能同时治愈肝脏和肾脏功能不全，是最理想的治疗手段。随着肝移植手术日趋成熟，肝移植成为有适应证的肝硬化并发肝肾综合征患者最佳的选择性治疗方法。尽管肝移植术后早期死亡率较高，但长期疗效仍较好，肝移植患者的 3 年生存率约为 60%，远高于其他疗法。

对肝肾综合征患者而言，肝移植最常见的禁忌证有高龄、乙醇中毒以及感染。发生肝肾综合征的患者肝移植治疗效果比没有肝肾综合征患者的效果差。因此，在肝移植前应该使用药物或 TIPS 治疗，尽量恢复肾功能，以达到没有发生肝肾综合征患者的疗效。一项病例对照研究发现，经特利加压素与清蛋白联合治疗的肝肾综合征患者，肝移植术后 3 年生存率达到 100%，略好于没有发生肝肾综合征的患者 (83%)。

移植术后，多数患者短期内会进一步发生肾功能损害，约有 1/3 的患者需要透析治疗，随访至 1 年时，多数患者肾功能显著改善，但很少达到正常水平；只有 5% 会发展至终末期衰竭，需长期透析治疗。这种损害可能与肝肾综合征无关，而主要与免疫抑制剂的肾损害有关。肝肾联合移植的疗效并不优于单纯肝移植，因此不宜采用。

目前的问题是由于肝肾综合征进展快，死亡率高，很多患者（主要为 I 型患者）在接受肝移植之前已死亡，采取有效措施延长患者的生存时间是十分必要的。由于肝脏供体的来源紧张及其患者能等候肝移植的时间很短，故解决好尸体肝脏供给的优先权是极为关键的问题。

总之，肝肾综合征作为肝硬化患者最严重的并发症之一，目前已经找到了一些行之有效的治疗方法。但是，这些治疗方法之间孰优孰劣，还有待于进一步评估。目前的方法主要用于治疗 I 型肝肾综合征，是否同样也适用于 II 型肝肾综合征，以及各种缩血管药物之间的比较等，都需要进一步研究。此外，肝肾综合征治愈后，很少复发，说明我们对肝肾综合征的触发机制还缺乏充分的认识，阐明肝肾综合征触发机制，必将有助于寻找更好的治疗方法。

第九节 肝肺综合征

肝肺综合征 (HPS) 是在慢性肝病和 / 或门脉高压的基础上出现肺内血管异常扩张，气体交换障碍，动脉血氧合作用异常导致的低氧血症及一系列病理生理变化和临床表现，临床特征在排除原发心肺疾患后的三联征 - 基础肝脏病、肺内血管扩张和动脉血氧合功能障碍。

一、病因及发病率

引发低氧血症的肝病病因：各种急、慢性肝病均可伴有肺血管异常和动脉低氧血症，最主要的是慢性肝病导致的肝硬化患者，特别是隐源性肝硬化、酒精性肝硬化、肝炎肝硬化及原发性胆汁性肝硬化。门静脉高压可能是肝肺综合征的主要发病因素，并未发现其与肝硬化严重程度具有相关性。研究认为 HPS 的发生发展是多种因素作用的结果，不能单纯用门脉高压或肝功能不全来解释。本病的发病率各家报道不一，各种慢性肝病发病率约 5% ~ 29%。而肝硬化发生率较高。

二、临床表现

呼吸困难是肝病时最常见的症状之一，亦可见于其他肺部疾患，如胸膜、肺实质或者肺血管病变。疲劳是进展期肝病患者的普遍主诉，可由于贫血引起，使患者体力活动时气促和睡眠不佳。从平卧位转变成站立位时有呼吸短促者提示有低氧血症。肝病患者如见有杵状指、甲床发绀和皮肤蜘蛛痣时，应注意 HPS 的可能。

HPS 的自然病程很难确定，大多发生于进展期肝病，儿童和成人均可有发绀表现。一旦严重低氧血症出现，诊断确立后 2.5 年内的死亡率可达 41%。一些并发症如感染或脓毒血症等，可使呼吸道的症状迅速恶化。

三、诊断

HPS 的诊断标准为：①有慢性肝病；②无心肺疾病，胸部 X 线摄片正常，或由于血管重新分布的肺底部小结节样阴影；③肺内气体交换异常，包括肺泡—动脉氧梯度升高 [> 2.7 kPa(20 mmHg)] 伴或不伴低氧血症 [PaO_2 < 8.0 kPa(60 mmHg)]；④有肺内血管分流的证据。

（一）肺内血管分流

在评价可疑 HPS 时有几种途径可供选择。^{99m}Tc 标记聚合清蛋白 (^{99m}Tc MMA) 作肺灌注扫

描或胸腔对比增强 (CE)、超声心动图有肺内分流。正常肺毛细血管只 8 宽。HPS 肺扫描时可通过 15 微粒。在 ^{99m}Tc MMA 肺扫描时，扩张的肺血管可通过超过 $20\ \mu m$ 的清蛋白凝聚物。脑部有超过 5% 的放射性核素标记的清蛋白，提示异常。肺血管扩张率测定通过 CE 心超描记，其范围在 5% ～ 47%，CE 心超扫描阳性率和低氧血症范围在 5% ～ 29%。对比心超扫描对肺血管扩张的诊断比 -TcMMA 肺扫描更灵敏。但必须强调的是，HPS 时的低氧血症并不仅仅由分流所致，通气 / 灌注比例失调、氧弥散功能下降、心排血量和全身血流动力学的改变均起到一定作用。

肺血管造影证明 HPS 至少有两种血管异常，表现在动脉显影期出现弥散海绵状 / 红色现象和散在性的动静脉分流。后者可应用栓塞疗法显著改善动脉氧合作用。另外，血管可扩展至肺外周，已证实可存在胸膜下动脉末端扩张或毛细血管扩张，对这些病变作栓塞疗法的疗效尚有待进一步考核。HPS 者肺血管造影报道"正常"者并不多见，常提示快速静脉充盈。

（二）低氧血症

HPS 患者常有低氧血症，从仰卧位移至站立位时，可有明显的动脉血氧合作用降低，呼吸室内空气或吸 100% 纯氧者均有 PaO_2 降低（两者无明显差异）。HPS 时，低氧血症的发生是由肺总容量降低、气道梗阻、弥散功能受损和动静脉分流引起的。轻度缺氧常由一些非特异的因素引起，如间质水肿、腹水、胸腔积液和轻度呼吸道阻塞等。这些情况能影响肺容量和通气 / 灌注失调 (V/Q)。应用多种惰性气体排除技术 (MIGET) 和 100% 纯氧吸入，显示低氧血症是前毛细血管 / 毛细血管扩张下的低通气 / 灌注比（即通气而有过度灌注，Ⅰ型）和直接动静脉交通支形成的解剖学分流（有灌注而无通气，D 型）的结果。有些 HPS 患者可有弥散功能障碍而加重低氧血症。通气 / 灌注比率、动脉血气分析和肺泡一动脉氧含量差异 $[D(A\text{-}a)C)_2]$ 的检测是评价低氧血症的标准途径，在大多数医院的肺功能实验室可开展，在肝硬化情况下，存在大的肺内分流部分和低氧血症高度提示 HPS 诊断。体位改变对于分流、氧合作用和 $D(A\text{-}a)O_2$ 的影响进一步证实肺底部的肺内分流的存在。右心插管检测肺动脉压和血流动力学改变是重要的辅助诊断方法。在严重低氧血症患者中，应考虑进行肺血管造影以排除大的分流血管存在的可能性，一些中心开展了栓塞或其他技术以阻断大的分流血管，进而改善患者的氧合作用。

（三）进展期肝病

HPS 的进展期肝病大多伴门静脉高压的肝硬化。但亦可为非肝硬化性门静脉高压症，儿童和成人的肝病均可并发 HPS。还应指出，HPS 时的低氧血症程度和测定的肝脏合成或代谢功能间无明显的相关性。

四、治疗

目前，HPS 的治疗大多为支持性措施，且疗效有限。吸氧对于纠正通气 / 灌注比例失调和低氧性肺血管收缩，改善组织供氧均为必要。另外，腹水的控制和优化全身和肺内血流动力学，也是重要的辅助治疗措施。

（一）药物治疗

HPS 的内科治疗的疗效不令人满意。对血管介导物（如生长抑素类似物）等系列的临床验证，未能证实可改善 PaO_2。二甲磺酸都可喜可促进慢性阻塞性肺病患者的缺氧性血管收缩，但对 HPS 的确切机制尚不清楚。有报道认为该药可轻度改善 HPS 患者的氧合作用，用法为

50～100 mg 口服, 每日 3 次, 维持 3 周。NSAIDs 类似物, 如吲哚美辛、大剂量阿司匹林 (2 g/d), 可抑制前列腺素的合成, 可能恢复 HPS 患者对缩血管活性介质如血管紧张素 D 的敏感性, 曾有人提倡将 NSAIDs 类似物用于 HPS 的治疗, 但还有待于进一步验证。有报道应用大蒜制剂治疗 HPS, 8 例患者的 PaO_2 平均增高了 1.5 kPa(11 mmHg), 还有待于大系列地验证其可重复性。β 受体阻滞剂、雌激素、血浆置换等均曾试用于 HPS, 以期能改善其氧合作用, 但均未成功。有报道环磷酰胺和泼尼松可逆转 HPS, 但由于其不良反应较多, 目前很少应用。

(二) 血管内介入治疗

有人以使用经颈静脉肝内门 - 体分流术 (TIPS) 作为肝移植前准备, 对改善 HPS 患者的低氧血症可能有益, 但仅为个案报道。应用肺血管圈状栓塞以堵塞散发性动静脉交通支, 对改善散发性肺内血管分流患者的氧合具有一定作用, 特别是对低氧血症且对纯氧吸入反应差的患者疗效较好, 但对于弥散性肺内血管分流的患者的作用有限。此疗法有并发脑梗死的危险。

(三) 原位肝移植

HPS 严重的低氧血症过去被作为同种原位肝移植的绝对或相对禁忌证。现已将严格选择的病例作为接受肝移植的对象。在等待肝移植的患者中, 约有半数存在不同程度的低氧血症, 其中 HPS 者占 13%～47%。有报道显示, HPS 伴严重低血氧者 [PaO_2 < 6.7 kPa(50 mmHg)] 经肝移植后亦可获得完全缓解。81 例因 HPS 接受肝移植患者的回顾性研究显示, 移植前的氧合作用异常可在移植后 3～15 个月内恢复正常 (儿童和成人相同需长期插管作人工机械性通气者约 22% 在肝移植后能存活; 肝移植后的死亡率与移植前 PaO_2 降低的严重度有关, 移植前 PaO_2 < 6.7 kPa(50 mmHg) 者, 肝移植后 90 天内的死亡率为 30%, 但无一例在术中死亡, 故在决定做肝移植前, 应测定 PaO_2 对吸入 100% 纯氧后的效应, 同时作 ^{99m}Tc MMA 肺扫描, 以评估 HPS 的严重程度, 此对肝移植的预后有重要参考价值, 当然亦要处理好肝移植后的一些并发 SH, 以提高其存活率。

第十节 肝动脉闭塞

由于肝脏的双重血供, 肝动脉闭塞引起的肝脏梗死少见。肝动脉闭塞可由动脉粥样硬化、栓塞, 血栓形成、血管炎或低血压休克引起, 偶尔在妊娠或口服避孕药后亦可发生肝动脉血栓形成。本病发病急骤, 病情凶险, 除非早期诊治, 病死率高。肝动脉闭塞极其少见, 本病很少能于死亡前做出诊断。其后果取决于闭塞的部位, 以及可形成侧支循环的范围。若闭塞位于胃、十二指肠动脉及胃右动脉起源的近端, 则往往有足够的侧支循环形成, 因而患者能继续生存; 若闭塞位于这些动脉起源的远程, 则其结果随动脉的种类而异。曾有人报道因手术时不慎结扎肝动脉而致死亡的病例, 但亦有能恢复者。继续生存的患者, 建立了经膈动脉或肝包膜下动脉的良好侧支循环。血栓形成缓慢的患者预后较突然阻塞者为佳。若同时发生门静脉阻塞, 则往往致命。肝动脉闭塞的后果是肝脏梗死, 文献报道真正的肝脏梗死仅 123 例。本病属中医腹痛、脱证等病证范畴。

一、病因及发病机制

(一) 动脉炎

结节性多动脉炎是主要侵犯中、小动脉的坏死性血管炎，60% 患者可累及肝脏血管，病程进展缓慢，15% 发生肉眼可见的肝梗死，仅 5% 出现肝脏疾病症状。系统性红斑狼疮，约 2% 的患者发生胃肠道血管炎，偶可引起肝动脉炎。韦格内肉芽肿是一种全身灶性坏死性血管炎。变应性肉芽肿性血管炎是一组内脏动脉炎，以坏死性动脉炎、血管外肉芽肿、高嗜酸细胞血症和哮喘为特征。韦格纳肉芽肿及变应性肉芽肿血管炎均可引起全身其他部位继发性动脉炎改变，罕见肝血管受累。

此外，巨细胞性动脉炎偶可累及肝动脉及其分支，而引起肝梗死。主要病理改变是动脉慢性炎症，有多核巨细胞、淋巴细胞浸润、内膜增厚，偶见上皮样肉芽肿。

(二) 动脉硬化

动脉粥样硬化是动脉内膜粥样化、纤维化和中层退行性变、增生、钙化而使动脉壁增厚、变硬、顺应性下降的一种全身性动脉疾病。粥样斑块可发生出血、坏死、溃疡、钙化和形成附壁血栓，引起管腔狭窄甚至闭塞。非粥样硬化性血管增厚性病变，是由糖尿病、高血压、肾炎及一些代谢疾病引起的全身小动脉广泛的管壁增厚、透明变性、管腔狭窄。肝脏动脉硬化为全身病变的一部分，也可以发生狭窄和闭塞，导致肝缺血。

(三) 栓塞

肝动脉栓塞多由于亚急性细菌性心内膜炎栓子脱落所致。

(四) 腹部手术并发症

胆囊手术误扎或切断肝动脉。

(五) 腹腔内肿瘤压迫和侵犯

胃癌、胰腺癌发生肝门淋巴结转移或侵蚀肝动脉；腹腔恶性肿瘤放疗后发生放射性腹主动脉炎时可波及肝动脉。

(六) 抗磷脂综合征。

(七) 肝移植

肝动脉血栓形成是肝移植的严重并发症之一。Parera 等报告，肝移植后肝动脉并发症为 12.5%，其中肝动脉血栓形成占 70%，肝动脉狭窄占 29.4%，动脉瘤占 5.9%。Zajko 等对 464 例成人、278 例儿童的肝移植患者进行分析，经血管造影、再移植及尸检证实有肝动脉血栓者，成人发生率为 5.6%，儿童发生率为 16.6%，平均发生率为 7.4%。肝动脉内血栓形成的确切原因仍不清楚。易造成肝动脉血栓形成的危险因素有肝动脉吻合技术不当、手术时间过长、供肝动脉解剖异常、肝动脉血流不足或肝血流阻力增加、供一受体年龄比小、ABO 血型不匹配的异体移植、儿童异体移植及早期严重排斥反应等。Madalcxsso 等对 409 例肝移植进行分析后，发现供肝巨细胞病毒阳性而受体阴性的 64 例中，肝动脉血栓发生率比供一受体均为阳性或供肝阴性、受体阳性或两者均为阴性者均明显增高，可达 12.5%，故认为此乃肝动脉血栓形成的危险因素之一。肝动脉血栓形成多发生在术后 1 周左右，因门脉常同时受累，故往往导致移植肝急性大面积坏死，常有进行性肝功损害、反复菌血症、多发性肝脓肿和胆管系统并发症等。绝大多数病例需行再次肝移植，极少数因侧支循环建立和门静脉代偿扩张，使移植肝得以成活。

二、病理及生理

正常肝组织有门静脉和肝动脉的双重灌注，正常门静脉占肝输入血流量的75%，含丰富的营养物，且含氧量较一般静脉高。肝动脉虽仅占肝输入血流量的25%，但富于氧，是肝的营养血管，肝细胞的供氧主要依赖肝动脉。而且肝动脉是营养肝门输出管道、肝内胆管、肝门结缔组织、淋巴结和门静脉壁的唯一血供来源，因此肝动脉闭塞常导致这些结构的破坏。但在解剖上，肝动脉和门静脉的末梢之间存在一定数量的交通支，这些交通支在正常情况下处于关闭状态，当肝动脉闭塞时这些交通支开放，门静脉血向这些区域灌注，可改善缺血，故能否建立有效的侧支循环与本病的预后密切相关。如肝动脉闭塞位于胃十二指肠及胃右动脉起源的近端，常形成足够的侧支循环，如形成膈动脉或肝包膜下动脉侧支循环，则可避免发生肝坏死；闭塞起于肝固有动脉及其以远，可发生肝坏死，若门静脉同时受累发生闭塞，则多死亡。此外，慢性肝血管疾病和慢性血栓形成闭塞者，有一定时间建立充分的肝动脉与门静脉的侧支循环，预后较好；急性肝动脉闭塞时，短时间难以建立有效的侧支循环，门静脉无法代偿供血，预后差。

肉眼见肝梗死呈单个或多个病灶，大小不一，轻者仅为局灶的肝细胞变性、坏死，重者可发生广泛肝坏死。梗死灶中央苍白，四周为充血及出血带，呈黄色，类似一般的贫血性梗死，晚期坏死机化，瘢痕收缩形成局部肝包膜内陷。镜下见病变中央区肝细胞坏死严重，周围肝窦充血，外周区虽有肝细胞坏死，但汇管区无明显变化。48 h后梗死区有炎性细胞浸润，3～4天后，随着淋巴细胞、巨噬细胞浸润及成纤维细胞增生，坏死组织逐步机化。

三、临床表现

临床症状视侧支循环建立情况、梗死范围大小、有无并发症及原发病病情而异。轻者仅表现为右上腹隐痛，常被忽视。大多发病骤起，突然出现右上腹剧痛，可向右肩部放射．伴有血压下降，甚至休克。继之有进行性黄疸、发热及肝功能损害，重者可发展为肝功能衰竭，并发败血症、肝脓肿、胆系感染或伴胆管狭窄、坏死和胆瘘者病情更严重。少数伴少尿、氮质血症而进入昏迷。极少数合并肠系膜血栓形成者可迅速致死。体格检查右上腹、肝区有叩击痛或压痛，可伴腹肌紧张，有时有麻痹性肠梗阻表现。

四、辅助检查

（一）实验室检查

外周血白细胞增多，ALT及AST上升，胆红素升高，凝血酶原时间明显延长。血中可培养出多种肠道细菌。

（二）彩色超声多普勒检查

其对肝动脉狭窄诊断的灵敏度及特异性分别为81%和60%。常表现为肝动脉阻力指数小于0.5，收缩期加速时间大于0.08 s，峰速大于2 m/s或者肝动脉内未探及血流。检查中发现上述一项或几项改变，均可诊断为肝动脉栓塞或肝动脉狭窄。

（三）血管造影检查

肝动脉造影不仅可确诊，还可以确定其范围与程度，但属有创检查，危重患者慎用。在动脉期可见肝动脉主干或属支在梗阻部位呈截断状，梗阻近端动脉扩张，远端分支不显影；腔内血栓形成充盈缺损；梗阻远端可见侧支循环。毛细血管期可见肝密度不均匀，肝梗死区缺乏造影剂。静脉期可见非梗死静脉逐渐显影，梗死静脉不显影。

(四)CTA 及 MRA 检查

两者均属无创检查，诊断准确率也很高。

五、诊断及鉴别诊断

(一) 诊断

原有动脉硬化、动脉炎、腹腔内肿瘤或有腹部手术史患者，突然出现右上腹剧痛、血压下降及休克，继之出现发热、黄疸、肝功能受损等表现，其他疾病不能解释者，应疑及本病。进一步行多普勒超声、CTA、MBA 或血管造影检查可确诊。

(二) 鉴别诊断

本病应与急性坏死型胰腺炎、化脓性胆囊炎、急性肠系膜血管阻塞等急腹症相鉴别。

六、治疗

(一) 内科治疗

确诊后应立即持续吸氧，提高血氧饱和度，增加肝脏供氧，减轻肝脏受损。及时补充有效循环血容量，纠正休克，防止水、电解质和酸碱平衡紊乱。及早联合、足量应用抗生素以预防或控制感染。及时处理肝功能不全、麻痹性肠梗阻、氮质血症等并发症。同时应针对不同病因积极治疗原发病。

(二) 放射介入治疗

早期发现者可迅速采取经导管给溶栓药治疗，可以给重组组织型纤维蛋白溶酶原激活剂 (rt-PA)，此药可激活血栓中纤维蛋白溶酶原，使其转变为纤维蛋白溶酶而溶解肝动脉内血栓。其他溶栓药有链激酶、尿激酶、SAK(葡激酶)、nPA 等。如经溶栓再通后又再堵塞者或再通后仍有较重狭窄者可行血管内支架置入术。

(三) 外科手术治疗

肝移植者术后应早期常规采用多普勒超声进行监测，出现急性肝功能衰竭或移植肝无功能者，有效的治疗方法是再次肝移植。少数病情较轻者可试行肝动脉取栓和重新吻合术，移植血管或动脉内溶栓术。最近有对 2 例受体肝动脉血栓形成，采用供体动脉架桥与受体腹主动脉直接吻合，取得了满意疗效的报告。

七、预后

本病罕见，易误诊。早期诊断困难，一旦大面积肝梗死，发病突然，来势凶猛，死亡率高，预后差。但慢性血栓形成者预后较急性肝动脉闭塞者为佳。

第十一节 急性肝衰竭

肝衰竭是多种因素引起的严重肝脏损害，导致其合成、解毒、排泄和生物转化等功能发生严重障碍或失代偿，出现以凝血机制障碍和黄疸、肝性脑病、腹水等为主要表现的一组临床综合征。在我国引起肝衰竭的主要病因是肝炎病毒 (主要是乙型肝炎病毒)，其次是药物及肝毒性物质 (如乙醇、化学制剂等)。

一、病因

在我国引起肝衰竭的主要病因是肝炎病毒 (主要是 乙型肝炎病毒)，其次是药物及肝毒性物质 (如乙醇、化学制剂等)。在欧美国家，药物是引起急性、亚急性肝衰竭的主要原因；酒精性肝损害常导致慢性肝衰竭。儿童肝衰竭还可见于遗传代谢性疾病。具体原因来说主要包括以下几个方面：

(一) 缺氧性肝损伤如持续一定时间的心力衰竭、休克所致的肝瘀血、缺氧。

(二) 毒物中毒如毒蕈中毒、臭米面中毒、四氯化碳中毒等。

(三) 各型病毒性肝炎如甲、乙、丙、丁、戊型病毒性肝炎。也可由两种或两种肝脏以上的肝炎病毒混合或重叠感染引起。

(四) 其他如急性威尔逊氏病等。慢性肝衰竭：多发生于慢性重症肝炎、各型肝硬化等疾病过程中。

二、发病机制

(一) 暴发性病毒性肝炎 (FVH) 的发病机制

HBV 感染引起的 FVH 的发生数远比其他病毒为多。乙型 FVH 的发病机制主要是原发性损伤以及继发性损伤。

1. 原发性损伤

(1) 免疫病理反应：原发性免疫病理损伤以 Tc 细胞毒反应为主，效应细胞是 LFA-1 阳性 Tc 细胞，靶细胞是表达 HbcAg、ICAM-1 和 ICAM-1 三种抗原的肝细胞，ICAM-1/LFA-1 相互作用能强化 Tc 细胞对靶肝细胞的毒性效应。Tc 细胞毒反应是造成乙型 FVH 广泛细胞坏死的基本机制。

(2) 病毒本身的作用：HBV 前细胞基因突变，加重肝细胞损伤引起 FVH。

2. 继发性损伤　在原发性免疫病理损伤的基础上；肝脏屏障功能受损，肠道菌内毒素易通过肝脏形成自发性肠源性内毒素血症，内毒素则刺激肝内外单核一巨噬细胞释放大量细胞因子，如 TNF-α、IL-1、IL-6、IL-8、血栓素、血小板激活因子、白细胞三烯和内皮素等，加重肝细胞的损害。HBV 致敏或感染的肝细胞对 TNF-α 的敏感性增强。TNF-α 致肝细胞坏死的直接作用主要是通过复杂的生化过程破坏肝细胞膜结构和 DNA；间接作用是通过损伤肝窦内皮细胞，导致大量肝细胞缺血缺氧性坏死。

(二) 肝性脑病的发病机制

肝性脑病的发病机制是肝细胞功能衰竭，肝脏功能失代偿，毒性代谢产物在血液循环里堆积，而致脑功能障碍。

1. 毒性物质的产生　急性肝衰竭时，肝细胞功能衰竭，清除氨的能力降低或丧失，同时由于消化功能障碍，或胃肠道出血，肠道产氨增多，直接进入体循环的氨也增多，血氨升高；重症肝炎时，肝细胞大量变性坏死，继发高胰岛血症，使血浆里 BCAA 减少，加之对芳香族氨基酸 (AAA) 代谢减少，AAA 相对升高。血浆相对高的 AAA 进入脑内，阻碍脑神经传导功能，发生脑功能障碍，重症肝病时，肝脏的清除明显降低，AAA 透过血脑屏障 (BBB) 增多，并发挥脑神经的作用。

2. 血脑屏障　重症肝病时由于氨内毒素对 BBB 的损伤和血流动力学改变对 BBB 的损伤，

使 BBB 通透性增加，干扰了脑神经功能。

3. 毒性物质对脑神经细胞的作用

(1) 氨对脑神经细胞的毒性：氨减少神经介质产生，干扰脑能量代谢，还通过与 K^+ 竞争抑制神经细胞的 Na^+-K^+-ATP 酶活性，对神经细脑膜产生毒性作用。

(2) 抑制性神经传递介的作用：肝性脑病时肝脏不能有效清除 γ- 氨基丁酸 (GABA)，使血中 GABA 增加，同时毒性物质损伤 BBB，GABA 入脑增多，导致脑神经突触后膜 GABA 受体数量增多，与 GABA 结合使 C1 内流，神经元过度极化，发生中枢神经系统功能抑制。

(3) 假性神经传递介质对脑神经的抑制作用：肝性脑病时血液循环中 BCAA 减少，进入脑的 AAA 相对增多，大量的 AAA 竞争性消耗酸羟化酶，影响酪氨酸形成左旋多巴真性神经传递介质。而假性神经介质竞争性取代真性神经传递介质，造成中枢神经功能的抑制。

(4) 硫醇及血清抑制因子对脑神经细胞的毒性：硫醇及血清抑制因子对 Na^+-K^+-ATP 酶发生抑制，影响神经的传导功能，导致神经细胞水肿。

(5) 色氨酸对脑功能的影响：急性肝性脑病时脑内游离色氨酸明显升高。色氨酸代谢产物是 5- 羟色胺，在控制睡眠中起着重要作用，过量时引起重型肝炎患者意识丧失。

三、临床表现

(一) 急性重型肝炎

一部分患者无明显诱因，既往无肝炎病史，无其他原因引起的慢性肝病史，起病急骤，黄疸急剧加深，出现肝臭、急性肾衰竭，迅速出现精神神经症状。上述情况出现在发病 10 d 以内。

1. 一般情况及消化道症状　患者早期出现体质极度虚弱，全身情况极差，高度乏力，伴有中度发热或高热，出现严重的消化道症状，频繁的恶心呕吐、重度腹胀，亦可出现顽固性呃逆。如肠鸣音减少，甚至消失，提示内毒素血症中毒性肠麻痹，反映病情严重。

2. 黄疸　患者早期出现尿色如浓茶，以后迅速出现皮肤巩膜黄染，随着病情进展，黄疸迅速加深，平均每日血清总胆红素上升超过 $17\ \mu mol/L$ 以上。

3. 肝脏改变、肝功能异常　患者肝脏进行性缩小，B 超及 CT 扫描提示肝脏缩小。肝功能出现明显异常，ALT 最初明显升高，在达到一定高峰后，随病情急剧恶化而迅速下降，甚至正常，与此同时黄疸继续增高，称为"胆一酶分离"现象。急性重型肝炎约有 70% 患者出现此现象。

4. 凝血机制障碍　急性重型肝炎患者几乎都会出现凝血机制障碍。患者表现为皮肤紫癜或瘀斑、牙龈及口腔黏膜出血、鼻衄和注射部位渗血。少数患者有消化道出血的症状。严重时还可发生上消化道出血、颅内出血以及 DIC。约半数左右的患者血小板明显减少。凝血酶原时间明显延长，凝血酶原活动度降低 < 40%。急性重型肝炎患者胆碱酯酶活性明显降低，血清铁 > $1\ 800\ \mu g/L$，转铁蛋白下降达 < $1\ 000\ \mu/L$。

5. 肝性脑病　是急性重型肝炎最突出并具有诊断意义的早期临床表现。一般在起病 10 天以内迅速出现精神神经症状。从性格改变、迅速出现记忆或定向力失调、睡眠节律倒置，出现谵妄、狂躁不安、嗜睡加深，最后迅速进入昏迷。神经系统体征在早期出现腱反射亢进、踝阵挛、锥体束征。扑翼式震颤是肝性昏迷的特征表现，进入昏迷后各种反射减弱或消失，肌张力从增高变为降低，瞳孔散大或明显缩小。

6. 肝臭　在肝昏迷前期即可出现，是一种含有刺激性的水果腐烂气味，与肝昏迷前期患者的病情严重程度有关。

7. 肝肾综合征　肝肾综合征是指重症肝炎等严重肝实质性病变时所发生的进行性肾功能障碍。患者尿中出现蛋白、红细胞、管型，血中尿素氮、肌酐增加，二氧化碳结合力下降。

8. 循环系统及呼吸系统改变　急性重型肝炎患者，临床上可出现心悸、气短、胸闷、顽固性低血压及休克等，还可出现呼吸衰竭、肺水肿等表现。

9. 电解质紊乱及酸碱失衡　常见低血钾症，血钾浓度低于 3.5 mmol/L，重型肝炎后期可出现高血钠症，低血钾症。持续性低血钾是细胞濒临死亡的表现。

患者早期常有换气过度致呼吸性碱中毒，低钾致代谢性碱中毒，肾功能衰弱发生代谢性酸中毒，脑水肿呼吸抑制致呼吸性酸中毒。

10. 低血糖　约 40% 急性重型肝炎患者可发生低血糖。

11. 脑水肿　急性重型肝炎的患者多有不同程度的脑水肿。

12. 其他　急性重型肝炎患者常并发各种感染，还可出现门脉高压、腹水以及胰腺损害。

(二) 亚急性重型肝炎临床表现

亚急性重型肝炎是指急性黄疸型肝炎起病后 10 天以上，2 个月之内出现黄疸迅速上升至高黄疸，肝脏迅速缩小，肝功能严重损害，凝血酶原时间明显延长，凝血酶原活动度＜ 40%，出现内毒素血症症状，明显食欲不振，恶心、呕吐、重度腹胀及腹水，同时出现不同程度精神神经症状，可有明显出血现象，后期可出现肾衰竭及脑水肿等多器官衰竭综合征。亚急性重型肝炎无慢性肝炎及肝硬化病史。

1. 全身情况　患者早期出现乏力，消化道症状明显，明显腹胀常是腹水的先兆症状，随病情发展伴鼓胀迅速出现腹水，一般在起病后 2 ～ 3 周出现腹水。

2. 精神神经症状及肝昏迷

(1) 部分患者在发病早期可出现程度不同的精神神经症状。

(2) 肝昏迷时 (或肝昏迷前)：①肝臭；②扑翼样震颤；③锥体束征；④踝阵挛；⑤膝反射：早期亢进、肌张力、颈部抵抗力和锥体束征。进入深昏迷后各种反射迟钝甚至消失。肝昏迷时半数左右患者出现血氨明显增高。氨基酸测定时，支链氨基酸与芳香氨基酸比值下降至 1 以下。

3. 黄疸与胆—酶分离现象　亚急性重型患者肝功能出现严重损害，临床表现为肝脏进行性缩小。在胆红素继续进行性增高，而谷丙转氨酶在达到一定高峰后逐渐下降，甚至可降至正常 (但病情不见减轻) 形成"胆—酶分离"现象。

4. 出血现象与凝血机制障碍　亚急性重型肝炎有明显的出血倾向，并有严重的凝血机制障碍。凝血酶原时间明显延长，凝血酶原活动度降低＜ 40%，血清胆碱酯酶活力降低。

其他化验检查如血清蛋白降低、球蛋白升高、白 / 球蛋白比例倒置、血清碱性磷酸酶降低。

5. 感染　患者常合并细菌或霉菌感染。细菌感染多见于原发性腹膜炎、胆管系统感染、肠道、呼吸道及泌尿系统感染等。

四、诊断标准

(一) 临床诊断标准

1. 急性重型肝炎 (暴发型肝衰竭)　急性黄疸型肝炎，起病 10 d 内迅速出现精神、神经症状而排除其他原因者，患者肝浊音区进行性缩小，黄疸迅速加深，肝功能异常 (特别是凝血酶原时间延长，凝血酶原活动度低于 40%)，应重视昏迷前驱症状，以便做出早期论断。

2. 亚急性重型肝炎 (亚急性肝衰竭)　急性黄疸型肝炎，起病后 10 天以上 8 周以内，具有以下指征。

(1) 出现 Ⅱ 度以上肝性脑病症状。

(2) 黄疸迅速上升，数日内血清胆红素上升大于 170 mmol/L，肝功能严重损害 (血清谷丙转氨酶升高，浊度试验阳性，白 / 球蛋白倒置，丙种球蛋白升高)，凝血酶原时间明显延长。

(3) 高度乏力，明显食欲减退或恶心、呕吐、重度腹胀及腹水，可有明显出血现象。

(二) 病理组织学诊断标准

1. 急性水肿性重型肝炎　以严重的弥散性肝细胞肿胀为主，脑膜明显，脑浆淡染或近似透明，细胞相互挤压呈多边形，类似植物细胞。小叶结构紊乱，小叶中有多数大小不等的坏死灶，肿胀的肝细胞间有明显的毛细胆管淤胆。

2. 急性坏死性重型肝炎　广泛的肝坏死，肝细胞消失遗留网织支架，肝窦充血，有中性、单核、淋巴细胞及大量吞噬细胞浸润，部分残存的网状结构中可见小胆管淤胆。

五、治疗

AHF 病势凶险，预后差，死亡率高。治疗原则是全面综合性治疗，维持生命，促进肝细胞的再生，恢复体内生命功能，达到治疗的目的。

(一) 一般治疗

1. 一般治疗

AHF 患者给予重症监护，防止交叉感染。

(1) 对昏迷者应注意口腔及皮肤护理，定时翻身。

(2) 饮食应保证每日 420 ～ 840 W 热量供应，禁食高蛋白饮食。

(3) 保持大便通畅，可服用乳果糖 (10 mL/ 次) 或乳酸菌冲剂，每晚保留灌肠，可用乳果糖或 1% 米醋灌汤，减少肠道氨的吸收。

2. 促进肝细胞再生　促肝细胞生长素每天 120 mg，20 ～ 30 天一疗程。

3. 胰高糖素一胰岛素疗法　剂量为胰高糖素 1 mg 与胰岛素 8 ～ 10 U，加入葡萄糖 500 mL，每日静脉滴注 1 次，2 周为一疗程。

(二) 病因治疗

针对引起 AHF 的不同病因给予治疗。

(三) 感染的治疗

1. 原发性腹膜炎的治疗　因腹膜炎感染多以大肠杆菌、副大肠杆菌等革兰氏阴性杆菌为主，在腹水的细菌培养结果出来前，先使用针对革兰阴性菌为主的抗生素。

(1) 哌拉西林：抗菌谱广，对革兰阴性菌作用较强，并且毒性较低，对绿脓杆菌及大肠杆菌等有较强的抑制作用，轻度感染用量为 4 ～ 8 g/d，分次肌肉注射或静脉滴注。重度感染者用量为 8 ～ 16 g/d。

(2) 头孢类：第二代头孢抗菌谱较广，对革兰氏阳性、阴性菌及多数肠杆菌科细菌有效，对绿脓杆菌无作用；第二代头孢对肠杆菌群、绿脓杆菌均有较强抗菌活力，对厌氧菌也有效。因腹腔感染常有需氧和厌氧菌混合感染，常用第二代头孢药物。通常剂量均为 2 ～ 6 g/d，静脉滴注或肌肉注射，甚少有肾毒性。

(3) 甲硝达唑：对厌氧菌有强大杀菌作用，口服吸收完全，600 mg ～ 2.4 g/d，分 3 ～ 4 次口服。不能口服者可静脉滴注。

对严重感染者可联合用药。

2. 呼吸道、胆管、泌尿道及肠道感染治疗

(1) 肺炎或肺内感染：常用青霉素 G 治疗，1 600 ～ 3 200 kU/d，分 3 ～ 4 次肌肉注射或静脉滴注。耐药或疗效差者应换药。

(2) 胆管感染：一般是青霉素加链霉素或加庆大霉素。氨苄西林亦可选用。

(3) 肠道感染：常用新霉素 0.5 g，每日 4 次；SMZ 1 g，每日 2 次；小檗碱片 0.2 g，每日 3 次。

(四) 腹水的治疗

1. 控制水钠投入量

2. 促使水钠排出　甘露醇、山梨醇为渗透性利尿剂，呋塞米主要作用于肾小管袢。螺内酯等作用于远端肾小管，联合用不同作用点的利尿剂，可增强利尿效果，减少用药量及不良反应。应用利尿剂应注意并发症如低血钾、低血钠等。

3. 补充白蛋白或促进白蛋白的合成　可适当补充白蛋白，还可应用促进蛋白合成的药物如马洛替酯糖衣片 (0.2 g 口服每日 3 次) 以及氨基酸制剂等。

4. 腹腔穿刺　进行腹腔穿刺放腹水治疗，应注意补充蛋白，防止诱发肝昏迷，同时还应注意适应证的选择。

第十二节　急性重症胆管炎

急性重症胆管炎以往称急性梗阻性化脓性胆管炎，是指胆管严重的急性梗阻性化脓性感染，常伴胆管内压升高。患者除了有右上腹痛、畏寒发热、黄疸夏科 (chArcot) 三联征外，还伴有休克及精神异常症状 (Reynolds) 五联征。本病是我国胆道疾病最突出的急症，也是最严重的感染性急腹症。对本病的诊断和治疗虽取得很大进展，但病死率仍然较高。本病多因胆石症，胆道蛔虫或肝脓肿引起。感染的细菌绝大多数是大肠杆菌、绿脓杆菌、变形杆菌等。我国东南沿海各省发病率高，尤其农村地区。直至今天，本病仍是胆道良性疾病死亡的首要原因。其特点是发病急骤、病情危重、发展迅速，常伴有中毒性休克，如处理不及时，常会出现严重后果。

一、病因及发病机制

其病因及发病机制主要与以下因素有关。

(一) 胆管内细菌感染

正常人胆汁中无细菌。当胆管系统发生病变时 (如结石、蛔虫、狭窄、肿瘤和胆管造影等)，可引起胆汁含菌数剧增，并在胆管内过度繁殖，形成持续菌胆症。细菌的种类绝大多数为肠源性细菌，以需氧革兰氏阴性杆菌阳性率最高，其中以大肠杆菌最多见，也可见大肠埃希菌、副大肠杆菌、产气杆菌、绿脓杆菌、变形杆菌和克雷白杆菌属等。需氧和厌氧多菌种混合感染是

ACST 细菌学特点。细菌产生大量强毒性毒素是引起本病全身严重感染综合征、休克和多器官衰竭的重要原因。

（二）胆管梗阻和胆压升高

导致胆管梗阻的原因有多种，常见的病因依次为：结石、寄生虫感染（蛔虫、中华分支睾吸虫）、纤维性狭窄。较少见的梗阻病因有：胆肠吻合术后吻合口狭窄、医源性胆管损伤狭窄、先天性肝内外胆管囊性扩张症、先天性胰胆管汇合畸形、十二指肠乳头旁憩室、原发性硬化性胆管炎、各种胆管器械检查操作等。胆管梗阻所致的管内高压是 ACST 发生、发展和恶化的首要因素。

（三）内毒素血症和细胞因子的作用

内毒素是革兰阴性菌细胞壁的一种脂多糖成分，其毒性存在于类脂 A 中。内毒素具有复杂的生理活性，在 ACST 的发病机制中发挥重要作用。

（四）高胆红素血症

当胆管压力超过 3.43 kPa(25.7 mmHg) 时，肝毛细胆管上皮细胞坏死、破裂，胆汁经肝窦或淋巴管逆流入血，即胆小管静脉反流，胆汁内结合和非结合胆红素大量进入血液循环，引起以结合胆红素升高为主的高胆红素血症。

（五）机体应答反应

1. 机体应答反应异常　各种损伤因所触发的体内多种内源性介质反应，在脓毒症和多器官功能障碍的发病中所起的介导作用也非常重要。

2. 免疫防御功能减弱　本病所造成的全身和局部免疫防御系统的损害是感染恶化的重要影响因素。

二、分型

（一）病理分型

1. 胆总管梗阻型胆管炎　主要由于胆总管的梗阻而发生的 ACST，此型占 80% 以上。病理范围波及整个胆管系统，较早出现胆管高压和梗阻性黄疸，病情发展迅速，很快成为全胆管胆管炎。

2. 肝内胆管梗阻型胆管炎　主要是肝内胆管结石合并胆管狭窄发生的胆管炎。因病变常局限于肝内的一叶或一段，虽然有严重感染存在，可无明显腹部疼痛，黄疸也往往较少发生。此型胆管炎的临床症状比较隐蔽，同时由于肝内感染灶因胆管梗阻，得不到通畅引流，局部胆管扩张，很快出现胆管高压，胆血屏障被破坏，大量细菌内毒素进入血内，发生败血症。

3. 胰源性胆管炎　胆管急性感染时，可发生急性胰腺炎。反之，胰腺炎时，胰液反流入胆管引起胰源性胆管炎或胆囊炎。此型患者往往是胰腺炎与胆管炎同时存在，增加了病理的复杂性与严重性。

4. 胆管反流性胆管炎　在胆管肠道瘘或胆肠内引流术后，特别是胆总管十二指肠吻合术后，由于肠道内容物和细菌进入胆管，尤其当胆管有梗阻时，可引起复发性反流性胆管炎。

5. 寄生虫性胆管炎　临床上常见的寄生虫性胆管炎，多由胆管蛔虫所引起，占胆管疾病的 8%～12%。中华分支睾吸虫被人体摄入，寄生于肝胆管和胆囊内。如引起胆管梗阻和感染，可发生急性胆管炎，严重病例可出现梗阻性黄疸和肝脓肿。肝包囊虫破入胆管后，也可发生急性胆管炎。严重的胆管感染可引起中毒性休克。

6. 医源性胆管炎　内镜技术和介入治疗的发展，相应一些操作如 PTC、PTCD、ERCP、EST、经"T"形管进行胆管造影、经"T"形管窦道胆管镜取石等，术后发生急性胆管炎的概率越来越多，特别是在胆管梗阻或感染的情况下更易发生。

(二) 临床分型

1. 暴发型　有些 ACST 可迅速发展为感染性休克和胆源性败血症，进而转变为弥散性血管内凝血 (DIC) 或多器官系统衰竭 (MODS)。肝胆系统的病理改变呈急性蜂窝织炎，患者很快发展为致命的并发症。

2. 复发型　若胆管由结石或蛔虫形成活塞样梗阻或不完全梗阻，感染胆汁引流不畅，肝胆系统的急性、亚急性和慢性病理改变可交替出现并持续发展。胆管高压使毛细胆管和胆管周围发生炎症、局灶性坏死和弥散性胆源性肝脓肿。感染也可扩散到较大的肝内、外胆管壁，引起胆管壁溃疡以及全层坏死穿孔，形成膈下或肝周脓肿。肝内或肝周脓肿可能是化脓性细菌的潜在病灶，使急性胆管炎呈多次复发的病理过程。感染灶内血管胆管瘘，可导致胆管感染和周期性大出血。

3. 迁延型　在胆管不全性梗阻和慢性炎症情况下，胆管壁发生炎性肉芽肿和纤维性愈合，继而发展为瘢痕性胆管狭窄、胆汁性肝硬化和局灶性肝萎缩等病理改变。这些改变又常合并肝内隐匿性化脓性病灶，在肝功能逐渐失代偿情况下，致使急性化脓性胆管炎的临床经过呈迁延性，最终发展为整个肝胆系统多种不可逆性病理损害，预后不良。

4. 弥散型　ACST 的感染成为全身性脓毒血症。由于感染的血液播散，引起肝、肺、肾、脾、脑膜等器官的急性化脓性炎症或脓肿形成。在急性化脓性胆管炎反复发作的同时，出现多器官和系统的功能衰竭。

三、临床表现

(一) 原发胆管疾病

多数患者有长期胆管感染病史，部分患者有过 1 次以上胆管手术史。原发胆管疾病不同，临床表现也有所不同。

1. 胆管蛔虫病和先天性胆管病　多见于儿童和青年，胆管蛔虫症多为剑突下阵发性钻头顶样绞痛，症状与体征分离。

2. 胆管结石　多于青壮年起病，持续而呈阵发性加剧的剑突下或右上腹绞痛，可伴不同程度的发热和黄疸。

3. 胆管肿瘤　以中老年最为常见，多表现为持续性上腹胀痛，放射至同侧肩背部，常伴有进行性重度梗阻性黄疸。可在胆管造影或介入治疗后出现腹痛加剧、寒战发热和全身中毒症状。接受过胆管手术治疗的患者，多在反复发作急性胆管炎后出现 AOSC。

(二) 急性胆管感染和全身脓毒性反应

急性胆管感染的症状为各类胆管炎所共有。典型表现为右上腹痛、发热和黄疸的 Charcot 三联征，临床表现因原发病不同而异。根据梗阻部位不同，将其分为肝内梗阻和肝外梗阻两型。

1. 肝外胆管梗阻型　肝外胆管梗阻型一般起病较急骤，腹上区较剧烈疼痛、畏寒发热及黄疸，即 Charcot 三联征，这是肝外梗阻型 AOSC 的典型临床表现。腹痛多为持续性，并有阵发性加剧。

高热是此症的特点，热型多为弛张热，常是多峰型，体温一般持续在 39℃ 以上，不少患者可达 41℃。发热前常有畏寒或寒战，有时每日可能有多次寒战及弛张高热。

(1) 恶性胆管梗阻：多有深度黄疸和高胆红素血症，尿黄如茶、大便秘结，少数患者胆管完全阻塞，黄疸在不断加深的同时粪便变成灰白色，常伴恶心、呕吐。腹部检查时发现腹上区饱满，腹式呼吸减弱，右上腹及剑突下有明显压痛及肌紧张，肝呈一致性增大，并有明显的压痛和叩击痛，肋下触及肿大的胆囊。

(2) 合并肝脓肿时：该处的肋间饱满，凹陷性水肿，并有定点压痛。炎症波及周围者，腹上区压痛及肌紧张更明显。胆管、胆囊发生坏疽穿孔后，则表现局限性或弥散性腹膜炎刺激征，即有明显压痛、反跳痛和肌紧张。

2. 肝内胆管梗阻型 肝内胆管梗阻型指左右肝胆管汇合以上的梗阻，在我国最常见。其主要特点是阻塞部位越高腹痛越轻，甚至可无疼痛，仅以寒热为主诉而就诊者并不罕见。若非双侧一级胆管同时受阻，则无黄疸或轻度黄疸。缺乏上腹压痛和腹膜刺激征，肝脏常呈不均匀的肿大，以患侧肿大为著，并有明显压痛和叩击痛，胆囊一般不肿大。病变侧肝脏可因长期或反复梗阻致肝纤维化、萎缩。由于梗阻部位高而局限，胆管内高压缺乏缓冲余地，更易发生胆管周围炎以及败血症，故全身感染症状常更突出。由于临床症状不典型，易延误诊治。

(三) 感染性休克和多器官功能衰竭 (MODS)

ACST 常起病急骤，多在腹痛和寒战之后出现低血压，病情严重者可发生于发病后数小时内。出现低血压之前，患者常烦躁不安，脉搏增快，呼吸急促，血压可短暂上升，随后迅速下降，脉搏细弱。随着病情加重发生神志障碍，以反应迟钝、神志恍惚、烦躁不安、谵妄、嗜睡多见，重者可发展至昏迷状态。过去曾认为，低血压和肝性脑病是主要表现，事实上脓毒性反应可累及肝脏、循环、呼吸、肾脏、凝血、中枢神经系统等全身各重要器官系统而出现相应的症状，因而其临床表现是复杂多样的。

四、辅助检查

(一) 实验室检查

除年老体弱和机体抵抗力很差者外，多有血白细胞计数显著增高，其上升程度与感染严重程度成正比，分类可见核左移；胆管梗阻和肝细胞坏死可引起血清胆红素、尿胆红素、尿胆素、碱性磷酸酶、血清转氨酶、γ- 谷氨酰转肽酶、乳酸脱氢酶等升高。如同时有血清淀粉酶升高，表示伴有胰腺炎。血小板计数降低和凝血酶原时间延长，提示有 Die 倾向。此外，常可有低氧血症、代谢性酸中毒、低血钾、低血糖等。血细菌培养阳性，细菌种类与胆汁中培养所得一致。

(二) B 超检查

B 超检查是最常应用的简便、快捷、无创伤性辅助诊断方法，可显示胆管扩大范围和程度以估计梗阻部位，可发现结石、蛔虫、直径大于 1 cm 的肝脓肿、膈下脓肿等。可见胆总管甚至肝内胆管均有明显扩大 (一般直径在 1.5 ~ 2.5 cm 之间)，胆管内有阻塞因子存在 (主要是胆石和胆管蛔虫，偶可为胆管癌或壶腹部癌)，肝脏或胆囊也常有增大。

(三) 胸、腹部 X 线检查

胸、腹部 X 线检查有助于诊断脓胸、肺炎、肺脓肿、心包积脓、膈下脓肿、胸膜炎等。胆肠吻合手术后反流性胆管炎的患者，腹部 X 线平片可见胆管积气。上消化道钡餐示肠胆反流。

腹部 X 线平片还可同时提供鉴别诊断，可排除肠梗阻和消化道穿孔等。

(四)CT 检查

ACST 的 CT 图像，不仅可以看到肝胆管扩张、结石、肿瘤、肝脏增大、萎缩等的征象，有时尚可发现肝脓肿。若怀疑急性重症胰腺炎，可做 CT 检查。

(五) 经内镜逆行胆管引流 (ERBD)、经皮肝穿刺引流 (PTCD)

ERBD、PTCD 既可确定胆管阻塞的原因和部位，又可做应急的减压引流，但有加重胆管感染或使感染淤积的胆汁漏入腹腔的危险。如果 B 超检查发现肝内胆管有扩张，进一步作经皮胆管穿刺 (PTC)，更可以明确真相，抽出的胆汁常呈脓性，细菌培养结果阳性者往往达 90% 以上；胆管内压也明显增高，一般均在 2.45 kPa(250 mmH$_2$O) 以上，有时可高达 3.92 kPa(400 mmH$_2$O)。

(六) 磁共振胆胰管成像 (MRCP)

MRCP 可以详尽地显示肝内胆管树的全貌、阻塞部位和范围。图像不受梗阻部位的限制，是一种无创伤性的胆管显像技术，已成为目前较理想的影像学检查手段。MRCP 比 PTC 更清晰，它可通过三维胆管成像 (3 DMRC) 进行多方位不同角度扫描观察，弥补平面图上由于组织影像重叠遮盖所造成的不足，对梗阻部位的确诊率达 100%，对梗阻原因确诊率达 95.8%。

五、诊断

(一) 诊断标准

除根据病史、体征和辅助检查外，可参照全国座谈会制订的标准诊断，即有胆管梗阻，出现休克 (动脉收缩压低于 9.3 kPa) 或有以下两项者，即可诊断为重症急性胆管炎：

1. 精神症状；

2. 脉搏大于 120 次 / 分；

3. 白细胞计数 20×10^9/L；

4. 体温 39℃ 或低于 36℃；

5. 胆汁为脓性伴有胆管压力明显增高；

6. 血培养阳性或内毒素升高。

ACST 可因胆管穿孔、肝脓肿溃破引起脓毒败血症、胆管出血、邻近体腔脓肿及多脏器化脓性损害和功能障碍，故可出现相应的多种症状，须密切观察，及时检查确诊。但是，重症急性胆管炎的病理情况复杂，不能待所有症状全部出现。肝外胆管梗阻型患者，术中探查见胆总管压力较高，内有脓性胆汁，常伴有结石和蛔虫等，胆汁细菌培养常为阳性。肝内胆管梗阻型，则手术中可见肝外胆管内压不高，胆汁也可无脓性改变，但当松动肝内胆管的梗阻后，即有脓性胆汁涌出，便可确定哪侧肝胆管梗阻。

(二) 临床分期

ACST 的病理情况复杂，临床过程也不一致，根据疾病发展的基本规律，按"华西分级标准"可以归纳为四级：Ⅰ级 (单纯 ACST)，胆管有梗阻和感染的因素，并出现急性胆管炎的症状，病变局限于胆管范围内；Ⅱ级 (ACST 伴感染性休克)，胆管梗阻和感染发展，产生胆管高压，胆管积脓，出现内毒素血症、败血症和感染性休克；Ⅲ级 (ACST 伴胆源性肝脓肿)，胆管压力进一步增高，肝脏的病理损伤加重，继发肝脓肿，患者表现为顽固性败血症、脓毒血症和感染性休克，内环境紊乱难以纠正；Ⅳ级 (ACST 伴多器官衰竭)，患者休克进一步发展，引起多器官系统衰竭，危及患者生命。

分级是病情程度的划分，但病情恶化并不一定按顺序逐级加重，患者可因暴发性休克而迅速死亡，也可不经休克或肝脓肿而发生多器官功能衰竭。经有效的治疗后，病情又可出现不同程度的缓解，甚至痊愈。

六、治疗

（一）处理原则

ACST 一经诊断，应迅速采用强有力的非手术治疗措施。根据患者对治疗的早期反应来决定进一步采取何种治疗对策。如经过数小时的非手术治疗和观察，病情趋于稳定，全身脓毒症表现减轻，腹部症状和体征开始缓解，则继续采用非手术疗法。一旦非手术治疗反应不佳，即使病情没有明显恶化或病情一度好转后再度加重，则应积极地进行胆管减压引流。早期有效地解除胆管梗阻、降低胆压是急性重症胆管炎治疗的基本着眼点和关键环节。长期实践证明，外科手术是最迅速、最确切的胆管减压方法。但急症手术也存在一些不足之处。

首先，患者处于严重感染中毒状态下，对手术和麻醉的耐受能力均差，手术死亡率和并发症发生率较择期手术高。

其次，局部组织因急性炎症，有时合并凝血功能障碍甚至伴有肝硬化、门静脉高压，加上过去胆管手术所形成的瘢痕性粘连等，常给手术带来很大困难，少数极困难者亦有由于渗血不止或找不到胆管而被迫终止手术的。

最后，由于此症常发生在合并有复杂胆管病理改变的基础上，如广泛的肝内胆管结石或肝胆管狭窄，在全身和局部恶劣条件下，不允许较详细探查和处理肝内胆管和肝脏病变，常需再次手术解决。

近年来，非手术胆管减压术已成为急性重症胆管炎急症处理方法之一，对胆管起到一定的减压作用，使患者度过急性期，经充分检查和准备后，行计划性择期手术，从而避免因紧急手术时可能遗留的病变而需二期手术处理。但是，各种非手术胆管减压方法的治疗价值是有限的，有其特定的适应证，并且存在一定的并发症，不能完全取代传统的手术引流。因此，外科医生应根据患者的具体病情、梗阻病因及可能的肝胆系统病变范围来选择有利的胆管减压方式和时机，并处理好全身治疗和局部治疗、手术与非手术治疗的关系。

（二）全身治疗

全身治疗的目的是有效的控制感染、恢复内环境稳定、纠正全身急性生理紊乱、积极的防治休克以及维护重要器官功能，为患者创造良好的手术时机，是急性重症胆管炎治疗的基本措施，也是胆管减压术围手术期处理的重要内容。

1. 一般处理措施

(1) 全面检查，了解患者的主要脏器功能。

(2) 改善全身状态。

(3) 禁食及胃肠减压；保持呼吸道通畅，给予吸氧；高热者采取物理降温，因应用药物降温常对肝脏不利，故应慎用；解痉止痛。

2. 纠正全身急性生理紊乱

(1) 补充血容量和纠正脱水应在动脉压、中心静脉压、尿量、血气和电解质、心肺功能等监测下补充血容量，纠正脱水。

(2) 纠正电解质紊乱和代谢性酸中毒。

(3) 营养和代谢支持急性重症胆管炎患者处于全身高代谢状态，同时由于肝脏首先受累而易于发生代谢危机。因此，当循环稳定后，应即经胃肠外途径给予营养和代谢支持。

3. 抗菌药物治疗合理的选择　抗菌药物是有效的控制感染的重要环节之一。急性重症胆管炎的细菌大多来自肠道，最常见的是混合细菌感染。在选用药物时，应首先选用对细菌敏感的广谱抗菌药物，既要注意能控制需氧菌，又要注意控制厌氧菌，同时强调要足量和联合用药，这既可扩大抗菌谱、增强抗菌效果，又可降低和延缓耐药性的产生。

4. 防治休克　出现休克时，要严密监护，做好中心静脉压的测定、监护和动态分析。留置导尿管，记录每小时的尿量和密度。防治休克主要包括以下几个方面。

(1) 扩充血容量：维持每小时尿量在 30 mL 以上。

(2) 纠正酸中毒：纠正酸中毒可以改善微循环，防止弥散性血管内凝血的发生和发展，并可使心肌收缩力加强和提高血管对血管活性药物的效应。

(3) 血管活性药物的应用：血管活性药物包括扩血管和缩血管两类药物。无论应用何种血管活性药物，必须补足有效血容量，纠正酸中毒，这对扩血管药物来讲尤为重要。除早期轻型休克或高排低阻型可单独应用缩血管药物外，晚期病例或低排高阻型宜应用扩血管药物，如山莨菪碱、阿托品、苄胺唑啉等。也可将扩血管药物和缩血管药物联合应用，常用的药物为多巴胺或多巴酚丁胺与间羟胺联用，既可增加心排血量，又不增加外围血管阻力，并扩张肾动脉，以维护肾功能。缩血管药物单独应用时以选用间羟胺或去氧肾上腺素为宜。

(4) 肾上腺糖皮质激素：能抑制脓毒症时活化巨噬细胞合成、释放促炎性细胞因子，以及改善肝脏代谢，因而有助于控制急性重症胆管炎时肝内及全身炎症反应。能使血管扩张以改善微循环，增强对血管活性药物的反应，在一定程度上具有稳定细胞溶酶体膜的作用，减轻毒血症症状。强调早期、大剂量、短程使用。常用剂量为氢化可的松每日 200 ～ 400 mg，地塞米松每日 10 ～ 20 mg，待休克纠正后即应停用。

(5) 防治弥散性血管内凝血：可用复方丹参注射液 20 ～ 40 mL 加入 10% 葡萄糖液 250 mL 中静脉滴注，每日 1 ～ 2 次。亦可用短程小量肝素治疗，剂量为 0.5 ～ 1.0 mg/kg，每 4 ～ 6 小时静脉滴注 1 次，使凝血时间 (试管法) 延长至正常的 2 ～ 3 倍。

(6) 强心剂的应用：急性重症胆管炎时，多为低排高阻型休克，故宜早期使用毛花苷 C 0.4 mg 加入 5% 葡萄糖溶液 40 mL 中静脉滴注，以增强心肌功能，使肺循环及体循环得以改善。如发生心功能衰竭，4 ～ 6 小时可重复 1 次。

5. 积极支持各器官系统功能和预防多器官功能衰竭

(1) 注意肝脏功能变化：ACST 往往引起肝脏功能的严重损害，目前监测方法尚不能及早发现肝功能衰竭，多在出现精神症状、肝昏迷后做出诊断，因此必须高度重视肝脏功能的保护。

(2) 防止肾衰竭：肾衰竭的临床判定指标虽然明确，多能及早发现，但肾脏不像肝脏那样具有较大储备力，一旦发生衰竭，救治亦比较困难，因此应注意预防肾衰竭和对肾脏的监护。应在充分补足液体量的同时间断应用利尿剂，以利于排除毒性物质、"冲洗"沉积于肾小管内的胆栓。当少尿或无尿时，应给予大剂量呋塞米 (400 ～ 500 mg/d) 以及苄胺唑啉、普萘洛尔，也可用微量泵持续静脉泵入多巴胺。

(3) 预防呼吸功能衰竭：呼吸功能衰竭早期临床上也无简便易行的观察指标，一旦症状明显，肺功能障碍处于不可逆状态，往往缺乏有效治疗措施。必要时可用呼吸道持续加压呼吸 (PEEP)，以提高组织的氧供应。

(三) 非手术胆管减压

胆管梗阻所致的胆管内高压是炎性病变发展和病情加重的基本原因，不失时机地有效胆管减压，是缓解病情和降低死亡率的关键。近年来，非手术性胆管减压术已用于 ACST 的治疗，并获得了一定的疗效。

1. 内镜鼻胆管引流 (ENBD) ENBD 是通过纤维十二指肠镜，经十二指肠乳头向胆管内置入 7 F 鼻胆管引流管，由十二指肠、胃、食管、鼻引出体外。此法具有快捷、简便、经济、创伤小、患者痛苦小、并发症少、恢复快、不用手术和麻醉等特点，是一种安全可靠的非手术引流减压方法。ENBD 可重复行胆管造影，具有诊断价值，能明确胆管梗阻的原因和程度，可抽取胆汁进行细菌培养、取出胆管蛔虫，对于泥沙样结石、胆泥或结石小碎片，可经鼻胆管冲洗引流。通过胆管口括约肌切开，用气囊导管或取石篮将结石取出，如胆管内的结石太大，取出困难，可用特制的碎石篮先将结石夹碎。部分病例经单用此法可得到治愈。但这一积极措施只适用于部分胆管病变，如胆总管下端结石的病例，而在高位胆管阻塞时引流常难达到目的。对于胆总管多发结石包括需要机械碎石的大结石，在紧急情况下完全清除胆管病变，建立满意胆管减压并非必要，并具有潜在的危险性。通过胆管口括约肌切开还有利于胰液的引流，降低胰管压力，减少胰腺炎的发生。影响其治疗效果的主要因素是鼻导管管径较细，易为黏稠脓性胆汁、色素性结石沉渣和胆泥所堵塞。

因此，泥沙样胆结石引起者，不宜采用 ENBD。最常见的并发症是咽部不适、咽炎及导管脱出。导管反复插入胰管，也有感染扩散，可诱发胰腺炎，甚至发生急性重症胰腺炎。ENBD 前后应用生长抑素以及直视下低压微量注射造影剂可降低胰腺炎的发生率。

2. 内镜下乳头切开术 (EST) 这是一项在 ERCP 基础上发展而来的治疗性新技术，随着该项技术的不断改良，其安全性和成功率也在提高，乳头括约肌切开以后，胆管内的结石可以随即松动、排出，胆管内的高压脓性胆汁也可以向下引流而达到胆管减压的目的。

3. 内镜胆管内支撑管引流 经纤维内镜置入胆管内支撑管引流，不仅可以解除胆管梗阻，通畅胆汁引流，排出淤滞的胆汁，而且保证了胆肠的正常循环，是一种比较理想的、符合生理的非手术引流方法。内支撑管分别由聚乙烯、聚四氟乙烯制成。现多采用一种有许多侧孔且两端各有侧瓣的直的内支撑管 (5 ～ 9 F)。最常见的并发症是胆汁引流不通畅引起胆管炎。缺点是不能重复造影，支撑管堵塞时不能冲洗，只有在内镜下换管。

4. 经皮经肝穿刺胆管引流 (PTCD) PTCD 是在 PTC 的基础上，经 X 线透视引导将 4 ～ 6 F 导管置入阻塞以上胆管的适当位置，可获得满意的引流效果。它既可以引流肝外胆管，也可以引流单侧梗阻的肝内胆管。本法适用于肝内胆管扩张者，特别适用于肝内阻塞型。具有操作方便、成功率高、疗效显著等特点。可常规作为此症的初期治疗措施，为明确胆管病变的诊断及制订确定性治疗对策赢得时间。

PTCD 内引流是使用导丝通过梗阻部位进入梗阻下方，再将有多个侧孔的引流管沿导丝送入梗阻下方，使胆汁经梗阻部位进入十二指肠。若肝门部梗阻，需要在左、右肝管分别穿刺置管。PTCD 本身固有的并发症包括出血、胆瘘、诱发加重胆管感染及脓毒症。进行完善的造影，应在 PTCD 后数日病情确已稳定后进行。当肝内结石致肝内胆管系统多处梗阻，或肝内不同区域呈分隔现象，以及色素性结石沉渣和胆泥易堵塞引流管时，引流出来的胆汁量常不能达到理想程度。

因此，应选择管径足够大的导管，在超声引导下有目的的做选择性肝内胆管穿刺。PTCD 后每日以抗菌药物溶液常规在低压下冲洗导管和胆管 1～2 次。引流过程中，一旦发现 PTCD 引流不畅或引流后病情不能改善时，应争取中转手术。经皮肝穿刺后，高压脓性胆汁可经穿刺孔或导管脱落后的窦道发生胆管腹腔漏，形成局限性或弥散性腹膜炎，还可在肝内形成胆管血管漏而导致脓毒败血症、胆管出血等并发症，故仍须谨慎选用，不能代替剖腹手术引流。在老年、病情危重不能耐受手术者，可作为首选对象。对于凝血机制严重障碍、有出血倾向或肝、肾功能接近衰竭者，应视为禁忌证。

以上几种非手术的胆管引流法各有其适应证：①对于胆管结石已引起肝内胆管明显扩张者，一般以 PTCD 最为相宜；②对嵌顿在壶腹部的胆石，可考虑作内镜括约肌切开；③对壶腹部癌或胆管癌估计不可能根治者，可通过内镜做内引流术作为一种姑息疗法。总之，胆石症患者一旦急性发作后引起急性胆管炎，宜在患者情况尚未恶化以前及时做手术治疗，切开胆管、取尽胆石并设法使胆管通畅引流，这是防止病变转化为 AOSC 的关键措施。

（四）手术治疗

近年来由于强有力的抗菌药物治疗和非手术胆管减压措施的应用，使需要急症手术处理的 ACST 病例有减少趋势。然而，各种非手术措施并不能完全代替必要的手术处理，急症手术胆管减压仍是降低此病死亡率的基本措施。目前，摆在外科医生面前的是手术的适应证和时机的选择。因此，应密切观察病情变化，以及对全身支持治疗和非手术胆管减压的反应，在各器官功能发生不可逆损害病变之前，不失时机地手术行胆管引流。

1. 手术治疗的目的 手术治疗的目的是解除梗阻，祛除病灶，胆管减压，通畅引流。

2. 手术适应证 手术时机应掌握在 Charcot 三联征至 Reynold 五联征之间，如在已发生感染性休克或发生多器官功能衰竭时手术，往往为时过晚。恰当的掌握手术时机是提高疗效的关键，延误手术时机则是患者最主要的死亡因素。若出现下列情况时应及时手术。

(1) 经积极非手术治疗，感染不易控制，病情无明显好转，黄疸加深、腹痛加剧、体温在 39℃以上，胆囊胀大并有持续压痛。

(2) 出现精神症状或预示出现脓毒性休克。

(3) 肝脓肿破裂、胆管穿孔引起弥散性腹膜炎。对于年老体弱或有全身重要脏器疾病者，因代偿功能差，易引起脏器损害，一旦发生，难以逆转，故应放宽适应证，尽早手术。

3. 手术方法 手术方法主要根据患者的具体情况而定，其基本原则是以抢救生命为主，关键是行胆管减压，解除梗阻，通畅引流。手术方法应力求简单、快捷、有效，达到充分减压和引流的目的即可。有时为了避免再次手术而追求一次性彻底解决所有问题，在急症手术时做了过多的操作和过于复杂的手术，如术中胆管造影、胆囊切除、胆肠内引流术等，对患者创伤大，手术时间延长，反而可加重病情。对于复杂的胆管病变，难以在急症情况下解决者，可留做二期手术处理。分期分阶段处理，适应病情的需要，也是正常、合理的治疗过程。强调应根据患者具体情况采用个体化的手术方法。

(1) 急诊手术：急诊手术并非立即施行手术、在实施手术前，需要 4 ～ 8 小时的快速准备，以控制感染、稳定血压及微循环的灌注，保护重要器官，使患者更好地承受麻醉和手术，以免发生顽固性低血压及心搏骤停，更有利于手术后恢复。

①胆总管切开减压、解除梗阻及"T"形管引流是最直接而有效的术式，可以清除结石和蛔虫，但必须探查肝内胆管有无梗阻，尽力去除肝胆管主干即 1 ～ 2 级分支内的阻塞因素，以达到真正有效的减压目的。胆管狭窄所致梗阻常不允许在急症术中解除或附加更复杂的术式，但引流管必须置于狭窄以上的胆管内。遗漏肝内病灶是急诊手术时容易发生的错误。怎样在手术中快速和简便了解胆系病变和梗阻是否完全解除，应引起足够重视。术中胆管造影时，高压注入造影剂会使有细菌感染的胆汁逆流进入血液循环而使感染扩散，因而不适宜于急诊手术时应用。术中B超受人员和设备的限制，术中纤维胆管镜检查快捷安全，图像清晰，熟练者 5 ～ 10 分钟即可全面观察了解肝内外胆管系统，尚有助于肝内外胆管取石及病灶活组织检查，值得推广。若病情允许，必要时可劈开少量肝组织，寻找扩大的胆管置管引流。失败者可在术中经肝穿刺近侧胆管并置管引流，也可考虑"U"形管引流。术后仍可用胆管镜经"T"形管窦道取出残留结石，以减少梗阻与感染的发生。

②胆囊造瘘：胆囊管细而弯曲还可有炎性狭窄或阻塞因素，故一般不宜以胆囊造瘘代替胆管引流，在肝内胆管梗阻更属禁忌。肝外胆管梗阻者，若寻找胆管非常艰难，病情又不允许手术延续下去，亦可切开肿大的胆囊，证实其与胆管相通后行胆囊造瘘术。

③胆囊切除术：胆管减压引流后可否同时切除胆囊，须慎重考虑。对一般继发性急性胆囊炎，当胆管问题解决后，可恢复其形态及正常功能，故不应随意切除。严重急性胆囊炎症如坏疽、穿孔或合并明显慢性病变，可行胆囊切除术。有时也要根据当时病情具体对待，如全身感染征象严重、休克或生命体征虽有好转但尚不稳定者，均不宜切除胆囊，以行胆囊造瘘更恰当。

④胆肠内引流术：胆肠内引流术应慎重，我国肝内胆管结石、狭窄多见，在不了解肝内病变情况下，即使术中病情允许，加做胆肠内引流术也带有相当盲目性，可因肝内梗阻存在而发生术后反复发作的反流性化脓性胆管炎，给患者带来更多痛苦及危险。但是，对于部分无全身严重并发症，主要是由于胆管高压所致神经反射性休克，在解除梗阻，大量脓性胆汁涌出后，病情有明显好转，血压等重要生命体征趋于平稳。梗阻病变易于一次彻底解决的年轻患者，可适当扩大手术范围，包括对高位胆管狭窄及梗阻的探查如狭窄胆管切开整形和胆肠内引流术。

胆肠内引流术除能彻底解除梗阻外，还有以下优点：

①内引流术使胆汁中的胆盐、胆酸直接进入肠道，可迅速将肠道内细菌产生的内毒素灭活并分解成无毒的亚单位或微聚物，降低血中内毒素浓度，减轻内毒素对心、肺、肝。肾及全身免疫系统的损害，起到阻断病情发展的作用；

②有益于营养物质消化吸收，胆汁进入肠道有利于脂肪及脂溶性维生素消化吸收，改善患者营养状况；

③避免水、盐、电解质及蛋白质的丢失，有益于内环境稳定；

④缩短住院时间；

⑤避免再次手术。

(2) 择期手术：ACST 患者急性炎症消退后，为了去除胆管内结石及建立良好的胆汁引流通道，需要进行择期手术疗。

①胆总管切开后取结石 "T" 形管引流是最常用的方法，术中运用纤维胆管镜有助于发现及取出结石。

②胆总管十二指肠侧侧吻合术是简单、快速和有效的胆肠内引流术，但因术后容易产生反流性胆管炎和 "漏斗综合征" 等并发症，已很少被采用。

③胆肠 Roux-en-Y 式吻合术有肝内胆管狭窄及结石存在时，可经肝膈面或脏面剖开狭窄胆管，取除肝内结石。胆管整形后与空肠作 Rmix-en-Y 式吻合术。该手术被认为是较少引起胆内容物反流的可靠内引流手术方法。有人提出，将空肠袢的盲端置入皮下，术后如有复发结石或残留结石，可在局麻下切开皮肤，以空肠袢盲端为进路，用手指或胆管镜取石。

④间置空肠胆管十二指肠的吻合术既能预防反流性胆管炎和十二指肠溃疡，又能保证肠道的正常吸收功能，是目前较为理想的胆肠内引流方法。

⑤肝叶切除手术病变局限于一叶、段肝脏或因长期胆管梗阻而导致局限性肝叶萎缩及纤维化者，可做病变肝叶切除术。

第十三节　原发性硬化性胆管炎

原发性硬化性胆管炎是一种少见的进行性的胆道病变。其病情发展最后导致胆道闭塞和严重的阻塞性黄疸，预后很差。目前对它的病因和发病机制还不太了解，感染和自身免疫可能与本病有关。本病多发成年人，男多于女，儿童偶见。根据统计，从得出诊断后到死亡平均生存时间为六年。此病常伴有一些全身性疾病，如慢性胰腺炎，甲状腺炎，腹膜后纤维化，纵隔纤维化，溃疡性结肠炎，局限性肠炎，眼眶假性肿瘤，脉管炎和免疫缺陷疾病等。本病治疗主要是改善胆汁引流，阻止或逆转导致炎症或硬化的因素对症处理。虽然外科治疗可能改善胆汁引流，缓解临床症状，但不少患者肝胆管和肝脏的病变往往呈进行性，最终发展为胆汁性肝硬化，门脉高压并肝衰，或消化道出血死亡。

原发性硬化性胆管炎又称狭窄性胆管炎实质上不是一种化脓性疾病。是一病因不明，以肝内外胆管的慢性纤维化狭窄和闭塞为其特征临床上较少见。它不同于胆管结石，肿瘤或胆管损伤后继发的硬化性胆管炎 (或称为继发性胆管狭窄) 原发性硬化性胆管炎一般无胆石，亦无胆管手术史，不少病例同时伴有溃疡性结肠炎少数人还伴有纤维性甲状腺炎及后腹膜纤维化等疾病。发病年龄多数为 30 ～ 50 岁，男性多于女性目前认为细菌和病毒感染，免疫功能异常以及某些先天性遗传因素是本症可能的发病因素。

一、病因及病理

(一) 病因

PSC 的确切病因尚不清楚，普遍认为与免疫和非免疫的因素均有关。由于对细菌、毒素、病毒感染以及基因和免疫因素与 PSC 关系的深入研究，使我们对这一疾病有进一步的认识。

1. 细菌和毒素 临床观察发现，65% ～ 85% 的 PSC 患者合并有溃疡性结肠炎，而溃疡性结肠炎患者中，有 2% ～ 6% 的患有 PSC。门静脉菌血症肝肠循环中多种毒素可能是 PSC 的发病原因。肠道感染所造成的少量、低毒的门静脉菌血症，细菌经门静脉系统不断进入肝脏，再排入胆汁。长期的污染和刺激胆管，最终形成胆管的慢性炎症。

2. 自身免疫异常 由免疫机制引起的胆管损伤是 PSC 发病机制中最具吸引力的假说。认为 PSC 的发生是起因于胆管系统对某些因素或刺激源的免疫学反应。临床观察发现 .PSC 患者可有血清免疫球蛋白升高和淋巴细胞亚群分布异常等，或同时伴有 Reidel 甲状腺肿或后腹膜纤维化症等自身免疫疾病，表明它们之间存在着某些联系。

3. 病毒感染因素 病毒感染胆管内皮细胞是 PSC 的一个发病原因，巨细胞病毒 (CMV) 和与 PSC 有类似症状的人类免疫缺陷病毒感染有关，且可导致小叶内胆管破坏。业已证明，甲肝、乙肝和丙肝病毒不是引起 PSC 的原因。

4. 恶变倾向性 PSC 具有恶变倾向性。在 PSC 的发展过程中可发现胆管癌而引起死亡，故认为 PSC 是一种发展缓慢的胆管癌。

5. 综合性因素 根据临床观察 PSC 并非一种因素所引起，而是多种因素致病的结果。

（二）病理

局部病理改变大致有三种情况，即①胆管壁的慢性炎症；②纤维组织增生与硬化；③管腔狭窄变细如索条状，从而导致胆汁淤积并可出现泥沙样胆色素结石，与此同时，还可出现胆管周围炎、门静脉炎性细胞浸润和纤维组织增生，后期可出现胆汁性肝硬化和肝功能衰竭。

1. 肉眼观察剖腹探查 肉眼可见胆管壁弥散性增厚、管腔明显狭窄造成不完全性梗阻·常累及肝内、外胆管，以肝门分叉部为甚。肝胃韧带弥散性纤维化，其中可见肿大淋巴结。胆总管内胆汁呈褐色、淤泥状。胆囊通常受累。

2. 光镜观察 镜下见胆管黏膜完整，黏膜下层及浆膜下层有明显淋巴细胞和浆细胞浸润、纤维化、腺体增生。晚期病例可有肉芽肿形成，与胆管癌难以区别。90% 的患者有肝细胞学异常改变，多表现为肝细胞淤胆，有时尚可见到胆管周围纤维化，肝内阻塞性肌管炎。

3. 组织学分级 PSC 患者首次检查时，组织学的表现有很多差异，患者从正常到出现胆管硬化，各阶段的各种情况均可发生。具组织学上的典型标志为同心圆或洋葱皮样外周胆管纤维化，但这种表现不是经常见到的。组织学改变分级方法为：Ⅰ级，病理改变局限于肝门部，如胆管炎或肝门部肝炎；Ⅱ级，病变在肝门周围区域，如肝门周围纤维化或肝门周围肝炎；Ⅲ级，间隔的纤维化、桥接坏死或两者兼有；Ⅳ级，肝硬化。

本病的主要病理变化是胆管（主要见于肝外胆管，有时也可累及肝内胆管）管壁的极度纤维化和管腔的极度狭窄，有时管腔内径细如铅笔芯，直径不超过 2 mm，在胆管造影片上胆树分支极少，形如枯树枝。多数病例伴有慢性胆囊炎和肝十二指肠韧带硬化、粘连现象，同时有胆汁性肝硬化和门静脉高压现象。但胆管中的胆汁大多澄清而不混浊，既无细菌，也不含色素结石。

二、临床表现

原发性硬化性胆管炎多见于年轻男性，而且往往与炎性肠病，尤其是溃疡性结肠炎有关。

其起病一般呈隐匿性，可有渐进性加重的乏力，瘙痒和黄疸。以右上腹疼痛和发热为表现的进行性胆管炎发作不常见。一些患者可有肝脾肿大或有肝硬化的表现。该病后期呈门脉高压，腹水，肝功能衰竭等肝硬化失代偿期表现。

主要是梗阻性黄疸，呈进行性的缓慢过程。一般无上腹绞痛病史，仅有上腹不适和用痛，伴有明显的皮肤瘙痒，有食欲减退、恶心和乏力等，少数患者可畏寒和发热。白细胞检查见淋巴细胞和嗜酸性细胞增多，血清、胆红素、碱性磷脂酶和 r-谷氨醢转肽酶值均有升高，谷丙转氨酶轻度增高，IgM 高于正常。部分患者的抗核抗体和平滑肌抗体为阳性，抗线粒体抗体为阴性，肝和尿含铜量增高。

三、诊断与鉴别诊断

(一) 诊断

1. 诊断依据　对 PSC 的诊断必须建立在对其临床特征，胆管阻塞的生化学指标，典型的胆管造影异常征象和肝脏组织学检查等，进行综合分析的基础上，方能做到诊断的准确无误。目前多数学者认为，PSC 诊断必须具备以下特点。

(1) 无胆管手术史。

(2) 无胆总管结石病史。

(3) 胆管壁增厚和硬化。

(4) 出现进行性梗阻性黄疸。

(5) 长期随访排除胆管癌。

(6) 无先天性胆管异常。

(7) 无原发性胆汁性肝硬化。

2. PSC 的特点　根据前述的病因、病理及临床表现等，PSC 的特点可归纳如下。

(1) 患者多为年轻男性。

(2) 胆管狭窄性肝病。

(3) 起病缓慢。

(4) 胆管造影显示肝内外胆管多发性狭窄，不规则和"球形"征象。

(5) 肝组织学检查显示胆管周围纤维化、炎症及可见的胆汁淤积。

(6) 与炎性肠病，尤其是溃疡性结肠炎有关。

(7) 有发生胆管癌的高度危险。

3. 诊断标准

(1) 具有 PSC 特征的异常胆管造影征象 (节段性或广泛性的胆管改变)。

(2) 异常的临床表现、生化学和肝脏组织学发现。

(3) 排除以下情况胆管钙化 (排除处于静止期的情况)；胆管手术 (不含单纯胆囊切除术先天性胆管异常；获得性免疫缺陷综合征 (AIRS) 相关的胆管病变；缺血性狭窄；胆管肿瘤；暴露于具有刺激性化学物质之下 (如甲醛其他肝病 (如原发性胆管硬化或慢性活动性肝炎)。

4. 临床分类

(1) Thompson 按部位将其分为四型：

Ⅰ型：胆总管远端硬化性胆管炎。

Ⅱ型：继发于急性坏死性胆管炎的硬化性胆管炎。

Ⅲ型：慢性弥散性硬化性胆管炎。

Ⅳ型：合并有肠道炎性疾病的慢性弥散性硬化性胆管炎。

(2) 根据硬化性胆管炎病变范围又分为：

①弥散型，遍及肝内、外胆管。

②肝外胆管节段型。

③肝内、外胆管硬化伴有肝硬化。

(二) 鉴别诊断

PSC 须与慢性活动性肝炎、继发性硬化性胆管炎、原发性胆管癌、原发性胆汁性肝硬化及自身免疫重叠综合征等相鉴别。

1. 慢性活动性肝炎　早先曾有将 PSC 诊断为慢性活动性肝炎的报道。主要原因是在这些患者的组织学检查中发现碎片状坏死，这一现象现被认为是 PSC 的一个特征。依靠胆管造影可以解决两者鉴别诊断的困难。此外，慢性活动性肝炎患者多有急性肝炎病程，常有肝炎接触史，或输血、注射污染等，发病年龄较轻，一般在发病 2 ～ 3 周后黄疸逐渐消退，血清 ALT 明显升高而 GGT 与 ALP 不增高或仅轻度增高等特点，可资鉴别。

2. 继发性硬化性胆管炎　该病多有胆管疾病反复发作史或胆管手术史，胆管的炎性狭窄多为环状，狭窄部位短，胆管黏膜上皮损伤明显，可有糜烂、溃疡和肉芽肿形成，常伴有结石。而 PSC 的胆管狭窄部较长，且病变主要在黏膜下层，呈纤维化改变，胆管黏膜完好无损，是两者主要鉴别点。

3. 原发性胆管炎　少数 PSC 病例发病前仅为肝内或肝外的胆管，当仅有肝内胆管病变时，则应注意与原发性胆管炎相鉴别。原发性胆管炎是一种多发于年轻女性的疾病，组织学上表现为非化脓性胆管炎，血清中含有高滴度的抗体，在肝外胆管不发生病变。而 PSC 大多发生于男性，许多患者伴有溃疡性结肠炎，无血清标记出现或抗体滴度较低可资鉴别。

4. 原发性胆管癌　该病发病年龄通常在 40 ～ 50 岁，常有体重减轻或消瘦，手术探查及组织学检查可以确诊。对于节段性或弥散性胆管狭窄的 PSC 病例，由于胆管的广泛狭窄及胆管树的广泛纤维化，将其与胆管癌区别开来较为困难，尤其是当肝内胆管未被侵及时，肝内胆管广泛性扩张更常见于胆管癌而不常见于 PSC。但有肝外胆管狭窄者，一定要考虑胆管癌的可能，必要时可行细胞学或活检，以排除胆管癌。

5. 原发性胆汁性肝硬化　该病发病年龄以 20 ～ 40 岁多见，病程徐缓，黄疸有波动，伴肝脾大，血清抗线粒体抗体阳性，免疫球蛋白明显增高，诊断、鉴别诊断不困难。

6. 自身免疫重叠综合征 (AIH/PSC) 该综合征具有自身免疫性肝炎 (A1 H) 和 PSC 症状，同时符合二者的诊断标准，即高球蛋白血症，抗核或抗平滑肌抗体阳性，肝活检证明有胆管改变，并有肝门区域坏死、炎症活动的自身免疫性肝炎患者，应考虑并发 PSC(AIH/PSC 重叠综合征) 的可能。这时需行胆管造影，以确诊或排除自身免疫重叠综合征。

四、治疗

PSC 的治疗必须考虑到破坏的胆管并不能像肝细胞那样有再生的可能性。因此，PSC 宜在其病程的早期即给予治疗。治疗目的是防止胆管的进一步损伤和破坏。治疗方法有：①对其症状和并发症的处理；②对潜在疾病进程的特异疗法。

（一）药物治疗

药物治疗主要目的是减轻黄疸、控制感染、保护肝脏。早期 PSC 仍以药物治疗为主。

1. 皮质类固醇 皮质类固醇不仅能抑制炎症反应，减轻胆管纤维化，而且具有直接利胆、降低血胆红素，从而减轻黄疸的作用。泼尼松 40～60 mg/d，连服数周至数月后疗效明显，但长期用药可延迟胆管炎存在或形成肝脓肿。尤其对已处于骨质疏松病危险边缘的 PSC 患者，应特别注意该药的长期不良反应，促使骨质疏松症的发作及发展，增加自发性骨折的概率。

2. 利胆剂

（1）考来烯胺：是一种非吸收性树脂，因具有胆盐结合作用而被用于治疗 PSC，4 g/ 次、每日 3 次。只要有足够的胆汁流量，服用 2～3 日后，即能缓解患者的瘙痒症状，但不能改变 PSC 病程。

（2）熊去氧胆酸（HCDA）：是一种亲水胆酸，除抑制胆固醇生物合成外，还可与磷脂酰胆碱结合形成一种混合晶体，使过饱和的胆固醇可溶性增加，从而增加胆汁的流动性，用于治疗 PSC。一般剂量 12～15 mg/(kg•d)，最大剂量可达 20 mg/(kg•d)，可显著改善碱性磷酸酶（AIP）和 γ- 谷胺酰转肽酶（GGT）水平。

3. 脂溶性维生素 PSC 病程后期，可能有脂肪泻和脂溶性维生素缺乏。据报道，80% 以上的晚期患者维生素 A 缺乏；40%～50% 维生素 D、E 缺乏。除在饮食上注意给予高蛋白、低脂肪、多维生素外，应注意给予脂溶性维生素的补充。

4. 广谱抗菌药物 对于出现发热、腹痛的 PSC 患者，可短期应用广谱抗菌药物，以控制胆管感染，防止发生上行胆管炎或复发性胆管炎。一般不宜长期应用，预防发生耐药性，增加以后处理的难度。卷曲霉素具高胆管穿透性，曾被推荐用于细菌性胆管炎的治疗和预防，其代用药物有阿莫西林、甲氧氨苄嘧啶、磺胺甲基异恶唑。这些药物能够减少细菌性胆管炎发作频率和减轻严重性。

5. 抗纤维化药 有研究表明，秋水仙碱对肝硬化有较好的疗效。该药物具有抗纤维发生、抑制胶原合成的作用，故可用于 PSC 的治疗。

6. 中药治疗 中医学根据 PSC 的发展分为早、中、后三期进行辩证的治疗。早期以清热利胆为主；中期以活血化瘀为主；后期以健脾利水为主。

（1）方剂：复方茵陈汤加减。

（2）常用药物：有以下四类。清热利胆：茵陈、金钱草、红藤、龙胆草、丹皮、黄芩、芒硝等。活血化瘀：赤芍、桃仁、红花、丹参、郁金、蒲黄、五灵脂、山甲、皂刺、三棱、莪术，大黄等。理气开郁：柴胡、元胡、木香、厚朴、枳实、莱菔子、青皮等。健脾扶正：党参、白术、当归、玄参、麦冬、石斛、神曲、鸡内金等。

7. 联合药物治疗 由于单用一种药物常因疗效较差而需加大剂量，会带来毒性作用，使其使用受到限制。采用联合用药，则不同的药物通过不同的机制同时或先后作用，相加或协同作用达到提高疗效的目的。又由于每种药物的剂量有所减少，它们的毒性作用也相应降低。联合药物治疗已被推崇为药物治疗 PSC 的未来方向。

目前已有熊去氧胆酸与泼尼松，熊去氧胆酸与 BUD，秋水仙碱与泼尼松，甲氨蝶呤与熊去氧胆酸等联合用药的试验和报道。应用药物联合作为新的治疗方法，包括熊去氧胆酸、甲氨蝶呤、抗菌药物及其他免疫调节药物进行联合治疗，是今后最有前景的治疗方案。

（二）内镜治疗

1.胆管球囊扩张　许多治疗中心在行内镜诊断的同时对胆管狭窄进行治疗，利用内镜下行球囊扩张或支撑来缓解 PSC 患者的胆管梗阻。先在内镜下行胆总管括约肌切开，高压球囊扩张后，然后酌情采取定期反复扩张，或放置胆管支撑管。经扩张后胆管造影检查，一部分患者显示狭窄部位的改善。扩张后的 1、3、5 年生存率分别为 91%、80% 和 68%。可见，通过向胆管插入气囊导管扩张狭窄，至少可以暂时缓解胆管梗阻或感染，尤其适合远端狭窄的患者。该法没有穿刺性的肝创伤，也不需长期的外流。但是，由于狭窄再生较快，且操作复杂，即使对于肝外胆管较长的狭窄经内镜插入球囊导管往往较困难，甚至是不可能的。因此，务必注意适应证的选择，仅适用于高度狭窄的患者作为暂时解除胆管梗阻的措施。

2.经皮肝穿扩张或支撑　对不能经内镜方法扩张的肝内胆管狭窄（近端的主要狭窄），可经皮穿刺途径扩张狭窄的胆管。经皮途径扩张具有可多次连续扩张和支撑的优点。无论是术前或是术后切除肝外胆管的患者，经皮穿刺都是有益的。方法是将导管行单侧、双侧或右三叶置入，也可通过经皮穿刺导管对主要狭窄部位行球囊扩张，每 2～3 个月更换 1 次支撑管。接受长期置管支撑患者从第 1 次接受治疗时计 1、3、5 年生存率分别为 84%、79% 和 60%。值得注意的是，该方法属有创的治疗手段，操作的并发症包括胆管出血、胆漏，以及长期置管引流导致肝功能衰竭等，需认真加以防范。

（三）手术治疗

手术治疗的主要目的是胆管减压、保护肝脏。术中准确的临床分型判断和正确的手术方式选择至关重要。原则上对不同的临床类型宜采取不同的手术方式，方能达到较好的疗效。

1.弥散性硬化性胆管炎　此类患者胆管病变遍及整个肝外胆管及主要胆管，手术可在切开胆总管后，以胆管扩张器尽可能的将其逐步扩张，然后放置"T"形管引流。术后辅用抗菌药物、利胆剂、肾上腺皮质激素治疗，或中西医结合治疗。但是经数月后，"T"形管被胆泥堵塞，将进一步加剧胆管阻塞、胆管炎，甚至发生败血症，需认真加以防范。少数患者肝胆管和肝脏病变呈进行性，可迅速发展成胆汁性肝硬化、门静脉高压和肝功能衰竭或上消化道出血，此乃以肝移植治疗为适宜。

在弥散性肝管狭窄的患者，其左、右肝管分叉部的狭窄更为显著。因此，治疗上可将肝外胆管及其分叉部切除，通过左、右肝管逐渐扩张，置入相应较粗的硅橡胶管或聚乙烯管，以"U"形管的形式引出体外，再行 Rcnix-en-Y 肝管空肠吻合。为方便手术操作，术前先行经皮穿刺，于左、右肝管分别置管，有助于术中肝管分叉部的分离。在胰腺上缘水平分离出胆总管，将胆总管自近端从门静脉上分离出来，直至肝管分叉水平。再将左、右肝管自近端分离至分叉处，把 Ring 导管换为更大的 Silastic 导管，在支撑管的支持下行左、右肝管与 Ronx-en-Y 空肠袢的胆肠吻合。

2.节段性硬化性胆管炎　这类患者胆管的硬化性节段，可能发生在肝外胆管，如肝总管及胆总管的狭窄；或发生在左、右肝管与肝总管分叉部的狭窄。对肝总管及胆总管的狭窄，可切除部分肝外胆管，并在狭窄以上的扩张胆管空肠 Roux-en-Y 吻合或间置空肠胆管十二指肠吻合。

对左、右肝管与肝总管分叉部的狭窄，此种情况下肝内胆管多呈扩张，则宜早期行肝门部胆管引流，或扩张部胆管与空肠 Roux-en-Y 吻合，以减少胆管梗阻对肝脏的损害。

3.晚期硬化性胆管炎　晚期 PSC 患者常合并胆汁性肝硬化，有时出现门静脉高压症和上消化出血，肝功能明显损害等，治疗上较为困难，唯肝移植术是其适应证。在缺乏肝移植条件时，可采取以下方案处理，以挽救患者。

对胆管梗阻及感染较重，肝功能损害也较明显者，宜首先行胆管引流。经胆管引流后，患者的门静脉高压症可能部分缓解（一般很难完全消退），待肝功能好转后，行脾—肾静脉分流或肠系膜上静脉—下腔静脉分流术，以降低门静脉系统压力。再经 3～6 个月后行胆管—空肠吻合，以解决胆管狭窄。

4.肝移植术　关于肝移植指征，从理论上说肝脏疾病已达晚期，患者可能在短期内丧失生命而条件具备时，均可为肝移植的指征。

总之，对于 PSC 患者的治疗，需要多学科共同参与，包括消化科、介入科、肝胆外科和移植外科医生。治疗方案的确定必须建立在胆管造影征象，肝活检的组织学分级，以及临床症状表现为基础，早期表现可以非手术治疗为主，达到减轻黄疸，控制感染和保护肝脏的目的，可采取中西医药物对症治疗。对于组织学 Ⅰ 和 Ⅱ 级肝外或肝门周围为主要狭窄部位，以及具有显著症状如胆管炎、黄疸或瘙痒患者，应选择肝外胆管切除术。若活检证明肝脏重度纤维化，则应行肝移植术，对于这种患者，内镜球囊扩张可能使症状减轻，但致死率可增高。对于有症状但不能行内镜治疗的患者可行经皮穿刺扩张或放置支撑管治疗。

（万学谦）

第十三章 肛门直肠结肠常见疾病

第一节 溃疡性结肠炎

溃疡性结肠炎是一种病因尚不十分清楚的结肠和直肠慢性非特异性炎症性疾病，病变局限于大肠黏膜及黏膜下层。病变多位于乙状结肠和直肠，也可延伸至降结肠，甚至整个结肠。病程漫长，常反复发作。本病见于任何年龄，但 20～30 岁最多见。

一、病理

溃疡性结肠炎是一种局限于结肠黏膜及黏膜下层的炎症过程。病变多位于乙状结肠和直肠，也可延伸到降结肠，甚至整个结肠。炎症常累及黏膜上皮细胞包括隐窝细胞。急性期和早期浸润的炎细胞主要是中性和酸性粒细胞、慢性期和极期，则浆细胞、淋巴细胞充斥于黏膜固有层。炎细胞侵入形成隐窝脓肿，许多细小脓肿融合、扩大，就形成溃疡。这些溃疡可沿结肠纵轴发展，逐渐融合成大片溃疡。由于病变很少深达肌层，所以合并结肠穿孔、瘘管形成或结肠周围脓肿者少见。少数重型或暴发型患者病变侵及肌层并伴发血管炎和肠壁神经丛损害，使肠壁变薄、肠腔扩张、肠运动失调而形成中毒性巨结肠。炎症反复发作可使大量新生肉芽组织增生，形成炎性息肉；也可使肌层挛缩、变厚，造成结肠变形、缩短、结肠袋消失及肠腔狭窄，少数病例可有结肠癌变。

二、临床表现

溃疡性结肠炎的好发年龄为 20～40 岁，临床症状差异很大，轻者仅有少量出血、重者可有显著的全身和消化道症状甚至危及生命。常见症状有腹痛、腹泻、便血等，严重病例可有发热及体重减轻。出血原因可以是溃疡、增生和血管充血所致的炎症以及黏膜假息肉。腹泻多继发于黏膜损害，常伴有水、电解质吸收障碍、血清蛋白渗出。直肠炎时可使直肠的激惹性增加。腹痛常为腹泻的先兆。偶可有肠外表现，甚至掩盖了肠道本身的症状。约 10% 患者可有坏疽性脓皮病、结节性红斑、虹膜炎、口腔阿弗它性溃疡和多关节炎。

三、实验室检查

患者并无特异性检查的异常。贫血较常见，且为失血量的一种反映，但慢性患者的贫血可由慢性疾病所致。急性期、活动期或重症病例可有白细胞增多。和低钾血症、低蛋白血症一样，血沉亦为疾病严重程度的一种反映。首发病例须做寄生虫学检查及粪便培养，以除外特殊原因所致的腹泻：如阿米巴病、志贺氏菌痢疾和螺旋菌感染。

四、内镜检查

溃疡性结肠炎直肠一乙状结肠镜检查适用于病变局限在直肠与乙状结肠下段者，病变向上扩展时做纤维结肠镜检查有重要价值，可赖以确定病变范围。镜检可见黏膜弥散性充血、水肿，正常所见的黏膜下树枝状血管变成模糊不清或消失，黏膜表面呈颗粒状，脆性增加，轻触易出血。常有糜烂或浅小溃疡，附着黏液或脓性分泌物；重型患者溃疡较大，呈多发性散在分布，可大片融合，边缘不规则。后期可见炎性息肉，黏膜较苍白，有萎缩斑片，肠壁僵直而缺乏膨胀性。亦可见癌瘤。

五、X 线检查

溃疡性结肠炎应用气钡双重对比灌肠检查，有利于观察黏膜形态。本病急性期因黏膜水肿而皱襞粗大紊乱；有溃疡及分泌物覆盖时，肠壁边缘可呈毛刺状或锯齿状。后期纤维组织增生，结肠袋形消失、肠壁变硬、肠管缩短、肠腔变窄，可呈铅管状。有炎性息肉时，可见圆或卵圆形充盈缺损。重型或暴发型患者一般不宜做钡灌肠检查，以免加重病情或诱发中毒性巨结肠。钡餐检查有利于了解整个胃肠道的情况，特别是小肠有无受累。

六、诊断和鉴别诊断

溃疡性结肠炎的主要诊断依据包括慢性腹泻、脓血或黏液便、腹痛、不同程度的全身症状、反复发作趋势而无病原菌发现。内镜或 X 线检查有炎症病变存在，且有溃疡形成等。因本病缺乏特征性病理改变，故需排除有关疾病 (包括慢性痢疾、克隆氏病、结肠癌、血吸虫病、肠激惹综合征、肠结核、缺血性肠炎、放射性肠炎、结肠息肉病、结肠憩室炎等) 方能确诊。

七、溃疡性结肠炎的内科治疗原则

溃疡性结肠炎的内科治疗目标是终止急性发作、预防复发和纠正营养及水电失衡。

在着手治疗前必须考虑四种因素：

(一) 病变的部位

除了偶然的例外，溃疡性结肠炎只累及结肠。在结肠范围内，病变可累及局部或全部结肠 (全结肠炎)。病变的范围与预后相关，并是决定疗效的一个重要因素。

(二) 疾病的活动性

急、慢性溃疡性结肠炎有着不同的临床表现，其治疗效果也各有不同。治疗方案也必须与病情严重程度相适应。

(三) 病程的长短

病程长短也是影响疗效的一项重要因素。

(四) 全身状况

患者一般状况较差时，其疗效亦稍逊。某些病例常有心理因素存在，可能成为疾病慢性化的因素之一。

此外，在策划治疗方案时还有一些其他因素应当考虑，如起病年龄超过 50 岁时，多呈轻型经过并可伴发另外系统的疾病。患者既往发作的严重性也与患者可能出现的治疗反应有关。

如果已经确诊，医生须进一步确定治疗目标及与之相关的生命质量。由于存在着少数患者不能彻底治愈的可能性，医生与患者还应就 "治疗失败" 问题达成共识。不切实际的奢望可构成制约疗效的重要因素，并可损害医患之间的友善关系，妨碍治疗计划的实施。

八、溃疡性结肠炎的治疗方式

(一) 营养

患者的营养状况与疗效息息相关，良好的营养状况可以增进疗效。但实际上许多患者的体重低于正常标准 10% 甚至 20% 以上，还有不少患者呈现出特殊性营养缺乏的症状。过去对避免粗糙食物代之以易消化、高蛋白饮食强调颇多，目前至少仍适用于急性期患者。对已发展成

慢性营养不良者 (低于标准体重 20% 以上)，更应采取营养治疗。

(二) 对症治疗

对症治疗既可改善患者的一般状况和营养，又可减轻症状。临床上常可遇到这样的情况，患者为减轻症状而过度或过久地用药，一旦药物成瘾又对健康构成新的危害。再者麻醉药品可影响肠道运动甚至诱发中毒性巨结肠。非麻醉性镇痛药可酌情使用，但也应随时警惕毒副作用，少数溃疡性结肠炎患者服用阿司匹林后促发了消化性溃疡。

抗胆碱能药物也有促发中毒性巨结肠之虞，而且对缓解腹部疼挛不一定有效。一般来讲，对溃疡性结肠炎患者最好不用这些药物，除非对非活动期或轻、中型患者做短时间的应用。

对症治疗的关键是抗腹泻制剂，尤其是地芬诺酯和氯苯胍酰胺 (洛哌丁胺)。虽然二者均属"局限药品"，且后者很少毒副作用，拮抗腹泻制剂的成瘾性仍不容忽视。有些患者为急于控制腹泻常自行超量服药。从某种程度上讲，这类药物的效力要基于不间断地服用。因此，对于控制腹泻所需的剂量及用药指征都应有一个严格的标准，以保无虞。

在支持治疗中多种维生素和铁剂常被应用，患者亦常诉服用上述药品后症状有所改善，但是维生素、矿物盐和其他补品 (除已出现缺乏症外) 仍属经验用药，几乎没有证据支持"大剂量维生素"疗法。

急性期或危重患者可能需要输液、输血或静脉滴注抗生素。但对溃疡性结肠炎患者来讲，抗生素并不常用，而且也无证据表明溃疡性结肠炎患者须长期使用抗生素。抗生素应用的主要指征是：存在或疑及有腹腔内感染或腹膜炎，后者可见于中毒性巨结肠病例。已知当有败血症和营养不良存在时，由中毒性巨结肠而致死的病例增加。在这种情况下，适当地使用抗生素可能会挽救生命。McHenry 指出：大多数腹腔内感染是由需氧和厌氧菌混合性败血症所致，因此所选用的抗生素应能兼顾这两类细菌。一般公认氨基糖甙类抗生素对需氧的革兰氏阴性杆菌有效，而氯霉素、林可霉素、头孢噻吩、甲硝唑或羧苄西林等则可针对厌氧菌群。业经证实庆大霉素与林叮霉素联用对腹腔内感染的有效率为 68% ～ 93%，可谓安全有效。庆大霉素与甲硝唑联用或妥布霉素与甲硝唑联用也有良好的效果。Harding 等通过前瞻随机对照性研究发现林可霉素，氯霉素分别与庆大霉素联用治疗腹腔内感染同样有效。

静脉高营养或全胃肠道外营养 (TPN) 在以下情况时十分有价值：①严重营养不良者或需切除结肠者的一种术前辅助治疗；②已做过结肠切除术者的术后治疗。一般来讲，TPN 应连续进行 2 ～ 3 周，长期应用的价值不大。目前认为：TPN 作为一种主要治疗手段时很少有效，而作为一种辅助治疗则具有一定价值。

(三) 功能锻炼

溃疡性结肠炎患者，每天坚持一定的体力或脑力活动十分重要。因为慢性疲劳、不适、抑郁、忧虑等症状可能都很突出，而坚持机体的功能活动则可减轻这些症状。值得指出的是：当患者一般状况欠佳时，医生和患者家属均有鼓励患者休息的倾向，但实际上那些坚持功能锻炼的患者却更常获得症状改善，甚至治疗效果会更好。

(四) 住院治疗

下列原因适于住院治疗：

1. 轻型病例经 1 个月治疗未见显著改善者。住院可实现两个目标：摆脱加重病情的环境、给医生提供进行更有效的强化治疗的条件。

2. 伴厌食、恶心、呕吐、发热和腹泻难控制的严重病例 (急性暴发型)。这类患者立即住院不仅可及时提供必要的治疗措施，还可预防并及时识别并发症 (如中毒性巨结肠)。

3. 发生了全身或局部并发症：如严重出血及贫血、严重的低清蛋白血症或疑有癌变等。外科治疗的指征不仅针对结肠的并发症 (中毒性巨结肠、行将发生的穿孔)，也包括多种内科治疗无效的顽固性病例，这些病例均须住院治疗。

4. 为了排除来自家庭或工作环境中的心理负担。

(五) 心理治疗

保持医患之间长期友谊十分重要，但偶尔也需要心理科或精神科医生的会诊。安定药或抗抑郁药的应用只限于那些有显著忧虑或抑郁症的患者，它能帮助年轻患者克服他们自己过于简单的想法，并使其病情好转。

(六) 局部治疗

对远端溃疡性结肠炎，尤其是直肠炎和直肠一乙状结肠炎，氢化可的松灌肠 (100 mg 氢化可的松加于 60 mL 氧化钠溶液之中) 已证实无论对缓解症状或减轻炎症反应均十分有效。每天用药连续三周之内不致引起肾上腺的抑制。虽然尚无一项有关类固醇局部治疗与安慰剂或口服类固醇治疗的对照性研究，但在临床上常用氢化可的松灌肠以治疗溃疡性直肠炎或直肠一乙状结肠炎，取得一定疗效。氢化可的松灌肠还可对全结肠炎型溃疡性结肠炎伴显著里急后重和直肠出血的患者有一定的辅助治疗价值。

柳氮磺吡啶及其各种衍生物局部灌肠已引起医家注目。业经证实，5- 氨基水杨酸 (5-ASA) 灌肠或制成栓剂可有效地治疗远端结肠炎或直肠炎，与皮质激素不同，这一疗法即使长期应用亦不会发生肾上腺抑制。

某些患者对 5-ASA 的反应迅速，症状可于 1 ～ 2 天内消失。大多数患者病情在 1 ～ 3 周内逐渐改善，也有经 1 ～ 3 月治疗后好转者，足见敏感性和有效率在人群中有很大差异。一般来说，取得乙状结肠镜下的改善常需较长时间，而取得组织学的改善则需更长时间。

用 5-ASA 灌肠所达到的缓解大部分在停药几个月之内复发，尽管柳氮磺吡啶 (SASP) 还在维持用药。Allen 认为这种高复发率应归结为接受治疗者多是顽固病例或经安慰剂对照实验证实为耐药的病例。因为在许多使用 5-ASA 局部灌肠治疗的研究中，大多数患者都有对各种疗法失效的历史。

(七) 难治性直肠 - 乙状结肠炎的处理

约 15% 的远端溃疡性结肠炎患者有复发倾向且对多种疗法不起反应。患者可有直肠出血，却常无腹泻或其他症状。难治的焦点有二：①频发性直肠出血和里急后重；②持续性直肠出血。这些症状如已持续多年，其扩散的危险性很低；据 Richard 报道，多数患者的病情扩散发生在起病的二年之内。

对难治性病例，澄清下列情况特别重要。①确认无其他感染 (如螺旋菌、难辨性梭状芽孢杆菌) 的存在；②如有可能，通过结肠镜检查确定肠管内炎症损害的范围及其上界。

几乎所有的难治性病例均已接受过某种形式的治疗，但仍可重新使用这些药物，尤其是联合用药。因此，定期氢化可的松灌肠 3 周、类固醇栓剂局部治疗与 SASP 口服治疗就构成了针对这种情况的最常应用的方法。此外，有的患者夸大病情，此时应鼓励他恢复信心。

九、特异性药物治疗

(一) 柳氮磺吡啶 (SASP)

SASP 是治疗溃疡性结肠炎时最常使用的药物。许多临床实验已证实了它的应用价值，但其确切的作用机制还不十分清楚。

1. 体内过程 SASP 是 5-ASA 和磺胺吡啶 (SP) 以偶氮键相互结合的产物。摄入量大部分自小肠吸收，约 10% 经肾脏排泄，其余部分经胆汁无变化地返回肠道。在靠近结肠部位，SASP 被细菌分解为 5-ASA 和磺胺吡啶，以原型存留于粪便中者极少。偶氮键可在结肠菌丛的作用下分离，释放出的磺胺吡啶大部分被吸收并由尿中排泄，而约占半数的 5-ASA 滞留于结肠并经粪便排泄。若将抗生素与 SASP 同服，就会因结肠菌丛的变化而影响到菌丛对 SASP 的分解。IBD 的腹泻加速了肠道排空过程也会影响到对细菌 SASP 的分解。

2. 作用机制 多年来有关 SASP 作用机制的研究颇多，仁智各见，尚无一个系统完整的理论。据已发表的资料，SASP 的作用机制可归纳为以下几方面：① SASP 可做为其活性代谢产物——5-ASA 的运输工具，使后者以口服难于达到的浓度运抵结肠，从而在结肠局部发挥抗炎作用。② SASP 及其代谢产物的局部和全身免疫作用。体外实验证实 SASP 和 SP 均可抑制有丝分裂所致的淋巴细胞毒；溃疡性结肠炎患者服用 SASP 后，可使异常的免疫功能恢复正常，这一免疫学变化并与临床症状的改善相符；进一步研究证实：SASP 和 SP 可抑制自然性 T 细胞介导的细胞毒作用，而 5-ASA 则可抑制免疫球蛋白的分泌。③ SASP 及 5-ASA 对 IBD 的治疗作用主要是它影响了花生四烯酸代谢和一个或几个环节。研究表明：有两种花生四烯酸的代谢产物可能是肠道炎症的重要调节者，这两种代谢产物是环氧化酶产物 (主体是前列腺素) 和脂氧化酶产物 (主体是白细胞三烯)。在活动性溃疡性结肠炎患者的直肠黏膜、门脉血和粪便中前列腺素含量的增加已得到证实。体外实验也证实了 SASP 与 5-ASA 能抑制前列腺素的合成与释放，并抑制前列腺素合成酶的活性。④有些学者注意到一些非甾体抗炎药如吲哚美辛、氟吡咯酚均比 SASP 和 5-ASA 有更强的前列腺素合成抑制作用，服用此类药物后虽血清和直肠黏膜中前列腺素水平下降，但临床情况并未随之改善。这表明前列腺素并非肠道炎症的主要调节者，也表明 SASP 和 5-ASA 的治疗作用并非源于前列腺素含量的下降。进一步研究发现：5-ASA 的确可促进前列环素的合成、SASP 也的确可抑制前列腺素 -F2 的破坏，于是又有人提出一种对立的理论即：前列腺素对结肠黏膜行使着一种细胞保护作用。⑤最近的几项研究又指出了 SASP 和 5-ASA 的另一作用——反应性氧气清除剂作用可对 IBD 的疗效有重要的影响。

3. 临床应用

(1) 初始治疗：轻症病例第一周内 SASP 按 4 g/ 日的剂量服用，第二、三周按 2 g/ 日剂量服用，三周后 80% 患者症状改善，25% 患者完全缓解 (依临床和乙状结肠镜的标准)。重症病例多联用其他药物，原则上并不单用 SASP 治疗。

(2) 维持治疗：1965 年 Misiewicc 等对 34 例溃疡性结肠炎患者进行了前瞻、随机、对照性观察，追踪 12 个月后发现：每天服 SASP 2 g 维持治疗者的复发率是 28%，而对照组复发率竟达 72%。其他几项研究表明：约 86% 处于临床静止期患者每天服用 2 g SASP 后仍然没有症状，而不足 20% 的对照组患者则复发。这些研究充分证明了维持治疗的必要性。在一项 172

例的随机试验中，复发率与维持量的大小有关，每天服 1、2、4 g SASP 患者的复发率分别是 33%、14% 和 9%(随诊时间 12 个月)。无论在初始治疗或维持治疗阶段，剂量越大疗效越高，但不良反应也越多。权衡起来，2 g/ 日 SASP 当属耐受性最佳的维持剂量，也是复发率较低的维持剂量。如遇严重复发，此剂量可酌情增至 3 ～ 4 g/ 日。

维持治疗所需的时间还存有争议。多数学者认为：在主要症状缓解后，持续至少一年以上的维持治疗是适宜的。

(3) 药物间的相互作用：因为 SASP 的代谢取决于正常肠道菌群，如同时服用抗生素就会延缓此药的代谢。对人类的观察表明：由壅塞症、盲袢综合征或憩室病所致的菌群失衡可导致药物更快的代谢和吸收。

如将硫酸亚铁与 SASP 同时服用可导致血中 SASP 含量的下降。这是由于 SASP 与铁离子螯合，从而干扰了铁的吸收。

此外，SASP 还可加强抗凝剂、口服降糖药和保太松类的作用。SASP 而非 SP 或 5-ASA 还可竞争性地抑制叶酸轭合酶来抑制叶酸的吸收。考来烯胺与 SASP 联用会妨碍后者在肠道的吸收。同时服用 SASP 及地高辛，可使后者的生物利用度减少 25 K。

(4)SASP 的主要毒副作用及其处置：文献报道在治疗 IBD 过程中，SASP 不良反应的发生率 20% ～ 50%。今将其主要毒副作用及其处置列于下表。

(二) 肾上腺皮质激素

肾上腺皮质激素 (简称激素) 是治疗急性期、重型或暴发型溃疡性结肠炎的首选药物，而泼尼松则是最常应用的激素类型。其作用机制是激素有助于控制炎症、抑制自身免疫过程、减轻中毒症状。具体剂量、用药途径和疗程依病变部位、范围及严重程度而定。

1. 直肠炎　如炎症只局限于直肠且硬式乙状结肠镜可以界定其上限时，可局部应用激素治疗，亦常与口服 SASP 联用。栓剂或泡腾剂最为理想。但有的病例无效，其中有些严重病例需静脉点滴激素或做外科手术。

2. 轻型发作　轻型发作是指每天腹泻少于四次，伴有或不伴有血便，无全身症状而炎症范围超出直肠以外的病例。此类患者同时口服激素及激素保留灌肠。疗程至少需 3 ～ 4 周，如病情缓解，再用 3 ～ 4 周后可将泼尼松减量。如在疗程中或减量期中病情恶化，应按中度发作处理甚至住院静脉输液治疗。

3. 中型发作　中型发作的表现介于轻、重型发作之间。每天腹泻超过四次但一般状况好，无全身症状。这类患者也需在口服泼尼松 (40 mg/ 日) 的同时给予激素灌肠治疗。第二周口服激素剂量减至 30 mg/ 日、第三周减至 20 mg/ 日维持 1 个月。此疗法可令大多数患者达到缓解。口服激素可以减少到 0。如患者未获缓解，则应住院、按重型发作治疗。

4. 重型发作　此型发作的表现为伴有全身症状的严重发作 (伴发热、心动过速、贫血、低蛋白血症或血沉增快等)。重型患者均须住院治疗，可予输液的同时加用激素 (氢化可的松 400 mg 或甲泼尼龙 64 mg/ 日)，并加用局部灌肠治疗 (氢化可的松 100 mg 加于 100 mL 生理盐水中保留灌肠，1 日两次)。静脉输液期间除饮水外，禁用其他食物，但营养不良者需给静脉高营养。

尽管静脉滴注氢化可的松对严重发作是有效的，但仍有四分之一患者需做紧急结肠切除术。

与安慰剂相比，无论可的松 (50 mg/ 日 × 一年) 或泼尼松 (15 mg/ 日 ×6 个月) 均未显示其维持缓解的作用，因此，肾上腺皮质激素无须用做维持治疗。

（三）免疫抑制剂

由于多数溃疡性结肠炎病例可用 SASP 和 / 或肾上腺皮质激素治愈，外科手术对溃疡性结肠炎的疗效也很好，所以临床医生并不经常使用免疫抑制剂来治疗溃疡性结肠炎。但若遇到下列情况则可考虑使用免疫抑制剂：①疾病转为慢性且经激素和 SASP 治疗无效者；②出现激素的毒副作用如高血压、骨质疏松、糖尿病和精神病时；③激素剂量＞ 15 mg/ 日，用药超过 6 个月而仍未获缓解者；④直肠 - 乙状结肠炎患者对常规口服和局部治疗 (SASP、5-ASA 和 / 或激素) 无效者。

免疫抑制剂如 6-MP、硫唑嘌呤、氨甲蝶呤可使 70% 的溃疡性结肠炎获得缓解，一旦达到缓解，这类药物须维持治疗 2 ～ 3 年。

（四）其他药物

鉴于复发性溃疡性结肠炎患者常有主细胞数量的增加，有人提出主细胞稳定剂，色甘酸钠可有治疗作用，但还未被公认。

十、溃疡性结肠炎的外科治疗

切除病变的结肠或直肠可治愈大多数的溃疡性结肠炎。为此患者须经受一定的手术风险。十余年前几乎没有术式选择的余地，多主张行"短路"手术，认为这种手术操作简单，对患者打击小，效果同样可靠。但经长期随诊观察发现这类"短路"手术不仅会引起"盲袢综合征"，而且多数在术后复发。今天，已有多种术式开展成功，临床上可根据病变性质、范围、病情及患者全身情况加以选择。

（一）手术指征

肠穿孔或濒临穿孔；大量或反复严重出血；肠狭窄并发肠梗阻；癌变或多发性息肉；急性结肠扩张内科治疗 3 ～ 5 天无效；结肠周围脓肿或瘘管形成；活检显示有增生不良；长期内科治疗无效，影响儿童发育。

（二）术前准备

全面的斟酌在过去的数十年中，外科治疗溃疡性结肠炎的方式比较恒定，患者多需接受并非情愿的回肠造口术。至今，直肠结肠切除术与末端回肠造口术仍是溃疡性结肠炎外科治疗中最常应用的方法。

医生在与患者谈论手术问题时，首先要取得患者的信任。向患者详细介绍回肠造口术的相关资料，以求最大限度地增强病家对这一造口术的心理承受能力。一般来讲，术前病情越紧急、病体越虚弱者，其心理承受力越强。如有可能，向患者提供图解资料并安排患者与性别相同、年龄相近、康复较好的回肠造口病友会面。

尽管做了这些努力，仍有些患者不愿或拒绝外科手术。此时有两种选择：①节制性回肠造口术；②盆腔内贮藏的回肠一肛门吻合术。明智的做法是在外科会诊前将这两种选择余地告知患者。患者可能对手术提些问题以及可能出现哪些并发症等。医生所做的答复可能因人而异，Victo 的意见是应当告诉患者，术后伤口愈合不良、阳痿及某些回肠造口术的并发症可能出现。

全身的准备有贫血时可输全血或红细胞来纠正。电解质紊乱也需纠正。结肠炎急性发作时可发生严重的低钾血症。低清蛋白血症则反映了慢性营养不良状态或继发于急性暴发型结肠炎所致的大量蛋白的渗出。术前输注清蛋白可恢复正常水平，也可考虑给予全胃肠道外高营养(TPN)。TPN 适用于严重营养不良有可能帮助患者渡过急性发作的险关并于术前改善患者的一般情况，凝血障碍可用维生素 K 纠正。

如果患者已用皮质类固醇半年以上，术前或术后仍需使用。

抗生素可注射和口服同时应用。术前日，于下午 1 点、2 点和晚上 10 点钟各服红霉素及新霉素 1 g。对需氧或厌氧的革兰氏阴性杆菌敏感的抗生素，应于术前即刻静脉滴注并维持到 24 h 之后，如发生手术污染，抗生素应延长到 5 天以上。实践证实，联用妥布霉素与克林霉素或甲硝唑特别有效。

判断结肠炎的活动性可用导泻法。在某些病例中，小剂量 (100 mL) 枸橼酸镁或 10% 甘露醇常能较好耐受。

术前安排 2～3 天的要素或半要素饮食也有一定的价值。

造口处的标记对将做回肠造口术者应于术前做好腹壁造口处的标志。定位是否得当关系到患者恢复能否长期，因此可视为决定手术是否成功的关键。Frank 主张切口位置选定于左正中线旁为宜，此切口便于放置结肠造口袋。如切口过低或太靠外侧，会给回肠造口的照顾和功能带来严重问题。造口处应位于腹部脂肪皱襞的顶峰，并避开疤痕和皮肤的皱折。

(三) 手术方法

如果选择应根据患者年龄、病程、病变范围及患者意愿予以综合考虑。具体可供选择的术式有：

1. 回肠造口术　不做结肠切除或结肠一直肠切除术的单纯回肠造口术目前已很少施行，因病变结肠仍在，大出血、穿孔、癌变和内瘘等并发症仍可发生。但在下列特殊情况下仍可采用：①患者营养不良而不可能实施全身或胃肠道高营养者，通过单纯回肠造口术可使结肠得到休整，为二期手术做准备；②作为中毒性巨结肠治疗程序中的一个步骤；③结肠炎性质未定，有逆转可能性者。但所有这些理由都存有争议。

2. 全直肠一结肠切除术及回肠造口术　这是目前治疗溃疡性结肠炎患者的标准式式之一。术后可消除所有的结肠症状、复发的威胁和癌变的危险并恢复健康，手术可选择最佳时机进行。紧急手术却有较高的死亡率，尤其是在那些极少见过这种严重病例的医院，死亡率达 7%～15%。当患者情况允许时，可先行一期手术。对急腹症患者、极度虚弱患者或已做了次全结肠切除及回肠造口术的患者，可于数月后再做二期的直肠切除术。某些有经验的外科医师认为，即使在急症情况下，也能安全完成全直肠一结肠切除术：保留直肠所招致的不良影响更甚于疾病自身(存在着癌变的危险)。

虽尚无外科手术方法能有效地逆转肝胆或脊柱关节的并发症，但大多数病例，经直肠一结肠切除术后溃疡性结肠炎的肠外表现可以缓解。

全结肠切除术后回肠造口术的要点是切除病变肠管，远端闭合，取回肠末端于腹壁造瘘，形成永久性人工肛门。造口肠段的长度也很关键，应拉出皮肤表面 13.2 cm 长，这样当肠段顶端本身反折时在皮肤表面还留有 6.6 cm。这样反折可防止浆膜发炎，并保证回肠"乳头"有较多的组织突出腹壁，从而使回肠内容物排入回肠造口袋时不致污染皮肤。回肠造口袋用来收集肠内容物。

此简易装置不仅可防止术后皮肤发炎，还便于患者适应新的生活。

3.Kock 氏内囊袋手术　切除病变结肠，游离出一段带系膜的末端回肠，长约 45 cm，将近侧 30 cm 长肠管折叠，并在系膜对侧行浆肌层侧侧缝合。距缝合线 0.5 cm 纵行切开肠壁，然后行全层缝合，使成一单腔肠袋，再将远端 15 cm 长肠管向近端套叠，成一人工活瓣，使长约 5 cm，于其周围缝合固定瓣口，将内囊袋固定于壁腹膜上，其末端行腹壁造瘘。

这种术式的并发症主要与活瓣的机械结构有关。套叠而成的活瓣沿着肠系膜方向有滑动或脱出的倾向。由此可造成插管困难、失禁和梗阻。

并非所有内科治疗无效的溃疡性结肠炎均可接受这一手术。凡有精神病倾向者均不宜行此手术。次全结肠切除术祥回—肛肠内囊袋吻合术者也不宜做此手术，因为内囊袋周围的粘连会给继后的直肠切除术造成很大的困难。

4.直肠黏膜剥脱、回—肛肠吻合术　切除全部结肠及上三分之二直肠，保留 5～8 cm 一段直肠。在直肠黏膜与肌层之间，从上向下或自齿线向上将黏膜剥去，留下肌性管道，将游离的回肠 (注意保留良好血运) 在没有张力情况下自扩张的肛门拉出，与直肠肛管交界处的直肠黏膜残缘进行吻合。吻合旁放置引流管自会阴部戳创引出，然后进行腹壁回肠造瘘。术后 2～4 天拔去会阴部引流，术后 10 天行肛门扩张，并开始做肛门括约肌练习，每周一次，约 3～6 月后，回—肛肠吻合完全愈合，再关闭腹壁回肠造瘘口。

之所以将直肠黏膜剥脱，意在消除暴发型炎症和癌变的危险，这两种情况均可发生于回—肛肠吻合术后。而且，与保存肛管手术相比较，此术式可相应减轻某些持续存在的未完全消除的肠外表现。

此种术式的并发症有盆腔脓肿、出血、瘘管及括约肌障碍。

5.直肠黏膜剥脱、回—肛肠内囊袋式吻合术　Parks 等认为如将回肠、直肠缝合成内囊袋形，会有比回—结肠切除兼回—肛吻合术更理想的功能改善。具体方法是：全结肠切除、直肠黏膜剥脱后，游离回肠，将其末端折叠成 S 型，再将系膜对侧的三排折叠肠祥剪开，行侧侧吻合，形成 S 型内囊袋，长约 6 cm，容量大约 100 mL 左右，游离端与肛管吻合。术后 4～6 周内囊袋扩张，平均容量约 245 ml。

(四) 术后护理

任何重要的肠管手术之后都有相似的护理常规。在肠功能恢复之前应予静脉输液并记录 24 h 出入量。肠蠕动恢复前应行胃肠减压术。回肠功能的恢复一般须 2～4 天，但仍须随时密切观察肠功能的状况。当有稀薄而淡蓝色流出物伴白色物质出现时，常提示着回肠或高位小肠梗阻。胃肠减压术应继续维持。术后抗生素治疗应维持 24 h，如有术后感染，应延长应用抗生素 5～7 天。回—肛吻合术后的早期阶段可有腹泻，一般无须服药，但若腹泻持续 2～3 天，则应想到反跳的因素，由此还可引起肠梗阻。

如术中包括直肠切除，则须保留尿管一周，提前拔管会引起尿潴留。拔除尿管的同时应做尿液细菌培养。对连续用类固醇激素的患者要安排一个减量方案，减药剂量和速度须参照术前用药情况。

做过 Kock 氏内囊袋手术者需特别护理。囊袋中须留置一导管，以利于术后 48 h 内每隔 2 h 用少量盐水冲洗囊腔。导管周围的固定缝线于术后第三天剪除，另附一护板将导管随体位固定，使患者更觉舒适。出院前教会患者如何做囊袋内插管，如何佩戴腿袋，以保证患者在行走中能得到满意的连续引流。

腹部造口处应安放一种 Karaya 橡胶垫并与一种清洁塑料袋相联结。安息香酊因可刺激皮肤而不宜使用。塑料造口袋应用简便、效果佳。术后第 6～7 天开始学习造口的护理，经过 3～4 天学习，熟练掌握了造口护理的专门技术后始可出院回家。出院前最好能把造口医生的电话号码告诉患者，以便及时咨询。

第二节 结肠憩室病

结肠憩室病是指结肠的黏膜和黏膜下层经肌层向外突出的袋状结构，其形态学特点是位于结肠系膜与对系膜两结肠之间，自结肠壁突出囊状物，或沿结肠带侧成串排列。乙状结肠，降结肠最常受累，憩室分为 2 类，真性 (先天性) 憩室和假性 (后天) 憩室。先天性憩室包括结肠全层较少见，大多数结肠憩室无肌层属假性憩室，而且是后天因素造成的。

一、病因

20 世纪中西方国家中获得性结肠憩室病迅速流行的原因可归咎于饮食中纤维素消耗减少。在工业发达国家中憩室病及其并发症流行增高是由于饮食中用面粉和精制糖来替代粗糙的各类食品。

二、临床表现

(一) 结肠憩室病

约有 80% 结肠憩室病的患者并无症状，是在作 X 线钡剂造影或内镜检查时意外发现。与憩室有关的症状，实际上是其并发症如急性憩室炎和出血的症状；无并发症患者中的症状如偶发性腹痛、便秘、腹泻等，是由于伴随的胃肠动力疾病，而憩室的存在只是巧合。体检时左下腹可有轻度触痛，有时左侧结肠可扪及一硬的管状结构。

(二) 急性憩室炎

急性憩室炎是结肠憩室病中最常见的并发症，急性发作时有不同程度的局限性腹部疼痛，可呈刺痛、钝痛和绞痛，大多疼痛部位在左下腹，偶尔位于耻骨上、右下腹，或整个下腹部。患者常有便秘或排便频繁，或二者兼有，排气后可使疼痛缓解。炎症邻接膀胱可产生尿频、尿急。根据炎症部位和严重程度还可伴恶心和呕吐。

(三) 急性憩室炎并发脓肿

急性憩室炎最常见的并发症是发生脓肿或疏松结缔组织炎，可以位于腹腔、盆腔、腹膜后或阴囊等部位。常在腹部或盆腔直肠指检时可扪及一触痛的肿块，引起脓肿还伴有不同程度脓毒症的征象。

（四）急性憩室炎并发弥散性腹膜炎

当一个局限的脓肿破裂或憩室游离穿孔入腹腔后，可造成化脓性或粪便性的弥散性腹膜炎。大多数这类患者表现为急腹症和不同程度的重症感染中毒性休克。

（五）急性憩室炎伴瘘管形成

在所有急性憩室炎的患者中约有 2% 发生瘘管。内瘘可能来自相邻器官与病变炎症结肠和邻接的肠系膜粘连，可有或无脓肿存在。随着炎症过程的恶化，憩室的脓肿自行减压，溃破至粘连的空腔脏器，从而形成瘘管。

（六）急性憩室炎并发肠梗阻

国内憩室病引起完全性结肠梗阻者不多见，但由于水肿、痉挛和憩室炎的炎症变化所致的部分梗阻则是常见的。

三、辅助检查

正常没有炎症的结肠憩室在结肠气钡双重造影的特征性表现为凸向肠壁轮廓线以外的边缘光滑的囊带状影，边缘光滑，清晰，多发憩室的患者可见肠壁表面呈串珠样小囊凸起。纤维结肠镜下可见肠壁圆形或椭圆形洞口，边缘光滑，周围黏膜正常，有的可见粪渣。

并发憩室炎时应慎重进行结肠气钡双重造影或纤维结肠镜检查，以免诱发肠穿孔，必要时可在炎症得到充分的控制后再进行以排除结肠肿瘤的可能。钡剂灌肠检查可见憩室周围激惹、痉挛、肠腔狭窄等非特异性改变，与肿瘤引起的肠腔狭窄有时难以鉴别。憩室边缘呈锯齿状，有时可在肠壁外见到钡影，提示有憩室穿孔的可能。当炎症严重压迫憩室开口时，憩室可以不显示。纤维肠镜可见憩室口周围充血、水肿，有时可见脓性分泌物或血性液体流出。

当憩室出血量达到 5 ml/min，以上时，结肠系膜动脉造影在出血的部位可见造影剂向血管外弥散，出血量多时可在肠腔内形成血池。

四、治疗

（一）非手术治疗

不伴有并发症的结肠憩室不需特殊处理。

轻度的急性憩室炎经过禁食和应用抗生素后大多数可以缓解。急性憩室炎腹部体征比较严重或同时伴有全身中毒症状的患者应收治入院密切观察，对伴有腹胀和恶心、呕吐的患者在禁食的基础上应进行胃肠减压，同时静脉应用抗生素并给予静脉营养支持。大约 20% 的首次急性憩室炎发作患者最终需要手术治疗，在复发的急性憩室炎患者中，需要手术的患者上升到约50%，而且手术死亡率也明显上升。一般认为急性憩室炎经过积极的保守治疗 24 ～ 48 h 无明显缓解或病情继续加重应考虑急诊手术。

（二）手术治疗

结肠憩室的手术治疗一般仅局限于伴有严重的并发症的患者，其中应考虑积极行急诊或择期手术的情况包括：①憩室伴有大量的出血、憩室穿孔、憩室周围脓肿、急性腹膜炎、内瘘以及肠梗阻等的并发症；②憩室炎反复发作；③临床症状，如腹痛、腹泻等明显，内科治疗难以控制，影响生活和工作；④随访或临床检查不能除外结肠肿瘤的可能。对于年轻的急性憩室炎或病程缓慢者可进行积极随访，必要时手术治疗。

手术的基本原则是切除病变肠管，重建肠道连续性，但要根据患者的全身情况和腹腔内炎症的具体情况而定。对于病情比较稳定，可以行择期手术的患者，如因慢性憩室炎引起的持续和顽固性腹痛、憩室出血、各种内瘘以及憩室炎伴腹部包块难以除外恶性肿瘤的患者，可在充分肠道准备的基础上行病变肠段切除，一期吻合。对于结肠憩室伴有严重并发症，如憩室穿孔、弥散性腹膜炎、憩室周围脓肿、憩室伴大出血、憩室炎引发急性肠梗阻等情况需要急诊手术的患者，由于无法进行有效的肠道准备，一般多主张进行二期或三期手术。方法包括：①病变肠管切除，近端造口，远端关闭，2～3个月后再次手术重建肠道连续性。②病变肠管切除，一期吻合，近端造口，2～3个月后行造口还纳。③如果患者全身情况较差或局部炎症水肿严重，不宜或难以切除病灶，可行一期引流加近端造口，待病情稳定，炎症得到控制后再行根治性手术。

第三节 结肠扭转

结肠扭转是指以结肠系膜为轴的部分肠袢扭转和肠管本身纵轴为中心扭曲。可以发生于任何年龄，其中以老年男性多见，男女之比为9～10∶1；平均发病年龄40～90岁。急性发病，开始表现为突发腹痛，继而腹胀、恶心、呕吐和肛门无排气排便；扭转的肠襻使腹部呈不对称表现，有时可见肠形或蠕动波，腹部压痛，体温升高。横结肠扭转则表现为中上腹痛，腹胀，有的与胃扩张相类似。

一、病因及发生机制

肠系膜窄而长、肠袢游离度大是发生结肠扭转的解剖学基础；在此基础上当此段肠袢的内容物分布不均，重心明显偏移加之体位发生骤然变化或肠蠕动紊乱时，肠袢便容易以窄长的系膜为轴心发生扭转。在解剖学上，乙状结肠最具扭转的基础，也是结肠扭转最好发的部位；盲肠在正常情况下不易发生扭转，但是当由于发育不良形成活动性盲肠时，盲肠的游离度增大，即可发生以盲肠纵轴为轴心的扭转或在少数情况下发生盲肠上翻折叠形扭转，绝大多数盲肠扭转累及升结肠的起始部，甚至全部升结肠；横结肠虽然比较游离，但系膜较宽，所以很少发生扭转。饮食粗糙，消化残留物多加之肠功能紊乱、排便功能障碍常是扭转发生诱发因素。临床上大部分肠扭转患者伴有长期的慢性便秘、大便不规则、依靠泻药或灌肠进行排便。另外，许多患者有既往腹部手术病史，其原因可能与腹腔内粘连使某一肠袢形成旋转点有关。

结肠扭转发生后系膜血管被挤压，扭转较轻时静脉先受挤压，导致肠袢静脉回流受阻，肠壁瘀血、水肿，进一步可以导致动脉受压，引起肠壁缺血坏死、穿孔。同时，肠袢坏死扭转后该肠袢的输入袢和输出袢发生闭塞，形成闭袢性肠梗阻，腔内气、液体聚集，压力增高，也会加重肠壁的缺血和水肿，诱发穿孔的发生。

二、临床表现

患者多是急性发病，开始表现为突发腹痛，继而腹胀、恶心、呕吐和肛门无排气、排便；扭转的肠襻使腹部呈不对称表现，有时可见肠形或蠕动波，腹部压痛。以中腹或右下腹痛为主，有时可扪及右下腹扩张盲肠的胀气包块，能闻及高调肠鸣和气过水音，出现腹膜炎时有腹肌紧张和反跳痛，肠鸣音消失；当脉搏加快，体温升高，有了腹膜炎体征，甚至血性腹水时，是肠缺血坏死的常见表现，可很快发生休克。横结肠扭转则表现为中上腹痛、腹胀。乙状结肠扭转发病呈多样化，可急性发作，也有的患者呈亚急性或慢性起病，多有便秘病史，或反复的肠扭转梗阻病史，有的能自行缓解。

三、治疗

大约 70%～80% 的乙状结肠扭转的患者可以通过非手术治疗方法使其复位，而对于非手术方法复位困难或怀疑有肠绞窄发生的患者应尽早进行手术。

乙状结肠扭转的非手术复位包括单独使用硬式乙状结肠镜复位、硬式乙状结肠镜加直肠置管复位、钡剂或水溶性造影剂灌肠复位以及纤维结肠镜复位等。无论采用哪种方法，均需特别小心，不可强行复位以免引起肠穿孔。一旦肠管复位，会有大量粪水和气体流出。复位后可经肛门插入一肛管用做引流，同时对肠管进行固定。

肠管复位后由于发生肠扭转的解剖学基础仍然存在，多数患者仍有复发的可能，因此一般主张在患者的全身情况得到改善和纠正后，在充分的肠道准备情况下进行择期手术。手术方式主要是切除过长的乙状结肠，一期吻合。

对复位困难或怀疑有肠绞窄可能的患者应急诊手术，复位扭转的肠管，由于单纯复位后复发率高达 40%，多主张对没有发生坏疽的扭转肠管进行进一步的处理，但具体方法没有一定的定式。可供选择的方法有乙状结肠腹膜外置、乙状结肠与横结肠缝合固定、乙状结肠与侧腹膜固定、乙状结肠系膜缩短固定、乙状结肠切除双袢式造口等。

如果扭转肠管发生坏疽应急诊行坏疽肠段切除，近端造口，远端封闭，不宜一期吻合。

盲肠扭转通过非手术方法复位的机会较少，虽有报道通过钡剂灌肠或纤维结肠镜进行复位，但风险较大，成功率较低，容易延误手术时机，造成肠坏死和肠穿孔。因此，一旦确诊为盲肠扭转一般多主张早期手术。对于没有发生肠坏疽的患者在扭转复位的基础上，将盲肠固定于侧腹膜上，防止复发。如果盲肠已经发生坏死，应行右半结肠切除，回肠—横结肠吻合或回肠造口。

第四节 直肠脱垂

直肠脱垂是指肛管、直肠甚至乙状结肠下端向下移位突出于肛门外的一种病理状态。仅黏膜下脱是不完全脱垂，直肠全层下脱为完全脱垂。脱垂部分位于直肠内称内脱垂，脱出肛门外则称外脱垂。直肠脱垂以儿童及老年人多见，直肠脱垂在儿童是一种自限性疾病，多数在 5 岁前自愈，故以非手术治疗为主。直肠脱垂可分为隐匿性脱垂（内脱垂）、黏膜脱垂和完全性脱垂。隐匿性脱垂不涉及肛管，常是完全性脱垂的早期表现。黏膜脱垂仅累及黏膜，而肌肉层位置正常。完全性脱垂是一种涉及肛管的直肠套叠。

一、病因

（一）解剖因素

盆底组织较弱，幼儿发育不全，年老衰弱或久病后营养不良，均可使肛提肌和盆底筋膜薄弱无力。神经麻痹可引起肛管括约肌失禁。

（二）腹压增加

如习惯性便秘，慢性长期咳嗽，前列腺肥大，排尿困难，长期腹泻，多次分娩，致腹内压力升高，推压已松弛的直肠向外脱出。

（三）其他

如骶骨弯曲度小，使直肠易于向下滑动。直肠前陷凹腹膜反折过低，使直肠易被腹压向下推出。

二、临床表现

直肠壁部分或全层向下移位，称为直肠脱垂。直肠壁部分下移，即直肠黏膜下移，称黏膜脱垂或不完全脱垂；直肠壁全层下移称完全脱垂。若下移的直肠壁在肛管直肠腔内称内脱垂；下移脱出到肛门外称为外脱垂。

直肠脱垂常见于 3 岁以下儿童和 60 岁以上成人，儿童发病与性别无关，但成人中女性较常见，约占 80%～90%。糖尿病、脊髓脊膜膨出、脊柱裂、脊髓操作、马尾综合征、椎间盘疾病、脊髓或脑肿瘤和多发性硬化在直肠脱垂患者中较常见，成为影响治疗方法的重要因素。直肠脱垂可以是独立病病，也可与其他盆底异常合并存在。一些患者合并有产伤或既往有直肠肛管手术史，子宫切除是女性引发盆底薄弱的危险因素。解剖异常可包括直肠膨出、阴道后疝、膀胱膨出、子宫和阴道脱垂。大便失禁发生率约为 28%～88%，少数与产伤有关。15%～65% 的直肠脱垂患者可合并便秘，但脱垂纠正后便秘常无改善。直肠膨出和阴道后疝也可因直肠前壁和肛门直肠环受压引起便秘。临床表现还取决于脱垂类型和程度。完全性外脱垂的患者经常诉说排便时直肠或"痔"脱出、便失禁、粪便或黏液污染内裤。内脱垂常表现为慢性便秘、便失禁、黏液或血便，其中便秘和排空障碍最为常见。

因长期黏膜液刺激、粪便污染和反复清洗，会阴皮肤常存在湿疹的瘙痒。长期脱垂和失禁可使肛门松弛，但肛门括约肌收缩有力并不能排队脱垂。直肠指诊偶可触及脱垂肠段，特别是站立位或在便盆上用力排便后触摸。触摸直肠前壁还可确定直肠膨出和阴道后疝。多数患者需进行钡灌肠或结肠镜检查以排除可能存在的结肠疾病。便秘如采用饮食和药物治疗无效时，应行钡剂灌肠和排粪造影，以确定有无盆底出口梗阻。当考虑有盆底薄弱疾病时，应联合进行直肠、膀胱和小肠造影，以获得更整的盆底内脏动态影像资料。大便失禁的口才应测直肠压力。

三、治疗

（一）非手术治疗

婴幼儿多为黏膜脱垂，随着年龄的增长和骶尾骨的发育，骶尾骨弯曲逐渐形成，只要通过纠正便秘，养成良好的排便习惯，脱垂后及时还纳等措施，脱垂大多可以自愈。

非手术治疗对于成人型直肠脱垂难以有治疗作用，但通过口服软化大便的药物、改变过度用力排便和长时间蹲厕所的习惯以及通过心理治疗解除患者对排便不尽的疑虑等措施可以预防脱垂的进一步发展，对实施硬化剂注射和手术治疗的患者经过上述处理对预防复发具有重要作用。

（二）硬化剂注射疗法

适用于各期的直肠脱垂，优点是安全、简便、痛苦少，特别适合于早期直肠脱垂或年老体弱，不能耐受手术的老年患者，缺点是容易复发。常用的硬化剂有 5% ～ 10% 酚油剂，5% 石炭酸植物油，5% 鱼肝油酸钠等。注射方法可分为黏膜下注射和直肠周围注射两种，其中后者由于可引起剧痛，而且有时可发生直肠周围感染、脓肿、直肠出血等严重并发症，现已较少应用。

黏膜下注射疗法的机制是通过将硬化剂注入直肠黏膜下层，使黏膜与肌层发生粘连，起到固定作用，避免下移脱垂。具体方法有：

1. 黏膜下柱状注射法：适当扩肛，用组织钳夹住齿线上方黏膜，手指进入肠腔做指导，用长针头在齿线上方 1.0 cm 处进针黏膜下，长约 6 ～ 7 cm，自上向下，边退针，边注药，使黏膜下形成柱状串珠样注射区，一般注射前、后、左、右四个点。每个点注射的剂量应当适度，具体根据所用药物而定，注射的过少固定作用太弱，容易复发；注射的过多容易引起黏膜坏死。

2. 黏膜下点状注射法：将全部脱垂牵出肛门外，黏膜消毒后，由脱垂的最高处向下到齿线处，用细针将药液按 1 cm 的间隔散在的注射到黏膜下，使全部脱垂部分均得到注射，一般需注射几十个点，注射完毕后将脱垂肠管还纳，卧床休息数日，保持排便通畅。

(三) 手术治疗

常用的方法有经会阴脱垂肠管切除术、直肠悬吊固定术和直肠切除术。

1. 经会阴脱垂肠管切除术　常用的有 Altemeier 手术和 Delorme 手术，优点是手术创伤比较小，从会阴部进入对局部解剖比较清楚，不需全身麻醉，可同时切除冗长的肠管，手术死亡率和复发率较低，特别适合于老年患者。

Altemeier 手术：用两把组织钳夹住脱垂肠管的顶端，将全部脱垂肠管拉出，在齿线上约 1 ～ 1.5 cm 处环形切开肠壁的全层直到腹膜，用组织钳夹住远端肠管的切缘，把近端肠管展平为单层，在肠管前方向上游离腹膜囊，切开腹膜，高位缝合关闭盆底腹膜，在直肠的前方间断缝合肛提肌，关闭过大的盆底间隙，切除多余肠管，远近端间断缝合。

Delorme 手术：用两把组织钳夹住脱垂肠管的顶端，将全部脱垂肠管拉出，在齿线上约 1 ～ 1.5 cm 处环形切开直肠黏膜，向近端游离剥脱直肠黏膜，切除多余的黏膜，将肌层纵行折叠缝合，将近端黏膜与齿线处黏膜间断缝合。

2. 直肠悬吊固定术　优点是手术比较简单，不切除肠管，复发率和手术死亡率较低，但需经腹手术，术后便秘的发生率较高。手术要点是将直肠后壁游离至尾骨尖水平，提高直肠，用宽 5 cm 的 Teflon 网带围绕直肠上部，并固定于骶骨隆凸下的骶前筋膜和骨膜上。

3. 直肠切除术　优点是根治性强，复发率较低，缺点是手术较大，一般适用于比较年轻的患者。手术要点是：经腹将冗长的肠管切除，远近端肠管吻合，重建盆底。

第五节　大便失禁

大便失禁即肛门失禁是指粪便及气体不能随意控制，不自主地流出肛门外，为排便功能紊乱的一种症状，亦称大便失禁。肛门失禁的发病率不高，但非罕见。虽不直接威胁生命，但造成患者身体和精神上的痛苦，严重地干扰正常生活和工作。

一、病因

（一）肛门先天性发育畸形

1. 神经系统发育缺陷　先天性腰骶部脊膜膨出或脊椎裂可伴肛门失禁。患者外括约肌和耻骨直肠肌失去正常神经支配，无收缩功能，处于弛缓状态。且由于感觉和运动系统均受影响，直肠黏膜在粪便充盈时缺乏膨胀感，不能引起便意及发动排便动作，直肠内粪便随时排出。此种患儿往往伴有尿失禁。

2. 肛门直肠畸形　肛门直肠本身及盆腔结构均发生改变，且直肠盲端越高，改变越明显，越复杂。高位畸形时直肠盲端位于盆膈之上，耻骨直肠肌短缩，明显向前上方移位；内括约肌缺如或仅处于雏形状态；外括约肌多处于松散状态，其间充满脂肪组织，肌纤维走行异常紊乱。其病因主要与畸形伴有感觉和运动神经组织结构的缺陷有关。

（二）外伤

由于外伤损伤了肛管直肠环，使括约肌失去了功能而致大便失禁。如刺伤、割伤、灼伤、冻伤及撕裂伤（主要为产妇分娩时的会阴撕裂）等。

（三）神经系统病变

多见于脑外伤、脑肿瘤、脑梗死、脊髓肿瘤、脊髓结核、马尾神经损伤等均可导致大便失禁。

（四）肛管直肠疾病

最常见的是肛管直肠肿瘤；如直肠癌、肛管癌，克罗恩病侵犯到肛管直肠并累及到肛门括约肌时，或溃疡性结肠炎长期腹泻引起肛管炎时，或直肠脱垂引起的肛门松弛，以及肛周的严重瘢痕影响到肛门括约肌，使肛门闭锁不全时均可引起大便失禁。

二、临床表现

典型表现是患者不能控制排便和排气。大便次数明显增多，咳嗽、下蹲、腹部用力、夜间睡眠状态或肠蠕动时均有粪便从肛门流出，肛门部经常有粪便、黏液和分泌物附着，潮湿，有气味。即使患者用心护理也常伴有肛周皮肤的湿疹，如果局部护理不当可引起皮肤溃疡或糜烂，疼痛明显。

大部分年轻患者有肛门直肠手术或会阴部外伤史，如肛瘘、痔手术、女性患者分娩时进行过会阴侧切或伴有会阴撕裂、会阴部锐性或钝性伤等。手术或外伤后，肛管及会阴部瘢痕形成影响肛管收缩或括约肌收缩患者自觉不能有效收缩肛管肌肉使肛管闭合，出现失禁。

老年自发性失禁患者多伴有直肠脱垂或长期顽固性便秘，排便困难，粪便嵌顿等病史，长期的用力排便和肛管极度扩张导致内外括约肌、耻骨直肠肌、盆底肌以及阴部神经的损伤。开始以便秘为主，逐渐地出现便秘与失禁同时存在。

三、诊断

（一）病史

应当详细的询问失禁发生的时间，失禁的程度和发生的频率，失禁的发生是否与肛门部手术或外伤有关，是否有肛门直肠部位的放射史，是否伴有其他慢性疾病，如代谢紊乱、神经系统疾病，是否伴有小便失禁。

（二）视诊

大部分失禁患者可见肛门松弛或完全张开，严重的患者可以看到肠腔，用力时可见直肠黏膜或内痔脱出，肛门部有粪便，皮肤潮湿，表皮脱落伴有湿疹。外伤引起的失禁肛门部常可见外伤的瘢痕，肛门有畸形，收缩肛门时可见缺损。

（三）指诊

肛门松弛，没有张力，收缩肛门时括约肌和肛管直肠环的收缩力减弱或完全消失。外伤引起的失禁常可在损伤部位触及瘢痕，局部无法触及括约肌及肛管直肠环的收缩，可以帮助确定括约肌损伤长度和范围。感觉性失禁肛管直肠环和括约肌无异常，但收缩力稍减弱。

（四）内镜检查

直肠镜或纤维结肠镜检查可以观察有无直肠炎、克罗恩病、直肠肿瘤、瘘管等。

（五）排粪造影

显示在静息状态下粪便漏出的程度、肛直角的变化以及是否伴其他相关疾病，如直肠黏膜脱垂、肛瘘等。

（六）肛肠测压失禁

患者肛管静息压和收缩压均明显降低。病程较短或症状较轻的患者直肠最大耐受容积和直肠顺应性可以正常或轻度降低，但如果病程较长伴严重失禁两者均会明显降低。在外伤引起的失禁患者，肛管矢状容积测定显示肛管压力曲线呈畸形分布，可以帮助确定括约肌损伤的部位和范围。

（七）直肠腔内超声检查

可以清晰地显示静止和收缩状态内外括约肌以及耻骨直肠肌的情况，包括内外括约肌及耻骨直肠肌的厚度、是否有缺损、缺损的部位及范围等，对于弄清括约肌的状态与失禁的关系有重要的诊断价值。

四、治疗

（一）非手术治疗

1. 控制排便　轻度或不完全性失禁的患者主要是稀便和气体失禁，干便能够控制。而大部分大便失禁的患者常常伴有间断性的腹泻，腹泻又加重失禁的症状。因此，对于失禁伴腹泻患者通过合理的应用止泻药物，如小檗碱、洛哌丁胺、泻痢停等可以使粪便成形，减少排便的次数，缓解失禁的症状。但止泻药物的剂量不应过大，否则会引起便秘，一般控制在每天1或2次成形的大便为好。同时应避免对肠道有刺激性或容易引起腹泻的饮食，如食过于辛辣的食物等。

2. 保持直肠空虚　定期通过温盐水或肥皂水灌肠，使排便保持在人为控制的状态，使结直肠保持在空虚状态，避免失禁引起的粪便溢漏。该方法对于由于粪便嵌顿引起的失禁患者具有比较好的效果，但对由于神经病变或括约肌损伤引起的失禁效果不明显。

3. 生物反馈治疗　对于各种原因导致丧失排便协调性的患者可以通过生物反馈治疗

使患者恢复排便的协调性和对排便的控制能力。其机制是通过一套反馈系统使被训练者明白什么时间应该收缩肛门，什么时间应该松弛肛门，并通过增加腹压和用力使粪便排出。该方法仅限于功能性失禁的患者，对括约肌或神经器质性改变的患者效果较差。

4. 肛门括约肌功能锻炼　通过较长时间的提肛和收缩肛门括约肌的锻炼使之随意收缩能力增强，提高肛门控制能力，对盆底肌肉或括约肌薄弱的患者有一定的疗效。

（二）手术治疗

1.括约肌修补术 适用于外伤或手术损伤肛门括约肌的患者，手术应在括约肌损伤后早期进行，时间过晚常由于括约肌的萎缩影响术后括约肌功能的恢复和手术效果。术前对括约肌损伤的部位进行准确的定位，进行充分的肠道准备，手术在括约肌断端的周围做弧形切口，切开皮肤和皮下组织，找到括约肌的断端，少许游离断端括约肌，切除局部过多的瘢痕组织，将两断端通过褥式缝合进行对合。括约肌的游离不可过多，否则会引起断端括约肌的血供障碍。另外，瘢痕组织可以少许保留，切除过多会影响括约肌断端缝合，切除过少，过多的瘢痕组织会影响两断端的愈合。

如果术中能够找到括约肌的断端，进行正确的修补，并且术后不发生感染，效果大多比较理想。

2.括约肌折叠术 适用于括约肌松弛引起大便失禁的患者。常用的有经肛管前括约肌折叠术和肛管后括约肌折叠术两种方法。前者在肛管前做弧形切口，解剖至内外括约肌间，用丝线将外括约肌进行折叠缝合，使括约肌紧缩，肛管缩小；后者在肛管后方做弧形切口，分离至内外括约肌间时，将耻骨直肠肌和外括约肌进行折叠缝合。

3.括约肌成形术 适用于括约肌完全破坏或先天性无括约肌以及不能用括约肌修补和括约肌折叠术进行治疗的患者。常用的方法有股薄肌成形术和臀大肌成形术。前者是将股薄肌自股骨内踝和胫骨内踝处分离，向上分离至股薄肌上中 1/3 处，保留该肌肉的神经血管束，经肛管周围皮下隧道将游离的肌肉环绕肛管，末端缝合固定于对侧或同侧的坐骨结节，使之形成环绕肛管的肌管；后者是将两侧的臀大肌各分离出一束，围绕肛管进行缝合，代替括约肌。由于股薄肌和臀大肌均为随意肌，一方面不能耐受长时间的收缩，另外一方面没有自主收缩功能，因此术后括约功能较差，近远期效果均不理想。

4.电刺激股薄肌成形术 在普通股薄肌成形术的基础上，在下腹部植入电刺激发生装置，通过导线将电刺激传至股薄肌血管神经束内的神经，引起股薄肌的持续性收缩，起到括约肌的功能。该装置有一个磁性开关，可以在体外控制电刺激的发生和关闭。排便时将开关关闭，肌肉松弛，进行排便；排便完毕后，开启开关，肌肉恢复收缩状态，肛管闭合。该手术对括约肌功能障碍引起的大便失禁的纠正效果比较确切，但手术并发症较高，且该装置价格非常昂贵，尚难以广泛应用。

第六节 结直肠癌

结直肠癌 (colorectal cancer，CRC) 是常见的消化道恶性肿瘤，占胃肠道肿瘤的第二位。好发部位为直肠及直肠与乙状结肠交界处。发病多在 40 岁以后，男女之比为 2 : 1。在我国常见恶性肿瘤死亡中，结直肠癌患者在男性占第五位，女性占第六位。

近年来，随着人民生活水平的不断提高，饮食习惯和饮食结构的改变以及人口老龄化，我国结直肠癌的发病率和死亡率均保持上升趋势。其中，结肠癌的发病率上升尤为显著。大多数患者发现时已属于中晚期。

一、病因

大肠癌的发生与高脂肪低纤维素饮食、大肠慢性炎症、大肠腺瘤、遗传因素和其他因素如：血吸虫病、盆腔放射、环境因素（如土壤中缺钼）、吸烟等有关。

二、临床表现

大肠癌早期无症状，或症状不明显，仅感不适、消化不良、大便潜血等。随着癌肿发展，症状逐渐出现，表现为大便习惯改变、腹痛、便血、腹部包块、肠梗阻等，伴或不伴贫血、发热和消瘦等全身症状。肿瘤因转移、浸润可引起受累器官的改变。大肠癌因其发部位不同而表现出不同的临床症状及体征。

（一）右半结肠癌

右半结肠的主要临床症状为食欲不振、恶心、呕吐、贫血、疲劳、腹痛。右半结肠癌导致缺铁性贫血，表现疲劳、乏力、气短等症状。右半结肠因肠腔宽大，肿瘤生长至一定体积才会出现腹部症状，这也是肿瘤确诊时，分期较晚的主要原因之一。

（二）左半结肠癌

左半结肠肠腔较右半结肠肠腔窄，左半结肠癌更容易引起完全或部分性肠梗阻。肠阻塞导致大便习惯改变，出现便秘、便血、腹泻、腹痛、腹部疼挛、腹胀等。带有新鲜出血的大便表明肿瘤位于左半结肠末端或直肠。病期的确诊常早于右半结肠癌。

（三）直肠癌

直肠癌的主要临床症状为便血、排便习惯的改变及梗阻。癌肿部位较低、粪块较硬者，易受粪块摩擦引起出血，多为鲜红或暗红色，不与成形粪便混合或附于粪柱表面，误诊为"痔"出血。病灶刺激和肿块溃疡的继发性感染，不断引起排便反射，易被误诊为"肠炎"或"菌痢"。癌肿环状生长者，导致肠腔缩窄，早期表现为粪柱变形、变细，晚期表现为不全性梗阻。

（四）肿瘤浸润及转移症

大肠癌最常见的浸润形式是局部侵犯，肿瘤侵及周围组织或器官，造成相应的临床症状。肛门失禁、下腹及腰骶部持续疼痛是直肠癌侵及骶神经丛所致。肿瘤细胞种植转移到腹盆腔，形成相应的症状和体征，直肠指检可在膀胱直肠窝或子宫直肠窝内，肿瘤在腹盆腔内广泛种植转移，形成腹腔积液。大肠癌的远处转移主要有两种方式：淋巴转移和血行转移。肿瘤细胞通过淋巴管转移至淋巴结，也可通过血行转移至肝脏、肺部、骨等部位。

三、诊断

（一）直肠指诊

是诊断直肠癌最简便，也是最容易忽略的检查方法，在直肠癌患者中约有70%的中低位肿瘤在指诊可以触及的范围之内，即使位于直肠中上段的肿瘤，有时通过采取蹲位和增加腹压等方法也可以触及肿瘤的下缘或间接的触及肿瘤，或在指套上发现血迹，为进一步检查奠定基础。另外，通过直肠指诊还可以对肿瘤的部位、大小、范围、固定程度以及与周围脏器的关系等做出比较准确的判断。因此，任何主诉有排便习惯改变、血便或肛周不适以及怀疑有直肠癌可能的患者均应进行认真的直肠指诊检查。

（二）肛门镜和乙状结肠镜检查

肛门镜可以对距肛缘 6 cm，乙状结肠镜可以对距肛缘 25 cm 的病变进行直视下观察，并能取活检作病理学检查。典型直肠癌呈暗紫色或红色隆起，中央有坏死和溃疡。近年来，随着纤维结肠镜的广泛应用，硬式乙状结肠镜的应用已逐渐减少，但在基层医院仍是必不可少的检查方法。

（三）纤维结肠镜检查

是目前诊断大肠内病变最有效、最安全和最可靠的检查方法，不但可以对病变的大小、范围做出判断，对全结肠的情况进行检查，对病变活检病理检查，而且对微小的病变可以直接进行摘除等治疗。对于微小的病变还可以通过染色等方法对病变的良恶性做出判断。因此，在条件允许的情况下，所有怀疑患有结直肠癌的患者均应进行纤维结肠镜检查，即使是通过直肠指诊或乙状结肠镜确诊为直肠癌的患者也应进行检查，以除外同时多发癌。其缺点是有时对病变的定位不够准确，对检查者的技术要求比较高，而且患者有一定的痛苦。

（四）X 线结肠气钡双重造影检查

常规结肠钡剂灌肠检查对于诊断结直肠病变的敏感性较差，尤其是对 < 2 cm 的病变常有困难。结肠气钡双重造影可以大大提高结直肠病变的诊断率，其最大的优点是对病变的形态、范围和部位可以有很好的显示，但不能做病理检查，对病变不典型的患者仍需通过纤维肠镜进行活检明确诊断。

（五）直肠腔内超声波检查

对了解直肠癌的形状、范围、浸润深度、与邻近脏器的关系等有一定的帮助，可作为选择手术方式的参考依据。

（六）盆腔 CT 检查

其作用与直肠腔内超声波相似，更为准确。

（七）血清癌胚抗原 (CEA) 检查

CEA 是一种肿瘤相关抗原，最早发现于胰腺癌，后来发现结直肠癌也有较高的表达。血清 CEA 升高没有明显特异性，在胃肠道其他癌肿和某些消化道良性疾病也可以升高。在结直肠癌患者中，绝大多数早期患者血清 CEA 不升高，但伴有远处转移或术后复发的患者，血清 CEA 常明显升高，因此可作为术后随访的监测指标。

四、治疗

结直肠癌首选手术治疗，其他包括化疗、放疗和免疫治疗等。与其他部位肿瘤不同的是，结直肠癌如果不能及时切除，最终大多会引起结肠梗阻，需要急症手术。因此对于诊断明确的结直肠癌，即使已经有远处转移也应做原发肿瘤切除，避免梗阻和肿瘤出血，延长患者生命。

（一）术前准备

1.肠道准备 传统的肠道准备方法包括：通过采用物理方法，如口服导泻药或肥皂水灌肠减少肠道内容物；通过口服肠道不吸收抗革兰阴性杆菌和抗厌氧菌抗生素抑制肠道细菌；通过口服维生素 K 预防凝血机制障碍三方面，该方法一般需要 3 d 的准备时间。

近年来，随着高效广谱抗生素的不断推陈出新，许多作者提出单纯口服全胃肠道灌洗的肠道准备方法。具体方法是：术前 1 d 口服全消化道灌洗液 (作者采用 50% 硫酸镁 100 ml 术前

1 d 下午口服，加服 5% 葡萄糖盐水和温水 2 000 ml)，使全消化道内容物得以排空，手术麻醉诱导期静脉使用广谱抗生素。该方法的主要优点是使术前肠道准备时间缩短为 1 d，同时避免了口服抗生素对正常肠道菌群和凝血机制的影响。

已伴有明显结肠梗阻的患者禁止使用泻药，对不全结肠梗阻的患者可通过禁食、口服油类润滑剂等方法使肠内容物大部分排空后，再口服泻药进行肠道准备。

直肠癌或乙状结肠癌禁止使用灌肠法行肠道准备，以防灌肠导管损伤或挤压肿瘤引起扩散。

2. 对伴有结肠梗阻的患者在条件许可的情况下，应首先纠正水、电解质紊乱及营养不良，再行手术。对伴有严重贫血的患者，术前应给予输血。

3. 结直肠癌患者，尤其是老年患者伴有糖尿病的比较多，术前应注意对血糖和尿糖的监测以及对血糖的有效控制，术中定时监测血糖，必要时使用胰岛素。对血糖的控制一定要适度，许多患者术前虽然有糖尿病史，但由于肿瘤的原因进食已经在较长时间受到影响，加之术前的肠道准备，血糖已经较低，如果按平时剂量使用胰岛素很容易诱发低血糖。

4. 升、降结肠癌肿瘤侵犯输尿管，预计可能同时切除者，术前一定要行肾功能和静脉肾盂造影检查，明确对侧肾脏功能正常。

5. 女性直肠癌侵犯阴道后壁，预计行后盆腔清扫的患者，术前 2 d 开始应行阴道冲洗。

(二) 手术原则

结直肠癌的手术方式和切除范围应根据肿瘤的部位、疾病的程度 (肿瘤浸润和转移的范围) 以及是否伴有肠梗阻而定。早中期病变应做根治性手术，广泛切除病变肠管及区域淋巴结。已有局部广泛浸润或远处转移的患者，可行姑息性手术，改善症状，解除或预防梗阻。

术中应注意采用无菌技术，先探查腹腔，了解能否切除，有无多原发结直肠癌、远处转移灶以及其他伴发症。手术操作应小心谨慎，不作不必要的触摸以防止医源性癌肿扩散。术中应早期切断结肠病变肠段的血供，避免癌细胞脱落到门静脉系统或淋巴管内。然后结扎病变肠管两端，防治沿肠管转移。确定切除范围后，先游离正常肠管部分，最后游离病变部位肠管。

1. 右半结肠癌　切除范围包括末端回肠 10 ～ 20 cm、盲肠、升结肠、横结肠的右半部分及附着的大网膜以及相应的系膜和血管。

2. 横结肠癌　切除范围包括大网膜、横结肠及其系膜以及部分升结肠和降结肠。结肠中动脉应在血管根部结扎并清除第 3 站淋巴结，左结肠动脉应根据病变情况进行处理。

3. 降结肠癌　切除范围包括横结肠的左半部分及附着的大网膜、降结肠和部分乙状结肠。血管的处理应包括结肠中动脉的左支以及左结肠动脉，对于比较晚期的肿瘤可行扩大的左半结肠切除，在结肠中动脉根部和肠系膜下动脉根部结扎切断。

4. 乙状结肠癌　切除范围包括乙状结肠、部分直肠和降结肠，在肠系膜下动脉的根部结扎切断血管。

5. 直肠癌　直肠癌手术涉及能否保留肛门的问题，方法的选择需根据病灶距肛缘距离、肿瘤病理分期、肿瘤大小、肿瘤的分化程度以及患者的全身情况而定。在满足肿瘤切除要求的前提下，应力争保留肛门及其功能，避免结肠造口。

（三）手术方法

1. 经腹会阴联合切除术 (Miles 手术)　是治疗低位直肠癌和肛管癌最经典的手术方式。手术经腹会阴联合径路切除全部直肠、肛管括约肌、肛提肌、坐骨直肠窝脂肪及肛周皮肤、肠系膜下血管及淋巴结，并做永久性乙状结肠造口。

2. 低位前径路直肠切除术 (Dixon 手术)　适用于中高位直肠癌的患者，可以保留患者的肛门及其功能。要求病灶远端有 3 cm 以上的正常肠段可以切除，肿瘤局部没有侵犯周围脏器，预计术后局部复发可能比较小。手术切除乙状结肠下段、大部分直肠及肠系膜下血管和相应的淋巴结，然后近端乙状结肠与远端直肠进行吻合。吻合方式传统上采用手法吻合，但低位吻合或肥胖、男性盆腔较小的患者操作困难。近年来，吻合器的应用使低位吻合变得安全、方便、可靠。常用方法有单吻合器法和双吻合器法，前者在切除病变肠管后，分别在远近端肠管残端做荷包缝合，经肛门插入端端吻合器与近端肠管做吻合；后者，在切除病变肠管的同时用闭合器闭合远端肠管，端端吻合器由肛门经闭合端与近端肠管进行吻合，避免远端肠管做荷包缝合，使低位吻合更加容易。

对于低位保肛手术应严格掌握手术适应证和患者的选择，不应单纯为了保肛而保肛。其前提应当是与经腹会阴联合切除相比不增加术后局部的复发率，同时术后保留的肛门具有控便功能。中下段直肠癌进行保肛手术，一般应掌握以下适应证：肿瘤下缘与齿状线的距离在 2.5 cm以上；肿瘤分化良好，低分化腺癌或黏液腺癌远端切除应在 5 cm 以上；肿瘤直径＜ 3 cm；已有肝脏等处的远处转移，但局部病灶可以根治性切除。如果肿瘤已经侵犯邻近脏器或伴有腹腔内转移，应放弃保肛手术。

3. 姑息性手术 (Hartmann 手术)　适用于局部晚期无法行根治性切除、直肠癌伴急性肠梗阻或局部复发的患者，手术全部或大部切除病变肠段，近端造口，远端关闭。

（四）辅助治疗

化疗主要用于手术切除后预防复发和治疗未切净的残余癌，常用药物有氟尿嘧啶和丝裂霉素，常用的给药途径有口服、周围静脉和门静脉置管等。

放疗主要用于 DukesB、C 期的直肠癌的术前肿瘤照射，可使瘤体缩小，提高肿瘤的切除率，降低术后的局部复发率，提高患者的生存率，少数患者肿瘤可以完全消失。也可用于少数未能切除干净的局部晚期肿瘤、局部复发不能再次手术或局部晚期无法手术的患者。术前放疗剂量一般为 30 Gy，术后放疗或无法手术的肿瘤的放疗剂量一般为 50 ～ 60 Gy。

（万学谦）

第十四章 胰腺常见疾病

第一节 急性胰腺炎

急性胰腺炎是一种常见的急腹症。按病理分类可分为水肿性和出血坏死性。急性水肿性胰腺炎病情轻，预后好；而急性出血坏死性胰腺炎则病情险恶，病死率高，不仅表现为胰腺的局部炎症，而且常常累及到全身的多个脏器。

一、病因

本病病因迄今仍不十分明了，胰腺炎的病因与过多饮酒、胆管内的胆结石等有关。

（一）梗阻因素

由于胆道蛔虫、乏特壶腹部结石嵌顿、十二指肠乳头缩窄等导致胆汁反流。如胆管下端明显梗阻，胆道内压力甚高，高压的胆汁逆流胰管，造成胰腺腺泡破裂，胰酶进入胰腺间质而发生胰腺炎。

（二）酒精因素

长期饮酒者容易发生胰腺炎，在此基础上，当某次大量饮酒和暴食的情况下，促进胰酶的大量分泌，致使胰腺管内压力骤然上升，引起胰腺泡破裂，胰酶进入腺泡之间的间质而促发急性胰腺炎。酒精与高蛋白高脂肪食物同时摄入，不仅胰酶分泌增加，同时又可引起高脂蛋白血症。这时胰脂肪酶分解甘油三酯释出游离脂肪酸而损害胰腺。

（三）血管因素

胰腺的小动、静脉急性栓塞、梗阻，发生胰腺急性血循环障碍而导致急性胰腺炎；另一个因素是建立在胰管梗阻的基础上，当胰管梗阻后，胰管内高压，则将胰酶被动性的"渗入"间质。由于胰酶的刺激则引起间质中的淋巴管、静脉、动脉栓塞，继而胰腺发生缺血坏死。

（四）外伤

胰腺外伤使胰腺管破裂、胰腺液外溢以及外伤后血液供应不足，导致发生急性重型胰腺炎。

（五）感染因素

急性胰腺炎可以发生各种细菌感染和病毒感染，病毒或细菌是通过血液或淋巴进入胰腺组织，而引起胰腺炎。一般情况下这种感染均为单纯水肿性胰腺炎，发生出血坏死性胰腺炎者较少。

（六）代谢性疾病

可与高钙血症、高脂血症等病症有关。

（七）其他因素

如药物过敏、血色沉着症、遗传等。

二、临床表现

腹痛由于病变程度不同，患者的临床表现也有很大差异。

（一）腹痛

是本病的主要症状。常于饱餐和饮酒后突然发作，腹痛剧烈，多位于左上腹，向左肩及左腰背部放射。胆源性者腹痛始发于右上腹，逐渐向左侧转移。病变累及全胰时，疼痛范围较宽并呈束带状向腰背部放射。

（二）腹胀

与腹痛同时存在。是腹腔神经丛受刺激产生肠麻痹的结果，早期为反射性，继发感染后则由腹膜后的炎症刺激所致。腹膜后炎症越严重，腹胀越明显。腹腔积液时可加重腹胀。患者排便、排气停止。

（三）恶心、呕吐

该症状早期即可出现。呕吐剧烈而频繁，以后逐渐减少。呕吐物为胃十二指肠内容物，偶可呈咖啡色。呕吐后腹痛不缓解。

（四）腹膜炎体征

急性水肿性胰腺炎时压痛多局限于上腹部，常无明显肌紧张。急性出血坏死性胰腺炎压痛较明显，并有肌紧张和反跳痛，范围较广或延及全腹。移动性浊音多为阳性。肠鸣音减弱或消失。

三、诊断

根据临床表现、体征、实验室检查和影像检查不难做出诊断。

（一）实验室检查

1.胰酶测定　血清、尿淀粉酶测定是最常用的诊断方法。血清淀粉酶在发病数小时开始即升高，24 h达高峰，4～5 d后逐渐降至正常；尿淀粉酶在24 h后才开始升高，48 h到高峰，下降缓慢，1～2周恢复正常。血清淀粉酶值超过500 U/dL(正常值40～180 U/dL)，尿淀粉酶也明显升高(正常值80～300 U/dL)，有诊断价值。淀粉酶值越高诊断正确率也越大，但应注意淀粉酶值升高的幅度和病变严重程度不成正相关。

2.其他项目　包括白细胞增高、高血糖、肝功能异常、低血钙、血气分析及DIC指标异常等。诊断性腹腔穿刺若抽出血性渗出液，所含淀粉酶值高对诊断也很有帮助。

（二）影像学诊断

1.腹部B超　腹部B超是首选的影像学诊断方法，B超示胰腺肿大和胰周液体积聚。胰腺水肿时显示为均匀低回声，出现粗大的强回声提示有出血、坏死的可能。还可检查胆管有无结石，胆管有无扩张。但由于上腹部胃肠气体的干扰，可影响诊断的准确性。

2.胸、腹部X线片　胸片可示左肺下叶不张，左侧膈肌抬高、胸腔积液等征象；腹部平片可见十二指肠环扩大、充气明显以及出现前肠袢和结肠中断征等。

3.增强CT扫描　不仅能诊断急性胰腺炎，而且对鉴别水肿性和出血坏死性胰腺炎提供依据。在胰腺弥散性肿大的背景上若出现质地不均、液化和蜂窝状低密度区，则可诊断为胰腺坏死，还可在网膜囊内、胰周、结肠后甚至髂窝等处发现胰外侵犯的征象。此外，对其并发病如胰腺脓肿和假性囊肿等也有诊断价值。

4.MRI　可提供与CT相同的诊断信息。

（三）临床分型

1.轻型急性胰腺炎　此型或称水肿性胰腺炎，主要表现为上腹痛、恶心、呕吐；腹膜炎限于上腹，体征轻；血、尿淀粉酶增高；经及时的液体治疗短期内可好转，病死率很低。

2. 重症急性胰腺炎　此型或称出血坏死性胰腺炎，除上述症状外，腹膜炎范围宽，体征重，腹胀明显，肠鸣音减弱或消失，可有腹部包块，偶见腰胁部或脐周皮下瘀斑征。腹水呈血性或脓性。可伴休克，也可并发脏器功能障碍和严重的代谢障碍。

（四）并发症

包括胰腺坏死、胰腺脓肿、急性胰腺假性囊肿及胃肠道瘘。

1. 胰腺及胰周组织坏死　胰腺及胰周组织坏死指胰腺实质的弥散性或局灶性坏死，伴胰周（包括腹膜后间隙）脂肪坏死。根据有无感染又分为感染性和无菌性胰腺坏死。

2. 胰腺及胰周脓肿　胰腺及胰周脓肿指胰腺和（或）胰腺周围的包裹性积脓，由胰腺组织和（或）胰周组织坏死液化继发感染所致，脓液培养有细菌或真菌生长。

3. 急性胰腺假性囊肿　胰腺周围液体积聚，被纤维组织包裹形成假性囊肿。

4. 胃肠道瘘　胰液的消化和感染的腐蚀均可使胃肠道壁坏死、穿孔而发生瘘。常见的部位是结肠、十二指肠，有时也发生在胃和空肠。

四、治疗

根据急性胰腺炎的分型、分期和病因选择恰当的治疗方法。

（一）非手术治疗

急性胰腺炎全身反应期、水肿性胰腺炎及尚无感染的出血坏死性胰腺炎均应采用非手术治疗。

1. 禁食、胃肠减压　持续胃肠减压可防止呕吐、减轻腹胀、增加回心血量，并能降低促胰酶素和促胰液素的分泌，从而减少胰酶和胰液的分泌，使胰腺得到休息。

2. 补液、防治休克　静脉输液，补充电解质，纠正酸中毒，预防治疗低血压，改善微循环，维持循环稳定。对重症患者应进行重症监护。

3. 镇痛解痉　在诊断明确的情况下给予止痛药，同时给予解痉药如山莨菪碱、阿托品等，禁用吗啡，以免引起肝胰壶腹括约肌痉挛。

4. 抑制胰腺分泌　H_2受体阻滞剂（如西咪替丁）可间接抑制胰腺分泌；生长抑素疗效较好，但由于价格昂贵，多用于病情比较严重的患者。

5. 营养支持　早期禁食，主要靠完全肠外营养。可考虑手术时附加空肠造瘘，待病情稳定、肠功能恢复后可经造瘘管输入营养液。当血清淀粉酶恢复正常，症状、体征消失后可恢复饮食。

6. 抗生素的应用　在合并胰腺或胰周坏死时，应经静脉使用致病菌敏感广谱抗生素。

7. 腹腔灌洗　可将富含胰酶和多种有害物质的腹腔渗出液移出体外，减少由它们所造成的局部和全身损害。方法：经脐下做小切口，向上腹部和盆腔分别置入进水管和出水管，用平衡液灌洗。

（二）手术治疗

1. 手术适应证

①不能排除其他急腹症者。

②胰腺和胰周坏死组织继发感染。

③虽经合理支持治疗，但临床症状继续恶化。

④暴发性胰腺炎经过短期非手术治疗多器官功能障碍仍不能得到纠正。

⑤胆源性胰腺炎。

⑥病程后期合并肠瘘或胰腺假性囊肿。

2. 手术方式 坏死组织清除加引流术最为常用。经上腹弧形切口开腹，游离、松动胰腺，切断脾结肠韧带，将结肠向中线翻起，显露腹膜后间隙，清除胰周和腹膜后的渗液、脓液以及坏死组织，彻底冲洗后放置多根引流管从腹壁或腰部引出，以便术后灌洗和引流。缝合腹部切口，若坏死组织较多，切口也可部分敞开，以便术后经切口反复多次清除坏死组织。同时行胃造瘘、空肠造瘘及胆管引流术。

3. 胆源性胰腺炎的处理 伴有胆管下端梗阻或胆管感染的重症患者，应该急诊或早期手术。取出结石，解除梗阻，畅通引流，并按上述方法清除坏死组织，作广泛引流。若以胆管疾病表现为主，急性胰腺炎的表现较轻，可在手术解除胆管梗阻后，行胆管引流和网膜囊引流术，病情许可时同时切除胆囊。若有条件可经纤维十二指肠镜行肝胰壶腹括约肌切开、取石及鼻胆管引流术。如果患者经非手术治疗后病情缓解，可在急性胰腺炎治愈后 2～4 周作胆管手术。

第二节 慢性胰腺炎

慢性胰腺炎，是由多种原因引起的胰腺实质节段性或弥散性慢性渐进性炎症与纤维性病变，胰管狭窄及扩张，并伴有胰腺内、外分泌功能减退。多发于 30～50 岁年龄组。

分类目前尚无统一标准，临床上按其病理变化分为三种类型：①慢性阻塞性胰腺炎：通常由于胰腺坏死感染等因素侵犯胰管，引起胰管狭窄，狭窄远端胰管扩张，管内蛋白栓罕见。胰管上皮保持完好，胰管无钙化、无结石。②慢性钙化性胰腺炎：是慢性胰腺炎中最多的类型，约占 1/3。此类病变为散在性斑点状，常有胰管上皮萎缩和管内蛋白栓塞，主胰管呈节段性狭窄、扩张、钙化或伴结石，部分侧支伴不规则扩张。酒精性慢性胰腺炎属此类病变。③慢性炎症性胰腺炎：呈弥散性纤维化、单核细胞浸润，胰腺实质受损坏。慢性胆管炎症引起胰管系统发生慢性炎症、瘢痕狭窄所致慢性胰腺炎变化属此类，

一、病因

CP 是多因素相互作用导致的疾病，仅一种危险因素很难引起 CP。

（一）酒精

由于 70% 成年 CP 患者有酗酒史，因此长期过度饮酒一直都被认为是慢性胰腺炎的首要病因。然而根据慢性胰腺炎的病理及影像学标准，只有不到 10% 的酗酒者最终会发展成慢性胰腺炎。临床实践观察到，多数长期大量饮酒者并无 CP 的客观证据，仅表现为餐后腹胀、脂餐后腹泻等消化不良症状。进一步的动物实验表明，单纯长期摄入酒精并非导致慢性胰腺炎而是脂肪沉积等退行性变，伴有明显胰腺外分泌功能不足。

复发性急性胰腺炎常导致胰腺纤维化、胰管阻塞，导管扩张，胰腺组织萎缩而进展为 CP。当患者胆、胰管异常持续存在，饮酒可诱发复发性急性胰腺炎，推动炎症慢性化。此外，

CFTR、PRSS1 及 SPINK1 等基因的突变可能改变酒精的代谢或调节胰腺对酒精所致炎症的反应性，从而促进 CP 的发生。因此，乙醇在 CP 的发生过程中只起到促进作用，而不是独立的致病因素。

（二）基因突变

目前认为，慢性胰腺炎与以下 3 种基因突变有关。

1. 与散发的特发性胰腺炎有关的两种基因突变　囊性纤维化跨膜转导调节因子基因 (CFTR) 的突变，可能与胰管阻塞或腺泡细胞内膜的再循环或转运异常有关；胰蛋白酶促分泌抑制剂基因编码胰蛋白酶促分泌抑制剂的基因，突变位点为 N34 S，其突变的后果是削弱了对抗正常腺泡内自身激活的少量胰蛋白酶的第一道防线。发病年龄较遗传性胰腺炎晚，并发症和需外科手术的机会较少。但最主要的区别是无家族病史。

2. 与遗传性胰腺炎有关的基因突变　阳离子胰蛋白酶原基因编码人类胰蛋白酶原，它的突变使胰蛋白酶原容易被激活而常发生复发性胰腺炎，逐渐进展为 CP。遗传性胰腺炎家系，主要集中在欧美地区，其 PRSS1 的两种突变 (R122 H 和 N291) 系常染色体显性遗传，外显率 80%。其临床特征为幼年发病的复发性急性胰腺炎，常进展为慢性胰腺炎并伴有高胰腺癌发病率。患者家族中至少还有另 2 例胰腺炎患者，发病可以相隔 2 代甚至几代。

一般认为，所有的慢性胰腺炎可能都有基因异常基础，其作用大小不等，取决于胰腺炎的类型。但是否对所有 CP 患者常规筛查基因突变，尚未达成共识，但对于有家族史的早发 CP 患者（＜ 35 岁）进行筛查是合理的。

（三）自身免疫

40 多年前，Sarles 等第一次描述了自身免疫性胰腺炎 (AIP)。60% 的病例与其他自身免疫疾病有关，包括原发性硬化性胆管炎、原发性胆汁性肝硬化、自身免疫性肝炎和干燥综合征。淋巴细胞浸润是其主要的组织学特征之一。临床上，循环中免疫球蛋白 G(尤其是免疫球蛋白 G_4) 可上升至较高水平，尤其是在有胰腺肿块的情况下，且大多数患者对类固醇治疗有效。

值得一提的是，如果通过大鼠尾静脉注射能识别胰淀粉酶的 $CD4^+T$ 细胞，大鼠胰腺则会形成类似人类 AIP 的组织学特征。此实验结果支持 $CD4^+T$ 细胞在 AIP 发病中起重要作用的观点。

（四）吸烟

由于严重酗酒者通常都吸烟，所以很难将酗酒和吸烟的影响完全分开。吸烟不仅通过烟碱影响胰液分泌模式，而且诱导炎症反应，并通过其他成分发挥致癌作用。

（五）B 组柯萨奇病毒

此病毒可引起急性胰腺炎，且病毒滴度越高，引起急性胰腺炎的可能性越大，若此时缺乏组织修复，则可能进展为慢性胰腺炎。这种缺陷与巨噬细胞 (M_1) 和 1 型辅助性 T 细胞的优先活化有关。在 B 组柯萨奇病毒感染期间，饮用乙醇可加重病毒诱导的胰腺炎，阻碍胰腺受损后的再生，饮酒剂量越大，持续时间越长，胰腺的再生就越困难。因此，酒精可能会通过增强组织内病毒感染或复制，影响组织愈合和使胰腺炎症慢性化。

（六）营养因素

人体内及动物实验认为，食物中饱和脂肪酸及低蛋白饮食可促进慢性胰腺炎或胰腺退行性病变的发生。

二、临床表现

腹痛是本病最常见症状。疼痛位于上腹部剑突下或偏左，常放射到腰背部，呈束腰带状。平时为隐痛，发作时疼痛剧烈，酷似急性胰腺炎。随着急性发作的次数增加，间歇期逐渐变短，最后呈持续痛。

疼痛的发作主要是由于结石或胰管上皮增生所造成的胰管阻塞，使胰液不能通畅流入十二指肠，管内压力增高所引起；在手术解除梗阻后，疼痛就得到缓解。如果梗阻原因得不到解除，反复急性发作，纤维化病变逐渐加重，最后是胰腺的主要管道多处出现狭窄，犹如串珠状，疼痛就更难缓解。

血糖增高和出现糖尿是胰腺内分泌腺遭到破坏的表现。由于胰腺炎的反复发作，胰岛破坏严重，胰岛素分泌减少。但与急性胰腺炎不一样，糖尿病不仅不会缓解，且日趋严重。

腹胀、不耐油腻、腹泻是胰腺外分泌缺少的症状。由于胰管的阻塞，腺泡被破坏，使蛋白酶、脂肪酶和淀粉酶的分泌减少，蛋白质、脂肪等吸收都受到影响，表现为大便次数增多，粪便量大、不成形、色浅、发亮带油粒，即所谓"脂肪泄"。由于吸收不良，加以进食后引起疼痛而畏食，患者逐渐消瘦，体重减轻。

少数患者出现黄疸，是因为慢性胰腺炎在胰头的纤维病变，压迫胆总管下端，或因为同时伴有胆管疾患。如果引起慢性胰腺炎的病因是慢性乙醇中毒，还可出现营养不良性肝硬化所引起的一系列症状。

三、诊断

依据典型临床表现，可做出初步诊断。

（一）常规检查

粪便检查可发现脂肪滴，胰功能检查有功能不足。

（二）超声检查

B超可见胰腺局限性结节，胰管扩张，囊肿形成，胰肿大或纤维化。

（三）腹部X线

腹部X线平片可显示胰腺钙化。

（四）CT

CT扫描可见胰实质钙化，呈结节状，密度不均，胰管扩张或囊肿形成等。CT检查的准确性远较B超为高。

四、治疗

（一）非手术治疗

1. 病因治疗　治疗胆管疾病，戒酒。

2. 镇痛　可用长效抗胆碱能药物，也可用一般止痛药，要防止药物成瘾，必要时行腹腔神经丛封闭。

3. 饮食疗法　少食多餐，高蛋白、高维生素、低脂饮食，按糖尿病的要求控制糖的摄入。

4. 补充胰酶　消化不良，特别对脂肪泻患者，大量外源性胰酶制剂有一定治疗效果。

5. 控制糖尿病　控制饮食，并采用胰岛素替代疗法。

6. 营养支持　长期慢性胰腺炎多伴有营养不良。除饮食疗法外，可有计划地给予肠外和（或）

肠内营养支持。

(二) 手术治疗

目的主要在于减轻疼痛，延缓疾病的进展，但不能根治。

1. 纠正原发疾病　若并存胆石症应行手术取出胆石，去除病因。

2. 胰管引流术

(1) 经十二指肠行肝胰壶腹括约肌切开术或成形术：可解除括约肌狭窄，使胰管得到引流；也可经 ER-CP 行此手术。

(2) 胰管空肠侧侧吻合术：全程切开胰管，取除结石，与空肠作侧侧吻合。

3. 胰腺切除术　有严重胰腺纤维化而无胰管扩张者可根据病变范围选用适宜的手术。

(1) 胰体尾部切除术：适用于胰体尾部病变。

(2) 胰腺次全切除术：胰远侧切除达胆总管水平，适用于严重的弥散性胰实质病变。术后有胰岛素依赖性糖尿病的危险，但大部分患者可获得疼痛的减轻。

(3) 胰头十二指肠切除术：适宜于胰头肿块的患者。可解除胆管和十二指肠梗阻，保留了富有胰岛细胞的胰体尾部。

(4) 保留幽门的胰头十二指肠切除术：由于保留了幽门，较前几种术式更为优越。

(5) 保留十二指肠的胰头切除术：残留胰腺与空肠施 Roux-en-Y 吻合术，与 PPPD 效果相似。

(6) 全胰切除术：适用于顽固性疼痛患者。半数以上患者可解除疼痛，但术后发生糖尿病、脂肪泻和体质量下降，患者需终生依靠注射胰岛素及口服胰酶片的替代治疗。

第三节　胰腺癌

胰腺癌 (carcinoma of pancreas) 指胰外分泌腺的恶性肿瘤，表现为腹痛、食欲不振、消瘦和黄疸，恶性程度高，预后差。

一、流行病学

近年来，胰腺癌发病率明显上升，发病年龄以 45 ~ 65 岁多见，男女之比为 1.58 : 1。

二、病因和发病机制

病因与发病机制至今未明。高危因素及人群包括：①长期大量吸烟、饮酒、饮咖啡者；②长期接触某些化学物质如联苯胺、烃化物等；③糖尿病患者；④慢性胰腺炎患者；⑤男性，绝经期后的女性。

分子生物学研究提示，癌基因激活与抑癌基因失活以及 DNA 修复基因异常在胰腺癌的发生中起着重要作用，如 90% 的胰腺癌可有 K-ras 基因第 12 号密码子的点突变。

三、病理

胰腺癌可发生于胰腺任何部位，胰头癌约占 60%，胰体尾癌约占 20%，弥散性的约占 10%，还有少数部位不明。

胰腺癌大多为导管细胞癌，占胰腺癌的 90% 以上，为白色多纤维、易产生粘连的硬癌；

少数为腺泡细胞癌，质地较软，易出血坏死，又称髓样癌。其他如黏液性囊腺癌、胰岛细胞癌等则少见。

胰腺癌发展较快，且胰腺血管、淋巴管丰富，腺泡又无包膜，易发生早期转移；转移的方式有直接蔓延、淋巴转移、血行转移和沿神经鞘转移四种。因此确诊时大多已有转移。胰体尾癌较胰头癌转移更广泛。癌可直接蔓延至胆总管末端、胃、十二指肠、左肾、脾及邻近大血管；经淋巴管转移至邻近器官、肠系膜及主动脉周围等处的淋巴结；经血液循环转移至肝、肺、骨、脑和肾上腺等器官；也常沿神经鞘浸润或压迫腹腔神经丛，引起顽固剧烈的腹痛和腰背痛。

四、临床表现

取决于癌的部位、胆管或胰管梗阻情况、胰腺破坏程度及转移等情况。起病隐匿，早期无特殊症状，出现明显症状时，病程多已进入晚期。整个病程短、病情发展快、迅速恶化、死亡。

（一）症状

1.腹痛 腹痛常为首发症状，早期腹痛较轻或部位不清，以后逐渐加重且腹痛部位相对固定。典型腹痛为：持续、进行性加剧的中上腹痛或持续腰背部剧痛，可有阵发性绞痛；餐后加剧；仰卧与脊柱伸展时加剧，俯卧、蹲位、弯腰座位可使腹痛减轻；用解痉止痛药难以奏效，常需用麻醉药，甚至成瘾。

2.体重减轻 90%的患者有明显的体重减轻，其中部分患者可不伴腹痛和黄疸。晚期常呈恶病质状态。消瘦原因包括癌的消耗、食欲不振、焦虑、失眠、消化和吸收功能障碍等。

3.黄疸 是胰头癌的突出症状，病程中约90%出现黄疸。大多数病例的黄疸因胰头癌压迫或浸润胆总管引起，持续进行性加深，伴皮肤瘙痒，尿色如浓茶，粪便呈陶土色。

4.其他症状 常见食欲不振和消化不良，与胆总管下端和胰腺导管被肿瘤阻塞，胆汁和胰液不能进入十二指肠有关。常有恶心、呕吐与腹胀。因胰腺外分泌功能不全，可致腹泻，脂肪泻多是晚期表现。少数胰腺癌患者可因病变侵及胃、十二指肠壁而发生上消化道出血。多数患者有持续或间歇性低热。精神忧郁、焦虑、个性改变等精神症状可能与腹痛、失眠有关。可出现胰源性糖尿病或原有糖尿病加重。有时出现血栓性静脉炎的表现。

（二）体征

可见消瘦、上腹压痛和黄疸。出现黄疸时，常因胆汁淤积而有肝大，其质硬、表面光滑。可扪及囊状、无压痛、表面光滑并可推移的肿大胆囊，称 Lourvoisier 征，是诊断胰腺癌的重要体征。胰腺肿块多见于上腹部，呈结节状或硬块，肿块可以是肿瘤本身，也可是腹腔内转移的淋巴结。胰腺癌的肿块一般较深，不活动，而肠系膜或大网膜的转移癌则有一定活动性。部分胰体尾癌压迫脾动脉或主动脉时，可在左上腹或脐周听到血管杂音。晚期患者可有腹水，多因腹膜转移所致。少数患者可有锁骨上淋巴结肿大，或直肠指检触及盆腔转移癌。

五、实验室和其他检查

（一）影像学

1.CT 可显示＞2 cm 的肿瘤，可见胰腺形态变异、局限性肿大、胰周脂肪消失、胰管扩张或狭窄、大血管受压、淋巴结或肝转移等，诊断准确率可达80%以上。

2.超声 可发现晚期胰腺癌，胰腺局限性增大，边缘回声不整齐，呈火焰状，回声不均，声影衰减明显，胰管不规则狭窄、扩张或中断，胆囊肿大，可见肿瘤压迫周围大血管的现象。

3. 超声内镜检查 超声胃镜在胃内检查，可见胃后壁外有局限性低回声区，凹凸不规整的边缘，内部回声不均匀；超声腹腔镜的探头可置于肝左叶与胃小弯处或直接通过小网膜置于胰腺表面探查。结合腹腔镜在网膜腔内直接观察胰腺或胰腺的间接征象，并行穿刺活检，胰腺癌检出率接近 100%。

4.ERCP 除能直接观察十二指肠壁和壶腹部有无癌肿浸润情况外，可显示胰胆管受压以及主胰管充盈缺损和移位，诊断正确率可达 90%。直接收集胰液做细胞学检查及壶腹部活检做病理检查，可提高诊断率。必要时可同时放置胆道内支架，引流以减轻黄疸，为手术做准备。

5.MRCP 是无创性、无须造影剂即可显示胰胆管系统的检查手段，显示主胰管与胆总管病变的效果基本与 ERCP 相同。但缺点是无法了解壶腹等病变，亦不能进行微创治疗。

6.X 线钡餐造影 可间接反映癌的位置、大小及胃肠受压情况。胰头癌时，十二指肠曲扩大或十二指肠降段内侧呈反 "3" 形等征象。

7. 选择性动脉造影 经腹腔动脉作肠系膜上动脉、肝动脉、脾动脉选择性动脉造影，对显示胰体尾癌可能比超声和 CT 更有效。其显示胰腺肿块和血管推压移位征象，对于小胰癌（＜ 2 cm）诊断准确性可达 88%。有助于判断病变范围和手术切除的可能性。

（二）组织病理学和细胞学检查

在超声内镜、经腹壁超声或 CT 定位和引导下，或在剖腹探查中用细针穿刺作多处细胞学或活体组织检查，确诊率高。

（三）血液、尿、粪

血清胆红素升高，以结合胆红素为主。血清碱性磷酸酶、γ-GT、LDH、亮氨酸氨基肽酶、乳铁蛋白、血清核糖核酸、5'- 核苷酸酶等可增高。胰管梗阻或并发胰腺炎时，血清淀粉酶和脂肪酶可升高。葡萄糖耐量不正常或有高血糖和糖尿。重度黄疸时尿胆红素阳性，尿胆原阴性，粪便可呈灰白色，粪胆原减少或消失。有吸收不良时粪中可见脂肪滴。

六、诊断和鉴别诊断

本病的早期诊断困难，出现明显食欲减退、上腹痛、进行性消瘦和黄疸，上腹扪及肿块；影像学检查发现胰腺有占位时，诊断胰腺癌并不困难，但属晚期，绝大多数已丧失手术的时机。因此，对 40 岁以上，近期出现下列临床表现者应重视：①持续性上腹不适，进餐后加重伴食欲下降；②不能解释的进行性消瘦；③不能解释的糖尿病或糖尿病突然加重；④多发性深静脉血栓或游走性静脉炎；⑤有胰腺癌家族史、大量吸烟、慢性胰腺炎者。应密切随访检查。

胰腺癌应与慢性胰腺炎、壶腹癌、胆总管癌等相鉴别。

七、治疗

胰腺癌的治疗仍以争取手术切除为主。对不能手术者常作姑息性短路手术、化学疗法和放射治疗。

（一）外科治疗

因早期诊断困难，一般手术切除率不高，约 21.2% ～ 55.5%，且手术死亡率较高。

1. 根治性手术 胰头癌可施行胰十二指肠切除术。此手术手术范围切除胰头（包括钩突部）、肝总管以下胆管（包括胆囊）、远端胃、十二指肠和部分空肠，同时清除肝十二指肠韧带内、腹腔动脉旁、胰头周围及肠系膜血管根部淋巴结，然后胆、胰、胃肠重建。目前一般以 Child

重建方法为最多见。即先作胰 - 空肠端端吻合，然后作胆总管 - 空肠端侧吻合，最后作胃 - 空肠端侧吻合。

保留胃及幽门的胰十二指肠切除术 (PPPD)，即由十二指肠第一段和空肠作端侧吻合。这种术式既保留了胃的正常容量和生理功能，又避免了胃大部切除的并发症。因此，目前有些学者已采用此术式治疗壶腹周围的恶性肿瘤及胰头癌。但根据国内外的经验，该术式用于胰头癌治疗，应持慎重态度。因为保留幽门会影响幽门附近的淋巴结清扫，另外此术式常发生不同程度的术后胃排空延迟，使术后患者需留置较长时间的胃肠减压管，从而影响术后患者进食。胃排空延迟的机制尚不清楚，可能与损伤迷走神经及幽门周围血液供应有关。胰体尾部癌可作胰体尾部切除。但由于体尾部癌确诊时已多属晚期，切除率很低。

2. 姑息性手术　对不能切除的胰腺癌，除了有黄疸者给予作胆肠内引流术外，也可经内镜下放置内支架以解除黄疸。对同时伴有十二指肠梗阻者，一并施行胃 - 空肠吻合术。另外对不能切除者，可作区域性介入治疗，经肝总动脉、脾动脉及肠系膜上动脉等插管局部灌注化疗药物，同时作放射治疗，使原不能切除的胰腺癌争取再次手术切除。另外可采用免疫治疗、中草药治疗也能改善症状，延长生命。

(二) 内科治疗

晚期或手术前后病例均可进行化疗、放疗和各种对症支持治疗。胰腺癌对化疗药物不敏感，单药治疗有：古西他滨、5- 氟尿嘧啶、丝裂霉素、表柔比星、链佐星、紫杉醇、紫杉特尔及希罗达等。古西他滨被已发生转移的胰腺癌患者视为一线治疗药物，联合化疗优于单药化疗。靶向药物治疗，如西妥昔单抗和厄洛替尼可与化疗药物合并使用或是单用。胰腺癌经动脉局部灌注化疗优于全身静脉化疗，而且能减少化疗药物的毒副作用。

随着放疗技术不断改进，胰腺癌的放疗效果有所提高，常可使症状明显改善，存活期延长。可进行术中、术后放疗，佐以化疗。对无手术条件的患者可做高剂量局部照射及放射性核素局部植入照射等。术前放疗可使切除困难的肿瘤局限化，提高胰腺癌的切除率。联合放疗和化疗可延长存活期。对有顽固性腹痛者可给予镇痛及麻醉药，必要时用 50% 乙醇或神经麻醉剂行腹腔神经丛注射或行交感神经节阻滞疗法、腹腔神经切除术，也可硬膜外应用麻醉药缓解腹痛。此外，应用各种支持疗法对晚期胰腺癌及术后患者均十分重要，可选用肠外营养和氨基酸液输注，改善营养状况；可给予胰酶制剂治疗消化吸收功能障碍；有阻塞性黄疸时补充维生素K；治疗并发的糖尿病或精神症状等。

八、预后

本病预后甚差。在症状出现后平均寿命约 1 年左右，死亡率很高。扩大根治术治疗的年存活率为 4%，近年来采用全胰切除术生存期有所延长。

第四节　胰岛素瘤

胰岛素瘤是一种罕见肿瘤，但在胰腺内分泌瘤中却最常见。约 95% 为良性。男女比约为

2∶1。胰岛素瘤是起源于胰岛 B 细胞的肿瘤。B 细胞分泌胰岛素，大量的胰岛素进入血流，引起以低血糖为主的一系列症状。

一、病理

胰岛素瘤 90% 以上是单发的圆形肿瘤，直径多在 1 ～ 2 cm 之间，在胰头、胰体和胰尾三部分的发生率基本相等。但胰岛素瘤的大小，以及数目可以有很大变异。与其他内分泌肿瘤一样，肿瘤的大小和功能不一定呈平行关系。胰岛素瘤常有完整的包膜，呈红色或褐色，与正常胰腺组织分界较清楚。它主要由 B 细胞构成，间质一般很少，常有淀粉样变。电镜下瘤细胞内可见 B 细胞分泌颗粒。从形态学上鉴别良性和恶性胰岛细胞瘤有一定困难，诊断恶性胰岛素瘤的最可靠指标是发现有转移灶。

二、临床表现

胰岛素瘤可发生在任何年龄，平均年龄 40 岁左右，男性较女性多见(2∶1)。常在空腹时发作，主要表现为低血糖引起的中枢神经系统和自主神经系统方面的症状。

(一) 意识障碍

意识障碍为低血糖时大脑皮质受到不同程度抑制的表现，如嗜睡、精神恍惚以至昏睡不醒，也可表现为头脑不清，反应迟钝，智力减退等。

(二) 交感神经兴奋

交感神经兴奋为低血糖引起的代偿反应，如出冷汗、面色苍白、心慌、四肢发凉、手足颤软等。

(三) 精神异常

精神异常为反复多次发作低血糖，大脑皮质受到损害的结果。

(四) 癫痫样发作

癫痫样发作为最严重的神经精神症状，发作时意识丧失，牙关紧闭，四肢抽搐，大小便失禁等。

三、诊断

该病的诊断首先要依靠医务人员，如果他们能意识到本病的可能性，及时检查血糖，则多数患者可得到早期诊断。空腹血糖一般在 2.8 mmol/L(50 mg/dL) 以下。Whipple 三联征对提示本病有重要的意义。

(一) 症状往往在饥饿或劳累时发作。

(二) 重复测定血糖在 2.8 mmol/L(50 mg/dL) 以下。

(三) 口服或静脉注射葡萄糖后症状缓解。

现代的诊断手段可以提供定性和定位诊断，B 超、CT、MRI 以及选择性腹腔动脉造影对胰岛素瘤的发现和定位均有帮助。经皮经肝门静脉内置管，分段采血，测定胰岛素浓度，可达到定性和定位的目的，且可发现多发性胰岛素瘤的部位，有助于术中找到和不致遗漏多发的肿瘤。

四、治疗

一旦诊断明确，应及早进行手术治疗，以免引起脑细胞进一步损害。如为恶性肿瘤，延迟手术将会增加转移的机会，手术应注意：

（一）彻底检查胰腺各部分，特别注意胰腺背部、钩突部肿瘤。术中 B 超帮助瘤体定位非常有效。

（二）摘除一个肿瘤后，仍应警惕有多发肿瘤存在的可能，要避免遗漏，术中可连续测血糖以了解肿瘤组织是否切净。

（三）应以冰冻切片检查手术中摘除物是否为肿瘤组织。

（四）如病理检查证实为胰岛增生，则往往需要切除 80% 以上的胰腺组织。对于微小而数量众多不能切除干净的胰岛素瘤和已有转移的恶性胰岛素瘤可采用药物如二氮嗪、链佐霉素等，但这些药物长期应用均有一定不良反应。

（万学谦）

第十五章 脾脏常见疾病

第一节 脾肿瘤

脾脏是人体重要的淋巴器官，位于膈下，被周围的骨骼保护，所以脾肿瘤的早期症状不明显，不容易被人们发现，从而就延误了疾病的治疗。脾肿瘤的症状与肿瘤的性质、部位、大小及脾肿大的程度有关，常见的临床症状有：脾肿瘤可通过 X 线检查、超声波检查、CT 诊断、造影检查、病理检查等进行诊断，确诊后应立即进行治疗。自发性脾破裂有继发于嗜血细胞综合征、血管外皮瘤和浆膜多发血管瘤、T 细胞白血病等。手术切除是治疗脾肿瘤的常用方法，为了保证手术效果达到最佳，建议选用达芬奇手术机器人进行治疗。

一、病理

脾血管瘤是脾内常见的一种原发性肿瘤，大多为海绵状血管瘤、毛细血管瘤，多数为静脉血管瘤，大多在 2 cm 以下直径，可并发脾破裂出血。

脾血管肉瘤是脾脏除淋巴造血组织肿瘤外最常见的肿瘤，大多为成年人。1/3 发生脾破裂出血。在脾内形成多个大小不等的结节，边界不清，镜检瘤细胞呈梭形或多边形，核分裂象多见，恶性度高，常转移至肝、肺及淋巴结。

二、临床表现

（一）脾肿大

多数伴有左上腹不适、疼痛及压迫症状，如腹胀、恶心、便秘、呼吸困难等。

（二）脾功能亢进

与脾肿大有一定关系，但症状与脾肿大程度并不成比例，对于难以解释的脾功能亢进伴脾肿大应高度怀疑肿瘤的存在特别是血管瘤。

（三）全身症状

多见于脾脏恶性肿瘤，表现为低热、贫血、乏力、周身不适、消瘦、恶病质等。

（四）脾肿瘤自发性破裂

临床少见，表现为突发腹痛、腹膜炎，可有出血性休克甚至死亡，如果脾破裂伴有早期转移则是预后最差的影响因素。自发性脾破裂有继发于嗜血细胞综合征、血管外皮瘤和浆膜多发血管瘤、T 细胞白血病等。一部分可伴发腹腔种植性转移，多见于脾血管瘤、血管肉瘤自发性破裂。

三、影像学检查

（一）B 超及 CT 检查

B 超为首选方法，在 B 超检查后进一步 CT 检查，能明确病变形态、大小、部位、范围以及与邻近脏器关系，腹腔淋巴结有无侵及，再结合临床表现，恶性淋巴瘤 50% ～ 90% 可确诊。

（二）选择性血管造影

恶性者可见脾实质缺损，边界不清，脾动脉分支被压呈弧形。

四、诊断

（一）左上腹部疼痛、肿块、消瘦等临床症状与体征，可初步判断。

（二）B超或CT检查可发现脾脏有占

位性病变。需结合临床表现判断其性质。如胰腺体尾部癌又有脾脏多发性球形阴影，不要误诊为脾囊肿，需结合其临床、既往有无脾占位来判断其良恶性。

（三）确诊仍以术后病理诊断为准。

五、治疗

（一）手术治疗

发现脾内肿块，应剖腹探查，良性者做部分或全脾切除术。恶性病变均做全脾切除术加脾门及周围淋巴结清扫。侵及肝，胰体、尾者加肝或胰体尾切除。

（二）放疗或化疗

对恶性淋巴瘤，术后用放疗或化疗可延长生命，提高5年生存率。

六、预后

（一）良性肿瘤切除后对生命无影响。

（二）恶性肿瘤除恶性淋巴瘤稍好外，其他恶性肿瘤术后均易复发转移、预后多不佳。

第二节 游走脾

游走脾：脾脏脱离正常解剖位置而位于腹腔的其他部位者，称为脾脱垂或异位脾；脾脏既有脱垂又能复位，呈活动或游走状者，称为游走脾 (floating spleen)。游走脾的发生率低于2%，1889年Bond首次报道游走脾中年以上经产妇产后发病率较高，有文献报道女性发病率可高于男性13倍，儿童期也有发生。尚缺乏有关流行病学的详尽资料。

一、病因、发病机制

一般认为这是脾脏发育过程中先天异常造成的。还有部分学者认为游走脾的发生存在继发因素正常脾脏因有脾胃韧带、脾结肠韧带、脾肾韧带以及脾膈韧带的支托维持和腹肌张力产生的腹内压，而维持在一定的解剖部位。如胚胎期背侧胃系膜发育存在缺陷，使得脾蒂变长，同时上述韧带发育异常而松弛，则支托能力大大减弱，使得脾脏在腹腔中移位继发因素如脾大使韧带被牵拉变长，腹部创伤或妇女妊娠期内分泌改变致腹壁肌肉松弛，经产妇产后腹肌软弱无力等均是游走脾的诱发因素。

脾脏不在正常解剖位置而在腹腔其他部位者，称异位脾。如在体位改变而脾脏有大幅度移位者，则称游走脾。此症甚为少见，女性比男性多3～13倍，以中年女性为多见。

游走脾的病因有：①先天性脾支托韧带如脾胃韧带、脾肾韧带等过长；②脾脏肿大沉重，同时有脾蒂过长、松弛。

若游走脾的脾脏本身没有原发或继发病变，又无并发症存在，一般只表现为无痛性移动性腹块。偶可在肿块上扪及脾切迹。如果脾脏有原发性或继发性病变，则出现与之有关的症状和体征。如果游走脾压迫消化道，可出现恶心、呕吐、闷胀、腹痛、排便困难或部分性肠梗阻等症状。压迫盆腔脏器可出现排尿排便异常、腰痛，在女性可出现月经紊乱。约有 20% 的游走脾可发生脾蒂扭转，其症状视扭转的程度和速度而异；部分性或慢性扭转，可因脾脏瘀血而出现腹痛、不适、腹块增大、压痛等症状；完全性急性扭转则表现为腹部剧痛、腹腔内渗血、出血、腹膜刺激征等，乃至休克。急性期后，脾脏可发生炎症、粘连、坏死、化脓或脓肿形成。

异位脾或游走脾容易发生脾蒂扭转或外伤。因此，最好在明确诊断后择期作脾切除术。如发生急性脾蒂扭转，应急诊手术。育龄妇女的游走脾应尽早切除，因为它可压迫子宫引起月经紊乱。

脾托或腹带的效果不明显，仅用于手术禁忌的病例。

二、病理

游走脾和正常脾脏一样只是位置的变更，但如游离脾因病理性肿大导致者，则有原来的病理改变，游走脾又可导致扭转、坏死、外伤等病理损害。

三、发病机制

游走脾较正常的脾脏大这可能是由于脾脏原有病变 (如慢性疟疾) 也可能是因脾脏脱垂而脾蒂有扭转、充血的结果游走脾在早期常有较大的移动性，至晚期则可因周围组织的粘连而较固定。约 20% 的游走脾可导致脾蒂扭转，扭转的原因不一。脾脏的上极较大，当其向下移位时上极容易向中线倾斜，往往为扭转的开始；而腹肌的收缩，肠襻的蠕动，体位的改变，以及外力的推移等，均可为促成扭转的因素。扭转发生的快慢和程度可有很大不同，其产生的病变也随之各异：轻度扭转或仅有半圈 (180°) 扭转者，其结果多造成脾脏充血肿大，更甚者可有渗液、出血；扭转至 2 ～ 3 圈者因脾蒂血运完全被阻，可致脾脏完全坏死。周围组织也可因渗出液的刺激而有局限性或弥散性的腹膜炎，或者形成慢性的脾周围粘连。如仅有动脉阻塞，则可造成脾脏萎缩和纤维化。

四、临床表现

(一) 腹部肿块

大多数因腹部无意中发现肿块就诊，或仅有隐痛或不痛。体检时可触及腹部不同部位出现活动的肿块。

(二) 腹痛

突发剧烈腹部绞痛伴恶心、呕吐、出冷汗，体温升高，脉搏加快或休克。检查有腹部压痛，反跳痛、腹肌紧张、肠鸣音减弱。并可触及腹内活动性、边界清楚的椭圆形肿块，应想到游走脾并发脾扭转或破裂，其既往史中曾发现有腹部肿块，但未进一步诊治。

五、检查

(一) 实验室检查

不发生脾扭转者，血常规与正常人无差异，一旦有扭转、坏死者，则白细胞计数及中性粒细胞升高。

（二）影像学检查

1.B超检查 正常位置脾无声影，腹部肿块可为肿大的或正常的脾脏声影。

2.CT检查 可见肿块为脾影，如有病理增大或扭转者则见体积增大，脾门旋转，密度均匀，强化不明显，脾周可有少量水密度影。

六、诊断

（一）腹前壁无腹壁疝椭圆形肿块病史或突发腹部绞痛，并触及腹前壁活动的肿块。

（二）影像学检查正常位置无脾影而肿块为脾脏影，基本可确诊。

（三）鉴别：需注意与腹部其他病因的肿块如卵巢囊肿、游走肾鉴别。

七、治疗

（一）游动脾

应取预防性脾切除术。手术较正常脾为简单，只需将周围过长的韧带游离、分离、切断，并切断、结扎脾蒂与脾动静脉即可切除脾脏。可预防发生脾扭转，并减少因外伤致脾破裂。

（二）游动脾并发脾扭转

应急诊情况下做的游动脾手术，何泽生(1981)等报道1例脾蒂扭转的游动脾，该脾异位于右下腹部，脾蒂扭转2 160°，在术前误诊为阑尾穿孔、腹膜炎、术中发现脾已坏死。魏东兴(1982)报道一例脾扭转720°，在左季肋下扭转，脾坏死，术前亦诊断为腹膜炎行剖腹探查。金正明等(1999)也报道1例脾游走扭转，手术治愈，一般及时手术预后都较好。

（三）疝囊内脾异位

有文献报道因腹股沟斜疝手术，切开疝囊后，发现为脾异位，也多因游走脾随小肠疝入阴囊内，也应切除脾脏，以预防因脾外伤大出血。

第三节 脾脓肿

脾脓肿是一种少见病。脾脏是血液中微生物的高选过滤器和吞噬活动中心，具有抵抗局部感染的免疫能力，一般不易发生感染。临床表现多不典型，常缺乏特异性症状。患者绝大多数有发热、腹痛等症状。早期诊断不易，极易误诊为败血症或脓毒血症。晚期出现各种严重并发症。

一、病因

（一）病因

脾脏的化脓性感染一般都是继发性的，但其原发病灶大多不明显，因为脾脓肿本身的症状可在原发感染消失后几周乃至几个月后才出现，故患者对过去的前驱感染往往不复记起，脾脓肿的常见感染原发病因有：

1.最常见的是由其他部位的感染病灶经血运播散至脾，约占病例总数的75%～90%，葡萄球菌，链球菌或肺炎球菌的败血症或脓毒血症，心内膜炎和产褥热，是脾脓肿最常见的前驱病，但实际上几乎所有化脓性感染都可能作为脾脓肿的前驱病灶，播散一般经由动脉，但腹腔内的感染也可经由门静脉进入脾脏。

2. 脾脏的损伤或梗死，约占脾脓肿的 10% ～ 25%，即使较小的外伤也可形成脾脏血肿，并因继发感染而导致脾脓肿，脾脏梗死可因脾动脉结扎，栓塞后引起，病理性血红蛋白症 (异常血红蛋白血症或镰形红细胞性疾病) 也可发生脾脏梗死，而梗死的脾脏更是细菌沉着或繁殖的理想病灶。

3. 邻近脏器感染也可以直接侵入脾脏引起脓肿，但临床较少见，占脾脓肿发病原因的 10% 以下，肾周脓肿，膈下脓肿，急性胰腺炎，胃与结肠的肿瘤等均有可能直接侵入脾脏引起脾脓肿。

4. 免疫抑制或缺陷如危重症，长期使用免疫抑制药，艾滋病患者可能发生脾脏的感染与脓肿，此外，脾囊肿可继发感染而转变为脾脓肿。

脾脓肿通常由葡萄球菌，链球菌或沙门菌引起，在广泛使用抗生素的情况下，其致病菌谱也有些改变，目前真菌 (如白色念珠菌)，厌氧菌感染也较为常见，阿米巴脾脓肿则极为罕见。

(二) 发病机制

脾脏脓肿多由带菌栓子引起，因此所形成的脓肿可能是多发性，由外伤性血肿继发感染形成者一般都为单发，但临床上较少见，脾脓肿的结构与一般脓肿无异，唯因脓腔内含有碎的脾脏组织，故脓液常呈棕褐色，且较一般的脓液稠厚。

在脓肿的早期，脾脏多与周围组织不相粘连，病程较久者因其炎症已达脾脏表面，常致脾脏与周围组织之间发生致密粘连，若脓肿累及脾脏表面，有时还可穿入其他脏器，腹腔或腹壁，致形成各种内，外瘘和腹膜炎，偶尔也可穿破膈肌引起脓胸，但多数的脾脓肿仍然局限在脾脏内，而且它本身作为一个感染病灶，又可以通过血运输出带菌栓子，再在其他部位引起转移性脓肿。

二、病理

脾脏形态增大，可呈单个巨大脓肿或多个小的散在脓肿，纤维组织构成脓肿壁，其内为肉芽组织，中心为液化坏死组织和大量中性粒细胞构成的脓液。

三、临床表现

脾脏脓肿少见，临床表现多不典型，常缺乏特异性症状，主要症状为亚急性起病的发热和左侧疼痛，常为左侧胸膜，肋腹部，上腹部或下胸部疼痛并放射至左肩，左上腹常有触痛，典型的可见脾肿大；极少数可闻及脾摩擦音，常见白细胞增多，血培养有时可见致病菌生长。

四、鉴别诊断

(一) 胰腺脓肿和胰腺假性囊肿并发感染

大多数患者在胰腺炎急性发作好转后 1 周至数周又出现发热、腹痛、触痛、恶心、呕吐，有时会有麻痹性肠梗阻。较少见的是胰腺炎发作后很快发生脓肿。胰腺炎后形成的假性囊肿感染也有相同的症状，一般可根据病史及 B 超和 CT 检查鉴别。

(二) 肝脓肿

全身菌血症或胆道感染引起的肝脏多发性脓肿通常起病急，并以引起脓肿的原有疾病的主要临床特征为其主要症状。约半数患者有右上腹疼痛或触痛和肝大；偶见右侧胸膜炎性胸痛；黄疸一般只在胆道阻塞时才出现。

五、检查

(一) 实验室检查

1. 血液 白细胞计数及中性粒细胞增高。白细胞可升至 $20\times10^9/L$。

2. 血培养 阳性率约在 10% ~ 70%，一般多发性脾脓肿阳性率较高。

(二) 影像学检查

1.X 线腹部平片 脾影增大，左膈肌抬高，左侧胸腔积液；部分有左下肺肺炎。

2.B 超检查 脾脏增大，脾区可见单个或多个液性暗区，大小不一，边界清楚。

3.CT 检查 可确定脾脏肿大及其中脓肿部位、大小。

六、治疗

脾脓肿的治疗应包括全身治疗与局部处理两个方面。全身治疗主要包括应用广谱、高效、敏感的抗生素以及全身支持治疗。一般选择三代头孢菌素和甲硝唑联合用药，并应注意真菌感染问题。如有细菌学培养结果，则及时调整用药。脾脓肿的局部治疗原则上脾脏如能切除，自应设法切除之，如因脾周围有过多的致密粘连而切除不易，也可以考虑脓肿的切开引流。通常此等病例大概先作左上腹经腹直肌切口进行探查，将会发现脾脏周围有程度不等的粘连。也可作上腹部的横切口，以减少术后创口崩裂的危险。粘连能分离者应分离之，然后将整个脾脏予以切除。如粘连过于致密不易分离，脾脏切除困难，或者患者全身情况差不能耐受手术，则可以在粘连最多之处 (一般即是脓肿最表浅部位) 进行穿刺，一旦抽得脓液便可在该处切开引流，将引流物从另一腹壁戳口直接引出体外，而原切口则可以一期缝合。应该再强调：脾脓肿以脾切除为上策，切开引流只有在不得已时偶尔为之。

对部分单发脓肿，估计脓液较为稀薄的，可考虑在超声引导下经皮脓肿穿刺置管引流，并每天用生理盐水和抗生素冲洗，待症状、体征消失，脓腔闭合后，拔除引流管。如引流治疗失败，应及时转为手术治疗。

七、预后

肿瘤性者疗效不佳，外伤后者效果较好，湖南医大湘雅医院刘鹏熙 (1997) 报道 10 例，8 例死亡，其中 4 例为脓肿破裂，脓肿破裂者病死率高；其收集的 100 例中，总病死率为 8%。孙家邦 (1985) 报道 3 例，2 例为脓肿破裂，近期效果均好，雷秋模 (1988) 报道 11 例，8 例手术，其中 5 例脾切除加脾窝引流，3 例脓腔切开引流。随访 6 年多，2 例死于其他疾病，9 例健在。

第四节 脾囊肿

脾囊肿是脾组织的瘤样囊性病变，临床上可分为寄生虫性囊肿和非寄生虫性囊肿，寄生虫性脾囊肿常见于中青年，非寄生虫性脾囊肿以青少年多见。小的囊肿可无临床症状，常在体检B 超时发现，但囊肿较大压迫和刺激邻近脏器时，表现为器官受压症状。脾囊肿的并发症有囊肿破裂、出血及继发感染等，患者出现腹膜炎的症状和体征。脾囊肿的诊断常常依赖于影像学检查。近年来考虑到保留脾脏对机体免疫功能的重要性，除了囊肿为感染性或位于脾门区之外，一般主张行部分脾切除或囊肿切除术，此术式对儿童患者尤有意义。

一、脾包虫囊肿病

脾包虫囊肿病，也称脾包虫病、脾棘球绦虫包囊。为一种人畜共患的地方性病。75% 为 10 ～ 40 岁年龄，男女发病率差不多。

（一）病因

六钩蚴穿过肠壁进入门静脉系统，大多停留于肝脏，一小部分经肝随血流进入肺循环，在肺内发育。极少部分经体循环抵达腹腔、大网膜、肾、脑、骨、胰、脾，故脾常与其他脏器同时有病变。

（二）病理

脾包虫囊肿大多为巨大的脾囊肿，囊内可容 2 000 ～ 5 000 ml 透明液体，含少量蛋白或大量头节和子囊，棘球蚴死后的液体变为混浊。

镜检囊壁分两层，内为生发层，外为纤维层，囊壁可发生钙化。

（三）临床表现

1. 病史 既往多有非脾脏的包虫病手术病史、如肝、肺、腹腔包虫病史。

2. 左上腹部不适 饱胀、隐痛、恶心、厌食，多因脾脏肿块巨大压迫胃及周围器官所致。

3. 左上腹部肿块 自己发现左上腹部肿块。

4. 体验 左上腹部可触及肿块，边界清楚，表面光滑，质韧有弹性，可随呼吸上下移动，多无压痛。

（四）实验室检查

1. 血常规白细胞分类有嗜酸性粒细胞增多。

2. 包虫免疫试验 70% 以上阳性。

（五）影像学检查

1.X 线检查 左上腹软组织肿块，少数有环形或弧形壳状钙化影，左膈肌升高并有隆起，而胃被推向内、下移位；钡餐检查，胃被脾包虫压迫胃大弯呈弧形压痕，结肠脾曲下移。静脉肾盂造影，肿块与左肾重叠或将左肾压低移位。

2.B 超 CT B 超可见脾内液性暗区；CT 脾内有低密度区，可定位、定性。

（六）诊断

1. 在牧区有羊犬接触史或因包虫病手术病史。

2. 有左上腹痛及腹部肿块临床表现及影像学变化。

（七）治疗

1. 穿刺内囊、摘除外囊开放术加大网膜填塞术；

2. 外囊缝闭术 包虫较小，残腔清理彻底者。以上两种手术的优点是可保留脾功能，不切除脾；

3. 脾切除术 少数巨大脾包虫病和脾实质已萎缩，功能丧失或合并感染者。

二、非寄生虫性脾囊肿

（一）病因

1. 真性脾囊肿 先天性，为发育过程中腹腔上皮或移位的外胚层进入脾脏所形成。

囊肿中含有上皮结构。

2. 假性脾囊肿 为继发性。占非寄生虫性囊肿的 80%，男性多见。

(1) 脾外伤后包膜下破裂，液化。

(2) 脾梗死坏死液化。

(3) 脾脏感染，炎症性、组织坏死液化。

（二）病理

1. 真性脾囊肿 占脾囊肿的 20%，多见于儿童及青年人，如表皮样囊肿，常为单发单腔囊肿，大者直径可达 16 cm，囊内壁光滑，有小梁，囊腔内为清亮液体或含胆固醇、血液的

混浊液体。镜检，囊壁为纤维组织构成，内衬复层鳞状上皮，有时角化。部分病例囊内被覆柱状、立方或扁平上皮，偶可见灶性移行上皮或含有黏液上皮的腺样结构。囊腔内不含附属器，时有钙化，囊肿可破裂、出血或继发感染。

2. 假性脾囊肿 可见脾脏有单个或多个囊性肿块，镜检见囊壁由结缔组织构成，假性囊肿内面无上皮内衬，常有含铁血黄素及钙盐沉着，囊内为白色清亮液体，近期感染或患病者，内面为混有坏死组织的淡黄色液体。

（三）临床表现

1. 右上腹隐痛 一般小的囊肿无临床症状，大的囊肿则有左上腹部隐痛并放射到左肩部，有囊肿大到 20 cm×20 cm 者，压迫邻近胃、结肠左侧而发生食欲减退、恶心、呕吐、腹泻或便秘，左上腹部沉重感。

2. 肿块 位于左上腹，常为患者自己触及，视囊肿大小出现不同大小肿块。

（四）检查

1. 实验室检查 血液化验均正常。

2. B 超、CT、核素检查 血管造影可见脾脏增大，其中有囊性占位病变。

3. 腹部 X 线平片 囊壁钙化时，可见钙化影。

（五）治疗

1. 脾囊肿去顶术 腹腔镜或开腹假性脾囊肿囊壁去顶术。术中注意边缘电凝止血。

2. 全脾切除术、脾部分切除术，或全脾切除术加脾移植术 巨大囊肿超过脾脏 2/3 者做全脾切除或加脾移植，囊肿＜ 1/2 者可做部分脾切除术。

3. 囊肿引流术 囊肿感染、囊壁与周围粘连者可行囊肿引流术。

（张 伟）

第十六章 泌尿外科常见疾病

第一节 泌尿男性生殖系感染和炎症

一、急性肾小球肾炎

急性肾小球肾炎 (acute glomerulonephritis) 即急性感染后肾小球肾炎 (acute postinfectious glomerulonephritis) 临床表现为急性起病，以血尿、蛋白尿、高血压、水肿少尿及氮质血症为特点的肾小球疾病。这一组临床综合征又称为急性肾炎综合征，其中以链球菌感染后肾炎最为常见，偶可见于其他细菌或病原微生物感染之后，如细菌、病毒、立克次体、螺旋体、支原体、真菌、原虫寄生虫等。这些感染后可出现急性肾炎综合征但也可能出现急进性肾炎肾病综合征等现着重描述的急性链球菌感染后肾炎，被认为是由于免疫复合物沉积所致肾小球肾炎的典型代表。

（一）病因

急性肾小球肾炎常于感染后发病。其最常见的致病菌为 β 溶血性链球菌，偶见于葡萄球菌、肺炎球菌、伤寒杆菌、白喉杆菌及原虫类如疟原虫、血吸虫和病毒。临床上以急性链球菌感染后肾小球肾炎最为常见。AGN 常见于咽部或皮肤 A 组 β 溶血性链球菌感染后 1～3 周出现，极少继发于其他感染（如葡萄球菌、肺炎球菌、C 组链球菌、病毒或寄生虫）。

（二）病理

肾脏体积较正常增大，病理改变为弥散性毛细血管内增生性肾小球肾炎。光镜下通常为弥散性肾小球病变，以内皮细胞及系膜细胞增生为主要表现，急性期可伴有中性粒细胞和单核细胞浸润。病变严重时，增生和浸润的细胞可压迫毛细血管襻使管腔狭窄或闭塞。肾小管病变多不明显，但肾间质可有水肿及灶状炎性细胞浸润。电镜下可见上皮下有"驼峰状"电子致密物沉积。

（三）临床表现

本病的临床表现轻重不一，轻型可为亚临床型，临床症状不明显，重者可为急性肾衰竭严重程度差别很大。患者大多有前驱感染史，上呼吸道链球菌感染后潜伏期为 1～2 周，皮肤链球菌感染者潜伏期为 3～4 周。轻者可无明显感染史仅抗链球菌溶血素"O"滴度升高，而肾炎的程度也不取决于前驱感染的严重程度。典型症状为前驱感染后经 1～3 周无症状潜伏期而急性起病表现为急性肾炎综合征主要有血尿蛋白尿、水肿、少尿、高血压及肾功能减退。

（四）诊断和鉴别诊断

1. 诊断 具有典型临床症状的急性肾炎不难诊断。其主要诊断依据为：

(1) 病前有明显链球菌感染史：临床出现典型的血尿、蛋白尿、少尿、水肿、高血压等急性肾炎综合征

(2) 链球菌培养及血清学检查：咽部或皮肤脓痂分泌物培养示 A 族溶血性链球菌阳性，血

清补体下降，血清 ASO 增高，即可确诊本病。临床表现不典型者，需根据尿液检查及血清补体动态改变做出诊断。因 90% 急性链球菌感染后肾小球肾炎均有低补体血症，所以，血清补体测定可做出评价急性肾炎的第一线检测。

2. 鉴别诊断

(1) 全身感染性发热疾病：各种感染引起发热时，肾血流量及肾小球通透性可增加，也可出现一过性蛋白尿，此种改变于高热感染的早期发生，退热后尿液即恢复正常，无急性肾炎综合征的其他症状。

(2) 以急性肾炎综合征为表现的多种原发性肾小球疾病。

1) 系膜毛细血管性肾炎：起病过程与本病相似，但低补体血症持续时间较长，且此病无自愈倾向，大量蛋白尿与持续低补体血症是本病特点肾活检可明确鉴别诊断。

2) 急进性肾炎：起病与急性肾炎相似，但症状更重，多呈进行性少尿、无尿、病情急骤发展，很快出现肾功衰竭，肾活检可及时确诊并与本病相鉴别。

3)IgA 肾病：多于急性上呼吸道感染后 1～3 天内出现血尿，或伴蛋白尿，血清补体正常，血 IgA 水平可升高，病情易反复发作。

(3) 慢性肾小球肾炎急性发作：此类患者既往常有肾脏病和类似发作史，感染后迅速发病，无潜伏期，多伴有贫血、持续高血压及肾功能不全。B 超检示两肾脏缩小。

(4) 全身系统性疾病：系统性红斑狼疮肾炎、过敏性紫癜肾炎可出现急性肾炎综合征，这两种疾病多有明显的皮肤病损和关节酸痛等关节炎症状，前者血中狼疮细胞及抗 DNA 抗体阳性，后者束臂试验阳性。只要详细询问病史并进行相关检查，即可做出正确诊断。

(五) 治疗

以休息和对症治疗为主。有上呼吸道感染或皮肤感染者，可选用无肾毒性抗生素治疗。发生急性肾衰竭有透析指征应及时行透析治疗。不宜应用糖皮质激素及细胞毒药物。

1. 一般治疗 急性期必须卧床休息至肉眼血尿消失，水肿消退，血压恢复正常。低盐饮食(小于 3 g/d)，肾功能正常者不需限制蛋白质入量，出现氮质血症时应限制蛋白，并以优质动物蛋白为主。明显少尿的急性肾衰竭需控制液体入量。

2. 治疗感染病灶 以往主张病初注射青霉素 10～14 d(过敏者可用大环内酯类抗生素)，但其必要性现有争议。反复发作的慢性扁桃体炎，待病情稳定后 (尿蛋白阴性，尿沉渣红细胞少于 10/HP) 可考虑做扁桃体摘除，术前、术后 2 周需注射青霉素。

3. 对症治疗

(1) 利尿：控制水钠摄入后水肿仍明显者应给予利尿药，常用噻嗪类利尿药、襻利尿药。不宜用渗透性利尿药及保钾利尿药。应用利尿药者需注意电解质的变化。

(2) 降压：经利尿药应用后血压仍无下降可加用降压药如钙通道阻滞药、血管扩张药等。也可选用血管紧张素转化酶抑制药 (ACEI) 及血管紧张素 II 受体拮抗剂 (ARB)，但需注意血钾及血肌酐有无升高，血肌酐大于 350 mol/L 的非透析治疗患者不宜使用。

4. 透析治疗 少数发生急性肾衰竭而有透析指征时，应及时给予透析治疗以帮助患者渡过急性期。由于本病具有自愈倾向，肾功能多可逐渐恢复，一般不需要长期维持透析。

二、急进型肾小球肾炎

急进性肾小球肾炎 (RPGN) 是一组表现为血尿、蛋白尿及进行性肾功能减退的临床综合征，是肾小球肾炎中最严重的类型，肾活检病理通常表现为新月体肾炎。RPGN 的发生率占肾穿刺患者的 2%，人群发生率为 7/ 百万，是肾脏科常见的急危重症。该病起病急骤，病情发展迅速，若未及时治疗，90% 以上的患者于 6 个月内死亡或依赖透析生存。所以，需要根据肾脏病理早期明确诊断，并针对不同的病因采取及时正确的治疗措施，以改善患者的预后。

（一）病因

引起急进性肾小球肾炎的疾病主要分为以下 3 类。

1. 原发性急进性肾小球肾炎。

2. 继发于全身性疾病 (如系统性红斑狼疮等) 的急进性肾小球肾炎。

3. 在原发性肾小球疾病 (如膜增生性肾小球肾炎) 的基础上形成的新月体性肾小球肾炎。

本节主要讨论原发性急进性肾小球肾炎。

（二）病理

肾脏体积通常增大。病理类型为新月体肾小球肾炎。光镜下，以广泛 (50% 以上) 的肾小球囊腔内有大量新月体形成 (占据肾小球囊腔的 50% 以上) 为主要特征，病变早期为细胞新月体，后期为纤维新月体。另外，Ⅱ型常伴有肾小球内皮细胞和系膜细胞增生，Ⅲ型常可见肾小球节段性纤维素样坏死。免疫病理学检查是分型的主要依据，Ⅰ型 IgG 及血补体 C_3 沿肾小球基膜呈线样沉积；Ⅱ型 IgG 和补体 C_3 在系膜区或沿毛细血管壁呈颗粒状沉积；Ⅲ型肾小球内无或仅有微量免疫复合物沉积。电镜检查可见Ⅱ型在系膜区和内皮下有电子致密物沉积，Ⅱ型和Ⅲ型无电子致密沉积。

（三）临床表现

患者可有前驱呼吸道感染，起病较急，病情急剧进展。临床主要表现为急性肾炎综合征的症状，如血尿、蛋白尿和高血压等，多早期出现少尿或无尿，肾功能在短时间内进行性恶化并发展至尿毒症。

Ⅱ型患者常伴肾病综合征，Ⅲ型患者常有不明原因的发热、乏力、关节痛或咯血等系统性血管炎的表现。

Ⅰ型好发于青、中年，Ⅱ型及Ⅲ型常见于中、老年患者，男性居多。我国以Ⅱ型多见。

（四）实验室检查

尿液检查：尿蛋白阳性，红细胞及白细胞增多，可见红细胞管型。

肾功能：血肌酐及尿素氮进行性上升，内生肌酐清除率进行性下降。

免疫学检查：Ⅰ型抗 GBM 抗体阳性；Ⅱ型血循环免疫复合物及冷球蛋白可呈阳性，并可伴血清补体 C_3 降低；Ⅲ型 ANCA 阳性。

B 型超声检查及其他影像学检查可见双肾增大。

（五）诊断

对呈急性肾炎综合征表现 (急性起病、尿少、水肿、高血压、蛋白尿、血尿) 且以严重血尿、明显少尿及肾功能进行性衰竭为表现者应考虑本病，并及时进行肾活检。RPGN 的诊断包括两大方面：①组织病理学诊断；②病因诊断。新月体肾炎的病理诊断标准必须强调两点：①新出现的新月体为闭塞肾小球囊腔 50% 以上的大新月体，不包括小型或部分性新月体；②伴有大新月体的肾小球数必须超过或等于全部肾小球数的 50%。RPGN 是一组临床表现和病理改变相似，但病因各异的临床综合征，因此在诊断 RPGN 时应做出病因诊断。详细询问病史，积极寻找多系统疾病的肾外表现和体征，并进行有关检查 (如抗核抗体、抗 ds-DNA 抗体、ANCA、ASO 等)。只有确定了病因、免疫类型、疾病的发展阶段、活动性后，方可选择合理治疗，权衡治疗的利弊与风险，并做出预后评价。

(六) 鉴别诊断

RPGN 应与以下疾病相鉴别：

[急性肾小管坏死]

常有明确的病因，如中毒因素 (药物、鱼胆中毒等)、休克、挤压伤、异型输血等，病变主要在肾小管，故见尿少、低比重尿及低渗透压尿，尿中有特征性的大量肾小管上皮细胞，一般无急性肾炎综合征表现。

[尿路梗阻性肾衰竭]

常见于肾盂或双侧输尿管结石，或一侧无功能肾伴另侧结石梗阻，膀胱或前列腺肿瘤压迫或血块梗阻等。患者常突发或急骤出现无尿，有肾绞痛或明显腰痛史，但无急性肾炎综合征表现，B 超、膀胱镜检查或逆行尿路造影可证实存在尿路梗阻。

急性过敏性间质性肾炎 可以急性肾衰竭起病，但常伴发热、皮疹、嗜酸性粒细胞增高等过敏表现，尿中嗜酸性粒细胞增高。常可查出药物过敏的原因。

[双侧肾皮质坏死]

高龄孕妇的妊娠后期，尤其合并胎盘早期剥离者，或各种严重感染及脱水之后亦有发生。本病由于反射性小动脉 (尤其肾皮质外层 2/3 小动脉) 收缩所致，病史及肾活检有助鉴别。上述疾病尿中均无变形红细胞，无肾性蛋白尿，血中无抗 GBM 抗体，ANCA 阴性。

(七) 治疗

本病是一种自限性疾病目前尚缺乏特效疗法虽然预后较差但非不治之症。现有许多药物可用于治疗本病，但疗效尚有争议。休息和对症治疗对临床痊愈至关重要。急性期主要是预防和治疗水钠潴留，控制循环血容量保持水和电解质平衡，以减轻症状，防治严重并发症 (心力衰竭、急性肾衰、高血压脑病) 的发生，去除加重肾脏病变的因素，促进肾脏功能的修复。

三、慢性肾小球肾炎

慢性肾小球肾炎，简称为慢性肾炎，系指各种病因引起的不同病理类型的双侧肾小球弥散性或局灶性炎症改变，临床起病隐匿，病程冗长，病情多发展缓慢的一组原发性肾小球疾病的总称，故严格说来它不是一独立性疾病。

(一) 病因和发病机制

绝大多数慢性肾炎患者的病因尚不明确，仅有少数慢性肾炎是由急性肾炎发展所致。虽然慢性肾炎的病因、发病机制和病理类型不尽相同，但起始因素多为免疫介导炎症，导致病程慢性化的机制除免疫因素外，非免疫因素如高血压、蛋白尿、高血脂等亦占有重要作用。

(二) 病理

慢性肾炎可由多种病理类型引起，常见类型有系膜增生性肾小球肾炎 (包括 IgA 和非 IgA

系膜增生性肾小球肾炎)、系膜毛细血管性肾小球肾炎、膜性肾病及局灶性节段性肾小球硬化等。

病变进展至后期，所有上述不同类型病理变化均可转化为程度不等的肾小球硬化、肾小管萎缩、肾间质纤维化。疾病晚期肾体积缩小，转化为硬化性肾小球肾炎。

(三) 临床表现

慢性肾炎可发生于任何年龄，但以青中年为主，男性多见。多数起病缓慢、隐袭。临床表现呈多样性，蛋白尿、血尿、高血压、水肿为其基本临床表现，可有不同程度肾功能减退，病情时轻时重、迁延，渐进性发展为慢性肾衰竭。实验室检查多为轻度尿异常，尿蛋白常在 $1 \sim 3$ g/d，尿沉渣镜检红细胞可增多，可见管型。血压可正常或轻度升高。肾功能正常或轻度受损 (肌酐清除率下降或轻度氮质血症)，这种情况可持续数年，甚至数十年，肾功能逐渐恶化并出现相应的临床表现 (如贫血、血压增高等)，进入尿毒症。

如血压控制不好，肾功能恶化较快，预后较差。另外，部分患者因感染、劳累呈急性发作，或用肾毒性药物后病情急骤恶化，经及时去除诱因和适当治疗后病情可一定程度缓解，但也可能由此而进入不可逆慢性肾衰竭。多数慢性肾炎患者肾功能呈慢性渐进性损害，病理类型为决定肾功能进展快慢的重要因素 (如系膜毛细血管性肾小球肾炎进展较快，膜性肾病进展常较慢)，但也与是否合理治疗相关。

(四) 实验室检查

1. 尿液检查 血尿，多以镜下血尿为主，可有红细胞管型。程度不等的蛋白尿，部分患者出现大量蛋白尿 (尿蛋白定量超过 3.5 g/24 h)。

2. 血液检查 早期血常规检查正常或轻度贫血，白细胞和血小板多正常。

3. 肾功能检查 早期肾功能无异常，随着病情的进展，可出现血肌酐升高和肾小球滤过率下降。

4. 病理检查 肾脏活体组织检查可明确慢性肾炎的病理类型，对于指导治疗和估计预后具有重要意义。

(五) 诊断

典型病例诊断不难，具有蛋白尿、血尿 (相差显微镜检多见多形态改变的红细胞)、高血压、水肿、肾功能不全等肾小球肾炎临床表现，病程持续 1 年以上，除外继发性肾小球肾炎引起者，应考虑本病。

(六) 鉴别诊断

1. 继发性肾小球疾病 如狼疮性肾炎、过敏性紫癜肾炎、糖尿病肾病等，依据相应的病史及实验室检查，一般不难鉴别。

2. 其他原发性肾小球疾病

(1) 隐匿型肾小球肾炎：临床上轻型慢性肾炎应与隐匿型肾小球肾炎相鉴别，后者主要表现为无症状性血尿和 (或) 蛋白尿，无水肿、高血压和肾功能损害。

(2) 感染后急性肾炎：有前驱感染史并以急性发作起病的慢性肾炎需与此病相鉴别。慢性肾炎急性发作多在短期内 (数日) 病情急骤恶化，血清补体 C_3 一般无动态变化有助于与感染后急性肾炎相鉴别；此外，疾病的转归不同，慢性肾炎无自愈倾向，呈慢性进展，可资区别。

3. 原发性高血压肾损害 伴有高血压的慢性肾炎需与原发性高血压肾损害 (即良性小动脉

性肾硬化症) 鉴别, 后者先有较长期高血压, 其后再出现肾损害, 临床上远曲小管功能损伤 (如尿浓缩功能减退、夜尿增多) 多较肾小球功能损伤早, 尿改变轻微 (微量至轻度蛋白尿, 可有镜下血尿及管型), 常有高血压的其他靶器官 (心、脑) 并发症。

4.Alport 综合征　常起病于青少年 (多在 10 岁之前), 患者同时出现眼部疾患、耳部疾病及肾脏损害, 有阳性家族史 (多为性连锁显性遗传)。

(七) 治疗

应以防止或延缓肾功能恶化、防治严重并发症为主要目的。可采用下列综合治疗措施。

1. 积极控制高血压和减少尿蛋白　高血压和尿蛋白是加速肾小球硬化、促进肾功能恶化的重要因素, 积极控制高血压和减少尿蛋白是两个重要的环节。慢性肾炎常有钠水潴留引起容量依赖性高血压, 故高血压患者应限盐 (NaCl < 6 g/d); 可选用噻嗪类利尿剂, 如氢氯噻嗪。Ccr < 30 ml/min 时, 噻嗪类无效应改用袢利尿剂, 但一般不宜过多、长久使用。ACEI 或 ARB 除具有降低血压作用外, 还有减少尿蛋白和延缓肾功能恶化的肾脏保护作用, 为慢性肾炎治疗高血压和 / 或减少尿蛋白的首选药物。通常要达到减少尿蛋白的目的, 应用剂量常需高于常规的降压剂量。肾功能不全患者应用 ACEI 或 ARB 要防止高血钾, 血肌酐大于 264 μmol/L(3 mg/dl) 时务必严密监测血肌酐、血钾, 防止不良反应发生。此外, 还可联合或选用 β 受体阻滞剂, 钙离子通道阻滞剂等。

2. 限制食物中蛋白及磷入量　肾功能不全氮质血症患者应限制蛋白及磷的入量, 采用优质低蛋白饮食或加用必需氨基酸或 α- 酮酸。

3. 糖皮质激素和细胞毒药物　鉴于慢性肾炎包括多种疾病, 故此类药物是否应用, 宜区别对待。但患者肾功能正常或仅轻度受损, 肾脏体积正常, 病理类型较轻 (如轻度系膜增生性肾炎、早期膜性肾病等), 尿蛋白较多, 如无禁忌者可试用, 无效者逐步撤去。

4. 抗凝、纤溶及抗血小板解聚药物　此类药物可抑制纤维蛋白形成、血小板聚集, 降低补体活性, 但疗效不肯定。

5. 避免加重肾脏损害的因素　避免感染、劳累、妊娠及肾毒性药物 (如氨基糖苷类抗生素、含马兜铃酸中药等) 等可能导致肾功能恶化的因素。

四、急性肾盂肾炎

急性肾盂肾炎是一种累及肾实质和肾盂的感染性疾病, 多数为一侧, 偶尔双侧肾脏受累。临床引起肾盂肾炎的致病菌以大肠杆菌为常见, 部分为副大肠杆菌、变形杆菌、产气杆菌、粪链球菌、肠球菌和绿脓杆菌等所致。急性肾盂肾炎好发于女性, 男女之比约为 3 ～ 5 : 1, 其中以生育年龄妇女以及小婴儿发病率为高。本病一般起病急骤, 伴畏寒、发热, 体温可达 39 度以上, 还常伴有全身不适、虚脱、恶心、呕吐, 甚至腹泻。如果急性肾盂肾炎诊断治疗及时, 则很少出现并发症。

(一) 病因

需氧性的革兰阴性菌是主要致病菌, 最常见的是大肠杆菌和变形杆菌。变形杆菌有很强的合成尿素酶的能力, 尿素酶分解尿素, 使尿液碱化, 导致磷酸盐析出, 形成磷酸镁铵和磷酸钙结石。克雷白氏杆菌合成尿素酶的能力较弱, 但可合成其他有利于形成结石的物质。

革兰氏阳性球菌, 尤其是凝固酶阳性葡萄球菌 (表面葡萄球菌、腐败寄生葡萄球菌)、金黄色葡萄球菌和 D 组链球菌 (肠球菌) 偶尔亦引起急性肾盂肾炎。葡萄球菌可通过血液途径侵入肾脏引起菌尿症和肾脓肿。厌氧菌引起的肾盂肾炎较罕见。

(二) 病理

1. 肉眼　肾脏可因炎症水肿而肿大，被膜下形成细小、突起的黄色小脓肿，周围可见出血点，切开肾脏可发现脓肿主要在皮质，这些圆形细小的脓肿在局部呈楔形分布，黄色直线条纹、充满脓液的集合管，从皮质开始，经过髓质，终于肾乳头。肾盂、肾盏黏膜充血变厚，并有渗出物覆盖。重者，肾组织可遭受严重破坏，肾实质和肾盂内充满脓液

2. 显微镜　上行感染时，炎症始发肾盂，其黏膜有充血、水肿、大量中性粒细胞浸润。随后炎症沿肾小管及其周围组织扩散，引起肾实质化脓性炎伴有脓肿形成，脓肿破入肾小管，使管腔内充满细胞和细菌。肾实质，尤其是皮质可见广泛的炎症性组织改变。间质和肾小管有多形核白细胞浸润，此外还常有淋巴细胞、浆细胞、嗜酸性细胞浸润，肾髓质亦可见类似的病理改变。同样，肾盂、肾盏上皮亦有急性炎症变化，肾小球一般无改变，除非炎症很严重。

(三) 临床表现

1. 症状　急性肾盂肾炎常见的症状有明显的寒战、中度或重度发热，持续腰痛 (单侧或双侧) 和膀胱炎的症状 (尿频、尿急、尿痛)，常伴有全身不适、虚脱、恶心、呕吐，甚至腹泻。

2. 体征　患者一般呈急性重病容，间歇性寒战、发热 (38.5 ～ 40℃)、心动过速 (90 ～ 140 次 / 分)。患侧肋脊角叩痛阳性，由于触痛和局部肌肉痉挛，常不能触及肾脏。腹部可有肌紧张，出现反跳痛则提示有腹膜感染，此时肠鸣音减弱。

3. 实验室检查　典型的血象为白细胞明显升高 (多形核中性粒细胞和杆状核细胞)，红细胞沉降率加快，尿液混浊可有脓尿、菌尿、中度蛋白尿，常见镜下或肉眼血尿。偶尔可见白细胞管型和闪光细胞，尿培养菌落计数≥ 105/ml。抗生素药敏试验对选择治疗和控制并发的菌血症有重要的指导意义。因急性肾盂肾炎常伴菌血症，因此需进行连续的血培养。无并发症的急性肾盂肾炎患者的肾功能多无改变。

4. X 线检查　由于肾脏及其周围组织水肿，腹部平片可见肾轮廓模糊不清。因结石和结石梗阻并发的肾盂肾炎，需接受特别的治疗，因此对可疑的钙化灶必须仔细地进行鉴别。在无并发症的肾盂肾炎的急性期，排泄性尿路造影通常无明显的异常表现。病情严重者肾脏可扩大，造影剂显影延迟，肾盏显影不良或不显影。经适当治疗后，尿路造影结果可恢复正常。膀胱造影最好安排在感染控制后数周进行，否则伴发膀胱炎的一过性膀胱输尿管反流可能与严重而持久的反流相混淆。

5. 放射性核素显像　^{67} Ga- 枸橼酸盐肾脏显像或 ^{131} I 示踪白细胞可确定感染的部位，但不能鉴别急性肾盂肾炎和肾脓肿。

(四) 诊断

根据病因、临床表现和各项检查确诊。

(五) 治疗

1. 一般治疗　急性肾盂肾炎患者伴有发热、显著的尿路刺激症状，或伴有血尿时应卧床休息，体温恢复正常，症状明显减轻后即可起床活动。一般休息 7 ～ 10 天，症状完全消失后可恢复工作。发热、全身症状明显者，根据患者全身情况给以流质或半流质饮食，无明显症状后改为普通日

常饮食。高热、消化道症状明显者可静脉补液。每天饮水量应充分，多饮水，多排尿，使尿路冲洗，促使细菌及炎性分泌物的排出，并降低肾髓质及乳头部的高渗性，不利于细菌的生长繁殖。

2.抗菌药物治疗 急性肾盂肾炎大多起病急且病情重。应根据患者症状体征的严重程度决定治疗方案。在采尿标本作细菌定量培养及药敏报告获得之前，要凭医生的经验决定治疗方案。鉴于肾盂肾炎多由革兰阴性菌引起，故一般首选革兰阴性杆菌有效的抗生素，但应兼顾治疗革兰阳性菌感染。

五、慢性肾盂肾炎

慢性肾盂肾炎是细菌感染肾脏引起的慢性炎症，病变主要侵犯肾间质和肾盂、肾盏组织。由于炎症的持续进行或反复发生导致肾间质、肾盂、肾盏的损害，形成瘢痕，以至肾发生萎缩和出现功能障碍。患者可能仅有腰酸和（或）低热，可没有明显的尿路感染的尿痛，尿频和尿急症状，其主要表现是夜尿增多及尿中有少量白细胞和蛋白等。患者有长期或反复发作的尿路感染病史，在晚期可出现尿毒症。

（一）病因

由细菌感染肾脏引起。部分患者有易感因素存在，如尿路梗阻、畸形、肾下垂及膀胱-输尿管反流等。

（二）临床表现

1.全身中毒症状 畏寒、发热、乏力、食欲不振。

2.局部症状 腰酸、腰痛及脊肋角叩痛。

3.膀胱刺激症状 尿频、尿急、尿痛及排尿困难。且泌尿道感染病史超过半年以上，抗菌治疗效果不佳。

（三）辅助检查

梗阻性慢性肾盂肾炎有泌尿生殖系统症状，容易做出诊断。有些患者有急性泌尿系统感染史，进行检查时还可发现脓尿及细菌尿，亦容易做出诊断。但是大多数非梗阻性慢性肾盂肾炎既往无急性泌尿系统病史，也无肾脏疾病的症状，肾衰竭是最早出现的症状，尿中细胞成分也很少，不容易做出诊断。

1.尿常规化验 如无充血性心力衰竭及恶性高血压，尿蛋白不太多，如尿排出蛋白多于 3 g/d，则反对慢性肾盂肾炎的诊断。尿沉检查可以有少量红细胞及白细胞，但亦可以无任何发现，甚至用定量计数的方法，红细胞及白细胞数目亦不高。尿沉渣见到白细胞管型说明肾实质发炎，对诊断慢性肾盂肾炎有助，但白细胞管型也可见于其他肾脏疾病，并非慢性肾盂肾炎所特有。同样闪光细胞的发现也无特异性。

2.白细胞排泄激发试验 静脉注射细菌内毒素后半小时，白细胞及非鳞状上皮细胞从尿中排出大大增多，可以帮助诊断。但细菌内毒素可引起发热及其他反应，研究发现注射肾上腺皮质激素亦有激发作用。试验方法是：令患者排空膀胱尿液，2 h 后收集一次尿标本，然后静脉注射磷酸泼尼松龙 40 mg（溶于生理盐水 10 ml，3～5 min 注射完），此后每小时收集尿标本一次，共 2～4 次。收集标本时注意清洁外阴，记录尿量，并取少量中段尿作细胞计数。如注射后尿白细胞排出明显增多，大于 10 万 /h 对诊断有参考价值。有时还可出现尿路刺激症状或细菌培养阳性。

3. 尿培养 尿定量细菌培养的诊断价值已如前述，但是慢性肾盂肾炎尿培养常常无菌。

4. 肾盂造影 排泄性肾盂造影可见到肾脏缩小、表面不平，有肾盂积水及由于粗大的瘢痕使相应的肾乳突回缩等现象。同时还可了解泌尿系统有无先天性畸形及尿路梗阻。对于反复急性发作的患者。可行排尿时膀胱尿道造影，可诊断膀胱 - 输尿管反流。对于已有慢性肾衰竭的患者，排泄性肾盂造影不显影，没有诊断价值，而逆行性肾盂造影虽非禁忌，但可招致上行性感染及诱发坏死性肾乳突炎，使病情恶化，故尽可能不做。

5. 肾活检 针穿刺肾活检见到慢性肾盂肾炎的病理改变可做出慢性肾盂肾炎的诊断，但是任何原因引起的慢性间质性肾炎有相似的病理改变，无法鉴别。由于病变呈灶性分布，不一定能抽出有病变的组织，故肾活检正常不能除外慢性肾盂肾炎。肾活检的组织标本有可能培养出细菌，但大多数患者感染已消失，不能培养出细菌。

（四）治疗

当从尿中培养出致病菌时，应根据细菌敏感试验选用抗菌药物，细菌尿控制后，采用长期抑制疗法至少半年至一年，以防止肾组织的进行性破坏。应仔细寻找可以修复的尿路梗阻，给予纠正。但在进行检查时，要注意不要把细菌带入泌尿系统。应避免对肾有潜在毒性的药物。患者患其他疾病如感冒、胃肠道疾病等要进行细致的治疗。任何有可能引起脱水的疾病都有可能使肾功能进一步破坏。

第二节 泌尿男生殖系统结核

一、肾结核

肾结核多在成年人发生，我国综合统计 75% 的病例发生在 20 ～ 40 岁之间，但幼年和老年亦可发生。男性的发病数略高于女性。肾结核的临床表现与病变侵犯的部位及组织损害的程度有所不同。病变初期局限于肾脏的某一部分则临床症状甚少，仅在检验尿液时有异常发现。尿中可找到结核杆菌。

（一）病因病理

病原菌为人型和牛型结核分枝杆菌。由原发病灶如肺、骨、关节、淋巴结等处经血行或淋巴途径进入肾脏，并可蔓延至输尿管、膀胱、前列腺、附睾等处。肾结核几乎都继发于肺结核感染，也偶见继发于骨关节、淋巴及肠结核。结核杆菌到达肾脏的途径有 4 种，即经血液、尿路、淋巴管和直接蔓延。后两种径路的感染比较少见，只在特殊情况下发生。经尿路感染也只是结核病在泌尿系统的一种蔓延，不是结核菌在泌尿系统最初引起感染的途径。结核杆菌经血行到达肾脏，是已被公认的最主要和最常见的感染途径；而肾结核的血行感染以双侧同时感染机会较多，但在病情发展过程中，一侧病变可能表现严重，而对侧病变发展缓慢。如果患者抵抗力降低，病情迅速发展，可能表现为双侧肾脏严重病变。病理检查证明 80% 以上的病例是双侧感染。但实际上因大多数患者对侧轻度病变能自行愈合，所以临床上所见的肾结核多以单侧为主，约占 85% 以上，而双侧肾结核在临床上约占 10%。

（二）临床表现

1. 膀胱刺激征 膀胱刺激症状是肾结核的最重要、最主要也是最早出现的症状。当结核杆菌对膀胱黏膜造成结核性炎症时，患者开始先有尿频，排尿次数在白天和晚上都逐渐增加，可以由每天数次增加到到数十次，严重者每小时要排尿数次，直至可出现类似尿失禁现象。75%～80%都有尿频症状。在尿频的同时，可出现尿急、尿痛、排尿不能等待，必须立即排出，难以忍耐。排尿终末时在尿道或耻骨上膀胱区有灼痛感觉。膀胱病变日趋严重，这些病状也越显著。

2. 血尿 血尿是肾结核的第二个重要症状，发生率为70%～80%。一般与尿频、尿急、尿痛等症状同时出现。血尿的来源大多来自膀胱病变，但也可来自肾脏本身。血尿的程度不等，多为轻度的肉眼血尿或为显微镜血尿，但有3%的病例为明显的肉眼血尿并且是唯一的首发症状。

血尿的出现多数为终末血尿，乃是膀胱的结核性炎症和溃疡在排尿时膀胱收缩引起出血。若血尿来自肾脏，则可为全程血尿。

3. 脓尿 由于肾脏和膀胱的结核性炎症，造成组织破坏，尿液中可出现大量脓细胞，同时在尿液内亦可混有干酪样物质，使尿液混浊不清，严重者呈米汤样脓尿。脓尿的发生率为20%左右。

4. 腰痛 肾脏结核病变严重者可引起结核性脓肾，肾脏体积增大，在腰部存在肿块，出现腰痛。国内资料的发生率为10%。若有对侧肾盂积水，则在对侧可出现腰部症状。少数患者在血块、脓块通过输尿管时可引起肾部绞痛。

5. 全身症状 由于肾结核是全身结核病中一个组成部分，因此可以出现一般结核病变的各种症状。如食欲减退、消瘦、乏力、盗汗、低热等，可在肾结核较严重时出现，或因其他器官结核而引起。

6. 其他症状 由于肾结核继发于其他器官的结核或者并发其他器官结核，因此可以出现一些其他器官结核的症状，如骨结核的冷脓肿，淋巴结核的窦道，肠结核的腹泻、腹痛，尤其是伴发男生殖道结核时附睾有结节存在。

（三）诊断要点

1. 症状 有尿频、尿急、尿痛者；由不明原因的血尿和（或）脓尿者；经抗感染治疗无效，在除外引起膀胱炎的明显原因后，应考虑肾结核。

2. 体征 一般患者临床无明显体征，只有约10%的患者因病变较重有局部症状和体征，肾区可触及肿大的肾脏与压痛及叩击痛。

3. 辅助检查

(1) 尿常规和培养：多数肾结核患者尿呈酸性，可出现白细胞、脓细胞、红细胞等，无菌性脓尿是尿培养的唯一异常。

(2) 尿找抗酸杆菌和结核菌培养：尿沉渣涂片行抗酸染色，找抗酸杆菌，阳性率14%～42%，特异性100%；结核菌培养阳性率达80%～90%，但培养时间太长，达6周。

(3)PCR法监测尿结核菌：为除病理检查外最敏感的诊断依据。留晨尿，连查3次，阳性率达50%～92%，可列为疑诊早期肾结核的常规检测手段。但由于该方法敏感性高、易于污染等特点，可出现假阳性。

(4) 结核菌素试验：纯蛋白衍生物 (PPD) 试验较 OT 试验好，阳性率 88% ～ 100%，阴性则不支持肾结核的诊断。

(5)X 线检查：腹部平片可显示肾实质钙化，不规则无定形钙斑点，有时酷似结石。早期肾乳头破坏时，IVU 可见肾盏破坏，边缘不整，呈虫蚀状，如病情进展可见云雾状的不规则空洞，或有串珠样输尿管结核。病变对侧肾积水、输尿管扩张，膀胱挛缩。经皮肾穿刺造影适用于对 IVU 不显影或逆行造影失败者，为一重要的诊断方法。

(6) 膀胱镜检查：早期可见膀胱黏膜结核结节，重时可见黏膜水肿、充血、溃疡及膀胱内散在多处脓性片状物，膀胱容量缩小及输尿管口不清或扭曲变形。

(7)CT 检查：能清楚显示肾结核的多种表现及肾脏形态学的异常，显示肾小盏肾乳突的细微结构。多发空洞型肾结核 CT 影像表现为"花瓣"状低密度影。由于具有高分辨率，CT 对空洞及肾内钙化检出率明显高于平片、静脉尿路造影及超声诊断。

(8) 磁共振 (MRI) 及其水成像 (MRU)：可多方位观察其图像，并能清楚显示梗阻以上部位的扩张积水情况，观察肾脏破坏情况及肾周病变，对诊断肾结核对肾积水具有特殊的优越性。

(9)B 超：对早期肾结核无诊断价值，在中晚期肾结核，可显示肾轮廓改变、肾积水、肾脓肿及钙化等。可作为常规辅助检查及随诊手段。

(10) 放射性核素肾图：不能提供肾病变性质的资料，却能敏感地反映肾功能的改变，特别是当双肾不显影时，对鉴别结核肾与积水肾有特殊意义，结核肾常表现为无功能或功能受损图形，积水肾则表现为梗阻图形。

（四）鉴别诊断

1. 慢性肾盂肾炎　多数患者有急性肾盂肾炎既往短期史。有低渗、低比重尿和夜尿增多。尿细菌学培养和 X 线检查有助于诊断。用抗生素 1 ～ 2 d 内即可消除膀胱刺激症状。

2. 肾结石　腰痛持续存在或阵发性加剧。剧烈活动可使疼痛加重或诱发肾绞痛。镜下或肉眼血尿多与疼痛同时出现。X 线和 B 超对该病的确诊具有重要意义。

3. 肾肿瘤　腰腹肿块，间歇、无痛性肉眼全程血尿和腰部疼痛是肾脏肿瘤的典型临床表现。B 型超声、CT 为诊断提供重要依据。

（五）治疗

肾结核是进行性结核病变，是全身结核的一部分，不经治疗不能自愈，病死率高，目前临床上治疗肾结核以足量、足够疗程的抗结核治疗为主。由于结核化疗药物的进展，大部分患者病情得到控制和痊愈。在药物治疗失败，须清除病灶，解除泌尿道梗阻、狭窄时考虑手术治疗。

1. 药物治疗　肾结核诊断明确后应遵循尽早用药，联合、持续、足量、足疗程用药的原则，选用敏感药物，即使有手术适应证，术前仍须药物治疗 2 ～ 4 周，因此抗结核药物治疗十分重要，链霉素、对氨基水杨酸由于毒性大等特点，临床上已较少用。

2. 手术治疗　虽然抗结核药物对肾结核的治疗有效，能使许多患者免受手术之苦，但手术治疗仍是肾结核治疗过程中不可缺少的手段。如经抗结核治疗 6 ～ 9 个月，仍不能转为正常或肾脏有严重破坏者，应进行手术治疗，术前须抗结核治疗 2 ～ 4 周。常用的手术方式如下。

(1) 肾切除：肾脏广泛破坏、功能丧失的肾结核；肾结核并发广泛肾盂、输尿管梗阻而无功能者；肾结核并发大出血或难以控制的高血压；双侧肾结核，一侧经药物治疗病变治愈，对侧病变广泛破坏；结核菌耐药，疗效不佳。

(2) 肾部分切除术：局限性钙化灶或钙化灶逐步扩大，有破坏整个肾脏的危险时，可考虑行肾部分切除术。因易患并发症，近年来已很少应用。

(3) 肾病灶清除术：靠近肾脏表面的闭合性结核空洞，局限性结核脓肿，可考虑行病灶清除或仅穿刺抽脓、脓腔内注射抗结核药物治疗，效果良好。

(4) 整形手术：适用于肾结核引起的对侧输尿管膀胱连接部狭窄行输尿管膀胱吻合术，因结核而引起的膀胱挛缩行结肠膀胱扩大术、回肠膀胱扩大术。

二、膀胱结核

膀胱结核继发于肾结核，少数由前列腺结核蔓延而来。膀胱结核多与泌尿生殖系结核同时存在。早期病变为炎症水肿充血和溃疡，晚期发生膀胱挛缩。病变累及输尿管口发生狭窄或闭锁不全，致肾、输尿管积水，肾功能减退。

(一) 病因病理

膀胱结核首先出现在同侧输尿管开口附近，开始时表现为膀胱黏膜充血水肿，并有水疱样改变，黏膜下形成结核结节，逐步发展形成溃疡、肉芽肿和纤维化，晚期深达肌层使膀胱逼尿肌纤维化而失去伸缩功能，输尿管口周围肌纤维化导致输尿管口狭窄或关闭不全，若整个膀胱受累时，膀胱容量明显减少，最后势必造成瘢痕挛缩，失去原有的储尿舒缩功能，称膀胱挛缩。膀胱挛缩可继发对侧肾积水。由于膀胱容量减少造成膀胱内压增加，输尿管口狭窄或关闭不全，膀胱造影时，造影剂可经输尿管逆流至输尿管及肾盂，使对侧尿液排出受阻所致，膀胱结核溃疡如向外扩展可穿透膀胱壁形成膀胱阴道瘘和膀胱直肠瘘，但较为少见。

(二) 临床表现

尿路刺激症状：血尿、脓尿，结核的全身表现为同侧肾区不适，隐痛，膀胱挛缩时，尿频明显，可达数分钟 1 次，甚至类似尿失禁，发生膀胱直肠或阴道瘘时，出现尿瘘或尿粪混合，一旦发生膀胱破裂，患者往往以急腹症就诊。

(三) 诊断要点

1. 膀胱刺激症状 尿频、尿急、尿痛、血尿和脓尿。尿频为进行性逐渐加重。早期终末血尿，严重时全程血尿。脓尿有时呈米汤样。

2. 尿液检查 尿液中有大量红细胞和脓细胞。如无混合感染，中段尿细菌培养阴性，结核菌培养 60% 阳性。

3. X 线检查 排泄性尿路造影，85% 显示一侧肾脏结核病变。晚期病例有对侧肾积水，肾功能减退。膀胱造影见膀胱边缘毛糙，不光滑。膀胱造影见膀胱容量缩小在 50 毫升以下，部分患者对侧有膀胱输尿管回流。

4. 膀胱镜检查 早期输尿管口周围有水肿充血和结核结节，逐渐蔓延到三角区和对侧输尿管口，甚至到全膀胱。结核结节破溃，形成肉芽创面，有坏死出血。病变黏膜与正常膀胱黏膜之间有明显界线。

(四) 鉴别诊断

1. 非特异性膀胱炎 常见于女性，特别是新婚妇女。两者均有尿频、尿急、尿痛、血尿和脓尿。

但膀胱炎如果伴有肾盂肾炎，患者有发烧和腰痛，耻骨上区有压痛，中段尿细菌培养阳性。排泄性尿路造影，肾脏无破坏性病变。用抗生素治疗后效果明显。

2. 尿道综合征尿道综合征　见于女性，除有尿频、尿急、尿痛外，多伴有下腹部或耻骨上区疼痛，外阴痒。常由于劳累、饮水少或性交后，导致急性发作。膀胱镜检查，膀胱黏膜光滑，色泽较暗，血管清晰。有的虽然模糊，但尚能辨认。三角区血管模糊不清结构紊乱，由于反复炎症损害而变苍白。排泄性尿路造影，肾脏无异常发现。

3. 尿道炎　有尿频、尿急、尿痛。疼痛放射到阴茎头。但尿道炎为尿初血尿。严重者尿道口有脓性分泌物，以晨起时明显。膀胱镜检查：膀胱内无炎症改变，无结核结节。用抗生素治疗效果明显。

4. 膀胱结石　多见于小儿，由于结石的刺激和损伤，有尿频、尿急和尿痛。但膀胱结石有排尿困难，其特点是突然尿中断，改变体位后排尿困难及疼痛可以缓解。膀胱区平片，显示不透光阴影。膀胱镜检查，可以直接看到结石。

（五）治疗

1. 局部处理　用5%异烟肼溶液30 ml加入链霉素1.0 g，经导尿管膀胱内滴注，1日3次。丙酸睾酮50 mg或苯丙酸诺龙25 mg每周2次肌内注射，可减少体内的蛋白分解，提高全身健康状况促进溃疡愈合。

2. 对症治疗　如出现出血严重者，可用生理盐水500 ml加入氨基己酸40 mg和黄檗针剂4 ml经导尿管膀胱内滴入。

3. 手术治疗　膀胱结核治愈后膀胱挛缩无尿道狭窄者，可行肠道膀胱扩大术，切除膀胱纤维挛缩的瘢痕组织，应用乙状结肠扩大膀胱或重建膀胱术。尿失禁及膀胱颈、尿道狭窄者可行尿流改道手术。

肾脏有严重感染或肾功能不全者，可行肾造口术，有时亦可作为永久性造口或采用末端回肠代膀胱术。

膀胱自发性破裂者应尽早手术探查，修补裂孔、做膀胱造口，术后配合全身抗结核治疗。

三、输尿管结核

输尿管结核是由于肾结核的结核菌下行至输尿管所引起的结核病变。首先侵犯输尿管黏膜，逐渐侵犯黏膜下层及肌层，并形成溃疡，溃疡基底部纤维化使输尿管管腔狭窄，甚至完全闭塞。

（一）病理生理

输尿管结核是由于肾结核的结核杆菌下行或经血行至输尿管所引起的结核病变。首先侵犯输尿管黏膜，逐渐侵犯黏膜固有层及肌层，形成结核结节，结节于黏膜上形成表浅潜行溃疡，溃疡的基底部为肉芽组织，纤维化反应在溃疡的基底部最明显，可使输尿管增粗、变硬，形成僵直条索状，肌张力减弱，收缩力降低，最后导致输尿管管腔狭窄梗阻甚至完全不通。输尿管狭窄多见于膀胱连接部壁段，其次为肾盂输尿管交接部，中段较为少见。

（二）临床表现

患者多有肺结核或肾结核病史。早期有尿频、尿急、尿痛和血尿症状。晚期输尿管梗阻可出现腰痛，甚至皮肤窦道，伴低热、乏力等消耗状态。有严重肾积水时，可以触及增大的肾脏，肾区有叩痛。

(三) 辅助检查

1. 尿液检查

(1) 尿常规检查可见大量的脓细胞、红细胞和尿蛋白。

(2)24 h 尿液离心沉淀涂片找结核杆菌,阳性率达 50% ～ 70%,一般须连续 3 ～ 5 d。

(3) 尿结核菌培养阳性率可达 90%,但时间较长需 4 ～ 6 周,临床应用受限。

2. 血液检查

(1) 血常规检查早期患者大致为正常,晚期出现红细胞下降,甚至贫血。

(2)红细胞沉降率(ESR)增快,通常是结核病活动的表现,需每月检查 1 次,供评估疗效参考。

(3) 结核菌素试验是利用人体结核菌素产生变态反应的程度来判断有无结核菌感染,临床中采用的是结核菌素纯蛋白的衍化物。

3. 影像学检查

(1)B 超:泌尿系结核只适于初筛,本检查简单经济、快速无创,可了解肾及输尿管扩张程度,并可测量肾皮质厚度,估计该肾功能的情况,可作为穿刺造影的准确定位,但定性诊断较为困难。

(2) 静脉尿路造影:常规尿路造影多数不能显影,大剂量全程尿路排泄性造影 (IVU) 是诊断泌尿系结核的重要手段, 能明确诊断, 确定病变程度及范围,基本上能做到定性、定位和定量诊断, 输尿管表现为僵直, 节段性或全程性狭窄、管壁不平甚至呈锯齿状,其上段管腔扩张积液。如显影不良可适当延长 45 min、90 min、120 min 后摄片, 一般可获得较清楚的显影。若大剂量 IVU 显示不良时, 可施行逆行尿路造影, 能清晰观察到输尿管的形态, 无法做逆行尿路造影者, 可行经皮肾穿刺造影, 能获得极为清晰的肾盂输尿管影像, 同样可以达到目的。

(3)CT、MRI:输尿管结核, 管壁增厚, 外径增粗, 周围有毛刺状改变, 内腔狭窄或扩张。上述改变比较独特, 一旦发现, 应视为输尿管结核的有力证据。无尿或肾脏不显影者可行 CT 或 MRI 检查可获得对急性输尿管病变资料, 尤其 MRI 可经泌尿系统水成像技术了解输尿管扩张狭窄程度、部位、范围, 为制订治疗方案提供依据。MRI 水成像均能清晰提示泌尿系结核的病变和输尿管壁内的结核脓性病变。

(4) 膀胱镜检查:以患侧输尿管开口、三角区病变较为明显, 若能见到浅黄色的粟粒样结核结节将有助于诊断, 有时因输尿管瘢痕收缩, 向上牵拉, 膀胱镜可见输尿管口扩大、内陷, 正常裂隙状变成洞穴状, 这是膀胱和输尿管下段结核的特征性病理改变。

(5) 输尿管镜检查:可取活组织病理切片确定诊断。

(四) 鉴别诊断

1. 输尿管肿瘤 输尿管肿瘤中常见良性病变为输尿管息肉,恶性病变为输尿管癌。与输尿管结核均引起病变以上输尿管扩张,肾积水和肾功能减退。输尿管肿瘤的特点是患者多以无痛性血尿就诊; 排泄性及逆行性尿路造影显示输尿管病变处有充盈缺损, 病变以上输尿管扩张,其黏膜光滑, 不像输尿管结核那样病变范围广泛, 呈虫蚀状、串珠状改变。输尿管可因积水而呈 S 样改变, 但无僵直的表现;尿液中脱落细胞检查可阳性。

2. 输尿管炎性狭窄 由非特异性感染引起健康搜索,多继发于肾盂肾炎、膀胱炎排泄性和逆行性尿路造影显示输尿管炎症部位局限性狭窄, 狭窄部位以上输尿管扩张、肾积水, 应加以鉴别。但肾盂、肾盏无破坏性改变；尿液细菌培养阳性而结核分枝杆菌培养阴性。膀胱镜检查膀胱黏膜有水肿、充血，但无结核结节、肉芽创面和溃疡。其临床表现为输尿管炎特点由于输尿管蠕动而发生阵发性绞痛。而输尿管结核以尿频尿急、尿痛为主要临床表现两者有区别

3. 输尿管周围炎 输尿管周围炎病因不明。其病变发生为腹膜后纤维组织增生，增生的组织包绕一侧或双侧输尿管。常见于输尿管肾盂交界处和髂血管分叉处。但也可以累及盆腔以上输尿管甚至肾脏由于纤维组织包绕输尿管导致输尿管狭窄，输尿管僵直，肾积水，两者需加以鉴别火罐网。输尿管周围炎少见，较少有尿频、尿急、尿痛，排泄性及逆行性尿路造影显示输尿管向中线移位，管腔变细，但输尿管管腔光滑，无虫蚀状及串珠状改变肾内无破坏病灶；膀胱镜检查膀胱黏膜无结核结节肉芽创面和溃疡；尿液检查脓细胞少见无米汤样脓尿。

（五）治疗

1. 药物治疗 诊断确定，病变范围明确，用药原则为早诊断，早用药，持续足够的疗程，但应切忌以下两点：①无诊断依据随意用药；②确诊为结核者不严格按治疗方案用药，从而引起结核杆菌耐药性，给进一步治疗带来困难。目前泌尿系结核主要采用疗程为 6 个月短疗程法，系由一线抗结核药物组合而成，一线抗结核药物首选有 5 种，异烟肼 (H)、利福平 (R)、吡嗪酰胺 (Z)、链霉素 (S)、乙胺丁醇 (E)。除 E 为抑菌药外，其余均是杀菌药。

根据国际防结核和肺病联合会 (IUATLD) 推荐的标准短程方案，2 HR2/4 HR。即前 2 个月为强化阶段，异烟肼 300 mg/d，利福平 450 mg/d，吡嗪酰胺 1 500 mg/d，病情严重者可延长巩固疗程。治疗 3、6、12 个月时间可进行复查，细菌学检查、IVU、CT、B 超，随访 1 年即可，有钙化时应相应延长随访时间直至长期稳定。

为了减少异烟肼的不良反应可同时服用维生素 B_6，100 mg/d。服用乙胺丁醇者每 6 周查视野 1 次，以尽早发现神经损害。治疗期中定期检查肝功能，发现肝脏肿大，肝区痛，转氨酶升高应停药观察，一般可逐渐恢复正常，损害严重者，应尽早应用肾上腺皮质激素。此外，吡嗪酰胺的代谢产物可与尿酸竞争而抑制后者排泄，可使体内尿酸积聚，引起关节疼痛。全身治疗包括休息，避免劳累，注意营养及饮食。

2. 手术治疗 对于早期获得诊断的输尿管结核患者，如病变范围不大，可考虑置双 J 管后抗结核治疗，这样既可以保护肾功能，又可免于手术。

输尿管结核一经诊断，不论病灶范围，术前要对病灶的范围做出正确的估计，在抗结核药物配合下尽早给予手术治疗，对于输尿管缺损 10 cm 以下者，可行膀胱悬吊或膀胱瓣成形术，如缺损 > 10 cm 可采用游离回肠肠袢代替输尿管术，手术要充分切除病变输尿管，保证吻合口血供和无张力，适当延长输尿管支架管的留置时间，是防止术后尿瘘和再狭窄的重要措施，术后常规抗结核治疗半年并定期随访。

四、尿道与阴茎结核

尿道对结核菌有很强的抵抗力，尿道受到生殖系结核与泌尿系结核的双重侵犯，但尿道结核仍很罕见，尿道结核主要发生在男性，多并有严重的肾结核。在泌尿生殖系结核中，阴茎结核是很罕见疾病，发病率不足 1%。

（一）病理生理

尿道结核多因前列腺精囊结核直接蔓延至后尿道，或因泌尿系结核引起尿道感染，阴茎结

核也可侵犯尿道，阴茎结核主要是直接接触结核菌而发生感染，原发性阴茎结核多因宗教割礼，包皮环切时，用口吸吮阴茎止血引起，此法已弃用。或阴茎头与有结核菌的子宫颈接触，亦可引起系带尿道外口附近感染，早期为无痛性小结节、红斑等，继而形成溃疡，反复不愈进展缓慢，溃疡边境界清楚，呈潜掘形，周围浸润硬结，表现有灰黄色分泌物附着。阴茎结核，血行感染则可直接侵犯阴茎海绵体，引起结核性海绵体炎。尿道结核感染先于黏膜上形成结核结节，结节扩大互相融合形成溃疡，溃疡的基底部由肉芽组织组成或干酪样坏死组织，局部肿胀，增生隆起，极易误诊为阴茎癌。肉芽组织纤维化引起尿道狭窄梗阻。

（二）临床表现

1. 尿道结核　尿道分泌物、尿频、尿痛、尿道流血或血尿。尿道狭窄时出现排尿困难，尿线变细、尿射程缩短、排尿无力。会阴部扪到粗、硬呈素条状的尿道。可引起尿道周围炎、尿道周围脓肿或继发感染，破溃后形成尿道瘘。

2. 阴茎结核　阴茎头上硬结、不痛、破溃后呈潜行性溃疡，其底部有乾酪坏死组织及肉芽组织，溃疡长期不愈。

（三）辅助检查

1. 诊断性导尿　在尿道病变部受阻，无法插入。

2. 尿道造影　可显示广泛、多发性尿道狭窄。

3. 尿道分泌物培养　可培养出结核杆菌。

4. 阴茎分泌物涂片检查　抗酸杆菌染色或结核菌培养均可检出结核杆菌，结核杆菌 PCR 检查阳性。

5. 尿道镜检查　常因尿道狭窄而使用受限，检查时可见弥散性炎症表现。黏膜表面多发性结节及浅表溃疡，表面有分泌物，易出血，前列腺结核之干酪样空洞破入尿道时可见瘘口，必要时可做活检。

6. 阴茎结节及溃疡活组织检查　可见结核杆菌及干酪样坏死改变。

（四）鉴别诊断

1. 软下疳　有不洁性交史，潜伏期 1～30 d，平均 2～5 d，溃疡面多发，破坏性强，疼痛明显，涂片染色可见杜克雷嗜血杆菌。

2. 梅毒　梅毒硬下疳有不洁性交史，2～4 周，典型溃疡基底硬如软骨，分泌物于暗视野显微镜下可见苍白螺旋体，不加热血清反应素试验 USR 及荧光螺旋体抗体吸收阳性。

3. 阴茎阿米巴病　有肛门性交怪癖及阿米巴痢疾病史，阴茎头部及包皮溃疡，边缘不整齐，组织增生轻度隆起有分泌物，活检可查出阿米巴原虫及阿米巴包囊，对有严重的结核患者相混淆，确定诊断方法主要依靠活检或涂片培养找抗酸杆菌。

4. 阴茎癌　多为壮年及老年人，有包茎或包皮过长史，早期发生阴茎头溃疡，边缘硬，不整齐，肿瘤为菜花样不规则，腹股沟淋巴结肿大，分泌物涂片或培养无结核杆菌，活组织检查可见癌细胞。

（五）治疗

1. 治疗原则

(1) 首先处理肾结核、前列腺结核、附睾结核。

(2) 抗结核药物治疗。

(3) 尿道狭窄者行尿道扩张。

(4) 不能进行尿道扩张或扩张效果不好的患者行膀胱造瘘。

(5) 阴茎结核抗结核药物治疗无效时，可行病变局部切除术。

(6) 尿道狭窄局限可将狭窄瘢痕切除对端吻合或尿道镜窥视下行尿道内切开术。

(7) 尿道狭窄治疗有困难者有时需作尿流改道术。

2. 用药原则

(1) 确诊为结核者，一般可联合使用基本药物中的 3 种"杀菌"抗结核药物治疗 3 ～ 6 个月，然后使用 2 种药物用至 1 ～ 2 年。

(2) 如果出现明显不良反应，可依次选用其余各药。

(3) 因结核病是消耗性疾病，故要加强营养，除非氮质血症，否则应予高蛋白饮食。

(4) 必要时可作手术治疗，手术前进行药物治疗 1 ～ 3 个月，术后继续药物治疗至疗程结束，手术目的主要是解除梗阻、止血、清除病源或切除病肾。

(5) 如出现肾衰竭，可按慢性肾衰竭常规治疗，主要是透析疗法或肾移植。

第三节 泌尿男性生殖系损伤

一、肾脏损伤

肾脏损伤约占所有泌尿生殖道损伤的 65% 左右，原因有钝性损伤 (80%)，贯通伤 (战争期间及高犯罪地区增加)，以及医源性损伤 (由于手术，体外震波碎石或肾活检). 并发症包括出血不止，尿外渗，脓肿形成和高血压。

(一) 病因与受伤机制

1. 按受伤机制分类

(1) 根据伤口开放与否：可分为开放性肾损伤、闭合性。肾损伤两种。

1) 开放性肾损伤：开放性肾损伤多见于战时腹部枪弹伤或刀扎伤，且多合并胸、腹及其他器官损伤。

2) 闭合性肾损伤：闭合性肾损伤占肾损伤的70%，包括直接暴力、间接暴力、自发性肾破裂。直接暴力伤系由上腹部或肾区受到外力的直接撞击或受到挤压所致，为最常见的致伤原因，如交通事故、打击伤等。间接暴力伤系指运动中突然加速或减速、高处坠落后双足或臀部着地、强烈的冲击波等致使肾脏受到惯性震动移位。躯体突然猛烈地移动、用力过猛、剧烈运动的肌肉强烈收缩也可导致肾脏受伤。自发性肾破裂系指在无创伤或轻微的外力作用下发生的肾创伤。

(2) 根据病变部位：可分为肾实质、肾盂和肾血管破裂三种，可发生肾包膜下出血、肾周出血。

(3) 医源性肾损伤：系指在施行手术或施行内腔镜诊治时使肾脏受到意外的损伤。体外冲击波碎石亦可造成。肾脏的损伤。

2. 按肾脏损伤的病理分类

(1) 肾挫伤：部分肾实质轻微损伤，形成肾实质内瘀斑、血肿或局部包膜下小血肿。肾被膜及肾盂肾盏完整，亦可涉及集合系统而有少量血尿。

(2) 肾裂伤：是肾脏实质的挫裂伤。肾被膜及肾盂可完整，仅表现为肾被膜下血肿。

(3) 肾全层裂伤：肾实质严重损伤时肾被膜及收集系统同时破裂，此时常伴有肾周血肿、严重血尿及尿外渗。如肾周筋膜破裂，外渗的血和尿液可沿后腹膜蔓延。

(4) 肾蒂损伤：肾蒂血管撕裂伤时可致大出血、休克。锐器刺伤肾血管可致假性动脉瘤、动静脉瘘或肾盂静脉瘘。

(5) 病理性肾破裂：轻度的暴力即可导致有病理改变的肾脏破裂，如肾积水、肾肿瘤、肾囊肿、移植肾的排斥期等。有时暴力甚至不被察觉，而被称为自发性肾破裂。

(二) 临床表现

肾损伤的临床表现颇不一致。合并其他器官损伤时，肾损伤的症状可能不易被察觉。肾损伤的主要症状有休克、出血、血尿、疼痛、感染等。

1. 休克 早期休克多因剧烈疼痛所致，后期与大量失血有关。其程度与伤势、失血量及有无其他器官合并伤有关。肾损伤出现休克症状，占 30% ~ 50%。休克程度多与出血速度、就诊时间、合并伤轻重和机体代偿能力有关。伤后数日出现的延迟性休克表示有持续性或再发性的大量出血，因此需要对伤员进行严密观察和及时处理。

2. 血尿 血尿是肾损伤的主要症状之一，90% 以上伤者有血尿，多数是肉眼血尿，也可为镜下血尿。血尿在肾损伤诊断中很重要，特别是血尿中有索条状血块者更有意义。一般说来，血尿程度与肾损伤的伤情并不完全一致。

3. 疼痛及肿块 伤后出现同侧肾区及上腹部疼痛，轻重程度不一。一般为钝痛，腰痛多系腰部挫伤、肾被膜下出血或血尿渗入肾周围组织刺激腹膜后神经丛所引起。疼痛可局限于腰部、上腹，也可散布到全腹，或放射至肩部、髋区及腰骶部。由于肾周围局部肿胀饱满，肿块形成有明显的触痛和肌肉强直。肾损伤时由于血及外渗尿液积存于肾周，可形成一不规则的痛性肿块。

4. 感染发热 血肿和尿外渗易继发感染，形成肾周围脓肿，局部压痛明显，并有全身中毒症状。

(三) 辅助检查

1. 尿液检查 血尿为诊断肾损伤的重要依据之一。对伤后不能自行排尿者，应进行导尿检查。血尿程度与肾损伤程度不成正比，对伤后无血尿者，不能忽视肾脏损伤的可能性。

2. 影像学检查 X 线检查对肾损伤的诊断极为重要，它包括腹部平片、排泄性尿路造影、逆行尿路造影、动脉造影及 CT 检查。

(1) 腹部平片：应尽可能及早进行，否则可因肠胀气而遮蔽肾脏阴影轮廓。腹部平片可见肾阴影增大，腰大肌影消失，脊柱弯向伤侧等。这些都是肾周出血或尿外渗的征象。

(2) 排泄性静脉肾盂造影：排泄性静脉肾盂造影可了解肾脏损伤的程度和范围。轻度肾挫伤可无任何表现，随着伤势加重，可表现肾盏变形，肾实质内不规则阴影，甚至伤肾不显影。多年来排泄性静脉肾盂造影是诊断腹部钝性损伤有无泌尿系合并伤的重要手段。对所有疑为肾损伤者均应予早期施行，不仅能显示损伤的范围，也可帮助了解对侧肾脏的功能是否正常，同时可以发现原来存在的病变。但由于创伤后影响检查操作的进行，有时肾脏分泌功能因严重损伤而减退或轻微外伤可能造成肾脏功能完全抑制或只排出少量对比剂，显影往往不够满意。为了提高准确性，采用大剂量静脉滴注对比剂行肾盂造影加断层摄影，其正确诊断率可达 60% ～ 85%。

(3) 肾动脉造影：经大剂量静脉肾盂造影检查伤肾未显影，此类病例中有 40% 左右为肾蒂损伤。肾动脉造影可以发现肾实质和肾血管完整性的异常变化，如肾蒂损伤、肾内血管破裂或栓塞、肾内动静脉瘘、肾实质裂伤和包膜下血肿等。当然，无需对每个肾损伤患者施行这种检查，如果大剂量静脉尿路造影显示输尿管、肾盂、肾盏严重痉挛，以及肾实质或排泄系统轮廓紊乱，包括肾影增大、不显影或对比剂外溢、肾盏分节或扭曲变形等，同时临床有严重出血表现者应考虑施行肾动脉造影，以指导临床治疗。

(4) 膀胱镜检查及逆行尿路造影术：虽能了解膀胱、输尿管情况及肾损伤程度，但可能造成继发感染并加重伤员的痛苦，故对严重外伤患者应慎重施行。

(5)CT：CT 在发现肾损伤和判断其严重性方面比排泄性静脉肾盂造影更敏感。

(6) 其他：B 超有助于了解对侧肾脏，也可以随访血肿的大小变化，亦可用于鉴别肝、脾包膜下血肿。核素肾扫描在急诊情况下敏感性较 CT 或动脉造影差，对肾损伤的诊断及分类价值不大。

(四) 并发症

1. 近期并发症　①继发性出血；②尿性囊肿；③残余血肿并发感染；④形成脓肿；⑤特发性血尿。

2. 远期并发症　高血压和肾积水。

(五) 健康教育

肾损伤修补术或肾部分切除术后，近 1 ～ 3 个月内避免剧烈活动，注意有无腰部胀痛、血尿及尿量改变等情况，有不适要及时就诊。

1. 多饮水，保持尿路通畅。

2. 经常注意观察尿液颜色、肾局部有无胀痛，发现异常及时就诊。

3. 手术后 1 个月内不能从事重体力劳动，不做剧烈运动。

4. 血尿停止，肿块消失。5 年内定期复查。

二、膀胱损伤

膀胱为盆腔内脏器，受到骨盆的保护，通常不易受损伤，只有当膀胱充盈高出耻骨联合之上才易为外力所伤；另外当骨盆骨折或枪弹的贯通伤也可使膀胱受到损伤。按受伤的原因可分为开放性损伤 (如火器、刀刃损伤) 和闭合性损伤 (又分直接暴力和间接暴力)，此外尚有医源性损伤 (如经膀胱的器械损伤，放射治疗，注入化学腐蚀剂)。损伤与腹膜的关系又可分为腹膜内型膀胱破裂及腹膜外型二种。膀胱损伤的发生率约占泌尿系统损伤的 10%。

(一) 病因及临床表现

1. 闭合性损伤　膀胱空虚时位于骨盆深处受到周围组织保护，不易受外界暴力损伤。当膀胱膨胀时，因膀胱扩张且高出耻骨联合，下腹部受到暴力时，如踢伤、击伤和跌伤等可造成膀胱损伤，骨盆骨折的骨折断端可以刺破膀胱；难产时，胎头长时间压迫可造成膀胱壁缺血性坏死。

2. 开放性损伤 多见于火器伤，常合并骨盆内其他组织器官的损伤。

3. 手术损伤 膀胱镜检查、尿道扩张等器械检查可造成膀胱损伤。盆腔和下腹部手术，如疝修补、妇科恶性肿瘤切除等易致膀胱损伤。

4. 挫伤 膀胱壁保持完整，仅黏膜或部分肌层损伤，膀胱腔内有少量出血，无尿外渗，不引起严重后果。

5. 破裂 膀胱破裂可分两种类型。

(1) 腹膜外破裂：破裂多发生在膀胱前壁的下方，尿液渗至耻骨后间隙，沿筋膜浸润腹壁或蔓延到腹后壁，如不及时引流，可发生组织坏死、感染，引起严重的蜂窝组织炎。

(2) 腹膜内破裂：多发生于膀胱顶部。大量尿液进入腹腔可引起尿性腹膜炎。大量尿液积存于腹腔有时要与腹水鉴别。

6. 尿瘘 膀胱与附近脏器相通可形成膀胱阴道瘘或膀胱直肠瘘等。发生瘘后，泌尿系统容易继发感染。

7. 出血与休克 骨盆骨折合并大出血，膀胱破裂致尿外渗及腹膜炎，伤势严重，常有休克。

8. 排尿困难和血尿 膀胱破裂后，尿液流入腹腔或膀胱周围，有尿意，但不能排尿或仅排出少量血尿。

(二) 临床表现

膀胱挫伤因范围仅限于黏膜或肌层，故患者仅有下腹不适，小量终末血尿等。一般在短期内症状可逐渐消失。膀胱破裂则有严重表现，临床症状依裂口大小、位置及其他器官有无损伤而不同。腹膜内破裂会引起弥散性腹膜刺激症状，如腹部膨胀、压痛、肌紧张、肠蠕动音降低和移动性浊音等。膀胱与附近器官相通形成尿瘘时，尿液可从直肠、阴道或腹部伤口流出，往往同时合并泌尿系感染。

1. 腹痛 尿外渗及血肿引起下腹部剧痛，尿液流入腹腔则引起急性腹膜炎症状。伴有骨盆骨折时，耻骨处有明显压痛。尿外掺和感染引起盆腔蜂窝组织炎时，患者可有全身中毒表现。

2. 尿瘘 贯穿性损伤可有体表伤口、直肠或阴道漏尿。闭合性损伤在尿外渗感染后破溃，也可形成尿瘘。膀胱与附近脏器相通可形成膀胱阴道瘘或膀胱直肠瘘等。发生瘘后，泌尿系容易继发感染。

(三) 辅助检查

根据外伤史及临床体征诊断并不困难。凡是下腹部受伤或骨盆骨折后，下腹出现疼痛、压痛、肌紧张等征象，除考虑腹腔内脏器损伤外，也要想到膀胱损伤的可能性。当出现尿外渗、尿性腹膜炎或尿瘘时，诊断更加明确。怀疑膀胱损伤时，应做进一步检查。

1. 导尿术 如无尿道损伤，导尿管可顺利放入膀胱，若患者不能排尿液，而导出尿液为血尿，应进一步了解是否有膀胱破裂。可保留导尿管进行注水试验，抽出量比注入量明显减少，表示有膀胱破裂。

2. 膀胱造影 经导尿管注入碘化钠或空气，摄取前后位及斜位 X 线片，可以确定膀胱有无破裂，破裂部位及外渗情况。

3.膀胱镜检查 对于膀胱瘘的诊断很有帮助，但当膀胱内有活跃出血或当膀胱不能容纳液体时，不能采用此项检查。

4.排泄性尿路造影 如疑有上尿道损伤，可考虑采用，以了解肾脏及输尿管情况。

（四）健康教育

1.讲解引流管护理的要点，如防止扭曲、打折、保持引流袋位置低于伤口及尿管，防止尿液反流。

2.拔除尿管前要训练膀胱功能，先夹管训练 1～2 天，拔管后多饮水，达到冲洗尿路预防感染的目的。

3.卧床期间防止压疮、防止肌肉萎缩，进行功能锻炼。

三、输尿管损伤

由于输尿管位于腹膜后，周围有丰富的脂肪组织保护，钝性腹部损伤很少累及输尿管，输尿管损伤多见于医源性损伤，如盆腔手术（直肠癌根治，子宫切除）而误伤。也见于贯穿性腹部损伤（刀刺伤，枪伤）。近年开展输尿管镜取石也增加了输尿管损伤的机会。

（一）病因

1.开放性手术损伤 常发生在骨盆、后腹膜广泛解剖的手术如结肠、直肠、子宫切除术以及大血管手术，由于解剖较复杂，手术野不清，匆忙止血，大块钳夹、结扎致误伤输尿管；肿瘤将输尿管推移或粘连，后腹膜纤维化等会使手术发生困难，较容易误伤。术时不一定发现损伤，术后发生漏尿或无尿才察觉。

2.腔内器械损伤 经膀胱镜逆行输尿管插管、扩张、输尿管肾镜检查，取（碎）石等操作均可发生输尿管损伤。当输尿管有狭窄、扭曲、粘连或炎症时，可能发生输尿管被撕裂、甚至被拉断，务必慎重处理。

3.放射性损伤 见于宫颈癌、前列腺癌等放疗后，使输尿管管壁水肿、出血、坏死、形成尿瘘或纤维瘢痕组织形成，造成输尿管梗阻。

4.外伤外界暴力 引起输尿管损伤多见于枪击伤所致，偶见于锐器刺伤，以及交通事故、从高处坠落引起输尿管撕裂，常伴有大血管或腹腔内脏器损伤。

（二）临床表现

输尿管损伤的临床表现复杂多样，有可能出现较晚，也有可能不典型或者被其他脏器损伤所掩盖。常见的临床表现如下。

1.尿外渗 开放性手术所致输尿管穿孔、断裂，或其他原因引起输尿管全层坏死、断离者，都会有尿液从伤口中流出。尿液流入腹腔会引起腹膜炎，出现腹膜刺激征；流入后腹膜，则引起腹部、腰部或直肠周围肿胀、疼痛，甚至形成积液或尿性囊肿。

2.血尿 血尿在部分输尿管损伤中会出现，可表现为镜下或肉眼血尿，具体情况要视输尿管损伤类型而定。输尿管完全离断时，可以表现为无血尿。

3.尿瘘 溢出的瘘口一周左右就会形成瘘管。瘘管形成后常难以完全愈合，尿液不断流出，常见的尿瘘有输尿管皮肤瘘、输尿管腹膜瘘和输尿管阴道瘘等。

4.感染症状 输尿管损伤后，自身炎症反应、尿外渗及尿液聚集等很快引起机体炎症反应，轻者局部疼痛、发热、脓肿形成，重者发生败血症或休克。

5. 无尿 如果双侧输尿管完全断裂或被误扎，伤后或术后就会导致无尿，但也要与严重外伤后所致休克、急性肾衰竭引起的无尿相鉴别。

6. 梗阻症状 放射性或腔内器械操作等所致输尿管损伤，由于长期炎症、水肿、粘连等，晚期会出现受损段输尿管狭窄甚至完全闭合，进而引起患侧上尿路梗阻，表现为输尿管扩张、肾积水、腰痛、肾衰竭等。

7. 合并伤表现 表现为受损器官的相应症状，严重外伤者会有休克表现。

（三）辅助检查

1. 静脉尿路造影 部分输尿管损伤可以通过静脉尿路造影显示。

(1) 输尿管误扎：误扎的输尿管可能完全梗阻或者通过率极低，因而造影剂排泄障碍，出现输尿管不显影或造影剂排泄受阻。

(2) 输尿管扭曲：输尿管可以表现为单纯弯曲，也可以表现为弯曲处合并狭窄引起完全或不完全梗阻。前者造影剂可以显示扭曲部位，后者表现为病变上方输尿管扩张，造影剂排泄受阻。

(3) 输尿管穿孔、撕脱、完全断裂：表现为造影剂外渗。

2. 逆行肾盂造影 表现为在受损段输尿管插管比较困难，通过受阻。造影剂无法显示，自破裂处流入周围组织。该检查可以明确损伤部位，了解有无尿外渗及外渗范围，需要时可以直接留置导管引流尿液。

3. 膀胱镜检查 膀胱镜不仅可以直视下了解输尿管开口损伤情况，观察有无水肿、黏膜充血，而且可以观察输尿管口有无喷尿或喷血尿，判断中上段输尿管损伤、梗阻的情况。

4. CT 可以良好显示输尿管的梗阻、尿外渗范围、尿瘘及肾积水等，尤其配合增强影像可以进一步提高诊断准确率。

5. B超 B超简易方便，可以初步了解患侧肾脏、输尿管梗阻情况，同时发现尿外渗。

6. 放射性核素肾图 对了解患侧肾功能及病变段以上尿路梗阻情况有帮助。

（四）治疗

输尿管损伤的处理既要考虑输尿管损伤的部位、程度、时间及肾脏膀胱情况，又要考虑患者的全身情况，了解有无严重合并伤及休克。

1. 急诊处理

(1) 首先抗休克治疗，积极处理引起输尿管损伤的病因。

(2) 术中发现的新鲜无感染输尿管伤口，应一期修复。

(3) 如果输尿管损伤24小时以上，组织发生水肿或伤口有污染，一期修复困难时，可以先行肾脏造瘘术，引流外渗尿液，避免继发感染，待情况好转后再修复输尿管。

2. 手术治疗

(1) 输尿管支架置放术：对于输尿管小穿孔、部分断裂或误扎松解者，可放置双J管或输尿管导管，保留2周以上，一般能愈合。

(2) 肾造瘘术：对于输尿管损伤所致完全梗阻不能解除时，可以肾脏造瘘引流尿液，待情况好转后再修复输尿管。

(3) 输尿管成形术：对于完全断裂、坏死、缺损的输尿管损伤者，或保守治疗失败者，应尽早手术修复损伤的输尿管，恢复尿液引流通畅，保护肾功能。同时，彻底引流外渗尿液，防止感染或形成尿液囊肿。手术中可以通过向肾盂注射亚甲蓝，观察术野蓝色液体流出，来寻找断裂的输尿管口。输尿管吻合时需要仔细分离输尿管并尽可能多保留其外膜，以保证营养与存活。

1) 输尿管 - 肾盂吻合术：上段近肾盂处输尿管或肾盂输尿管连接处撕脱断裂者可以行输尿管 - 肾盂吻合术，但要保证无张力。若吻合处狭窄明显时，可以留置双 J 管做支架，2 周后取出。近年来，腹腔镜下输尿管 - 肾盂吻合术取得了成功，将是一个新的治疗方式。

2) 输尿管 - 输尿管吻合术：若输尿管损伤范围在 2 cm 以内，则可以行输尿管端端吻合术。输尿管一定要游离充分，保证无张力的吻合。双 J 管留置 2 周。

3) 输尿管 - 膀胱吻合术：输尿管下段的损伤，如果损伤长度在 3 cm 之内，尽量选择输尿管 - 膀胱吻合术。该手术并发症少，但要保证无张力及抗反流。双 J 管留置时间依具体情况而定。

4) 交叉输尿管 - 输尿管端侧吻合术：如果一侧输尿管中端或下端损伤超过 1/2，端端吻合张力过大或长度不足时，可以将损伤侧输尿管游离，跨越脊柱后与对侧输尿管行端侧吻合术。尽管该手术成功率高，但也有学者认为不适合泌尿系肿瘤和结石的患者，以免累及对侧正常输尿管，提倡输尿管替代术或自体肾脏移植术。

5) 输尿管替代术：如果输尿管损伤较长，一侧或双侧病变较重，无法或不适宜行上述各种术式时，可以选择输尿管替代术。常见的替代物为回肠，也有报道应用阑尾替代输尿管取得手术成功者。近年来，组织工程学材料的不断研制与使用，极大地方便并降低了该手术的难度。

(4) 放疗性输尿管损伤：长期放疗往往会使输尿管形成狭窄性瘢痕，输尿管周围也会纤维化或硬化，且范围较大，一般手术修补输尿管困难，且患者身体情况较差时，宜尽早行尿流改道术。

(5) 自体肾脏移植术：当输尿管广泛损伤，长度明显不足以完成以上手术时，可以将肾脏移植到髂窝中，以缩短距离。手术要将肾脏缝在腰肌上，注意保护输尿管营养血管及外膜。不过需要注意的是，有 8% 的自体移植肾者术后出现移植肾无功能。

(6) 肾脏切除术：损伤侧输尿管所致肾脏严重积水或感染，肾功能严重受损或肾脏萎缩者，如对侧肾脏正常，则可施行肾脏切除术。另外，内脏严重损伤且累及肾脏无法修复者，或长期输尿管瘘存在无法重建者，也可以行肾脏切除术。

四、睾丸损伤

阴囊软组织松弛，睾丸活动度较大，但阴囊内容物组织脆嫩，抗损伤能力较差。因此，阴囊及其内容物的损伤临床上并不少见。一般多发生于青壮年。往往同时出现睾丸、鞘膜、精索及阴囊壁的损伤，常见的致伤原因多为直接暴力。

(一) 睾丸挫伤

1. 诊断　患者感到局部剧痛，疼痛可放射到下腹、腰部或上腹部，可发生痛性休克。偶尔疼痛并不严重，而以局部肿胀或阴囊胀痛为主，伴有恶心或剧烈呕吐。

查体多有阴囊肿大，阴囊皮肤有瘀斑。睾丸肿胀明显，触之有剧烈疼痛，疼痛向下腹部和腹部放射。因睾丸白膜的限制，触诊时睾丸质硬。

彩色多普勒超声检查：睾丸外伤后，由于受伤血管痉挛，组织水肿，特别是坚韧白膜的压迫等因素，睾丸血供减少是本病的特征表现。

CT检查：①白膜下血肿：睾丸白膜完整，其下方与睾丸实质间见弧形高密度影。②单纯睾丸实质血肿：表现为睾丸内类圆形高密度影，不伴有鞘膜积血和白膜破裂，睾丸仍保持为正常的卵圆形。③睾丸挫伤：睾丸实质因受到打击或挤压而挫伤，CT上显示睾丸增大，密度增高，睾丸实质内血肿表现为低密度。

2. 治疗 睾丸损伤如为轻度挫伤可卧床休息、阴囊抬高及局部冷敷。严重损伤伴有休克者，应先抗休克治疗。开放性损伤应行清创缝合术。当有较大的阴囊血肿或鞘膜积血时，应尽早手术探查。

（二）睾丸破裂

1. 诊断 受伤后睾丸疼痛剧烈，疼痛向同侧下腹部放射，可伴有恶心、呕吐。阴囊逐渐肿大，皮下出现瘀血；查体见阴囊局部肿胀，压痛明显，睾丸界限不清。睾丸破裂应与睾丸扭转、睾丸挫伤和阴囊血肿相鉴别。

(1) 彩色超声检查：受损睾丸无固定形态，内部回声不均，睾丸白膜线连续性中断，其裂口深入睾丸实质深部，部分睾丸完全断离。残存睾丸实质内部彩色血流分布稀少，走行紊乱，阻力指数明显高于健侧。

(2) 放射性核素睾丸扫描：睾丸破裂时可见睾丸图像有缺损，诊断准确率达100%。

(3)CT检查：睾丸失去正常的卵圆形结构，白膜连续性中断，睾丸组织突出或睾丸断片分离，睾丸实质中散在分布不规则的低密度影。如为睾丸广泛裂伤，形成多发断片，则漂浮于大量阴囊血肿中。

2. 治疗 睾丸破裂诊断明确后应立即手术治疗。手术应尽早进行，时间拖得愈长，手术后感染机会就愈大，睾丸功能的恢复就愈差。在睾丸破裂诊断可疑时，亦应尽早进行手术探查；即使术中未发现睾丸破裂，也可同时进行血肿清除及时引流，预防感染。术后托起阴囊，应用抗生素治疗。

手术时可取阴囊切口，清除血肿，对破裂的睾丸用可吸收缝线间断缝合睾丸白膜。对突出白膜外的睾丸组织应切除后再缝合。在睾丸肿胀严重时，可在睾丸其他部位切开减张后缝合裂口。缝合张力过大时可引起睾丸缺血而致睾丸萎缩。睾丸鞘膜内放置引流皮片。

（三）外伤性睾丸脱位

当睾丸受暴力打击，脱离阴囊而至附近皮下时，称为睾丸脱位。睾丸脱位临床上较少见，脱位类型依暴力方向而定。浅部脱位时，睾丸被推至腹股沟、耻骨前、阴茎、会阴或大腿内侧皮下；深部脱位时，睾丸则被推向腹股沟管、腹部或股管。

1. 诊断 睾丸脱位多数发生在青年人。症状是会阴部外伤后剧痛、呕吐、检查发现阴囊空虚，脱位睾丸触痛，可扪及睾丸。此时应与隐睾鉴别，后者往往有明确病史。偶尔伤处血肿误认为是睾丸脱位，但阴囊内有睾丸存在。

彩色超声检查：患侧阴囊内空虚，于腹股沟管外环口外上方软组织内探及脱位睾丸回声。其轮廓清晰完整，但内部回声不均匀，血流分布稀少。

2. 治疗 睾丸脱位应尽早行睾丸复位，恢复睾丸的血液循环。对浅部脱位者可采取闭合手法复位；对深部脱位者，则手术复位，复位时应注意精索的位置，并作睾丸固定。对受伤当时未做出睾丸脱位诊断的晚期就诊者，外环达阴囊的通道已闭合消失，则需游离精索，使精索达到足够长度，重新建立到达阴囊底部的通道，并作睾丸固定。术后应定期随访，了解患者的睾丸情况。

睾丸脱位的同时可发生睾丸扭转或睾丸破裂，伤后常致睾丸萎缩，甚至有恶变的报道，必须引起重视。

临床上创伤性睾丸脱位常漏诊、误诊，主要有以下原因：①本病少见，临床医师对其认识不足，尤其非泌尿外科医师只注意了其他严重复合伤，往往不会仔细检查阴囊、睾丸情况；②伤后阴囊血肿致睾丸触诊不清。因此，对于有会阴部损伤或骨盆骨折者，尤其伴有会阴部剧烈疼痛、恶心、阴囊瘀血肿胀而无尿道损伤时，应考虑创伤性睾丸脱位的可能，仔细检查阴囊。不能明确诊断者，可借助 B 超检查确诊，必要时 CT、放射性核素扫描检查。

五、阴茎损伤

单纯阴茎损伤很少见，常合并有尿道损伤，按有无皮肤损伤分为闭合性损伤和开放性损伤，前者如阴茎皮肤挫伤，阴茎折断，阴茎绞窄，以及阴茎脱位等。后者如刀割伤，刺伤，枪弹伤，牲畜咬伤以及粗暴性交发生系带撕裂伤等。阴茎血液回流很丰富，治疗上应尽量保存有活力的组织，特别是海绵体，以利再植或再造，恢复阴茎功能。

(一) 阴茎损伤病因与分类

1. 病因

(1) 直接暴力：阴茎勃起时，受到直接暴力 (如打击、骑跨、被踢、挤压等) 时，阴茎被挤于体外硬物或耻骨弓之间，易损伤，严重者可发生阴茎折断。

(2) 锐器切割：阴茎被各种锐器切割而致。

2. 分类　按有无皮肤损伤，可分为闭合性损伤和开放性损伤两种类型。

(1) 闭合性损伤

1) 阴茎挫伤：各种暴力均可造成阴茎挫伤，引起皮下组织或海绵体损伤，皮下组织瘀血，皮肤水肿，严重时出现纺锤形血肿，多不伴有尿道损伤。

2) 阴茎折断：又称阴茎海绵体破裂，是严重的阴茎闭合性损伤。阴茎勃起时，受到直接外力作用，造成阴茎海绵体周围白膜及阴茎海绵体破裂，可伴发尿道损伤。多见于 20～40 岁的青壮年，在手淫、粗暴性交 (以女性上位性交时多见) 等情况易发生。

阴茎折断一般为单侧阴茎海绵体白膜横行破裂，左右侧发生率相近，一般不超过海绵体周径的 1/2，最常见的损伤部位是阴茎远端 1/3。10%～20% 同时伴有尿道破裂，20%～30% 可波及两侧甚至尿道海绵体。尿道海绵体破裂往往与阴茎海绵体损伤部位在同一水平。

3) 阴茎绞窄伤：常因好奇、性欲异常、精神失常或恶作剧等，将金属环、大号螺丝帽、线圈、橡皮筋等环状物套扎在阴茎上没有及时取下，或阴茎包皮上翻后没有及时复位，引起阴茎缩窄部末梢血液循环障碍，致组织水肿、缺血，严重时发生阴茎远端组织坏死。

4) 阴茎脱位伤：是指男性会阴部遭到挤压、阴茎在勃起时扭曲或在疲软时遭钝性暴力打击、过度牵拉或骑跨伤等时，或外力继续不停，可造成阴茎、尿道海绵体在冠状沟外与包皮发生环形撕裂，引起阴茎、耻骨韧带以及周围组织撕裂，阴茎脱离其皮肤，脱位到腹股沟、耻骨 F 部、大腿根部或阴囊会阴部的皮下，与存留原位的包皮分离，空虚无物。

(2) 开放性损伤：开放性阴茎损伤多数发生于刀割伤、刺伤、枪弹伤、卷入机器、牲畜咬伤及其他意外损伤；精神病患者的自伤或他伤亦偶有发生。有时因粗暴的性行为发生包皮及其系带撕裂伤，造成包皮裂口和出血。

1) 阴茎离断伤：临床少见，1929 年有学者首次报道。较常见的原因是受到性伴侣的报复，或牲畜咬伤，致使阴茎远端往往缺损。按其损伤程度，阴茎离断伤可分成阴茎部分离断伤或阴茎完全离断伤。

2) 阴茎皮肤损伤：阴茎皮肤损伤类型有阴茎干全部皮肤撕脱伤、阴茎部分皮肤撕脱伤、阴茎皮肤刺伤、切割裂伤、烧灼伤等。

阴茎头表面皮肤菲薄，无移动性，很少发生撕脱伤。而阴茎体皮肤薄而松弛，有疏松的皮下组织，其移动性很大，较易发生撕脱伤。阴茎皮肤撕脱伤发生于机器损伤时，阴茎皮肤可同衣裤一起被转动的机器拉扯，从 Buck 筋膜外分离撕裂甚至撕脱，常发生于阴茎根部，止于冠状沟，又称之筒状撕脱伤。常伴有阴囊皮肤撕脱，由于阴茎深筋膜的保护，阴茎海绵体及尿道多不易受伤。

利器切割或弹片可造成阴茎皮肤切割伤或阴茎贯穿伤。

包皮系带撕裂的主要原因是阴茎皮肤受力超负荷，如手淫时动作过于剧烈；其次在新婚之夜，在性交时过于急躁而又凶猛，或因处女膜坚韧，或因阴道痉挛，在阴茎强行插入时，由于阻力的关系造成包皮牵拉包皮系带而引起包皮系带撕裂、包皮裂口和出血。包皮系带断裂多见于包皮系带过短或包皮过长者。

(二) 临床表现

阴茎损伤随外力作用方向、作用力大小和损伤类型而各有特点，主要的临床表现包括疼痛、肿胀、局部出血、尿血、排尿障碍等，甚至有休克表现。

1. 阴茎挫伤 阴茎肿胀，皮下出血与血肿。

2. 阴茎折断 阴茎勃起情况下受到直接暴力造成白膜及海绵体破裂。伤时有响声、剧痛、勃起消退、血肿、皮肤青紫。

3. 阴茎绞窄 系将金属环，螺丝帽等套在阴茎上，致远端水肿、缺血，坏死改变。

4. 阴茎脱位 指阴茎从耻骨韧带撕脱而脱位于会阴部或股内侧。有时可伴有尿道损伤而致排尿困难、尿外渗。

5. 阴茎切割或牲畜咬伤可使阴茎部分或完全离断。

(三) 辅助检查

B 超可确定阴茎白膜缺损处及阴茎折断者的破裂位置。阴茎海绵体造影可见海绵体白膜破损处有造影剂外溢。但是，该检查属有创性，且由于造影剂外渗，可引起严重的海绵体纤维化，及一定假阴性率和假阳性率，目前已较少应用。

对于有明确病史和体征，即使 B 超不能明确诊断，也不可轻易行海绵体造影，而应手术探查。

当患者出现尿道滴血或排尿困难时，应想到尿道损伤的可能，应行逆行尿道造影检查，造影剂外溢可明确诊断。

(四) 治疗

阴茎损伤的治疗，应尽量保存有活力的组织，特别是海绵体，以利再植或再造，考虑性功能的恢复和排尿功能。术后应加强抗感染治疗，给予适量的雌激素，防止术后阴茎勃起。

1. 阴茎挫伤 无尿道损伤的轻度阴茎挫伤仅需适当休息、止痛、阴茎局部抬高如用丁字带兜起阴囊和阴茎、预防感染、辅以理疗。

急性期仍有渗血时，可冷敷，出血停止后，用热敷促进血肿吸收。给予抗生素，以防止感染。

较严重的挫伤，如皮下继续出血，血肿增大，应穿刺或切开引流，放出积血，必要时结扎出血点，并轻轻挤压阴茎海绵体，以防止血肿机化。如就诊较晚，血肿液化或合并感染形成脓肿或气肿时，可切开引流或穿刺放脓。

2. 阴茎折断 治疗原则是恢复阴茎海绵体的连续性，彻底清创，控制出血，防止海绵体内小梁间血栓形成。治疗上目前主张早期手术，以免血肿扩大，继发感染，形成纤维瘢痕，导致疼痛和阴茎成角畸形而影响性生活。治疗方法包括手术和保守治疗。

(1) 保守治疗：20 世纪 70 年代前多采用非手术治疗，包括镇静止痛、留置导尿管、阴茎加压包扎。局部先冷敷，24 小时后改热敷，并给予口服雌激素，静脉输注或口服抗感染药治疗；为防止纤维化，有些医师还给患者链激酶或胰蛋白酶，口服羟基保泰松等。然而，这些治疗方法的效果却难以评价，而且阴茎肿胀消退缓慢，患者住院时间长，并发症高达 29% ～ 53%，主要包括血肿扩大、继发感染形成脓肿、阴茎成角畸形、阴茎纤维化、局部遗留有瘢痕硬结及阴茎勃起不坚、阴茎勃起疼痛、性交困难、ED 等。因非手术治疗所导致勃起功能障碍等并发症发生率较高，目前多主张手术治疗。对于阴茎弯曲不明显、血肿轻微的患者或只有尿道海绵体损伤的患者，可以采取保守治疗。

(2) 手术治疗：不仅可以降低损伤后并发症的发生率，而且可以使患者阴茎功能早日恢复，一般术后 10 天内阴茎肿胀消退，术后性功能恢复良好。手术有传统的修复术式和改良的修复术式。传统的修复术式采用距冠状沟 1 cm 处阴茎皮肤环形一周切口，并使其翻转至阴茎根部，清除血肿，术中可充分探查 3 条海绵体情况，显露损伤部位，有效清除血肿，结扎出血点，以免血肿机化形成纤维瘢痕导致阴茎勃起功能障碍、阴茎成角畸形而影响性生活。白膜破裂处用丝线或可吸收线间断缝合修补。该手术方法具有暴露充分、利于寻找白膜破口、同时修补双侧阴茎海绵体及尿道等优点，故对不能确诊的、合并尿道损伤的患者采用此种方法较好。

改良的阴茎折断修复术式即在阴茎根部结扎橡皮筋阻断血流后，在折断部位行半环形切开阴茎皮肤，挤出积血，清除血肿，找到白膜及海绵体破裂处，应用 3 ～ 0 可吸收线间断缝合修补。手术的关键是确定海绵体破裂的具体部位，方法包括：阴茎血肿最明显处；阴茎弯曲变形的凸出处；触诊阴茎有明确、孤立包块或硬结处；术前彩超检查结果。术后往往会形成阴茎向折断缝合处背侧的弯曲。手术处理时间越晚，越难恢复阴茎原状，甚至导致阴茎勃起功能障碍。本术式克服了传统的环形冠状沟切口术式手术创伤大、时间长的缺点，值得推广应用。

3. 阴茎绞窄伤 治疗原则是尽快去除绞窄物而不附加损伤，改善局部循环。处理的关键是尽快去除绞窄物。

对软性绞窄物如丝线、橡皮筋、塑料环等可剪断去除，如被皮肤包埋，可在局麻下从正常皮肤开始到水肿区作一纵向切口，即可切断之。对绞窄物为钢圈、螺丝帽等硬性环圈可采取台钳夹碎等措施，对于阴茎包皮嵌顿环可采用手术松解。绞窄时间长，皮肤极度水肿出血坏死者，可将坏死皮肤切除，创面用带蒂阴囊皮瓣移植或游离中厚皮片移植。对已造成阴茎坏疽者，则考虑择期行阴茎再造术。

金属环阴茎绞窄伤是常见的一种，根据金属材料和形状特征以及嵌顿的严重程度，所选方法有所不同。

(1) 断环取出法：对薄而较软的金属环，可以采用专门剪刀将环切断两处。但是，金属越硬越不易切断。常有的工具有线锯、牙科砂轮等。操作时，由于金属切割金属要产生高温，故必须同时给予生理盐水降温，避免局部烧伤。

(2) 减压取环法：消毒阴茎包皮，用一次性针头多处刺入包皮，再用纱布包好阴茎握在手中轻轻按摩，使包皮内积液经小孔渗出，包皮萎缩。然后，用粗针头直刺阴茎海绵体内，抽吸出阴茎海绵体内的积血约 50 ～ 80 ml，阴茎体积明显缩小。最后，涂上液状石蜡，一手固定金属环，一手在环上方，牵拉阴茎包皮向上移，即可取下完整的金属环。

(3) 带子缠绷取环法：适用于阴茎水肿不严重者。首先在水肿处切许多小切口，使组织中液体排出；然后取长而窄的布条，紧贴环之远端向龟头方向缠绕 2 ～ 3 cm，将布条近端从环和阴茎皮肤间送至环的近侧。此时，在缠好的布带表面涂润滑剂，术者边向远端缠绕，边向远端滑动金属环，并边松开近端之布条，直至环由远端脱下为止。

(4) 手术法：如已有嵌顿远端阴茎皮肤坏死者，或金属环既不能摘除也不能切断，则应将金属环至冠状沟之间 Buck 筋膜表面的阴茎皮肤和皮下组织切除，这样金属环即可滑出。去除环状物后，必须估计阴茎体的坏死程度。行耻骨上造瘘引流尿液，局部彻底清洁，再涂抹磺胺米隆醋酸酯和磺胺嘧啶，每日两次。这种处理持续到坏死区分界线清楚为止。必要时，可行阴茎部分切除术。

全身使用抗生素抗感染。局部可注射透明质酸酶、肝素等，以防血栓形成。

4. 阴茎脱位伤　应及早清创、止血，去除血肿，将阴茎复位，并固定于正常位置。有尿道损伤者按尿道损伤处理，必要时行耻骨上造瘘。如阴茎复位困难或支持组织撕裂严重时，可进行手术复位，缝合支持韧带。

预后取决于早期发现和及时处理。因为这类患者常在严重挤压伤后发生，由于体检的疏忽，常未能及时发现，得不到及时处理。如能及时发现并明确诊断，将阴茎、尿道海绵体复位到袖筒式的包皮内，并行修复包皮，则预后良好。

5. 阴茎皮肤损伤　治疗方法根据阴茎皮肤损伤的范围、损伤程度和邻近皮肤状况而定。原则上伤后应立即修补，因延期修补会导致瘢痕形成、挛缩和生殖器畸形。处理前需仔细检查损伤范围、深度、阴茎海绵体、尿道海绵体是否完整，阴囊及阴囊内容物是否受累等。

首先应彻底清创，剪除无活力的组织。对阴茎皮肤缺损近侧有活力的组织要尽量保留，但远侧皮肤及包皮则须切除，即使有活力也要剪除至距阴茎头 2 ～ 3 cm 处，以防术后淋巴水肿。

6. 阴茎离断伤　阴茎离断伤的治疗包括阴茎的修复、恢复排尿功能及性功能等。其治疗效果因受伤部位、程度、缺血时间和治疗方法而异，迄今尚无统一的治疗方案，但均强调吻合血管的再植术。

对于出血性休克者，需立即给予输血补足血容量，纠正休克后再行手术处理。

牲畜咬伤所致阴茎损伤，远端往往缺失，而不能行再植术，对于此类患者由于阴茎血运丰富，愈合能力较强，应尽量保留残端尚有生机的组织，尤其是保存海绵体，以备做阴茎再造术。妥善处理尿道，可行耻骨上膀胱穿刺造瘘。对牲畜咬伤者还应注意对破伤风及狂犬病的防治。

(1) 阴茎再植术：对所有阴茎离断伤，都应考虑行阴茎再植术。进行清创处理后，若阴茎离断时间短，边缘整齐，切 F 的阴茎未遭到进一步的破坏时，可及时施行阴茎再植手术。

应用显微外科技术吻合阴茎动脉及阴茎浅、深静脉、白膜和尿道，效果确切。阴茎离断后距再植的时间以 6 小时为"临界点"，但国内已有许多超过 6 小时再植成功的报道，故目前认为对阴茎离断伤，只要不是外伤严重或远端丢失，都应争取再植，不应随意放弃。如有尿道海绵体、部分皮肤或阴茎海绵体相连，则再植的成功机会明显增加。

手术时对离体部分阴茎应妥善处理，最好能在入院途中将离体部分保存于抗生素冰盐水中。患者入院后，应争取尽早手术，远端用盐水或林格液加抗生素肝素冲洗液灌洗，不健康皮肤尽量清除，尽量用近侧皮肤或皮瓣行皮肤修复。仔细清创，尽量避免盲目结扎血管，行耻骨上造瘘，通过离断远端尿道插入一根 Foley 导尿管，再通过断离近端进入膀胱，使阴茎结构形成一直线。以尿管为支架，首先用 3～0 肠线间断吻合尿道海绵体 4～6 针，勿穿透尿道黏膜，以促进肠线吸收，防止感染及尿漏，吻合后拔除尿管。其次缝合阴茎海绵体，为下一步吻合血管提供必要的稳定性。再应用显微外科技术用 10～0 尼龙线显微吻合海绵体动脉，再吻合白膜，继而吻合阴茎背动脉、静脉及神经、浅筋膜、皮肤。可不必结扎或吻合阴茎深动脉，手术成功的关键是要保证一支海绵体动脉及阴茎背静脉吻合成功。常规行耻骨上膀胱造瘘，术后阴茎背伸位宽松包扎，有利于静脉和淋巴回流，必须把吻合好的阴茎固定在身体的适当位置，避免受压和痛性勃起，术中及术后需广谱抗生素和抗凝血治疗。口服雌激素防止阴茎勃起。

如伤口血管遭到进一步的破坏，无法进行动静脉吻合，单纯行清创缝合阴茎海绵体和尿道海绵体、Buck 筋膜和皮肤。虽然可以借助于远近两端海绵体来沟通血运使 3 个海绵体可能存活，但龟头和阴茎远端皮肤可能坏死。如阴茎远端皮肤缺损较多，而海绵体能得到再植，可于吻合后将阴茎包埋在阴囊皮下或行中厚皮片植皮。如阴茎缺失，创口应清创，一期缝合创面或用断层皮肤封闭创面。在伤后 1～3 个月再行带蒂管形皮瓣阴茎再建手术。可使患者站立排尿，如安装软骨或假体，还可性交。行阴茎再植术后可能发生一些并发症，其发生率由高到低依次为皮肤坏死、尿道狭窄、阴茎远端感觉不良、尿瘘、尿道坏死、阳痿。对于手术失败者，只能进行阴茎再造术。

由于阴茎的血液供应特点，未经吻合血管的再植阴茎是可以成活的。不完全离断的病例，即使仅有少数皮肤相连，其术后皮肤坏死发生率偏低；而完全离断的病例，较易发生皮肤坏死。手术吻合血管可以使皮下血液循环很快恢复，因此可以减少皮肤坏死；而不吻合血管者，其远端阴茎皮肤血供主要靠血流透过海绵体及皮下组织来提供，增加了皮肤缺血时间，导致皮肤坏死。另外，行血管吻合的病例其并发症发生率明显低于吻合海绵体和尿道的病例。所以，在阴茎再植术中应采用显微外科技术行血管吻合，减少皮肤坏死等情况。

对于婴幼儿阴茎离断伤，是否行血管神经吻合，尚无一致意见。由于婴幼儿血管神经纤细，吻合特别困难，一定程度增加了显微技术的难度。有报道未行血管神经吻合的婴幼儿阴茎再植术，术后阴茎勃起，皮肤感觉无异常，无排尿困难，效果较好，但缺乏远期随访报道。

(2) 清创缝合术：对于阴茎损伤严重，损伤时间太长，就诊医院的医疗技术力量确实不能实施阴茎再植术，则应先行清创缝合术，待以后择期行阴茎再造术。

(3) 阴茎再造术：阴茎再造术可分为传统阴茎再造术和现代阴茎再造术两类。

传统阴茎再造术包括利用腹部皮管阴茎再造、腹中部皮瓣阴茎再造、大腿内侧皮管阴茎再造等。传统阴茎再造术是一种技术复杂，需要分期完成的手术，其中某一次手术的失败都可能前功尽弃，因此这类手术需要由有经验的整形外科医生来完成。目前可应用显微外科进行的阴茎再造，体表许多游离皮瓣的供区都可游离移植进行阴茎再造。可以进行游离移植或岛状移植阴茎再造的皮瓣很多，如前臂游离移植阴茎再造、下腹部岛状皮瓣移植阴茎再造、脐旁岛状皮瓣移植阴茎再造及髂腹股沟皮瓣移植阴茎再造等。

腹部双皮管阴茎再造术属于传统阴茎再造术，一般需历经皮管成形、皮管转移、尿道及阴茎体成形、支撑物植入等几个阶段，历时较长。但对于不适合用皮瓣法移植的病例，仍不失为是一种可供选择的方法。该术式分四期完成。

第一期皮管成形术：第一期皮管成形术于两侧腹壁各设计一皮管。左侧腹壁制备一条较大的斜行皮管，切口长约 17～20 cm，宽约 8.5 cm；右侧腹壁制备一条较小的皮管，长约 12～15 cm，宽约 4.5 cm。两条皮管的下端靠近耻骨联合部位，以便后期转移。

第二期皮管转移术：第二期皮管转移术在第一期手术后 3～4 周，切断大皮管上端，缝合腹壁创面。在距尿道外口 0.5 cm 处做一与皮管横断面相应大小的创面，将大皮管扭转一定角度并与尿道外口上方所做创面缝合。注意缝合后应使皮管缝合处位于侧方。

第三期阴茎体和尿道成形术：第三期阴茎体和尿道成形术于第二期手术后 5～8 周，经皮管夹压训练，确定有充分的血供建立后进行。切断大小皮管的下端，将两皮管靠拢，在两皮管的对合面上，从尿道口开始各做两条平行切口，直达皮管的游离端，大皮管平行切口宽约 1.5 cm，小皮条宽约 1.1 cm，做成尿道，使缝合后能包绕 16～18 号导尿管。将切口边缘两侧皮下略作分离并剪除多余的皮下组织，将相对的切口内侧缘以 3～0 线做真皮层的缝合，形成新尿道。再将大小皮管的外侧缘各做相对缝合，形成阴茎。

第四期阴茎头成形及支撑物植入术：第四期阴茎头成形及支撑物植入术于第三期手术后 3 个月进行。在修复再造阴茎末端做阴茎头时，可在阴茎背部及两侧，距末端约 4 cm 处作 3/4 环状切口，并削除宽约 0.5 cm 的表层皮肤，游离远端创缘，重叠于切除表皮部的创面上进行缝合。也可在阴茎体远端两侧各切除 1～1.5 cm V 形皮肤，缝合后呈圆锥形酷似龟头。于再造阴茎根部一侧做一切口，在再造阴茎和尿道皮管之间分离一隧道，将阴茎海绵体残端劈开，以白体肋骨和硅胶作为支撑物，插入劈开的海绵体残端纵隔内并缝合固定。

对于阴茎损伤的预防，应尽可能避免暴力和锐器损伤阴茎。若系精神患者应积极治疗好精神病，这是唯一的预防措施。

第四节 泌尿结石

一、肾结石

肾结石 (calculus of kidney) 为泌尿系统常见病，多发病，男性发病多于女性，多发生于青壮年，左右侧的发病率无明显差异。40%～75% 的肾结石患者有不同程度的腰痛。结石较大，移动度很小，表现为腰部酸胀不适，或在身体活动增加时有隐痛或钝痛。较小结石引发的绞痛，常骤然发生腰腹部刀割样剧烈疼痛，呈阵发性。

（一）病因与发病机制

肾结石的病因很多，有遗传性因素、代谢性因素、感染性因素、环境因素、饮食因素、解剖因素、药物因素等等。其发病机制也非常复杂。我们可以通过了解尿液的成分，简单介绍肾结石的形成。排尿的主要作用是排出新陈代谢所产生的各种废物。人每天排出约 1 500 ml 尿液，带走了大约 30 克～50 克废物。这些废物包括：尿素、尿酸、肌酐、各种酸性物质（氢离子、乳酸、葡萄糖醛酸、β-羟丁酸、草酸、枸橼酸等）、各种盐分（钙、磷、镁、钾、钠、氨、氯等）。这些物质在尿液中的浓度较高，但人的肾脏可以使这些物质保持平衡，以溶解状态排出体外。如果尿液太少的话，这些物质中溶解度较小的草酸钙、磷酸钙、尿酸、磷酸镁铵等物质就会形成结晶——就是微小结石。通常人会在不知不觉中将这些微小结石排出。上述结石形成的原因，就是改变了尿液中的某些成分、打破了尿液的平衡，先形成微小结石，在致病因素的长期作用下，结晶不断长大，最终发展成有临床意义的肾结石。

（二）临床表现

肾结石的临床表现与结石的大小，数目、部位、活动度以及有无引起尿路梗阻和继发感染有关。疼痛及血尿是肾结石最常见的症状。根据病史、全面体格检查，影像学检查，对肾结石诊断应该不困难，当然，肾结石的诊断不应局限于了解结石的位置、大小、数目、形态，还应全面了解引起结石的原发病变、有无尿路畸形，感染、异物等。

1. 疼痛　是肾结石的主要症状，主要由于尿流梗阻使肾内压升高所致，其疼痛性质分腰部钝痛和绞痛。钝痛常固定于患侧脊肋角及肾区部分，少数患者可有对侧腰痛。当结石引起梗阻时常可出现肾绞痛，绞痛常突然发生，旱刀割样，一般起始于一侧脊肋角或上腹部，常放射至下腹，腹股沟及股内侧，男性可放射至阴囊和睾丸，女性则放射至阴唇。当绞痛发作时，患者面色苍白，精神萎靡，全身冷汗，脉搏细速，甚至出现血压下降，并常伴有恶心、呕吐等胃肠道症状，绞痛持续时间长短不一，短者数分钟，长者达数小时以上。肾绞痛经对症解痉治疗后可缓解，亦可自行停止，疼痛多在体为活动多时，尤其在剧烈活动后发生。疼痛缓解后常伴有多尿现象。

2. 血尿　是肾结石的另一主要症状。血尿是结石损伤尿路黏膜所致，多在绞痛发作后出现。一般较轻，多为镜下血尿，有时是肉眼血尿，活动后血尿可加重。有 20%～25% 结石患者可不出现血尿。

3. 脓尿　结石合并感染时可出现脓尿，感染严重时常出现寒战、发热、腰痛等全身症状，并有尿频、尿急、尿痛。感染可加重肾结石引起的疼痛、血尿等其他症状。

4. 尿路梗阻　少数病例可因结石梗阻引起患侧肾积水，患者就诊时可见到上腹部或腰部有肿块。结石引起急性梗阻时可出现尿闭，这是临床上少见但较为严重的并发症，由于双侧肾结石同时引起急性梗阻或孤立肾被梗阻时可引起尿闭。一侧上尿路急性梗阻时可引起患肾暂时丧失功能。有资料表明约有约 2% 结石患者出现尿闭。

5. 排石史　部分肾结石患者可自行排出砂粒或小结石，多在肾绞痛和血尿发作时出现，表现为尿内混有砂粒或小结石。若结石较大通过尿道时可有排尿堵塞感及血尿，结石排出后排尿立即恢复通畅。

6. 慢性肾衰竭 在某些经济不发达地区，肾结石往往是引起慢性肾衰的主要原因之一。单肾结石长期阻塞，尤其在合并感染时，可引起一侧肾积水和患肾功能减退。若孤立肾或双侧肾结石引起梗阻，最终可造成慢性肾衰竭。

少数肾结石患者，尤其是肾盏内结石，可长期无症状，只是在偶然的情况下作 B 超、腹部平片或 CT 检查时发现。肾结石患者应详细询问病史，包括职业、工作环境、饮食习惯，饮水习惯及平时喜欢何种饮料等，平时多饮葡萄汁的人患肾结石的危险性较大。儿童患者应了解生长发育、母乳喂养情况，若母乳喂养缺乏，先天营养欠佳则容易发生膀胱结石。应了解是否有代谢性或泌尿系疾病，一半以上的甲旁亢患者合并有尿路结石，其他如肾小管酸中毒、髓质海绵肾等疾病常发生尿路结石，泌尿系本身疾病如前列腺增生是老年性尿路结石的重要原因。某些药物易引起肾结石，如大量服用维生素 C、碱性药物、磺胺药等，需注意询问；结石与遗传因素有关，应注意了解家族成员有无肾结石病史，本人过去有无肾绞痛等。详细了解病史对诊断很有帮助。

肾绞痛未发作时，体检可能完全正常，但大多数患者有患侧脊肋角叩痛；肾绞痛发作时，患侧可有肌肉痉挛及局部保护性肌紧张，肾区有明显压痛及叩击痛；并发肾盂积水时肾区可能触及肿大的肾脏，并发感染时，患者可有畏寒、发热及肾区叩击痛。

(三) 诊断

根据病史、全面体格检查，B 超、X 线检查及化验检查，大多数肾结石诊断应该不困难，当然，肾结石的诊断不应局限于了解结石的位置、大小、数目、形态，还应全面了解引起结石的原发病变、肾功能状态，有无尿路梗阻、畸形、感染、异物以及结石的成分等。

1. 腹部平片 可以诊断出 90% 以上的肾结石。腹部平片 (KUB) 必须包括全泌尿系统，KUB 检查前需行肠道准备。含钙结石均能在平片上显影，而纯尿酸结石密度低，能透过 X 线，常不能在平片上显影。各种常见类型结石的密度从高到低依次为：草酸钙，磷酸钙、磷酸镁铵、胱氨酸和尿酸。若患者有典型肾结石的临床表现，但腹部平片未见结石，其原因可能有：

(1) 阴性结石，不能透 X 线，主要是尿酸结石。

(2) 肠道准备欠佳，肠气多，影响观察。

(3) 肥胖。

(4) 微小结石。

另外，判断结石阴影应与腹腔内其他钙化斑相鉴别。

(1) 肾内钙化斑：肾内某些病变如钙化肾乳头、肿瘤、肉芽肿、结核干酪病灶等均可在平片上显示阴影。根据各自临床表现及钙化特点，就不难鉴别。

(2) 腹腔钙化淋巴结：常为多发、散在，阴影密度不均匀。由于肠系膜淋巴结活动度较大；不同时期腹部平片钙化影常有明显移位，侧位 X 线可见钙化斑位于腰椎前方。

2. 静脉肾盂造影 静脉肾盂造影可清楚地显示肾脏轮廓，肾盂、肾盏形态、有无肾积水及积水的程度以及分析肾功能情况，并明确结石确切位置及对尿路影响。对于腹部平片未能显示的阴性结石，在造影片上可显现充盈缺损。静脉肾盂造影还有助于判断可能有无诱发结石的泌尿系疾病的存在，如肾先天性异常、肾盂输尿管连接处狭窄、多囊肾、马蹄肾、海绵肾、异位肾等。有尿路梗阻时延迟摄片，以较好地显示扩张的肾盂、输尿管。肾功能欠佳时，可采用大剂量静脉尿路造影法。

3. 逆行肾盂造影　检查前需放入膀胱镜，通过膀胱镜插入输尿管导管，患者有一定痛苦，可带来逆行感染及加重梗阻。一般不作为常规检查。其适应证为：

(1) 静脉尿路造影显影不满意。

(2) 对碘造影剂过敏者可改用 12.5% 溴化钠。

(3) 静脉尿路造影不能鉴别阴性结石及肾盂肿瘤，若无输尿管肾镜，则可插入带毛刷的导管至肾盂，刷取尿石结晶或肿瘤细胞来鉴别，肾盂阴性结石可采用较稀释造影剂或采用气体造影，注入气体时应采取头高脚位。

4.CT 及磁共振　诊断准确性高，因其费用昂贵，仅作为常规检查的一个补充，可明显提高微小结石 (< 3 mm) 的检出率；其适应证：

(1) 有典型尿石症临床表现而 B 超、普通 X 线检查未见异常。

(2) 结石过小，常规检查怀疑有结石者。

(3) 不能排除肿瘤者。

5.B 超检查　是一种简便、再现性好的无创性检查方法，目前已广泛用于尿路结石的诊断。B 超不仅可了解结石的位置、数目、大小，尤其是无症状而较大的鹿角形结石或 X 线不显影的阴性结石，还可用于估计肾积水程度及肾皮髓质厚度等。无论是 X 线阳性或阴性尿路结石，B 超均具有同样的声像图。典型的肾结石声像图表现为强回声光团，常伴有典型的声影。

6. 放射性核素扫描及肾图　肾扫描可帮助了解有无肾结石的存在并显示其位置，表明尿路梗阻情况及肾功能损害程度。肾图能证实有否尿路梗阻，主要用于：

(1) 患者对碘造影剂过敏。

(2) 阴性结石。

(3) 静脉造影显影不满意，有明显尿路梗阻致逆行肾盂造影失败。

(四) 鉴别诊断

肾结石需与能引起急性腹痛的胆囊炎、胆石症、急性阑尾炎、消化道溃疡、急性胰腺炎相鉴别。女性有时应与宫外孕、卵巢囊肿蒂扭转鉴别。上述病变疼痛有各自的特点，如急性阑尾炎有转移性腹痛，消化道溃疡有典型的空腹或餐后痛，且尿中常无红细胞，结合影像学及实验室检查应不难鉴别；女性应询问停经期、怀疑有宫外孕、卵巢囊肿蒂扭转时可查妊娠试验，行盆腔穿刺了解有无盆腔出血，一般可明确诊断。X 线显示阴影应与胆管结石、腹腔淋巴结钙化、肾内钙化斑相鉴别，其鉴别要点已在本章 X 线检查处前详述。

(五) 治疗

肾结石治疗原则是解除疼痛，排出结石，保护肾脏功能，明确病因，防止复发。目前临床上主要采取非手术治疗肾结石，手术病例在 10% 以下。

1. 一般治疗　大量饮水，使每日尿量尽可能维持在 2 ～ 3 L，并养成睡前饮水的习惯以保持夜间尿量。大多数患者因肾绞痛发作而就诊，应先给予解痉止痛治疗，常用药物有阿托品、普鲁苯辛，疼痛剧烈时可用哌替啶、吗啡等药物，若无好转 4 h 重复给予 1 次；也可采用吲哚美辛栓剂肛门给药或针灸强刺激肾俞、京门、三阴交或阿是穴。若剧烈疼痛上述方法均无效，则可采用 0.25% 普鲁卡因行肾周封闭。肾结石合并感染时，应做尿细菌培养和药物敏感试验，给予细菌敏感的抗生素。肾绞痛发作时常伴恶心、呕吐，症状严重应静脉补充液体及电解质。

2. 排石治疗 小于 4 mm 的结石，若无泌尿系畸形、梗阻，一般多可自行排出。小结石短期内未排出，肾功能良好者，可采用中西医结合治疗，通过饮磁化水、口服排石饮液、肌肉注射黄体酮或 654-2，适当活动如跳绳等联合治疗，结石多能自行排出。

3. 体外冲击波碎石 体外冲击波碎石是利用体外冲击波聚集后击碎体内的结石。自 1980 年用于临床以来，从根本上取代了传统的开放式尿路取石手术，使尿石症的治疗发生了质的飞跃，迄今已成为治疗上尿路结石的首选标准方法，90% 以上的肾结石患者可用此法治疗。目前常用的冲击波震源有液电、压电晶体、电磁波、聚能激光及微型炸弹。定位仪主要有 X 线定位、B 超定位或 X 线、B 超双定位。X 线定位较清晰，B 超定位为断层图像，不能窥见结石全貌，但阴性阳性结石均能观察到。冲击波传播方式主要有水槽式、半水槽式、水囊式。过去需在麻醉下碎石，随着碎石机的改进，现一般不用麻醉。治疗肾结石时采用仰卧位，输尿管中上段结石可稍向患侧倾斜，输尿管下段结石及膀胱结石均采用俯卧位。

目前认为几乎所有的肾、输尿管、膀胱结石均可行体外冲击波碎石，其主要禁忌证：

(1) 全身性出血性疾病。

(2) 严重的心、脑血管疾病。

(3) 装有起搏器而震波源为水下电极。

(4) 结石以下有器质性梗阻，估计碎石后结石不易排出。

(5) 肾脏本身病变引起的结石，碎石可加重肾脏损伤。

(6) 过度肥胖。

(7) 妊娠。

(8) 结石合并尿路感染，应先用抗生素控制感染，待全身症状控制 3 ～ 4 d 后方可碎石。

体外冲击波碎石的主要并发症有：

(1) 血尿。

(2) 疼痛。

(3) 感染。

(4) 尿路梗阻。

前二者并发症一般无须特殊处理，并发感染时日可给予抗生素治疗，有梗阻时应及时排除梗阻。大的肾结石碎石后容易形成石街，若石街未引起梗阻且尚在排石，则可在严密观察下不予处理；若梗阻引起高热、疼痛则应马上行经皮肾穿刺造瘘或行输尿管镜取石。现在认为除了较大的孤立肾结石，对于一般肾结石碎石前均不采用输尿管内置管。

4. 腔内治疗 大的鹿角状结石 (> 2.5 cm) 体外冲击波碎石失败，开放性手术损伤较大，可采用经皮肾镜取石术 (PCN)；对某些胱氨酸结石，单纯 ESWL 治疗效果不佳，可采用经皮肾镜化学冲洗液溶石 (冲洗液可为 THAM-E) 或结合超声波、液电碎石联合治疗；蹄铁肾肾结石，体外冲击波碎石后不易排出，可采用 PCN 联合超声波碎石治疗；肾结石伴肾积水，不能排除有先天性肾盂输尿管连接处狭窄的，可采用经皮肾镜取石术。

5. 手术治疗 虽然大部分患者经体外冲击波碎石、腔内泌尿外科技术治疗均可取得满意效果，但在基层医院，ESWL 及腔内设备不齐全，技术不熟练，传统的手术取石亦能取得满意的效果。

手术指征：

(1) 结石大 (> 3 cm)，嵌顿时间长。

(2) 双侧鹿角形结石。

(3) 复杂性多发性结石，估计碎石后不易排出且易引起尿路梗阻。

(4) 结石引起尿路梗阻，合并感染，不能排除结石嵌顿下方有梗阻性病变时，即使结石较小，亦因考虑手术治疗。

(5) 结石梗阻引起梗阻性少尿或无尿，需行急诊手术。

常用的手术方法有：

(1) 肾盂肾窦内肾盂切开取石术，多用于肾盂结石、鹿角形结石，其优点是手术简单，出血少，但对于肾小盏内结石则不易取出。

(2) 肾实质切开取石术，多用于不能通过肾窦切开取出的多发性或鹿角形结石。

(3) 肾部分切除术，多用于结石局限于一极。由于其损伤大，出血多，目前已很少采用。

(4) 肾切除术，患侧肾功能基本丧失，对侧肾功能正常，可考虑行患侧肾切除术。

对于泌尿系梗阻引起的结石，需在取出结石后，同时解除梗阻。如有先天性肾盂输尿管连接处狭窄时，需在结石取出后做肾盂成形术。近年来，由于复杂性多发性结石术后容易残余结石，有人提倡行体外肾切开取石术，但此操作复杂，合并感染时，血管吻合处易发生感染，可引起术后血管堵塞，肾功能丧失，此方法不易推广。

手术治疗主要目的是解除梗阻，因此，对于一侧肾结石对侧输尿管结石，应先处理易致严重梗阻的输尿管结石；对于双侧肾结石，若总肾功能正常时，应先处理梗阻严重的一侧，若总肾功能欠佳，宜选择肾功能较好的一侧。

二、输尿管结石

输尿管结石绝大多数来源于肾脏，包括肾结石或体外震波后结石碎块降落所致。由于尿盐晶体较易随尿液排入膀胱，故原发性输尿管结石极少见。有输尿管狭窄、憩室、异物等诱发因素时，尿液滞留和感染会促使发生输尿管结石。输尿管结石大多为单个，左右侧发病大致相似，双侧输尿管结石约占 2 ~ 6%。临床多见于青壮年，20 ~ 40 岁发病率最高，男与女之比为 4.5：1，结石位于输尿管下段最多，约占 50 ~ 60%。输尿管结石之上尿流均能引起梗阻和扩张积水，并危及患肾，严重时可使肾功能逐渐丧失。

(一) 临床表现

1. 疼痛　输尿管结石引起上中段堵塞可出现典型的患侧腰痛，多为绞痛性质，可放射至患侧下腹部、腹内侧、睾丸及阴唇，疼痛发作时常伴有恶心、呕吐、腹胀等胃肠道症状。

2. 血尿　与肾结石一样，输尿管结石引起的血尿多为镜下血尿，疼痛发作后可加重。但有时绞痛发作后第一次排出尿液未见红细胞，而在第二次排尿后可找到，这是由于输尿管痉挛使上尿路尿液未进入膀胱所致。无血尿病例约占 20%。

3. 尿路刺激症状　输尿管结石位于膀胱壁段常出现尿频、尿急。这可能与输尿管下端肌肉与膀胱三角区相连并直接附着于后尿道有关。膀胱结石也有尿路刺激症状，但膀胱结石常伴有排尿困难及尿线中断。

4.肾功能不全 输尿管管腔较小，较肾结石更易造成尿路梗阻，尤其是圆形结石。一侧输尿管结石引起的梗阻可造成患侧肾积水和感染，而双侧输尿管结石梗阻则可造成肾功能不全，并最终可能造成尿毒症。

体格检查，肾绞痛发作时有患侧可有肌痉挛和肌紧张，肾区有叩痛，引起肾积水时，右肾区可能触及包块，其大小与积水程度有关；并发感染时有肾区叩痛。有时沿输尿管径路有压痛。腹部体检一般触及不到输尿管结石，但结石位于输尿管下端近膀胱时，男性经直肠指检，女性经阴道可能触及结石。由于与肾结石的同源性，输尿管结石的实验室检查与肾结石相同。

（二）诊断

患者有典型肾绞痛，伴或不伴有肉眼或镜下血尿者，应考虑有无肾或输尿管结石，进一步需进行影像学等检查。

1.腹部平片 与肾结石一样，90%以上的输尿管结石可在腹部X线平片上显影。当然，输尿管结石钙化影有时需与腹腔淋巴结钙化、盆腔静脉石、髂血管钙化、骨岛相鉴别，腹腔淋巴结钙化鉴别要点已在肾结石节叙述。

(1) 盆腔静脉石：易与下段结石相混淆，静脉石常位于坐骨棘连线下方之盆腔侧位，多个排列成行，直径约2～3 cm，呈圆形，边缘光滑。

(2) 髂血管钙化：可位于骶髂关节下方，一般呈新月形。不易鉴别时可插入输尿管导管，观察导管与钙化影位置可予区别。

(3) 骨岛：位于输尿管走行区的髂骨骨岛与输尿管结石不易区别，但X线上骨岛可见骨纹理而结石没有。不易鉴别时可插入输尿管导管，观察导管与钙化影位置以区别。

2.静脉尿路造影 静脉尿路造影不仅能显示结石的正确位置，尤其是腹部X线平片不能显示的阴性结石，在静脉肾盂造影片上可表现出充盈缺损；还能了解结石对尿路造成的危害，推断结石形成的可能原因，了解双侧肾功能情况。目前认为静脉尿路造影是输尿管结石诊断必不可少的方法。对肾功能不良的病例，应用常规剂量造影剂显影不良时，可采用大剂量造影剂或延缓造影，往往能取得较好的效果。

3.逆行肾盂造影及膀胱镜检查 通过腹部X线平片、静脉肾盂造影及B超检查等无创检查，一般都能诊断出输尿管结石，逆行肾盂造影及膀胱镜检查有一定的痛苦，一般不做常规检查，仅在下列情况下可采用：

(1) 梗阻严重引起肾功能不良，静脉尿路造影显影不良时，需行膀胱镜检查及逆行插管，明确结石诊断并了解上尿路梗阻情况；

(2) 怀疑输尿管结石已降入膀胱；

(3) 若观察到输尿管口狭窄或有囊肿，结石不易排出，可切开输尿管口或切除输尿管口囊肿以利于结石排出。逆行肾盂造影一般采用12.5%泛影葡胺作为造影剂。对输尿管可疑阴性结石可采用气体对比或稀释造影剂造影。另外，通过膀胱镜插入输尿管镜可直接观察到结石，同时可排除肿瘤，息肉等其他输尿管病变。

4.B超检查 随着检查技术的进步，B超诊断输尿管结石已越来越重要。B超检查简单方便，对输尿管结石检出率在90%以上，尤其对X线阴性结石，其诊断意义更大。B超检查可了解输尿管结石的位置、大小、数目，结石引起肾积水及输尿管扩张程度等。对碘过敏者可替代静脉尿路造影及逆行肾盂造影。B 超检查前给予清洁灌肠，检查时膀胱充盈良好，可使输尿管结石检出率在 95% 以上。

5. 其他 核素肾图可了解双肾功能情况及输尿管结石引起尿路梗阻程度；利尿肾图可区别真假性梗阻。CT 可检查出小于 3 mm 的微小结石。磁共振及动脉造影对输尿管结石诊断意义不大。

输尿管结石引起不典型的腹部绞痛又无肉眼血尿时，诊断较困难，需与胆囊炎、胆石症、急性阑尾炎、活动性消化道溃疡、胰腺炎相鉴别。通过实验室、B 超、X 线等检查应不难区别，其鉴别诊断要点与肾结石相同。

(三) 治疗

1. 一般治疗 对结石较小 (< 5 mm)，无感染及不伴梗阻的输尿管结石，可予多饮水，适当活动，并服中药排石治疗。保守治疗期间一旦出现结石嵌顿，引起梗阻、感染时，必须采取积极治疗如体外冲击波碎石、腔内治疗等方法，以避免肾功能受到较大损害。

2. 体外冲击波碎石与腔内泌尿外科治疗 近年来，由于体外冲击波碎石与腔内泌尿外科技术的发展，输尿管结石开放性手术已降至 2%，有些单位甚至是 0。目前认为，对于输尿管上段结石首选 ESWL，其成功率在 9% 左右。若 ESWL 不成功则可逆行插导管将结石推至肾盂，再按肾盂结石行 ESWL 亦可通过输尿管镜、经皮肾镜行超声碎石、气压弹道碎石或将结石直接取出；对于输尿管中下段结石首选输尿管镜直接取石。随着腔内泌尿外科技术熟练和器械的改进，必将进一步提高疗效，发挥更大的作用。

3. 手术治疗 以上述方法治疗无效时，可采用外放性手术治疗，其适应证为：

(1) 结石直径超过 1 cm 或表面粗糙呈多角形。

(2) 结石嵌顿过久，引起上尿路梗阻及感染。

(3) 输尿管憩室内结石。

(4) 输尿管镜取石并发症，穿透输尿管。

(5) 结石伴有严重尿路畸形需行手术纠正。可根据结石不同位置采取经腰、背、耻骨上切开取石。术前最好摄 X 线片以肯定结石位置有否变动。

当然，与肾结石一样，输尿管结石无论采用何种方法治疗均有复发可能，同样必须行病因检查，并针对病因采取相应措施以预防结石复发。输尿管结石的病因诊断、治疗与肾结石相同。

三、膀胱结石

膀胱结石的发病率有明显的地区、种族和年龄差异。在新中国成立前和建国初期，膀胱结石的发病率较高。目前，膀胱结石总的发病趋势是在经济发达地区，并已有原来常见于小儿转为现在多见于 50 岁以上的患者。有统计，膀胱结石一般男：女为 10：1，这主要是由于男性尿道长而细，且较为弯曲，加之老年前列腺增生，易造成梗阻诱发结石形成。膀胱取石术是泌尿科最早记载的手术。

(一) 病因

包括营养不良、下尿路梗阻、膀胱异物、肠道膀胱扩大术、膀胱外翻 - 尿道上裂、感染、代谢性疾病、妇科术后合并膀胱结石、寄生虫和其他病因。

营养不良所致膀胱结石主要见于小儿，流行病学资料已证实，只要改善孕妇、产妇的营养，使新生儿有足够的母乳，尤其强调母乳喂养或牛乳喂养，小儿膀胱结石是可以防止的。下尿路梗阻，如尿道狭窄、先天畸形、前列腺增生等均可使小结石和尿盐结晶沉积于膀胱而形成结石，这也是现今膀胱结石在男性小儿和老年人常见的原因。有不到 2% 的膀胱结石发生于女性，妇科术后如子宫切除术后缝线残留、膀胱悬吊物等均可成为结石核心而形成膀胱结石。

（二）临床表现

尿流突然中断伴剧烈疼痛且放射至会阴部或阴茎头，改变体位后又能继续排尿或重复出现尿流中断。可伴有尿频、尿急、终末性排尿疼痛及终末血尿，合并感染时出现脓尿。小儿患者排尿时啼哭不止，用手牵拉阴茎。

（三）诊断

较大结石行双合诊可触及；B超检查可探及膀胱内结石声影；膀胱区X线片多能显示结石阴影；膀胱镜检查能看到结石，还能发现其他病变，如前列腺增生、膀胱憩室、膀胱炎等。

（四）处理

1. 体外冲击波碎石：采用俯卧位体外冲击波碎石，适用于下尿路通畅患者。

2. 经尿道膀胱镜取石或碎石：直径小于 2～3 cm 者，用碎石钳机械碎石并将碎石取出。较大结石采用液电、超声、激光或弹道气压碎石。

3. 耻骨上膀胱切开取石术：适用于结石过大、过硬或合并前列腺增生、膀胱憩室、尿道狭窄者。

第五节 尿路梗阻

一、肾积水

由于泌尿系统的梗阻导致肾盂与肾盏扩张，其中潴留尿液，统称为肾积水。因为肾内尿液积聚，压力升高，使肾盂与肾盏扩大和肾实质萎缩。如潴留的尿液发生感染，则称为感染性肾积水；当肾组织因感染而坏死失去功能，肾盂充满脓液，称为肾积脓。造成肾积水的最主要的病因是肾盂输尿管交界处梗阻。

（一）病因

1. 先天性的梗阻病因

(1) 节段性的无功能：由于肾盂输尿管交界处或上段输尿管有节段性的肌肉缺如、发育不全或解剖结构紊乱，影响了此段输尿管的正常蠕动，造成动力性的梗阻。此种病变如发生在输尿管膀胱入口处，则形成先天性巨输尿管，后果为肾、输尿管扩张与积水。

(2) 内在性输尿管狭窄：大多发生在肾盂输尿管交界处，狭窄段通常为 1～2 mm，也可长达 1～3 cm，产生不完全的梗阻和继发性扭曲。在电子显微镜下可见在梗阻段的肌细胞周围及细胞中间有过度的胶原纤维，久之肌肉细胞被损害，形成以胶原纤维为主的无弹性的狭窄段阻碍了尿液的传送而形成肾积水。

(3) 输尿管扭曲、粘连、束带或瓣膜样结构：此可为先天性也可能为后天获得，常发生在肾盂输尿管交界处、输尿管腰段，儿童与婴儿几乎占 2/3。

(4) 异位血管压迫：位于肾盂输尿管交界处的前方，其他有蹄铁形肾和胚胎发育时肾脏旋转受阻等。

(5) 输尿管高位开口 可以是先天性的，也可因肾盂周围纤维化或膀胱输尿管回流等引起无症状肾盂扩张，导致肾盂输尿管交界部位相对向上迁移，在术中不能发现狭窄。

(6) 先天性输尿管异位、囊肿、双输尿管等。

2. 后天获得性梗阻

(1) 炎症后或缺血性的瘢痕导致局部固定。

(2) 膀胱输尿管回流造成输尿管扭曲，加之输尿管周围纤维化后，最终形成肾盂输尿管交界处或输尿管的梗阻。

(3) 肾盂与输尿管的肿瘤、息肉等新生物，可为原发也可能为转移性。

(4) 异位肾脏。

(5) 结石和外伤及外伤后的瘢痕狭窄。

3. 外来病因造成的梗阻 主要包括动脉、静脉的病灶；女性生殖系统病变 盆腔的肿瘤、炎症；胃肠道病变；腹膜后病变 (包括腹膜后纤维化、脓肿、出血、肿瘤等)。

4. 下尿路的各种疾病造成的梗阻 如前列腺增生、膀胱颈部挛缩、尿道狭窄、肿瘤、结石甚至于包茎等，也都会造成上尿路排空困难而形成肾积水。

(二) 临床表现

1. 原发病的症状，如结石有疼痛，肿瘤有血尿，尿道狭窄有排尿困难等。

2. 积水侧腰部胀痛。

3. 并发感染有畏寒、发热、脓尿。

4. 患侧腰部囊性包块。

5. 双侧梗阻出现慢性肾功能不全，尿毒症。

(三) 体格检查

当积水严重时，可见患侧腹部膨隆，触诊可及增大的肾脏。

(四) 辅助检查

肾功能检查：双侧肾积水肾功能严重受损，血肌酐、尿素氮升高。静脉尿路造影：用于观察肾脏功能和肾盂肾盏的形态，输尿管的情况。一般情况下静脉尿路造影可明确诊断，必要时可行膀胱镜检查了解输尿管开口情况并行逆行造影，注意避免逆行感染。MRU：了解上尿路梗阻的部位、肾积水的严重程度，已越来越多地用于临床。B 超：对确定有无肾积水最为简便，对患者无害。同位素肾图检查：可了解梗阻情况及分肾功能。CT：可了解积水及肾功能情况，但确定梗阻部位较静脉尿路造影无明显优势。尿流动力学检查对于可疑动力性梗阻病例，可行尿流动力学检查。

(五) 鉴别诊断

1. 正常妊娠期间常有轻度肾、输尿管积水 除了妊娠子宫压迫输尿管外，是由于妊娠期间黄体酮的分泌引起肾输尿管肌肉松弛所致。这是一种生理性改变，由于解剖关系，几乎都发生在右侧。

2.单纯性肾囊肿 体积增大时可触及囊性肿块。IVU 示肾盂、肾盏受压、变形或移位，B超见肾区出现边缘光滑的囊性的透声暗区。

3.多囊肾 一侧或两侧上腹可触及囊性包块，但肿块表面呈多发囊性结节状，无波动感。IVU 示肾盂、肾盏受压变形，伸长而无扩张，呈蜘蛛足样。CT 示肾脏呈囊性改变，肾实质有圆形、多发大小不等的囊肿。

4.蹄铁型肾 伴发积水时可触及不规则囊性肿块。尿路造影肾轴呈"八"字形。CT 扫描可发现中线融合的蹄铁型肾畸形影像。

（六）治疗

根据肾积水病因、程度和肾功能情况，确定治疗方法。

1.病因治疗 肾积水的基本治疗目的是去除病因，保护肾功能。在梗阻尚未引起严重的肾功能损害时，去除病因后，常可获得良好治疗效果。根据病因的性质不同采用相应的治疗方法，如腹膜后纤维化采用输尿管松解术加大网膜包裹术或输尿管腹腔化手术、各种先天性尿路畸形的成形术、尿路结石的体外碎石术或内镜取石术等。

2.定期检查 肾积水较轻，病情进展缓慢，肾功能已达平衡和稳定状态可观察，但应定期检查了解积水进展情况。

3.肾造瘘术 如合并感染，肾功能损害较严重，病因暂时不能处理，应先做肾造瘘术进行引流，待感染控制、肾功能恢复后，再施行去除病因的手术。梗阻原因不能解除时，肾造瘘可能成为永久性的治疗措施。

4.双侧肾积水 一般先治疗情况好的一侧，待情况好转后，再治疗严重一侧。

5.肾切除术 肾积水严重，剩余的肾实质过少，或伴有严重感染肾积脓者，在确保健侧肾功能正常的情况下，可切除病肾。

随着腔内外科学技术的进展，腹腔镜、输尿管肾镜等腔内技术越来越多的应用于本疾病的治疗。

二、前列腺增生症

前列腺增生症，旧称前列腺肥大，是老年男子常见疾病之一，为前列腺的一种良性病变。其发病原因与人体内雄激素与雌激素的平衡失调有关。病变起源于后尿道黏膜下的中叶或侧叶的腺组织、结缔组织及平滑肌组织，形成混合性圆球状结节。以两侧叶和中叶增生为明显，突入膀胱或尿道内，压迫膀胱颈部或尿道，引起下尿路梗阻。

（一）病因

BPH 与雄激素有关。老年男性雄激素水平下降但太监（老年）却不发生 BPH。近年来，人们从其他角度研究与认识，形成了 3 种理论。老年并具备有功能的睾丸是基本条件，3 种理论包括性激素、细胞凋亡、各种生长因子。

1.双氢睾酮增加 前列腺内的 5' 还原酶促使睾酮向双氢睾酮转化，前列腺内的双氢睾酮浓度增加导致前列腺增生，认为是由于 DHT 在前列腺内过度集聚所致，尿道周围腺体（内层腺区 - 内腺）在其作用下"二次青春期发育"而发生腺体增生。并认为雄激素对 DHT 致 BPH 有协同作用。

2. 细胞凋亡减少　细胞增殖与凋亡是矛盾的统一体，这一平衡如被打乱，前列腺细胞凋亡减少则可造成前列腺增生。细胞凋亡须通过特异性凋亡酶来完成，存活素存在于胚胎组织中，在成人细胞中完全消失，于肿瘤细胞中复又出现，而存活素能直接对抗前列腺细胞中的caspase，使细胞凋亡减少。

3. 生长因子　生长因子是由细胞分泌产生的一类小分子多肽，对细胞的生长、分化，增殖及间质增生、血管形成起调控作用。前列腺的间质与上皮均可合成生长因子。碱性成纤维细胞生长因子 (bFGF) 对间质与上皮均有促增殖作用，BPH 组织中的 bFGF 水平比正常前列腺高出 2～4 倍，因此 bF-GF 的过度表达可能与 BPH 的发生有关。BPH 的发生有赖于新生的血管形成，后者与血管表皮生长因子 (VEGF) 密切相关，成年后 VEGF 下降，BPH 复又增多，VEGF 与其受体结合可促成新生血管形成及前列腺增生。

(二) 病理

前列腺发生增生后，增生由两侧向中间发展，突入管腔，压迫后尿道，这种压迫不对称，而将尿道挤成 S 形 (尿道弯曲) 或多个 S 形；或者前列腺中叶呈球状增生，在排尿时如同井盖一样由膀胱内盖在了膀胱的出口，因而发生了膀胱颈梗阻，产生了一系列症状。病理的损害包括尿路自身病理损害、继发尿路感染和膀胱结石。

前列腺增生引起膀胱颈梗阻后，将导致尿路一系列病理改变。先是膀胱受累，早期逼尿肌发生代偿性肥厚，出现小梁、小室及憩室 (此期称为刺激症状期)，B 超和膀胱镜见膀胱壁肥厚、小梁形成、小室形成 (小而浅凹陷)、假性憩室 (大而深凹陷)、真性憩室；如梗阻长期未能解除，逼尿肌即失去代偿能力，产生残余尿 (此期称为残余尿发生期)，晚期膀胱壁变薄，无张力而扩大。膀胱逼尿肌肥厚可使输尿管膀胱壁段延长、僵硬，导致输尿管的机械性梗阻；膀胱逼尿肌失代偿后，膀胱腔扩大，输尿管膀胱壁段又可缩短，加之膀胱内压升高，出现输尿管反流，终致肾积水及肾功能损害。

BPH 对膀胱的影响早期，膀胱逼尿肌为了克服出口阻力而不得不发生代偿性肥厚，逼尿肌发生部分去神经病变 (激惹)，神经元细胞增大，逼尿肌无抑制性收缩增强，肌肉收缩能力减退。逼尿肌不稳定，产生下尿路刺激症状。这种膀胱肌肥厚不是肌纤维数目的增加，而是蛋白的增多，久而久之，肌纤维就会发生断裂，肌纤维断裂多则不能回缩或回缩无力，造成一个无力性膀胱。

BPH 对肾脏的影响：膀胱收缩后尿液排空不完全，产生残余尿，使膀胱的压力过大 [超过了 3.9 kPa(40 cmH$_2$O)]，而上尿路的压力小，膀胱高压使肾与输尿管的排尿压力加大，影响尿液的引流下行，同时膀胱高压也破坏了胱管之间的"阀门" (此阀门有抗逆流作用)，尿液反流向上，这样就影响到肾脏，终致肾积水及肾功能损害。残余尿尚可继发感染和结石，会加重梗阻或协同破坏肾功能。

实验研究表明，前列腺综合征和病理的发生，不仅与膀胱颈梗阻自身有关，还与膀胱颈梗阻继发的逼尿肌功能变化有关。逼尿肌功能变化包括逼尿肌不稳定、逼尿肌收缩功能受损和膀胱顺应性改变，见表 16-1。

表 16-1 逼尿肌功能变化的尿流动力学特点和临床症状及病理

逼尿肌功能变化	尿流动力学特点	临床症状及病理
逼尿肌不稳定	在膀胱充盈时自发或被诱发出逼尿肌不自主收缩 (不能被主动抑制)	尿频、尿急、急迫性尿失禁术后尿频尿失禁、膀胱痉挛
逼尿肌收缩功能受损	压力 - 流率同步检查，P ～ Q 曲线落在"可疑梗阻区"时，即考虑收缩功能受损	排尿困难症状进一步加重残余尿量增多
低顺应性膀胱 (较少的膀胱容量增加，产生较高的膀胱内压)	残余尿量＞ 50 ～ 100 ml，冷热感正常，充盈期压力＞ 1.49 kPa，尿意早，膀胱容量多＜ 300 ml，排尿期压力多＞7 kPa，尿流率曲线低平 (最大尿流率 (＜ 5 ml/s)	长期的膀胱高压，加上逼尿肌本身退行性变，影响输尿管膀胱连接处的抗反流功能，引起膀胱输尿管反流，导致上尿路扩张积水，进而损害肾功能
高顺应性膀胱 (即使膀胱过度充盈，膀胱内压仍较低)	残余尿量多＞ 500 ml. 冷热感迟钝，充盈期压力＜ 1.0 kPa，尿意极晚，膀胱容量＞ 1 500 ml，排尿期压力＜2.0 kPa，尿流率曲线严重低平 (最大尿流率＜ 3 ml/s)	无症状性慢性尿潴留如持续时间长，亦易发生上尿路扩张积水，肾功能受损

继发尿路感染和膀胱结石：由于尿液滞留，易于继发泌尿系感染。多为下尿路感染，严重者可继发上尿路感染。由于尿液潴留及继发的感染。梗阻和感染均是结石形成的局部因素。

(三) 临床表现

1. 泌尿外科症状的特点 在我国，男子 40 岁以后在病理上发生不同程度的前列腺增生，50岁以后才逐渐出现症状 (40 ～ 49 岁仅占 0.5%)。而欧美国家从病理上和临床发病上均较我国早约 10 年，即国外资料表明前列腺一般在 30 岁以后发生增生病变，40 岁以后发病 (40 ～ 49 岁占 4% ～ 10%)。症状的轻重并不与增生的前列腺大小成正比，而与增生的部位关系较大，它在不引起尿路梗阻或梗阻轻微时可毫无症状。发病特点是起病缓慢，逐渐进行性加重。主要表现为排尿功能障碍、尿路感染和慢性肾功能不全。

(1) 排尿功能障碍：症状多是在不知不觉中出现，逐渐加重，病史可持续数年至数十年。

1) 尿频：首先表现为夜尿次数增加，随之白天也出现尿频，夜尿次数的多少常与前列腺的增生程度平行。早期原因：①一种是膀胱颈梗阻引起，膀胱逼尿肌代偿肥大，排尿力和尿道阻力相对平衡，此时尚无残余尿，此时排尿次数与梗阻程度呈正相关，以伴见排尿困难为主要表现；②另一种是膀胱逼尿肌不稳定所致，以伴见尿急或急迫性尿失禁为主要表现。50% ～ 80% 的患者伴有尿急或急迫性尿失禁。中后期原因：①是因尿道阻力超过膀胱逼尿肌张力，不能完全排空，残余尿增多，有效容量下降所致；②继发下尿路感染、膀胱结石时，尿频尿急和排尿困难等症状加重。

2) 排尿困难及慢性尿潴留：起初表现为排尿踌躇等待、排尿时间延长、尿线无力、射程变短、尿线变细或分叉、尿末滴沥、尿不尽感；严重者须用腹压帮助，呈间歇性排尿；发展至后期，尿流不能成线，而呈点滴状，甚至完全不能排尿。原因：①尿道梗阻逐渐增加；②肌性膀胱无力，类似于充血性心力衰竭的发生过程。

3) 充溢性尿失禁：为排尿困难之延续。当膀胱过度胀满，少量尿液即不断地自行溢出，成为尿失禁。多发生在入睡时，由于夜间盆底肌肉松弛而出现。原因是下尿路梗阻日久，由于膀胱残余尿不断增多，使膀胱过度充盈膨胀，膀胱内静压力逐渐升高，当超过尿道内阻力时，即逼使尿液外溢，呈间断点滴流出。再当膀胱内压力随着尿液的流出而下降到与尿道阻力平衡时，"漏尿"即停止。

4) 急性尿潴留：30%～40% 的患者可发生急性尿潴留。前列腺增生症分为 3 期。初期为排尿刺激症状期，此时逼尿肌代偿性肥大，排尿力与尿道阻力处于相对平衡状态，无残余尿；中期为残余尿发生期，此时尿道阻力大于膀胱逼尿肌张力，残余尿出现；后期为代偿不全期，此时尿道阻力远大于膀胱逼尿肌张力，残余尿进一步增多。上述任何阶段均可发生急性尿潴留，但主要发生在初期末和中期初。当受凉、劳累、饮酒、憋尿等原因引起交感神经兴奋时，前列腺及膀胱颈平滑肌收缩，造成急性尿道梗阻而发生急性尿闭，此时患者小腹胀满疼痛，辗转不安，小便欲解不得解，痛苦异常，查体耻骨上膨隆，可摸到膨胀的膀胱。为常见的泌尿科急诊。

5) 血尿：膀胱颈黏膜静脉因增大的前列腺的压迫，导致回流受阻，黏膜静脉怒张，一旦破裂可出现血尿，少数可出现严重出血，伴有血块，可导致急性尿潴留。但 BPH 血尿发生率并不高，据统计仅占 15.1%。前列腺增生出现血尿者，更多的应考虑是膀胱继发病变所为，如感染、结石、肿瘤等，注意鉴别。

(2) 继发感染：继发下尿路感染及生殖系感染约 50%。感染合并结石时，膀胱刺激症状、血尿及排尿困难等症状明显加重。常见感染为前列腺炎、膀胱尿道炎、附睾炎、肾盂肾炎。

(3) 最终表现：最终出现肾积水和肾衰竭症状及体征膀胱颈部梗阻发生后，就整个尿路而言，位置较低，膀胱的扩大对上尿路起到了缓冲和保护作用，不至于立即发生上尿路功能的代偿不全。但随着梗阻时间的延长，梗阻程度逐渐增加时，则渐渐发生肾积水和肾功能不全。临床上出现乏力、食欲下降、呕恶及贫血等，这些症状开始时比较隐蔽，不易被觉察，常误作消化道疾病。严重时出现头痛、血压增高、迟钝、嗜睡，甚至痉挛、昏迷等。

2. 一般身体状况　本病最大的危害是引起肾衰竭，且这种危害呈隐匿性进展，故应注意患者有无慢性肾功能不全症状，如反应是否迟钝，有无嗜睡、乏力、食欲缺乏、呕恶、贫血、头痛、血压升高、水肿等。这些症状常常被误诊为消化道疾病。本病见于老年人，常合并有其他慢性疾病，尤其是心肺疾患，如高血压、动脉硬化、肺气肿及糖尿病等。故诊断时应重视患者的全身情况。另外还应询问大便和性功能情况。

3. 直肠指诊的特点　前列腺增大，表面光滑，边缘清楚，中等硬度，有弹性，无压痛，中央沟变浅、消失甚至隆起。增生的前列腺硬度和大小因人而异，这是由增生的组织中间质 (纤维平滑肌) 和腺体的比例不同所致，纤维平滑肌增生者偏硬，腺体增生者偏软。但间质和腺体的混合性增生最多见，有 2 种类型：纤维肌腺型 (又叫混合型) 和纤维腺型 (又叫硬化性腺病)。直肠指诊如发现前列腺硬结，应取活组织检查，以排除前列腺癌。

(四) 诊断

前列腺增生患者由于为老年患者常合并有其他慢性疾病。诊断时应重视患者全身情况，进行详细体检、化验，注意心、肺、肝、肾功能。排尿困难症状结合诸项检查，可明确诊断。

1.IPSS 评分　1995 年国际泌尿外科学会 (SIU) 推出了 IPSS 评分体系，力图将症状学量化便于比较和协助诊断，也可作为治疗后评价标准。该体系通过6个问题回答确定分数，最高达35分，目前认为7分以下为轻度，7～18分中度，18分以上为重度，需外科处理。IPSS是目前国际公认的判断BPH患者症状严重程度的最佳手段，临床工作中可采取此评分体系协助诊疗。

2. 直肠指诊　直肠指诊为简单而重要的诊断方法，在膀胱排空后进行。应注意前列腺的界限、大小、质地。前列腺增生时，腺体可在长度或宽度上增大，或二者均有增大。临床用不同方法描述前列腺增大的程度。

但直肠指诊估计前列腺大小有一定误差。如中叶突向膀胱，直肠指诊时前列腺腺增大则不明显。同时，直肠指诊如发现前列腺上有可疑硬结，应作穿刺活检，以排除前列腺癌的可能。同时应注意肛门括约肌收缩功能，以排除神经源性膀胱功能障碍。

3. B超检查　用B超检查，观察前列腺的大小、形态及结构。常用的方法有经直肠及经腹超声检查。前者较准确但设备要求高，后者简单可普及。

经直肠B超检查时还可以从排尿期声像图，判断尿道的变形、移位，了解下尿路梗阻的动态变化，也可了解治疗后状态。经腹B超检查在国内应用较普遍，观察腺体内部结构不如经直肠B超检查。

4. 尿流动力学检查　尿流动力学检查可较完整地对排尿功能做出客观评价。其中最大尿流率、平均尿流率、排尿时间及尿量意义较大。最大尿流率为重要的诊断指标。应注意尿量对最大尿流率结果的影响。检查过程中排尿量为250～400 ml者为本项检查的最佳尿量，150～200 ml者为最小尿量。对多数50岁以上男性而言，最大尿流率达到15 ml/s即属正常。测定尿流率时，可同步进行膀胱测压有助于判断逼尿肌功能及其损害程度，以准确掌握手术时机。下尿路梗阻后，如逼尿肌持续有无抑制性收缩，将会进展为低顺应性和高顺应性膀胱，手术后尿流率虽可恢复正常，但逼尿肌功能有时却难以恢复。

5. 残余尿测定　由于膀胱逼尿肌可通过代偿的方式克服增加的尿道阻力，将膀胱内尿液排空，因此前列腺增生早期无残余尿也不能排除下尿路梗阻的存在。一般认为残余尿量达50～60 ml即提示膀胱逼尿肌处于早期失代偿状态。

排尿后导尿测定残余尿较准确。用经腹B超测定残余尿的方法更加简便，患者无痛苦，且可重复进行。但残余尿量较少时则测量不够准确。静脉肾盂造影在膀胱充盈期及排尿后各摄片一张以观察残余尿的方法，因不能定量实用价值不大。同位素浓度测定，即浓度定量，可根据不同浓度溶液容量的方法测定，为最准确的方法，但成本较高，难以普及。

6. 泌尿系造影　前列腺增生时，膀胱底部可抬高、增宽，静脉尿路造影片上可见两侧输尿管口间距增大，输尿管下段呈钩形弯曲，如有肾和输尿管积水多为双侧性，但扩张程度也可能并不一致。膀胱区可见突出的充盈缺损，为前列腺突入所致。

7. 膀胱镜检查　正常人精阜至膀胱颈部的距离约2 cm，颈部呈凹面，后唇平坦。前列腺增生时后尿道延长，颈部形态随各叶增生程度而改变，自凹面消失至腺叶凸出。尿道受压变为裂缝。膀胱底部下陷，输尿管口间距及与膀胱颈距离增宽。输尿管间嵴可肥厚，膀胱壁有小梁、小房或憩室形成。

8. 其他　磁共振成像对前列腺增生的诊断无特殊价值，但可协助鉴别早期前列腺癌。

临床中本症的诊断主要靠病史、直肠指诊及B超检查。膀胱镜检查在必要时可施行，并需进一步了解有无上尿路扩张及肾功能损害，有无神经性膀胱功能障碍、糖尿病所致的周围神经炎及心血管疾病，最后估计全身情况及决定治疗方案。

（五）鉴别诊断

1.膀胱颈挛缩　患者有下尿路梗阻症状，直肠指诊未发现有前列腺明显增大，除可能系增大的腺叶突向膀胱外，应考虑本病的诊断。本病下尿路梗阻病史更长，由青壮年时期开始。膀胱镜检查可明确诊断。表现为：膀胱颈部因被结缔组织所代替而失去黏膜正常形态，膀胱颈后唇抬高，后尿道与膀胱三角区收缩变短。而前列腺增生症之增生腺体突向膀胱颈部时，被柔软黏膜覆盖，膀胱三角区下陷，后尿道延长。

2.膀胱肿瘤　膀胱肿瘤患者常先有肉眼血尿，当癌肿接近尿道内口时也可出现梗阻症状，特点是排尿困难在血尿之后发生。膀胱镜检查即可确诊。但须注意的是，前列腺增生症常可合并膀胱肿瘤，此时排尿困难并不发生在血尿之后。故前列腺增生症患者发生血尿时，须先排除合并肿瘤、炎症、结石等，才考虑是前列腺出血。

3.前列腺癌　其膀胱出口阻塞症状与前列腺增生症几乎无差别。前列腺癌血尿并不常见，而前列腺增生症有15%的患者伴见；前列腺癌直肠指诊前列腺早期得不规则、无弹性的硬结；前列腺特异抗原(PSA)、PSA密度(PSAD)、fPSA/tPSA比值、PSA速度等出现异常；可同时有骨转移、淋巴转移及全身恶病质等症状。最后还须活体组织检查证实。

4.前列腺肉瘤　包括间质肉瘤和叶状囊肉瘤。血清PSA无明显异常，直肠指诊前列腺较软。影像学检查有助于与BPH相鉴别。两种肿瘤的临床进展都较快。

5.神经源性膀胱尿道功能障碍　同样有排尿困难、尿潴留或尿路感染等。但神经源性膀胱常有与神经系统有关的疾病，以及曾长期应用与排尿有关的药物的病史；除排尿功能障碍外，常有大便功能及性生活方面的异常；神经系统检查常有会阴部感觉减退，咳嗽时肛门括约肌无收缩，肛门括约肌张力减退或不能随意收缩，球海绵体肌反射消失。尿流动力学及膀胱尿道镜检查对鉴别很有帮助。

6.逼尿肌老年性变化　逼尿肌不稳定除了前列腺增生梗阻、神经源性膀胱引起者外，老龄本身也是其中原因之一，正常老年人随年龄增长，逼尿肌不稳定发生率也不断增加。光镜下，前列腺增生梗阻引起的逼尿肌形态学改变很难与逼尿肌老年性变化相区别，而膀胱肌肉活检电镜观察可以区分前列腺增生梗阻和老龄的改变。前列腺增生梗阻电镜特征是：肌细胞外形肥大；肌细胞间隙明显增宽，内有大量胶原纤维成分；肌细胞间紧密连接明显减少，代之以胞突连接和桥粒连接。

7.异位前列腺　可发生于不同年龄，亦可在老年时期出现症状。有排尿困难，但多以血尿为主诉，血尿为间歇性或仅为镜下血尿，亦可有血精。异位前列腺多位于精阜部或膀胱内，呈息肉状。亦可位于膀胱三角区与直肠之间。须经膀胱镜确诊。治疗可选择经尿道电切或手术切除。无恶变倾向但可复发。

8.前列腺囊囊肿(苗勒管囊肿)　前列腺囊囊肿是由苗勒导管的残存部分形成的，故又称苗勒管囊肿。亦可出现尿频，尿线细而无力，大的囊肿可将膀胱底部及尿道推向前方引起急性尿潴留。直肠指诊在前列腺底部正中扪及囊肿，易于位于一侧的精囊囊肿鉴别。超声波检查、CT及磁共振成像均能显示囊肿特征。

9. 精阜增生 主要临床症状是排尿困难，可导致膀胱输尿管反流，引起肾积水和肾功能损害，其诊断主要靠尿道镜检查。排尿期膀胱尿道造影可显示后尿道充盈缺损。

(六)BPH 的治疗

前列腺增生的危害性在于引起下尿路梗阻后所产生的病理生理改变。其病理个体差异性很大，而且也不都呈进行性发展。一部分病变至一定程度即不再发展，所以即便出现轻度梗阻症状也并非均需手术。

1. 观察等待 对症状轻微，IPSS 评分 7 分以下可观察，无须治疗。

2. 药物治疗

(1)5 α- 还原酶抑制剂研究发现 5 α- 还原酶是睾酮向双氢睾酮转变的重要酶。双氢睾酮在前列腺增生中有一定的作用，因此采用 5 α- 还原酶抑制剂可以对增生予以一定的抑制。

(2)α- 受体阻滞剂目前认为此类药物可以改善尿路动力性梗阻，使阻力下降以改善症状，常用药有特拉唑嗪等。

(3) 抗雄激素药应用最广者为黄体酮类药物。它能抑制雄激素的细胞结合和核摄取，或抑制 5 α- 还原酶而干扰双氢睾酮的形成。黄体酮类药中有甲地孕酮、醋酸环丙氯地黄体酮、醋酸氯地黄体酮、己酸孕诺酮等。氟丁酰胺是非甾体抗雄激素药，亦能干扰雄激素的细胞摄取及核结合。抗雄激素药使用一段时间后能使症状及尿流率改善，残余尿减少，前列腺缩小，但停药后前列腺又增大，症状亦复发，且近年发现此类药物可以加重血液黏滞度，增加心脑血管栓塞发生率。黄体生成素释放激素类似物对垂体有高度选择作用，使之释放 LH 及 FSH。长期应用则可使垂体的这一功能耗尽，睾丸产生睾酮的能力下降，甚至不能产生睾酮而达到药物除睾的作用。

(4) 其他包括了 M 受体拮抗剂，植物制剂，中药等。M 受体拮抗剂通过阻断膀胱 M 受体，缓解逼尿肌过度收缩，降低膀胱敏感性，从而改善 BPH 患者的贮尿期症状。植物制剂如普适泰等适用于 BPH 及相关下尿路症状的治疗。

综上所述，进行药物治疗前对病情应有全面估计，对药物的不良反应及长期用药的可能性等也应充分考虑。观察药物疗效应长期随访，定期行尿流动力学检查，以免延误手术时机。

3. 手术治疗 手术仍为前列腺增生的重要治疗方法。

手术适应证为：①有下尿路梗阻症状，尿流动力学检查已明显改变，或残余尿在 60 m 以上；②不稳定膀胱症状严重；③已引起上尿路梗阻及肾功能损害；④多次发作急性尿潴留、尿路感染、肉眼血尿；⑤并发膀胱结石者。对有长期尿路梗阻，肾功能已有明显损害，严重尿路感染或已发生急性尿潴留的患者，应先留置导尿管解除梗阻，待感染得到控制，肾功能恢复后再行手术。如插入导尿管困难或插管时间长已引起尿道炎时，可改行耻骨上膀胱穿刺造瘘。应严格掌握急诊前列腺切除手术的适应证。

4. 微创治疗

(1) 经尿道前列腺电气化术主要是电极金属材料学创新，使其生物学热效应不同于前者。由于热转化快，可产生 400℃高温，迅速造成组织汽化，或产生凝固性坏死，其止血特点极其显著，因此临床应用显示：①适应证增加：60 g 以上的腺体可施行。②术野清晰：由于止血效果显著，冲洗液清晰，便于手术。③手术时间减少：由于减少了止血步骤，故手术切除加快，缩短了手术时间。④并发症减少：不易产生水中毒 (凝固层厚)，清晰术野减少了误伤，不易产生括约肌及包膜损伤。⑤术后恢复快：冲洗时间缩短。

(2) 经尿道前列腺等离子双极电切术和经尿道等离子前列腺剜除术是使用等离子双极电切系统，并以与单极 TURP 相似的手术方式经行经尿道前列腺切除手术。

(3) 冷冻治疗系使前列腺经深低温冷冻后组织坏死腐脱，达到冷冻前列腺切除的目的。可经尿道进行，操作简单，适用于年龄大，不能耐受其他手术的患者。据文献报道，大部分患者下尿路梗阻症状可解除或改善，残余尿减少。但冷冻治疗有一定盲目性，冷冻深度及广度不易掌握。冷冻后再行经尿道前列腺切除，以清除冷冻后的残留增生组织，可明显减少出血。

(4) 微波治疗系利用微波对生物组织的热凝固原理以达到治疗目的。微波放射极的放置可通过直肠超声波定位，或经尿道镜直视下定位。后者可准确地避开尿道外括约肌，减少尿失禁的并发症。

(5) 激光治疗利用激光热效应凝固汽化或切除前列腺组织，方法类似经尿道腔内操作。有表面照射，有插入热疗，也有利用激光束切除腺体。疗效肯定的是用激光剜除腺体，从膀胱将组织粉碎吸出，远期疗效和价格性能比有待观察。

(6) 射频消融利用射频波产生局部热效应使前列腺组织发生凝固性坏死。

三、尿道狭窄

尿道狭窄是泌尿系统常见病，多见于男性，临床上常见有先天性尿道狭窄如先天性尿道外口狭窄，尿道瓣膜，精阜肥大，尿道管腔先天狭窄等，炎症性尿道狭窄，常因尿道管腔感染，损伤所致，外伤性尿道狭窄多因损伤初期处理不当所致。

(一) 病因

1. 外伤性尿道狭窄　外伤性尿道狭窄实际上是尿道外伤的后期并发症，最为常见，以球部尿道狭窄最多，约占 50%，后尿道次之约 40%，悬垂部最少占 10%，外伤包括穿透伤 (枪伤，刺伤)，钝性伤 (骑跨伤，阴茎挫裂) 及挤压伤 (骨盆骨折)，前两种伤常易伤及前尿道，后一种伤 10% 可伤及后尿道，为膜部的剪切伤或球膜部间的撕裂伤，并多有合并伤，一些骑跨伤的患者由于伤情轻，未及时就医，大多于 5 ～ 7 年后出现尿道狭窄症状，也有一些患者在病情需要置尿管时才得以发现。

2. 医源性损伤　多位于前尿道阴囊，阴茎交界处至球膜部尿道之间，由于尿道内器械操作或尿道压迫坏死或留置尿管的化学刺激所致，最近发现胰腺移植后尿中胰酶对尿道黏膜的损伤可致尿道狭窄，内镜操作时间过长是引起医源性尿道狭窄最主要的原因；留置尿管时，除了尿管的化学毒性外，细菌易附着于尿管表面，形成逆行感染；尿管在生理弯曲部位的压迫发生缺血性坏死，均易形成狭窄。

3. 炎症性　炎症性尿道狭窄由特异性或非特异性尿道感染所致，特异性感染中以淋病性尿道狭窄较常见，其次为结核所致；非特异性感染中，因反复包皮龟头炎症所致的尿道外口及阴茎部尿道狭窄较常见，反复发生的淋病性尿道炎，使尿道壁形成广泛的瘢痕组织，可呈节段性或长段尿道狭窄，瘢痕深入尿道全层甚至尿道周围组织造成尿道管腔闭塞，临床处理相当棘手。

4. 先天性　以先天性尿道外口狭窄多见，另可见尿道瓣膜，精阜肥大，尿道管腔先天性缩窄，包茎等。尿道狭窄可根据狭窄长度及有无并发症又将其分为单纯性尿道狭窄和复杂性尿道狭窄，复杂性尿道狭窄包括：狭窄长度在前尿道超过 3 cm 及后尿道超过 2 cm；两个以上的狭窄段；伴有结石，憩室，炎性息肉，尿道炎或尿道周围炎；慢性尿漏，伴有假道存在；有尿道括约肌功能障碍；有严重骨盆畸形或并发耻骨骨髓炎以及接近膀胱颈的高位尿道狭窄。

（二）发病机制

正常男性尿道为位于基底膜上的假复层柱状上皮细胞所覆盖，基底膜下是富含血管窦的尿道海绵体及平滑肌纤维的结缔组织层，这一结缔组织中的主要细胞成分为成纤维细胞，细胞外基质主要为胶原纤维，在创伤或炎症后，成纤维细胞激活，增殖，其合成胶原纤维 I 的速度快于胶原纤维III的速度，使得胶原III与胶原 I 的比值低于正常尿道海绵体，伸展性和顺应性降低，尿道管腔形成狭窄，狭窄形成后，排尿时狭窄部近端的张力高于远端的张力，在不同张力的情况下成纤维细胞合成胶原纤维的能力不同，在高涨情况下的合成能力远大于低张的时候，长久反复的排尿机械刺激，尿道狭窄进一步加重，另外，排尿时其近端尿道因高压而扩张，扩张的尿道内出现残留尿，因引流不畅加之尿道黏膜血运差，易于发生感染，在高压排尿时可发生尿道黏膜破裂，引起尿外渗，进而发生尿道周围炎，尿道周围脓肿，尿道周围感染必然使狭窄进一步加重。

（三）临床表现

尿道狭窄的症状可因其程度、范围和发展过程而有不同，

排尿困难，渐进性排尿不畅，尿流变细，有时排尿中断，排尿淋漓，甚至不能排尿；

尿潴留；

尿失禁；

长期排尿困难引起上尿路病理性改变，肾积水、肾萎缩、肾功能不全。

性功能状态：阴茎能否勃起

肛门排便状况，有无异常部位排尿、排便。

主要的症状是排尿困难。初起排尿费力，排尿时间延长，尿液分叉。后逐渐尿线变细，射程变短甚至呈滴沥状。当逼尿肌收缩而不能克服尿道阻力时，残余尿增多甚至充溢性尿失禁或尿潴留。尿道狭窄时常伴慢性尿道炎。此时尿道外口常有少量脓性分泌物，多在早晨发现，尿道口被 1、2 滴分泌物所封闭，称为"晨滴"。狭窄近端之尿道扩张，易因尿液滞留并发感染而致反复尿路感染、尿道周围脓肿、尿道瘘、前列腺炎和附睾发。继而因梗阻而引起肾盂输尿管积水以及反复发作的尿路感染最后导致肾功能减退甚至出现尿毒症。

（四）诊断

根据病史、体征、排尿情况、尿流率测定、试探性尿道扩张以及尿道镜的检查手段，本病的诊断是不困难的。尿道造影有助于了解狭窄之部位、长度、有否瘘管或假道等。尿道 X 线造影每次宜摄两张斜位片，一张是逆行尿道造影，一张为排尿期膀胱尿道造影片，后者对了解后尿道或狭窄段以上尿道的情况是至关重要的。如排尿期膀胱尿道造影未能满意地显示后尿道情况时，在已行耻骨上膀胱造瘘的病例可以采用经造瘘口将金属探子插入后尿道，同时配以逆行尿道造影的摄片方法，往往可显示狭窄的部位与长度。以往前后尿道均采用金属尿道探子替代造影剂的方法，由于手法上易发生错位而使造影结果严重失真，故已不再推荐使用。

近年来一些学者通过应用实时超声显像技术在尿流动力学方面应用的研究中，观察到超声

对尿道狭窄的诊断有较大的帮助，通过直肠探头和（或）线阵探头利用向尿道内注水或排尿动作等配合，可清楚地观察到动态的尿道声像图，不仅可观察狭窄的部位、长度，还可观察狭窄周围瘢痕的厚薄程度，此点对选择何种手术方式有很大的参考价值，如狭窄段短而瘢痕少者可首选内切开术治疗，反之则宜选择开放性手术为佳。此外超声对在 X 线造影时不易显示的后尿道往往可获得较好的显示，有假道者常可清楚显示为其独到之处。故超声对本病是一种颇有前途的新诊断技术。

应注意狭窄可以是节段性、多发的，当尿道造影片提示尿道可能完全闭锁时，事实上不一定全长均已闭锁，超声和尿道海绵体造影术可能有一定帮助，但最后还得依靠手术探查来明确，并据此选择最为合理的手术术式才是治疗能否成功的关键。

对上尿路的功能及形态学的检查在长期的、严重狭窄的病例是需要的。还应注意有否感染、结石等并发症。

真性狭窄是指因尿道黏膜与尿道海绵体受损后组织修复所形成的，瘢痕环状包绕尿道所致，而假性狭窄是一些因尿道黏膜的局限性病损而产生的黏膜间粘连而形成的狭窄。这种狭窄一旦探子通过，即可顺利扩张到 24 F 的正常口径，一般扩张 1～3 次即可痊愈，或尿扩后留置硅胶管 3～4 天，可防止粘连的再度形成，这类情形常见于留置导尿管时间稍久又有感染的病例。另一种类型的假性尿道狭窄见于尿道黏膜未曾受损，而尿道黏膜周围的海绵体等组织因故形成纤维瘢痕组织，压迫尿道黏膜使尿道内腔变细而形成的狭窄。在处理上只需切除或切开尿道黏膜外的瘢痕组织，即可见黏膜鼓起而狭窄解除，一般无须做狭窄段切除再吻合术。

在鉴别诊断上应注意与前列腺增生症、膀胱颈挛缩、神经源性膀胱、尿道结石及尿道异物等疾病相鉴别。

（五）治疗

尿道狭窄治疗的选择取决于患者的全身情况、狭窄病因、狭窄部位、长度和瘢痕致密度，既往治疗史等。根据病情可选择 1 种或多种方法。

1. 尿道扩张术　尿道扩张在治疗狭窄中有一定作用，对于仅侵及上皮或浅表海绵体的纤维化有治疗作用。经扩张后使狭窄部位起到舒展和按摩作用，改善局部血运，促进瘢痕组织软化，有利于狭窄的缓解。对于较敏感者或初次行尿道扩张术者，可施以表面麻醉。探子越细，头部愈尖，颇易穿通尿道壁，形成假道，若 16 F、14 F 或 12 F 的探子不能扩入，切忌勉强重复扩张造成人为的尿道损伤。此时改用丝状探子，丝状探子粗 4～6 F，质地较软，尾部有金属螺纹，可以与尖部带螺丝的金属或硬塑质尿道探子连接在一起，后面尿道探子的规格为 8～24 F，由进入膀胱的丝状探子引导后面较粗的尿道探子进行扩张，这种方法一旦成功，便改用普通的金属探子定期进行尿道扩张。扩张时必须手法轻柔，不应该加重尿道损伤，当纤维组织撕裂后，引起出血及进一步纤维化，瘢痕进一步形成，狭窄长度、深度及密度加强。常以 18 F 探子开始扩张，逐渐增大号码，直到有阻力为止。每周 1 次，每次增加 1～2 个号，直到 24 F，然后延长扩尿道间隔时间至 6～12 个月 1 次，可认为治疗成功，狭窄可由于扩张而变软。

2. 腔内手术　自 1972 年，Saches 首先描述了尿道手术刀（冷刀）及内镜下尿道内切开手术以来，经国内外学者不断改进，使尿道狭窄和闭锁的治疗效果明显提高，是治疗尿道狭窄的首选疗法。其主要优点是安全、方便、可重复、并发症少、住院时间短且适应证广泛，适用于各型尿道狭窄，尤适于后尿道狭窄或曾经开放手术而再次开放手术有困难者。目前多采用窥视下导丝引导，显示和判明狭窄尿道腔隙的位置和走向，以利有目的地进行切割手术，常于截石位 12、5、7 点处切开，切割时应适度进水冲洗，以保持视野清晰。术后置 18 F 或 20 F 硅胶尿管，尿道上皮覆盖切口，表示切口愈合，置管时间长短根据狭窄段的情况来定，可从几天至 6 周，尿道内切开疗效维持短暂、复发率高，有报道 6 个月内 50% 复发，2 年为 75%，一般认为 2～3 次手术后仍复发的狭窄应考虑开发性手术，否则将增加修复的困难及失败率。尿道内切开的疗效与多种因素有关，为了减少复发，有人提出围术期应用抗生素，缩短导尿管留置时间，局部注射或灌注糖皮质激素软化瘢痕等方法，效果均不肯定。内切开后间歇清洁自身导尿是一种新型尿道扩张技术，Baker 等发现自导尿组在术后导尿 3 个月内无复发，平均复发间期为终止导尿后 4 个月；对照组均在术后 4 个月内复发。但长期随访两组复发率无显著差别。因此认为延长或终身导尿可能有利于预防狭窄。

单纯的尿道内切开，瘢痕处呈放射状切开后，尿道通道虽打通，但局部的瘢痕面易有参差不齐，有些组织有活瓣样作用，影响排尿。用电切袢切除这些瘢痕组织可使术后排尿效果更满意，是临床常用的手术方法。但如狭窄位于尿道球膜部者，狭窄段较长或尿道闭锁的病例，尿道腔狭窄，电切袢难与膀胱电切和前列腺电切一样自如操作，视野也往往不清，电切时极易引起穿孔和损伤尿道外括约肌。成都军区总医院经动物模拟实验观察及临床应用结果证明，液电效应较电切有很多优势：

(1) 对尿道组织损伤小，术后炎性反应轻，创面修复快，拔除尿管时间早，且无明显瘢痕组织形成。

(2) 尿道梗阻长度 3 cm 以内者均可获 1 次成功。

(3) 术中经尿道内口插入金属尿道探条和输尿管导管作引导，损伤直肠的可能性极小。

(4) 术后尿道扩张机会少，减轻了患者痛苦。是治疗尿道梗阻的一种有效方法，但须指出液电效应是在尿道瘢痕组织中炸开一条通道，在尿道壁上可能遗留残碎的瘢痕组织形成瓣膜，导致拔管后排尿困难。因此术中发现有残碎的瘢痕组织时应用电极予以冲击，尽量保证创面光滑，必要时附加电切。

冷切、电切、液电等腔内技术治疗尿道狭窄，术中均存在创面出血，视野不清问题，特别是在尿道完全闭锁时，冲洗液在尿道内回流困难，稍有出血就会导致视野不清，增加手术难度，盲目操作易引起假道、尿外渗。微波是一种高频电磁波，功率在 50 W 以上时可使组织凝固，血管闭塞，用于手术可使组织出血明显减少；激光是一种单一光谱高能量聚焦光束，具有方向性强，止血作用好的优点，能使纤维瘢痕组织汽化、热凝固，同时对周围组织热效应小，随之创面吸收修复并上皮化，瘢痕形成少，1991 年 Smith 等运用接触式激光治疗尿道狭窄获得成功，但激光汽化组织后周围形成一凝固性坏死带，治疗的深度和范围缺乏量化指标和标志，易造成汽化不足或汽化过度，同时存在留置尿管时间长，尿路刺激症状较重等问题。利用微波、激光术中出血少，视野清楚的优点形成通道后再电切、液电清除瘢痕，手术过程中始终能保持视野清晰。术后置尿管时间缩短，对患者损伤小。

也可应用汽化电切术治疗尿道狭窄和闭锁。对梗阻部位先行冷刀内切开再采用滚动式汽化电刀切除尿道瘢痕。瘢痕切除面可由浅入深，创面几乎无出血，视野清晰，对于近球膜部的狭窄，滚筒式汽化电切刀的滚动式操作比电切袢的条状切割更为简便和安全。术后置尿管 3 ～ 7 天，近期疗效满意。

3. 开放性尿道成形术　与腔内手术相比，开放性后尿道成形术复发率低。开放性尿道成形术包括端 - 端吻合和替代成形术。前者根据手术途径不同，分为经会阴、经腹 - 会阴 / 耻骨吻合术，是公认的开放性手术中效果最好的。经会阴端 - 端吻合适用于球部尿道狭窄或闭锁＜ 2 ～ 3 cm 经尿道扩张失败或效果不满意前尿道健康的病例，可切除狭窄部行尿道端端吻合术。手术取截石位，会阴部弧形切口，在尿道海绵体与阴茎海绵体之间锐性分开，勿损伤各自的包膜，使尿道狭窄段及其上下正常部分约 2 cm 从阴茎海绵体上游离出来，经尿道外口插入一尿道探子，其尖端受阻部位即为尿道狭窄的远端，切除瘢痕狭窄段尿道，断端用 2-0 或 3-0 肠线间断吻合，留置尿管 10 ～ 14 天。成功的关键是彻底切除破损的组织及尿道周围瘢痕，充分游离尿道海绵体，达到黏膜对黏膜无张力吻合。严格经会阴正中切开，前列腺两侧不做过多分离，以保留勃起组织的神经血供，不致影响性功能。阴茎悬垂部的狭窄不宜切除吻合，以免引起腹侧的痛性勃起。

经腹 - 会阴吻合术适用于狭窄、闭锁＜ 3 cm，膜部以上高位狭窄、骨盆骨折严重移位，伴膀胱底部 / 直肠瘘和膀胱颈部撕裂假道等复杂性后尿道狭窄或需同时处理膀胱内病变者。术前造影发现内括约肌无功能者应用该方法行膀胱颈部修复。手术经会阴的步骤与球部尿道吻合术相同，若有耻骨上膀胱造口，可经瘘口插入一粗尿道探子，探子尖端顶于狭窄段的近端，将狭窄段向会阴切口内顶出，若未作膀胱造口，则应作耻骨上膀胱切开，借助于探子的引导。围绕探子切开尿生殖膈，充分游离尿道狭窄的瘢痕段，切除瘢痕，2-0 肠线吻合，留置尿管 3 周，术中注意避免直肠的损伤，后尿道狭窄合并假道时，必须注意避免将尿道与假道吻合。后尿道狭窄患者造影显示狭窄段较长，正常尿道长度不足，既往多次手术失败者，可行经耻骨的尿道成形术。

1962 年 Pierce 首次用此途径于后尿道手术，包括膜部尿道的成形术，1963 年 Waterhouse 系统介绍了用此途径施行尿道手术，故又称 Waterhouse 成形术，手术时先游离尿道球部至尿生殖膈，于狭窄部远侧切断尿道。再作下腹部正中切口，下缘抵阴茎根部，延伸成人字形，显露耻骨联合，切断阴茎悬韧带，结扎及切断阴茎背深静脉，游离耻骨联合，用线锯将耻骨距中线 2 cm 处锯断，移去切除的耻骨，用金属探子从膀胱探入后尿道，仔细游离并切除瘢痕狭窄段，3-0 肠线吻合，置尿管 2 周。此法具有显露良好，能在直视下操作的优点，术后对负重亦无多大影响，但其手术操作复杂、创伤大，术后并发症多，术中有损伤前列腺静脉丛及痔下静脉丛引起大出血的危险，若外伤时或修补手术时内括约肌受损，也可引起尿失禁，有的术后发生阳痿，故应严格掌握适应证，不宜作为一种常规的后尿道吻合方法。

替代成形术是利用自体阴茎、阴囊、包皮或大腿内侧的皮肤修复狭窄缺损尿道的方法，分为带蒂皮瓣及游离皮瓣。适用于伴有前尿道病变、狭窄或缺损段长，合并感染、瘘管及多次吻合成形或尿道内切开失败者。带蒂皮瓣的优势在于可一期完成成形。游离皮瓣成形需 4 个条件：移植床良好的血供，移植物迅速吸胀贴附，迅速神经血管化，不移动有利于营养交换。皮肤移植物易被尿液浸湿，影响贴附及血供，皮肤移植多用全厚皮片，包皮及阴茎部皮肤最适合，优点是无毛发生长、薄、收缩＜ 15%，外生殖器外的皮肤厚且收缩大，阴囊皮肤有毛发生长易形成结石且不易裁剪。

膀胱黏膜与尿道黏膜上皮相同，从理论上讲是替代尿道最理想的材料，且无毛发生长适应尿液，顺应性好，黏附后可迅速从毛细血管获得营养，多于膀胱前壁取材，取下后立即置于盐水中，但有 5%～15% 收缩，可有憩室形成，尿道口黏膜增生是膀胱黏膜尿道成形术特有的并发症。用颊黏膜修复尿道狭窄是新近推出的一种方法。常于下唇取材，根据需要可向两颊部延伸，最长可取 12 cm，取下后置于 1∶100 000 的去甲肾上腺素的盐水中，口腔黏膜因为上皮厚，富含弹性蛋白，故韧性好，加之固有层薄，易于黏附及神经血管化，颊黏膜毛细血管密度高，取材方便，创伤小，愈合快，因此比用阴茎皮肤或膀胱黏膜好，Pansadoro 等报道用此方法治疗球部尿道狭窄成功率达 96%。

4、记忆合金支架

本法操作简单，创伤小，成功率高，术后不需留置尿管，因此排尿迅速，并发症少，患者痛苦小，易于接受。对于其他方法不易处理的尿道狭窄有较好的效果，但远期疗效尚待观察。

（张 伟）

第十七章 神经外科常见疾病

第一节 脑血管疾病

脑血管疾病是造成人类死亡的三大疾病之一，脑血管疾病在急性发作之前为一缓慢过程，急性发作称脑卒中，其中缺血性脑卒中占 75% ～ 90%，出血性脑卒中占 10% ～ 15%。由突发性的脑部供血不足所致的脑缺血，病理过程复杂，严重危害人类健康。

一、颅内动脉瘤

颅内动脉瘤是指颅内动脉壁病变导致动脉膨起、扩张或夹层等结果的一大类疾病的统称。主要症状多由出血引起，部分因瘤体压迫、动脉痉挛及栓塞造成。动脉瘤破裂出血常致患者残疾或死亡，幸存者仍可再次出血。

(一) 病因

动脉瘤发病原因尚不十分清楚。动脉瘤形成的病因，概括有以下几种：

1. 先天性因素 脑动脉管壁的厚度为身体其他部位同管径动脉的 2/3，周围缺乏组织支持，但承受的血流量大，尤其在动脉分叉部。管壁中层缺少弹力纤维，平滑肌较少，由于血流动力学方面的原因，分叉部又最易受到冲击，这与临床发现分叉部动脉瘤最多、向血流冲击方向突出是一致的。管壁的中层有裂隙、胚胎血管的残留、先天动脉发育异常或缺陷 (如内弹力板及中层发育不良) 都是动脉瘤形成的重要因素。先天动脉发育不良不仅可发展成囊性动脉瘤，也可演变成梭形动脉瘤。

2. 后天性因素

(1) 动脉硬化：动脉壁发生粥样硬化使弹力纤维断裂及消失，削弱了动脉壁而不能承受巨大压力。硬化造成动脉营养血管闭塞，使血管壁变性。40 ～ 60 岁是动脉硬化发展的明显阶段，同时也是动脉瘤的好发年龄，这足以说明二者的相互关系。

(2) 感染：感染性动脉瘤约占全部动脉瘤的 4%。身体各部的感染皆可以小栓子的形式经血液播散停留在脑动脉的周末支，少数栓子停留在动脉分叉部。颅底骨质感染、颅内脓肿、脑膜炎等也会由外方侵蚀动脉壁，引起感染性或真菌性动脉瘤。感染性动脉瘤的外形多不规则。

(3) 创伤：颅脑闭合性或开放性损伤、手术创伤，由于异物、器械、骨片等直接伤及动脉管壁，或牵拉血管造成管壁薄弱，形成真性或假性动脉瘤。

(4) 其他：此外还有一些少见的原因如肿瘤等也能引起动脉瘤。颅底异常血管网症、脑动静脉畸形、颅内血管发育异常及脑动脉闭塞等也可伴发动脉瘤。

除上述各原因外，还有一个共同的因素是血流动力学的冲击。动脉壁在上述先天因素、动脉硬化、感染或外伤等破坏的基础上，加上血流的冲击是动脉瘤形成的原因。在临床上有时可见到下列情况发展成动脉瘤：①残余的动脉瘤蒂：即夹闭动脉瘤时剩下一小部分薄壁。②动脉分叉处的膨隆：如颈内动脉 - 后交通支交界处的膨隆。③动脉壁的一部分向外突出。这些可在

2 ～ 10 年演变成动脉瘤。

（二）发病机制

动脉瘤发生后，常常进一步发展，出现动脉瘤扩大。高血压是导致动脉瘤逐渐扩大的一个重要后天因素。

动脉瘤的破裂实际是只有瘤壁的渗血。这种破裂与想象中的动脉瘤爆裂（如术中动脉瘤破裂）是不同的，这种情况下往往出血十分汹涌，患者常在几分钟之内陷入昏迷，因脑干受损而迅速死亡。

忧虑、紧张、激动、血压突然升高、大小便、用力、妊娠晚期、分娩、体力劳动、性生活等仅是动脉瘤破裂的诱发因素。在更多的情况下，出血是在没有明显诱因时突然发生的。

动脉瘤破裂出血后，出血处由血凝块凝固以及血管痉挛收缩而达到止血的目的，加之脑脊液的促进作用，破裂处停止出血。在出血后 1 ～ 2 周，纤溶现象亢进，使破裂处纤维网脆弱、血凝块液化，由于此时动脉壁破裂口的纤维化尚不牢固，故容易发生再出血。

（三）病理生理

颅内动脉瘤好发于脑底动脉环分叉处及其主要分支。约 85% 的动脉瘤位于 Willis 动脉环前半环颈内动脉系统，即颈内动脉颅内段、大脑前动脉、前交通动脉、大脑中动脉、后交通动脉的后半部。

如果动脉壁呈不对称性囊状扩张，即称之为囊状动脉瘤，小的囊状动脉瘤有瘤颈狭窄者又称之为浆果状动脉瘤。绝大多数先天性动脉瘤呈囊状或浆果状，亦可为分叶状，其他形态有葫芦状、圆球状、腊肠状等。瘤壁一般光滑如囊，多数由先天薄弱的血管壁构成，常位于较大动脉的分叉处。动脉瘤与载瘤动脉相连处较狭窄，称为瘤颈（蒂）或基底，瘤颈宽窄很不一致；与瘤颈相对的远侧最突出的部分为瘤底（顶），介于瘤颈与瘤底之间的部位称为瘤体（囊）。小阜为瘤囊上小的隆起，常为动脉瘤发生破裂之处或破裂后的遗迹。

颅内动脉瘤的大小悬殊，通常在 0.5 ～ 2 cm。动脉瘤的破裂与其大小有一定关系，一般认为破裂的动脉瘤较大，未破裂的动脉瘤较小。动脉瘤破裂的临界大小为直径在 0.5 ～ 0.6 cm。直径超过 0.5 cm 的动脉瘤出血机会逐渐增多，其直径超过 3.0 cm 后，则颅内压增高的症状取代了出血症状。

（四）临床表现

颅内动脉瘤中约 80% 为未破裂动脉瘤，这部分患者大多数没有明显的临床表现。破裂动脉瘤有以下临床表现。

1. 先兆症状　在大动脉破裂之前，患者可能陈述与少量出血相同的症状，称为先兆性出血或预兆性渗血。此情况多发生在动脉瘤破裂蛛网膜下隙出血之前 2 ～ 8 周。临床表现为头痛，还常伴有恶心、呕吐。脑膜刺激征不多见。

(1) 颅内出血的诱因：典型为在运动、饮酒、体力劳动、情绪激动、用力排便、血压升高、头部创伤、性交或分娩等明显诱因下发病。尚有无任何诱因，在平静或睡眠中发病。

(2) 动脉瘤的出血倾向与其直径大小、类型有关：直径小于 4 mm 的动脉瘤不容易出血，因 4 mm 以下的动脉瘤蒂及囊壁均较厚，不易破裂。约 90% 的出血发生在大于 4 mm 的动脉瘤，但巨型动脉瘤易在腔内形成血栓，瘤壁增厚，出血倾向反而下降。囊状动脉瘤容易出血，特别是囊上再有隆起者。梭形动脉瘤出血则相对较少。

(3) 动脉瘤出血的方式：有以下两种。

①单纯蛛网膜下隙出血 (占 85%)。少量出血者仅表现为轻度头痛，无意识障碍，1 ～ 2 周后可自行缓解。出血量大者主要表现为突发剧烈头痛、呕吐、大汗淋漓、体温可升高、意识障碍、脑膜刺激征阳性。脑 CT 扫描有出血表现，腰穿有均匀一致性血性脑脊液。此外，症状的轻重还取决于病变的部位，并且与发病年龄有关。

②颅内出血 (占 15%)。脑内血肿的好发部位：大脑中动脉瘤的血肿常位于颞上、中回；颈内动脉末端动脉瘤的血肿躲在额叶眶面外侧或颞叶内侧面；前交通动脉瘤的血肿多在额叶内侧；胼周动脉瘤血肿易出现在扣带。脑室内血肿好发部位：颈内动脉 - 后交通动脉瘤可由颞极的内下部破入侧脑室颞角；大脑中动脉分叉部动脉瘤易破至颞上、中回而入颞角；前交通动脉瘤血肿扩张后经直回嗅区及胼下回达侧脑室额角；胼周动脉瘤可破入扣带回、胼胝体，进入侧脑室额角和体部；椎 - 基底动脉瘤位于蛛网膜下隙，破裂出血后扩散的阻力小，因此不容易形成血肿。

(4) 动脉瘤出血的病理：破裂后 3 周内通常以纤维素网为主形成新壁，这种纤维素多呈层状排列，较稀疏，缺乏韧性，所以 3 周内容易再出血。3 周后有较多的新生毛细血管，从而强化了动脉的新壁，故 3 周后复发出血的机会显著减少。新形成的动脉瘤壁内小血管也很容易出血，于是再次形成以纤维素网为主的修复。出血 - 修复 - 再出血 - 再修复，使动脉瘤逐渐扩大。

(5) 动脉瘤的再出血：再出血是动脉瘤引起蛛网膜下隙出血的主要死因之一。首次出血后 7 ～ 14 日为纤维蛋白酶活性最高峰，动脉瘤破口周围血块溶解，在过早下床活动、情绪激动等诱因下，动脉瘤可能再次出血。二次出血多发生在第一次出血的 2 周内，基本上与病理修复时间相吻合。临床表现与首次出血一致。脑 CT 扫描在蛛网膜下隙或脑室内可见新鲜高密度影，腰穿脑脊液为新鲜血、红细胞增多或大量的红细胞。

2. 局灶症状

(1) 压迫症状取决于动脉瘤的部位、毗邻解剖结构及动脉瘤大小：颈内动脉 - 后交通动脉瘤和大脑后动脉瘤常引起动眼神经麻痹，表现为单侧眼睑下垂、瞳孔散大、眼球处于下斜位置，直、间接光反射消失。基底动脉分叉部、小脑上动脉及大脑后动脉近端动脉瘤位于脚间窝前方，常出现III、IV、VI脑神经麻痹及大脑脚、脑桥的压迫症，如 Weber 综合征、两眼同向凝视麻痹等。巨型动脉瘤压迫第三脑室后部及导水管，可引起梗阻性脑积水症状。基底动脉干及小脑前下动脉近端动脉瘤表现为脑桥的不同水平的压迫症状，如 Millard-Guber 综合征、Foville 综合征、凝视麻痹、眼球震颤等。小脑前下动脉瘤有突然发热和缓慢发病两个症状。椎动脉、小脑下后动脉脊髓前后动脉瘤可引起典型或者不完全的桥小脑角综合征、枕大孔区综合征及小脑体征、后组脑神经损害、延髓及上延髓压迫症状。巨大动脉瘤可影响到视路，患者可出现视力视野障碍。

(2) 除有动脉瘤的压迫症状，动脉瘤出血和血肿形成也会引起局灶症状：前交通动脉瘤破裂一般无特殊定位症状，但若累及丘脑下部或边缘系统，可出现精神症状、高热、尿崩等。大脑中动脉瘤出血常形成血肿。

3. 脑缺血及脑血管痉挛

(1) 脑动脉痉挛原因：①蛛网膜下隙出血后，红细胞破坏产生 5- 羟色胺、儿茶酚胺等多种血管活性物质作用于脑血管，发生血管痉挛。发生痉挛的脑血管在中层含有大量的成肌纤维细胞及 V 型胶原。血管痉挛多在出血后的 3～15 日发生。②穿刺脑动脉、注射造影剂、手术器械接触动脉等，均可诱发动脉痉挛。

(2) 发生脑动脉痉挛的时间和频率，以及手术时间：脑血管痉挛具有两期。急性血管痉挛在蛛网膜下隙出血后立即出现，持续时间短，多在 24 小时内缓解。迟发型血管痉挛多在蛛网膜下隙出血后 3 日以后发生，最常见于出血后 5～10 日，可持续 2 周左右，绝大多数于 1 个月内血管管径恢复正常，少数也可达数月之久。

据报道，发病后 3 日内手术效果最好，出血后 4～7 日手术效果尚可。7 日后如动脉痉挛加重及患者情况恶化，应延期手术。如果出血 1 周内造影已发现动脉痉挛，此时手术效果极差。

(3)动脉痉挛的部位及程度：蛛网膜下隙出血后的脑血管痉挛主要在 Willis 动脉环及其周围。以载瘤动脉近动脉瘤节段最为重要，离动脉瘤较远的部分痉挛轻微或不发生。常见的动脉瘤部位为前交通动脉瘤、颈内动脉瘤、大脑中动脉瘤、大脑前动脉瘤、椎 - 基底动脉瘤、多发性动脉瘤等。

根据残留管径的大小，分为＞ 50%、＜ 50% 及完全闭塞。也可分为 4 度，即＞ 50%、25%～50%、＜ 25% 及完全闭塞。当然，还要看侧支循环的情况如何。

(五) 诊断

确定有无蛛网膜下隙出血 (SAH)

出血急性期，CT 确诊 SAH 阳性率极高，安全迅速可靠。腰穿压力升高伴有血性脑脊液常是诊断动脉瘤破裂后蛛网膜下隙出血的直接证据。但颅内压很高时，腰穿要慎重进行。

确定病因及病变部位

脑血管造影是确诊颅内动脉瘤的"金标准"，能够明确判断动脉瘤的部位、形态、大小、数目、是否存在血管痉挛以及最终手术方案的确定。首次造影阴性，应在 3～4 周后重复造影。CTA 在一定程度上能够代替脑血管造影检查，为动脉瘤的治疗决策提供更多的资料。

(六) 鉴别诊断

以自发性蛛网膜下隙出血起病的患者

除了颅内动脉瘤破裂出血以外，脑动静脉畸形、硬脑膜动静脉瘘、海绵状血管瘤、烟雾病、脊髓血管畸形等同样能造成自发性蛛网膜下隙出血。脑血管造影检查与头颅的 CT 或 MRI 检查，均能够对相应疾病做出确定的诊断。

未破裂出血的高度怀疑颅内动脉瘤的患者

无出血的动脉瘤，在头颅 CT 平扫和强化扫描时需和高密度肿瘤和囊肿鉴别，如发现脑外高密度结节或肿块，应考虑到肿瘤、囊肿、结核瘤、血肿、动脉瘤等。MRI 具有重要鉴别价值，动脉瘤瘤腔流空信号与其他肿瘤明显不同，而血栓 T1 高信号和含铁血黄素沉积也较具特征。

(七) 治疗

1. 颅内动脉瘤破裂出血后的非外科治疗

(1) 防止再出血：包括绝对卧床休息、镇痛、抗癫痫、安定剂、导泻药物使患者保持安静，避免情绪激动。应用抗纤维蛋白溶解剂 (氨基己酸、抑酞酶等)。在动脉瘤处理前，控制血压是预防和减少动脉瘤再次出血的重要措施之一，但血压降得过低会造成脑灌注不足而引起损害。

通常降低 10% ～ 20% 即可。

(2) 降低颅内压：蛛网膜下隙出血后可能出现颅内压增高，可以应用甘露醇。然而应用甘露醇增加血容量，使平均血压增高，也偶有使动脉瘤破裂的危险。

(3) 脑脊液引流：动脉瘤出血后急性期在脑表面及脑内可有大量积血使颅内压增高，有的因小的血肿或凝血块阻塞室间孔或大脑导水管，引起急性脑积水而出现意识障碍，需做紧急的脑室引流。腰椎穿刺和腰大池引流也可以作为脑脊液引流的方法，但在高颅压状态下可能造成患者出现脑疝危象。

(4) 防治脑血管痉挛：动脉瘤破裂出血后，进入到蛛网膜下隙的血液容易导致脑血管痉挛发生。出血后 3 ～ 4 天开始出现脑血管痉挛，7 ～ 10 天达到高峰，10 ～ 14 开始消退。目前脑血管痉挛的治疗主要围绕三个方面进行：钙离子拮抗剂的应用；血性脑脊液的清除；适当的血压提升。

2. 颅内动脉瘤的手术治疗　动脉瘤的手术治疗包括开颅手术和血管内介入治疗。

(1) 动脉瘤颈夹闭或结扎：手术目的在于阻断动脉瘤的血液供应，避免发生再出血；保持载瘤及供血动脉继续通畅，维持脑组织正常血运。

(2) 动脉瘤孤立术：动脉瘤孤立术则是把载瘤动脉在瘤的远端及近端同时夹闭，使动脉瘤孤立于血循环之外。

(3) 动脉瘤包裹术：采用不同的材料加固动脉瘤壁，虽瘤腔内仍充血，但可减少破裂的机会。目前临床应用的有筋膜和棉丝等。

(4) 血管内介入治疗：对于患动脉瘤的患者开颅手术极其高危、开颅手术失败，或因全身情况及局部情况不适宜开颅手术等，可用血管内栓塞治疗。对于动脉瘤没有上述情况者，也可以先选择栓塞治疗。血管内介入治疗的手术目的在于：利用股动脉穿刺，将纤细的微导管放置于动脉瘤囊内或瘤颈部位，再经过微导管将柔软的钛合金弹簧圈送入动脉瘤囊内并将其充满，使得动脉瘤囊内血流消失，从而消除再次破裂出血的风险。

二、脑动静脉畸形

脑动静脉畸形 (AVM) 是颅内血管畸形中最常见的一种，系颅内异常扩张的动静脉连接形成的血管团，这些血管在胎儿期因发育障碍缺乏毛细血管床，从而导致异常的动静脉分流。

(一) 病因及发病机制

脑动静脉畸形是胚胎发育过程中脑血管形成发生变异所致。一般认为在胚胎第 45 天至 60 天时发生。脑血管来源于中胚层，当胚胎形成神经槽时，中胚层内分化出血管母细胞，这些细胞排列成条索状，条索的中央出现管道，形成原始的血管。胚胎第四周，原始的血管联成脑原始血管网，攀附于神经管表面并伸入神经管壁内，此时原脑中出现原始的血液流动。以后原始血管网再分化出动脉、静脉和毛细血管。随着胚胎发育，血管又发展成为颅外血管、脑膜血管及脑血管，同时部分血管退化闭塞。

(二) 临床表现

AVM 患者可无症状而终生隐匿，其余患者绝大多数在出血或癫痫之后被发现。除此以外，头痛、局灶性神经功能障碍也是常见的临床表现。

1. 颅内出血　这是颅内动静脉畸形最常见的症状，多见于 40 岁以前，通常发生在正常活动中。出血的部位最常见于脑实质内，其次为脑室和蛛网膜下隙。据文献报道，脑实质内出血的患者预后较差，因为易产生压迫，最终可因脑疝而死亡。脑室内出血易出现急性脑积水。

2.癫痫 可在颅内出血时发生，也可单独出现。癫痫发作的类型通常与病变的范围和位置有关。癫痫大发作与局灶性癫痫的发生率几乎相等，精神运动性发作和小发作较少出现。动静脉畸形患者发生癫痫的原因：动静脉短路使脑局部缺血，邻近脑组织胶质样变；颞叶动静脉畸形的点火作用。部分发作和复杂部分发作最为常见，而大发作少见。癫痫频繁发作者并不多见，一般每年发作少于 6 次，且抗癫痫药物可以取得较为满意的疗效。

3.头痛 多数是颅内出血的结果，此外，约 43% 的患者在出血前即有持续性的或反复发作性头痛，往往是顽固性头痛。常表现为类似偏头痛或一侧头痛。头痛部位与 AVM 所在部位无明确关系。

4.局灶性神经功能障碍 可由多种因素引起，如 AVM 占位压迫、从周围正常的脑组织向 AVM 分流的"盗血"等。不同部位的 AVM 可出现不同的神经功能障碍。

5.其他症状 由于血流动力学的异常，患者还可闻及颅内脉冲式吹风样血管杂音，压迫同侧颈动脉可使杂音减弱，压迫对侧颈动脉则增强。主要发生在颈外动脉系统供血的硬脑膜动静脉畸形。由于 AVM 的局部占位作用，可阻塞脑脊液循环，出现脑积水、脑膜刺激征及精神症状。对于青少年 AVM 患者，尤其是累及大脑大静脉的 AVM，还可因异常分流导致右心负荷过重和脑积水而出现心力衰竭。

(三)实验室检查

1.脑脊液 出血前多无明显改变，出血后颅内压大多在 1.92～3.84 kPa，脑脊液呈血性。

2.脑电图 多数患者有脑电图异常，发生在病变同侧者占 70%～80%，如对侧血流紊乱缺血时，也可表现异常；因盗血现象，有时一侧大脑半球的动静脉畸形可表现出双侧脑电图异常；深部小的血管畸形所致的癫痫用立体脑电图可描记出准确的癫痫灶。脑电图异常主要表现为局限性的不正常活动，包括节律的减少或消失，波率减慢，波幅降低，有时出现弥散性波，与脑萎缩或脑退行性改变的脑电图相似；脑内血肿可出现局灶性波；幕下动静脉畸形可表现为不规则的慢波；约一半有癫痫病史的患者表现有癫痫波形。

3.核素扫描 一般用 ^{99m}Tc 或 Hg 作闪烁扫描连续摄像，90%～95% 的幕上动静脉畸形出现阳性结果，可做定位诊断。直径在 2 mm 以下的动静脉畸形不易发现。

(四)诊断与鉴别诊断

1.诊断 青年人有自发 SAH 或脑内出血史时应即想到有本病可能。如病史中还有局限性或全身性癫痫发作则更应怀疑本病。头颅 CT 扫描是重要的诊断依据，MRI 检查基本可确诊。全脑血管造影是不可缺少的诊断手段。在出血急性期，尤其是出现脑疝危象，来不及作脑血管造影而又急需手术者，3 D-CTA 检查是有很大帮助的。

2.鉴别诊断 造影阳性的 AVM，有时需要与烟雾病、血供丰富的肿瘤相鉴别。烟雾病多见于儿童和青少年，病灶血管团由烟雾状血管组成，颈内动脉存在狭窄甚至闭塞；而血供丰富的颅内动脉瘤病灶血管粗细不一，且由于肿瘤的存在，常有占位效应。MRI 有利于鉴别。对于造影阴性的 AVM，通常由于病灶血管痉挛或血栓形成而不显影或显影不明显，需要与海绵窦血管瘤、原发性癫痫相鉴别。海绵状血管瘤一般很小，可多发，在 T_2 加权像上常在低信号团中出现散在高信号、点状信号，所谓"胡椒样"改变，一般能够鉴别部分病例，鉴别困难的需要术中切除后病理检查；原发性癫痫的其他临床表现较少，MRI 多无异常表现。

（五）治疗

1. 保守治疗 对于年龄较大，仅有癫痫症状者或位于脑重要功能区及脑深部病变或病变广泛深在不适宜手术者，均应采用保守治疗。保守治疗的主要目的是防止或制止出血及再出血，控制癫痫、缓解症状等。

（1）保持正常生活规律：避免剧烈运动、情绪波动和劳累，保持大便通畅，高血压者适当降低血压。有出血者，应绝对卧床休息 1～6 周。

（2）抗癫痫治疗：根据癫痫的类型选择抗癫痫药物，长期坚持规律服药，以控制癫痫发作。大发作和局限性发作可首选苯妥英钠、苯巴比妥或扑米酮，精神运动性发作可选用苯妥英钠、卡马西平、硝西泮、丙戊酸钠等，失神小发作可选用乙琥胺、丙戊酸钠、氯硝西泮等。一般在完全控制癫痫发作 2～3 年后才考虑逐渐减少药量。

（3）对症治疗：有出血者可按蛛网膜下隙出血对症治疗。有颅内压增高者可给予甘露醇等脱水剂降低颅内压。如血肿较大，颅内压增高严重者，则宜手术清除血肿。根据患者的症状选择不同的药物进行对症处理，以减轻患者的症状等。

（4）防止再出血：可试用氨甲苯酸、氨基己酸等凝血药物来防止再出血，但其疗效有待于进一步证实。

2. 显微手术切除术 显微外科技术的应用使脑 AVM 的手术全切除率有很大的提高。到目前为止，手术切除仍是彻底治疗这种疾病的最好方法之一。

（1）AVM 手术切除病例的选择：

①有颅内出血史，脑血管造影显示 AVM 属史氏分级 1～3.5 级者，包括位于大脑功能区、大脑内侧面、外侧裂区、胼胝体、侧脑室、脑室旁、纹状体内囊丘脑区、小脑半球及小脑蚓部等部位均应考虑手术切除。但对位于下丘脑及其附近、脑干和小脑脑桥角等处的病灶，必须慎重对待，出血后能生存已不容易，手术损伤可能会带来极严重的后果。

②无颅内出血史，位于大脑浅表非功能区，前中额、顶、枕叶内侧面等部位，直径＜5 cm 的 AVM，可选择手术切除。

③无颅内出血史，但有以下症状：药物控制无效的顽固性癫痫或严重的进行性神经功能缺损等，病灶切除可能有助于症状改善。

④巨大型、高流量的 AVM，经过血管内介入栓塞部分主要供血动脉后 1～2 周内作病灶切除。

⑤急性颅内出血的患者，当脑内血肿致使脑疝形成，危及生命时应急诊手术，一般情况下以清除血肿减低颅内压挽救生命为主，除非术前已作脑血管造影检查，可考虑作 AVM 切除。不应为切除病灶，不顾患者情况强行脑血管造影，这样只会加重病情发展，延误抢救时机。因为 AVM 近期再出血的发生率，不像颅内动脉瘤那样高，因此及时正确的保守治疗可使大多数无脑疝形成的患者度过急性期。当全身状况和神经功能改善并稳定后，作脑血管造影进一步检查，在有充分准备的前提下行 AVM 切除术。目前 3 D-CTA 在出血急性期确定 AVM 病灶部位、大小有重要的参考价值，有助于指导清除血肿，而且此项检查无创伤，只需几分钟即可完成扫

描，即使在患者作好术前准备送往手术室的途中也可进行检查。

⑥老年患者，心肺功能难以忍受麻醉和手术者，伴有其他系统严重疾患而 AVM 切除无助于改善生存质量或生存期限者，应视为禁忌证。

⑦手术可能带来的并发症和后遗症而影响患者从事的职业，特别是未出过血、无任何临床表现而偶尔发现的 AVM，必须让患者及其亲属充分理解手术的目的和后果，权衡利弊后做出治疗选择。

(2)AVM 手术切除的条件：

①术前必须有详尽的影像放射学资料。其中 DSA 与 MRI 图像是必备的。

②在手术显微镜或手术放大镜下进行操作。由于 AVM 手术野较大，使用放大倍数 3～5 倍的手术放大镜较为合适。

③使用能调节吸力的细管吸引器头进行脑组织和血管的解剖分离。采用性能良好的双极电凝器和双极电凝镊止血，备有钛合金"V"形显微血管夹和动脉临时阻断夹。一般情况下为避免颅内遗留金属异物，影响术后影像放射学检查效果，以丝线结扎和双极电凝止血为主。如深部供血动脉直径＞1 mm，不便用丝线结扎时，可用钛合金夹夹闭之。动脉临时阻断夹为防止术中大出血临时阻断大动脉而准备。

④良好、平稳的麻醉状况十分必要。因此需要有经验的麻醉医师配合。大型、巨大型 AVM 切除时要进行短暂的系统降压麻醉，防止术中发生脑过度灌注现象。

⑤由于影响 AVM 切除效果的因素诸多，手术切除的要求较高，病灶必须完整摘除，才能减少术中出血和防止发生不可收拾的大出血。因此手术者必须具有熟练的显微神经外科操作技能及良好的临场应变的心理素质和能力。

3. 血管内介入栓术　血管内治疗始于 20 世纪 60 年代，主要用于手术难以处理的深部 AVM，使病灶缩小或完全闭塞，以利于手术或放射治疗。但作为单独治疗 AVM 的手段，血管内治疗还有很大局限性，只有少数供血动脉数量少、结构简单的病例能够经单纯栓塞治疗而痊愈。据报道，经单纯栓塞治疗的治愈率大约在 10%～15%，另有 50% 的病灶可缩小至可以使用放疗或手术治疗。因此栓塞治疗多作为手术或放射治疗的辅助治疗。应用超选择性导管技术可以清楚地显示病灶的供血动脉，并通过导管将各种栓塞材料送到病灶。目前，常用的栓塞材料包括永久性球囊、微弹簧圈、致坏死药物各种微胶粒以及液体栓塞材料等。血管内治疗主要危险有：①术中出血，发生率为 7%～11%，常发生在导管送入过程中，也可能是由于定位不准确栓塞材料栓塞静脉所致，如果发生这种情况常需急症手术。②栓塞时有可能累及正常供血动脉，导致缺血并发症。③治疗后再通。有研究报道，11 例栓塞治疗后经血管造影证实病灶完全闭塞的病例，随访中有 4 例发生再通。再通可能与栓塞材料自身的化学性质有关。④术中血管痉挛导致退管困难、导管黏住血管以及断管，急需症手术处理。

超选择导管技术的发展以及各种新技术的应用，使血管内治疗的疗效不断提高，特别是在缺血并发症的预防上。Rohde 等应用运动诱发电位 (MEP) 在栓塞治疗中监测缺血并发症，认为 MEP 可以减少严重的缺血并发症。此外，术中应用异戊巴比妥钠可能引发术后缺血并发症；用腺苷注射心搏暂停法可帮助栓塞材料准确定位；控制性低血压下经静脉逆行栓塞术，可以预防缺血并发症。此外，血管扩张剂、全身麻醉以及控制性低血压等技术已经广泛地应用于栓塞治疗中，为治疗 AVM，预防并发症提供了更广泛的途径。

4. 立体定向放射治疗　放射治疗是近 20 年来开展的疗法，主要有 γ 刀、X 刀、质子束、直线加速器等。是利用当代先进的立体定向和计算机系统对颅内靶点，使用一次大剂量照射，放射线从多方向、多角度精确聚集靶点，引起放射生物学反应，从而治疗疾病的方法。但近年的临床观察，放疗后闭塞率逐年增高，放射治疗后第 2、3、4 年的闭塞率分别为 32%、50%、80%。一般认为 AVM 治疗后闭塞率与脑 AVM 的体积及所接受的放射剂量密切相关，Kadsson 分析 945 例患者各种治疗参数和畸形血管团之间关系后发现，放射治疗后 AVM 闭塞率随周边剂量和平均剂量的增加而增加；AVM 体积的增加而减少；由于放射治疗后畸形血管团完全闭塞期间仍有出血和脑组织放射性反应的可能成为限制其应用的主要因素，因此这一时间的长短对评价其疗效非常重要。许多作者认为，放疗不增加出血发生率。放疗对 > 3 cm 的病灶效果不佳，而且并发症发生率高，因此，目前主要应用于直径 < 3 cm、位置深在、凶险，病变位于主要功能区，不易手术的 AVM，或血管内治疗难度较大以及对开颅手术和血管内栓塞后残留病灶的补充治疗。由于放射治疗无须开颅、住院时间短而易于被患者接受。但在所有脑 AVM 中，完全适合放射治疗的不足 25%，放射剂量和畸形血管团大小、部位的关系，尚待进一步研究，以达到既能使畸形血管团完全闭塞，又对正常脑组织损害小的目的。

5. 综合治疗　显微外科手术、血管内介入栓塞和立体定向放射外科治疗脑 AVM 均已广泛地应用，但对于大型、巨大型 AVM 或位于重要结构、脑深部的病灶，单一的治疗方法较难达到理想的疗效。近年来，对两种或三种治疗手段综合应用的研究显示可以明显地提高 AVM 的治愈率，降低致残率和死亡率。小 (直径 < 3 cm) 而浅表的 AVM 作手术切除，小 (直径 < 3 cm) 而深的病灶行放射外科治疗。直径 > 3 cm 的 AVM，先行血管内栓塞，如果 AVM 完全消失，不再进一步处理，但需随访；如果直径仍 > 3 cm，手术风险大的病灶暂作保守治疗，也不主张作放疗；病灶缩小，直径 < 3 cm 的浅表者可手术切除，深部者进行放射外科治疗。

(1) 血管内介入栓塞加手术切除术：此两种方法的联合应用在当前开展最广泛。Demeritt 等 (1995) 报道两组 Spetzler-Martinw 法 Ⅲ ～ Ⅴ 级 AVM 各占 89% 和 68% 的患者，前组采用 NBCA 栓塞后作手术切除，后组为单一手术切除。术后 1 周 GOS 评分，5 分者前组占 70%，而后组为 41%，术后随访 GOS 评分，5 分者前组占 86%、后组占 66%，表明血管内介入栓塞可提高 AVM 手术切除的疗效。术前栓塞可使 AVM 体积缩小、血流减少、术中出血少，特别是阻塞深部供血动脉有利于分离血管团和全切除。术前分次进行血管内栓塞对预防术中、术后发生脑过度灌注现象有较大的意义。一般认为，栓塞后 1 ～ 2 周手术最合适，而用 NBCA 栓塞发生血管再通，以 3 个月后为多见，因此手术可适当延迟。总之，血管内介入栓塞已是 AVM 手术切除前的重要辅助手段。

(2) 血管内介入栓塞加立体定向放射治疗：应用立体定向放射外科，γ 刀、x 刀等 (以下简称放疗) 治疗脑 AVM 具有无创伤、风险小、住院时间短等优点，但单一放射治疗的疗效不如两者联合治疗。Mathis 等 (1995) 报道 24 例直径 > 3 cm 的 AVM，血管内栓塞后放疗，2 年后随访 DSA，12 例 (50%) 病灶完全消失，而直径 2.7 cm 左右仅行放疗的 AVM，完全闭塞率为 28%。放疗前血管内栓塞可使 AVM 体积缩小，减少放射剂量，减轻周围脑组织的放射反应，可提高治愈率。血管内栓塞亦可闭塞 AVM 并发的动脉瘤和伴发的大的动静脉瘘，降低放疗观察期间再出血的风险。但放疗前栓塞，可使残留的 AVM 团形状更不规则，对准确估计 AVM 的靶体积和计算放射剂量带来一定困难。

(3) 立体定向放射治疗加显微手术切除术：大型的脑 AVM 亦可采用立体定向放射治疗作为手术切除前的辅助手段。放疗后 AVM 团内血栓形成，体积缩小，血管数目减少，术中出血少。将大型 AVM 转化为并发症低的病灶，有利于手术操作，提高手术成功率。而手术又将放疗无法闭塞的大的动静脉瘘切除，提高治愈率。

三、硬脑膜动静脉畸形

硬脑膜动静脉畸形 (DAVM) 是硬脑膜内的动静脉沟通或动静脉瘘，由硬脑膜动脉或颅内动脉的硬脑膜支供血，并回流至静脉窦或动脉化脑膜静脉。本质上是基于硬脑膜的一处或多处动静脉瘘，故以往也称之为硬脑膜动静脉瘘。但动静脉瘘绝大部分属于获得性病变，采用"硬脑膜动静脉畸形"这一名称更能体现部分病变的先天来源的特征。

(一) 病因及发病机制

可能与以下因素有关：①体内雌激素水平改变：致使血管弹性降低，脆性增加，扩张迂曲，由于血流的冲击而容易形成畸形血管团，所以女性发病率高。②静脉窦炎及血栓形成。正常情况下脑膜动脉终止于窦壁附近，发出许多极细的分支营养窦壁硬膜并与静脉有极为丰富的网状交通，当发生静脉窦炎和形成血栓时，静脉回流受阻，窦内压力增高，可促使网状交通开放而形成硬脑膜动静脉畸形。③外伤、创伤、感染：颅脑外伤、开颅手术创伤、颅内感染等，可致静脉窦内血栓形成，发展成硬脑膜动静脉畸形或是损伤静脉窦附近的动脉及静脉，造成动静脉瘘。④先天性因素：血管肌纤维发育不良，血管弹性低易扩张屈曲形成畸形团。有学者报道，在妊娠 5～7 周时子宫内环境出现损害性改变，可致结缔组织退变造成起源血管异常而发生硬脑膜动静脉畸形。

(二) 临床表现

由于硬脑膜动静脉畸形位于脑外，常见的症状和体征有：

1. 颅内血管杂音　最常见的临床表现，呈轰鸣音，持续性，成为患者最不堪忍受的症状。颅内血管杂音的程度与硬脑膜的血流量及部位有关，若椎动脉未参与供血，压迫患侧颈动脉杂音可减弱或消失。

2. 头痛　其原因有

(1) 硬脑膜动静脉畸形"盗血"严重，致使硬脑膜缺血。

(2) 颅内压增高。

(3) 颅内出血。

(4) 扩张的畸形血管对脑膜的刺激。

(5) 持续性颅内血管杂音可造成患者精神紧张及休息不好，亦可出现头痛。

3. 颅内压增高　硬脑膜动静脉畸形引起颅内压增高的因素有

(1) 脑血流量和硬脑膜窦压力增高，伴随脑脊液吸收减少和脑脊液压力增高。

(2) 颅内外动脉直接与静脉窦沟通，大量动脉血直接入窦，使静脉窦压力增高，由于静脉窦压力增高，使皮质静脉回流障碍、脑溢血。

(3) 硬脑膜动静脉畸形直接回流入皮质静脉引起脑溢血。

(4) 继发性静脉窦血栓形成。

(5) 巨大硬脑膜下静脉湖引起的占位效应，或颅后窝动静脉畸形的占位效应引起脑脊液循环障碍，形成阻塞性脑积水。

4.颅内出血　是硬脑膜动静脉畸形的另一常见表现，患者以蛛网膜下隙出血为首发症状，主要为皮质引流静脉破裂，这是由于硬脑膜动静脉畸形缺乏毛细血管，动脉压力直接传入硬脑膜的引流静脉，当压力超过静脉壁所承受的负荷时，即破裂出血。不同部位引起颅内出血的发生率也不同。

5.其他　少数可发生癫痫、耳鸣、轻偏瘫、失语等。海绵窦硬脑膜动静脉畸形可出现额眶或球后疼痛、突眼、视力下降、复视、眼球运动神经障碍等。

(三) 影像学检查

1.脑血管造影　是诊断和分型的最重要手段，可以清楚地显示畸形血管自动脉期至静脉期各阶段表现，有利于病变的分型和了解血管造影改变与临床表现和预后间的关系，特别是观察累及的静脉窦有无栓塞和静脉回流的方向，对治疗方案的设计具有决定作用。

2.磁共振动脉造影/静脉造影 (MRA/MRV)　能无创显示硬膜动静脉的解剖结构。但分辨率较差，不能满足临床诊断要求。仅作为筛选和随访 DAVM 的手段之一。

3.CT 扫描　CT 扫描有助于发现病变和颅内出血。可为以下几种异常改变：①蠕虫状或斑片状的对比增强；②局部占位效应；③大静脉窦的扩张；④脑室扩大，主要为脑脊液吸收不良或颅后窝硬脑膜动静脉畸形引起脑积水所致；⑤脑白质密度明显减低，主要为静脉回流障碍所致脑实质静脉性梗死、水肿等原因；⑥颅骨内板出现血管压迹扩大；⑦有颅内出血者可见蛛网膜下隙或脑内高密度影。三维计算机体层扫描血管重建 (3 D-CTA) 采用螺旋 CT 获得增强颅内血管信息，重建血管类型，能清楚地显示畸形血管的三维空间结构，对治疗方案和手术入路的选择有重要参考价值，越来越受到重视。

4.磁共振成像 (MRI)　在 MRI 上多数呈无信号的迂曲成团的血管影，呈葡萄状或蜂窝状的黑色影，并能清楚地显示其供血动脉及引流静脉。可显示病变处硬膜厚度以及静脉窦内的血栓，但此类检查不能显示 DAVM 中血流的动态变化，对治疗方法的选择和预后判断帮助不大。

(四) 诊断

选择性脑血管造影是目前确诊和研究该病的唯一可靠手段。选择性颈内动脉和椎动脉造影，可以除外脑动静脉畸形，并确认动脉的脑膜支参与供血的情况；颈外动脉超选择造影可显示脑膜的供血动脉及畸形团的情况，以寻找最佳治疗方法和手术途径；可了解引流静脉及其方向、畸形团大小、有无动静脉瘘和脑循环紊乱情况等。

(五) 鉴别诊断

应注意与脑动静脉畸形相鉴别。年龄在 40 岁以下的突发蛛网膜下隙出血，出血前有癫痫史或轻偏瘫、失语、头痛史，而无明显颅内压增高者，应高度怀疑动静脉畸形。

(六) 并发症

部分混合性硬脑膜动静脉畸形患者可出现头皮血管怒张、扭曲，甚至形成血管团。颅后窝硬脑膜动静脉畸形向脊髓静脉引流时，可引起椎管内静脉高压，导致脊髓缺血，出现脊髓损害表现。高血流者还可伴有心脏扩大，心功能衰竭。

（七）治疗

1. 内科治疗 病情轻微可予对症处理，如服用非类固醇抗炎药物、卡马西平或短期激素治疗，对缓解疼痛和搏动性杂音有一定疗效。但对于三叉神经分布区的疼痛，不能采用经皮穿刺毁损神经根的方法，以免刺破畸形血管，引起大出血。

2. 非内科治疗 包括经动脉或经静脉血管内治疗及外科手术和立体定向放射外科等。应根据患者的临床表现、目前状况和脑血管造影表现，分别选择和制订个体化治疗方案。

第二节 脑积水

脑积水是脑脊液生成或循环吸收过程发生障碍而致脑脊液量过多，压力增高，扩大了正常脑脊液所占有的空间，从而继发颅压增高，脑室扩大的总称。脑积水主要表现为婴儿出生后数周或数月后头颅快速，进行性增大，正常婴儿在最早六个月头围增加每月 1.2～1.3 cm，本症则为其 2～3 倍，头颅呈圆形，额部前突，头穿窿部异常增大，前囟扩大隆起，颅缝分离，颅骨变薄，甚至透明，叩诊可出现"破壶声"征。

一、成人脑积水

成人脑积水一般多为获得性脑积水。依据积水后颅内压力的高低，分为高颅压脑积水和正常颅压脑积水。

（一）高颅压脑积水

高颅压性脑积水实质上是由于脑脊液循环通路上的脑室系统和蛛网膜下隙阻塞，引起脑室内平均压力或搏动压力增高产生脑室扩大，以致不能代偿，而出现相应的临床症状。

1. 病因 最常见的原因是脑脊液在其循环通路中各部位的阻塞，而脑脊液的产生过多或吸收障碍则少见。

2. 发病机制

(1) 脑脊液循环通路的发育异常：以中脑导水管先天性狭窄、闭锁、分叉及导水管周围的神经胶质细胞增生为多见，导水管狭窄患者常因近端的脑积水将间脑向下压迫使导水管发生弯曲，从而加重狭窄和阻塞的程度。此外，Dandy-Walker 综合征患者及 Arnold-Chiari 畸形患者均可有脑脊液循环通路的阻塞。脑脊液循环通路阻塞多为不全性，完全性阻塞者难以成活。

(2) 炎症性粘连：脑脊液循环通路的炎症性粘连是引起脑积水的常见原因之一。部位多见于导水管、枕大池、脑底部及环池，也可发生于大脑半球凸面，部分患者可伴有局部的囊肿，引起相应的压迫症状。粘连可由于脑内出血，炎症及外伤引起，颅内出血可引起脑底炎症性反应，血液机化形成粘连或血液吸收阻塞蛛网膜颗粒，从而影响脑脊液的疏通循环及吸收。各种原因引起的颅内炎症，尤其是脑膜炎如化脓性脑膜炎或结核性脑膜炎亦易引起颅内的粘连或阻塞蛛网膜颗粒而引起脑积水。颅脑手术患者亦可因术后颅内积血的吸收及炎症反应而导致脑积水。有些颅内肿瘤如颅咽管瘤、胆脂瘤内容物手术过程中外溢后的反应而引起脑积水改变。

(3) 颅内占位性病变：凡是位于脑脊液循环通路及其邻近部位的肿瘤皆可引起脑积水，如侧脑室内的肿瘤及寄生虫性囊肿等阻塞室间孔可引起一侧或双侧侧脑室扩大；第三脑室内的肿瘤或三脑室前后部的肿瘤如松果体肿瘤、颅咽管瘤等可压迫第三脑室导致三脑室以上脑室系统扩大；四脑室及其周围区的肿瘤如四脑室肿瘤、小脑蚓部及半球肿瘤、脑干肿瘤、桥小脑角肿瘤可压迫阻塞四脑室或导水管出口引起四脑室以上部位的扩大；其他部位病变如半球胶质瘤，蛛网膜囊肿亦可压迫阻塞脑脊液循环通路引起脑积水。

(4) 脑脊液产生过多：如脑室内的脉络丛乳头状瘤或增生，可分泌过多的脑脊液而其吸收功能并未增加而发生交通性脑积水。此外，维生素 A 缺乏亦可导致脑脊液的分泌与吸收失去平衡而引起脑积水。

(5) 脑脊液吸收障碍：如静脉窦血栓形成。

(6) 其他发育异常：如无脑回畸形、扁平颅底、软骨发育不全均可引起脑积水。

3. 分类 依据脑脊液循环障碍的部位不同，将脑积水分为交通性脑积水和梗阻性脑积水，交通性脑积水是脑室以外各种原因引起的脑积水，而梗阻性脑积水是脑室系统内脑脊液循环障碍，此种分类的目的对于临床治疗，确定手术适应证及选择分流手术种类有一定的重要性。但现在研究表明，临床所见到的脑积水病例，除分泌亢进型脑积水是交通性脑积水外，其他均为不全梗阻性脑积水，只不过发生梗阻的部位不同，完全梗阻性脑积水在被发现以前大部分已经猝死。另有研究显示，即便是分泌亢进型脑积水也有脑脊液循环梗阻发生。如脉络丛乳头状瘤，既有脑脊液分泌亢进因素，同时在肿瘤生长的过程中，有少量的血液渗入到脑脊液中，从而引起脑底池的粘连，使脑脊液循环发生障碍，尸检证明了这一点。

按脑脊液蓄积的解剖部位不同称谓，脑脊液单纯蓄积在脑室内者称内部性脑积水，积水在皮质表面蛛网膜下隙者称外部性脑积水。按临床发病的长短和症状的轻重可分为急性、亚急性和慢性脑积水。一般来说，急性脑积水的病程在 1 周之内，亚急性脑积水的病程在 1 周～ 1 个月，慢性脑积水的病程在 1 个月以上。按临床症状的有无，可分成症状性脑积水和非症状性脑积水，或进展期脑积水和稳定期脑积水。也有学者试图用反应脑积水病理生理学过程分类，即静止性脑积水和活动性脑积水，前者意味着某种致病因素致使脑室扩大后不再发展，后者则指脑室扩大进行性发展并引起脑皮质的弥散性萎缩。按颅内压力可分为高颅压脑积水和正常颅压脑积水，不过有人认为，此种分类只是同一疾病病程的不同时期的不同表现而已。按发病年龄可分为成人脑积水和儿童脑积水。本节主要论述成人高颅压脑积水。

4. 临床表现 高颅压性脑积水多数为继发性，可有明确的病因如蛛网膜下隙出血或脑膜炎等。常发生在发病后 2 ～ 3 周，在原有病情好转后又出现头痛、呕吐等症状，或症状进一步加重，多数患者原因不明或继发于颅内肿瘤等疾病。

高颅压性脑积水的临床表现以头痛，呕吐为主要临床症状，此外可有共济失调。病情严重者可出现视物不清、复视等症状。患者的头痛呕吐等症状多为特异性，头痛多以双颞侧为最常见。当患者处于卧位时，脑脊液回流减少，因此，患者在卧位后或晨起头痛加剧，采取卧位时头痛可有所缓解。随着病情的进展，头痛可为持续性剧烈疼痛。当伴有小脑扁桃体下疝时，头痛可累及颈枕部，甚至 可有强迫头位。呕吐是高颅压性脑积水除头痛外常见的症状，常伴有剧烈头痛而与头部位置无关，呕吐后头痛症状可有所缓解。视力障碍在脑积水患者中常见，多出现于病情发展的中晚期，由于眼底水肿所致，可表现为视物不清、复视，晚期可有视力丧失。

复视主要由于颅内压力增高，使颅内行程最长的展神经麻痹所致。患者可出现共济失调，以躯干性共济失调为多见，表现为站立不稳、足距宽、步幅大，极少表现为小脑性共济失调。脑积水晚期患者可有记忆力下降，尤其是近记忆力下降、智力减退、计算能力差等。

随着CT及MRI的广泛应用，脑积水的诊断已不困难，关键在于有头痛、呕吐等症状的患者，应引起足够重视及时行CT或MRI检查以早期诊断。

5. 影像学检查

(1) 头颅X线平片：可见头颅增大，颅骨变薄，由于长期压迫，指压痕阳性；蝶鞍加深，前后床突骨质吸收；偶可见鞍上区或第三脑室后部钙化；必要时可做颅底测量，以确定是否有扁平颅底或其他颅底畸形。

(2) 超声波检查：A型超声检查主要探查脑的中线结构，并可显示侧脑室波。B型超声可准确显示脑室的大小。

(3) 脑血管造影：在脑血管造影平片上，由于脑组织受压，脑血管床减少，并血管牵拉变直，典型的脑积水特征性的表现为枯树样改变。同时还可诊断颅内占位性病变和脑血管性疾病，如脉络丛乳头状瘤、中线部位的肿瘤、动脉瘤、动静脉畸形等与脑积水有关的影像学改变。

(4) 脑室造影：对于脑积水，脑室造影是较为常用而具有重要诊断价值的诊断方法。但此法常常使原已稳定的脑脊液分泌与吸收之间的平衡状态遭到破坏，而于数日后始能重趋稳定。造影后常须持续脑室外引流，并做好开颅术的准备，以便发现颅内占位性病变时及时进行手术。脑室造影可经侧脑室额角穿刺，也可经枕大池穿刺或腰椎穿刺，但后两者应注意，对于高颅压脑积水有诱发脑疝的可能性，检查后必须采取措施，或应用降颅压药，或开颅探查，并严密观察病情变化。造影剂多用空气，一般注入 20～40 ml，并在不同的头位进行脑室的定向摄片。如两侧脑室不对称，应特别注意较大一侧的脑室，必要时可注入更多的气体以发现脉络丛乳头状瘤的存在。因气体的刺激作用使脑脊液产生过多而引起颅内压过度增高，故注入的气体应较抽出的脑脊液约少 1/10。用于脑室造影的阳性对比剂包括 Conray、Dimer-x、Metrizamide，因用量小，对颅内压影响不明显，且较空气更容易通过狭窄的孔道。但也有一些不良反应，如头痛、呕吐等，最重者为抽搐发作，故须避免这类造影剂与大脑表面直接接触，以免引起抽搐，并可于造影前服用镇静剂等进行预防。脑室造影可发现颅内肿瘤，特别是脑室系统内的肿瘤及脑脊液梗阻的部位，并可准确测量脑室扩大的程度和脑皮质的厚度。如经枕大池或腰椎穿刺，遇有脑室系统梗阻，气体和特殊造影剂则不能进入梗阻以上的脑室系统，也可确定脑脊液梗阻的部位，但无法测量脑室的大小和脑皮质的厚度。

(5) 核素脑扫描：常用的核素脑扫描造影剂为放射性碘化血清蛋白 (RISA)、^{99m}Tc-DTPA 等。将造影剂注入腰部蛛网膜下隙或枕大池，也可经侧脑室注入，并进行脑扫描。一般经腰池注入核素示踪剂后 30 min、1 h、2 h、3 h、6 h、24 h 和 48 h 各行照相一次。在正常人，30 min 至 2 h，核素示踪剂分布于脊髓蛛网膜下隙，不见脑部显影。3 h 核素上升至小脑延髓池；6 h 继续上行至胼胝体池，前位核素显像呈典型的"三叉状"改变。24 h 上升至大脑凸面和上矢状窦旁，形成矢状窦旁核素浓聚。前位核素显像呈"伞状"。48 h 核素接近于全部被清除，脑室系统几乎没有核素显影。在积水状态下，如果椎管内有梗阻，示踪剂不能上升至脑部。如果脑室系统内有梗阻，则示踪剂依据不同梗阻部位，不能进入相应的脑室系统，沿蛛网膜下隙核素被正常地吸收入上矢状窦。但在交通性脑积水时，由于脑底池的粘连，脑脊液回流障碍，将会出现核素示踪剂向脑室系统内逆流，并在检查后 48 h，仍有核素在颅内残留而不被吸收。经枕大池注入核素与腰池注入核素除相差 3 h 外，其他循环路径相同。经脑室注入核素，对于脑室系统内活瓣性肿物或囊肿引起的脑积水有较大的帮助。最近有报道，在交通性脑积水分流前后，进行核素脑池造影，结果显示，核素向脑室内逆流和核素清除迟缓是交通性脑积水脑室 - 腹腔分流术的良好指征。同时，对于判断分流术后，分流系统是否通畅是有重要意义的。该项检查在高颅压脑积水时应注意，特别是梗阻性高颅压脑积水经腰穿给药，应严密观察病情变化，必要时给予降颅压措施或开颅手术，以解除高颅压和脑疝的威胁。

(6) 电子计算机断层扫描 (CT)：CT 已公认为诊断脑积水的可靠手段，其特点是无损伤性，较传统的脑室造影更为直观，并且能较好地明确脑积水的病因、分类和区别其他原因引起的脑室扩大。无论是交通性脑积水或阻塞性脑积水均与脑脊液的循环、吸收受阻有关。因此，在 CT 上，表现为病变部位以前的脑室和脑池扩大，如中脑导水管阻塞则造成两侧侧脑室和第三脑室的扩大；基底池的填塞则可使整个脑室系统扩大，同时，可有正常脑沟的缩小或消失。脑积水的脑室扩张以侧脑室的角部和第三脑室较为明显和典型，尤其是侧脑室的颞角和额角，在扩大的同时变圆，犹如一充气的气球，其扩张力由内向外，与脑萎缩所致脑室扩大不一样，后者为脑室周围组织萎缩，均为牵拉脑室壁而致扩张，故扩张脑室基本维持原形状。第三脑室的扩大，首先殃及视隐窝和漏斗隐窝，然后呈球形扩大，最后隐窝消失，整个第三脑室前下部变为圆钝，第三脑室的前后壁也分别向前后膨隆。侧脑室的枕角扩大出现较晚，但一旦出现对脑积水的诊断意义较大。

在一般情况下，凭经验常可判断脑室是否扩大，但一些病例很不明确，需要用已建立的测量标准进行评估，在这方面有许多测量方法，但由于各种机器不同，测量方法各异，再加上不同年龄组的影响，其结果不尽一致，而且很不精确，到目前为止标准尚不统一。这里介绍一组横断面测量标准，正常人两侧侧脑室前角尖端之间的最大距离不得超过 45 mm，两侧尾状核内缘之间的距离为 15 mm，最大不超过 25 mm，第三脑室宽度为 4 mm，最大不超过 6 mm，第四脑室宽度为 9 mm。此外，还可以用两侧侧脑室前角间距与最大颅内横径之比来判断是否存在脑积水。正常人两者之比＜ 25%；脑萎缩者常达 40%，但＜ 50%；阻塞性脑积水，此值常＞ 45%，可达 55% 以上。

急性期脑积水时，扩大的侧脑室旁脑白质内常可见到间质性水肿，在 CT 上表现为不规则的低密度，但由于 CT 分辨率和部分容积效应的关系，此征象有时可不明显。出现脑室旁不规则低密度的原因，在于脑室内压力升高时，室管膜受压力的作用，其细胞间连接受损，出现小裂隙，水分子通过这一裂隙进入侧脑室周围脑组织。当颅内压力趋于平衡时，此征象则可减轻或消失。应注意的是，这种脑室旁白质的 CT 改变并非脑积水所特有，在高血压、脑动脉硬化患者、部分脑萎缩患者中均可出现，但在这些情况中所见的脑室旁白质改变，其机制与脑积水不同，有些学者认为可能与脑室旁组织变性、胶质增生、细胞萎缩后间隙扩大等原因有关。

(7) 磁共振成像 (MRI)：MRI 在脑积水的病因学诊断方面，与 CT 相比更为优越，它可进行高分辨力的冠状面、矢状面和横断面扫描，尤其是颅后窝，由于矢状面扫描可更好地显示中脑导水管，又无颅骨伪影之虑。故对于脑室系统内占位性病变和阻塞性疾病显示更为清楚，如侧脑室肿瘤、第三脑室肿瘤、第四脑室肿瘤、导水管闭塞等。MRI 在诊断脑脊液向脑室旁渗出方面更为精确，在 T_1 加权图像上，呈低或等信号；T_2 加权图像上呈高信号，并能显示渗出的多少和渗出的范围；当渗出少时，脑室旁呈线状不连续的高信号；当渗出增多时，呈连续的晕环样高信号；同时，脑室旁白质也可表现为片状高信号。据最近研究的结果显示，对于脑积水而言，一旦出现脑室旁高信号，预示着脑积水的进展期，有学者把这一表现认为是脑积水外科治疗的良好适应证。由于 MRI 的高分辨率，脑沟和脑池显示特别清晰，梗阻性脑积水和部分交通性高颅压脑积水，脑池和脑沟明显变浅或消失。但是，在一部分交通性脑积水或伴有轻度脑萎缩的脑积水，脑沟和脑池可正常或轻度增宽。

动力学 MRI 技术，在脑积水的脑脊液动力学检查方面具有重要意义。一般来说，学者们经常探测中脑导水管的脑脊液动力学。研究结果显示，中脑导水管的脑脊液随着心脏的收缩与舒张，进行着往复流动，可以探测脑脊液流动的最大流速、最大流量、即时流速、即时流量、脑脊液的净生成量及脑脊液流动图；在交通性脑积水时，脑脊液的流速和流量均增加，表现为高动力学，脑脊液的净生成量减少，脑脊液流动图近似于正弦曲线；而在梗阻性脑积水时，依不同的梗阻部位脑脊液动力学表现为高、等、低动力学；如中脑导水管本身的阻塞，表现为低动力学或无脑脊液通过，第三脑室水平的病变，表现为等或低动力学，第四脑室病变取决于第四脑室的大小，残存脑室小，为等动力学，残存脑室大或第四脑室出口阻塞，则表现为稍高动力学。从而可以间接地判断脑脊液梗阻的部位。梗阻性脑积水的脑脊液流动图为不规则的流动曲线。目前认为，交通性脑积水如脑脊液流动表现为高动力学，是脑积水的分流适应证，如表现为等动力学或低动力学，则可能为脑萎缩所致的脑室扩大，则无分流适应证。

5. 穿刺检查 临床常用的穿刺方法有两种，脑室穿刺和腰椎穿刺，另一种是枕大池穿刺，由于危险性较大，现在很少应用。脑室穿刺的目的在于测量脑脊液的压力、作脑脊液常规或特殊化验检查、脑脊液动力学的测定、脑脊液净生成量的测定以及脑室外引流。腰椎穿刺主要是测量脑脊液压力、常规或特殊化验检查和脑脊液在椎管内是否有梗阻等。用于脑积水的检查通常两种方法联合应用，先做脑室额角穿刺，后做腰椎穿刺，分别测量两处的脑脊液压力，并分别抽取少量脑脊液做细胞学和蛋白含量检验。然后两穿刺针各接一个压力管，如脑室与腰部蛛网膜下隙畅通，则两处压力相等，压迫颈静脉时两处压力升降相同。还可将检查台的头尾交替升降，两处压力管中的液柱面也相应地升降而处于同一水平面。如有梗阻存在，则颈部加压或升降检查台头尾部时，两处压力管内的液柱升降不相关联，且不处于同一水平面，即头高时脑室的液面高，脚高时腰部的液面高，两处脑脊液的蛋白质含量也可能不同，但一般情况下，脑室内的脑脊液蛋白质含量较腰池内脑脊液蛋白质含量要低。

另一鉴定交通性及梗阻性脑积水方法，即在压力测定结束后，向脑室内注入中性酚红 1 ml(6 mg)，使脑脊液自腰穿针缓慢滴出并用浸以碱性液体的纱布接之，如有酚红滴在纱布上呈粉红色。在正常人或交通性脑积水，于 2 ～ 12 min 即可自腰部滴出酚红，如 20 min 后仍未滴出则为阻塞性脑积水。

于注入酚红后即收集全部的尿以测定酚红的排除量。饮入充分的水以保证有足够的尿量。正常时 2 h 内应排除 25% ～ 40%，12 h 内应排除 50% ～ 70%。如酚红于 2 ～ 12 min 内自腰部滴出，而 12 h 内尿中排除量仅为 8% ～ 15%，表示枕大池远端的蛛网膜下隙有重度阻塞。如自腰部滴出的时间正常而于 12 h 内尿中排除量少于 10% 时，表示枕大池或其上方的脑室系统内有完全的阻塞。另一注药检查法是向脑室内注入靛胭脂 1 ml，正常时于 4 ~ 5 min 内即自腰穿针滴出。如不能滴出即表示有完全阻塞，10 ~ 15 min 始滴出者表示有部分阻塞。

6. 诊断分析　目前对高颅压脑积水做出诊断比较容易，除临床表现为高颅压症状和体征，即头疼、呕吐及视盘水肿外，常规头颅 CT 扫描显示脑室系统扩大，便可确立其诊断。但确定脑积水的病因、类型、脑脊液动力学、分流手术适应证的选择及判定预后则应依赖前述各项辅助检查。

高颅压脑积水通常与脑室内囊性病变、脑室内寄生虫性囊肿及脑室穿通畸形相混淆，脑室内囊性占位病主要表现为脑室系统不对称性扩大，一侧侧脑室内病变，CT 表现为同侧脑室较对侧扩大明显，第三和第四脑室内囊虫，可表现为各脑室扩大失去比例。MRI 及动力学 MRI 对于此病的鉴别具有重要意义，如为脑室内囊肿则囊液是非流动性的，故可做出判断。

7. 治疗方案　对于急性高压力性脑积水治疗应以手术治疗为主。手术方法根据可有以下三个方面：

(1) 针对病因的手术如切除引起脑积水的颅内肿瘤等手术；

(2) 减少脑脊液产生的手术如脉络丛切除术等已少用；

(3) 脑脊液引流或分流术，是目前脑积水的主要治疗方法。除手术治疗外亦可应用药物治疗，主要使用脱水剂如甘露醇、利尿剂如氢氯噻嗪 (双氢克尿噻) 等增加水分的排出，或以乙酰唑胺以抑制脑脊液分泌，但对于急性高压力性脑积水治疗应以手术治疗为主。手术方法根据可有以下三个方面：①针对病因的手术如切除引起脑积水的颅内肿瘤等手术；②减少脑脊液产生的手术如脉络丛切除术等已少用；③脑脊液引流或分流术，是目前脑积水的主要治疗方法。除手术治疗外亦可应用药物治疗，主要使用脱水剂如甘露醇、利尿剂如氢氯噻嗪 (双氢克尿噻) 等增加水分的排出，或以乙酰唑胺以抑制脑脊液分泌，但药物治疗不宜长期应用。对颅高压性脑积水引起视力急剧减退或丧失者，应急症处理，行脑脊液分流术，暂无分流条件，应在病房重症监护室内行脑室穿刺，持续外引流。常用穿刺部位：在鼻根后 10 cm，中线右侧旁开 3 cm(即额部)，头皮局部浸润麻醉，颅骨钻孔或锥孔，穿刺额角，可以留置穿刺针，置入硅胶管更好，并在出头皮切口以前在头皮下穿行 3 ~ 5 cm，这可减少颅内感染。这种引流可持续 5 天。在脑积水患者病情允许情况下，应选择脑室分流术或切除颅内原发病变解除脑积水。近年来，随着神经影像的发展和显微外科技术的进步，更多地提倡切除原发病灶以解除梗阻性脑积水。曾有文献提出，肿瘤引起的梗阻性脑积水，可在肿瘤切除前做脑室分流术，可防止出现术前颅高压和术后脑室系统阻塞不缓解产生的危险，但是，也有研究表明：对肿瘤产生的脑积水，在肿瘤切除前分流与否，术后结果相近似，并且，小脑中线部位肿瘤较大时，分流后有出现小脑幕裂孔上疝的可能。如痫灶属于恶性肿瘤，有肿瘤细胞沿分流管扩散到其他部位的危险。在肿瘤切除手术时，先做脑室穿刺，放出脑脊液，这有利于术中的肿瘤暴露，并穿刺骨孔，也可为术后急性脑室穿刺放液、持续性外引流提供方便。

8. 预后　对于非占位性病变所致的脑积水，无论在婴儿或成人，常用的分流术几年内维持良好效果者为 50% ~ 70%，维持终生有效者仅为 28% ~ 58%。并且并发症较多，分流管的堵塞率较高。因此总的来说，治疗效果还很不满意，并且分流术的施行只是治疗的开始而非结束。

患者症状体征的改变及脑室系统的大小必须永远置于医师的观察之下。因为分流系统可能随时发生各种问题而须要进行处理。在一组 202 例脑积水分流术后，在 127 例 (62.80/) 存活者中，有 34 例 (26.7%) 自行静止而不再依赖分流，但大部分不能静止，也即除少数患者外，一旦施行分流术，将永远依赖分流，也永远需要医师的监护。近年来，有人提出脑积水分流术的疗效是可以预测的，并提出建立分流预测记分表，即多项术前检查按预测分值的大小给予评分，评分高者分流有效率高，反之则低。具体的预测方法是脑室外引流预测、MRI 预测、CT 预测、脑电地形图预测、核素脑池造影预测和甘露醇静点预测。预测记分见表 (如下 17-1)。

表 17-1 脑积水分流术疗效的预测

预测方法	有效标准	预测分值
脑室外引流	症状缓解	4
MRI	脑室旁晕环	3
CT	脑室旁低密度	3
脑电图	波增多	2
核素脑池造影	代谢缓慢	2
甘露醇	症状减轻	1

上述记分表总分为 15 分，经临床研究 11 ～ 15 分，分流效果优良；8 ～ 10 分，分流效果良好；≤7 分，分流效果不佳。

(二) 正常颅压脑积水

正常颅压脑积水 (NPH) 是一种脑室虽扩大，而脑脊液压力正常的交通性脑积水综合征。主要症状是步态不稳、记忆力障碍和尿失禁。

多数患者症状呈进行性逐渐发展，有些在病情出现后，其病程为数月或几年。患者没有明显头痛，但有行为改变、癫痫或帕金森症。近期记忆丧失是最明显的特点，患者常表现呆滞，自发性或主动性活动下降，谈话、阅读、写作、爱好和创造性减弱，对家庭不关心、淡漠或冷淡、孤僻、工作效率差。

1. 病因　该病因可分为两类，一类是有明确病因的，如蛛网膜下隙出血和脑膜炎等。另一类是散发性无明显病因。最常见的病因是蛛网膜下隙出血，其次是颅内肿瘤，也有家族性正常颅压性脑积水。Paget 病有时产生脑底面的蛛网膜下隙广泛性阻塞。脑膜感染，如结核性脑膜炎，在病变后期易产生蛛网膜粘连；外伤性蛛网膜下隙出血和颅内手术出血流入蛛网膜下隙等均可产生脑积水。中脑导水管狭窄也是一种较常见的病因。

2. 病理生理　正常颅压情况下，脑室扩大的机制尚不完全清楚。目前主要是脑脊液动力学变化学说。

(1) 脑内压力梯度形成：在蛛网膜颗粒内阻塞时，并不产生脑积水，而首先发生良性颅内压增高。脑脊液在脑室系统和蛛网膜下隙流动阻力增加时，产生脑室扩大和脑积水。因而提出脑室和脑皮质表面压力梯度形成，是产生脑室扩大的原因。已有人用白陶土诱导的猫脑积水实验模型证明了这种压力梯度形成学说。

(2) 脑脊液搏动增高：有人测定正常颅压脑积水平均脑脊液压不增高，但可有脑脊液搏动压增高，使脑室扩大。提出在正常情况下，脑实质中小静脉、细胞间隙蛋白质和脂质有类似海绵样弹性物质，其中的液体成分在颅内压升高时可被挤出。在一定程度的压力下脑实质可被压缩，这种压力称为脑组织生物弹性值。在该值以下的脑内压力只作用于脑组织内，而没有任何脑实质内的液体挤出，但脑室周围承受的压力比脑实质内的压力要大，这就产生脑室扩张。动力学 MRI 检查也证实了这一学说。当交通性脑积水时，中脑导水管脑脊液动力学显示为高动力学，脑脊液流动图呈正弦曲线 (一个心动周期的流动图)，脑积水时到头端峰值的时间延长，而这一时期正是心脏收缩的早期，也是脑室侧壁承受相对高的压力阶段，这一时间的延长，即使平均颅内压力不高，也可使脑室继续扩大。

(3) 密闭弹性容器原理：有人提出，正常颅压脑积水患者最初颅压增高，产生脑室扩大，根据 Lapace 原理，即在密闭弹性容器内的液体压力 (P) 与容器壁的面积 (A) 的乘积等于容器壁承受力 (F)，(F=PXA)。这样一旦脑室扩大后，虽然脑压恢复到正常，但作用于脑室壁的压力仍增加。也有提出正常颅压脑积水是由于脑组织顺应性改变所表现的脑室扩大。Welch 等报道，高血压动脉硬化脑血管病的脑积水发生率比同龄组患者高 3 倍以上，推测脑血管壁弹性的变化使脑组织顺应性增加，并可出现脑表面的压力梯度发生明显改变。

3.临床表现 正常颅压脑积水主要表现为进行性智力改变、步态异常及尿失禁。

(1) 智力改变比较常见，一般最早出现，但有时先见步态异常。智力改变主要表现为反应缓慢、近事记忆减退、迟钝、淡漠等，进一步出现思维能力减退、计算力下降、性格改变，类似于 Alzheimer 病。

(2) 轻度的步态异常表现为走路缓慢不稳，但无明显的小脑体征。重者行走、站立、起立都有困难，晚期则卧床不起。下肢的运动障碍重于上肢，表现为不完全的锥体束损害，常有腱反射亢进，病理征阳性。

(3) 尿失禁出现相对较晚，程度不一。

(4) 头颅 CT 或 MRI 可以显示双侧脑室对称性扩大，第三脑室及第四脑室也扩大，脑萎缩。连续颅内压监护可发现患者熟睡后的眼动期出现颅内压升高现象，据此可与脑萎缩引起的老年性痴呆相鉴别。腰椎穿刺示脑脊液压力正常，CSF 检查正常。

4.检查 腰椎穿刺，患者侧卧位时，脑脊液压力通常不高于 24 kPa(180 mmH$_2$O)，在不伴有颅内其他病变时，脑脊液的糖，蛋白和细胞计算均在正常范围内，腰穿放液后，如症状改善可提示分流有效。

(1) 影像学检查：头颅 CT 检查是正常颅压脑积水检查重要手段，它可确定脑室扩大和皮质萎缩的程度及引起脑积水的病因，同时，也是观察术后分流效果及并发症的手段，典型的 CT 扫描表现为脑室扩大而皮质萎缩不明显，MRI 影像可从矢，冠，水平全方位观察较小的颅内病变并优于 CT，同时通过 MRI 可观察脑脊液的动力学变化，对脑积水进行评价，脑室周围 T1 加权像低信号改变可表明脑积水呈进展趋势。

(2) 核素脑池造影：用放射性核素腰穿注入蛛网膜下隙，在进入脑和脑室时照像观察，最常用的是碘 [131]I 标记人体血清蛋白 (RISA)，近来有用铟——二乙胺五醋酸 (DTPA) 作标记物，约 500 UC 注入蛛网膜下隙，分别在 4 h，24 h，48 h 和 72 h 扫描观察，扫描可见到三种情况：

1) 正常型：放射性核素在大脑凸面，而不流入脑室内。

2) 正常颅压脑积水：放射性核素进入脑室内并滞留，72 h 内脑凸面不能显示。

3) 混合型：多数患者为此型，即脑室和脑凸面在分期扫描均可显示，由于放射性核素扫描对判断分流效果没有肯定的关系，这种检查对评价正常颅压脑积水没有太大的帮助，目前临床并不常用。

(3) 其他检查 颅骨平片一般无慢性颅高压征象；脑电图可见持续性广泛慢波；在正常颅压脑积水患者中 ^{131}I 可显示脑血流量的减少，脑血管造影侧位像可见大脑前动脉格外伸直，大脑中动脉侧裂点向外移位，有脑萎缩时，在毛细血管期见到小血管与颅骨内板之间距离增宽，气脑造影见全部脑室和不同程度的脑池扩大，以上这些在脑积水的临床检查中已不常用。

5.诊断分析 多见于成年人和老年人，临床表现为走路不稳、智力下降和尿失禁三主症，CT 或 MRI 脑室系统扩大，诊断并不困难。但须与脑萎缩的脑室扩大相鉴别，两者的临床表现也极为相似，有时脑积水伴有轻微的脑萎缩，普通 CT 和 MRI 很难对两者做出判断，但动力学 MRI 对于两者的鉴别有较大的帮助。当脑积水时，动力学 MRI 检查呈高动力学，而脑萎缩时则呈低动力学。核素脑池造影也有助于两者的鉴别，脑积水时，核素代谢障碍并有核素向脑室内逆流 (交通性脑积水)，脑萎缩时核素代谢正常。

6.治疗 本病以手术治疗为主。应根据各项检查、有无蛛网膜下隙阻塞、年龄及病程等因素，慎重判断以决定手术指征。

(1) 脑脊液分流术：包括颅内分流及颅外分流两种。颅内分流术适用于脑室系统阻塞，但无蛛网膜下隙阻塞。脑脊液吸收无障碍者。现常用的方法包括侧脑室 - 小脑延髓池分流术和第三脑室造瘘术。颅外分流术包括将脑脊液引流至心血管的手术及引流至其他脏器或体腔的手术。常用脑室 - 心房分流术，侧脑室 - 腹腔分流术，椎管 - 腹腔分流术。

(2) 药物治疗：主要使用脱水剂如甘露醇、利尿药如氢氯噻嗪 (双氢克脲噻) 等以增加水分的排出，或乙酰唑胺以抑制脑脊液分泌。一般疗效不明显，不宜长期使用。

7.预后 采取脑脊液分流术治疗后，可明显控制脑积水病情发展。但手术并发症较常见，如脑室胸腔分流可引起胸腔大量积液而产生呼吸困难；脑室乳突分流易引起脑膜炎或脑脊液耳漏；脑室或脑池输尿管分流易导致患儿水电解质失衡；腰蛛网膜下隙腹腔分流易诱发小脑扁桃体下疝。

二、儿童脑积水

儿童脑积水儿童脑积水它是由于脑脊液循环发生障碍，颅内压增高所引起的头颅扩大和脑功能障碍的一种疾病。因有大脑畸形、感染、出血、瘤等诸多方面。主要表现是"头大"，常小儿出生头围33～35厘米，前半年生长较快，为8厘米，(约42～45厘米)，后半年增长3厘米 (43～47厘米)，如果小儿的头围超过以上范围并迅速增长，要注意脑积水的可能。

(一) 病因

脑积水可以由下列三个因素引起：脑脊液过度产生；脑脊液的通路梗阻及脑脊液的吸收障碍，先天性脑积水的发病原因目前多认为是脑脊液循环通路的梗阻，造成梗阻的原因可分为先天性发育异常与非发育性病因两大类。

1. 先天性发育异常

(1) 大脑导水管狭窄，胶质增生及中隔形成：以上病变均可导致大脑导水管的梗死，这是先天性脑积水最常见的原因，通常为散发性，性连锁遗传性导水管狭窄在所有先天性脑积水中仅占 2%。

(2)Arnold-Chiari 畸形：因小脑扁桃体，延髓及第四脑室疝入椎管内，使脑脊液循环受阻引起脑积水，常并发脊椎裂和脊膜膨出。

(3)Dandy-Walker 畸形：由于第四脑室中孔及侧孔先天性闭塞而引起脑积水。

(4) 扁平颅底：常合并 Arnold-Chiari 畸形，阻塞第四脑室出口或环池，引起脑积水。

(5) 其他：无脑回畸形，软骨发育不良，脑穿通畸形，第五，六脑室囊肿等均可引起脑积水。

2. 非发育性病因

在先天性脑积水中，先天性发育异常约占 2/5，而非发育性病因则占 3/5，新生儿缺氧和产伤所致的颅内出血，脑膜炎继发粘连是先天性脑积水的常见原因，新生儿颅内肿瘤和囊肿，尤其是颅后窝肿瘤及脉络丛乳头状瘤也常导致脑积水。

（二）发病机制

儿童脑脊液产生过程和形成量与成人相同，平均 20 ml/h，但其脑积水临床特点有所不同，儿童脑积水多为先天性和炎症性病变所致，而成人脑积水以颅内肿瘤，蛛网膜下隙出血和外伤多见，从解剖学上看，脑脊液通路上任何部位发生狭窄或阻塞都可产生脑积水，从生理功能上讲，脑积水是由于脑脊液的吸收障碍所致，这种脑脊液的形成与吸收失衡，使脑脊液增多，颅内压增高使脑组织本身的形态结构改变，产生脑室壁压力增高，脑室进行性扩大，有人用腰穿灌注方法研究交通性脑积水患者发现，在正常颅内压范围内，高于静息状态下的颅内压，脑脊液的吸收能力大于生成能力，称脑脊液吸收贮备能力，脑室的大小与脑脊液吸收贮备能力无关，而是脑室扩张引起，脑组织弹性力增加，继而产生脑室内脑脊液搏动压的幅度增大，这种搏动压产生脑室的进行性扩大，脑组织的弹性力和脑室表面积的增加与脑室扩张密切相关。

另外，瞬间性脑室内搏动压增高冲击导水管部位，出现脑室周围组织损伤，产生继发性脑室扩大，正常颅压性脑积水主要原因是脑室内和蛛网膜下隙之间压力差不同，而非颅内压的绝对值增高，该类脑积水阻塞部位在脑脊液循环的末端，即蛛网膜下隙，这种情况虽有脑脊液的生成和吸收相平衡，但是，异常的压力梯度作用在脑层表面和脑室之间仍可发生脑室扩张，如果损伤在脑脊液吸收较远的部位，例如矢状窦内时，脑皮质没有压力梯度差，脑室则不扩大，这种情况表现在良性颅高压患者，此时，有脑脊液的吸收障碍和颅内压升高，没有脑室扩大，上矢状窦压力升高可产生婴幼儿外部性脑积水，此时表皮质表面的蛛网膜下隙扩大，这是由于压力梯度差不存在于皮质表现，而是在脑室内和颅骨之间，产生颅骨的扩张，临床上巨颅症的患儿常伴有蛛网膜下隙扩大，有报道儿童的良性颅高压和脑积水多与颅内静脉压升高有关，良性颅高压患者全部为 3 周岁以上，颅骨骨缝闭合儿童。

在婴幼儿中，即使脑内严重积水，脑室扩大明显，前囟穿刺压力仍在 20 ～ 70 mmH$_2$O 的正常范围之内，在容纳异常多的脑脊液情况下，颅内压变化仍很小，这与婴幼儿脑积水的颅骨缝和前囟未闭有关，有人认为这种代偿能力对保护婴幼儿的智力有重要意义，也提示婴幼儿脑积水不能以颅内压改变作为分流治疗的指征，脑积水一旦开始则会继发脑脊液的循环和吸收障碍，另外，多数伴有脊柱裂的脑积水患儿多由于原发性导水管狭窄引起，阻塞主要的部位在第三脑室下部，尤其是出口处，伴随脑室扩张，从外部压迫中脑，产生中脑的机械性扭曲，产生继发性中脑导水管阻塞，这种现象在脊髓畸形和其他原因的脑积水患儿中均可发生，交通性脑积水的儿童在分流一段时间后，由于脑组织本身的变化也会发生中脑导水管阻塞。

脑积水的程度决定脑组织形态变化，由于枕，顶部脑室弧形凸度较大和额角的核团较多，组织较韧等形态结构特征，积水后的顶部脑组织选择性变薄，先天性脑穿通畸形的脑积水表现脑内局部囊性扩大，在囊壁的顺应性超过脑室顺应性时，囊性扩大更加明显，这时患者可表现局灶性神经功能缺失和癫痫发作。

儿童脑积水活检发现，在早期阶段，脑室周围水肿和散在轴突变性，继而水肿消退，脑室周围胶质细胞增生，后期随着神经细胞的脱失，脑皮质萎缩，并出现轴突弥散变性，同时脑室周围的室管膜细胞易受到损伤，早期室管膜细胞纤毛脱落，呈扁平状，以后细胞连接断裂，最后室管膜细胞大部分消失，在脑室表面胶质细胞生长，这些变化往往同脑室周围水肿和轴索髓鞘脱失伴行，胼胝体的髓鞘形成延迟，皮质的神经元受累，锥体细胞树突分枝减少，树突小棘也少，并出现树突曲张，这些组织学变化导致儿童的智力低下，肢体的痉挛和智能的改变等临床表现。

脑脊液的生化分析有助于判断脑积水的预后，免疫电泳测定脑脊液中的总蛋白增加，提示脑室内，外梗阻，同时，也与脑室周围白质损伤和血 - 脑脊液屏障破坏有关，而没有变性疾病；脑脊液中脂肪酸的浓度与颅高压成比例升高，梗阻性脑积水解除后，脂肪酸浓度下降，如术后持续性升高，多提示预后不佳，黄嘌呤和次黄嘌呤在脑脊液中的浓度能反应颅高压性脑室扩大后脑缺氧的情况，在颅高压纠正后，次黄嘌呤浓度下降；神经节苷脂与儿童脑积水后严重智力障碍有关，智力正常的脑积水儿童，脑脊液中的神经节苷脂正常，环磷腺苷与脑积水儿童脑室内感染有关。

（三）病理

儿童脑积水的病理学改变也与成人有所不同，在临床上见到的儿童脑积水或儿童脑积水稳定后，成人时发现的脑积水，大部分病例显示侧脑室枕角相对扩大，而成人脑积水脑室扩大是在侧脑室的额角。其原因目前尚不清楚，有人认为由于枕、顶部脑室弧形凸度较大和额角的核团较多、组织较韧等形态结构特征，积水后的顶部脑组织选择性变薄。

（四）临床表现

与成人相比，儿童脑积水的临床表现是根据患者的发病年龄而变化，在婴儿急性脑积水，通常颅高压症状明显，骨缝裂开，前囟饱满，头皮变薄和头皮静脉清晰可见，并有怒张，用强灯光照射头部时有头颅透光现象，叩诊头顶，呈实性鼓音即"破罐音"称 Macewen 征，病儿易激惹，表情淡漠和饮食差，出现持续高调短促的异常哭泣，双眼球呈下视状态，上眼睑不伴随下垂，可见眼球下半部沉落到下眼睑缘，部分角膜在下睑缘以上，上睑巩膜下翻露白，亦称日落现象，双眼上，下视时出现分离现象，并有凝视麻痹，眼震等，这与导水管周围的脑干核团功能障碍有关，由于脑积水进一步发展，脑干向下移位，展神经和其他脑神经被牵拉，出现眼球运动障碍，在 2 周岁以内的儿童，由于眼球活动异常，出现弱视，视盘水肿在先天性脑积水中不明显并少见，但视网膜静脉曲张是脑积水的可靠征。

运动异常主要有肢体痉挛性瘫，以下肢为主，症状轻者双足跟紧张，足下垂，严重时呈痉挛步态，亦称剪刀步态，有时与脑性瘫痪难以区别，由于三室前部和下视丘，漏斗部受累，可出现各种内分泌功能紊乱，如青春早熟或落后和生长矮小等及其他激素水平下降症状，另外，脊髓空洞症伴有脑积水者多出现下肢活动障碍，而脊髓空洞症状伴脊髓发育不全时，常有脊柱侧弯。

（五）诊断分析

儿童脑积水诊断的主要依据是头颅发育异常、智力发育迟缓和各种检查脑室扩大。在婴幼儿期间，脑积水的诊断是头颅异常增大，头围的大小与年龄不相称为主要体征。定期测量患儿的头围将有助于早期发现脑积水，并能在典型的体征出现前明确诊断，及时治疗。典型的体征是头大脸小、眼球下落、常有斜视。头部皮肤光亮紧张，前额静脉怒张，囟门和骨缝呈异常的进行性扩大。除智力发育迟缓外，因为日复一日的很微小的变化，父母可能注意不到非正常的迹象。病情进一步发展，即所谓活动性脑积水，如不采取措施许多婴儿将死亡。自然生存者转变静止型脑积水，表现为智力迟钝，出现各种类型痉挛，视力障碍等。

出生前 B 型超声检查是诊断宫内脑积水的重要依据。出生后 CT 和 MRI 检查对于脑积水的诊断具有重要意义，不仅对脑室的大小可做出明确的判断，而且对脑积水的病因、分类也有一定的帮助。

（六）治疗

1. 药物治疗

(1) 抑制脑脊液分泌药物：如乙酰唑胺（醋氮酰胺），100 mg/(kg•d)，是通过抑制脉络丛上皮细胞 Na^+-K^+-ATP 酶，减少脑脊液的分泌。

(2) 利尿剂：呋塞米，1 mg/(kg•d)。

以上方法对 2 周岁以内有轻度脑积水者应首选，约有 50% 的患者能够控制病情。

(3) 渗透利尿剂：山梨醇和甘露醇。前者易在肠道中吸收并没有刺激性，半衰期为 8 h，1 ~ 2 g/(kg•d)。该药多用于中度脑积水，作为延期手术短期治疗。另外，除药物治疗外，对于脑室出血或结核和化脓感染产生的急性脑积水，可结合反复腰椎穿刺引流脑脊液的方法，有一定疗效。对任何试图用药物控制脑积水者，都应密切观察神经功能状态和连续检查脑室大小变化。药物治疗一般只适用于轻度脑积水，虽然有些婴儿或儿童没有脑积水症状，但患者可有进行性脑室扩大，这样一些儿童虽然有代偿能力，但终究也会影响儿童的神经系统发育。药物治疗一般用于分流手术前暂时控制脑积水发展。

2. 非分流手术 1918 年 Dandy 首先用切除侧脑室脉络丛方法治疗脑积水，但是，由于产生脑脊液并非只限于脉络丛组织，而且第三脑室和第四脑室脉络丛没有切除，手术效果不确切，故停止使用。第三脑室造瘘术是将第三脑室底或终板与脚间池建立直接通道用来治疗中脑导水管阻塞。有开颅法和经皮穿刺法，前者由 Dandy 首先施行。术中将第三脑室底部穿破与脚间池相通或将终板切除使第三脑室与蛛网膜下隙形成直接瘘口。经皮穿刺法是 Hoffman 等人 (1980) 首先用定向方法进行三脑室底切开，术中先做脑室造影显示出第三脑室底，在冠状缝前方的颅骨上钻直径 10 mm 孔，用立体定向方法导入穿刺针，当第三脑室底穿开时可见造影剂流入脚间池、基底池和椎管内。由于这类患者蛛网膜下隙和脑池中缺乏脑脊液，因而手术不能使造瘘口足够大，常有术后脑脊液循环不充分，脑积水不能充分缓解，目前应用这种方法不多。

3. 脑室分流术　Torkldsen(1939) 首先报道用橡皮管做侧脑室与枕大池分流术，主要适用于脑室中线肿瘤和导水管闭塞性脑积水。以后对中脑导水管发育不良的患者施行扩张术，用橡皮导管从第四脑室向上插到狭窄的中脑导水管，由于手术损伤导水管周围的灰质，手术死亡率高。内分流术是侧脑室和矢状窦分流，这种方法从理论上符合脑脊液循环生理，但在实际中应用不多。

(1) 脑室颅外分流：该手术方法原则是把脑脊液引流到身体能吸收脑脊液的腔隙内。目前治疗脑积水常用的方法有脑室 - 腹腔分流术、脑室 - 心房分流术和脑室 - 腰蛛网膜下隙分流术，由于脑室心房分流术需将分流管永久留置于心脏内，干扰心脏生理环境，有引起心脏骤停危险及一些其他心血管并发症，目前只用于不能行脑室腹腔分流术患者。脊髓蛛网膜下隙 - 脑室分流只适用于交通性脑积水。目前仍以脑室 - 腹腔分流是首选方法。另外，既往文献报道，脑室 - 胸腔分流、脑室与输尿管、膀胱、胸导管、胃、肠、乳突和输乳管分流等方法，均没有临床应用价值，已经放弃。

(2) 脑室分流装置由三部分组成：脑室管、单向瓣膜、远端管。但脊髓蛛网膜下隙 - 腹腔分流则是蛛网膜下隙管。近几年来一些新的分流管配有抗虹吸、贮液室和自动开闭瓣等附加装置。

(3) 手术方法：患者仰卧头转向左，背下垫高，暴露颈部，头部切口，从右耳轮上 4～5 cm 向后 4～5 cm，头颅平坦部切开 2 cm 长口，牵开器拉开，钻孔，将脑室管从枕角插入到达额角约 10～12 cm 长。一般认为分流管置入额角较为理想，其理由为额角宽大无脉络丛，对侧脑脊液经 Monor 孔流向分流管压力梯度小。将贮液室或阀门置入头皮下固定，远端管自颈部和胸部皮下组织直至腹壁。腹部切口可在中腹部或下腹部正中线旁开 2.5～3.0 cm 或腹直肌旁切开。把远端侧管放入腹腔。另外用套管针穿刺腹壁，把分流管从外套管内插入腹腔。腹部管上端通过胸骨旁皮下组织到达颈部，在颈部与阀门管相接。

禁忌证：①颅内感染不能用抗生素控制者；②脑脊液蛋白过高超过 50 mg% 或有新鲜出血者；③腹腔有炎症或腹水者；④颈胸部皮肤有感染者。

第三节　颅脑损伤

一、闭合性颅脑损伤

闭合性颅脑损伤是指硬脑膜仍属完整的颅脑损伤，虽然头皮和颅骨已有开放性创口，但颅腔内容物并未与外界交界，故而仍称为闭合性颅脑损伤。更确切地讲，应当是闭合性脑损伤，因为归属于颅部的头皮和颅骨，可以有开放伤。根据致伤因素和继发性损害，前者是暴力作用有脑组织的一瞬间就已造成的损伤之后所产生的一系列病理生理改变如颅内血肿、脑水肿与肿长等。

（一）脑震荡

脑震荡是指头部遭受外力打击后，即刻发生短暂的脑功能障碍。病理改变无明显变化，发生机制至今仍有许多争论。临床表现为短暂性昏迷、近事遗忘以及头痛、恶心和呕吐等症状，神经系统检查无阳性体征发现。它是最轻的一种脑损伤，经治疗后大多可以治愈。其可以单独发生，也可以与其他颅脑损伤如颅内血肿合并存在，应注意及时做出鉴别诊断。

1. 伤因　过去一直认为脑震荡仅仅是中枢神经系统的暂时性功能障碍，并无可见的器质性损害，在大体解剖和病理组织学上均未发现病变，所表现的一过性脑功能抑制，可能与暴力所引起的脑细胞分子紊乱，神经传导阻滞，脑血液循环调节障碍，中间神经元受损以及中线脑室内脑脊液冲击波等因素有关，近代，据神经系统电生理的研究，认为因脑干网状结构受损，影响上行性活化系统的功能才是引起意识障碍的重要因素，但是，这些学说还不能满意地解释脑震荡的所有现象，比如有因脑震荡而致死的病例，职业拳师发生慢性脑萎缩损害甚至痴呆，以及业余拳击者亦有脑功能轻度障碍的报道。

2. 临床表现

(1) 短暂性脑干症状：外伤作用于头部后立即发生意识障碍，表现为神志不清或完全昏迷，持续数秒，数分钟或数十分钟，但一般不超过半小时，患者可同时伴有面色苍白，出汗，血压下降，心动徐缓，呼吸浅慢，肌张力降低，各种生理反射迟钝或消失等表现，在大多数可逆的轻度脑震荡患者，中枢神经功能迅速自下而上，由颈髓 - 延髓 - 脑干向大脑皮质恢复；而在不可逆的严重脑震荡则可能是自上而下的抑制过程，使延髓呼吸中枢和循环中枢的功能中断过久，因而导致死亡。

(2) 逆行性遗忘 (近事遗忘)：患者意识恢复之后不能回忆受伤当时乃至伤前一段时间内的情况，脑震荡的程度愈重，原发昏迷时间愈长，其近事遗忘的现象也愈显著，但对往事 (远记忆) 能够忆起，这可能与海马回受损有关。

(3) 神经系统查体：无阳性体征发现。

(4) 脑震荡恢复期患者：常有头昏，头疼，恶心，呕吐，耳鸣，失眠等症状，一般多在数周至数月逐渐消失，但亦有部分患者存在长期头昏，头疼，失眠，烦躁，注意力不集中和记忆力下降等症状，其中有部分是属于恢复期症状，若逾时 3 ～ 6 月仍无明显好转时，除考虑是否有精神因素之外，还应详加检查，分析，有无迟发性损害存在，切勿用"脑震荡后遗症"一言以蔽之，反而增加患者的精神负担。

3. 诊断与鉴别诊断

(1) 诊断：脑震荡的诊断过去主要以受伤史，伤后意识短暂昏迷，近事遗忘，无神经系统阳性体征作为依据，但客观的诊断依据及其与轻度脑挫伤的临床鉴别仍无可靠的方法，因此，常需借助各种辅助检查方法始能明确诊断：如颅骨平片未见骨折；腰穿测压在正常范围，脑脊液没有红细胞；脑电图仅见低至高波幅快波偶尔有弥散性 δ 波和 ϑ 波，1 ～ 2 天内恢复，或少数患者有散在慢波于 1 ～ 2 周内恢复正常；脑干听觉诱发电位可有 I ～ V 波波间期延长，V 波潜伏期延长或有波幅降低或波形消失；CT 检查平扫及增强扫描均应为阴性，但临床上发现有少数患者首次 CT 扫描阴性，而于连续动态观察中出现迟发性颅内继发病变，应予注意，此外，有学者报 道用放射性核素 [131] I-IMP 和 [99m] Tc-HM-PAO 施行单光子发射 CT 扫描 (SPECT)，检查青少年脑震荡患者，发现 70% 有小脑和枕叶血流降低。

(2) 分型

1) 气闭昏厥：头部受暴力打击，猝然昏倒，神志不清，或心神恍惚，或面色苍白，四肢无力，冷汗等，舌质淡红，脉弦滑。

2) 血瘀气滞：醒后头晕，头痛，恶心呕吐，记忆力减退，但无再昏迷，舌质淡红，苔薄白，脉浮紧或弦紧。

3) 上盛下虚：心悸失眠，咳逆，喘促，头痛耳鸣，眩晕昏厥，半身酸痛，肢体麻痹，小便失禁，舌淡，边有齿印，脉细弦。

(3) 鉴别诊断：与轻度脑挫伤临床鉴别困难，如发现意识障碍，头痛加重，呕吐等颅内压增高症状，可疑为迟发性颅内血肿，应及时做 CT 复查，明确诊断，及时治疗。

脑挫伤鉴别：常有头痛、呕吐意识障碍依损伤的部位和程度而不同，可无神经系统缺损的表现；若是功能区受损时，可出现相应的瘫痪、失语、视野缺损、感觉障碍以及局灶性癫痫等征象。

4. 治疗与预后

(1) 病情观察：伤后可在急症室观察 24 h，注意意识、瞳孔、肢体活动和生命体征的变化。对回家患者，应嘱家属在 24 h 密切注意头痛、恶心、呕吐和意识情况，如症状加重即应来院检查。

(2) 对症治疗：头痛较重时，嘱其卧床休息，减少外界刺激，可给予罗通定或其他止痛药。对于烦躁、忧虑、失眠者给予地西泮（安定）、氯氮卓等；另可给予改善自主神经功能药物，神经营养药物及钙离子拮抗药尼莫地平等。

(3) 从伤后即应向患者作好病情解释，说明本病不会影响日常工作和生活，解除患者的顾虑。

5. 预后 脑震荡预后良好，多数患者在 2 周内恢复正常，但有少数患者也可能发生颅内继发病变或其他并发症，因此，在对症治疗期间必须密切观察患者的精神状态、意识状况、临床症状及生命体征，并应根据情况及时进行必要的检查。

(二) 脑挫裂伤

脑挫裂伤是指头部外伤后脑组织发生的器质性损伤。在颅脑损伤中较为常见，一般发生在着力部位或对冲部位，严重时可造成脑深部结构的损伤。损伤的脑组织呈不同的点片状出血、破裂、水肿和坏死，常合并有邻近部位局灶性脑水肿或弥散性脑肿胀以及不同程度的颅内血肿。根据暴力大小、损伤机制和损伤部位，脑挫裂伤有轻重程度之分。临床表现大多为昏迷的时间较长、有神经系统定位体征及脑膜刺激征。伤情严重或处理不及时，致残率和死亡率均很高。

1. 病因与病理 脑挫裂伤是脑挫伤和脑裂伤的统称，因为从脑损伤的病理看，挫伤和裂伤常是同时并存的，区别只在于何者为重或何者为轻的问题。通常脑表面的挫裂伤多在暴力打击的部位和对冲的部位，尤其是后者，总是较为严重并常以额、颞前端和底部为多，这是由于脑组织在颅腔内的滑动及碰撞所引起的。脑实质内的挫裂伤，则常因脑组织的变形和剪性应力引起损伤，往往见于不同介质的结构之间，并以挫伤及点状出血为主。

脑挫裂伤的病理改变，以对冲性脑挫裂伤为例，轻者可见额颞叶脑表面瘀血、水肿，软膜下有点片状出血灶，蛛网膜或软膜常有裂口，脑脊液呈血性。严重时脑皮质及皮质下白质挫碎、破裂，局部出血、水肿、甚至形成血肿，受损皮质血管栓塞，脑组织糜烂、坏死，挫裂区周围有点片状出血灶及软化灶，呈楔形伸入脑白质。4 ～ 5 天后坏死的组织开始液化，血液分解，周围组织可见含铁血黄素染色，糜烂组织中混有黑色凝血碎块。甚至伤后 1～3 周时，局部坏死、液化的区域逐渐吸收囊变，周围有胶质细胞增生修复，附近脑组织萎缩，蛛网膜增厚并与硬脑膜及脑组织发生粘连，最后形成脑膜脑瘢痕块。

脑挫裂伤早期显微镜下可见神经元胞质空泡形成、尼氏体消失、核固缩、碎裂、溶解，神经轴突肿大、断裂，脑皮质分层结构消失，灰白质界限不清，胶质细胞肿胀，毛细血管充血，细胞外间隙水肿明显。此后数日至数周，挫裂伤组织渐液化并进入修复阶段，病损区出现格子细胞吞噬解离的细胞碎屑及髓鞘，并有胶质细胞增生肥大及纤维细胞长入，局部神经细胞消失，终为胶质瘢痕所取代。

2. 临床表现　脑挫裂伤的临床表现因致伤因素和损伤部位的不同而各异，悬殊甚大，轻者可没有原发性意识障碍，如单纯的闭合性凹陷性骨折，头颅挤压伤即有可能属此情况，而重者可致深度昏迷，严重功能损伤，甚至死亡。

(1) 意识障碍：是脑挫裂伤最突出的临床表现之一，伤后多立即昏迷，由于伤情不同，昏迷时间由数分钟至数小时，数天，数月乃至迁延性昏迷不等，长期昏迷者多有广泛脑皮质损害或脑干损伤存在，一般常以伤后昏迷时间超过 30 min 为判定脑挫裂伤的参考时限。

(2) 生命体征改变：多有明显改变，一般早期都有血压下降，脉搏细弱及呼吸浅快，这是因为受伤后脑功能抑制所致，常于伤后不久逐渐恢复，如果持续低血压，应注意有无复合损伤，反之，若生命征短期内迅即自行恢复且血压继续升高，脉压加大，脉搏洪大有力，脉率变缓，呼吸亦加深变慢，则应警惕颅内血肿和 (或) 脑水肿，肿胀，脑挫裂伤患者体温，亦可轻度升高，一般约 38℃，若持续高热则多伴有下丘脑损伤。

(3) 头痛，呕吐 ：头痛症状只有在患者清醒之后才能陈述；如果伤后持续剧烈头痛，频繁呕吐；或一度好转后又复加重，应究其原因，必要时可行辅助检查，以明确颅内有无血肿，对昏迷的患者，应注意呕吐时可能误吸，有引起窒息的危险。

(4) 癫痫：早期性癫痫多见于儿童，表现形式为癫痫大发作和局限性发作，发生率约 5%～6%。

(5) 神经系统体征：依损伤的部位和程度而不同，如果仅伤及额，颞叶前端等所谓"哑区"，可无神经系统缺损的表现；若是脑皮质功能区受损时，可出现相应的瘫痪，失语，视野缺损，感觉障碍以及局灶性癫痫等征象，脑挫裂伤早期没有神经系统阳性体征者，若在观察过程中出现新的定位体征时，即应考虑到颅内发生继发性损害的可能，及时进行检查。

(6) 脑膜刺激征：脑挫裂伤后由于蛛网膜下隙出血，患者常有脑膜激惹征象，表现为闭目畏光，蜷屈而卧，早期的低烧和恶心呕吐亦与此有关，颈项抵抗力约于 1 周左右逐渐消失，如果持续不见好转，应注意有无颅颈交界处损伤或颅内继发感染。

3. 诊断与鉴别诊断　根据病史和临床表现及 CT 扫描，一般病例诊断无困难，脑挫裂伤可能合并一些其他疾病，因此要进行细致，全面检查，以明确诊断，及时处理。

脑挫裂伤患者往往有意识障碍，常给神经系统检查带来困难，对有神经系统阳性体征的患者，可根据定位征象和昏迷情况，判断受损部位和程度，凡意识障碍 严重，对外界刺激反应差的患者，即使有神经系统缺损存在，也很难确定，尤其是有多处脑挫裂伤或脑深部损伤的患者，定位诊断困难，常需依靠 CT 扫描及其他必 要的辅助检查做出确切的诊断。

CT 扫描：脑挫裂伤区可见点片状高密度区，或高密度与低密度互相混杂，同时脑室可因脑水肿受压变形，弥散性脑肿胀可见于一侧或两侧大脑半球，侧脑室受压缩小或消失，中线结构向对侧移位，并发蛛网膜下隙出血时，纵裂池呈纵形宽带状高密度影，脑挫裂伤区脑组织坏死液化后，表现为 CT 值近脑脊液的低密度区，可长期存在。

MRI(磁共振成像)：一般极少用于急性脑挫裂伤患者诊断，因为其成像较慢且急救设备不能带入机房，但 MRI 对小的出血灶，早期脑水肿，脑神经及颅后窝结构显示较清楚，有其独具优势。

腰椎穿刺：有助于了解脑脊液中情况，可以此与脑震荡鉴别，同时，能够测定颅内压及引流血性脑脊液。由于 CT 的普及，在患者入院急症时腰椎穿刺不再使用。因为腰椎穿刺不但时间长，有一定危险，而且无法做出定位诊断。另外，对有明显颅内高压的患者，应忌腰穿检查，以免促发脑疝。腰椎穿刺仅用于无明显颅内高压的脑挫裂伤蛛网膜下隙出血的住院患者。

4. 治疗

(1) 治疗原则

1) 轻症可按脑震荡处理。

2) 保持呼吸道通畅。

3) 防治脑水肿：①限制入水量。②脱水治疗。③激素治疗。④冬眠低温治疗。⑤巴比妥昏迷治疗。

4) 伤情严重者选择手术减压治疗。

5) 对症支持治疗。

6) 神经营养性药物治疗。

7) 加强护理、预防并发症治疗。

(2) 用药原则

1) 轻症患者，对症处理即可，如头痛者可给予罗通定、索米痛片等镇痛剂，失眠者可使用安定、苯巴比妥等药物。

2) 重症患者进行脱水治疗。

3) 症状较重者给予抗生素预防感染，特别注意肺部和泌尿道感染。

4) 不能进食者注意补充液体和电解质。

5) 注意支持疗法，如输血、补充人血白蛋白。

6) 给予神经营养性药物。

(3) 中医治疗

以开窍通闭治疗为主。

1) 伤后即昏迷者为气闭脑窍，针刺人中、十宣，嗜睡者针百会。

2) 置有鼻管者可以苏合香丸、安宫牛黄丸调汁注入。

3) 有去皮质强直、角弓反张者宜平肝熄风，用镇肝熄风汤；如昏迷难醒；或神情呆滞，口眼㖞斜，口角流涎等，宜化痰通窍，方用涤痰汤或温胆汤加活血祛瘀之品，煎汁自鼻管注入。

5. 预后　脑挫裂伤较轻者，意识障碍程度不深，据一般的统计，GCS 在 8 分以上者，90% 的患者预后良好。脑挫裂伤严重者，意识障碍程度较深，无自主动作，肌张力低下或增高，深浅反射消失，有或无病理反射，眼球不动，无角膜反射，双侧瞳孔对光反射消失，呼吸有鼾声，血压偏高，GCS 为 5 分以下者，90% 预后不良。在颅内压监护下，颅内压超过 5.3 kPa(40 mmHg)，经治疗后不能降至 2.7 kPa(20 mmHg) 以下者，预后亦较差。

二、颅骨骨折

颅骨 (skull) 是类似球形的骨壳，容纳和保护颅腔内容物。分颅盖和颅底两部分。颅骨骨折是指头部骨骼中的一块或多块发生部分或完全断裂的疾病，多由于钝性冲击引起。颅骨结构改变大多不需要特殊处理，但如果伴有受力点附近的颅骨内的组织结构损伤，如血管破裂、脑或颅神经损伤，脑膜撕裂等，则需要及时处理，否则可引起颅内血肿、神经功能受损、颅内感染及脑脊液漏等严重并发症，影响预后。

(一) 颅盖骨折

颅盖骨折，即颅骨穹隆部骨折，顶骨及额骨骨折多见，枕骨和颞骨骨折次之。骨折形态主要包括以下 3 类。线形骨折、凹陷性骨折和粉碎性骨折。其中，闭合性线性颅盖骨折常不需做外科处理，但如引起颅内血肿、脑脊液漏、外伤性气颅等并发症时，则需按各类并发症的治疗原则进行针对性的治疗。开放性线性颅盖骨折，在头皮清创中一般也不需做特殊处理，但如骨折处有明显的污染，难以清洗干净时，则应去除污染的骨折边缘。凹陷骨折，尤其是粉碎性骨折，多伴有脑和脑膜的挫裂伤，在受伤的近期，可出现颅内血肿、脑水肿等并发症，远期则可能出现癫痫等，因此，大多数凹陷性骨折需要外科手术处理。

(二) 颅骨凹陷性骨折

颅骨凹陷性骨折 (depressed fracture of the skull) 指骨折局部以骨板凹陷 (多 0.5 cm 以上) 为主要特征的一类骨折，它可以单独或与线状骨折合并发生。一般在致伤物作用面较局限、作用力较大且作用速度不快时才能形成，最多见于钝器打击时，也能见于锐器砍伤时。凹陷性骨折一般较局限，能较好地反映致伤物作用面的大小和形状。

1. 临床表现

(1) 症状与体征：在软组织出血不多时，通过头部触诊可以确定较大的凹陷性骨折。较小的凹陷性骨折，与边缘较硬的头皮下血肿难于区分，需借助 X 线平片加以鉴别。如果陷入的骨折片压迫或刺伤脑组织，临床上可出现损害部位的脑局灶性损害症状和体征，并出现局限性癫痫等。若并发颅内血肿，则可出现颅内压增高和脑受压症状。凹陷性骨折刺破静脉窦可引起致命的大出血，如静脉窦受压影响血液回流，也可引起颅内压增高。

(2) 影像学检查

1)X 线平片检查：骨折线为低密度，呈线状、星状或分叉状。凹陷骨折为颅骨全层向颅内凹陷，骨折线呈不规则状或环状。

2) 头颅 CT 检查：有助于了解脑组织损伤及颅内出血情况。

2. 手术技术

(1) 适应证与禁忌证

1) 适应证：①凹陷超过 1 cm 者；②骨折位于运动区，引起偏瘫、失语或局灶性癫痫者；③骨折片刺破硬脑膜，并发脑组织挫裂伤或脑内血肿者；④骨折位于大静脉窦表面，造成血流受阻，引起颅内压增高者；⑤骨折位于前额，严重影响美观者。

2) 禁忌证：①深度小于 1 cm 的非功能区凹陷骨折，无脑受压症状者；②无颅内压增高的静脉窦区的轻度凹陷者，③婴幼儿的"乒乓球样"凹陷骨折。

(2) 术前准备

1) 麻醉：一般采用局部麻醉，婴幼儿或难以配合手术者采用气管内插管全身麻醉。

2) 术前询问病史，进行全身体格和神经系统检查，并阅读辅助检查资料，明确诊断，制订手术方案。

3) 向病员及 (或) 家属交代病情、手术必要性、危险性及可能发生的情况。

4) 剃去局部或全部头发，头皮清洗、消毒。

5) 备血，进行术前、麻醉前用药。

(3) 手术入路与操作

1) 体位与皮肤切口：额区和顶区凹陷性骨折的患者取仰卧位；颅骨骨折位于颞区时取仰卧位，头偏健侧；颅骨骨折位于枕部者可取侧卧位或俯卧位。围绕骨折区做马蹄形皮瓣，切口距离骨折区外缘 1 ～ 2 cm 左右。皮瓣翻向颅底侧，常可见骨膜破裂。将骨膜向四边剥离后，暴露颅骨。

2) 凹陷骨折的撬掀整复：如果凹陷骨折范围不大，程度较轻微时，手术切口可绕骨折外围做一马蹄形皮瓣，于凹陷区近旁钻孔，小心于硬脑膜外放入骨撬，达凹陷中心处，然后将其撬起。如有脑脊液或脑组织碎片流出，应适当扩大钻孔，找到硬脑膜破口，清除坏死的脑组织或血肿，并修补硬脑膜。如果硬脑膜未破，但张力较高，呈紫色时，应切开硬脑膜探查，以防硬脑膜下或脑内血肿。

3) 凹陷骨折的骨瓣取下整复：如骨折区范围较大，撬掀法整复困难时，可在骨折区外缘钻 4 个孔，再锯开。取下整块骨瓣，将其整复后放回原处并用丝线、钢丝或颅钉固定。

4) 凹陷骨折片的切除：碎骨片应该摘除，先取出游离小骨片，再把其余骨片摘除；如骨折片嵌入骨折边缘区，不可强拉；可将此处的颅骨边缘用咬骨钳咬去，再切除碎骨片。当骨折位于静脉窦表面时，应在做好止血和输血的充分准备下，先于骨折边缘一旁颅骨上钻孔，然后围绕骨折环形咬去正常颅骨，使骨折区游离后整块切除。

5) 静脉窦修补：小破口可用吸收性明胶海绵压迫止血，为防止滑脱，可用缝线或生物胶固定。大破口在上述止血法无效时，可用丝线直接缝合。

6) 硬脑膜下探查和缝合硬脑膜：切除骨折片后，用咬骨钳修整骨折边缘。如果硬脑膜未破，色泽正常，张力不高时，可不切开硬脑膜，否则应在硬脑膜上切一小口，探查硬脑膜下。如硬脑膜已损伤，即通过硬脑膜切口清除坏死脑组织和血肿，然后修补缝合硬脑膜，悬吊硬脑膜于骨窗四周软组织上，以防硬脑膜剥离而发生硬脑膜外血肿。

7) 分层缝合头皮切口。

(4) 术中注意事项：骨折片取出后应检查局部硬脑膜有无破损，必要时切开硬脑膜查看脑组织，排除脑内血肿。硬脑膜应该严密缝合，有缺损时可将邻近的骨膜翻转修复，以防脑脊液漏。也可用骨折碎片拼补在骨缺损区。骨瓣复位后应认真检查，确定无出血才能分层缝合头皮。如果颅骨缺损过大，或骨折片已不适用于颅骨修补，则可采用人工材料修补术。

(5) 术后处理

1) 密切观察神志、瞳孔、生命体征、语言反应、肢体活动等情况，行意识状况 (GCS) 评分，每 1 ～ 2 h1 次，必要时复查头颅 CT。

2) 应用广谱抗生素，预防感染。

3) 应用止血药物：如巴曲酶、氨甲苯酸、氨基己酸等，连续 2 ～ 3 d。

4) 应用抗癫痫药：如苯妥英钠、丙戊酸钠等，特别是伴有脑损伤者需要长期服用。

5) 脱水剂的应用：对伴有脑损伤患者，应用 20% 甘露醇液静脉滴注，根据脑损伤程度，每日 2 ～ 3 次。

6) 颅骨缺损最大直径大于 3 cm，或缺损部位位于功能区或前额部有碍于美观者，可在半年后做颅骨修补术。

3. 并发症及其防治

(1) 颈内动脉海绵窦瘘：颈内动脉海绵窦瘘 (CCF) 是指颅内海绵窦段的颈内动脉本身或其在海绵窦段内的分支破裂，与海绵窦之间形成异常的动、静脉沟通，导致海绵窦内的压力增高而出现一系列临床表现。人体内唯一的一处动脉通过静脉的结构即是海绵窦，又因为高发概率的颅脑外伤，故海绵窦区极易发生动静脉瘘，其中 TCCF 占 70% 以上。自 1974 年 Serbinenko 首次报道以可脱球囊栓塞治疗 TCCF 获得成功，随着医学影像的飞速发展和栓塞材料的不断改进，以及 30 多年来栓塞技术的不断完善，血管内治疗已成为治疗 CCF 的首选方法。

(2) 外伤性癫痫：外伤性癫痫是指继发于颅脑损伤后的癫痫性发作，可发生在伤后的任何时间，早者于伤后即刻出现，晚者可在头伤痊愈后多年后开始突然发作。并非所有的脑外伤患者都并发癫痫，发病的时间、情况不同，差异也很大。外伤性癫痫的发生以青年男性为多，可能与头伤机会较多有关。另外，遗传因素与外伤癫痫亦有一定关系。一般说来，脑损伤愈重并发癫痫的机会愈大，并且开放性脑损伤较闭合性者多。

外伤后早期 1 周以内的短暂的抽搐，多无重要临床意义，此后也不再发作者，无须特殊治疗。对反复发作的早期或中期癫痫则应给予系统的抗癫痫药物治疗。一般应根据发作类型用药，如大发作和局限性发作，选用抗癫痫药物的顺序为苯妥英钠、苯巴比妥、卡马西平、丙戊酸钠；小发作则常用丙戊酸钠、乙琥胺，地西泮 (安定) 或苯巴比妥；精神运动发作则首选卡马西平，其次为苯妥英钠、苯巴比妥、扑米酮、丙戊酸钠或地西泮 (安定)；肌阵挛发作则宜选用地西泮 (安定)、硝西泮或氯硝西泮。用药的原则是使用最小剂量，完全控制发作，又不产生不良反应，故剂量应该从小开始，逐渐增加剂量到完全控制发作。所选定的药物一旦有效，最好是单一用药，不轻易更换，并行血药浓度监测，维持血药浓度直至完全不发作 2 ～ 3 年，再根据情况小心逐步缓慢减药，若达到完全停药后仍无发作，则可视为临床治愈。对少数晚期难治性癫痫经系统的药物治疗无效时，则需行手术治疗，在脑皮质脑电图监测下将脑瘢痕及癫痫源灶切除，约有半数以上的患者可获得良好效果。皮质上的癫痫放电灶则宜采用软膜下灰质切除的方法。

(3) 头部外伤后感染：闭合性头部损伤后颅内外的感染均不多见，主要的感染是开放性颅脑损伤，特别是火器伤损伤。

1) 头皮感染：①头皮脓肿：急性头皮感染多为伤后初期处理不当所致，常在皮下组织层发生感染，局部有红、肿、热、痛，耳前、耳后或枕下淋巴结肿大及压痛，由于头皮有纤维隔与帽状腱膜相连，故炎症区张力较高，患者常疼痛难忍，并伴全身畏寒、发热等中毒症状，严重时感染可通过导血管侵入颅骨及 (或) 颅内。治疗原则是早期可给予抗菌药物及局部热敷，后期形成脓肿时，则应施行切开引流，持续全身抗感染治疗 1 ～ 2 周。②帽状腱膜下脓肿：帽状腱膜下疏松间隙的化脓性感染，容易扩散，但常限定在帽状腱膜的附丽缘，大量积脓可达 100 ～ 200 ml。脓肿源于伤后头皮血肿感染或颅骨骨髓炎，在小儿偶尔可因头皮输液或穿刺而引起。治疗时，除应用抗菌药物外，应及时切开引流。③骨髓炎：骨髓炎为一种骨的感染和破坏，可由需氧或厌氧菌，分枝杆菌及真菌引起。骨髓炎好发于长骨，糖尿病患者的足部或由于外伤或手术引起的穿透性骨损伤部位。儿童最常见部位为血供良好的长骨，如胫骨或股骨的干骺端。颅盖部急性骨髓炎常表现为头皮水肿、疼痛、局部触痛，感染向颅骨外板骨膜下扩散时，可出现波特水肿包块。在早期该病容易被忽略，X 线平片上，只有在感染 2 ～ 3 周之后方能看到明显的脱钙和破坏征象。慢性颅骨骨髓炎，常表现为经久不愈的窦道，反复溃破流脓，有时可排出脱落的死骨碎片。此时 X 线平片较易显示虫蚀状密度不均的骨质破坏区，其间有时可见密度较高的片状死骨影像，有些慢性颅骨骨髓炎病例，也可在破坏区周围出现骨质硬化和增生，通过 X 线平片可以确诊。颅骨骨髓炎的治疗，应在抗菌治疗的同时施行手术，切除已失去活力和没有血液供应的病骨。

2) 硬脑膜外积脓：颅骨骨髓炎较易伴发硬脑膜外积脓，有时亦可因开放性颅骨骨折后清创不彻底而引起，这时头皮伤口常已愈合。发病早期患者多有头痛、发热等，脓肿形成后，可出现颅内压增高及局部脑组织受压症状，如偏瘫、失语等。CT 检查可见，出现类似硬脑膜外血肿的梭形影像，早期呈低密度，1 周以后渐变为等密度或高密度影。由于病灶区硬脑膜有炎性肉芽增生，内凸的硬脑膜显著强化，表现为特征性的致密弧形带。

硬脑膜外积脓应行手术治疗，清除硬脑膜外脓液及肉芽组织，伴颅骨骨髓炎者须同时切除病骨，对靠近上矢状窦或横窦的硬脑膜外积脓，应警惕血栓性静脉窦炎。一般在清除脓肿后，应继续抗菌治疗 3 ～ 4 周，同时，酌情给予抗凝治疗，预防静脉窦血栓形成。

3) 硬脑膜下积脓：是指位于硬脑膜与蛛网膜之间的硬脑膜下腔化脓性感染，很少见。常见病因为中耳炎、乳突炎、额窦炎、颅骨骨髓炎和颅脑损伤继发感染所致。可同时并发化脓性脑膜炎，脑胀肿或硬脑膜外脓肿，由于硬脑膜下腔间隙大，因此，一旦发生硬脑膜下脓肿，其积脓量可达数十到数百毫升不等，临床症状也较重。多数患者有中毒症状，寒战高热，颈强直，并迅速发展的偏瘫、偏身感觉障碍及偏盲。治疗主要钻孔引流，全身使用抗生素，如及时治疗，多数患者预后良好。

一般主张硬脑膜下积脓的治疗应采用钻孔引流及冲洗的方法，即在积脓区的中心及稍低部位钻孔，切开硬脑膜，排除脓液，放入导管 (用导尿管) 用抗生素溶液反复缓慢冲洗。术后留置导管，常规引流、冲洗及给药。全身应用抗生素。

4) 脑膜炎：脑膜炎是一种娇嫩的脑膜或脑脊膜 (头骨与大脑之间的一层膜) 被感染的疾病。此病通常伴有细菌或病毒感染身体任何一部分的并发症，比如耳部、窦或上呼吸道感染。细菌型脑膜炎是一种特别严重的疾病需及时治疗。如果治疗不及时，可能会在数小时内死亡或造成永久性的脑损伤。病毒型脑膜炎则比较严重但大多数人能完全恢复，少数遗留后遗症。

细菌性脑膜炎的治疗，应及时查明病原菌，尽早应用能透过血脑脊液屏障的强效抗生素，在全身用药的同时，应行鞘内注射抗生素治疗。

5) 脑室炎：脑室炎是指发生在脑室系统及其周围的炎症。以化脓性脑室液为特征，较一般颅内感染病情凶险，死亡率高。脑室炎是一种以脑室内液细胞增多 (100 个以上的多形核白细胞)、糖降低及脑室内液出现细菌为特征的感染。它好发于 G- 杆菌性脑膜炎的早产儿，脑室内异物存留的患者如脑室心房/脑室腹腔分流术、脑室外引流术及穿通伤，以及脊膜膨出的儿童。其中以分流引起者最多见。

细菌性脑室炎的治疗与脑膜炎相似，应尽早查清致病菌，进行药物敏感试验，选用能穿透血脑脊液屏障的强效抗生素及药物，及早给药。如果脑室系统无梗阻，选用的抗菌药物有效，感染常能得以控制。若是脑室系统有阻塞，或抗生素药效较差时，则应在全身用药的同时，反复进行脑室穿刺引流，并经脑室内给药，必要时行双管冲洗引流。

6) 脑脓肿：脑脓肿是指化脓性细菌感染引起的化脓性脑炎、脑化脓及脑脓肿包膜形成，少部分也可是真菌及原虫侵入脑组织而致脑脓肿。常见的致病菌为金黄色葡萄球菌、变形杆菌、大肠杆菌和链球菌。脑脓肿的处理原则是：在脓肿尚未完全局限以前，应进行积极的抗炎症和控制脑水肿治疗。脓肿形成后，手术是唯一有效的治疗方法。

外伤性脑脓肿的治疗，与耳源性或血源性脑脓肿基本相同，一般在脓肿还未形成前，仍处于化脓性脑炎阶段，可以采用非手术方法，给予大剂量的强效抗生素。

(4) 其他并发症

1) 颅内低压综合征：系指患者侧卧腰穿压力在 7.84 kPa 以下所产生的综合性综合征，临床表现与颅内压增高相类似，只因处理方法各异，必须慎加区别。正常颅内压的范围，由腰椎穿刺测定应在 7.84 ～ 11.8 kPa(80 ～ 120 mmH$_2$O) 之间。一般颅脑损伤后的颅内压，常有不同程度的升高，而表现为低颅压者较少，间或有些患者伤后早期曾经有过颅内压升高，嗣后又出现颅内低压，其发生率约为 5%。

治疗上应注意卧床休息，采取平卧或头低足高位；同时大量补充液体，口服或静脉滴注，必要时腰椎穿刺注入滤过的空气或氧气，隔日 1 次；可用普鲁卡因行一侧或双侧颈交感神经节封闭；如有脑脊液漏，长期不愈者，应进行修补术。

2) 静脉窦血栓形成：闭合性颅脑损伤时，颅内静脉窦可因骨折片的刺入或压迫而受损，常继发静脉窦血栓形成。有时损伤轻微，甚至静脉窦表面看不出明显改变，但由于伴有血液浓缩、血流缓慢和凝血机制增强等因素，也可出现本病。发病部位以上矢状窦较为多见，其他静脉窦发生较少。

多采用非手术疗法，给以脱水药物减轻脑水肿，并应用低分子右旋糖酐 -40 及血管扩张药。有骨折片压迫，致静脉窦闭塞，出现明显症状者须手术治疗，将骨片撬起复位或摘除碎骨片，解除对静脉窦的压迫。术前要做好输血准备，以防术中大出血。单纯因静脉窦血栓引起颅内压增高以致威胁患者视力或生命时，可行颞肌下减压术。

3) 脑脂肪栓塞：颅脑损伤合并四肢骨折，继发脑脂肪栓塞者并不少见。多为长骨骨折后骨髓腔内的脂肪进入脑血管所致，少数肥胖型伤员，在遭到大面积的挤压伤时，脂肪经静脉或淋巴管进入血循环而形成脂肪栓子也可引起脑脂肪栓塞。治疗措施：将骨折肢体固定并抬高，避免粗暴的整复和按摩，以防止脂肪继续进入血循环内；采用 5% 碳酸氢钠静脉滴注，扩张血管，改善脑血循环，并可使脂肪与之结合，而逐渐溶解脂肪栓子；应用溶血脂类药物，如去氢胆酸钠静脉滴注；应用大剂量的肾上腺皮质激素，小剂量肝素注射，降低血小板黏着性；应用低分子右旋糖酐 -40，可以降低血液黏滞性，改善血液循环；控制癫痫发作；也可给予大量维生素 B、吸氧及降温等治疗。

4) 脑外伤后综合征：脑外伤所引起的精神障碍常见的有两类。一类以持续的心理功能缺损为主，如记忆障碍；另一类以情绪障碍与无力状态较为常见，由于症状不容易被发现而常被忽视。除了器质性因素外，个体的神经类型、素质特点、外伤后的心理社会因素也在疾病的发生和发展中起了一定作用。

在伤后急性期内，伤员应安静休息，少用脑力，避免阅读长篇刊物，对暂时出现的头部症状的必然性做好解释工作，解除伤员的思想顾虑，进行适当的对症治疗。

(三) 颅底骨折

颅底骨折大多为颅盖和颅底的联合骨折，绝大多数为线形骨折。

1. 病因

(1) 颅盖骨折延伸而来。

(2) 暴力作用于附近的颅底平面。

(3) 头部挤压伤，暴力使颅骨普遍弯曲变形所致。

(4) 个别情况下，垂直方向冲击头顶部或从高处坠落时，臀部着地。

按其解剖部位分为：颅前窝骨折；颅中窝骨折；颅后窝骨折。颅底骨折一般为闭合性损伤，骨折本身无须特殊处理，主要针对颅内、颅底严重的并发伤及预防感染。一般预后较佳。

2. 临床表现

(1) 颅前窝骨折：常累及额骨眶板和筛骨，引起的出血经前鼻孔流出；或流进眶内，眶周皮下及球结合膜下形成瘀血斑，称之"熊猫"眼征。骨折处脑膜破裂时，脑脊液可经额窦或筛窦由前鼻孔流出，成为脑脊液鼻漏，空气也可经此逆行进入颅腔内形成颅内积气。筛板及视神经管骨折可引起嗅神经和视神经损伤。

(2) 颅中窝骨折：常累及颞骨岩部，脑膜和骨膜均破裂时，脑脊液经中耳由鼓膜裂孔流出形成脑脊液耳漏；如鼓膜完好，脑脊液则经咽鼓管流往鼻咽部，常合并第Ⅶ或Ⅷ颅神经损伤。如骨折累及蝶骨和颞骨内侧可伤及脑垂体和第Ⅱ、Ⅲ、Ⅳ、Ⅴ及Ⅵ颅神经。如果伤及颈内动脉海绵窦段可形成颈内动脉海绵窦瘘而出现搏动性突眼；颈内动脉如在破裂孔或在颈内动脉管处破裂，则可发生致命性鼻出血或耳出血。

(3) 颅后窝骨折：骨折累及颞骨岩部后外侧时，多在伤后 2 ～ 3 日出现乳突部皮下瘀血。骨折累及枕骨基底部时可在伤后数小时出现枕下部肿胀及皮下瘀血；骨折累及枕大孔或岩骨尖后缘，尚可出现个别或全部后组颅神经 (即Ⅸ～Ⅻ颅神经) 受累的症状，如声音嘶哑，吞咽困难。

3. 影像学检查

(1)X 线平片：不易显示颅底结构，对诊断意义不大。

(2)CT 检查扫描：可利用窗宽和窗距调节，清楚显示骨折的部位，有重要价值。

(3)MRI 扫描检查：对颅后窝骨折亦有重要意义，尤其是对颅颈交界区的损伤更具有参考价值。

4. 诊断

(1) 颅前窝骨折：眶周皮下及眼球结合膜下瘀血，表现"熊猫"眼征。鼻腔流血并伴脑脊液鼻漏。可合并嗅神经、视神经、脑垂体、丘脑和额叶脑挫伤症状。

(2) 颅中窝骨折：外耳道流血并脑脊液耳漏，常伴有听神经、面神经、三叉神经、外展神经和颞叶脑损伤症状。少数患者合并颈内动脉 - 海绵窦瘘或外伤性动脉瘤。

(3) 颅后窝骨折：乳突皮下瘀血、肿胀、压痛，有时咽后壁肿胀、瘀血或脑脊液漏。可合并舌咽神经、迷走神经、副神经、舌下神经和小脑、脑干损伤症状。

5. 治疗

(1) 颅底骨折治疗原则

1) 脑脊液漏者，鼻部或外耳道局部消毒，不宜填塞冲洗，不要擤鼻，保持于脑脊液不漏体位。全身抗感染治疗。

2) 着重脑损伤、颅神经损伤和其他并发伤的治疗。

3) 脑脊液漏持续 2 ～ 3 周以上或伴颅内积气引起脑受压，应开颅手术修补漏孔。

4) 合并视神经、面神经损伤，应早期行神经管减压术。

(2) 颅底骨折用药原则

1) 伤后立即使用精制破伤风抗毒素，选择易透过血脑屏障的抗生素，如青霉素、氯霉素，联合用药预防感染，静脉用药为主。

2) 发生颅内感染后，应取炎性分泌物或脑脊液作细菌培养和药敏试验，选择有效抗生素。头孢他啶对严重的颅内感染有较理想的效果。

3) 合并脑损伤者，按脑损伤治疗。

6. 并发症及其防治

(1) 脑脊液鼻漏及耳漏：因颅底骨折伴发的脑脊液漏约占闭合性颅脑损伤的 2%，占颅骨骨折的 5% 左右。

骨折累及额窦、筛窦、蝶窦甚至岩骨均可形成鼻漏，但以累及额窦和筛窦者多见。

骨折累及岩骨的脑脊液漏，如鼓膜完整，脑脊液可经耳咽管由鼻腔流出形成鼻漏。如鼓膜同时破裂，或骨折线伸延到外耳道壁，则脑脊液直接由外耳道流出，形成耳漏。

多数脑脊液漏经非手术疗法可治愈，但少数需手术治疗。脑脊液漏的修补手术可有两种入路，一种是硬脑膜内入路，另一种为硬脑膜外入路。硬脑膜外入路的优点是可以不切开硬脑膜，但其缺点是：①可使硬脑膜的破口增大，在修补操作上也比较困难，失败率高；②手术显露受限，漏口可被遗漏；③术后硬脑膜外残腔较大，容易发生感染。故目前除对蝶窦和一部分岩骨骨折所致者可采用硬脑膜外入路外，对发生率高的额窦和筛窦，以及一些岩骨骨折者，多采用经硬脑膜内的手术方法。

(2) 脑神经损伤：脑神经经由颅底的裂隙孔洞而出颅，所以当颅底因损伤而骨折时，容易合并脑神经损伤。因而脑神经损伤多与颅底骨折有关，但没有颅底骨折的其他类型颅脑损伤也可累及脑神经。脑神经损伤病变包括神经挫伤及神经断裂，脑神经被骨折片、骨痂或血肿压迫，也会出现相应的功能障碍。镜检可见损伤的神经变性、坏死、出血、脱髓鞘及轴索弯曲、变形、断裂和收缩球形成。病变轻时，可在数周或数月内恢复正常，重时可永久性损伤。12 对脑神经均可因颅脑损伤而合并损伤，出现与之功能障碍相应的症状和体征。

1) 嗅神经损伤：真正的嗅神经很短，迄今尚无原发性嗅神经病的报告，常与其他颅神经疾病合并存在或继发于其他疾病，主要症状为嗅觉障碍。颅脑损伤患者伴嗅神经损伤者为3% ～ 10%，半数以上的嗅神经损伤是额部直接暴力所致，嗅神经丝在穿过筛板处被撕脱，同时伴有鼻旁窦骨折。约有 1/3 的患者系由枕部受力所引起的对冲性额叶底部挫裂伤所致。伤后随即出现一侧或双侧嗅觉减退或丧失，并常伴有脑脊液鼻漏。若为部分嗅觉障碍，日后可有不同程度的好转，于恢复之前常出现异常嗅觉。若系双侧完全嗅觉丧失，持续 2 个月以上者，则常难恢复。

2) 视神经损伤：视神经 (optic nerve) 损伤称之为外伤性视神经炎病变 (traumatic optic neuropathy)，是颅脑损伤中常见和严重的并发症之一，约占颅脑外伤的 2% ～ 5%。

按受伤的原因分为车祸伤、坠落伤和打击伤等，其中最常见的是车祸伤。由于解剖结构和生理学特点，90% 以上的视神经损伤是视神经管段的间接性损伤。锐器刺伤视神经引起的直接损伤以及视神经其他部位的直接损伤在临床上比较少见。间接性视神经损伤是指眼眶外侧，一般指眉弓颞上部受到撞击，外力通过颅骨传递至视神经管，引起视神经管变形或骨折，造成视神经损伤而引起的视力、视野障碍。

视神经损伤的部位，可以在眶内或视神经管段，亦可在颅内段或视交叉部。视神经损伤后，患者立即表现出视力障碍，如失明、视敏度下降、瞳孔间接对光反射消失等。视神经损伤的治疗较困难，对已经断离的视神经尚无良策。若系部分性损伤或属继发性损害，应在有效解除颅内高压的基础上，给予神经营养性药物及血管扩张剂，必要时可行血液稀释疗法，静脉滴注低分子右旋糖酐 -40 及丹参注射液，改善末梢循环，亦有学者采用溶栓疗法。视神经管减压手术，仅适用于伤后早期视力进行性障碍，并伴有视神经管骨折变形、狭窄或有骨刺的患者。对于那些伤后视力立即丧失且有恢复趋势的伤员，手术应视为禁忌。

3) 动眼神经损伤：常为颅前窝骨折累及蝶骨小翼所致，亦可因颅中窝骨折穿过海绵窦而引起，偶尔继发于颈内动脉海绵窦瘘、动脉瘤或海绵窦血栓。动眼神经完全麻痹时，患者伤后随即出现上睑下垂、瞳孔散大、光反射消失，眼球偏向外侧稍下方，且向上、向下、向内的运动及辐辏功能丧失。如系不完全麻痹时，则上睑下垂和瞳孔散大程度较轻，但患者常有复视，特别是向健侧凝视时更为明显，向患侧看时可减轻或消失。若患者属脑干损伤，累及动眼神经核，或伴有颅内继发血肿引起颞叶钩回疝时，亦可出现动眼神经麻痹的症状，应谨慎加鉴别，前者常波及双眼，后者则继发于进行性颅内压增高和脑受压，且多为单眼，但对伤后持续昏迷的患者有时易于混淆，须借助于影像学辅助检查，加以识别。

对外伤性动眼神经损伤尚无特殊治疗方法，主要靠神经营养性药物及血管扩张剂。轻度复视可及时进行斜视矫正训练，尤其是儿童更宜尽早矫治。对完全麻痹 1 年以上的重症患者，可行眼科斜视纠正术及上睑下垂整形术，亦有助于改善功能和容貌。

4) 三叉神经损伤：三叉神经是包括感觉和运动的混合神经，管理头面部包括鼻腔、口腔的感觉及咀嚼肌的运动，其中枢在脑桥，因此当颜面损伤或脑干损伤时，如眼眶上缘骨折、上颌骨骨折、岩骨嵴骨折时，可导致其功能障碍，出现其分支供应范围的剧烈疼痛，或感觉的减退或消失、角膜反射的减弱或消失、咀嚼运动障碍等。

三叉神经损伤的治疗主要依靠药物和理疗。少数出现顽固性疼痛发作，可施行射频损毁术或手术治疗。

5) 展神经损伤：展神经单侧损伤较双侧者多，其完全性损伤可使眼球内斜、外展不能，部分性损伤时患者仅在向患侧凝视时出现复视。治疗目前尚无良策。眼科斜视矫正手术至少应在伤后半年至 1 年才能考虑。

6) 滑车神经损伤：滑车神经损伤可因蝶骨小翼骨折或眼眶骨折累及上斜肌的滑车部而引起，但明显的滑车神经麻痹多为眶后出血所致。其临床特点是当患者向下凝视时出现复视，尤其是近距离注视时更为显著。患者常诉下楼梯时出现双影，移步艰难，故多采取倾斜头部的姿势，以纠正复视。

滑车神经损伤的治疗目前亦无良策，除对症治疗之外，有学者将断离之滑车神经再缝合取得成功，但为数甚少。

7) 面神经损伤面：神经亦为混合神经，其中枢在脑桥，经颞骨岩部的面神经管，自茎乳孔出颅，在腮腺深面分支呈放射状分布于面部表情肌和运动肌。由于其在岩部面神经管行程较长，因此当岩部骨折时易伤及面神经干，表现为伤侧额纹消失，不能闭眼，口角向健侧歪斜（周围性面瘫）。若其皮质或脑干的中枢损伤，则为对侧下半部面肌瘫痪，鼻唇沟变浅，口角轻度下垂，但皱眉、蹙额、闭眼无障碍（中枢性面瘫）。

治疗方面，由于面神经损伤后恢复的可能性较大，早期处理应以非手术治疗为主，采用地塞米松及适量脱水以减轻创伤反应及局部水肿，给予神经营养性药物及钙离子阻滞剂，改善神经代谢及血管供血状况，常能促进神经功能恢复。外科治疗仅用在神经已经断离或严重面瘫，经 4～6 个月的非手术治疗毫无效果的患者。其目的不仅能恢复面肌的运动功能，而且有益于矫正容貌，解除患者心理上的压力。

8) 听神经损伤：听神经自内耳孔入颅，终止于脑桥延脑沟外侧部的耳蜗神经核，传导听觉。而且其中还有司职位置感觉的神经纤维。因此当颅底岩部骨折时可被累及，且常与上述面神经同时受伤，而出现听力丧失，平衡失调并周围性面瘫。

听神经损伤的治疗，目前尚无良策，仍以药物治疗为主，急性期可给予激素及适量脱水以减轻局部水肿、促进神经营养及供血状况，使用神经生长因子等改善神经功能。对后期经久不愈的耳鸣及眩晕，则需依靠适量的镇静剂来抑制或减轻症状，如苯巴比妥、美克洛嗪、氯丙嗪或异丙嗪等。对个别严重耳鸣或眩晕、久治无效者可考虑耳科手术治疗，破坏迷路或选择性切断前庭神经。

9) 后组脑神经损伤：舌咽神经、迷走神经、副神经及舌下神经属后组颅神经，多因骨折线波及颈静脉孔及舌下神经孔所致。舌咽神经受损后患者吞咽困难，患侧咽反射消失或减退，舌后 1/3 味觉丧失；迷走神经受损表现为伤侧软腭运动障碍，声带麻痹而声嘶；副神经受损时可见患侧胸锁乳突肌及斜方肌瘫痪，患者出现垂肩；舌下神经损伤则半侧舌肌萎缩，伸舌偏向患侧。

后组脑神经损伤治疗，仍以神经营养药物及血管扩张剂为主，同时可以配合针灸、理疗，吞咽困难者可放置胃管。

三、头皮损伤

头皮是颅脑部防御外界暴力的表面屏障，具有较大的弹性和韧性，对压力和牵张力均有较强的抗力。故而暴力可以通过头皮及颅骨传入颅内，造成脑组织的损伤，而头皮却完整无损或有轻微的损伤。头皮的结构与身体其他部位的皮肤有明显的不同，表层毛发浓密、血运丰富，皮下组织结构致密，有短纤维隔将表层、皮下组织层和帽状腱膜层连接在一起，三位一体不易分离，其间富含脂肪颗粒，有一定保护作用。帽状腱膜与颅骨骨膜之间有一疏松的结缔组织间隙，使头皮可赖以滑动，故有缓冲外界暴力的作用。

头皮损伤是原发性颅脑损伤中最常见的一种，它的范围可由轻微擦伤到整个头皮的撕脱伤，其意义在于头皮损伤有助于颅脑损伤的部位及轻重的判断。头皮损伤往往都合并有不同程度的颅骨及脑组织损伤，可作为颅内感染的入侵门户及引起颅内的继发性病变，所以头皮损伤后的重建已越来越受到重视。

（一）头皮擦伤

1. 临床表现

(1) 头皮表层不规则轻微损伤。

(2) 有不同深度的表皮质脱落。

(3) 有少量出血或血清渗出。

2. 诊断要点 损伤仅累及头皮表层。

3. 治疗原则 处理时一般不需要包扎，只需将擦伤区域及其周围头发剪去，用肥皂水及生理盐水洗净，拭干，涂以红汞或甲紫即可。

（二）头皮挫伤

1. 临床表现

(1) 头皮表面可见局限性的擦伤，擦伤处及其周围组织有肿胀、压痛。

(2) 有时皮下可出现青紫、瘀血。

(3) 可同时伴有头皮下血肿。

2. 诊断要点 损伤仅累及头皮表层及真皮层。

3. 治疗原则 将损伤局部头皮消毒包扎即可，亦可在涂以红汞或甲紫后采用暴露疗法，注意保持伤口干燥。

（三）头皮血肿

头皮富含血管，遭受钝性打击或碰撞后，可使组织内血管破裂出血，而头皮仍属完整。头皮出血常在皮下组织中、帽状腱膜下或骨膜下形成血肿，其所在部位和类型有助于分析致伤机制，并能对颅骨和脑的损伤做出估计。

头皮富含血管，遭受各种钝性打击后，可导致组织内血管破裂出血，从而形成各种血肿。头皮出血常发生在皮下组织、帽状腱膜下或骨膜下并易于形成血肿。其所在部位和类型有助于分析致伤机制，并能对颅骨和脑的损伤做出估计。

1. 皮下血肿 头皮的皮下组织层是头皮血管、神经和淋巴汇集的部位，伤后易发生出血、水肿。

(1)临床表现：头皮的皮下组织层是头皮的血管、神经和淋巴汇集的部位，伤后易于出血、水肿。由于血肿位于表层和帽状腱膜之间，受皮下纤维隔限制而有其特殊表现：体积小、张力高；疼痛十分显著；扣诊时中心稍软，周边隆起较硬，往往误为凹陷骨折。

(2) 诊断要点：采用 X 线切线位拍片的方法或在血肿加压排开组织内血液和水肿后，即可辨明有无凹陷骨折。有助于排除凹陷骨折，以明确皮下血肿的诊断。

(3) 治疗原则：头皮下血肿多在数天后自行吸收，无须特殊治疗，早期给予冷敷以减少出血和疼痛，24～48 h 之后改为热敷以促进血肿吸收。

2. 帽状腱膜下血肿

(1) 临床表现：帽状腱膜下层是一疏松的蜂窝组织层，其间有连接头皮静脉和颅骨板障静脉以及颅内静脉窦的导血管。当头部遭受斜向暴力时，头皮发生剧烈的滑动，引起层间的导血管撕裂，出血较易扩散，常致巨大血肿。故其临床特点是：血肿范围宽广，严重时血肿边界与帽状腱膜附着缘一致，前至眉弓，后至枕外粗隆与上项线，两侧达颞弓部，恰似一顶帽子顶在患者头上。血肿张力低，波动明显，疼痛较轻，有贫血外貌。婴幼儿巨大帽状腱膜下血肿，可引起休克。

(2) 诊断要点：采用影像学检查结合外伤史及临床表现诊断。

(3) 治疗原则：对较小的血肿可采用早期冷敷、加压包扎，24～48 h 后改为热敷，待其自行吸收。若血肿巨大，则应在严格皮肤准备和消毒下，分次穿刺抽吸后加压包扎，尤其对婴幼儿患者，须间隔1～2天穿刺1次，并根据情况给予抗生素。血肿不消失或继续增大者，在排除颅骨骨折及颅内损伤后，可经套管针置入引流管引流数天，也可切开清除积血肿并止血，严密缝合伤口，加压包扎，并应用抗生素预防感染。血肿合并感染者应切开引流。婴幼儿的帽状腱膜下血肿可导致全身有效循环血量不足，必要时尚需补充血容量之不足。

3. 骨膜下血肿

(1) 临床表现：颅骨骨膜下血肿，除婴儿因产伤或胎头吸引助产所致者外，一般都伴有颅骨线形骨折。出血来源多为板障出血或因骨膜剥离而致，血液集积在骨膜与颅骨表面之间，其临床特征是：血肿周界止于骨缝，这是因为颅骨在发育过程中，将骨膜夹嵌在骨缝之内，故鲜有骨膜下血肿超过骨缝者，除非骨折线跨越两块颅骨时，但血肿仍将止于另一块颅骨的骨缝。

(2) 诊断要点：采用影像学检查结合临床表现诊断。

(3) 治疗原则：早期仍以冷敷为宜，但忌用强力加压包扎，以防血液经骨折缝流向颅内，引起硬脑膜外血肿，较大者应在严格备皮和消毒情况下施行穿刺，抽吸积血1～2次即可恢复。若反复积血则应及时行 CT 扫描或其他辅助检查。对较小的骨膜下血肿，亦可采用先冷敷，后热敷待其自行吸收的方法；但对婴幼儿骨膜下血肿，往往为时较久即有钙盐沉着，形成骨性包壳，难以消散，对这种血肿宜及时穿刺抽吸，在密切观察下小心加压包扎。

4. 新生儿头皮血肿及其处理

(1)胎头水肿：新生儿在分娩过程中,头皮受产道压迫,局部血液、淋巴循环障碍,血浆外渗,致使产生头皮血肿。表现为头顶部半圆形包块、表皮红肿，触之柔软，无波动感透光试验阴性。临床不需特殊处理，3～5天后可自行消失。

(2)帽状腱膜下血肿：出血量较大，血肿范围广。头颅明显肿胀变形，一般不做血肿穿刺而行保守治疗。血肿进行性增大。可试行压迫颞浅动脉，如果有效，可结扎该动脉。患儿如出现面色苍白、心率加快等血容量不足表现，应及时处理。

(3)骨膜下血肿(头血肿)：由于骨外膜剥离所致。多见于初产妇和难产新生儿，约25%

可伴有颅骨骨折。血肿多发于头顶部，表面皮肤正常，呈半圆形、光滑、边界清楚，触之张力高，可有波动感。以后由于部分血肿出现骨化，触之高低不平。常合并产瘤，早期不易发现。在 2～6 周逐渐吸收，如未见明显吸收，应在严格无菌条件下行血肿穿刺抽出积血，以避免演变成骨囊肿。

5. 并发症及其防治

(1) 头皮感染：急性头皮感染多为伤后初期处理不当所致，常发生于皮下组织，局部有红、肿、热、痛，耳前、耳后或枕下淋巴结有肿大及压痛，由于头皮有纤维隔与帽状腱膜相连，故炎症区张力较高，患者常疼痛难忍，并伴全身畏寒、发热等中毒症状'，严重时感染可通过导血管侵入颅骨及 (或) 颅内。治疗原则是早期可给予抗菌药物及局部热敷，后期形成脓肿时，则应施行切开引流，持续全身抗感染治疗 1～2 周。

(2) 帽状腱膜下脓肿：帽状腱膜下组织疏松，化脓性感染容易扩散，但常限定在帽状腱膜的附着缘。脓肿源于伤后头皮血肿感染或颅骨骨髓炎，在小儿偶尔可因头皮输液或穿刺引起。帽状腱膜下脓肿患者常表现头皮肿胀、疼痛、眼睑水肿，严重时可伴发全身性中毒反应。帽状腱膜下脓肿的治疗，除抗菌药物的应用外，均应及时切开引流。

(3) 骨髓炎颅盖部位的急性骨髓炎：多表现为头皮水肿、疼痛、局部触痛，感染向颅骨外板骨膜下扩散时，可出现波特水肿包块。颅骨骨髓炎早期容易忽略，X 线平片也只有在感染 2～3 周之后始能看到明显的脱钙和破坏征象。慢性颅骨骨髓炎则常表现为经久不愈的窦道，反复溃破流脓，有时可排出脱落的死骨碎片。此时 X 线平片较易显示虫蚀状密度不均的骨质破坏区，有时其间可见密度较高的片状死骨影像，为时过久的慢性颅骨骨髓炎，也可在破坏区周围出现骨质硬化和增生，通过 X 线平片可以确诊。颅骨骨髓炎的治疗，应在抗菌治疗的同时施行手术，切除已失去活力和没有血液供应的病骨。

(四) 头皮裂伤

头皮属特化的皮肤，含有大量的毛囊、汗腺和皮脂腺，容易隐藏污垢、细菌，容易招致感染。然而头皮血液循环十分丰富，虽然头皮发生裂伤，只要能够及时施行彻底的清创，感染并不多见。在头皮各层中，帽状腱膜是一层坚韧的腱膜，它不仅是维持头皮张力的重要结构，也是防御浅表感染侵入颅内的屏障。当头皮裂伤较浅，未伤及帽状腱膜时，裂口不易张开，血管断端难以退缩止血，出血反而较多。若帽状腱膜断裂，则伤口明显裂开，损伤的血管断端随伤口退缩、自凝，故而较少出血。

1. 头皮单纯裂伤

(1) 临床表现：常因锐器的刺伤或切割伤，裂口较平直，创缘整齐无缺损，伤口的深浅多随致伤因素而异，除少数锐器直接穿戳或劈砍进入颅内，造成开放性颅脑损伤者外，大多数单纯裂伤仅限于头皮，有时可深达骨膜，但颅骨常完整无损，也不伴有脑损伤。

(2) 诊断要点：详细询问伤情，并结合临床表现，必要时进行头颅影像学检查排除其他伤情。

(3) 治疗原则：处理的原则是尽早施行清创缝合，即使伤后逾时 24 h，只要没有明显的感染征象，仍可进行彻底清创一期缝合，同时应给予抗菌药物及 TAT 注射。

清创缝合方法：剃光裂口周围至少 8 cm 以内的头皮，在局麻或全麻下，用灭菌清水冲洗伤口，然后用消毒软毛刷蘸肥皂水刷净创部和周围头皮，彻底清除可见的毛发、泥沙及异物等，再用生理盐水至少 500 ml 以上，冲净肥皂泡沫。继而用灭菌干纱布拭干创面，以碘酒、酒精消毒伤口周围皮肤，对活跃的出血点可用压迫或钳夹的方法暂时控制，待清创时再一一彻底止血。常规铺巾后由外及里分层清创，创缘修剪不可过多，以免增加缝合时的张力。残存的异物和失去活力的组织均应清除，术毕缝合帽状腱膜和皮肤。若直接缝合有困难时可将帽状腱膜下疏松层向周围行分离，施行松解术之后缝合；必要时亦可将裂口作 S 形、三叉形或瓣形延长切口，以利缝合，一般不放皮下引流条。伤口较大且污染明显者，缝合后应作低位戳口置引流条，并于 24 h 后拔除。伤后已 2 ～ 3 天者也可一期清创缝合或部分缝合加引流。术后抗菌治疗并预防性肌内注射破伤风抗毒素 (TAT)1 500 U。

2. 头皮复杂裂伤

(1)临床表现：常为钝器损伤或因头部碰撞在外物上所致，裂口多不规则，创缘有挫伤痕迹，创内裂口间尚有纤维相连，没有完全断离，即无"组织挫灭"现象，在法医鉴定中，头皮挫裂伤创口若出现"组织挫灭"，常暗示系金属类或有棱角的凶器所致。伤口的形态常能反映致伤物的大小和形状。这类创伤往往伴有颅骨骨折或脑损伤，严重时亦可引起粉碎性凹陷骨折或孔洞性骨折穿入颅内，故常有毛发或泥沙等异物嵌入，易致感染。检查伤口时慎勿移除嵌入颅内的异物，以免引起突发出血。

(2) 诊断要点：详细询问伤情，并结合临床表现，必要时进行头颅 X 线片或 CT 检查排除其他伤情。

(3) 治疗原则：处理的原则亦应及早施行清创缝合，并常规用抗生素及 TAT。

清创缝合方法：术前准备和创口的冲洗清创方法如上所述。由于头皮挫裂伤清创后常伴有不同程度的头皮残缺，应注意头皮小残缺的修补方法。

对复杂的头皮裂伤进行清创时，应做好输血的准备。机械性清洁冲洗应在麻醉后进行，以免因剧烈疼痛刺激引起心血管的不良反应。对头皮裂口应按清创需要有计划地适当延长，或作附加切口，以便创口能够一期缝合或经修补后缝合。创缘修剪不可过多，但必须将已失去血供的挫裂皮缘切除，以确保伤口的愈合能力。对残缺的部分，可采用转移皮瓣的方法，将清创创面闭合，供皮区保留骨膜，以中厚断层皮片植皮覆盖之。

3. 头皮撕裂伤

(1) 临床表现：大多为斜向或切线方向的暴力作用在头皮上所致，撕裂的头皮往往是舌状或瓣状，常有一蒂部与头部相连。头皮撕裂伤一般不伴有颅骨和脑损伤，但并不尽然，偶尔亦有颅骨骨折或颅内出血。这类患者失血较多，但较少达到休克的程度。

(2) 诊断要点：详细询问伤情，并结合临床表现，头颅影像学检查可排除其他伤情。

(3) 治疗原则：由于撕裂的皮瓣并未完全撕脱，常能维持一定的血液供应，清创时切勿将相连的蒂部扯下或剪断。有时看来十分窄小的残蒂，难以提供足够的血供，但却出乎意料的使整个皮瓣存活。

清创缝合方法：已如前述，原则上除小心保护残蒂之外，应尽量减少缝合时的张力，可采用帽状腱膜下层分离，松解裂口周围头皮，然后予以分层缝合。若张力过大，应首先保证皮瓣基部的缝合，而将皮瓣前端部分另行松弛切口或转移皮瓣加以修补。

四、脑挫裂伤

脑挫裂伤是指头部外伤后脑组织发生的器质性损伤。在颅脑损伤中较为常见，一般发生在着力部位或对冲部位，严重时可造成脑深部结构的损伤。损伤的脑组织呈不同的点片状出血、破裂、水肿和坏死，常合并有邻近部位局灶性脑水肿或弥散性脑肿胀以及不同程度的颅内血肿。根据暴力大小、损伤机制和损伤部位，脑挫裂伤有轻重程度之分。临床表现大多为昏迷的时间较长、有神经系统定位体征及脑膜刺激征。伤情严重或处理不及时，致残率和死亡率均很高。

（一）临床表现

脑挫裂伤的临床表现因致伤因素和损伤部位的不同而各异，悬殊甚大，轻者可没有原发性意识障碍，如单纯的闭合性凹陷性骨折，头颅挤压伤即有可能属此情况，而重者可致深度昏迷，严重功能损伤，甚至死亡。

1. 意识障碍　是脑挫裂伤最突出的临床表现之一，伤后多立即昏迷，由于伤情不同，昏迷时间由数分钟至数小时，数天，数月乃至迁延性昏迷不等，长期昏迷者多有广泛脑皮质损害或脑干损伤存在，一般常以伤后昏迷时间超过 30 min 为判定脑挫裂伤的参考时限。

2. 生命体征改变　多有明显改变，一般早期都有血压下降，脉搏细弱及呼吸浅快，这是因为受伤后脑功能抑制所致，常于伤后不久逐渐恢复，如果持续低血压，应注意有无复合损伤，反之，若生命征短期内迅即自行恢复且血压继续升高，脉压加大，脉搏洪大有力，脉率变缓，呼吸亦加深变慢，则应警惕颅内血肿和（或）脑水肿，肿胀，脑挫裂伤患者体温，亦可轻度升高，一般约 38℃，若持续高热则多伴有下丘脑损伤。

3. 头痛，呕吐　头痛症状只有在患者清醒之后才能陈述；如果伤后持续剧烈头痛，频繁呕吐；或一度好转后又复加重，应究其原因，必要时可行辅助检查，以明确颅内有无血肿，对昏迷的患者，应注意呕吐时可能误吸，有引起窒息的危险。

4. 癫痫　早期性癫痫多见于儿童，表现形式为癫痫大发作和局限性发作，发生率约 5%～6%。

5. 神经系统体征　依损伤的部位和程度而不同，如果仅伤及额，颞叶前端等所谓"哑区"，可无神经系统缺损的表现；若是脑皮质功能区受损时，可出现相应的瘫痪，失语，视野缺损，感觉障碍以及局灶性癫痫等征象，脑挫裂伤早期没有神经系统阳性体征者，若在观察过程中出现新的定位体征时，即应考虑到颅内发生继发性损害的可能，及时进行检查。

6. 脑膜刺激征　脑挫裂伤后由于蛛网膜下隙出血，患者常有脑膜激惹征象，表现为闭目畏光，蜷屈而卧，早期的低烧和恶心呕吐亦与此有关，颈项抵抗力约于 1 周左右逐渐消失，如果持续不见好转，应注意有无颅颈交界处损伤或颅内继发感染。

（二）影像学检查

腰椎穿刺有助于了解脑脊液中情况，可以此与脑震荡鉴别，同时能够测定颅内压及引流血性脑脊液，由于 CT 的普及，在患者入院急症时腰椎穿刺不再使用，因为腰椎穿刺不但时间长，有一定危险，而且无法做出定位诊断，另外，对有明显颅内高压的患者，应忌腰穿检查，以免促发脑疝，腰椎穿刺仅用于无明显颅内高压的脑挫裂伤蛛网膜下隙出血的住院患者。

1. 颅骨 X 线平片　多数患者可发现颅骨骨折，颅内生理性钙化斑（如松果体）可出现移位。

2. CT 扫描　脑挫裂伤区可见点片状高密度区，或高密度与低密度互相混杂，同时脑室可因脑水肿受压变形，弥散性脑肿胀可见于一侧或两侧大脑半球，侧脑室受压缩小或消失，中线结构向对侧移位，并发蛛网膜下隙出血时，纵裂池呈纵形宽带状高密度影，脑挫裂伤区脑组织坏死液化后，表现为 CT 值近脑脊液的低密度区，可长期存在。

3.MRI 一般极少用于急性脑挫裂伤患者诊断，因为其成像较慢且急救设备不能带入机房，但 MRI 对小的出血灶，早期脑水肿，脑神经及颅后窝结构显示较清楚，有其独具优势。

4.脑血管造影 在缺乏 CT 的条件下，病情需要可行脑血管造影排除颅内血肿。

(三) 治疗及预后

脑挫裂伤的治疗当以非手术治疗为主，应尽量减少脑损伤后的一系列病理生理反应、严密观察颅内有无继发血肿、维持机体内外环境的生理平衡及预防各种并发症的发生。除非颅内有继发性血肿或有难以遏制的颅内高压需手术外，一般不需外科处理。

1.非手术治疗 同颅脑损伤的一般处理。

(1) 严密观察病情变化：伤后 72 h 以内每 1 ～ 2 小时 1 次观察生命体征、意识、瞳孔改变。重症患者应送到 ICU 观察，监测包括颅内压在内的各项指标。对颅内压增高，生命体征改变者及时复查 CT，排除颅内继发性改变。轻症患者通过急性期观察后，治疗与脑震荡相同。

(2) 保持呼吸道通畅：及时清理呼吸道内的分泌物。昏迷时间长，合并颌面骨折，胸部外伤、呼吸不畅者，应早行气管切开，必要时行辅助呼吸，防治缺氧。

(3) 对症处理高热、躁动、癫痫发作，尿潴留等，防治肺部泌尿系统感染治疗上消化道溃疡等。

(4) 防治脑水肿及降低颅内压：

①卧床：如无明显休克，头部应抬高 15 ～ 30°，以利静脉回流及减轻头部水肿。

②严格控制出入量：通常给予每天 1 500 ～ 2 000 ml，以等渗葡萄糖盐水和半张 (0.5%) 盐水为主，不可过多。但在炎夏、呕吐频繁或合并尿崩症等情况时，要酌情增加入量，达到出入量基本平衡，以免过分脱水导致不良后果。另外，每天入量应在 24 h 内均匀输入，切忌短时快速输入。

③脱水利尿治疗：目前最常用药物有渗透性脱水药和利尿药两类。

A.渗透性脱水药有：甘露醇、甘油制剂、二甲亚砜 (DMSO)、浓缩血浆、人体人血白蛋白等。

B.利尿药有：利尿酸钠、呋塞米、双氢克尿噻、氨苯喋啶、乙酰唑胺等。

甘露醇：常配制成 20% 溶液，成人每次 0.25 ～ 1 g/kg，每 4 ～ 12 小时 1 次。该药毒性和反跳作用小，降压效果显著，为目前最常用药物。注入速度，一般 100 ～ 120 滴 /min，紧急时，可从静脉快速推注。甘露醇的药理作用在给药后 15 ～ 30 min 出现，其作用维持 90 min ～ 6 h。甘油果糖：静脉注射 250 ～ 500 ml，每 8 ～ 12 小时 1 次。浓缩血浆及人体人血白蛋白：为胶体脱水药，不仅可发挥脱水效能，且可补充蛋白质。浓缩血浆系将一单位干燥血浆，用半量稀释液溶解后输注；人体人血白蛋白，常用量为 10 g，2 次 /d，静脉滴注或缓慢推注。利尿酸钠和呋塞米：均为强有力的利尿药物，主要药理作用为抑制肾小管对钠、钾、氯的重吸收，从而产生利尿作用，脑水肿伴心功能不良或肺水肿的患者，更为适用。利尿酸钠，成人剂量 25 ～ 50 mg；呋塞米，成人剂量 20 ～ 40 mg，肌内注射或用 10% 葡萄糖水 20 ml 溶解后，由静脉缓缓注入。

上述两药，均使大量电解质由尿中排出，故用药期间，要注意电解质变化，随时予以纠正。双氢克尿噻和氨苯喋啶：两药作用机制均为抑制肾小管对钠、氯离子的重吸收，但前者增加钾排出，后者有钾潴留作用，故两药常合并使用。双氢克尿噻，成人每次 25 mg，3 次 /d；氨苯喋啶 50 mg，3 次 /d。乙酰唑胺：能抑制碳酸酐酶的活性，减少肾小管内氢、钠离子交换，使大量钠离子排除，起到利尿作用。另外，该药尚有抑制脉络丛分泌作用，降低颅压，成人每次 0.25 ～ 0.5 g，3 次 /d。

脱水药虽可降低颅压，但使用不当，亦可产生不良后果，所以，需注意以下几点：没有排除颅内血肿 (尤其是硬脑膜外血肿) 前，不宜于伤后立即给予脱水药物，因脑体积缩小后，反而有助于颅内出血。一旦出现脑疝时，为了争取抢救时间，防止脑干受压过重，发生不可逆性损害，则可在术前快速注入甘露醇等脱水药。脱水利尿药均可使水分、电解质大量丧失，长期用药者，更需密切注意，随时纠正。有心功能损害，而又须用渗透性脱水药者，宜减量或用药前先给予强心药 (如毛花苷 C 0.4 mg)，以防止血容量骤然改变时，引起不良后果。休克、严重肾功能不全者，用药应慎重。其他对抗脑水肿措施，尚有高压氧治疗、适当过度换气和巴比妥药物疗法等方法。

(5) 改善微循环：严重脑挫裂伤后，患者微循环有明显变化，表现血液黏度增加，红细胞血小板易聚积，因此引起微循环淤滞、微血栓形成，导致脑缺血缺氧，加重脑损害程度。可采取血液稀释疗法，低分子右旋糖酐静脉滴注。

(6) 外伤性 SAH 患者：伤后数天内脑膜刺激症状明显者，可反复腰椎穿刺，将有助于改善脑脊液循环，促进脑脊液吸收，减轻症状，另可应用尼莫地平，防治脑血管痉挛，改善微循环，减轻脑组织缺血、缺氧程度，从而减轻继发性脑损害。

(7) 保持呼吸道通畅：此类患者昏迷均较严重，伤后常有剧烈呕吐、舌后坠，有时咳嗽及吞咽功能障碍亦可发生，故极易出现呼吸道机械性阻塞，造成脑缺氧和加重脑水肿。因立即清除呼吸道分泌物，牵出舌头，将患者改为侧卧位。估计昏迷时间较长，合并严重颌面伤及胸部伤，或伤后有呕吐物误吸者，为确保呼吸道通畅，减少肺部并发症，应及时行气管切开。如有高碳酸血症或低氧血症时，必须及早行气管切开和呼吸机维持正常呼吸，使 PaO_2 维持在 9.3 kPa(70 mmHg) 以上，$PaCO_2$ 保持在 4.7 ～ 5.3 kPa(35 ～ 40 mmHg)。

(8) 亚低温疗法：目前国内外亚低温治疗方法已比较规范，主要包括全身降温和局部降温。头部局部降温通常难以使脑温降至亚低温水平，而全身降温方法比较可靠。患者躺在降温冰毯上，通过体表散热使中心体温和脑温降至所需温度，通常为 32℃～ 35℃。根据病情需要维持 2 ～ 14 天。由于患者在接受亚低温治疗和复温过程中会发生寒战，故在实施亚低温治疗时应使用适当剂量肌肉松弛药和镇静药以防寒战。

临床通常使用的肌肉松弛药和镇静药为阿曲库铵、安定和冬眠宁。常用剂量：静推阿曲库铵 25 mg 或安定 10 ～ 20 mg；500 ml 生理盐水 + 阿曲库铵 200 ～ 400 mg+ 冬眠宁 100 mg 静脉滴注，20 ～ 40 ml/h。静脉滴注肌松和镇静药速度和用量取决于患者的体温、血压、脉搏和肌松程度。若患者的体温已降至亚低温水平、血压和脉搏平稳、肌松状况良好，肌松和镇静药速度和用量可减少。若患者的体温难以降至亚低温水平，患者躁动不安，应加大肌松和镇静药速度和用量。特别值得注意的是对于使用适当剂量肌肉松弛药和镇静药的患者，必须使用呼吸机，以防肌肉松弛药和镇静药所致的呼吸麻痹。另外，婴幼儿及高龄患者、循环功能明显紊乱者，不宜行亚低温疗法。

(9) 肾上腺皮质激素：目前常用的药物为地塞米松、甲基泼尼松龙。本药能抑制脂质过氧化反应，稳定细胞膜的离子通道，改善血 - 脑脊液屏障，增加损伤区血循环，减轻脑水肿的作用。伤后用药愈早愈好。常规用药为甲基泼尼松龙 40 mg，1～4 次 /d；地塞米松 5～10 mg，2～4 次 /d，静脉注射。近来有人主张"大剂量短程冲击疗法"，地塞米松首次 5 mg/kg 静脉推注，6 h 重复 1 次，以后 1 mg/kg，6 小时 1 次，共 6 次，再用常规剂量 3 天，停药。甲基强地松龙首次 30 mg/kg 静脉推注，6 h 后重复 1 次，以后 15 mg/kg，6 小时 1 次，2 天后改常规剂量，用药 3 天停药。但其疗效仍存在较大的争议。

(10) 其他药物治疗：主要有以下药物：三磷腺苷 (ATP)、辅酶 A(CoA)、细胞色素 C、镁制剂、大剂量维生素 C(200 mg/kg)、尼莫地平、脑活素 (cerebrolysin)、胞磷胆碱 (citicoline)、神经节苷脂 (gangliosides)、纳洛酮 (naloxone)、吡拉西坦和吡硫醇注射液等。因严重颅脑损伤后病理生理变化十分复杂，至今尚在继续探索中。上述一些药物广泛用于临床均有一定效果，但尚需继续深入完善，方可形成定论。颅脑损伤的治疗是一种综合性治疗，不可单靠哪一种去完善治疗，是要结合临床实际，选择性地应用。

(11) 对症治疗：包括控制癫痫发作，制止躁动，可应用抗癫痫药物，如苯妥英钠、苯巴比妥钠、丙戊酸钠、安定等口服或注射。极度躁动时，可适当采用冬眠药物，有精神症状可用百忧解、奋乃静、三氟拉嗪等。整个治疗中，尚须用抗生素或磺胺类药预防和治疗感染。

(12) 护理：是艰苦而又细致的工作，尤其在重型颅脑损伤，护理更显得重要。颅脑伤护理的重点，在伤后 3 天左右，以严密观察病情及时发现继发性病变为主；3 天后，应以预防肺部并发症及其他感染为主，晚期则需保证营养供给，防止褥疮，功能训练等。

2. 手术治疗　原发性脑挫裂伤一般不需要手术治疗，但当有继发性损害引起颅内高压甚至脑疝形成时，则有手术必要。对伴有颅内血肿 30 ml 以上、CT 示占位效应明显、非手术治疗效果欠佳时或颅内压监护压力超过 4.0 kPa(30 mmHg) 或顺应性较差时，应及时施行开颅手术清除血肿。对脑挫裂伤严重，因挫裂组织及脑水肿而致进行性颅内压增高，降低颅压处理无效，颅内压达到 5.33 kPa(40 mmHg) 时，应开颅清除糜烂组织，行内、外减压术，放置脑基底池或脑室引流；脑挫裂伤后期并发脑积水时，应先行脑室引流待查明积水原因后再给予相应处理。近年来国内外采用标准外伤大骨瓣方法治疗严重广泛脑挫裂伤、恶性颅内高压取得良好效果，值得临床推广应用。

康复治疗可行理疗、针灸、高压氧疗法。另可给予促神经功能恢复药物如胞磷胆碱等。

脑挫裂伤较轻者，意识障碍程度不深，据一般的统计，GCS 在 8 分以上者，90% 的患者预后良好。脑挫裂伤严重者，意识障碍程度较深，无自主动作，肌张力低下或增高，深浅反射消失，有或无病理反射，眼球不动，无角膜反射，双侧瞳孔对光反射消失，呼吸有鼾声，血压偏高，GCS 为 5 分以下者，90% 预后不良。在颅内压监护下，颅内压超过 5.3 kPa(40 mmHg)，经治疗后不能降至 2.7 kPa(20 mmHg) 以下者，预后亦较差。

第四节 颅内肿瘤

颅内肿瘤可发生于任何年龄，但以 20～50 岁为最多。少年儿童以颅后窝及中线肿瘤较多见，主要为髓母细胞瘤、颅咽管瘤及室管膜瘤。成年人则以大脑半球胶质细胞瘤为最多，如星形细胞瘤、胶质母细胞瘤，其次为脑膜瘤、垂体腺瘤及听神经瘤等，这些肿瘤均以 40 岁左右为发生的高峰。至于老年人，以胶质母细胞瘤及转移瘤为多。颅内原发性肿瘤发生率的性别差异不明显，男性稍多于女性。

一、脑膜瘤

脑膜瘤多为良性，只有极少数为恶性，发病率占颅内肿瘤的第二位，仅次于胶质瘤。2007年，WHO 将脑膜肿瘤分为四大类：脑膜上皮细胞肿瘤、间叶性肿瘤、原发性黑色素细胞性病变、血管网状细胞瘤。各大类肿瘤再细分，共有脑膜肿瘤四十余种。脑膜肿瘤占颅内原发肿瘤的 14.4%～19.0%，平均发病年龄 45 岁，男女发病率之比为 1：8，儿童少见。

（一）病理

脑膜瘤呈球形生长，与脑组织边界清楚。瘤体剖面呈致密的灰色或暗红色的组织，有时瘤内含砂粒体。瘤内坏死可见于恶性脑膜瘤。脑膜瘤有时可使其临近的颅骨受侵而增厚或变薄。肿瘤大小可由直径 1 cm 厘米直至 10 余 cm。瘤体多为球形、锥形、扁平形或哑铃形。常见的脑膜瘤有以下各型：

1. 内皮型 是最常见的类型。多见于大脑镰、蝶骨嵴和嗅沟。肿瘤由蛛网膜上皮细胞组成。细胞的大小形状变异很大，有的细胞很小呈梭形，排列紧密；有的细胞则很大，胞核圆形，染色质细而少，可有 1～2 个核仁，胞质丰富均匀。瘤细胞呈向心性排列成团状或呈条索状，瘤细胞之间血管很少，无胶原纤维。

2. 成纤维型 由成纤维细胞和胶原纤维组成，瘤细胞成纵行排列，偶呈栅栏状。细胞间有大量粗大的胶原纤维，常见砂粒小体。

3. 血管型 瘤内有丰富的血管及许多血窦，血管外壁或间质中的蛛网膜上皮细胞呈条索状排列，胶原纤维很少。肿瘤生长快时，血管内皮细胞较多，分化不成熟，常可导致血管管腔变小闭塞。血管周围常有类似血管内皮的多角形细胞。

4. 砂粒型 瘤内含有大量砂粒体，细胞排列成漩涡状，血管内皮肿胀，玻璃样变后钙化。

5. 混合型或移行型 此型脑膜瘤中含上述四型成分，但不能肯定以哪种成分为主时，可称为混合型脑膜瘤。

6. 恶性脑膜瘤 有些脑膜瘤的生长特性,细胞形态具有恶性肿瘤的特点,而且可以发生转移。这类肿瘤开始可能属良性，以后出现恶性特点，特别是对一些多次复发的脑膜瘤应想到恶性变的可能。恶性脑膜瘤生长较快，向周围组织内生长，瘤细胞常有核分裂象，易恶变为肉瘤。在上述的良性脑膜瘤中，以血管型脑膜瘤最常发生恶变。另外，恶性脑膜瘤可发生颅外转移，多向肺转移，也可以经脑脊液在颅内种植。

7. 脑膜肉瘤 肿瘤从一开始就是恶性的，具有肉瘤的形态特点，临床较少见，多见于 10 岁以下儿童。病情发展快，术后迅速复发，可见远处转移。肿瘤位于脑组织中，有浸润、形状不规则、边界不清、质地软、易碎，瘤内常有坏死、出血及囊变。瘤细胞有三种类型，即纤维型、梭状细胞型、多形细胞型，其中以纤维型恶性程度最高。

另外，有些作者将脑膜的黑色素瘤也归于脑膜瘤。

（二）临床表现

脑膜瘤多为良性，生长缓慢，病程较长，瘤体积较大。头痛和癫痫常为首发症状，老年患者尤以癫痫发作为首发症状。因肿瘤生长部位不同，还可出现相应的视力视野改变、嗅觉障碍、听觉障碍及肢体运动障碍等。虽瘤体较大，但大多数患者，尤其是老年患者，颅内压增高等临床症状并不明显，即使出现视神经萎缩，头痛也不剧烈，也没有呕吐。但生长于哑区的肿瘤体积较大且脑组织已无法代偿时，患者可出现颅内压增高症状，病情会突然恶化，甚至短时间内出现脑疝。脑膜瘤可致邻近颅骨骨质改变，骨板受压变薄或被破坏，甚至肿瘤穿破骨板侵犯致帽状腱膜下，此时头皮可见局部隆起。肿瘤还可致颅骨增厚，增厚的颅骨内可含肿瘤组织。

（三）诊断

脑膜瘤的临床特点是发病缓、病程长。不同部位脑膜瘤可有不同的临床表现，因成人发病较多，故凡成年人有慢性头痛、精神改变、癫痫、一侧或两侧视力减退甚至失明、共济失调或有局限性颅骨包块等，特别是伴有进行性加重的颅内压增高症状时，要考虑脑膜瘤的可能性。眼底检查常发现慢性视神经乳头水肿或已呈继发性萎缩。

肿瘤的确诊还需要依靠辅助性诊断检查。诊断脑膜瘤，具有重要参考价值的检查包括颅骨平片、CT或核磁共振（EMR）扫描和脑血管造影。不仅可以达到定位，还可以了解肿瘤大小和定性。

1.颅骨平片检查　由于脑膜瘤解剖上与颅骨的密切关系，以及共同的供血途径，极易引起颅骨的各种改变，头颅平片的定位征出现率可达 30% ～ 60%。颅内压增高症在没有 CT 诊断的情况下可达 70% 以上。主要表现有：

(1)局限性骨质改变　可出现内板增厚，骨板弥散增生，外板骨质增生呈针状放射。一般认为，肿瘤细胞到达硬膜后，通过血管途径进入颅骨，引起周围或骨细胞的增生反应。无论有无肿瘤细胞侵入，颅骨增生部位都提示为肿瘤的中心位置。脑膜瘤引起局部骨板变薄和破坏的发生率为 10% 左右。

(2)颅板的血管压迹增多：可见脑膜动脉沟增粗扭曲，最常见于脑膜中动脉沟。局部颅板板障静脉异常增多。

2.CT 扫描　在 CT 出现以前，根据患者的临床表现，再辅以头颅平片和脑血管造影，对脑膜瘤即可做出确诊。CT 的出现，使脑膜瘤的定位以及定性诊断水平大大提高。典型的脑膜瘤，在未增强的 CT 扫描中，呈现孤立的等密度或高密度占位病变。其密度均匀一致，边缘清晰，瘤内可见钙化。增强后可见肿瘤明显增强，尽管一部分肿瘤在脑血管造影中并非显示富于血管。这是因为对比剂从脑膜瘤四周的毛细血管直接进入脑组织内，二者间无血脑屏障。约 15% 脑膜瘤伴有不典型的坏死、囊变或瘤内出血。观察脑膜瘤在 CT 的表现，要注意肿瘤与邻近组织如颅骨、小脑幕、矢状窦的关系，因此行冠状及侧位的重建有时是很重要的。

肿瘤四周的脑水肿对判断肿瘤的生长速度是有帮助的。肿瘤生长缓慢，水肿可能很轻，甚至没有水肿，富于血管的脑膜瘤周围水肿多较广泛。偶尔脑膜瘤四周合并大片水肿，需与恶性脑膜瘤或脑转移癌相鉴别。脑膜瘤引起周围水肿的原因尚不十分清楚，可能与脑膜瘤患者的正常血脑屏障遭到破坏以及脑膜瘤组织分泌出某种物质有关。最近有人研究认为，幕上脑膜瘤周围的水肿与肿瘤的前列腺素水平或肿瘤黄体酮受体释放作用有关。

3. 脑血管造影　各种类型的脑膜瘤都是富于血管结构的。在 CT 临床应用以前，脑血管造影是诊断脑膜瘤的传统的重要手段。特别是近年来开展的数字减影技术 (DSA) 和超选择血管造影，对证实肿瘤的血管结构，肿瘤富于血管程度，主要脑血管的移位，以及肿瘤与大的硬膜窦的关系，窦的开放程度 (决定术中是否可以结扎) 都提供了必不可少的详细资料。同时造影技术也为术前栓塞提供了条件。对颅底和凸面脑膜瘤术前栓塞供应动脉，减少术中出血提供了帮助。

(四) 治疗

1. 手术　脑膜瘤是一种潜在可治愈性肿瘤，外科手术可治愈大多数脑膜瘤。影响手术类型的因素包括部位、术前颅神经损伤情况 (后颅凹脑膜瘤)、血管结构、侵袭静脉窦和包裹动脉情况。如患者无症状且全部肿瘤切除有产生难以接受的功能丧失的危险，应选择部分切除。对大脑凸面的脑膜瘤，力争全切肿瘤并要切除受累硬膜以减少复发机会。蝶骨翼内侧、眶、矢状窦、脑室、脑桥小脑角、视神经鞘或斜坡的脑膜瘤可能难以完全切除。对海绵窦脑膜瘤，要考虑到有损伤颅神经和颈内动脉的风险，外科治疗要求高，一般采取伽马刀治疗。手术能逆转大多数神经系统体征。

2. 立体定向放射外科　包括伽马刀、X 线刀和粒子刀。适用于术后肿瘤残留或复发、颅底和海绵窦内肿瘤，以肿瘤最大直径≤3 cm 为宜。伽马刀治疗后 4 年肿瘤控制率为 89%。本法安全、无手术的风险是其优点，但是长期疗效还有待观察。

3. 栓塞疗法　包括物理性栓塞和化学性栓塞两种，前者阻塞肿瘤供血动脉和促使血栓形成，后者则作用于血管壁内皮细胞，诱发血栓形成，从而达到减少脑膜瘤血供的目的。两法均作为术前的辅助疗法，且只限于颈外动脉供血为主的脑膜瘤。

4. 放射治疗　可作为血供丰富脑膜瘤术前的辅助治疗，适用于：①肿瘤的供血动脉分支不呈放射状，而是在瘤内有许多小螺旋状或粗糙的不规则的分支形成；②肿瘤以脑实质动脉供血为主；③肿瘤局部骨质破坏而无骨质增生。术前放射剂量一般 40 Gy1 个疗程，手术在照射对头皮的影响消退后即可施行；④恶性脑膜瘤和非典型脑膜瘤术后的辅助治疗，可延缓复发。

二、垂体腺瘤

垂体腺瘤是常见的颅内良性肿瘤，人口发病率一般为 1/10 万，有报道 7/10 万，在无选择性尸检中发生率 20～30%，可见于各个年龄段，30～60 岁发病最多，育龄妇女最常见。随着科学的发展，对垂体腺瘤的基础和临床研究有了许多新的突破性进展，从而增加了对本病的认识，提高了诊断及治疗水平。

垂体腺为人体内重要的内分泌腺体。近年来由于现代科学技术迅猛发展，对垂体腺瘤的临床和基础研究有很多进展，加深了对本病的认识，提高了垂体瘤的诊断和治疗水平。

(一) 分类

1. 按形态分类　按大体形态垂体腺瘤可分为：①微腺瘤：肿瘤直径＜1.0 cm；②大腺瘤：肿瘤直径＞1.0 cm；③巨大腺瘤：肿瘤直径＞3.0 cm。

2. 依据细胞质染色分类

(1) 嗜色细胞瘤：临床上发病率高，占 76%，为垂体瘤中最常见者。肿瘤分布于腺垂体的结节部，无分泌激素功能。

(2) 嗜酸性粒细胞腺瘤：发病率次之，约占 20%。肿瘤多局限于鞍内，较少发展成巨大型。有分泌激素功能。一般来讲，肿瘤体大小不与其内分泌障碍轻重平行。

(3) 嗜碱细胞腺瘤：发病率约占 6%。具有分泌激素的功能，可与皮质醇增多症同时存在。瘤体很小，一般不长出于蝶鞍之外，也不产生局部的压迫症状。

(4) 混合型垂体腺瘤：发病率低，兼有两种细胞成分，主要为难染色性与嗜酸性瘤细胞混合存在。

垂体恶性腺瘤很少见，仅占 2% ～ 3%，预后不良，可向蛛网膜下隙及神经系统外转移。亦有恶性泌乳素腺瘤的报道。

发生于神经垂体的肿瘤少见，多为胶质细胞瘤。

实际上这种依肿瘤细胞胞质的染色的方法分类法不能把形态和功能结合起来，不能反映肿瘤的性质。因为嗜酸性细胞可以是生长激素 (GH)、泌乳素 (PRL) 和大嗜酸性细胞；嗜碱性细胞可包括促肾上腺皮质激素 (ACTH) 细胞、促甲状腺素 (TSH) 细胞、促黄体激素 (LH) 细胞和促卵泡激素 (FSH) 细胞，而嫌色细胞则可包括 GH 细胞、PRL 细胞、TSH 细胞、LH 细胞、FSH 细胞等。

3. 垂体腺瘤新的分类方法　近年来，由于内分泌激素测定的进步和电子显微镜下观察超微结构及染色方法的改进，及特异性免疫组化染色在病理上的广泛应用，现在一个比较好的将形态 (组织化学和电镜) 和功能 (临床表现) 相结合的垂体腺瘤的新分类已形成。

(1) 泌乳素细胞腺瘤：PRL 腺瘤占垂体腺瘤的 40% ～ 60%。泌乳素是一种由泌乳素细胞分泌分子质量为 23 500 Da 的多肽激素。泌乳素细胞位于垂体的后外侧，占垂体腺细胞的 15% ～ 20%。泌乳素的生理功能是刺激乳腺发育，促进泌乳。在男性体内的功能还不十分清楚，但与精子发生有关。它与其他被下丘脑调控的垂体激素不同，泌乳素分泌主要受"抑制因子"的影响，多巴胺被认为是所谓的"泌乳素抑制因子"。

泌乳素肿瘤是垂体腺瘤中多见的一种，女性主要表现为停经、溢乳，阳痿是男性主要症状。3/4 的泌乳素细胞腺瘤在光学显微镜下是不染色的。其余为嗜酸性和混合染色。血浆中的泌乳素水平升高，当超过 2 000 ng/ml 时，称之为侵袭性泌乳素瘤。血浆中的泌乳素水平轻微升高不能诊断为泌乳素细胞腺瘤，因为下丘脑、垂体、垂体柄的任何损害都能干扰泌乳素抑制因子的释放，引起血浆中泌乳素水平的升高。病理表现为瘤细胞多为嫌色性，少数瘤细胞为嗜酸性。

(2) 生长激素细胞腺瘤：占垂体腺瘤的 20% ～ 30%。临床上主要表现为肢端肥大症或巨人症。血浆中 GH 水平升高，并引起全身代谢紊乱。

生长激素是一种分子质量为 21 000 Da 的单链多肽，由位于垂体侧方的细胞分泌。生长激素细胞占垂体腺细胞的 15% ～ 20%。根据细胞颗粒范围，光镜下表现为嗜酸性或嫌色的特点。腺瘤可以由有稠密颗粒或有稀疏颗粒的细胞构成，发生率基本相等。10% 肿瘤是由混合性细胞构成。生长激素细胞腺瘤患者中，血浆泌乳素水平会升高，这是由于腺瘤分泌两种激素或由于生长激素细胞腺瘤的生长干扰泌乳素抑制因子的释放，使血浆泌乳素水平继发升高。

(3) 促肾上腺皮质激素细胞腺瘤：占垂体腺瘤的 5% ～ 15%，其中约 80% 为微腺瘤。促肾上腺皮质激素是一种单链多肽，可以刺激肾上腺皮质，促进皮质醇分泌类固醇。腺瘤细胞有嗜碱性浓密分泌颗粒。15% ～ 20% 的腺垂体细胞为促肾上腺皮质激素细胞，位于腺垂体的中央，这是大多数促肾上腺皮质激素细胞微腺瘤位于垂体的原因。临床上表现为皮质醇增多症，可引起全身脂肪、蛋白质代谢和电解质紊乱。当切除肾上腺皮质后可出现反应性垂体瘤。

(4) 促性腺激素细胞腺瘤：很少单独存在，临床上表现为性功能失调，如阳痿、性欲减退等。尿促卵泡素 (FSH) 和促黄体生成素 (LH) 细胞约占正常垂体细胞的 10%，分布于整个垂体腺。

(5) 促甲状腺激素细胞腺瘤：甲状腺素刺激激素 (TSH) 细胞腺瘤很少见，小于 1%。临床上表现为甲亢或甲减。用免疫细胞化学染色呈 TSH 阳性。

(6) 无内分泌功能细胞腺瘤：占垂体腺瘤的 20% ～ 35%。在临床上和生化检查均无内分泌失调的表现，75% 无内分泌功能细胞腺瘤不染色，多见于中年男性和绝经后女性。当腺瘤长大，压迫视交叉和垂体组织则出现头痛、视功能障碍和垂体功能低下，大腺瘤伴有血浆 PRL 轻度升高 (＜ 100 ng/L)，多系垂体柄受压，而不是 PRL 腺瘤。临床上，此种腺瘤具有侵袭性，因为激素无异常改变，所以肿瘤生长的很大，患者多有视力的改变。

(7) 多分泌功能细胞腺瘤：腺瘤内可含有 2 种或 2 种以上的内分泌激素细胞，有多种内分泌功能失调症状。这些细胞可用免疫细胞化学染色法显示出。

(8) 恶性垂体腺瘤和浸润性腺瘤：恶性腺瘤或垂体腺癌占垂体腺瘤的 2% ～ 3%，且预后不良。可伴有蛛网膜下隙及神经系统外的转移，但少见。

约有 10% 垂体腺瘤具有侵袭性，可突破垂体窝、窝的硬膜和周围骨质呈广泛生长。多数侵袭性垂体腺瘤为稀疏颗粒，可以是激素分泌活跃，也可以产生泌乳素。

(二) 临床表现

1. 多发群体　垂体腺瘤占所有原发脑肿瘤的 10 ～ 15%。流行病学上的评估显示每 10 万人中的年发病率 8.2 ～ 14.7%，占原发颅内肿瘤的第三位，但是这些数据低估了垂体腺瘤的发病率，对一般人群无选择性的尸检研究显示：垂体微腺瘤的发病率约 20 ～ 25%，并被常规的 MRI 扫描中，10% 或更多的垂体具有轻微信号改变，提示有临床隐性的微腺瘤。因此可以得出，垂体腺瘤出现临床症状并需要干预的只占其中很少的一部分。发病率最高的年龄段是在 30 ～ 60 岁，一般的规律是，有功能性垂体腺瘤在年青成人中更常见；而无功能性垂体腺瘤随着年龄的增长变得更突出。垂体腺瘤在小儿中不常见，仅占原发小儿脑肿瘤的 2%。

2. 疾病症状　主要表现为三个临床症状中的一个或多个。

第一：垂体激素高分泌的某些特点表现出垂体功能亢进。

(1) 泌乳素腺瘤：是激素分泌性垂体腺瘤中最常见的一种，占 40 ～ 60%，多见于 20 ～ 30 岁的青年，女性患者显著多于男性。泌乳素腺瘤是导致高泌乳血症的诸多因素中最重要者。女性高泌乳素血症的患者中 35.7% 为垂体泌乳素腺瘤。而男性泌乳素腺瘤患者在男性高泌乳素血症患者中所占比例高达 58.4%。女性典型临床表现主要以泌乳素增高、雌激素减少所导致的闭经、溢乳、不育为临床特征。又称 Forbes-Albright 综合征；重者乏力、嗜睡、头痛、性功能减退、精神异常、骨密度增加、肥胖，有统计 1/3 的不孕患者为高泌乳素血症所致。男性患者少见，表现为性欲减退、阳痿、乳房发育、溢乳、胡须稀少，重者生殖器萎缩、精子少、活性低、不育。

(2) 生长激素腺瘤：其在激素分泌性垂体腺瘤中占 20 ～ 30%，就诊年龄多在 30 ～ 50 岁，由于肿瘤分泌生长激素过多，导致肢端肥大征，在青春期骨骺未融合前起病者表现为巨人症，少数患者于青春期起病，到成年后仍继续发展，表现为肢端肥大和巨人症。垂体生长激素腺瘤的特点是生长缓慢，早期微腺瘤，患者形体变化很小或不明显。常被忽视，随着肿瘤的增大，生长激素分泌增加，典型的临床表现才逐渐明显。肢端肥大表现为头颅面容宽大，眉弓凸起、颧骨高、下颌突起延长、鼻肥大、内脏肥大、甲状腺增大等，高血压、心脏肥大也是常见表现。呼吸道改变如舌咽喉及呼吸道管壁增生，导致睡眠呼吸暂停综合征、气道狭窄、肺功能受损伤、患者言语不清、声音低沉，发生呼吸道感染时病残率及病死率也明显增加。代谢改变，生长激素对胰岛素有对抗作用，并影响胰岛素对葡萄糖的反应，故可导致糖耐量异常、糖尿病。因其可使甘油三酯酶和脂蛋白酶的活性减低，而出现高甘油三酯血症，生长激素增高使肠道对钙的重吸收增加，使肾小球对磷的重新收增加，导致血钙、磷高、尿钙增高等，晚期患者由于正常垂体受压出现垂体功能低下，性腺功能受损最早最明显。生长激素垂体腺瘤患者死亡较早，50% 患者死于 50 岁以前，89% 的患者死于 60 岁以前。死因以心、脑血管和呼吸道并发症及垂体功能衰竭多见。

(3) 垂体促肾上腺皮质激素 (ACTH) 腺瘤：表现为库欣综合征，属于垂体源性库欣综合征。在分泌性垂体腺瘤中占 5 ～ 10%，是一种耗竭性疾病，极少自行缓解，若不及时治疗，病死率高。多为青壮年，女性多于男性。患者主要表现：代谢异常，脂肪代谢紊乱和分布异常引起的向心性肥胖、满月脸、水牛背、锁骨上脂肪垫；蛋白质分解代谢高于合成代谢导致皮肤菲薄、结缔组织减少、毛细血管扩张、骨质疏松，导致病理性骨折。糖代谢异常产生胰岛素拮抗，可导致糖耐量降低和糖尿病。水电解质紊乱，表现为低钾血症、低氯血症、高钠血症，水钠潴留导致高血压。性功能异常，过多皮质醇抑制垂体促性腺激素，导致相应的功能障碍，少数患者出现精神异常。青春期前发病者由于过量皮质醇抑制生长激素，会严重影响发育。皮质醇增多可导致血管粥样硬化，血管平滑肌及内皮细胞增殖，故晚期患者多并发心血管、脑血管疾病，晚期患者多因心脑血管疾病、呼吸系统疾病及感染性疾病死亡。

(4) 甲状腺刺激素细胞腺瘤：罕见。由于 TSH 分泌过多，$T_3 T_4$ 增高，临床表现甲亢症状，另有继发甲低负反馈引起 TSH 腺瘤。

(5) 促性腺激素细胞腺瘤：罕见，由于 FSH、LH 分泌过多，早期可无症状，晚期有性功能减低、闭经、不育。

(三) 实验室检查

应用内分泌放射免疫超微测量对了解激素分泌情况是有帮助的。可以直接测定垂体和下丘脑多种内分泌激素，以及垂体功能试验，有助于了解垂体及靶腺功能亢进、正常或不足的情况，对垂体瘤的早期诊断、治疗前后变化的评估、疗效评价、随诊观察和预后判断均有重要的意义。垂体激素受机体内外环境的影响，因此单次基础值不可靠，应多次、多时间点做有关垂体功能试验，这样才较可靠。

过去只能测定靶腺内分泌素的变化，如蛋白结合碘、甲状腺素、17- 酮、17- 羟等，但这些靶腺内分泌素在垂体瘤早期常常没有变化。

由于内分泌放免超微测定法的应用，现在可以直接测定血中垂体多种内分泌素的变化。

目前常用的检查有：①泌乳素 (PRL)。②生长激素 (GH)。③促肾上腺皮质激素 (ACTH)。④促甲状腺激素 (TSH)：垂体 TSH 细胞分泌促甲状腺激素。血浆中 TSH 正常值为 $5 \sim 10 \mu U/ml$，如促甲状腺激素增高可见于垂体促甲状腺激素腺瘤、下丘脑性甲亢、原发性甲低、甲状腺炎、甲状腺肿瘤等病例。TSH 减低可见于垂体肿瘤、炎症或脓肿、手术和创伤后。在腺垂体功能减退，测定甲状腺素或甲状腺吸碘率可增高。⑤促性腺激素：黄体生成激素 (LH) 正常值为 40 g/L；尿促卵泡素 (FSH) 正常值为 120 g/L。当发生垂体 FSH 腺瘤和 LH 腺瘤时，血中 FSH 和 LH 水平增高。⑥黑色素刺激素：正常人黑色素刺激素 (MSH) 含量为 $20 \sim 110$ g/ml，腺垂体功能减退患者血中 MSH 增高，增生型皮质醇增多症 MSH 增高，肾上腺皮质腺瘤所致皮质醇增多症中 MSH 低于正常。⑦靶腺细胞分泌功能：由于垂体腺瘤长期压迫所致腺垂体功能不足，靶腺如甲状腺、肾上腺、性腺都可发生功能低下。甲状腺蛋白结合碘、甲状腺素、17-酮、17-羟皮质，精子数目减少，阴道黏膜涂片时雌激素低于正常。

（四）影像学检查

1. 颅骨 X 线片　对诊断垂体腺瘤意义非常重要，微腺瘤蝶鞍可正常，大腺瘤蝶鞍多呈球形扩大，鞍底下移、变薄，有的倾斜呈双底征，后床突、鞍背骨质吸收变薄、竖起、后移或破坏，甚至后床突片状游离，晚期可累计鞍结节。前床突上抬。生长激素腺瘤有的鞍底骨质增厚，蝶鞍呈方凹形。蝶窦气化呈全鞍型者 (86%) 鞍前型者 (11%) 和甲壳形 (3%)；

2. 蝶鞍区 CT 扫描　一般垂体腺瘤平扫时，多为低密度影，少数为等密度或高密度影，注入造影剂后呈均一或周边强化。肿瘤增大突破鞍膈，可见垂体柄偏移，增强扫描可见肿瘤中心坏死或囊性变。周边强化强化瘤壁厚薄不一。间接征象可见蝶鞍增大，鞍底倾斜，周边骨质吸收变薄和破坏。肿瘤压迫海绵窦，增强后肿瘤与海绵窦密度相等，不易分辨，不能误认为侵入海绵窦。

3. 核磁共振影像 (MRI)　可以清晰地显示垂体腺瘤及其周围结构。微腺瘤多在 T_1 加权像上呈低信号，质子密度加权像呈等信号，在 T_2 加权像多为高信号。在增强扫描时，正常组织增强较肿瘤早。较大垂体腺瘤在 T_1 加权像呈低或等信号，T_2 加权像呈等信号或较高信号，注入增强剂后明显增强。

4. 碘水脑池造影　碘水脑池造影经腰穿或小脑延髓池注入水溶性含碘造影剂，变动患者的体位使造影剂扩散至脑基底池，然后摄 X 线片，或做 CT、MRI，可得知垂体瘤是否向鞍上、鞍旁发展。对于协助鉴别空泡蝶鞍，鞍区低密度囊性肿物及脑脊液鼻漏有特殊意义。但因有创伤性，不作为常规检查方法。

5.MRI　MRI 提高了垂体微腺瘤的诊断率。在 T_1 像上肿瘤表现为低信号，T_2 像上表现为高信号。微腺瘤有时在 T_1 表现为等信号，T_2 上表现为中等高信号。垂体卒中后，表现为混杂信号或高信号。MRI 可清晰显示肿瘤与视神经、视交叉、垂体柄、海绵窦、鞍上池、脑实质等周围结构的关系。MRI 强薄层断层扫描，对直径 < 5 mm 的微腺瘤发现率为 50% ～ 60%。另外，对选择手术入路有较大的价值。

（五）治疗

1. 治疗选择　垂体腺瘤的治疗方法有手术治疗、放射治疗及药物治疗。由于垂体肿瘤的大小不同，各种类型垂体腺瘤对以上治疗方法的效果不同，以及患者年龄及一般情况的不同，故每一患者的治疗方案均需考虑各种因素的影响问题。一般来说，手术治疗适用各种类型的较大垂体腺瘤、微腺瘤中的 ACTH 型、GH 型以及药物治疗不能耐受或治疗不敏感的 PRL 瘤；药物治疗适用于 PRL 微腺瘤、TSH 微腺瘤以及部分分泌性大腺瘤术后的患者；放射治疗适用于术后肿瘤残留的患者，或不愿意手术的 ACTH 或 GH 微腺瘤患者。而高龄患者、身体情况差者可选择药物治疗或放射治疗。

垂体 ACTH 瘤 80% 以上为微腺瘤，因药物治疗效果差，故经蝶入路手术是其最佳的选择。过去由于早期诊断困难，患者表现为库欣综合征、双侧肾上腺增生，常误行肾上腺切除术。随之垂体失去靶腺的反馈调节，微腺瘤迅速增大，10% ~ 30% 患者出现纳尔逊综合征。目前由于认识上的改变，对 80% ~ 90% 库欣病已从肾上腺手术转向垂体肿瘤的切除，并取得远较过去满意的效果。国内外治疗该肿瘤的手术治愈率在 60% ~ 85%，儿童患者的治愈率更高。而肿瘤复发率仅 2% ~ 11%，对肿瘤复发者可再次经蝶手术。

与库欣病一样，经蝶入路手术也是肢端肥大症 (GH 瘤) 的首选治疗方法。术后数小时，患者 GH 水平可明显下降，出院前软组织增大可渐消失。GH 瘤的手术治愈率在 58% ~ 82%，术后复发率在 5% ~ 12%。对肿瘤未切尽或激素水平未恢复正常者，可行放疗或药物治疗。

PRL 瘤，尤其是大腺瘤也是手术的适应对象，术后视力可改善，大部分患者激素水平恢复正常。然而肿瘤术后的复发率较高，长期随访复发率为 6% ~ 40%。由于多巴胺促效剂溴隐亭对该瘤有明显治疗作用，又因高 PRL 血症患者经长期随访后，大多数小腺瘤不长成大腺瘤，且激素水平无变化，甚至恢复正常。故近来对 PRL 微小腺瘤的治疗选择趋向于保守或选用药物治疗。

TSH 腺瘤罕见，选择治疗需慎重。当肿瘤较小或是继发于原发性甲状腺功能减退症的通常不需要手术处理，应用药物甲状腺素替代治疗多能奏效。但对肿瘤较大向鞍上生长压迫视路者，可考虑手术切除。必须对原发和继发的 TSH 瘤及非肿瘤形式者 (后者可受到 TRH 的进一步刺激) 提高认识，做出鉴别，否则可产生不良后果，如在原发性甲状腺功能减退患者作不必要的垂体手术，在中枢性甲状腺功能亢进患者中作不恰当的甲状腺切除。

一般说来，促性腺素瘤同无分泌功能腺瘤一样，大多为大腺瘤。根据肿瘤大小、形状、生长方向可选择经颅入路手术。术后视路改善者近 70%，但肿瘤复发率较高。

2. 手术治疗 手术切除肿瘤是目前治疗垂体腺瘤的主要手段。手术的目的是解除肿瘤对视路和其他组织的压迫，恢复激素水平，保护正常垂体功能。许多肿瘤通过经颅或经蝶入路手术能被有效治疗。但手术也受到包括肿瘤特征如肿瘤大小、形状、生长方向、组织类型、鞍外扩展程度和患者的特征如年龄、健康状况、视路和内分泌损害程度以及蝶鞍、蝶窦的解剖等情况的影响。在决定手术入路时，肿瘤的体积和蝶鞍扩展程度不如肿瘤的形状和生长方向来得那么重要。在当今显微外科技术较为普及的情况下，对待可以安全经蝶或经颅入路手术的患者，一般倾向于经蝶入路手术。因为经蝶入路更快更直接地到达垂体腺，清晰地区分肿瘤组织和垂体腺，肿瘤切除的彻底性较高，而患者的手术风险及术中损伤视路等结构的可能性小，患者的术后反应轻、恢复快。

(1) 经颅手术：垂体腺瘤常规经颅手术有经额下、额颞 (翼点) 和颞下入路，每一种入路在特殊情况下有各自优缺点。垂体腺瘤额下入路手术可观察视神经、视交叉、颈内动脉、鞍上池、垂体柄和蝶鞍，术中可在直视下切除肿瘤，对视神经、视交叉减压较彻底，适用于较大垂体腺瘤向鞍上发展有视力视野障碍者，但前置型视交叉可阻碍这一入路接近肿瘤，故对临床（视野检查有双颞偏盲性暗点）和 MRI 估计有视交叉前置者应优先采用额颞（翼点）入路。该入路提供了在视神经及视束与颈内动脉之间操作的空间，也可在视交叉前、下及后方探查，且路径短、视角大，充分利用了脑的自然解剖间隙，故适用于垂体腺瘤向视交叉后上方、向鞍旁或海绵窦发展者。缺点是手术者对远侧视神经和鞍内容物的视域受到影响。颞下入路适用于肿瘤明显向视交叉后扩展的罕见情况或向鞍旁发展者，虽然这一入路可对视交叉进行减压，但它对鞍内肿瘤的切除困难。

近 10 年来，随着颅底外科的突破性进展，垂体腺瘤的新手术入路和改良的手术入路得到开发和应用，包括扩大的额下硬膜外入路、经眶额蝶联合入路和经硬膜外海绵窦入路。扩大的额下硬膜外入路能清楚显露颅底的中线区域，如筛窦、蝶窦以至斜坡，故适用于切除长向前颅底、蝶窦、筛窦、鞍区及斜坡的巨大垂体腺瘤。但有些肿瘤长向鞍上区、后床突区及鞍旁海绵窦，成为该手术入路的"盲区"。为解决这一难点，可采用术中联合额下或颞下硬膜内入路一起操作，以增加肿瘤切除的彻底性。该入路暴露范围较经蝶入路广，手术风险较常规经颅入路小，手术需特别注意的是严格修复颅底硬膜，以防术后脑脊液漏和颅内感染。经眶额蝶联合入路是经额和经蝶联合入路的改良，手术野暴露好，容易达到肿瘤全切除目的，但手术创伤大，同样可能有脑脊液漏和颅内感染。经硬膜外海绵窦入路适用对象为侵入鞍旁和（或）鞍上的垂体腺瘤，尤其是常规额下入路或经蝶入路手术复发者。主要手术方法为：①游离中颅底硬脑膜夹层，打开海绵窦外侧壁。②经海绵窦内侧三角、上三角、外侧三角等间隙切除肿瘤及视神经两旁切除侵入蝶窦和筛窦的肿瘤。③肿瘤长向鞍上者，可剪开硬脑膜，打开侧裂，抬起额叶，将隆起的鞍膈连同其下的肿瘤推入蝶鞍内，经硬膜外切除。

经颅手术指征有：①肿瘤向鞍上生长呈哑铃状；②肿瘤长入第三脑室，伴有脑积水及颅内压增高者；③肿瘤向鞍外生长至颅前、中或后窝者；④有鼻或鼻窦炎症及蝶窦气化不良且无微型电钻设备，不适合经蝶窦手术者；⑤肿瘤出血伴颅内血肿或蛛网膜下隙出血者。

术后视力及视野恢复率为 78%，其中视力改善为 83%，视野改善为 67%，其疗效与以下因素有关：①术前视觉影响程度，即术前视力影响愈严重，术后恢复可能愈小。②视神经受压时间长短，一般视力障碍在 1 年以内者，术后恢复大多良好，视觉障碍在 2 年以上者恢复较差。③视神经萎缩程度，已有明显视神经萎缩者，往往不能完全恢复。

(2) 经蝶手术：经蝶窦入路切除垂体腺瘤为 Schloffer(1907) 首先在人体手术成功，后经改进，成为目前最为广泛应用的垂体腺瘤手术方法，它包括经口 - 鼻 - 蝶窦、经鼻 - 蝶窦、经筛 - 蝶窦、经上颌窦 - 蝶窦入路等术式。其优点是手术安全度高，采用显微手术技术，对微腺瘤可作选择性全切除，保留正常垂体组织，恢复内分泌功能。近年来，随着经蝶手术经验的不断积累和手术技巧的提高，注意到垂体腺瘤鞍上扩展部分常为非浸润性生长，包膜完整，且绝大多数垂体腺瘤组织质地脆软，有些肿瘤伴有出血、坏死、囊液等改变，容易被吸除或刮除，故国内不少医疗单位对有视神经及视交叉受压的大或巨腺瘤亦乐于采用经蝶入路手术，并能达到肿瘤尽可能多地切除，视路减压满意及保存垂体功能的目的，取得了较好的疗效（占 83%）。国外也有学者对垂体大腺瘤采用经蝶入路、鞍底开放，有意待肿瘤坠落至鞍内后作二期手术的，有效率亦可达 83%。

经蝶入路手术指征一般包括：①垂体微腺瘤；②垂体腺瘤向鞍上扩展，但不呈哑铃形，未向鞍旁侵袭，影像学提示肿瘤质地松软者；③垂体腺瘤向蝶窦内生长者；④垂体腺瘤伴有脑脊液鼻漏者；⑤垂体腺瘤卒中不伴有颅内血肿或蛛网膜下隙出血者；⑥视交叉前置型垂体腺瘤；⑦患者年老体弱，不能耐受开颅手术者。禁忌证包括：①巨型或大型垂体腺瘤向侧方、额底生长，或肿瘤呈哑铃形者；②垂体腺瘤向鞍上扩展，影像学提示肿瘤质地坚硬者；③蝶窦气化不良者；④鼻腔及鼻旁窦有炎症者。

分泌性垂体腺瘤经蝶窦入路手术切除肿瘤的疗效与肿瘤体积大小、有无周边浸润、术前激素水平高低、肿瘤能否全切、正常垂体保留程度以及首次或再次手术等因素有关。其中彻底切除肿瘤最为重要。一般如肿瘤为微腺瘤，无周边侵犯，激素水平轻至中度升高，肿瘤全切除，保留正常垂体及第一次手术者疗效较好。而影响肿瘤全切的因素有：①肿瘤发展阶段及大小，在肿瘤的初期，微腺瘤位于前叶内呈小结节形时为作选择性全切除的最佳时机。若肿瘤向鞍上、鞍旁、蝶窦内生长，体积较大者则不易完全切除。②肿瘤质地，95% 的垂体肿瘤质地软，易于吸除，能达到全切程度。约 5% 肿瘤质硬，难以全切。术前长期服用溴隐亭者，有部分病例的肿瘤可纤维化，质硬不易全切。③肿瘤侵蚀硬膜，肿瘤体积愈大，愈易侵蚀硬膜，以分泌性腺瘤较多见，故不易全切。从以上因素中，可见早期诊断是争取作选择性全切除的先决条件。

3. 药物治疗　药物治疗的目的是试图减少分泌性肿瘤过高的激素水平，改善临床症状及缩小肿瘤体积。虽然当今尚无一种药物能治愈该类垂体腺瘤，但有些药物在临床实践中确实取得了较好的疗效。对无分泌性腺瘤，主要是针对垂体功能低下的症状选用肾上腺皮质激素、甲状腺激素及性腺激素予以替代治疗。

(1)PRL 腺瘤：治疗 PRL 瘤的药物效果最为突出，其中主要有溴隐亭、喹高利特及培高利特。

①溴隐亭：该药是一种部分合成的麦角生物碱溴化物，为多巴胺促效剂，可兴奋下丘脑，阻止 PRL 释放，或刺激多巴胺受体有效抑制 PRL 分泌，并能部分抑制 GH 浓度。对女性患者，服药后 2 周溢乳可改善，服药约 2 个月后月经可恢复，并且 90% 停经前妇女可恢复排卵及受孕。在男性患者，服药后数周性功能恢复，3 个月后血睾酮浓度增加，1 年内恢复正常，精子数亦可恢复。而对大腺瘤者，常可降低 PRL 水平，并且可使 60% 的肿瘤缩小，使患者头痛减轻、视野改善。但溴隐亭的缺点为停药后肿瘤又复增大，PRL 再度升高，症状复发。另外，该药每天须服 2～3 次，有恶心、呕吐、乏力、直立性低血压等不良反应。还可导致服药后肿瘤发生纤维化，造成手术成功率 (44%) 较未服药者的 (81%) 显著降低。溴隐亭适用于：A.PRL 微腺瘤者；B.PRL 大腺瘤患者不愿手术或不适于手术者；C. 手术和 (或) 放疗后无效者；D. 大型 PRL 瘤向鞍外生长，可先服药 3 个月，如肿瘤明显缩小，则为手术创造条件；E. 妊娠期肿瘤长大者；F.GH 瘤和混合性肿瘤 (GH-PRL，TSH-PRL)，但仅部分患者有效。

②喹高利特：商品名"诺果亭"，是一种新型非麦角类长效多巴胺 D2 受体选择性激动药，对 PRL 的抑制作用是溴隐亭的 35 倍，消化道不良反应少。药物半衰期为 11～12 h，故多数患者每天仅需服药 1 次。

③培高利特：系国产麦角衍生物，亦是多巴胺激动药，能作用于 PRL 细胞膜内多巴胺受体抑制 PRL 合成与分泌。国内协作组临床治疗高 PRL 血症 90 例，疗效观察有效率为 98.9%，

其中 PRL 降至正常 88 例 (97.8%)，溢乳消失 94.6%，月经恢复 84.8%，妊娠 21.1%，肿瘤缩小及消失 47%，疗效略逊于溴隐亭治疗的对照组。但不良反应 (同溴隐亭) 仅有 22.2%，低于溴隐亭治疗组的 35.6%，且症状轻微，不需停药，2 ～ 4 周内自然消失。治疗采用口服 25 ～ 50 $\mu g/d$，每 2 周调整 1 次，极量为 150 $\mu g/d$。

(2)GH 腺瘤：药物治疗 GH 腺瘤主要依靠奥曲肽，其他有溴隐亭、赛庚啶等。

①奥曲肽：是生长抑素的衍生物，能较特异地抑制 GH，且较生长抑素有更强的生物活性 (抑制 GH 的活性比生长抑素高 102 倍)。该药皮下注射后血浆半衰期为 120 min，使 GH 浓度明显下降，故可用于治疗 GH 腺瘤。经观察，该药治疗后可使 2/3 以上的肢端肥大症患者的 GH 水平降至正常，20% ～ 50% 的患者肿瘤缩小，同时对 TSH 分泌腺瘤和促性腺素瘤亦有治疗作用。该药不良反应较小，包括局部注射疼痛、腹部痉挛性痛、胆石症和暂时性脂肪性腹泻及对 GH 瘤者的糖代谢呈双重影响。但由于此药需每天 2 ～ 3 次皮下注射，患者常难以长期坚持。

② BIM23 014(BIM-LA)：是一种新长效型 (缓慢释放) 生长抑素类似物，可避免重复注射或持续给药的不便，每 2 周注射 1 次。

③溴隐亭：对肢端肥大者亦有治疗作用，有报道治疗后 GH 水平降低者占 2/3，但降至正常者仅 20%，且治疗剂量较高 PRL 血症者明显为大，每天用量常达 15 ～ 50 mg。

④其他药物：赛庚啶可直接抑制 GH 分泌，有一定疗效。雌二醇作用于周围靶组织对 GH 起拮抗作用，使症状减轻。另有醋酸甲地孕酮 (甲地孕酮)、氯丙嗪、左旋多巴等。

(3)ACTH 腺瘤：许多药物已被用于治疗库欣病，包括 5- 羟色胺拮抗药赛庚啶、利他赛宁、多巴胺激动药溴隐亭和肾上腺功能抑制剂或毒性剂如酮康唑、米托坦 (密妥坦)、美替拉酮 (甲吡酮)、氨鲁米特等。

①赛庚啶：可抑制血清素刺激 CRH 释放，使 ACTH 水平降低。每天剂量 24 mg，分 3 ～ 4 次给予，疗程 3 ～ 6 个月，缓解率可达 40% ～ 60%，对纳尔逊综合征也有效，但停药后症状复发。适用于重患者的术前准备及术后皮质醇仍增高者。

②利他赛宁：新型长效 5- 羟色胺拮抗药，每天 10 ～ 15 mg，连服 1 个月左右，效果较好且无明显不良反应，但停药后症状往往复发。

③酮康唑：作为临床应用的抗真菌药，能通过抑制肾上腺细胞色素 P-450 所依赖的线粒体酶而阻滞类固醇合成，并能减弱皮质醇对 ACTH 的反应。每天剂量 400 ～ 800 mg，分 3 次服用，疗程数周到半年，较严重的不良反应是肝脏损害。

4. 放射治疗 在垂体腺瘤的治疗中，放射治疗或可作为手术治疗或药物治疗的辅助疗法，也可作为一种确定的治疗方法。它可分为外放疗和内放疗两种。外放疗常用有超高压照射的 ^{60}Co 和直线加速器，重粒子放疗 (α 粒子、质子、中子等) 以及 γ- 刀、X- 刀等。内放疗有放射性核素 (^{198}Au、^{90}Y 等)，与药物治疗的情况相同，放疗的有效性因垂体腺瘤的不同类型而有所不同。

(1) 超高压照射 (^{60}Co、直线加速器)：穿透性能较强，对皮肤、颅骨及正常组织影响较小。目前国内应用最多，已取代常规 X 线治疗。常用总剂量为 45 ～ 55 Gy，每周 5 次，每次 180 ～ 200 Gy。

(2) 重粒子放疗：国外应用回旋加速器开展的重粒子治疗有 α 粒子束、质子束、负 π 介子、快中子等。利用 Bragg 峰效应，在确切的靶区内（垂体腺）可获高能量释放，但在邻近组织内能量释放甚小，故可用较大剂量治疗，而不良反应或并发症并不增加。国外用质子束治疗 431 例肢端肥大症患者，在以后的 4 年中有 80% 患者获得控制 (GH < 10 μg/L)，重粒子放疗 258 例 GH 瘤患者，5 年内 90% 患者 GH < 10 μg/L。对 ACTH 瘤，治疗 124 例患者，65% 完全控制，20% 改善，仅 15% 失败。

(3)γ- 刀 (X- 刀) 治疗：国内已引进并开展该项技术。它是应用立体定向外科三维定位方法，将高能射线准确汇聚于颅内靶灶上，一次性或分次毁损靶灶组织，而周围正常组织因射线剂量锐减可免受损害。对垂体腺瘤的治疗始于 20 世纪 70 年代，其目的是控制肿瘤生长和激素的过度分泌。由于视器邻近垂体（瘤）组织，所耐受的射线剂量较肿瘤所需的剂量为小，故该治疗的先决条件是视器相对远离肿瘤边缘，仅适应于无分泌功能腺瘤术后有部分残留者和高分泌功能微小腺瘤不愿手术及药物治疗无效或不能耐受者。γ 刀的疗效在无功能腺瘤局部控制率为 89% 左右，ACTH 瘤的治愈缓解率为 70% ～ 85%，GH 瘤为 67% ～ 75%，PRL 瘤为 50% ～ 60%。其主要并发症为视路损害和垂体功能低下。

（李兴泽）